Robbins & Cotran
Fundamentos de Patologia
9ª edição

Richard N. Mitchell, MD, PhD
Lawrence J. Henderson Professor of Pathology and Health Sciences and Technology
Department of Pathology
Harvard Medical School
Staff Pathologist
Brigham and Women's Hospital
Boston, Massachusetts

Vinay Kumar, MBBS, MD, FRCPath
Donald N. Pritzker Professor and Chairman
Department of Pathology
Biologic Sciences Division and the Pritzker School of Medicine
The University of Chicago
Chicago, Illinois

Abul K. Abbas, MBBS
Distinguished Professor and Chair
Department of Pathology
University of California San Francisco
San Francisco, California

Jon C. Aster, MD, PhD
Professor of Pathology
Harvard Medical School
Brigham and Women's Hospital
Boston, Massachusetts

Com ilustrações de James A. Perkins, MS, MFA

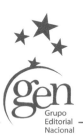

O GEN | Grupo Editorial Nacional – maior plataforma editorial brasileira no segmento científico, técnico e profissional – publica conteúdos nas áreas de ciências da saúde, exatas, humanas, jurídicas e sociais aplicadas, além de prover serviços direcionados à educação continuada e à preparação para concursos.

As editoras que integram o GEN, das mais respeitadas no mercado editorial, construíram catálogos inigualáveis, com obras decisivas para a formação acadêmica e o aperfeiçoamento de várias gerações de profissionais e estudantes, tendo se tornado sinônimo de qualidade e seriedade.

A missão do GEN e dos núcleos de conteúdo que o compõem é prover a melhor informação científica e distribuí-la de maneira flexível e conveniente, a preços justos, gerando benefícios e servindo a autores, docentes, livreiros, funcionários, colaboradores e acionistas.

Nosso comportamento ético incondicional e nossa responsabilidade social e ambiental são reforçados pela natureza educacional de nossa atividade e dão sustentabilidade ao crescimento contínuo e à rentabilidade do grupo.

Revisão Científica e Tradução

Revisão Científica

Teóclito Sachetto de Carvalho
Formação e especialização pela Faculdade de Medicina da Universidade de São Paulo (FMUSP) e Sociedade Brasileira de Patologia (SBP)
Patologista pleno da Sociedade Beneficente de Senhoras Hospital Sírio-Libanês
Patologista do Serviço de Verificação de Óbitos da Capital (SVOC)

Tradução

Adriana Pittela Sudré
Professora do Departamento de Microbiologia e Parasitologia da Universidade Federal Fluminense (UFF)
Mestra em Patologia pela UFF
Doutora em Ciências pela Universidade Federal Rural do Rio de Janeiro (UFRRJ)

Ana Cavalcanti Carvalho Botelho
Fisioterapeuta formada pela Escola Superior de Ensino Helena Antipoff (ESEHA – Pestalozzi)
Curso de extensão em tradução pela Pontifícia Universidade Católica (PUC)

Danielle Pereira de Oliveira Batista
Especialista em Endodontia pela UFRJ
Mestra em Patologia Bucodental pela UFF
Doutora em Microbiologia pela UFRJ

Danielle Resende Camisasca Barroso
Professora da UFF em exercício na Universidade Federal do Espírito Santo (UFES)
Especialista em Estomatologia pela Universidade Federal do Rio de Janeiro (UFRJ)
Mestra e doutora em Patologia Oral pela UFF

Felipe Gazza Romão
Professor das Faculdades Integradas de Ourinhos (FIO)
Doutorando pelo Departamento de Clínica Veterinária da Faculdade de Medicina Veterinária e Zootecnia da Universidade Estadual Paulista (FMVZ/UNESP Botucatu)
Mestre pelo Departamento de Clínica Veterinária da FMVZ/UNESP Botucatu
Residência em Clínica Médica de Pequenos Animais na FMVZ/UNESP Botucatu

Paula Santos Diniz
Tradutora, revisora e professora de Tradução na Coordenação Central de Extensão (CCE) da PUC-Rio e no Brasillis Idiomas
Doutora em Estudos da Linguagem pela PUC-Rio
Mestra em Letras pela PUC-Rio
Especialista em Tradução (Inglês-Português) pela PUC-Rio
Bacharel e Licenciada em Letras (Português-Inglês) pela UFRJ

Renata Scavone
Médica Veterinária formada pela FMVZ da Universidade de São Paulo (USP)
Doutora em Imunologia pelo Instituto de Ciências Biomédicas da USP

Silvia Mariângela Spada
Graduada em Letras pela Faculdade de Filosofia, Letras e Ciências Humanas (FFLCH) da USP
Certificação em Tradução pelo Curso Extracurricular de Tradução da FFLCH/USP

Verônica Barreto Novais
Bacharel em Tradução pela PUC-RIO em 1994
Médica veterinária autônoma desde 2003

- Os autores deste livro e a editora empenharam seus melhores esforços para assegurar que as informações e os procedimentos apresentados no texto estejam em acordo com os padrões aceitos à época da publicação, e todos os dados foram atualizados pelos autores até a data do fechamento do livro. Entretanto, tendo em conta a evolução das ciências, as atualizações legislativas, as mudanças regulamentares governamentais e o constante fluxo de novas informações sobre os temas que constam do livro, recomendamos enfaticamente que os leitores consultem sempre outras fontes fidedignas, de modo a se certificarem de que as informações contidas no texto estão corretas e de que não houve alterações nas recomendações ou na legislação regulamentadora.

- Os autores e a editora se empenharam para citar adequadamente e dar o devido crédito a todos os detentores de direitos autorais de qualquer material utilizado neste livro, dispondo-se a possíveis acertos posteriores caso, inadvertida e involuntariamente, a identificação de algum deles tenha sido omitida.

- **Atendimento ao cliente: (11) 5080-0751 | faleconosco@grupogen.com.br**

- Traduzido de
  Pocket Companion to Robbins and Cotran Pathologic Basis of Disease, Ninth Edition
  Copyright © 2017 by Elsevier, Inc.
  All rights reserved.
  This edition of *Pocket Companion to Robbins and Cotran Pathologic Basis of Disease*, 9th Edition, by Richard N. Mitchell, Vinay Kumar, Abul K. Abbas and Jon C. Aster, is published by arrangement with Elsevier Inc.
  ISBN: 978-14-557-5416-8
  Esta edição de *Pocket Companion to Robbins and Cotran Pathologic Basis of Disease*, 9ª Edição, de Richard N. Mitchell, Vinay Kumar, Abul K. Abbas and Jon C. Aster, é publicada por acordo com a Elsevier, Inc.

- Direitos exclusivos para a língua portuguesa
  Copyright ©2017, 2021 (4ª impressão) by
  GEN | Grupo Editorial Nacional S.A.
  Publicado pelo selo Editora Guanabara Koogan Ltda.
  Travessa do Ouvidor, 11
  Rio de Janeiro – RJ – 20040-040
  www.grupogen.com.br

- Reservados todos os direitos. É proibida a duplicação ou reprodução deste volume, no todo ou em parte, em quaisquer formas ou por quaisquer meios (eletrônico, mecânico, gravação, fotocópia, distribuição pela Internet ou outros), sem permissão, por escrito, do GEN | Grupo Editorial Nacional Participações S/A.

- Capa: Studio Creamcrackers

- Editoração eletrônica: Thomson Digital

Nota
Esta obra foi produzida por GEN - Grupo Editorial Nacional sob sua exclusiva responsabilidade. Médicos e pesquisadores devem sempre fundamentar-se em sua experiência e no próprio conhecimento para avaliar e empregar quaisquer informações, métodos, substâncias ou experimentos descritos nesta publicação. Devido ao rápido avanço nas ciências médicas, particularmente, os diagnósticos e a posologia de medicamentos precisam ser verificados de maneira independente. Para todos os efeitos legais, a Elsevier, os autores, os editores ou colaboradores relacionados a esta obra não assumem responsabilidade por qualquer dano e/ou prejuízo causado a pessoas ou propriedades envolvendo responsabilidade pelo produto, negligência ou outros, ou advindos de qualquer uso ou aplicação de quaisquer métodos, produtos, instruções ou ideias contidos no conteúdo aqui publicado.

- Ficha catalográfica

R545
9. ed.
   Robbins & Cotran fundamentos de patologia / Richard Mitchell ... [et al.] ; tradução Adriana Pittela Sudré ... [et al.] - 9. ed. - [Reimpr.] - Rio de Janeiro : GEN | Grupo Editorial Nacional. Publicado pelo selo Editora Guanabara Koogan Ltda., 2021.
   : il. ; 21 cm.

   Tradução de: Pocket companion to Robbins and Cotran pathologic basis of disease, ninth edition
   Inclui índice
   ISBN: 978-85-352-8650-2

   1. Patologia. I. Mitchell, Richard. II. Sudré, Adriana Pittela.

17-41793   CDD: 616.07
                            CDU: 616

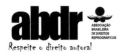

Colaboradores

Charles E. Alpers, MD
Professor and Vice-Chair, Department of Pathology, University of Washington School of Medicine; Pathologist, University of Washington Medical Center, Seattle, Washington
Rim

Douglas C. Anthony, MD, PhD
Professor, Pathology and Laboratory Medicine, Warren Alpert Medical School of Brown University; Chief of Pathology, Lifespan Academic Medical Center, Providence, Rhode Island
Nervos Periféricos e Músculos Esqueléticos; Sistema Nervoso Central

Anthony Chang, MD
Associate Professor of Pathology, Director of Renal Pathology, Department of Pathology, The University of Chicago, Chicago, Illinois
Rim

Umberto De Girolami, MD
Professor of Pathology, Harvard Medical School; Neuropathologist, Brigham and Women's Hospital, Boston, Massachusetts
Sistema Nervoso Central

Lora Hedrick Ellenson, MD
Professor and Director of Gynecologic Pathology, Department of Pathology and Laboratory Medicine, New York Presbyterian Hospital-Weill Cornell Medical College; Attending Pathologist, New York Presbyterian Hospital, New York, New York
Trato Genital Feminino

Jonathan I. Epstein, MD
Professor of Pathology, Urology, and Oncology, The Reinhard Professor of Urologic Pathology, The Johns Hopkins University School of Medicine; Director of Surgical Pathology, The Johns Hopkins Hospital, Baltimore, Maryland
Trato Urinário Inferior e Sistema Genital Masculino

Robert Folberg, MD
Founding Dean and Professor of Biomedical Sciences, Pathology, and Ophthalmology, Oakland University William Beaumont School of Medicine, Rochester, Michigan; Chief Academic Officer, Beaumont Hospitals, Royal Oak, Michigan
Olho

Matthew P. Frosch, MD, PhD
Lawrence J. Henderson Associate Professor of Pathology and Health Sciences and Technology, Harvard Medical School; Director, C.S. Kubik Laboratory of Neuropathology, Massachusetts General Hospital, Boston, Massachusetts
O Sistema Nervoso Central

Andrew Horvai, MD, PhD

Professor, Department of Pathology, Associate Director of Surgical Pathology, University of California San Francisco, San Francisco, California
Ossos, Articulações e Tumores de Tecido Mole

Ralph H. Hruban, MD

Professor of Pathology and Oncology, Director of the Sol Goldman Pancreatic Cancer Research Center, The Johns Hopkins University School of Medicine, Baltimore, Maryland
Pâncreas

Aliya N. Husain, MBBS

Professor, Department of Pathology, Director of Pulmonary, Pediatric and Cardiac Pathology, Pritzker School of Medicine, The University of Chicago, Chicago, Illinois
Pulmão

Christine A. Iacobuzio-Donahue, MD, PhD

Attending Physician, Department of Pathology; Associate Director for Translational Research, Center for Pancreatic Cancer Research, Memorial Sloan Kettering Cancer Center, New York, New York
Pâncreas

Raminder Kumar, MBBS, MD

Chicago, Illinois
Editor Clínico de Doenças Cardíacas, Pulmonares, do Trato Gastrointestinal, Hepáticas e Rins

Alexander J.F. Lazar, MD, PhD

Associate Professor, Departments of Pathology and Dermatology, Sarcoma Research Center, University of Texas M.D. Anderson Cancer Center, Houston, Texas
Pele

Susan C. Lester, MD, PhD

Assistant Professor of Pathology, Harvard Medical School; Chief, Breast Pathology, Brigham and Women's Hospital, Boston, Massachusetts
Mama

Mark W. Lingen, DDS, PhD, PRC Path

Professor, Department of Pathology, Director of Oral Pathology, Pritzker School of Medicine, The University of Chicago, Chicago, Illinois
Cabeça e Pescoço

Tamara L. Lotan, MD

Associate Professor of Pathology and Oncology, The Johns Hopkins Hospital, Baltimore, Maryland
Trato Urinário Inferior e Sistema Genital Masculino

Anirban Maitra, MBBS

Professor of Pathology and Translational Molecular Pathology, University of Texas M.D. Anderson Cancer Center, Houston, Texas
Doenças do Lactente e da Infância; Sistema Endócrino

Alexander J. McAdam, MD, PhD

Vice Chair, Department of Laboratory Medicine, Medical Director, Infectious Diseases Diagnostic Laboratory, Boston Children's Hospital; Associate Professor of Pathology, Harvard Medical School, Boston, Massachusetts
Doenças Infecciosas

Danny A. Milner, MD, MSc, FCAP

Assistant Professor of Pathology, Assistant Medical Director, Microbiology, Harvard Medical School, Boston, Massachusetts
Doenças Infecciosas

Richard N. Mitchell, MD, PhD

Lawrence J. Henderson Professor of Pathology and Health Sciences and Technology, Department of Pathology, Harvard Medical School; Staff Pathologist, Brigham and Women's Hospital, Boston, Massachusetts
A Célula como Unidade da Saúde e da Doença; Vasos Sanguíneos; Coração

George F. Murphy, MD

Professor of Pathology, Harvard Medical School; Director of Dermatopathology, Brigham and Women's Hospital, Boston, Massachusetts
Pele

Edyta C. Pirog, MD

Associate Professor of Clinical Pathology and Laboratory Medicine, New York Presbyterian Hospital-Weill Medical College of Cornell University; Associate Attending Pathologist, New York Presbyterian Hospital, New York, New York
Trato Genital Feminino

Peter Pytel, MD

Associate Professor, Director of Neuropathology, Department of Pathology, University of Chicago School of Medicine, Chicago, Illinois
Nervos Periféricos e Músculos Esqueléticos

Frederick J. Schoen, MD, PhD

Professor of Pathology and Health Sciences and Technology, Harvard Medical School; Director, Cardiac Pathology, Executive Vice Chairman, Department of Pathology, Brigham and Women's Hospital, Boston, Massachusetts
Coração

Arlene H. Sharpe, MD, PhD

Professor of Pathology, Co-Director of Harvard Institute of Translational Immunology, Harvard Medical School; Department of Pathology, Brigham and Women's Hospital, Boston, Massachusetts
Doenças Infecciosas

Neil Theise, MD

Departments of Pathology and Medicine, Mount Sinai Beth Israel, Icahn School of Medicine at Mount Sinai, New York, New York
Fígado e Vesícula Biliar

Jerrold R. Turner, MD, PhD

Sara and Harold Lincoln Thompson Professor, Associate Chair, Department of Pathology, Pritzker School of Medicine, The University of Chicago, Chicago, Illinois
Trato Gastrointestinal

Prefácio

A intensa revolução na Biologia Molecular, juntamente com a capacidade computacional de dar sentido a *terabytes* de dados, está mudando a face da Medicina. A cada ano que passa (de fato, quase a cada *hora*) há uma explosão de novas informações que requerem compilação, compreensão e assimilação – tudo isso potencialmente impacta o diagnóstico e a terapia da doença. Integrar e compreender todo o novo conhecimento é uma proposta desafiadora – mesmo para médicos e cientistas experientes que já contam com uma compreensão razoável da Biopatologia. No entanto, para o aluno iniciante – que pela primeira vez (ou segunda ou terceira) tem a experiência da incrível profundidade e amplitude da doença humana –, a sede de conhecimento pode facilmente submergir sob uma avalanche de informações. Há muito tempo, *Robbins & Cotran – Fundamentos da Patologia* (também conhecido como o *Big Book*) é o texto fundamental de Patologia para estudantes de Medicina, organizando uma quantidade imensa, às vezes desconcertante, de fatos e conceitos em uma via de acesso abrangente ao universo da Biopatologia, de forma manejável, com belas ilustrações e, sobretudo, de fácil leitura. Além disso, em mais de 1.300 páginas (e pesando cerca de 3 kg em seu formato impresso), o *Big Book* ainda é um livro intimidador.

Chega, então, o *Robbins & Cotran – Fundamentos de Patologia*. Inicialmente um produto da quarta edição do *Big Book* de 1991, esta edição nasceu do reconhecimento de que uma imensa riqueza de conhecimento sobre a doença humana pode, de certa forma, ser organizada de maneira sucinta e se tornar até mais acessível para o estudante de Medicina sobrecarregado e para o extenuado diretor de residência médica. Além disso, estudantes e educadores, da mesma forma, estão cada vez mais relutantes em fazer um investimento financeiro substancial em uma obra que, para fazer frente ao cenário em contínua mudança da Medicina moderna, é constantemente reescrita. Assim, esta edição atende às várias necessidades importantes, é prática e concisa, além de imensamente (e densamente) útil – substancialmente mais do que um simples resumo em tópicos ou quadros de "Conceitos-chave", que são agora uma característica proeminente do *Big Book*. Na montagem desta atualização, quatro objetivos principais guiaram sua elaboração:

- Tornar mais fáceis de assimilar as exposições detalhadas em *Robbins & Cotran – Fundamentos de Patologia*, oferecendo uma visão geral condensada e também mantendo as figuras e tabelas mais úteis.
- Facilitar o uso do *Big Book*, fornecendo ao leitor os números de páginas das referências cruzadas relevantes.
- Ajudar os leitores a identificar o material essencial que requer sua atenção primária.
- Servir como uma ferramenta útil para a rápida revisão de um grande conjunto de informações.

Na era da Wikipédia e de outros compêndios de dados *on-line*, obviamente não é difícil encontrar meras informações e esta edição está disponível em formato de fácil consulta. O estudante de Patologia do século XXI precisa, no entanto, de uma sinopse organizada, concisa e de fácil assimilação, de conceitos e fatos pertinentes, com *links* específicos para o material definitivo em um volume mais amplo.

Espera-se que a 9ª edição deste livro alcance esse objetivo. *Robbins & Cotran – Fundamentos de Patologia* foi reescrito em sequência normal, refletindo todas as inovações e o novo conhecimento contido no *Big Book*. Tabelas e figuras ilustrativas também reduzem a verbosidade, embora, como antes, as belas imagens macroscópicas e histológicas do volume principal não tenham sido reproduzidas. Nossos esforços também se direcionaram a uma apresentação de todo o material na mesma linguagem estilística; além disso, a organização do material e o nível dos detalhes são consideravelmente mais uniformes entre os capítulos do que nas edições anteriores. Com isso, esperamos que esta edição mantenha o sabor e o entusiasmo do *Big Book* – só que em um formato mais prático – e realmente seja uma "companhia" adequada.

Em conclusão, os autores desejam agradecer especificamente a inestimável assistência e habilidades de edição (e infinita paciência) de Rebecca Mitchell e Becca Gruliow, pois sem seu auxílio e sua colaboração esta edição poderia ainda estar em gestação.

Rick Mitchell
Vinay Kumar
Abul Abbas
Jon Aster

Sumário

Patologia Geral

1 A Célula como uma Unidade de Saúde e Doença, 3

2 Respostas Celulares ao Estresse e às Agressões Tóxicas: Adaptação, Lesão e Morte, 37

3 Inflamação e Reparo, 62

4 Distúrbios Hemodinâmicos, Doença Tromboembólica e Choque, 96

5 Doenças Genéticas, 115

6 Doenças do Sistema Imunológico, 145

7 Neoplasia, 185

8 Doenças Infecciosas, 225

9 Doenças Ambientais e Nutricionais, 261

10 Doenças da Lactância e da Infância, 290

Patologia Sistêmica: Doenças dos Sistemas Orgânicos

11 Vasos Sanguíneos, 315

12 O Coração, 341

13 Doenças de Leucócitos, Linfonodos, Baço e Timo, 376

14 Distúrbios Eritrocitários e Hemorrágicos, 413

15 O Pulmão, 439

16 Cabeça e Pescoço, 472

17 O Trato Gastrointestinal, 483

18 Fígado e Vesícula Biliar, 529

19 O Pâncreas, 561

20 O Rim, 570

21 O Trato Urinário Inferior e o Sistema Genital Masculino, 602

22 O Trato Genital Feminino, 620

23 A Mama, 644

24 O Sistema Endócrino, 661

25 A Pele, 704

26 Ossos, Articulações e Tumores das Partes Moles, 727

27 Nervos Periféricos e Músculos Esqueléticos, 760

28 O Sistema Nervoso Central, 776

29 O Olho, 812

Índice, 825

Patologia Geral

A Célula como uma Unidade de Saúde e Doença

A patogênese da doença é mais bem entendida no contexto da estrutura e função celulares *normais* e na forma em que isso pode ser perturbado. Este capítulo faz um levantamento dos princípios básicos e dos recentes avanços da biologia celular aplicados no restante do livro.

O Genoma (p. l)

DNA Não Codificante (p. l)

O genoma humano codifica aproximadamente 20.000 proteínas, mas as sequências envolvidas na decodificação de tais genes compreendem apenas 1,5% do total de 3,2 bilhões de pares de base de DNA. Até 80% do restante do DNA é funcional na medida em que pode ligar as proteínas ou regular a expressão dos genes. As principais classes de sequências codificantes não proteicas funcionais incluem (Fig. 1-1):

- Regiões *promotoras* e *intensificadoras* que fornecem sítios de ligação para os fatores de transcrição.
- Sítios de ligação para fatores que mantêm *estruturas da cromatina* de ordem superior.
- *RNAs reguladores não codificantes*. Mais de 60% do genoma é transcrito em RNAs que nunca são traduzidos em proteína, mas, ainda assim, regulam a expressão genética (p. ex., microRNAs [miRNAs] e os RNAs não codificantes longos) (ver discussão mais adiante).
- *Elementos genéticos móveis* (p. ex., *transpósons*). Um terço do genoma é composto de tais "genes saltadores" que estão implicados na regulação dos genes e na organização da cromatina.
- Regiões estruturais especiais (p. ex. *telômeros* [extremidades dos cromossomos] e *centrômeros* ["nós" do cromossomo]).

Quaisquer dois indivíduos podem compartilhar mais de 99,5% das sequências de DNA; sendo assim, a variação de pessoa para pessoa, incluindo a suscetibilidade à doença e as respostas aos estímulos ambientais, é decodificada em menos de 0,5% do DNA celular total (15 milhões de pares de base). As duas formas mais comuns de variação de DNA são:

- *Polimorfismos de nucleotídeo único (PNUs, SNPs)*: são variantes em posições de um único nucleotídeo identificado pelo sequenciamento genético; chegam a aproximadamente seis milhões. Os SNPs ocorrem no genoma – dentro das regiões exônicas, intrônicas e intergênicas. Apenas 1% deles ocorre em regiões codificantes; SNPs localizados em regiões não codificantes podem impactar a expressão genética ao influenciar os elementos reguladores. Até os SNPs que são "neutros" (sem efeito sobre a função ou a expressão genética) podem ser marcadores úteis se forem co-herdados junto com um gene associado à doença como resultado da proximidade física (desequilíbrio de *ligação*). Na maioria dos casos, qualquer SNP tem uma influência relativamente mínima sobre a doença; no entanto, as combinações de SNPs podem prever o risco de doenças complexas multigênicas (p. ex., hipertensão).

Patologia Geral

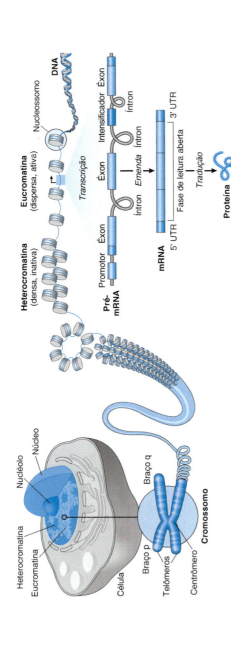

Figura 1-1 A organização do DNA nuclear. No nível do microscópico óptico, o material genético nuclear é organizado em *eucromatina*, que é dispersa e tem a transcrição ativa, e *heterocromatina*, que é densamente condensada e tem a transcrição inativa; a cromatina também pode ser mecanicamente ligada à membrana nuclear e a perturbação desta pode influenciar a transcrição. Os cromossomos (conforme mostrado) somente podem ser visualizados através do microscópio durante a divisão celular. Na mitose, são organizados em cromátides pareadas ligadas nos *centrômeros*; estes agem como o local para a formação de um complexo chamado de *cinetócoro*, que regula a segregação dos cromossomos na metáfase. Os *telômeros* são sequências de nucleotídeos repetidos que cobrem as extremidades das cromátides e permitem a replicação repetida de cromossomos sem que haja a perda de DNA nas extremidades cromossômicas. As cromátides estão organizadas em braços "P", pequenos (do francês, *petite*, e "Q" ("a letra seguinte no alfabeto"), longos. O padrão característico de bandas de cromátide tem sido atribuído ao teor de GC relativo (menor teor de GC em bandas com relação a interbandas), com genes tendendo a se localizar em regiões de interbandas. As fibras individuais de cromatina compreendem uma cadeia de nucleossomos – DNA enrolado em volta de núcleos de histona octamérica – conectados através do DNA de ligação. Os promotores são regiões não codificantes de DNA que iniciam a transcrição dos genes; estão na mesma cadeia e acima do gene associado. Os intensificadores são elementos regulatórios que podem modular a expressão gênica em distâncias de 100 kB ou mais ao dar voltas nos promotores e recrutar fatores adicionais necessários para conduzir a expressão de espécies de pré-mRNA. As sequências intrônicas são subsequentemente retiradas do pré-mRNA para produzir a mensagem definitiva que é traduzida em proteína – sem as regiões 3 e 5 não traduzidas (UTRs). Além do intensificador, do promotor e das sequências UTRs, os elementos não codificantes são encontrados no genoma e incluem repetições curtas, regiões de ligação do fator regulatório, FNAs regulatórios não codificantes e transpósons.

- *Variações no número de cópias (VNCs, CNVs):* representam diferentes números de sequências repetidas de DNA – até milhões de pares de base. Aproximadamente metade das CNVs envolve sequências de codificação de genes; sendo assim, as CNVs podem estar relacionadas com uma grande porção de diversidade fenotípica humana.
- A *epigenética* – mudanças hereditárias na expressão gênica que não são causadas pela variação primária na sequência de DNA – também é importante na geração de diversidade gênica (ver a seção a seguir).

Organização das Histonas (p. 3)

Embora todas as células tenham o mesmo material genético, as com terminais diferenciados têm estruturas e funções distintas; estas são determinadas pelos programas linhagem-específicos da expressão gênica conduzidos por *fatores epigenéticos* (Fig. 1-2):

- *Histonas e fatores modificadores de histonas.* Os nucleossomos possuem 147 segmentos de pares de base enrolados em um núcleo de *histonas*; os complexos DNA-histonas são unidos por DNAs de ligação para formar a *cromatina*. Esta existe em duas formas básicas: (1) a *heterocromatina* citoquimicamente densa e com transcrição inativa; e (2) a *eurocromatina* citoquimicamente dispersa e com transcrição ativa (Fig. 1.1). As histonas são estruturas dinâmicas:

  - Os *complexos de remodelagem da cromatina* reposicionam os nucleossomos no DNA, expondo (ou ocultando) os elementos regulatórios dos genes, como os promotores.
  - *Complexos escritores da cromatina* fazem modificações químicas (*marcações*) nos aminoácidos, que incluem a metilação, a acetilação ou a fosforilação. Os genes transcritos ativamente têm marcações de histona que tornam o DNA acessível às RNA-polimerases; genes inativos têm marcações de histonas que permitem a compactação do DNA na heterocromatina.
  - Os *apagadores da cromatina* removem as marcas de histona; os *leitores de cromatina* ligam determinadas marcações e, portanto, regulam a expressão gênica.
  - A *acetilação da cromatina* tende a aumentar a transcrição; a metilação e a fosforilação podem aumentar ou diminuir a transcrição.

- *Metilação de DNA.* Níveis elevados de metilação de DNA nos elementos regulatórios dos genes tipicamente resultam no silenciamento transcricional.
- *Fatores de organização da cromatina* são proteínas que se ligam a regiões não codificantes e controlam uma alça de longo alcance do DNA para regular as relações espaciais entre os intensificadores e os promotores gênicos.

MicroRNA e RNA Não Codificantes Longos (p. 4)

miRNA (p. 4) são RNAs curtos (21 a 30 nucleotídeos); eles não codificam proteínas, mas estão envolvidos no silenciamento pós-transcricional da expressão gênica. A transcrição de miRNA produz um miRNA primário, que é progressivamente aparado pela enzima *DICER,* associando-se, por fim, a um agregado multiproteico denominado complexo silenciador induzido por RNA (RISC; Fig. 1-3). O subsequente emparelhamento das bases entre o fio de miRNA e o RNAm-alvo direciona o RISC a induzir a clivagem de RNAm ou a repressão de sua tradução.

Pequenos RNAs de interferência (siRNAs) sintéticos são sequências curtas de RNA que podem ser introduzidas nas células, agindo de forma análoga aos miRNAs endógenos. Estes formam a base para experimentos *knockdown,* que objetivam estudar a função gênica e também estão sendo desenvolvidos como possíveis agentes terapêuticos para silenciar os genes patogênicos.

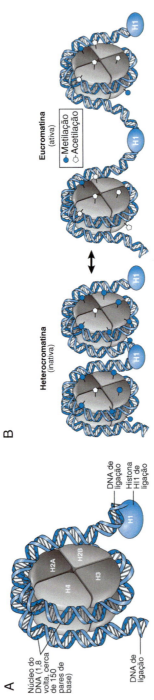

Figura 1-2 Organização das histonas. A, Os nucleossomos são compostos de octâmeros de proteínas de histona (duas para cada subunidade de histona H2A, H2B, H3 e H4) circundados por 1,8 volta de 147 pares de base de DNA; a histona fica no DNA de ligação com 20 a 80 nucleotídeos, entre os nucleossomos e ajuda a estabilizar a arquitetura geral da cromatina. As subunidades de histona têm carga positiva, permitindo, portanto, a compactação do DNA com carga negativa. **B,** O estado relativo do desenrolamento do DNA (e, portanto, o acesso para os fatores de transcrição) é regulado pela modificação da histona (p. ex., pela acetilação, metilação e/ou fosforilação [as chamadas "marcações"]); as marcações são dinamicamente escritas e apagadas. Determinadas marcações, como a acetilação de histona, "abrem" a estrutura da cromatina, enquanto outras, como a metilação de resíduos específicos da histona, tendem a condensar o DNA e levar ao silenciamento do gene. O DNA em si também pode ser metilado – uma modificação que está associada à inativação da transcrição.

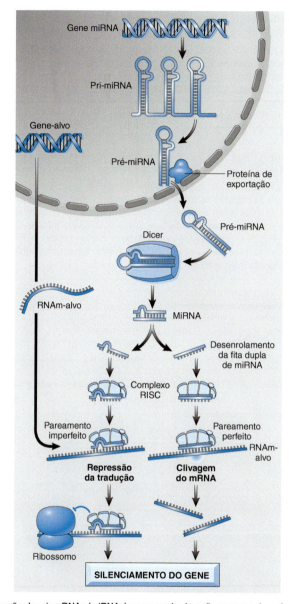

Figura 1-3 Geração de microRNAs (miRNAs) e seu modo de ação para regular a função gênica. Os genes miRNA são transcritos para produzir um miRNA primário (*pri-miRNA*), que é processado dentro do núcleo para formar o *pré-miRNA* composto de uma única fita de RNA com estruturas secundárias em forma de grampos que formam partes de RNA de fita dupla. Após a exportação do pré-miRNA do núcleo através das proteínas específicas do transportador, a *enzima* citoplasmática *Dicer* apara o pré-miRNA para gerar miRNAs maduros de fita dupla e com 21 a 20 nucleotídeos. Em seguida, o miRNA se desenrola e as fitas únicas resultantes são incorporadas ao *RISC* multiproteico. O emparelhamento de base entre o miRNA de fita única e seu alvo RNAm direciona RISC à clivagem do alvo RNAm ou à repressão de sua tradução. Em ambos os casos, o gene RNAm-alvo é silenciado após a transcrição.

O **RNA não codificante longo** (lncRNA) (p. 5) excede os RNAm em 10 a 20 vezes e está envolvido na modulação da expressão gênica:

- lncRNA pode restringir o acesso da RNA-polimerase a genes codificantes específicos. O melhor exemplo envolve XIST, que é transcrito do cromossomo X e tem um papel essencial na inativação fisiológica deste cromossomo.
- lncRNA pode facilitar a ligação do fator de transcrição, promovendo, portanto, a ativação gênica.
- lncRNA pode facilitar a modificação da cromatina ou fornecer o arcabouço para estabilizar a estrutura da cromatina.

Manutenção Celular (p. 6)

A viabilidade e a função celular dependem das atividades fundamentais de manutenção (p. ex., *integridade da membrana, aquisição de nutrientes, comunicação, movimento, renovação de moléculas senescentes, catabolismo molecular e geração de energia*). As atividades específicas em geral são compartimentadas dentro de organelas intracelulares confinadas na membrana (Fig. 1-4); ambientes intracelulares únicos (p. ex., pH baixo ou cálcio elevado) facilitam vias bioquímicas específicas e também isolam enzimas potencialmente prejudiciais ou metabólitos reativos.

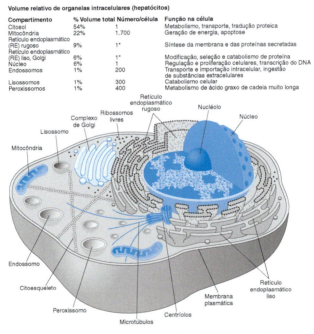

Figura 1-4 Constituintes subcelulares básicos das células. A tabela apresenta o número de diversas organelas dentro de um hepatócito típico, bem como seu volume dentro da célula. A figura mostra as relações geográficas, mas não tem a pretensão de representar uma escala precisa. *(Adaptado de Wibel ER, Staübli W, Gnägi HR et al.: Correlated morpjometric and biochemical studies on the liver cell. I. Morphometric model, stereologic methods, and normal morphometric data for rat liver. J Cell Biol. 42:68, 1969.)*

Membrana Plasmática: Proteção e Aquisição de Nutrientes (p. 7)

As membranas plasmáticas e organelares são bicamadas fluidas de fosfolipídios anfipáticos com grupos hidrofílicos que enfrentam o ambiente aquoso e que têm as caudas lipídicas hidrofóbicas que interagem entre si para formar uma barreira de difusão passiva (Fig. 1-5). Os componentes da membrana são distribuídos de forma heterogênea e assimétrica:

- O *fosfatidilinositol* na parte interna da membrana pode ser um arcabouço fosforilado para as proteínas intracelulares, enquanto polifosfoinositídeos podem ser hidrolisados pela fosfolipase C para gerar os mensageiros secundários intracelulares, como o diacilglicerol e o trifosfato de inositol.
- A *fosfatidilserina* na face interior fornece uma carga negativa para as interações proteicas; na face extracelular (nas células que passam pela morte celular programada) é sinal de "coma-me" para os fagócitos.
- Os *glicolipídios* e a *esfingomielina* são preferencialmente expressos na face extracelular; os primeiros são importantes nas interações entre as células e entre a célula e a matriz.
- Alguns componentes da membrana tendem a se associar para formar domínios discretos denominados "balsas lipídicas".

As proteínas das membranas associam-se às membranas lipídicas por meio de uma das diversas interações:

- *As proteínas transmembrana* têm um ou mais segmentos α-hélice relativamente hidrofóbicos que atravessam a bicamada lipídica.
- Ligação pós-translacional a grupos por prenilação (p. ex., farnesil) ou ácidos graxos (p. ex., ácido palmítico) que se inserem na membrana plasmática.
- A modificação de glicosilfosfatidilinositol (GFI, GPI) pós-translacional permite a ancoragem na face extracelular da membrana.
- As proteínas das membranas periféricas podem se associar de forma não covalente às verdadeiras proteínas transmembrana.
- Muitas proteínas da membrana plasmática funcionam juntas como grandes complexos; estas podem ser primariamente agrupadas no retículo endoplasmático rugoso (RER) ou se formam por difusão lateral na membrana plasmática; sendo esta última uma característica de muitos receptores que dimerizam na presença de ligantes para formar unidades funcionais de sinalização.

Embora as membranas sejam lateralmente fluidas, as proteínas dentro delas podem ficar confinadas em domínios discretos. Sendo assim, as proteínas inseridas têm diferentes solubilidades intrínsecas em diversos domínios lipídicos e podem acumular-se em diferentes áreas (p. ex., balsas lipídicas). As distribuições não aleatórias de proteínas também podem ser alcançadas por meio de interações intracelulares proteína-proteína (p. ex., em *junções oclusivas*), que estabelecem fronteiras discretas; esta estratégia é usada para manter a *polaridade da célula* (p. ex., superior/apical *versus* inferior/basolateral) nas camadas epiteliais. Domínios únicos das membranas também podem ser gerados pela interação das proteínas com as moléculas citoesqueléticas ou da matriz extracelular (MEC). A distribuição não aleatória de lipídios e de proteínas nas membranas é relevante para interações célula-célula e célula-matriz, bem como os caminhos de secreção e endocíticos.

A face extracelular da membrana plasmática é cravejada de carboidratos nas glicoproteínas e nos glicolipídios, bem como de cadeias de polissacarídeos anexadas a proteoglicanos integrais da membrana. Esse *glicocálice* funciona como uma barreira química e mecânica e é intermediário das interações célula-célula e célula-matriz.

Difusão Passiva na Membrana (p. 9)

Pequenas moléculas não polares (O_2 e CO_2) e moléculas hidrofóbicas (p. ex., moléculas baseadas em esteroides, como estradiol ou vitamina D) difundem rapidamente pelas

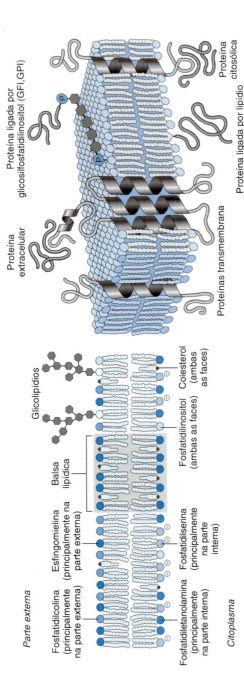

Figura 1-5 Organização e assimetria da membrana plasmática. A membrana plasmática é uma bicamada de fosfolipídios, colesterol e proteínas associadas. A distribuição de fosfolipídios dentro da membrana é assimétrica devido à atividade de *flipases*; a *fosfatidilcolina* e a *esfingomielina* são predominantes na parte externa, e a *fosfatidilserina* (carga negativa) e a *fosfatidiletanolamina* são predominantemente encontradas na parte interna; os glicolipídios ocorrem apenas na face externa, onde contribuem para o glicocálice extracelular. Embora a membrana seja lateralmente fluida e os diversos constituintes possam difundir de forma aleatória, domínios específicos – *balsas lipídicas* – também podem se desenvolver com estabilidade. As proteínas associadas às membranas podem atravessá-las (uma ou várias vezes) através das sequências α-hélice de aminoácidos hidrofóbicos; dependendo do teor de lipídio da membrana e da hidrofobicidade dos domínios proteicos, tais proteínas podem ter distribuições não aleatórias dentro da membrana. As proteínas na face citosólica podem se associar a membranas por meio de modificações pós-translacionais (p. ex., farnesilação ou adição do ácido palmítico). As proteínas na face extracitoplasmática podem se associar à membrana pelas ligações de glicosilfosfatidilinositol. Além das interações proteína-proteína com a membrana, as proteínas da membrana também podem se associar àquelas extracelulares e/ou intracitoplasmáticas para gerar complexos grandes e relativamente estáveis (p. ex., *complexo de adesão focal*). As proteínas transmembrana podem traduzir as forças mecânicas (p. ex., do citoesqueleto ou da matriz extracelular – MEC), bem como os sinais químicos na membrana. Organizações semelhantes de lipídios e de proteínas associadas ocorrem dentro de diversas membranas das organelas.

bicamadas lipídicas, diminuindo os gradientes de concentração. As moléculas polares pequenas (p. ex., água, etanol e ureia) também podem atravessar as membranas com relativa facilidade, embora o transporte de grande volume de água (p. ex., o epitélio tubular renal) exija proteínas *aquaporinas*.

Carreadores e Canais *(p. 9)*

As moléculas polares > 75 daltons (p. ex., açúcares e nucleotídeos) e todos os íons requerem transportadores especializados para atravessar as membranas celulares (plasmática ou organelar); é comum que cada soluto tenha um transportador altamente específico (p. ex., uma dada proteína transportará glicose, mas não galactose) (Fig. 1-6).

- As *proteínas dos canais* criam poros hidrofílicos, que, quando abertos, permitem o movimento rápido de solutos (restringidos por tamanho e carga). A concentração e/ou os gradientes elétricos conduzem o movimento do soluto; as membranas plasmáticas tipicamente têm uma diferença de potencial elétrico, com o lado interno negativo em relação ao externo.
- As *proteínas carreadoras* ligam seu soluto específico e passam por uma mudança conformacional para transferir o ligante através da membrana. O *transporte ativo* de determinados solutos *contra* um gradiente de concentração pode, portanto, ser alcançado por moléculas dos carreadores (não canais) usando a energia liberada pela hidrólise do *adenosina trifosfato* (ATP) ou de um gradiente de íons acoplados.

Como as membranas são livremente permeáveis a pequenas moléculas polares, a água irá se mover pelas membranas seguindo as concentrações relativas dos solutos. Sendo assim, o sal extracelular em excesso em relação ao do citosol (*hipertonicidade*) causa um movimento da água para fora das células, enquanto a *hipotonicidade* resulta em um movimento para dentro das células. Como o citosol é rico em metabólitos carregados e em espécies de proteína que atraem um grande número de íons opostos que tendem a aumentar a osmolaridade intracelular, as células precisam bombear constantemente pequenos íons inorgânicos (p. ex., Na^+ e Cl^-) para prevenir o excesso de hidratação. Isso é alcançado por meio da atividade de sódio-potássio ATPase da membrana; portanto, a perda da capacidade para gerar energia (p. ex., em uma célula prejudicada pelas toxinas ou isquemia) resultará no inchaço osmótico e em eventual ruptura das células. Os mecanismos semelhantes de transporte regulam o pH intracelular e intraorganelar; a maioria das enzimas citosólicas tem um melhor funcionamento com um pH em torno de 7,4, enquanto as lisossômicas funcionam melhor com um pH de 5 ou menos.

1.1.1 Captação através da Fase Fluida e Mediada por Receptor *(Fig. 1-6) (p. 9)*

A *endocitose* permite a importação de macromoléculas > 1.000 daltons: moléculas selecionadas podem ser captadas por invaginações da membrana plasmática chamadas *cavéolas*, enquanto outras são internalizadas através das *vesículas pinocíticas* após se ligar a receptores específicos na superfície celular.

- *Endocitose mediada por cavéolas*. Cavéolas ("pequenas cavernas") são invaginações não revestidas da membrana plasmática associadas a moléculas ligadas ao GPI, a proteínas ligadas ao *adenosina monofosfato cíclico (AMPc)*, a quinases da família SRC e ao receptor de folato. A internalização de cavéolas com quaisquer moléculas de ligação e fluido extracelular associado é chamada de *potocitose* – literalmente "sorvo celular". Embora as cavéolas entreguem algumas moléculas para o citosol (p. ex., folato), elas também regulam a sinalização da transmembrana e/ou a adesão celular internalizando receptores e integrinas.
- *Pinocitose* ("gole celular") é um processo na fase fluida em que a membrana plasmática invagina e é removida para formar a vesícula citoplasmática; as vesículas endocíticas podem ser recicladas de volta à membrana plasmática para outra rodada de ingestão.

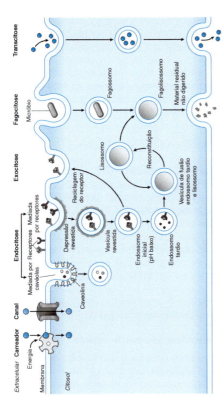

Figura 1-6 Movimento de pequenas moléculas e de estruturas maiores nas membranas. A bicamada lipídica é relativamente impermeável a todas as moléculas, exceto as menores e/ou mais hidrofóbicas. Portanto, a importação ou a exportação de espécies carregadas requer proteínas transportadoras transmembrana específicas; a internalização ou a externalização de proteínas grandes, de partículas complexas ou até de células requerem circundá-las com segmentos da membrana. Pequenos solutos podem se mover pela membrana usando canais ou carreadores; em geral, cada molécula requer um único transportador. Os *canais* são usados quando os gradientes de concentração podem conduzir o movimento do soluto. Os *carreadores* são necessários quando o soluto se move *contra* o gradiente de concentração. A captação de materiais na fase fluida é mediada por receptor e envolve os vacúolos ligados pela membrana. O fluido extracelular da endocitose por cavéolas, as proteínas das membranas e algumas moléculas são ligadas pelo receptor (p. ex., folato) em um processo conduzido pelas proteínas cavéolinas concentradas em balsas lipídicas (*potocitose*). A *pinocitose* do fluido extracelular e a maioria dos pares receptor-ligante superficiais envolvem *depressões e vesículas revestidas por clatrina*. Após a internalização, a clatrina se desassocia e pode ser reutilizada, enquanto a vesícula resultante amadurece e se acidifica progressivamente. No endossomo inicial e/ou tardio, o ligante pode ser liberado de seu receptor (p. ex., o ferro liberado da transferrina ligada ao receptor da mesma), que é reciclado na superfície celular por uma outra rodada. Alternativamente, o receptor e o ligante dentro dos endossomos podem se fundir com os lisossomos (p. ex., fator de crescimento epidérmico ligado a seu receptor); após a degradação completa, a vesícula de fusão do endossomo tardio pode reconstituir os lisossomos. A *fagocitose* de grandes partículas envolve a invaginação da membrana não mediada pela clatrina – tipicamente pelos fagócitos especializados (p. ex., macrófagos e neutrófilos). Os fagossomos resultantes, por fim, fundem-se aos lisossomos para facilitar a degradação de materiais internalizados. A *transcitose* envolve o transporte endocítico transcelular do soluto e/ou ligante de uma face para a outra da célula. A *exocitose* é o processo pelo qual as vesículas ligadas pela membrana se fundem com a membrana plasmática e descarregam seu conteúdo para o espaço extracelular.

A pinocitose e a endocitose mediada pelo receptor (ver adiante) começam em uma região especializada da membrana plasmática chamada de *depressão revestida por clatrina*, que invagina e sai para formar a *vesícula revestida por clatrina*; presos na vesícula estão um gole do meio extracelular e as macromoléculas ligadas pelo receptor (ver adiante). As vesículas, então, perdem o revestimento e se fundem a estruturas intracelulares ácidas denominadas *endossomos iniciais,* em que o conteúdo pode ser parcialmente digerido antes da passagem para o lisossomo.

- A endocitose mediada pelo receptor é o principal mecanismo de captação para determinadas moléculas (p. ex., transferrina e lipoproteína de baixa densidade [LBD]). Após se ligar aos receptores localizados nas depressões revestidas por clatrina, a LDL e a transferrina liberam a carga (colesterol e ferro, respectivamente), que pode ser descarregada no citoplasma. Os receptores de LDL e transferrina são resistentes à degradação, permitindo que sejam reciclados de volta à membrana plasmática. Os defeitos na captação mediada pelos receptores ou no processamento de LDL podem ser responsáveis pela hipercolesterolemia familiar (Cap. 5).

A *exportação* celular de moléculas grandes das células é chamada de *exocitose*; as proteínas sintetizadas e acondicionadas no RER e no complexo de Golgi são concentradas nas vesículas de secreção, que, então, se fundem com a membrana plasmática para expelir seu conteúdo. A *transcitose* é o movimento das vesículas endócitas entre os compartimentos apical e basolateral das células, o que permite a transferência de grandes quantidades de proteínas intactas pelas barreiras epiteliais (p. ex., anticorpos ingeridos no leite materno através do epitélio intestinal) ou o rápido movimento de grandes volumes de soluto.

Citoesqueleto e Interações Célula-Célula (p. 11)

O formato da célula, a polaridade, o tráfego intracelular e a motilidade dependem das proteínas citoesqueléticas intracelulares (Fig. 1-7):

- *Os microfilamentos de actina*: fibrilas de 5 a 9 nanômetros de diâmetro formadas da actina **globular** (actina **G**), a proteína citosólica mais abundante; monômeros da actina G polimerizam-se de forma não covalente em filamentos (actina **F**), formando hélices duplas com polaridade definida; novas subunidades são adicionadas (ou perdidas) no terminal "positivo" do fio da hélice. Em células não musculares, as proteínas de ligação da actina a organizam em feixes e redes que controlam o formato e o movimento da célula. Nas células musculares, a contração ocorre por meio da *miosina* conduzida pela ATP que se move pelos filamentos de actina.
- *Filamentos intermediários*: família grande e heterogênea de fibrilas de 10 nm de diâmetro com padrões específicos de expressão da célula e do tecido.

  - *Lâminas A, B e C*: lâminas nucleares de todas as células.
  - *Vimentina*: célula mesenquimal (fibroblastos, endotélio).
  - *Desmina*: arcabouço das células musculares, permitindo a contração da actina e da miosina.
  - *Neurofilamentos:* axônios de neurônios, conferindo força e rigidez.
  - *Proteína ácida fibrilar glial:* células gliais ao redor dos neurônios.
  - *Citoceratinas:* pelo menos 30 variedades diferentes, subdivididas em ácidas (tipo I) e neutras/básicas (tipo II).

Os filamentos intermediários existem predominantemente na forma polimerizada e não se reorganizam ativamente como a actina; são fibras semelhantes a cordas que suportam estresse mecânico e formam as principais proteínas estruturais da pele e do cabelo. As lâminas nucleares mantêm a morfologia nuclear e regulam a transcrição nuclear.

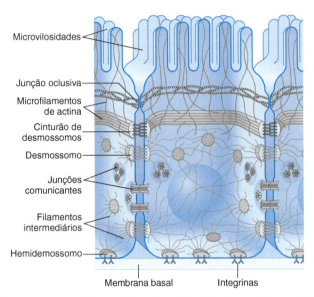

Figura 1-7 Elementos citoesqueléticos e interações célula-célula. A adesão interepitelial envolve algumas diferentes interações de proteínas superficiais, incluindo as *junções firmes* e os *desmossomos*; a adesão à matriz extracelular (MEC) envolve as integrinas celulares (e proteínas associadas) como *hemidesmossomos*.

- *Microtúbulos:* fibrilas com a espessura de 25 nm compostas de dímeros não covalentemente polimerizados de α e β-tubulina. As extremidades são designadas por " + " ou " − "; a extremidade " − " fica no *centro de organização de microtúbulos (MTOC ou centrossomo)*, próxima ao núcleo associado aos *centríolos* pareados, enquanto a extremidade " + " se alonga ou contrai adicionando ou subtraindo os dímeros da tubulina. Os microtúbulos são cabos de conexão nos quais as proteínas motoras "andam" para mover as vesículas e as organelas ao redor das células; as *cinesinas* são proteínas motoras para o transporte anterógrado (− para +), enquanto as *dineínas* (+ para −) são para o retrógrado. Os microtúbulos também participam da separação das cromátides irmãs durante a mitose e têm sido adaptados para formar os cílios móveis (p. ex., no epitélio brônquico) ou nos flagelos (no esperma).

Interações célula-célula (p. 11). As células interagem e se comunicam pelos complexos juncionais (Fig. 1-7):

- *As junções oclusivas (junções firmes)* selam as células para criar uma barreira contínua que restringe o movimento *paracelular* (entre as células) de íons e de outras moléculas. Essas junções são formadas a partir de múltiplas proteínas transmembrana, incluindo *ocludina, claudina, zonulina* e *catenina*. Além de uma barreira altamente resistente ao movimento do soluto, essa zona também é a fronteira entre os domínios apicais e basolaterais das células, ajudando a manter a polaridade celular. As junções firmes são estruturas dinâmicas que se podem desassociar e se reconstituir conforme a necessidade para facilitar a proliferação epitelial ou a migração de células inflamatórias.
- *Junções de ancoragem (desmossomos)* anexam as células mecanicamente – e seus citoesqueletos intracelulares – a outras células ou à MEC.

A Célula como uma Unidade de Saúde e Doença • 15

- *Junções pontuais (macula adherens)* são pequenas adesões entre as células, semelhantes a rebites; as ligações à MEC semelhantes a rebites são chamadas de *hemidesmossomos*, enquanto os amplos domínios de adesão intercelular são chamados de *cinturão de desmossomos*. Nos desmossomos pontuais, as caderinas são ligadas aos filamentos intermediários intracelulares para distribuir forças extracelulares sobre células múltiplas; nos desmossomos do cinturão, as caderinas são associadas com microfilamentos intracelulares de actina, o que pode influenciar o formato e a motilidade da célula.
- Desmossomos são formados por associação homotípica das glicoproterínas transmembrana chamadas *caderinas*. Nos desmossomos pontuais, estas são ligadas a filamentos intermediários intracelulares para distribuir forças extracelulares sobre múltiplas células; nos desmossomos de cinturão, são associadas aos microfilamentos intracelulares de actina, que podem influenciar o formato e a motilidade das células.
- Nos hemidesmossomos, as proteínas conectoras transmembrana são chamadas de *integrinas*; estas se unem aos filamentos intermediários intracelulares e, portanto, ligam funcionalmente o citoesqueleto à MEC.
- *Complexos de adesão focal* são grandes complexos macromoleculares (> 100 proteínas) que localizam os hemidesmossomos e incluem proteínas que podem gerar sinais intracelulares quando as células estão sujeitas a forças mecânicas (p. ex., endotélio na corrente sanguínea ou miócitos cardíacos na insuficiência cardíaca).

- *As junções comunicantes (junções gap)* atuam como mediadoras da passagem de sinais químicos ou elétricos entre as células. Essas são arranjos planos densos com poros de 1,5 a 2 nm (chamados de *conéxons*) formados por hexâmetros das proteínas transmembrana, chamadas *conexinas*. A permeabilidade das junções comunicantes é reduzida pelo pH ácido ou pelo aumento do cálcio intracelular. As junções comunicantes têm um papel fundamental na comunicação célula-célula; nos miócitos cardíacos, os fluxos de cálcio de célula para célula pelas junções comunicantes permitem que o miocárdio se comporte como um sincício funcional.

Maquinaria Biossintética: Retículo Endoplasmático e Complexo de Golgi (p. 12)

Todos os constituintes das células são constantemente renovados e degradados, embora cada tipo de molécula tenha uma meia-vida distinta.

- *Retículo endoplasmático (RE).* As proteínas e os lipídios da membrana, bem como as moléculas destinadas ao transporte, são sintetizados dentro do *RE,* que é composto de domínios distintos, diferenciados pela *presença* (RE rugoso ou RER) ou *ausência* (RE liso ou REL) de ribossomos (Fig. 1-5).

  - *RER:* os ribossomos do RER ligados à membrana traduzem mRNA em proteínas, que são expelidas para o lúmen do RE ou se tornam integradas à membrana do RE; o processo é direcionado por meio de *sequências sinalizadoras* nos terminais N das proteínas nascentes. Se estas não tiverem a sequência sinalizadora, a tradução ocorrerá nos ribossomos livres no citosol e a vasta maioria de tais proteínas permanecerá no citoplasma. As proteínas inseridas no RE são dobráveis e podem formar complexos polipeptídicos (*oligomerizam*); além disso, ligações dissulfeto são formadas e os *oligossacarídeos N-ligados* (açúcar ligado a resíduos de asparagina) são adicionados. As *moléculas chaperonas* retêm proteínas no RE até que essas modificações estejam completas e que a conformação adequada seja alcançada. Se a proteína não conseguir dobrar ou oligomerizar apropriadamente, fica retida e é degradada no RE. O excesso de proteínas que não dobraram – que excedem a capacidade do RE de editar e degradá-las – leva a uma *resposta de estresse do RE* (também chamada de *respostas a proteínas mal enoveladas [UPR]*), que dispara a morte celular por meio da *apoptose* (Cap. 2).

- *REL*: na maioria das células é relativamente esparso e existe como uma zona de transição do RER para transportar vesículas que vão em direção ao complexo de Golgi (ver discussão mais adiante). No entanto, nas células que sintetizam os hormônios esteroides (p. ex., nas gônadas ou nas glândulas suprarrenais) ou que catabolizam as moléculas lipossolúveis (p. ex., no fígado), o REL pode ser abundante. De fato, a exposição repetida aos compostos que são metabolizados pelo REL (p. ex., catabolismo de fenobarbital pelo sistema do citocromo P-450) pode levar a uma hiperplasia deste. O REL também sequestra o cálcio intracelular; sua subsequente liberação para o citosol pode mediar um número de respostas aos sinais extracelulares (incluindo a morte da célula apoptótica). Nas células musculares, o REL especializado, chamado *retículo sarcoplásmico*, é responsável pela liberação cíclica e pelo sequestro de íons de cálcio que regulam a contração muscular e o relaxamento, respectivamente.

- *Complexo de Golgi*. Do RER, as proteínas e os lipídios com destino para outras organelas ou para a exportação extracelular são movidos para o *complexo de Golgi*. Essa organela consiste em cisternas empilhadas que modificam de forma progressiva as proteínas ordenadamente de *cis* (próximo ao RE) a *trans* (perto da membrana plasmática); as macromoléculas vão e voltam das diversas cisternas dentro das vesículas ligadas à membrana. À medida que as moléculas se movem da face *cis* para a *trans*, os *oligossacarídeos N-ligados*, originalmente adicionados a proteínas no RE, são podados e, então, modificados em etapas; os *oligossacarídeos O-ligados* (açúcares ligados à serina ou à treonina) são também adicionados. Parte dessa glicosilação é importante no direcionamento das moléculas para os lisossomos (através do *receptor de manose-6-fosfato [M6P]*); outros adutos da glicosilação podem ser importantes para as interações célula-célula ou célula-matriz ou para limpar as células senescentes. A *rede cis-Golgi* recicla as proteínas de volta para o RE, enquanto a *rede trans-Golgi* seleciona proteínas e lipídios e os despacha para outras organelas (incluindo a membrana plasmática) ou para vesículas secretoras destinadas à liberação extracelular.

Eliminação de Resíduos: Lisossomos e Proteassomos (p. 13)

A degradação do constituinte celular envolve os lisossomos e os proteassomos (Fig. 1-8).

- Os *lisossomos* são organelas ligadas à membrana contendo hidrolases ácidas, incluindo proteases, nucleases, lipases, glicosidases, fosfatases e sulfatases. Muitas dessas são proteínas M6P-modificadas, que têm como alvo os lisossomos através da ligação dos receptores de M6P nas vesículas do trans-Golgi. Outras macromoléculas destinadas ao lisossomo chegam através de três caminhos (Fig. 1-8):
  - O material incorporado pela *pinocitose na fase fluida* ou a *endocitose mediada pelo receptor* passa por vários endossomos no caminho até os lisossomos. O endossomo inicial é o primeiro compartimento ácido encontrado, enquanto as enzimas proteolíticas apenas começam a digestão significativa nos endossomos tardios, que, por sua vez, amadurecem e viram lisossomos. Durante o processo de maturação, a organela se torna progressivamente mais ácida.
  - As organelas senescentes e os grandes complexos de proteína desnaturada entram no lisossomo pela *autofagia*. As organelas obsoletas são circundadas por uma membrana dupla derivada do RE, formando um *autofagossomo* que se funde com os lisossomos. Além de facilitar a substituição de estruturas velhas e mortas, a autofagia é usada para preservar a viabilidade da célula durante a depleção dos nutrientes (Cap. 2).
  - A *fagocitose* de microrganismos ou de grandes fragmentos da matriz ocorre primariamente nos fagócitos profissionais (macrófagos ou neutrófilos). O material é absorvido para formar um fagossomo que se funde com lisossomos.

A Célula como uma Unidade de Saúde e Doença | 17

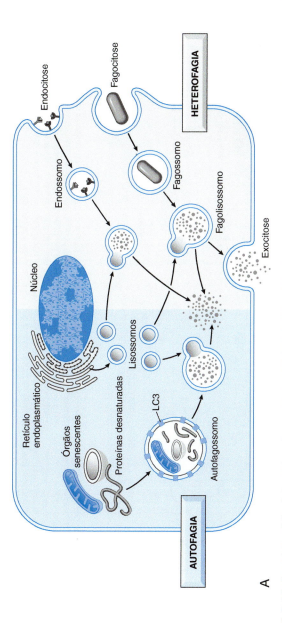

Figura 1-8 Catabolismo intracelular. A, Degradação lisossomal. Na *heterofagia* (à direita), os lisossomos se fundem com os endossomos ou fagossomos para facilitar a degradação do conteúdo internalizado (Fig. 1.6). Os produtos finais podem ser liberados no citosol para fins de nutrição ou descarregados no espaço extracelular (*exocitose*). Na *autofagia* (à esquerda), as organelas senescentes ou as proteínas desnaturadas têm como alvo a degradação conduzida pelo lisossomo ao circundá-las com uma membrana dupla do RE e marcada pelas proteínas LC3 (cadeia leve 3 da proteína 1A/1B associada aos microtúbulos). Os estressores da célula, como a depleção de nutrientes ou determinadas infecções intracelulares, também podem ativar o caminho autofágico.

(Continua)

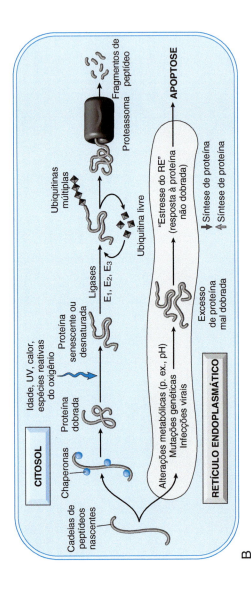

Figura 1-8 (Cont.) B, Degradação proteossômica. As proteínas citosólicas destinadas à troca (p. ex., fatores de transcrição ou proteínas regulatórias), proteínas senescentes ou aquelas que nunca ficaram desnaturadas devido aos estresses mecânicos e químicos extrínsecos podem ser identificadas por múltiplas moléculas de ubiquitina (por meio da atividade de ubiquitina-ligases E_1, E_2 e E_3). Isso marca as proteínas para a degradação por proteassomas, complexos citosólicos com múltiplas subunidades que degradam as proteínas em pequenos fragmentos de peptídeo. O nível elevado de proteínas mal dobradas dentro do RE ativa uma *resposta de proteção à proteína não dobrada*, gerando uma ampla redução na síntese de proteínas, além de aumentos específicos nas proteínas chaperonas, que podem facilitar o redobramento das proteínas. Se isso for inadequado para se lidar com os níveis de proteínas mal dobradas, induz-se a apoptose.

- Os *proteassomas* são complexos de múltiplas subunidades de protease que degradam proteínas citosólicas, incluindo as desnaturadas ou mal dobradas, bem como outras macromoléculas cujo tempo de vida deve ser regulado (p. ex., fatores de transcrição) (Fig. 1-8). Muitas proteínas destinadas à destruição de proteassomas são ligadas de forma covalente a uma pequena proteína denominada *ubiquitina*; proteínas poliuquibitinadas são, então, afuniladas no "cilindro da morte" do proteassoma, onde são digeridas em pequenos fragmentos (6 a 12 aminoácidos) que podem se degradar em seus aminoácidos constituintes.

Metabolismo Celular e Função Mitocondrial (p. 13)

A mitocôndria evoluiu dos ancestrais procariontes e tal origem explica por que esta contém seu próprio DNA (1% do DNA celular total), codificando aproximadamente 1% do total das proteínas celulares e um quinto das proteínas envolvidas na *fosforilação oxidativa*. O maquinário mitocondrial de tradução é semelhante às bactérias de hoje; a mitocôndria inicia a síntese de proteína com N-formilmetionina e é sensível a antibióticos antibacterianos. O óvulo contribui com a vasta maioria de organelas citoplasmáticas para o zigoto fertilizado; sendo assim, o DNA mitocondrial é, em teoria, *herdado maternalmente*. No entanto, como os constituintes proteicos da mitocôndria derivam dos genes nucleares e mitocondriais, as doenças da mitocôndria podem ser ligadas a X, autossômicas ou herdadas maternalmente. A mitocôndria está em constante renovação e sua meia-vida varia de um a 10 dias.

Cada mitocôndria tem duas membranas separadas ao redor de uma matriz central contendo a maioria das enzimas metabólicas (p. ex., aquelas envolvidas no ciclo do ácido cítrico). A membrana interna contém as enzimas da cadeia respiratória dobrada em cristas; a *membrana externa* contém proteínas *porinas*, que formam canais aquosos permeáveis a pequenas moléculas (< 5.000 daltons). As moléculas maiores (e até algumas espécies polares menores) requerem transportadores específicos. Entre essas membranas está o *espaço entre membranas*, que é o local da síntese ATP. A mitocôndria tem algumas funções (Fig. 1-9).

Geração de Energia (p. 14)

A maior parte da energia das células deriva do metabolismo mitocondrial; os substratos são oxidados para o CO_2, transferindo os elétrons de alta energia da molécula original (p. ex., açúcar) para o oxigênio molecular e gerando elétrons de baixa energia da água. A oxidação de vários metabólitos conduz *bombas de prótons* que transferem H^+ da matriz central para o espaço entre as membranas. À medida que os íons H + retornam ao seu gradiente eletroquímico, a energia liberada é usada para sintetizar o ATP.

O transporte de elétrons nem sempre gera ATP. A *termogenina*, uma proteína interna da membrana, que está presente em níveis elevados em determinados tecidos (p. ex., tecido adiposo marrom), desacopla o processo, gerando calor em vez de ATP. Como um subproduto da oxidação do substrato e do transporte de elétrons, a mitocôndria é também uma importante fonte de espécies reativas de oxigênio (p. ex., radicais livres de oxigênio, peróxidos de hidrogênio); a hipóxia, a lesão ou até o envelhecimento mitocondrial podem levar a níveis significativamente maiores de estresse oxidativo intracelular.

Metabolismo Intermediário (p. 15)

A fosforilação oxidativa produz ATP abundante, mas também "queima" glicose para CO_2 e H_2O, não deixando resíduos apropriados de carbono para sintetizar lipídios e

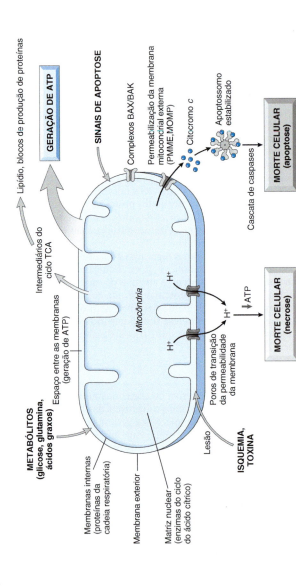

Figura 1-9 Funções da mitocôndria. Além da geração eficiente de ATP dos substratos de carboidrato e ácido graxo, a mitocôndria tem um papel importante no metabolismo intermediário, servindo como fonte de moléculas usadas para sintetizar lipídios e proteínas; além de também estar envolvida de forma central nas vias de morte celular.

proteínas. Sendo assim, células que se desenvolvem rapidamente (benignas e malignas) aumentam a captação de glicose e de glutamina e diminuem sua produção de ATP por molécula de glicose, um fenômeno chamado de *efeito Warburg* (*glicólise aeróbica*; Cap. 7). Em vez de serem usados para produzir ATP, os intermediários são "desativados" para formar lipídios, ácidos nucleicos e proteínas.

Morte Celular (p. 15)

A mitocôndria também regula o equilíbrio entre a sobrevivência e a morte celular. Há dois principais caminhos da morte celular (Cap. 2):

- *Necrose:* A lesão externa da célula (toxina, isquemia, trauma) pode danificar a mitocôndria, provocando a formação de *poros de transição de permeabilidade mitocondrial* na membrana externa que: (1) dissipa o gradiente do próton; (2) impede a geração de ATP; e (3) causa a morte celular.
- *Apoptose:* A morte programada da célula pode ser ativada por sinais extrínsecos (incluindo as células citotóxicas T e as citocinas inflamatórias) ou por vias intrínsecas (incluindo dano ao DNA e o estresse intracelular); a mitocôndria tem um papel central na via intrínseca da apoptose. Se ela for danificada ou a célula não sintetizar as quantidades adequadas de proteínas para sobrevivência (por causa dos sinais deficientes de crescimento), a mitocôndria deixa vazar citocromo *c* no citosol, onde forma um complexo com outras proteínas para ativar caspases (Cap. 2).

Ativação Celular (p. 16)

A comunicação das células controla uma variedade de funções, incluindo a ativação, a diferenciação e a morte celular. A perda da comunicação efetiva das células pode potencialmente levar a um crescimento desregulado (câncer) ou a uma resposta inadequada ao estresse (choque).

Sinalização Celular (p. 16)

As células podem responder aos seguintes sinais extrínsecos:

- *Patógenos e danos a células vizinhas.* Além dos micróbios, as células podem perceber e responder às células danificadas (*sinais de perigo*) (Cap. 3 e 6).
- *O contato com células vizinhas,* mediado por moléculas de adesão e/ou junções comunicantes – estas por meio de moléculas chamadas de segundos mensageiros, como cAMP.
- *Contato com MEC,* mediado pelas integrinas (Cap. 3).
- *Moléculas secretadas,* por exemplo, *fatores de crescimento* (ver discussão mais adiante), *citocinas* (mediadoras da inflamação e das respostas imunológicas; Cap. 3 e 6) e *hormônios* (Cap. 24).

As vias de sinalização célula-célula são classificadas como:

- *Sinalização parácrina:* apenas as células na vizinhança imediata são afetadas; as moléculas de sinalização têm difusão mínima e são rapidamente degradadas e consumidas por outras células ou ficam presas na MEC.
- *Sinalização autócrina:* ocorre quando as moléculas secretadas por uma célula afetam ela mesma; isso permite que grupos de células passem por diferenciação síncrona (p. ex., durante o desenvolvimento) ou pode ser usado para autoamplificar ou inibir uma resposta por meio de retroalimentação.

- *Sinalização sináptica:* os neurônios secretam *neurotransmissores* nas junções especializadas da célula (*sinapses*) nas células-alvo.
- *Sinalização endócrina:* o mediador é liberado na corrente sanguínea e age sobre as célula-alvo a uma distância.

Moléculas de sinalização (*ligantes*) ligam seus respectivos receptores e iniciam uma cascata de eventos intracelulares. Os receptores tipicamente têm altas afinidades por seus ligantes cognatos que, em concentrações fisiológicas, os ligam com excelente especificidade. Os receptores podem ser intracelulares ou ficar na superfície da célula (Fig. 1-10):

- Os *receptores intracelulares* são fatores de transcrição ativados por ligantes lipossolúveis que prontamente cruzam as membranas plasmáticas. Tais ligantes incluem vitamina D e hormônios esteroides, que podem se ligar e ativar os receptores nucleares para conduzir a transcrição específica de genes. A sinalização de ligantes também pode se difundir em células adjacentes; portanto, o óxido nítrico produzido em uma célula (p. ex., endotélio) difunde em células vizinhas (p. ex., células do músculo liso medial), nas quais ele ativa a enzima guanilil ciclase para gerar o *guanosina monofosfato cíclico* (GMPc), um segundo sinal intracelular para o relaxamento da célula do músculo liso.
- *Os receptores superficiais da célula*, em geral, são proteínas transmembrana com domínios extracelulares de interação dos ligantes. Essas interações podem, então, (1) abrir os canais de íons (p. ex., na sinapse entre células eletricamente excitáveis); (2) ativar uma proteína reguladora de guanosina trifosfato (GTP) (proteína G); (3) ativar uma enzima endógena ou associada, em geral uma tirosina quinase; ou (4) ativar um evento proteolítico ou uma mudança na interação ou na estabilidade das proteínas, que ativa um fator latente de transcrição.

Vias de Transdução de Sinal (p. 17)

A interação dos ligantes com os receptores superficiais atua como mediadora da sinalização por indução do agrupamento de receptores (*ligação cruzada de receptores*) ou por outros tipos de perturbações físicas; estas ativam mudanças bioquímicas intracelulares que atingem o núcleo para alterar a expressão genética (Fig. 1-10):

- *Receptores associados à atividade da quinase.* As alterações na geometria do receptor eliciam a atividade do receptor intrínseco da *proteína quinase* ou promovem a ativação enzimática das quinases intracelulares recrutadas – resultando na adição de resíduos carregados de fosfato para alvejar as moléculas. As *tirosina quinases* fosforilam resíduos específicos de tirosina, as *quinases* serina/treonina adicionam fosfatos para resíduos distintos de serina ou treonina e as *quinases lipídicas* fosforilam substratos de lipídios. Por exemplo, os *receptores das tirosina quinases (RTKs)* são proteínas de membrana íntegras – sob ativação, têm a capacidade de fosforilar resíduos de tirosina, que incluem receptores para insulina, fator de crescimento epidérmico e fator de crescimento derivado de plaquetas. Para cada evento de fosforilação, existem fosfatases para remover o resíduo de fosfato e, então, modular a sinalização.
- Vários receptores não têm atividade catalítica intrínseca (p. ex., receptores imunológicos, alguns receptores de citocina e integrinas). Para esses, as proteínas intracelulares separadas – *tirosina quinases não receptoras* – fosforilam padrões específicos no receptor ou em outras proteínas. O v-Src (vírus do sarcoma de Rous) é o protótipo para elas e contém domínios funcionais chamados *domínios de homologia Src 2* (SH2) e *domínios de homologia Src 3* (SH3). Os domínios SH2 tipicamente se ligam aos receptores fosforilados por outra quinase, permitindo a agregação de múltiplas enzimas. Os

A Célula como uma Unidade de Saúde e Doença • 23

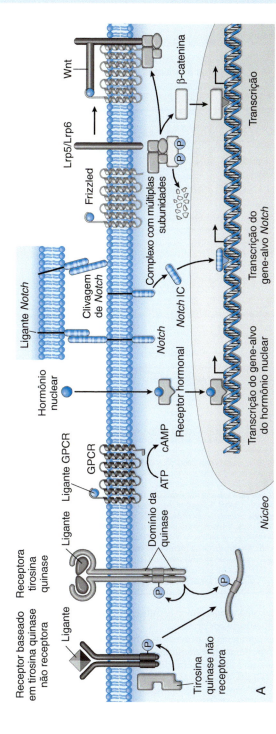

Figura 1-10 Sinalização mediada por receptor. A, Categorias de sinalização dos receptores: receptores que usam uma tirosina quinase não receptora; receptores de tirosina quinase; receptores nucleares que interagem com o ligante e influenciam a transcrição; receptor de sete domínios transmembrana ligado a proteínas G heterotriméricas; *Notch*, que se cliva gerando um fragmento intracelular que entra no núcleo e influencia a transcrição do gene; e via Wnt/Frizzled, em que a ativação libera a β-catenina intracelular de um complexo proteico que normalmente conduz sua degradação constitutiva. A β-catenina pode, então, migrar para o núcleo e agir como um fator de transcrição. A proteína 5 (Lrp5) relacionada com o receptor lipoproteico de baixa intensidade e Lrp6 são correceptoras homólogas para a sinalização Wnt/Frizzled.

(Continua)

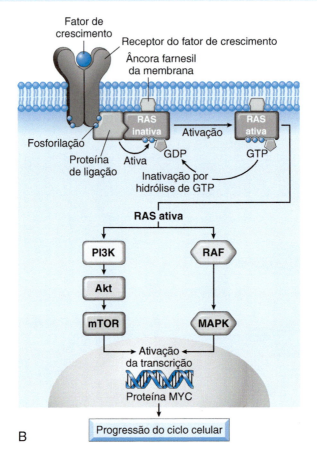

Figura 1-10 (Cont.) B, Sinalização a jusante das interações entre o ligante e o receptor da tirosina quinase. A interação dos ligantes dimeriza o receptor e autofosforila os resíduos de tirosina. A fixação de proteínas adaptadoras (ou proteínas-ponte) acopla o receptor à RAS inativa ligada ao GDP, permitindo que este seja deslocado a favor de GTP e gerando RAS ativada. Esta interage com RAF (também conhecida como *MAP quinase quinase quinases*) e a ativa. Essa quinase, então, fosforila a proteína quinase ativada pelo mitógeno (MAPK); por sua vez, MAPK fosforila outras proteínas citoplasmáticas e fatores de transcrição nuclear, gerando respostas celulares. O receptor tirosina quinase fosforilado também pode se ligar a outros componentes, como fosfatidil 3-quinase (PI3 quinase), que ativa sistemas adicionais de sinalização. A cascata cessa quando a RAS ativada, por fim, hidroliza GTP para GDP, convertendo RAS para sua forma inativa. Mutações em RAS que levam à hidrólise atrasada de GTP podem, portanto, levar à sinalização proliferativa aumentada. *GDP, guanosina difosfato; GTP, guanosina trifosfato; mTOR, proteína-alvo da rapamicina em mamíferos.*

domínios SH3 atuam como mediadores de outras interações proteína-proteína, em geral, envolvendo regiões ricas em prolina.
- *Os receptores acoplados à proteína G* atravessam caracteristicamente a membrana plasmática sete vezes (*receptores de sete domínios transmembrana*). Após a interação do ligante, o receptor se associa a uma proteína de ligação ao GTP (*proteína G*), que contém a guanosina difosfato (GDP). Tais interações da proteína G levam à ativação por meio da troca de GDP por GTP, com a geração a jusante de cAMP e inositol-1,4,5-trifosfato (IP3); este último libera cálcio do RE.

- A interação do ligante aos *receptores Notch* leva à clivagem proteolítica do receptor, com deslocamento da parte citoplasmática para formar o complexo de transcrição.
- Os ligantes da proteína *Wnt* sinalizam, por meio dos receptores transmembrana da família *Frizzled*, para regular os níveis de β-catenina intracelulares. Normalmente, esta é degradada por proteassomas; no entanto, a ligação de Wnt a Frizzled (e a outros correceptores) recruta "proteínas descabeladas" (*disheveled*), que rompem o complexo que tem como alvo a degradação. O grupo estabilizado de moléculas de β-catenina, então, se desloca para o núcleo para formar um complexo transcricional.

Proteínas de Sinalização Modular, Eixos (Hubs) e Nós (nodes) (p. 18)

A visão *linear* tradicional da sinalização por meio de uma sequência organizada dos intermediários bioquímicos é bastante simplificada. Qualquer sinal inicial causa múltiplos efeitos divergentes, cada um contribuindo em diversos graus para o resultado final. Assim, até a fosforilação específica de uma única proteína pode permitir que ela se associe a outras múltiplas moléculas diferentes – com várias sequências. As *proteínas adaptadoras* desempenham um papel fundamental na organização intracelular das vias de sinalização, funcionando como conectores moleculares para promover um conjunto complexo. A transdução do sinal pode, portanto, ser visualizada como um tipo de fenômeno de rede com complexos de proteína-proteína que forma *nós*, sendo *hubs* os eventos bioquímicos que alimentam esses nós ou que emanam deles (*biologia dos sistemas*).

Fatores de Transcrição (p.19)

A maioria das vias de transdução de sinal influencia essencialmente a função celular, modulando a transcrição dos genes. As mudanças conformacionais dos fatores de transcrição (p. ex., após a fosforilação) podem permitir o deslocamento deles para o núcleo ou expor o DNA específico ou locais de ligação de proteínas. Caracteristicamente, os fatores de transcrição têm domínios distintos de ligação, que permitem que selecionem sequências de DNA com proteínas, como o complexo polimerase RNA, as enzimas que modificam a histona e os complexos de remodelação da cromatina. MYC e JUN são fatores de transcrição que induzem o crescimento, enquanto p53 tipicamente leva à interrupção do mesmo.

Fatores de Crescimento e seus Receptores (p. 19)

A atividade do fator de crescimento é mediada pela ligação a receptores específicos, levando à expressão dos genes que:

- Promovem a entrada no ciclo celular.
- Atenuam bloqueios na progressão do ciclo celular.
- Impedem a apoptose.
- Melhoram a biossíntese dos constituintes celulares.
- Conduzem várias atividades de não crescimento, incluindo migração, diferenciação e capacidade sintética.

Os fatores de crescimento estão envolvidos na proliferação das células, no estado de homeostasia, bem como após a lesão para substituir as células danificadas. Muitos genes das vias dos fatores de crescimento são *proto-oncogenes*. A proliferação não controlada pode resultar quando a produção do fator de crescimento está desregulada ou as vias de sinalização do fator de crescimento se tornam constitutivamente ativas. A Tabela 1-1 resume os fatores de crescimento selecionados; embora todos esses se liguem a receptores com a atividade intrínseca da quinase, outros fatores de crescimento podem sinalizar por meio de quaisquer das vias mostradas na Figura 1-10.

26 • Patologia Geral

TABELA 1-1 Fatores de crescimento envolvidos na regeneração e no reparo

Fator de crescimento	Fontes	Funções
Fator de crescimento epidérmico (FCE, EGF)	Macrófagos ativados, glândulas salivares, queratinócitos e muitas outras células	Mitogênico para queracinócitos e fibroblastos; estimula a migração de queratinócitos; estimula a formação do tecido de granulação
fator transformador de crescimento (FTC-α, TGF-α)	Macrófagos ativados, queratinócitos, muitos outros tipos de células	Estimula a proliferação de hepatócitos e de muitas outras células epiteliais
Fator de crescimento dos hepatócitos (FCH, HGF) (fator de dispersão)	Fibroblastos, células estromais no fígado, células endoteliais	Melhora a proliferação de hepatócitos e de outras células epiteliais; aumenta a motilidade celular
Fator de crescimento endotelial vascular (FCEV, VEGF)	Células mesenquimais	Estimula a proliferação de células endoteliais; aumenta a permeabilidade vascular
Fator de crescimento derivado das plaquetas (FCDP, PDGF)	Plaquetas, macrófagos, células endoteliais, células do músculo liso, queratinócitos	Quimiotático para neutrófilos, macrófagos, fibroblastos e células do músculo liso; ativa e estimula a proliferação de fibroblastos, de células endoteliais e de outras; estimula a síntese de proteína da MEC*
Fatores de crescimento dos fibroblastos, incluindo os ácidos (FGF-1) e os básicos (FGF-2)	Macrófagos, mastócitos, células endoteliais e outros tipos de célula	Quimiotáticos e mitogênicos para fibroblastos; estimulam a angiogênese e a síntese proteica da MEC*
Fator de crescimento transformador β (TGF-β)	Plaquetas, linfócitos T, macrófagos, queratinócitos, células do músculo liso, fibroblastos	Quimiotático para leucócitos e fibroblastos; estimula a síntese proteica da MEC*; suprime a inflamação aguda
Fator de crescimento de queratinócitos (KGF) (ou seja, FGF-7)	Fibroblastos	Estimula a migração, a proliferação e a diferenciação de queratinócitos

*MEC, Matriz extracelular.

Fator de crescimento epidérmico (FCE, EGF) e fator de crescimento transformante (FTC-α, TGF-α (p. 19). Ambos se ligam ao mesmo receptor, o que explica por que compartilham as mesmas atividades biológicas. São produzidos por macrófagos e células epiteliais e são mitogênicos para os tipos celulares. A família do receptor do EGF inclui quatro receptores da membrana com atividade intrínseca da tirosina quinase. As mutações EGFR1 (ERBB1) e/ou a amplificação ocorrem frequentemente em tumores nos pulmões, na cabeça e no pescoço, nos seios e no cérebro. O receptor de ERBB2 (também conhecido como *HER2*) é superexpresso em um subconjunto de cânceres de mama.

O *fator de crescimento do hepatócito* (*FCH, HGF*) (p. 19) tem efeitos mitogênicos sobre os hepatócitos e a maioria das células epiteliais. O HGF age como um *morfogênico* no desenvolvimento embrionário (ou seja, influencia o padrão de diferenciação do tecido), promove a migração da célula e aumenta a sobrevivência do hepatócito. Esse é produzido por fibroblastos e pela maioria de células mesenquimais, endoteliais e pelas células do fígado não hepatócitas. É sintetizado como um precursor inativo (pro-HGF), que é proteoliticamente ativado pelas protesases séricas liberadas no local da lesão. O MET é o receptor para HGF; ele tem atividade intrínseca da tirosina quinase e é frequentemente superexpresso ou sofre mutações e se transforma em tumores, em especial nos carcinomas renais e papilares da tireoide.

O *fator de crescimento derivado da plaqueta (FCDP, PDGF)* (p. 19) representa uma família de proteínas diméricas intimamente relacionadas. Embora originalmente isolado das plaquetas (daí o nome), também é produzido por macrófagos ativados, endotélio, células do músculo liso e por uma variedade de tumores. Todas as isoformas de PDGF exercem seus efeitos ao ligar dois receptores da superfície celular (PDGFR α e β), ambos tendo atividade intrínseca da tirosina quinase. PDGF induz a quimiotaxia e a proliferação de fibroblastos, das células endoteliais e das células do músculo liso, além da síntese da matriz.

O *fator de crescimento do endotélio vascular (FCEV, VEGF)* (p. 20) compreende uma família de proteínas homodiméricas. VEGF-A, em geral, é chamado apenas de VEGF; é o principal fator *angiogênico* depois da lesão e em tumores. Os fatores de crescimento VEGF-B e placentários estão envolvidos no desenvolvimento dos vasos embrionários e VEGF-C e VEGF-D estimulam a angiogênese e o desenvolvimento linfático (*linfoangiogênese*). Os VEGFs também estão envolvidos na *manutenção* do endotélio adulto normal, com a maior expressão nas células epiteliais adjacentes ao epitélio fenestrado (p. ex., podócitos nos rins, epitélio pigmentado na retina e plexo coroide no cérebro). O VEGF induz a angiogênese promovendo a migração e a proliferação da célula endotelial (brotamento capilar) e a formação do lúmen vascular; também provoca a maior permeabilidade vascular. A hipóxia é o indutor mais importante da produção de VEGF (mediada pelo fator induzido por hipóxia intracelular), além de PDGF e TGF-α produzidos nos locais da inflamação ou no processo de cura de ferimentos. VEGFs se ligam a uma família de RTKs; VEGFR-2 é altamente expresso no endotélio e é o mais importante para a angiogênese. Os anticorpos de VEGF são usados para limitar a angiogênese em determinados tumores malignos, na degeneração macular "úmida" relacionada com a idade e na retinopatia do prematuro. Anti-VEGFs também reduzem o escoamento dos vasos que causam o edema macular diabético. Os níveis elevados de versões solúveis de VEGFR-1 (s-FLT-1) em mulheres grávidas podem causar *pré-eclâmpsia* (hipertensão e proteinúria) ao "absorver" o VEGF livre necessário para manter o endotélio normal.

O *fator de crescimento do fibroblasto (FCF, FGF)* (p. 20) é uma família de > 20 fatores de crescimento; eles são associados ao heparan sulfato na MEC, servindo como reservatório para fatores inativos que podem ser liberados por meio da proteólise (p. ex., nos locais de cura do ferimento). FGFs contribuem para as repostas de cura dos ferimentos, a hematopoiese e o desenvolvimento; o FGF básico tem todas as atividades necessárias para a angiogênese.

O *fator de crescimento transformante β (FTC-β, TGF-β)* (p. 20) tem três isoformas (β1 a β3), cada uma pertencente a uma família de aproximadamente 30 membros, que incluem proteínas morfogenéticas ósseas (PMOs, BMPs), ativinas, inibinas e substância inibidora mülleriana. O TGF-β1 (mais comumente chamado de TGF-β) tem a distribuição mais espalhada; trata-se de uma proteína homodimérica produzida por múltiplos tipos celulares, como uma precursora que requer a proteólise para gerar a proteína biologicamente ativa. Há dois tipos de receptor TGF-β, ambos com atividade serina/treonina quinase que fosforilam os fatores de transcrição *Smad* a jusante. TGF-β tem múltiplos e, em geral, opostos efeitos (chamados *pleiotrópicos*), dependendo do tecido-alvo e dos sinais concorrentes. No entanto, basicamente, TGF-β conduz à cicatrização e freia a inflamação que acompanha a cura do ferimento.

Interação Com a Matriz Extracelular (p. 21)

A MEC é uma rede de proteínas intersticiais e é constantemente remodelada tendo a síntese e a degradação como acompanhantes da morfogênese, da regeneração e do reparo do tecido, da fibrose crônica, da invasão do tumor e da metástase. As interações celulares com a MEC são críticas para o desenvolvimento e a cura, bem como para manter a arquitetura normal do tecido (Fig. 1-11).

- *Apoio mecânico*: permite a ancoragem e a migração celular, além da manutenção da polaridade da célula.
- *Controle da proliferação celular*: a MEC liga fatores de crescimento que podem ser liberados/ativados pela proteólise; ela também pode sinalizar por meio de integrinas das células.
- *Arcabouço para a renovação do tecido*: a integridade da membrana basal e do estroma das células parenquimatosas é crítica para a regeneração organizada dos tecidos.
- *Estabelecimento dos microambientes do tecido*: a membrana basal não é só um suporte passivo entre o epitélio e o tecido conjuntivo; ela também pode ter alguma funcionalidade (p. ex., formando parte do aparelho de filtragem nos rins).

A MEC ocorre de duas formas básicas: a matriz intersticial e a membrana basal (Fig. 1-12).

- A matriz intersticial é sintetizada pelas células mesenquimais (p. ex., fibroblastos); ela está presente nos espaços entre as células no tecido conjuntivo e entre o epitélio parenquimatoso e as estruturas de apoio subjacentes. Seus principais constituintes são colágenos não fibrilares e fibrilares, elastina, proteoglicanos e hialuronatos.

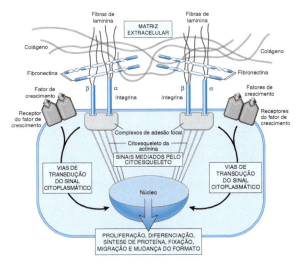

Figura 1-11 Interação da MEC e da sinalização celular mediada pelo fator de crescimento. As integrinas da superfície celular interagem com o citoesqueleto nos complexos de adesão focal (agregados de proteína que incluem vinculina, α-actinina e talina). Isso pode iniciar a produção de mensageiros intracelulares ou transduzir os sinais até o núcleo. Os receptores da superfície celular para os fatores de crescimento podem ativar as vias de transdução do sinal que se sobrepõem àquelas mediadas pelas integrinas. Os sinais dos componentes da MEC e os fatores de crescimento podem ser integrados pelas células para produzir determinada resposta, incluindo mudanças na proliferação, locomoção e/ou diferenciação.

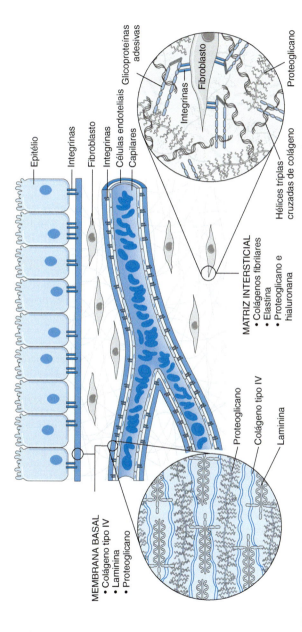

Figura 1-12 Principais componentes da MEC, incluindo colágenos, proteoglicanos e glicoproteínas adesivas. Tanto as células epiteliais quanto as mesenquimais (p. ex., fibroblastos) interagem com a MEC via integrinas. As membranas basais e a MEC intersticial têm arquitetura e composição geral diferentes, embora determinados componentes estejam presentes em ambas. Para fins de clareza, muitos componentes da MEC (p. ex., elastina, fibrilina, hialuronana e sindecano) não estão incluídos.

- A *membrana basal* é sintetizada a partir do epitélio e das células mesenquimais subjacentes, formando uma malha plana (embora rotulada como uma *membrana*, é um tanto porosa). Os principais constituintes são o colágeno não fibrilar amorfo do tipo IV e a laminina.

Os componentes da MEC (p. 22) recaem em três grupos de proteínas:

- *Proteínas estruturais fibrosas*, como colágenos e elastinas, que conferem força e elasticidade.
- *Gel hidratado por água*, como proteoglicanos e hialuronana, que permitem resistência compressiva e lubrificação
- *Glicoproteínas adesivas*, que conectam os elementos da MEC às células e entre si.

Os *colágenos* (p. 22) são compostos de três cadeias separadas de polipeptídeos trançadas em uma hélice tripla semelhante a uma corda; aproximadamente 30 tipos de colágeno foram identificados.

- *Colágenos fibrilares:* Alguns tipos de colágeno (p. ex., I, II, III e IV) formam fibrilas lineares estabilizadas pela ligação de hidrogênio entre cadeias; esses colágenos formam uma grande proporção do tecido conjuntivo nas estruturas como osso, tendão, cartilagem, vasos sanguíneos e pele, bem como na cura de ferimentos e, em particular, na cicatrização. A força e a elasticidade dos colágenos fibrilares derivam da ligação cruzada de hélices triplas, formada por ligações covalentes facilitadas pela atividade da lisil oxidase (a vitamina C é um cofator necessário).
- *Colágenos não fibrilares:* estes contribuem para as estruturas de membranas basais (colágeno do tipo IV), ajudam a regular os diâmetros das fibrilas de colágeno ou as interações colágeno-colágeno, chamadas de colágeno associado à fibrila com hélices triplas interrompidas (FACITs, como o colágeno do tipo IX na cartilagem), ou oferecem fibrilas de ancoragem à membrana basal sob o epitélio escamoso estratificado (colágeno do tipo VII).

A *elastina* (p. 23) permite que os tecidos expandam e retraiam, recuperando seu formato após uma deformação física; isso é especialmente importante para as válvulas cardíacas e para os grandes vasos sanguíneos (para acomodar o fluxo pulsátil), bem como para o útero, a pele e os ligamentos.

Proteoglicanos e hialurona (p. 23). Os proteoglicanos formam géis altamente hidratados que resistem a forças compressoras; nas cartilagens das articulações, também oferecem uma camada de lubrificação entre as superfícies ósseas adjacentes. Os proteoglicanos são compostos de polissacarídeos de cadeia longa, chamados *glicosaminoglicanos* (GAGs), fixados a uma proteína central; esta é, então, ligada a um longo polímero de ácido hialurônico, chamado *hialuronano*, em uma forma que se assemelha a cerdas em uma escova de tubos de ensaio. Os açúcares sulfatados e carregados negativamente dos GAGs atraem cátions (a maioria de sódio), que, por sua vez, atraem osmoticamente a água; o resultado é uma matriz viscosa, semelhante a uma gelatina. Além de oferecer compressibilidade aos tecidos, os proteoglicanos também servem como reservatórios para os fatores de crescimento secretados na MEC (p. ex., FGF e HGF).

As *glicoproteínas adesivas* e os *receptores de adesão* (p. 24) são moléculas estruturalmente diversas envolvidas na adesão das interações célula-célula, célula-MEC e MEC-MEC (Fig. 1-13). Tais incluem:

- *Fibronectina.* Um grande heterodímero ligado ao bissulfeto que existe no tecido e nas formas plasmáticas; é sintetizada por uma variedade de células. A fibronectina tem domínios específicos que podem se ligar a diferentes componentes da MEC (p. ex., colágeno, fibrina, heparina e proteoglicanos), bem como integrinas (Fig. 1-13). Na cura de ferimentos, a fibronectina tecidual e plasmática fornece o arcabouço para a deposição subsequente da MEC, a angiogenese e a reepitelização.

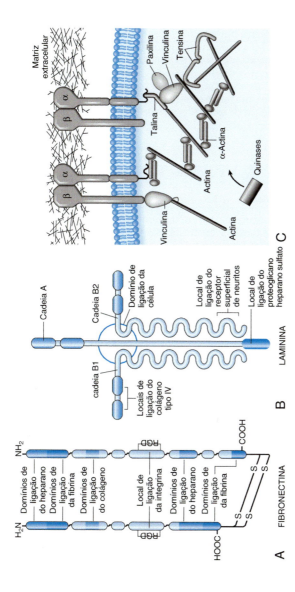

Figura 1-13 Interações entre a célula e a MEC: glicoproteínas adesivas e sinalização da integrina. A, A *fibronectina* consiste em um dímero ligado a um bissulfeto, com alguns domínios distintos que permitem a ligação à MEC e às integrinas, sendo a ligação com as últimas por meio dos sítios ácidos de um determinante tripeptídico arginina-glicina-aspartato (RGD). **B,** A molécula laminina em formato de cruz é um dos principais componentes das membranas basais; sua estrutura de multidomínios permite as interações entre o colágeno do tipo IV, outros componentes da MEC e os receptores da superfície celular. **C,** As integrinas e os eventos de sinalização mediados pela integrina nos complexos de adesão focal. Cada receptor de integrina heterodimérica α-β é um dímero transmembrana que liga a MEC e o citoesqueleto intracelular. Também está associado a um complexo de moléculas de ligação (p. ex., vinculina e talina), que pode recrutar e ativar as quinases que, por fim, desencadeiam as cascatas de sinalização a jusante.

32 Patologia Geral

- *Laminina.* A glicoproteína mais abundante na membrana basal; trata-se de um heterotrímero em formato de cruz que conecta a célula aos componentes subjacentes de MEC, como o colágeno do tipo IV e o heparan sulfato (Fig. 1-13); também pode modular a proliferação, a diferenciação e a motilidade da célula.
- *Integrinas.* Uma grande família de glicoproteínas heterodiméricas transmembrana (composta de subunidades α e β) que permite às células se fixarem aos constituintes da MEC, como laminina e fibronectina – ligando funcional e estruturalmente o citoesqueleto intracelular à MEC. As integrinas sobre a superfície de leucócitos atuam como mediadoras na adesão firme e na transmigração no endotélio em locais de inflamação (Cap. 3) e desempenham um papel fundamental na agregação de plaqueta (Cap. 4). As integrinas se unem aos componentes da MEC através de um local ácido de um determinante tripeptídico de arginina-glicina-aspartato (cuja abreviatura é RGD); a ligação de receptores de integrina também pode desencadear cascatas de sinalização (Fig. 1-3).

Manutenção das Populações Celulares (p. 25)

Proliferação e Ciclo Celular (p. 25)

A proliferação da célula é fundamental para desenvolver e manter estáveis as populações do tecido e substituir as células mortas ou danificadas. Os elementos-chave que ocorrem durante a proliferação do ciclo celular são:

- Replicação precisa do DNA.
- Síntese coordenada de todos os constituintes celulares (p. ex., organelas).
- Distribuição igual de DNA e de outros constituintes celulares para as células-irmãs.

O ciclo celular é composto de (Fig. 1-14):

- G_1 (*crescimento* pré-sintético).
- S (*síntese* do DNA).
- G_2 (*crescimento* mitótico).
- M (fase mitótica).

As células quiescentes que não estão no ciclo ativo, estão no estado G_0; as células podem entrar em G_1 a partir de um *pool* de células quiescentes G_0 ou após completar uma rodada de mitose (p. ex., para células que replicam continuamente). Cada estágio requer a conclusão da etapa anterior, bem como a ativação de fatores necessários (ver mais adiante); a não fidelidade da replicação de DNA ou a deficiência do cofator resulta na fixação em um dos pontos de transição.

O *ciclo celular é regulado por ativadores e inibidores*; a progressão por meio do ciclo celular é conduzida pelo seguinte (Fig. 1-15):

- As proteínas chamadas de *ciclinas* – que receberam esse nome dada a natureza cíclica de sua produção e degradação.
- Enzimas associadas a ciclinas, chamadas de *quinases dependentes de ciclina* (CDKs).

As CDKs adquirem atividade da quinase (ou seja, a capacidade de fosforilação de substratos proteicos) formando complexos com ciclinas relevantes. A síntese aumentada de forma transiente de determinada ciclina leva a uma maior atividade da quinase da sua parceira CDK de ligação. À medida que CDK completa a rodada de fosforilação, a ciclina associada é degradada e a atividade de CDK, destruída. Portanto, à medida que os níveis de ciclina aumentam e caem, a atividade de CDKs associadas aumenta e diminui. A ciclinas D, E, A e B aparecem sequencialmente durante o ciclo celular e se ligam a uma ou mais CDKs.

A Célula como uma Unidade de Saúde e Doença 33

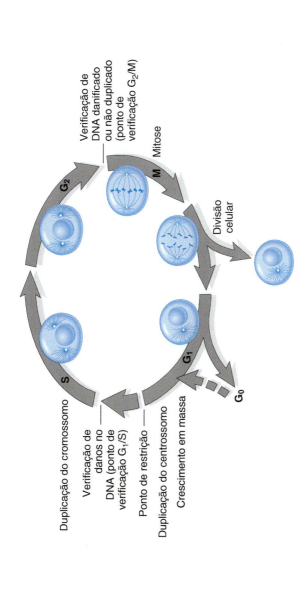

Figura 1-14 Ciclos celulares mostrando as fases (G_0, G_1, G_2 e M), a localização do ponto de restrição G1 e os pontos de verificação do ciclo celular G_1/S e G_2/M. As células de tecidos instáveis, como o da epiderme e o do trato gastrointestinal (GI), podem ter ciclos contínuos; as células estáveis, como hepatócitos, são quiescentes, mas podem adentrar o ciclo celular; as células permanentes, como os neurônios e os miócitos cardíacos, perderam a capacidade de proliferar. *(Modificado de Pollard TD, Earnshaw WC; Cell Biology. Philadelphia, Saunders, 2002.)*

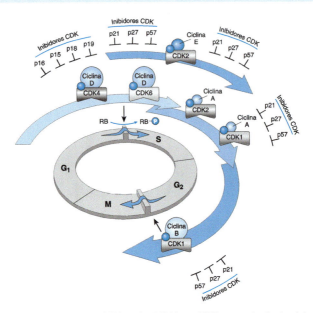

Figura 1-15 Papel das ciclinas, das CDKs e dos inibidores CDK na regulação do ciclo celular. As *setas sombreadas* representam as fases do ciclo celular durante o qual complexos específicos de ciclina-CDK estão ativos. Conforme ilustrado, as ciclinas D-CDK4, D-CDK6 e E-CDK2 regulam a transição G_1 a S fosforilando a proteína Rb (pRb). As ciclinas A-CDK2 e A-CDK1 são ativas na fase S. A ciclina B-CDK1 é essencial para a transição de G_2 a M. Duas famílias de inibidores CDK podem bloquear a atividade de CDKs e a progressão por meio do ciclo celular. Os chamados inibidores INK4, compostos de p16, p15, p18 e p19, agem sobre as ciclinas D-CDK4 e D-CDK6. A outra família de três inibidores — p21, p27, p57 — pode inibir todas as CDKs.

Ao longo do ciclo celular, os mecanismos de vigilância avaliam os danos do DNA. Esses controladores de qualidade agem nos *pontos de verificação* para assegurar que as células com defeitos genéticos não completem a replicação.

- O ponto de verificação G_1-S monitora a integridade do DNA antes de entregar com reversibilidade os recursos celulares para a replicação do mesmo.
- O ponto de restrição G_2-M assegura que houve replicação genética precisa antes da divisão de fato da célula.

Quando as células detectam as imperfeições no DNA, a ativação do ponto de verificação posterga a progressão do ciclo celular e ativa os mecanismos de reparo do DNA. Se o dano genético for muito grave para ser reparado, as células passarão por apoptose; alternativamente, as células podem entrar em um estado de não replicação denominado *senescência*, primariamente por meio dos mecanismos dependentes de p-53 (ver mais adiante).

Forçar os pontos de verificação do ciclo celular é o trabalho dos *inibidores de CDK* (*CDKIs*); eles alcançam isso modulando a atividade complexa da ciclina CDK. Há alguns CDKIs diferentes:

- Uma família — composta de três proteínas chamadas de *p21* (CDKN1A), *p27* (CDKN1B) e *p57* (CDKNIC) — inibe amplamente as CDKs múltiplas.
- A outra família de proteínas de CDKI tem efeitos seletivos sobre as ciclinas CDK4 e CDK6; essas proteínas são chamadas de *p15* (CDKN2B), *p16* (CDKN2A), *p18* (CDKN2C) e *p19* (CDKN2D).

As proteínas de identificação de CDKI com defeito permitem que as células com o DNA danificado se dividam, resultando em células-irmãs mutáveis capazes de desenvolver os tumores malignos.

Células-Tronco (p. 26)

- Durante o desenvolvimento, as *células-tronco* dão origem a vários tecidos diferenciados.
- No organismo adulto, as células-tronco substituem as células danificadas e mantêm as populações teciduais.
- *As células-tronco são caracterizadas por duas propriedades importantes:*

  - *Autorrenovação,* que permite que as células-tronco mantenham sua quantidade.
  - *Divisão assimétrica,* em que uma célula-filha entra em uma via de diferenciação e dá origem a células maduras, enquanto outras permanecem indiferenciadas e retêm a capacidade de autorrenovação.

- Fundamentalmente, há duas variedades de células-tronco:

  - *As células-tronco embrionárias (células CTE)* são as mais indiferenciadas. Derivadas da massa celular interna do blastocisto, têm teoricamente capacidade ilimitada de renovação e são *totipotentes* (ou seja, podem dar origem a cada célula do corpo) (Fig. 1-16).
  - *As células-tronco teciduais (também chamadas de células-tronco adultas)* têm um repertório de diferenciação; elas, em geral, podem apenas produzir células que são constituintes normais do tecido específico em que são encontradas. As células-tronco adultas são geralmente protegidas dentro de microambientes teciduais especializados, chamados de *nichos das células-tronco*; outras células e fatores solúveis dentro dos nichos mantêm as células-tronco quiescentes até que haja necessidade de expansão/diferenciação.

As células-tronco hematopoiéticas são as mais bem caracterizadas; elas repõem continuamente todos os elementos celulares do sangue. Embora raras, podem ser purificadas com base nos marcadores da superfície celular e podem ser usadas para repovoar as medulas perdidas após a quimioterapia (p. ex., para a leucemia) ou para oferecer precursores normais para corrigir vários defeitos das células do sangue (p. ex., anemia falciforme).

A medula óssea (e outros tecidos, como o adiposo) também contém uma população de *células-tronco mesenquimais* – células multipotentes, que podem se diferenciar em uma variedade de células estromais, incluindo condrócitos (cartilagem), osteócitos (osso), adipócitos (gordura) e miócitos (músculo).

- *Células-tronco pluripotentes induzidas (células CTPi)* podem ser criadas em laboratório introduzindo uma quantidade relativa de genes nas células somáticas (p. ex., fibroblastos da pele). Esses genes reprogramam as células para alcançar "a qualidade de tronco" das células CTE e as células iPS resultantes podem, então, ser diferenciadas em múltiplas linhagens. Os pesquisadores também têm a capacidade de "consertar" os defeitos genéticos nas células usando uma nuclease Cas9 e RNAs-guia, chamados de CRISPR. Dessa forma, espera-se que as células hospedeiras possam ser reorganizadas e usadas para substituir os tecidos com defeito ou degenerados – abrindo o campo para a Medicina Regenerativa (p. 28).

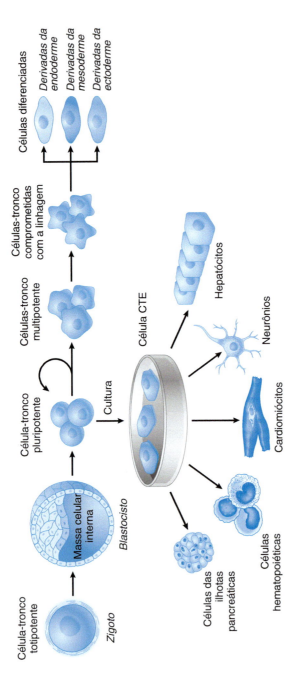

Figura 1-16 Células-tronco embrionárias. O zigoto, formado pela união do esperma e do óvulo, divide-se para formar blastocistos, e a massa celular interna do blastocisto gera o embrião. As células pluripotentes da massa celular interna, conhecidas como células-tronco embrionárias (CTE), podem ser induzidas para se diferenciar em células de múltiplas linhagens. No embrião, as células-tronco pluripotentes podem se dividir assimetricamente para gerar um *pool* residual de células CTE, além de gerar populações que têm a capacidade progressiva de desenvolvimento mais restrita, originando, por fim, células-tronco que estão comprometidas apenas com linhagens específicas. As células CTE podem ser cultivadas *in vitro* e induzidas para dar origem a células de todas as três linhagens.

Respostas Celulares ao Estresse e às Agressões Tóxicas: Adaptação, Lesão e Morte

2

Introdução (p. 31)

A patologia é o estudo das causas funcionais e estruturais da doença humana. Os quatro aspectos de um processo de doença que compõem a base da Patologia são:

- A causa de uma doença (*etiologia*);
- O(s) mecanismo(s) de desenvolvimento da doença (*patogênese*);
- As alterações estruturais induzidas nas células e nos tecidos pela doença (*mudança morfológica*);
- As consequências funcionais das mudanças morfológicas (*relevância clínica*).

Visão Geral (p. 32)

O funcionamento normal da célula requer um equilíbrio entre as demandas psicológicas e as restrições da estrutura celular e da capacidade metabólica; o resultado é a estabilidade ou *homeostase*. As células podem alterar seu estado funcional em resposta a um estresse modesto para manter a estabilidade. Estresses fisiológicos mais acentuados, ou estímulos patológicos adversos (*lesão*), resultam em: (1) adaptação; (2) lesão reversível; ou (3) lesão irreversível e morte celular (Fig. 2-1, Tabela 2-1). Essas respostas podem ser consideradas um contínuo do comprometimento progressivo da estrutura e função celulares.

- A *adaptação* ocorre quando os estressores fisiológicos ou patológicos induzem um novo estado, que modifica a célula, mas preserva sua viabilidade diante de estímulos exógenos. Essas mudanças incluem o seguinte:

  - A *hipertrofia* representa o aumento do tamanho da célula (p. 33) em resposta à maior carga de trabalho. É induzida pelos fatores de crescimento produzidos em resposta ao estresse mecânico ou a outros estímulos. Aumentará o tamanho geral do órgão também;
  - A *hiperplasia* é o aumento do número de células (p. 36) em geral, secundário aos hormônios e a outros fatores de crescimento. Ocorre em tecidos cujas células são capazes de se dividir ou que contêm células-tronco abundantes;
  - A *atrofia* representa a diminuição do tamanho da célula (p. 36) e isso também irá diminuir o tamanho geral do órgão. Pode ocorrer devido ao desuso ou à diminuição de fornecimento de nutrientes e está associada à menor síntese dos blocos de construção das células e/ou ao maior colapso de organelas celulares envolvendo a degradação do proteassoma ou *autofagia*;
  - A *metaplasia* é a mudança de um tipo maduro de célula para outro (p. 38), em geral resultante da inflamação crônica. Isso ocorre por meio de uma via alterada de diferenciação das células-tronco do tecido e pode afetar a função tecidual e/ou predispor à transformação maligna;

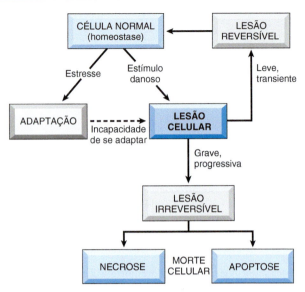

Figura 2-1 Estágios da resposta celular ao estresse e aos estímulos lesivos.

TABELA 2-1 Respostas Celulares à Lesão	
Natureza do Estímulo Lesivo	**Resposta Celular**
Estímulos fisiológicos alterados; alguns estímulos lesivos não letais	Adaptações celulares
Aumento de demanda, aumento de estímulo (p. ex., por fatores de crescimento, hormônios)	Hiperplasia, hipertrofia
Diminuição de nutrientes, diminuição de estímulos	Atrofia
Irritação crônica (física ou química)	Metaplasia
Fornecimento reduzido de oxigênio; lesão química; infecção microbiana	Lesão celular
Aguda e transitória	Lesão reversível aguda, tumefação celular, esteatose Lesão irreversível → morte celular Necrose Apoptose
Alterações metabólicas genéticas ou adquiridas; lesão crônica	Acúmulos intracelulares; calcificação
Lesão subletal cumulativa ao longo do período de vida	Envelhecimento celular

- A *lesão reversível* denota mudanças celulares patológicas que podem voltar ao normal se o estímulo for removido ou se a causa não for grave;
- A *lesão irreversível* ocorre quando os estressores excedem a capacidade de adaptação da célula (além do *ponto de não retorno*) e denota mudanças patológicas permanentes que causam a morte celular;
- A *morte celular* ocorre primariamente por meio de dois padrões mecânicos e morfológicos: *necrose* e *apoptose* (Tabela 2-2). A necrose representa sempre um processo

TABELA 2-2	Características da Necrose e da Apoptose	
Característica	**Necrose**	**Apoptose**
Tamanho da célula	Aumentado (tumefação)	Reduzido (retração)
Núcleo	Picnose → cariorrexe → cariólise	Fragmentação em pedaços do tamanho de nucleossomos
Membrana plasmática	Rompida	Intacta; estrutura alterada, em especial a orientação de lipídios
Conteúdo celular	Digestão enzimática; pode vazar da célula	Intacto; pode ser liberado em corpos apoptóticos
Inflamação adjacente	Frequente	Não
Papel fisiológico ou patológico	Patológico invariável (culminação de lesão celular irreversível)	Em geral fisiológico, meio de eliminação de células indesejadas; algumas formas de lesão celular, em especial o dano ao DNA

patológico; já a apoptose pode desempenhar uma série de funções normais (p. ex., na embriogênese) e não necessariamente é associada à lesão celular;

- A *necrose* é o tipo mais comum de morte celular e envolve grave tumefação da célula, desnaturação e coagulação das proteínas, colapso das organelas celulares e ruptura das células. Em geral, um grande número de células no tecido adjacente é afetado, sendo recrutado um infiltrado inflamatório;
- A *apoptose* ocorre quando uma célula morre pela ativação de um programa interno de "suicídio", envolvendo uma desmontagem orquestrada dos componentes celulares; há um colapso mínimo do tecido circundante e, se houver inflamação, é mínima. Morfologicamente, há a condensação e a fragmentação da cromatina.

Além disso, a distinção mecanicista entre a necrose e a apoptose é obscura; em alguns casos, a necrose é também regulada por uma série de vias de sinalização – uma forma programada de morte celular chamada *necroptose*.

Causas de Lesão Celular (p. 39)

- A *privação de oxigênio* (*hipóxia*) afeta a respiração aeróbia e, portanto, a capacidade de gerar *adenosina trifosfato* (ATP). Essa causa extremamente importante e comum de lesão e morte celular ocorre como resultado de:
  - *Isquemia* (perda de fornecimento de sangue);
  - Oxigenação inadequada (p. ex., insuficiência cardiorrespiratória);
  - Perda de capacidade de transporte de oxigênio do sangue (p. ex., anemia, envenenamento por monóxido de carbono).
- *Agentes físicos*, incluindo trauma, calor, frio, radiação e choque elétrico (Cap. 9).
- *Agentes químicos e drogas*, incluindo drogas terapêuticas, venenos, poluentes do ambiente e "estímulos sociais" (álcool e narcóticos);
- *Agentes infecciosos*, incluindo vírus, bactéria, fungos e parasitas (Cap. 8);

- *Reações imunológicas*, incluindo doenças autoimunes (Cap. 6) e lesão celular após respostas à infecção (Cap. 3);
- *Defeitos genéticos*, como alterações cromossômicas e mutações específicas dos genes (Cap. 5);
- *Desequilíbrios nutricionais*, incluindo a deficiência proteico-calórica ou a falta de vitaminas específicas, bem como excessos nutricionais (Cap. 9).

Alterações Morfológicas na Lesão Celular (p. 40)

A lesão leva à perda de função celular muito antes de o dano ser morfologicamente reconhecível. As mudanças morfológicas ficam aparentes apenas algum tempo depois de se perturbar um sistema bioquímico crítico dentro das células; o intervalo entre a lesão e a mudança morfológica depende do método de detecção (Fig. 2-2). No entanto, uma vez desenvolvidas, as lesões reversível e irreversível (*necrose*) têm características peculiares.

Lesão Reversível (p. 41)

- A *tumefação celular* aparece sempre que as células não podem manter a homeostase iônica e de fluido (em grande parte devido à perda de atividade das bombas dependentes de energia da membrana plasmática).
- A *degeneração gordurosa* é manifestada pelos vacúolos lipídicos citoplasmáticos, principalmente encontrados em células envolvidas em ou dependentes do metabolismo gorduroso (p. ex., hepatócitos e células miocárdicas).

Necrose (p. 43)

A necrose é a soma de mudanças morfológicas que segue a morte celular no tecido vivo ou nos órgãos. Dois processos estão subjacentes às mudanças morfológicas básicas:

- A desnaturação das proteínas;
- A digestão enzimática de organelas e de outros componentes citosólicos.

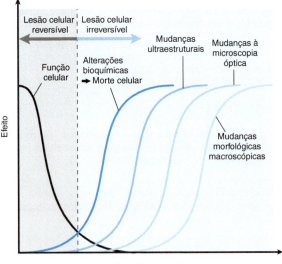

Figura 2-2 Sequência de mudanças bioquímicas e morfológicas na lesão celular.

Há algumas características distintivas: as células necróticas são mais *eosinofílicas* (rosa) do que as viáveis por meio de coloração por *hematoxilina e eosina* H&E. As células ficam "vítreas" devido à perda de glicogênio e podem ser vacuoladas; as membranas celulares são fragmentadas. As células necróticas podem atrair sais de cálcio, o que é particularmente verdadeiro em relação às células adiposas necróticas (que formam sabões adiposos). As mudanças nucleares incluem *picnose* (núcleo denso pequeno), *cariólise* (núcleo dissolvido e desbotado) e *cariorrexe* (núcleo fragmentado). Os padrões gerais de necrose do tecido incluem:

- A *necrose* coagulativa (p. 43) é o padrão mais comum, em que há a predominância da desnaturação das proteínas com preservação da célula e da arquitetura do tecido. Esse padrão é característico da morte por hipóxia em todos os tecidos, com exceção do cérebro. O tecido necrótico passa tanto pela *heterólise* (digestão por meio de enzimas lisossômicas de leucócitos invasores) quanto pela autólise (digestão pelas próprias enzimas lisossômicas).
- A *necrose liquefativa* (p. 43) ocorre quando a autólise ou a heterólise predomina em relação à desnaturação da proteína. A área necrótica é macia e preenchida por fluido. Esse tipo de necrose é mais frequentemente observado em infecções bacterianas localizadas (*abcessos*) e no cérebro.
- A *necrose gangrenosa* (p. 43) não é um padrão específico, mas apenas uma necrose de coagulação conforme aplicada a um membro afetado por isquemia; a infecção bacteriana se sobrepõe e o resultado é um padrão liquefativo chamado de *gangrena úmida*.
- A *necrose caseosa* (p. 44) é característica das lesões tuberculosas; aparece como um material macio, friável, com aparência semelhante à de um queijo e, ao microscópio, como um material eosinofílico amorfo com fragmentos celulares.
- A *necrose gordurosa* (p. 44) é observada no tecido adiposo; a ativação da lipase (p. ex., de células pancreáticas ou macrófagos) libera ácidos graxos de triglicerídeos, que, então, se unem ao cálcio para criar sabão. São áreas brancas e calcárias (*saponificação gordurosa*); histologicamente, há vagos contornos celulares e deposição de cálcio.
- A *necrose fibrinoide* (p. 44 e Capítulo 6) é um padrão patológico devido à deposição de antígenos e de anticorpos (*complexo imunológico*) nos vasos sanguíneos. Microscopicamente, há um material amorfo rosa claro (deposição de proteínas) nas paredes das artérias, em geral associado à inflamação e à trombose.

Mecanismos de Lesão Celular (p. 45)

As vias bioquímicas nas lesões das células podem ser organizadas em torno de alguns princípios gerais:

- As respostas a estímulos lesivos dependem do tipo da lesão, duração e gravidade.
- As consequências da lesão dependem do tipo, do estado e da adaptabilidade da célula lesionada.
- As lesões celulares resultam de perturbações em qualquer um dos cinco elementos celulares essenciais:

  - Produção de ATP (na maioria das vezes por meio de efeitos sobre a *respiração aeróbia mitocondrial*);
  - Integridade mitocondrial independente da produção de ATP;
  - Integridade da membrana plasmática, responsável pela homeostase iônica e osmótica;
  - Síntese de proteína, dobra, degradação e redobra;
  - Integridade do aparelho genético.

Os mecanismos intracelulares da lesão celular são divididos em uma de seis vias gerais (Fig. 2-3). Os elementos bioquímicos e estruturais da célula são tão inter-relacionados que, independentemente do local da lesão inicial, efeitos secundários se propagam de forma rápida através de outros elementos.

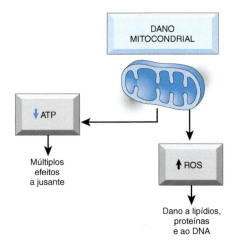

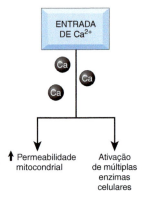

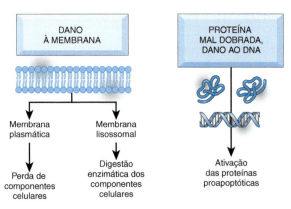

Figura 2-3 Locais celulares e bioquímicos de danos na lesão celular.

Depleção de ATP (p. 45)

A diminuição da síntese e depleção de ATP são consequências comuns das lesões isquêmicas e tóxicas. O ATP é gerado por meio da glicólise (anaeróbia, ineficiente) e da fosforilação oxidativa na mitocôndria (aeróbia, eficiente). A hipóxia levará à maior glicólise anaeróbia com depleção de glicogênio, à maior produção de ácido lático e à acidose intracelular. O ATP é essencial para o transporte da membrana, para a manutenção de gradientes iônicos (em particular Na^+, K^+ e Ca^{2+}) e para a síntese de proteína; a síntese reduzida de ATP terá um impacto dramático sobre essas vias.

Danos Mitocondriais (p. 46)

O dano mitocondrial pode ocorrer diretamente devido à hipóxia ou às toxinas ou como consequência do aumento de Ca^{2+} citosólico, estresse oxidativo ou ruptura de fosfolipídios. O dano resulta na formação de um canal de alta condutância *do poro de permeabilidade transitória da membrana*, que libera prótons e dissipa o potencial eletromotor que conduz a fosforilação oxidativa. A mitocôndria danificada também libera citocromos *c*, que podem ativar a apoptose (ver as discussões mais adiante).

Influxo de Cálcio e Perda da Homeostase do Cálcio (p. 47)

O cálcio citosólico é mantido em níveis extremamente baixos pelo transporte dependente de energia; a isquemia e as toxinas podem causar um influxo de Ca^{2+} na membrana plasmática e liberar Ca^{2+} da mitocôndria e do retículo endoplasmático (RE). O aumento de cálcio citosólico ativa as fosfolipases que degradam os fosfolipídios da membrana, as proteases que rompem a membrana e as proteínas citoesqueléticas, as ATPases que aceleram a depleção de ATP e as endonucleases que fragmentam a cromatina.

Acúmulo de Radicais Livres Derivados do Oxigênio (Estresse Oxidativo) (p. 48)

Os radicais livres são moléculas instáveis, parcialmente reduzidas, com elétrons não pareados nas órbitas mais externas que os tornam particularmente reativos com outras moléculas. Embora outros elementos possam ter formas de radicais livres, os radicais livres derivados do oxigênio (também chamados de *espécies reativas de oxigênio [ERO]*) são os sistemas biológicos mais comuns. As principais formas são o *ânion superóxido* (O_2^-, um elétron extra), *peróxido de hidrogênio* (H_2O_2, dois elétrons extras), íons hidroxilas (*OH*, três elétrons extras) e *íon peroxinitrato* (*ONOO*-; formado por interações de *óxido nítrico* e O_2^-).

Os radicais livres prontamente propagam a formação adicional de outros radicais livres com outras moléculas em uma reação em cadeia autocatalítica que, em geral, rompe as ligações químicas. Sendo assim, os radicais livres danificam os lipídios (peroxidando ligações duplas e causando uma quebra de cadeias), as proteínas (oxidando e fragmentando ligações peptídicas) e os ácidos nucleicos (causando rupturas de fios únicos).

A geração de radicais livres ocorre por meio de:

- Processos metabólicos normais, como a redução de oxigênio em água durante a respiração; a adição sequencial de quatro elétrons leva a um número pequeno de intermediários de ERO;
- Absorção de energia radiante; a radiação ionizante (p. ex., luz ultravioleta e raios-x) pode hidrolisar a água em radicais livres de *hidroxila* ($OH^·$) e de *hidrogênio* ($H^·$);
- Produção de leucócitos durante a inflamação para esterilizar os locais de infecção (Cap. 3);

44 Patologia Geral

- Metabolismo enzimático das substâncias químicas ou drogas exógenas (p. ex., acetaminofeno);
- *Metais de transição* (p. ex., ferro e cobre) podem catalisar a formação de radicais livres;
- O *óxido nítrico* (NO), um importante mediador químico (Cap. 3), pode agir diretamente como um radical livre ou ser convertido em outras formas altamente reativas.

Felizmente, radicais livres são *instáveis e, em geral, se deterioram de forma espontânea.* Além disso, alguns sistemas contribuem para a inativação de radicais livres:

- Os antioxidantes bloqueiam a iniciação da formação de radicais livres ou os removem; esses incluem as vitaminas E e A, o ácido ascórbico e a glutationa;
- Os níveis dos metais de transição que podem participar na formação dos radicais livres são minimizados pela sua ligação a proteínas de armazenamento e transporte (p. ex., *transferina, ferritina, lactoferina e ceruloplasmina*);
- Os sistemas *enzimáticos* que removem os radicais livres catabolizam o peróxido de hidrogênio (*catalase, glutationa peroxidase*) e o ânion superóxido (*superóxido dismutase*).

Defeitos na Permeabilidade da Membrana (p. 50)

- As membranas podem ser danificadas diretamente pelas toxinas, por agentes químicos e físicos, por componentes de complemento lítico, por perforinas ou indiretamente, conforme descrito por eventos precedentes (p. ex., ERO, ativação de Ca^{2+} de fosfolipases). A maior permeabilidade da membrana plasmática afeta a osmolaridade intracelular, bem como a atividade enzimática; uma maior permeabilidade da membrana mitocondrial reduz a síntese de ATP e pode conduzir à apoptose. A integridade lisossomal alterada libera potentes hidrolases ácidas que podem digerir proteínas, ácidos nucleicos, lipídios e glicogênio.

Danos ao DNA e às Proteínas (p. 50)

O dano ao DNA que ultrapassa a capacidade normal de reparação (p. ex., devido a ERO, à radiação ou às drogas) leva à ativação da apoptose. De modo semelhante, o acúmulo de uma grande quantidade de proteínas mal dobradas (p. ex., devido a ERO ou a mutações hereditárias) leva à resposta ao estresse, que também ativa as vias apoptóticas.

Dentro de um limite, todas as mudanças das lesões celulares descritas anteriormente podem ser compensadas e as células podem retornar ao normal após o dano (*lesões reversíveis*). No entanto, a lesão persistente ou excessiva faz com que as células passem por um limiar da *lesão irreversível* associada ao extenso dano da membrana celular, à tumefação lisossomal e à vacuolização mitocondrial com síntese deficiente de ATP. O cálcio extracelular adentra a célula e os armazenamentos intracelulares são liberados, levando à ativação das enzimas que catabolizam membranas, proteínas, ATP e ácidos nucleicos. As proteínas, as coenzimas essenciais e os ácidos ribonucleicos são perdidos através das membranas hiperpermeáveis e as células liberam metabólitos vitais para a reconstituição de ATP.

A transição de uma lesão reversível para aquela irreversível é difícil de ser identificada, embora os dois fenômenos caracterizem de forma consistente a irreversibilidade:

- *Incapacidade de reverter a disfunção mitocondrial* (falta de geração de ATP) mesmo após a solução da lesão original;
- Desenvolvimento de distúrbios profundos na função da membrana.

O vazamento das enzimas intracelulares ou de proteína das membranas plasmáticas anormalmente permeáveis na corrente sanguínea proporciona importantes marcadores clínicos da morte celular. O músculo cardíaco contém uma isoforma específica da enzima creatina quinase e da proteína contrátil troponina; os hepatócitos contêm transaminases e o epitélio dos ductos biliares hepáticos contêm uma isoforma resistente à temperatura de fosfatase alcalina. A lesão irreversível nesses tecidos é, por conseguinte, refletida pelos níveis circulantes aumentados de tais proteínas no sangue.

Exemplos Selecionados de Lesão e Necrose Celulares (p. 51)

Lesão Isquêmica e Hipóxica (p. 51)

As lesões isquêmicas e hipóxicas são as formas mais comuns de lesão celular na Medicina Clínica. A *hipóxia* é uma capacidade reduzida de transportar o oxigênio; a *isquemia* (que também claramente causa hipóxia) se deve ao fluxo reduzido de sangue. A primeira, sozinha, permite a entrega contínua de substratos para a glicose e remoção de resíduos acumulados (p. ex., ácido lático); na segunda, pelo contrário, isto não ocorre e ela tende a lesionar tecidos mais rápido do que a primeira.

A hipóxia leva à perda da geração de ATP pela mitocôndria; a depleção de ATP tem múltiplos efeitos inicialmente **reversíveis** (Fig. 2-4):

- A falha no transporte de Na^+/K^+-ATPase através da membrana faz com que o sódio entre na célula e o potássio saia; há, também, o aumento do influxo de Ca^{2+}, bem como a liberação de Ca^{2+} das reservas intracelulares. O ganho de soluto é acompanhado pelo ganho isosmótico de água, pela *tumefação celular* e dilatação do RE. A tumefação celular também aumenta devido à carga osmótica do acúmulo de produtos de quebra/decomposição metabólica.
- O *metabolismo da energia celular* é alterado. Com a hipóxia, as células usam a *glicólise anaeróbia* para a produção de energia (metabolismo de glicose derivado do glicogênio). Consequentemente, as *reservas de glicogênio são rapidamente esgotadas*, com o acúmulo de ácido lático e o *pH intracelular reduzido*.
- A redução da síntese de proteína resulta do desmembramento de ribossomos do RE rugoso.

Todas as alterações mencionadas anteriormente são reversíveis se a oxigenação for restaurada. Se a isquemia persistir, as lesões **irreversíveis** aparecem, uma transição bastante dependente da extensão da *depleção de ATP* e da *disfunção da membrana*, em particular das membranas mitocondriais.

- A depleção de ATP induz a alteração *do poro de permeabilidade transitória* na membrana mitocondrial; a formação dos poros resulta no potencial reduzido na membrana e difusão de solutos.
- A depleção de ATP também *libera o citocromo c*, um componente solúvel da cadeia de transporte de elétrons, que é um regulador-chave na condução de apoptose (ver a discussão mais adiante).
- O aumento do cálcio citosólico ativa as fosfolipases da membrana, levando à progressiva perda de fosfolipídios e a danos na membrana; a diminuição de ATP também leva a uma menor síntese de fosfolipídios.
- O aumento do cálcio citosólico *ativa proteases intracelulares*, causando degradação de elementos citoesqueléticos intermediários, deixando a membrana celular suscetível ao estiramento e à ruptura, em particular em um cenário de tumefação celular.
- Os ácidos graxos livres e os lisofosfolipídios se acumulam em células isquêmicas como um resultado da degradação de fosfolipídios; estes são diretamente tóxicos para as membranas.

Lesão de Isquemia-Reperfusão (p. 52)

A restauração do fluxo sanguíneo para os tecidos isquêmicos pode resultar na recuperação de células reversivelmente lesionadas ou pode não afetar o resultado se o dano irreversível tiver ocorrido. No entanto, dependendo da intensidade e da duração da agressão isquêmica, as células adicionais podem morrer *após* a retomada do fluxo sanguíneo, envolvendo a necrose ou a apoptose. O processo está caracteristicamente associado a infiltrados neutrofílicos. O dano adicional é chamado de *lesão de isquemia-reperfusão* e

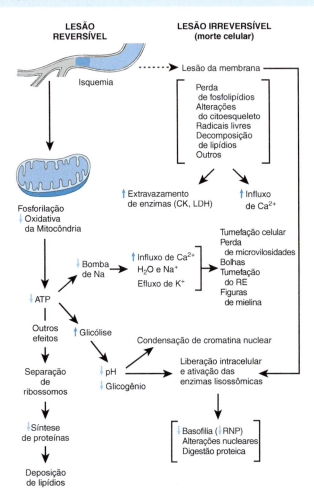

Figura 2-4 Sequência de eventos nas células isquêmicas reversíveis e irreversíveis.
Embora os níveis de ATP tenham um papel central, a isquemia também pode causar o dano direto na membrana. *CK, Creatina quinase; ER, retículo endoplasmático; LDH, lactato desidrogenase; RNP, ribonucleoproteína.*

é clinicamente importante no infarto do miocárdio, na insuficiência renal aguda e no derrame. Alguns mecanismos são potencialmente subjacentes à lesão de reperfusão:

- *Estresse oxidativo:* Novos danos podem ocorrer durante a reoxigenação pela geração crescente de ERO das células parenquimatosas e endoteliais por leucócitos infiltrantes. Os ânions superóxidos produzidos no tecido reperfundido resultam da redução completa de oxigênio pela mitocôndria danificada ou da ação normal de oxidases das células do tecido ou de células inflamatórias invasoras. Os mecanismos de defesa antioxidante também podem ser comprometidos, favorecendo o acúmulo de radicais;
- *Sobrecarga de cálcio intracelular:* Isso ocorre devido ao dano à membrana celular e à lesão mediada por ERO ao retículo sarcoplasmático. A sobrecarga de cálcio aciona a abertura *do poro de permeabilidade transitória* mitocondrial e a subsequente depleção de ATP;

- *Inflamação*: A lesão isquêmica recruta células inflamatórias que circulam (Cap. 3) por meio do aumento da citocina e da expressão da molécula de adesão pelas células parenquimatosas hipóxicas e endoteliais. A inflamação resultante causa mais lesões. Ao recuperar o fluxo sanguíneo, a reperfusão pode, na verdade, *aumentar* a infiltração de células inflamatórias no local;
- *Ativação do complemento* (Cap. 6): os anticorpos *imunoglobulina M* (IgM) podem se depositar nos tecidos isquêmicos; quando o fluxo sanguíneo é restaurado, as proteínas do complemento são ativadas ligando-se aos anticorpos, resultando em mais lesão celular e inflamação nas células.

Lesão Química (Tóxica) (p. 52)

A lesão química ocorre por meio de dois mecanismos gerais:

- *Diretamente*, ligando-se a alguns componentes moleculares críticos (p. ex., o cloreto de mercúrio se liga ao grupamento sulfidrila das proteínas da membrana celular, inibindo o transporte dependente de ATPase e causando uma maior permeabilidade).
- *Indiretamente*, pela conversão de metabólitos tóxicos reativos. Os metabólitos tóxicos, por sua vez, causam lesão celular pela ligação covalente direta a uma proteína da membrana e lipídios e, mais comumente, pela formação de radicais livres reativos. Dois exemplos são o tetracloreto de carbono e o acetaminofeno.

Apoptose (p. 53)

A morte programada da célula (*apoptose*) ocorre quando uma célula morre por meio da ativação de um programa de suicídio interno cuidadosamente regulado. A função da apoptose é eliminar seletivamente as células indesejadas, com o mínimo de distúrbio às células ao redor e ao hospedeiro. A membrana plasmática na célula permanece intacta, mas sua estrutura é alterada de modo que a célula apoptótica se fragmente e se torne um alvo ávido para a fagocitose. A célula morta é eliminada de forma rápida antes que seu conteúdo vaze e que, portanto, a morte celular por meio dessa via não elicie uma reação inflamatória no hospedeiro. Logo, a apoptose é fundamentalmente diversa da necrose, que é caracterizada pela perda da integridade da membrana, pela digestão enzimática das células e, com frequência, por uma reação do hospedeiro (Tabela 2-2). No entanto, a apoptose e a necrose às vezes coexistem e podem compartilhar algumas características e mecanismos comuns.

Causas da Apoptose (p. 53)

A apoptose pode ser fisiológica e patológica.

Causas Fisiológicas (p. 53)

- Destruição programada das células durante a embriogênese;
- Involução dos tecidos dependente de hormônio (p. ex., endométrio, próstata) no adulto;
- Perda de células na proliferação de populações celulares (p. ex., epitélio intestinal) para manter um número constante de células;
- Morte das células que serviram ao propósito útil (p. ex., neutrófilos seguidos de uma resposta inflamatória aguda);
- Perda de linfócitos auto-reagentes potencialmente danosos.

Causas Patológicas (p. 54)

- Dano ao DNA (p. ex., devido à hipóxia, à radiação ou a fármacos citotóxicos). Se os mecanismos de reparo não puderem cooperar com os danos causados, as células passarão por apoptose em vez de arriscar mutações que poderiam resultar em transformação maligna. Lesões relativamente leves podem induzir à apoptose, enquanto doses maiores dos mesmos estímulos resultam em necrose.

Patologia Geral

- Acúmulo de proteínas mal dobradas (p. ex., devido a defeitos herdados ou ao dano aos radicais livres). Isso pode ser a base da perda celular em uma série de doenças neurodegenerativas.
- A morte celular em determinadas infecções virais (p. ex., hepatite), causada diretamente pela infecção ou pelas células citotóxicas T.
- As células citotóxicas T também podem ser a causa da morte celular apoptótica em tumores e na rejeição de tecidos transplantados.
- A atrofia patológica nos órgãos parenquimatosos após a obstrução do ducto (p. ex., pâncreas).

Alterações Bioquímicas e Morfológicas na Apoptose (p. 54)

As características morfológicas da apoptose (Tabela 2-2) incluem o encolhimento da célula, a condensação e a fragmentação da cromatina, a formação de bolhas celulares e a fragmentação em corpos apoptóticos, além da fagocitose de corpos apoptóticos por células saudáveis adjacentes ou por macrófagos. A falta de inflamação dificulta a detecção histológica da apoptose.

- A quebra da proteína ocorre por meio de uma família de proteases chamadas caspases (denominadas assim porque têm um local ativo de *c*isteína e clivam nos resíduos de *asp*artato).
- A clivagem internucleossomal do DNA em fragmentos e em múltiplos de 180 a 200 pares base com um padrão de bandas de DNA na eletroforese em gel de agarose.
- As alterações na membrana plasmática (p. ex., a mudança da fosfatidilserina da parte interna para a externa) permitem o reconhecimento de células apoptóticas para a fagocitose.

Mecanismos de Apoptose (p. 54) (Fig. 2-5)

A apoptose é uma cascata de eventos moleculares que podem ser iniciados por uma variedade de desencadeadores. O processo de apoptose é dividido na fase de iniciação, quando as caspases se tornam ativas, e na de execução, quando as enzimas causam a morte celular. A iniciação da apoptose ocorre por meio de duas vias distintas, mas convergentes: a via *intrínseca* mitocondrial e a via *extrínseca* mediada pelo receptor da morte.

A Via (Mitocondrial) Intrínseca (p. 54) (Fig. 2-6)

Quando a permeabilidade da mitocôndria aumenta, o *citocromo c*, bem como outras moléculas proapóticas, são liberados no citoplasma; os receptores da morte não estão envolvidos. A permeabilidade mitocondrial é regulada por mais de 20 proteínas da família Bcl.

- *Antiapoptótico.* Bcl-2 e Bcl-x são duas *proteínas antiapoptóticas* responsáveis por reduzir o vazamento mitocondrial;
- *Proapoptótico.* As duas principais proteínas proapoptóticas são Bax e Bak; estas formam oligômeros que se inserem na membrana mitocondrial e criam canais de permeabilidade;
- *Sensores.* Os estressores celulares (p. ex., proteínas mal dobradas, dano ao DNA) ou a perda de sinais de sobrevivência são sentidos por outros membros da Bcl (p. ex., Bim, Bid e Bad); estes, por sua vez, regulam a atividade dos membros da família de antiapoptóticos.

O resultado da ativação de Bax-Bak em conjunto com os níveis decrescentes de Bcl-x aumenta a permeabilidade da membrana mitocondrial, deixando vazar algumas proteínas que podem ativar as caspases. Portanto, o citocromo *c* se liga à apoptose ativando o *fator de ativação da apoptose 1* (Apaf-1) para formar um grande complexo de *apoptossomos* que desencadeia a ativação da caspase-9 (um iniciador da caspase). *A essência da via intrínseca é o equilíbrio entre as moléculas proapoptóticas e antiapoptóticas que regulam a permeabilidade mitocondrial.*

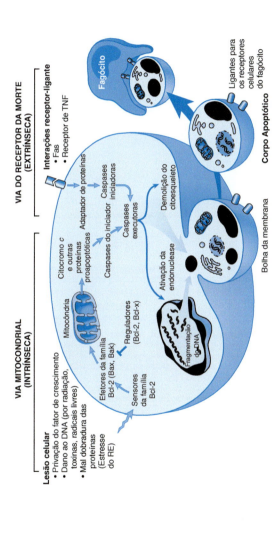

Figura 2-5 Mecanismos de apoptose. Alguns dos grandes indutores da apoptose incluem ligantes específicos da morte (TNF e FasL), retirada dos fatores de crescimento ou de hormônios e agentes nocivos (p. ex., radiação). Alguns estímulos (como as células citotóxicas) ativam diretamente as caspases do iniciador (à direita). Outros agem por meio dos eventos mitocondriais envolvendo o citocromo c e outras proteínas proapoptóticas. A família Bcl-2 de proteínas regula a apoptose modulando a liberação mitocondrial. As caspases do iniciador clivam e ativam as do executor, que, por sua vez, ativam endonucleases e proteases citoplasmáticas latentes que catabolizam as proteínas nucleares e do citoesqueleto. Isso resulta em uma cascata de degradação intracelular, incluindo a fragmentação da cromatina nuclear e o colapso do citoesqueleto. O resultado final é a formação de corpos apoptóticos contendo organelas intracelulares e outros componentes citosólicos; esses corpos também expressam novos ligantes para a ligação e a ingestão de células fagocitárias.

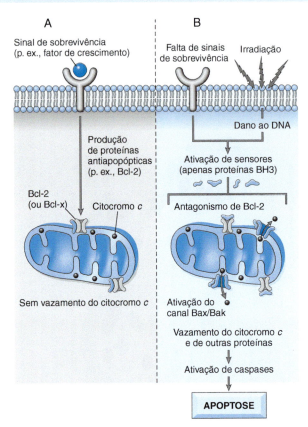

Figura 2-6 **A via (mitocondrial) intrínseca da apoptose. A,** A viabilidade da célula é mantida pela indução de proteínas antiapoptóticas, como Bcl-2, pelos sinais de sobrevivência. Essas proteínas mantêm a integridade das membranas mitocondriais e previnem seu vazamento. **B,** A perda de sinais de sobrevivência, o dano ao DNA e outras agressões ativam sensores que antagozinam as proteínas antiapoptóticas e ativam as proteínas proaptóticas Bax e Bak, que formam canais na membrana mitocondrial. O vazamento subsequente do citocromo c (e de outras proteínas, não mostradas) leva à ativação da caspase e à apoptose.

Via Extrínseca (Iniciada pelo Receptor da Morte) (p. 57)

Os receptores da morte são membros do fator de necrose tumoral (FNT, TNF) (p. ex., receptor TNF tipo 1 e Fas). Eles têm um *domínio de morte* citoplasmático envolvido em interações proteína-proteína. A ligação cruzada desses receptores por ligantes externos, como TNF ou o ligante Fas (FasL), faz com que eles trimerizem para formar locais de ligação para as proteínas do adaptador que servem para aproximar múltiplas moléculas inativas caspase-8. A baixa atividade enzimática dessas procaspases, por fim, cliva e ativa um dos grupos montados, levando rapidamente à cascata a jusante de ativação de caspase. Essa via enzimática pode ser inibida bloqueando uma proteína chamada FLIP; os vírus e as células normais podem produzir FLIP para protegê-los contra a morte mediada por Fas.

Respostas Celulares ao Estresse e às Agressões Tóxicas: Adaptação, Lesão e Morte   51

Fase de Execução *(p. 57)*

A caspase ocorre como proenzimas que são ativadas por meio da clivagem proteolítica; os locais de clivagem podem ser hidrolisados por outras caspases ou autoliticamente. As *caspases iniciadoras* (p. ex., caspases-8 e 9) são ativadas cedo na sequência e induzem a clivagem das *caspases executoras* (p. ex., caspases 3 e 6) que degradam o conteúdo proteolítico intracelular. Uma vez ativada a caspase iniciadora, o programa de morte é acionado pela rápida ativação sequencial de outras caspases. As caspases executoras agem em muitos componentes celulares; elas clivam proteínas citoesqueléticas e da matriz nuclear, destruindo o citoesqueleto e levando à ruptura do núcleo. As caspases no núcleo clivam proteínas envolvidas na transcrição, na replicação de DNA e no reparo de DNA; em particular, a caspase-3 ativa uma DNAase citoplasmática, resultando na clivagem internucleossomal característica.

Apoptose na Saúde e na Doença *(p. 58)*

Privação de Fator de Crescimento *(p. 58)*

Exemplos: Células sensíveis a um hormônio privadas do mesmo, linfócitos não estimulados por antígenos ou citocinas e neurônios privados do fator de crescimento do nervo. A apoptose é ativada pela via (mitocondrial) intrínseca devido ao excesso relativo dos membros proapoptóticos *versus* antiapoptóticos da família Bcl.

Dano ao DNA *(p. 58)*

O dano ao DNA por qualquer meio (p. ex., através da radiação ou de agentes quimioterapêuticos) induz a apoptose através do acúmulo da proteína do gene supressor tumoral p53. Isso resulta na interrupção do ciclo celular em G_1 para permitir que haja tempo para o reparo do DNA (Cap. 7). Caso o reparo não seja possível, p53 induz a apoptose aumentando a transcrição de alguns membros proapoptóticos da família Bcl. P53 ausente ou modificada (ou seja, em determinados tipos de câncer) reduz a apoptose e favorece a sobrevivência da célula até na presença do dano significativo de DNA.

Proteínas Anormalmente Dobradas *(p. 59)*

O acúmulo de proteínas mal dobradas – devido ao estresse oxidativo, à hipóxia ou a mutações genéticas – leva a uma *resposta de proteína mal dobrada*, cada vez mais reconhecida como característica de algumas doenças neurodegenerativas. Essa resposta induz uma produção maior de chaperonas e a crescente degradação proteossômica, com aumento da síntese de proteínas. Se as respostas adaptativas não acompanharem o ritmo do acúmulo das proteínas mal dobradas, as caspases são ativadas, resultando na apoptose (Fig. 2-7).

Receptores da família TNF *(p. 59)*

A apoptose induzida pelas interações Fas-FasL (ver discussão anterior) é importante para eliminar linfócitos que reconhecem autoantígenos; as mutações em Fas ou FasL resultam nas doenças autoimunes (Cap. 6). O TNF é um importante mediador da reação anti-inflamatória (Cap. 3), mas também pode induzir a apoptose (bem como a *necroptose*, veja discussão mais adiante). As principais funções fisiológicas de TNF são mediadas por meio da ativação do fator nuclear *k*B do fator de transcrição (NF-*k*B) que, por sua vez, promove a sobrevivência celular aumentando os membros apoptóticos da família Bcl. Se TNF induz a morte celular, promove a sobrevivência da célula ou conduz respostas inflamatórias, depende em a qual dos dois receptores de TNF ela se liga, bem como em qual proteína do adaptador se liga ao receptor.

Linfócitos citotóxicos T *(p. 59)*

Os *linfócitos citotóxicos T* (CTLs) reconhecem antígenos estranhos na superfície das células infectadas do hospedeiro (Cap. 6) e secretam *perforina*, uma molécula transmembrana

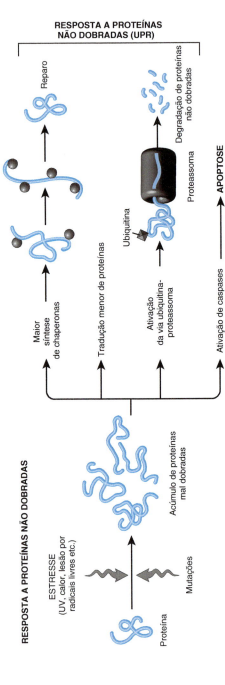

Figura 2-7 As proteínas mal dobradas desencadeiam uma resposta à proteína não dobrada, que inclui uma síntese maior de chaperona, uma tradução menor de proteína e a ativação das vias de degradação do proteassoma. Se estes são ineficazes na redução da carga de proteínas mal dobradas, o resultado é a ativação de caspase e a apoptose.

Resposta Celulares ao Estresse e às Agressões Tóxicas: Adaptação, Lesão e Morte — 53

formadora de poros. Isso permite a entrada da serina protease derivada de CTL *granzima B* que, por sua vez, ativa várias caspases, induzindo diretamente a fase efetora da apoptose. CTLs também expressam FasL nas superfícies e podem matar as células-alvo por meio da ligação com Fas.

Distúrbios associados à apoptose desregulada (p. 59)

A apoptose desregulada (pouca ou em excesso) está subjacente a múltiplas doenças:

- *Doenças com apoptose defeituosa e maior sobrevivência da célula.* A apoptose insuficiente pode prolongar a sobrevivência ou reduzir a renovação de células anormais. Tais células acumuladas podem levar a: (1) *cânceres*, em especial tumores com mutações *p53* ou tumores dependentes de hormônio, como os cânceres de mama, próstata ou de ovário (Cap. 7); e (2) *doenças* autoimunes quando os linfócitos auto-reagentes não são eliminados (Cap. 6);
- *Doenças com maior apoptose e morte celular excessiva.* Uma maior perda celular pode causar: (1) *doenças neurodegenerativas*, com desaparecimento de alguns conjuntos de neurônios (Cap. 28); (2) *lesão isquêmica* (p. ex., infarto do miocárdio [Cap. 12] e derrame [Cap. 28]); e (3) *morte de células infectadas por vírus* (Cap. 8).

Necroptose (p. 59)

Também chamada de "necrose programada", a necroptose:

- Assemelha-se *morfologicamente à necrose* com depleção de ATP, tumefação organelar e celular, geração de ERO e ruptura da membrana plasmática e de lisossomos;
- *Assemelha-se mecanicamente à apoptose* no sentido de que há eventos de sinalização geneticamente programados que resultam em morte, no entanto, não são dependentes de caspase;
- Pode ser ativada por meio da ligação dos receptores da morte na superfície celular e por sensores que detectam o RNA e o DNA virais, bem como a lesão genômica. Essas interações ativam as proteínas quinases *de interação com o receptor* (denominadas quinases RIP) para formar o *necrossomo* que desencadeia as alterações intracelulares levando à necrose (Fig. 2-8);
- Comparável à necrose, a necroptose também evoca uma resposta inflamatória.

A necroptose está envolvida em eventos fisiológicos (formação da placa de crescimento dos mamíferos) bem como em processos patológicos (a morte celular vista na esteato-hepatite, na pancreatite aguda e na lesão de reperfusão). Também se trata de uma falsa forma segura de morte celular para determinadas infecções virais que codificam os inibidores de caspase (p. ex., citomegalovírus).

Autofagia (p. 61)

A autofagia, cuja tradução literal é "autonutrição", é um mecanismo conservado pela evolução pelo qual as células que passam por privação de nutrientes podem sobreviver se canibalizando e reciclando os conteúdos digeridos. Na maioria dos casos, isso envolve o sequestro e o fornecimento – *via autofagossomos* formados por dupla membrana – ou "goles" de conteúdo citosólico (incluindo organelas) que se unem aos lisossomos para a degradação (Fig. 2-9). O processo é regulado por alguns "*genes relacionados à autofagia*" chamados *Atgs.* A autofagia é uma característica peculiar de atrofia, mas também está envolvida na renovação homeostática normal de organelas e na limpeza de agregados intracelulares que ocorrem com o envelhecimento, com o estresse celular e os estados da doença. A autofagia também desempenha um papel na defesa do hospedeiro degradando determinados patógenos (p. ex., microbactéria e o vírus herpes simples tipo 1). Embora a autofagia seja primariamente um mecanismo de sobrevivência, ela também pode estar associada à morte celular, como em algumas doenças neurodegenerativas (p. ex., doença de Alzheimer).

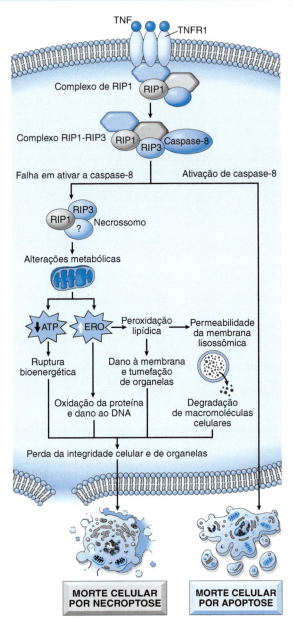

Figura 2-8 Mecanismo molecular de necroptose mediada por TNF. A ligação cruzada de TNFR1 por TNF causa a trimerização e o recrutamento de um complexo que inclui TRADD, TRAF 2 e 5, clap e RIP1. Em passos posteriores (não representados), a caspase-8 e RIP3 são recrutados para esse complexo. A caspase inativa RIP1 e RIP3 e dá início à apoptose. A inativação da caspase-8 leva à formação de necrossomos contendo RIP1 e RIP3, que, por sua vez, interagem com a mitocôndria para reduzir a ATP e gerar ERO, culminando em eventos que tipificam a necrose. (Adaptado de Galluzi L, Vanden Berghe T, Vanlangenakker N, et al.: Programmed necrosis from molecules to health and disease. Int Rev Cell Molec Biol 289: 1, 2011).

Respostas Celulares ao Estresse e às Agressões Tóxicas: Adaptação, Lesão e Morte 55

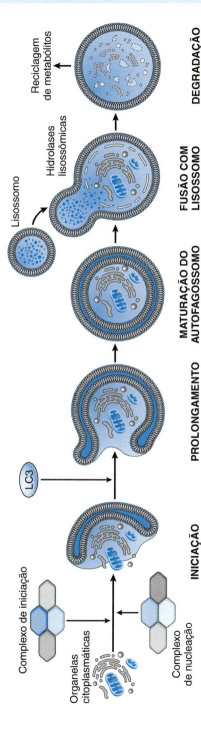

Figura 2-9 Autofagia. O estresse celular, como a privação de nutrientes, ativa a autofagia. A via procede por meio de algumas fases (iniciação, nucleação e prolongamento da membrana de isolamento) e, por fim, cria vacúolos ligados por membranas duplas (autofagossomo) em que os materiais citoplasmáticos, incluindo organelas, são sequestrados e, então, degradados seguindo a fusão de vesículas com lisossomos. No estágio final, os materiais digeridos são lançados para a reciclagem de metabólitos. Os genes envolvidos e seus locais de ação são indicados; veja o texto para obter mais detalhes. *(Modificado de Choi AMK, Ryter S Levine B: Autophagy in human health and disease. N Engl J Med 368:651, 2013.)*

Acúmulos Intracelulares (p. 62)

As células podem acumular quantidades anormais de diversas substâncias.

- Uma substância endógena *normal* (água, proteína, carboidrato e lipídio) é produzida a uma taxa normal (ou até maior), com a taxa metabólica inadequada para removê-la (p. ex., o acúmulo de gordura em células do fígado).
- Uma substância endógena anormal (produto do gene que sofreu mutação) se acumula por causa da dobradura ou do transporte deficiente ou da degradação inadequada (p. ex., doença da deficiência de α-1 antitripsina).
- Uma substância *normal* se acumula por causa dos defeitos genéticos ou adquiridos em seu *metabolismo* (p. ex., doenças de armazenamento do lisossomo [Capítulo 5]).
- As *substâncias exógenas anormais* podem acumular em células normais porque carecem de maquinário para degradar tais substâncias (p. ex., macrófagos carregados de carbono do ambiente).

Lipídios (p. 62)

Os triglicerídeos (os mais comuns), o colesterol, os ésteres de colesterol e os fosfolipídios podem se acumular nas células.

Esteatose (Alteração Adiposa) (p. 62)

Os termos descrevem um acúmulo anormal de triglicerídeos dentro das células parenquimatosas devido à entrada excessiva ou ao metabolismo deficiente e à exportação. A esteatose pode ocorrer no coração, nos músculos e nos rins, mas é mais comum no fígado. As causas hepáticas incluem o abuso de álcool (mais comum nos Estados Unidos), a desnutrição proteica, o diabetes mellitus, a obesidade, as toxinas e a anóxia.

Colesterol e Ésteres de Colesterol (p. 63)

O colesterol normalmente é necessário para a membrana celular ou para a síntese de hormônios solúveis nos lipídios; a produção é muito bem regulada, mas o acúmulo (visto como vacúolos citoplasmáticos intracelulares) pode estar presente em uma variedade de estados patológicos:

- *Aterosclerose:* Colesterol e ésteres de colesterol se acumulam nas células do músculo liso da parede arterial e nos macrófagos (Cap. 11). Acúmulos extracelulares aparecem microscopicamente como cavidades semelhantes a fendas formadas quando os cristais de colesterol são dissolvidos durante o processamento histológico normal.
- *Xantomas:* em *hiperlipidemias* adquiridas e hereditárias, os lipídios se acumulam em grupos de macrófagos "espumosos" e de células mesenquimais.
- *Colesterolose:* acúmulos focais de macrófagos repletos de colesterol ocorrem na lâmina própria da vesícula biliar.
- *Doença Niemann-Pick, tipo C*: esse tipo de doença de acúmulo do lisossomo se deve à mutação de uma enzima envolvida no catabolismo do colesterol (Cap. 5).

Proteínas (p. 63)

O acúmulo intracelular pode se dever à síntese excessiva, à absorção ou aos defeitos do transporte celular. Os acúmulos morfologicamente visíveis aparecem como gotículas citoplasmáticas eosinofílicas arredondadas. Em algumas doenças (p. ex., *amiloidose* [Cap. 6]), as proteínas anormais se depositam primariamente no espaço *extracelular*.

- *Gotículas de reabsorção* de proteínas se acumulam nos túbulos renais proximais no cenário de proteinúria crônica. O processo é reversível: as gotículas são metabolizadas e somem se a proteinúria for resolvida.

Respostas Celulares ao Estresse e às Agressões Tóxicas: Adaptação, Lesão e Morte

- *Proteínas secretadas normalmente* podem se acumular se produzidas em quantidades excessivas (p. ex., imunoglobulina dentro das células plasmáticas). Nesse sentido, o RE se torna muito distendido com inclusões eosinofílicas chamadas de *corpúsculos de Russel*.
- *Transporte e secreção intracelulares defeituosos* (p. ex., *deficiência de* α_1-*antitripsina*, em que intermediários parcialmente dobrados das proteínas que sofreram mutação se acumulam no RE do hepatócito). Em muitos casos, a patologia resulta não só da resposta da proteína malformada e da apoptose (ver discussão anterior), mas também da perda da função proteica. Assim, a redução na α_1-antitripsina também leva ao enfisema (Cap. 15).
- *Proteínas citoesqueléticas acumuladas.* Os filamentos intermediários em excesso (p. ex., queratina ou determinados neurofilamentos) são "marcas registradas" da lesão celular; assim, os filamentos intermediários da queratina se misturam às inclusões eosinofílicas citoplasmáticas, chamadas de hialino-alcoólica (Cap. 18), e o *emaranhado neurofibrilar* na doença de Alzheimer contém neurofilamentos (Cap. 28).
- *Agregados de proteínas anormais.* A aglutinação de proteínas dobradas anormalmente (p. ex., mutações genéticas, envelhecimento) dentro ou fora da célula pode causar uma mudança patológica; o amiloide extracelular é um exemplo.

Degeneração Hialina (p. 64)

A alteração hialina se refere a qualquer depósito que confere uma aparência róseo opaca nas seções histológicas coradas por H&E (hematoxilina e eosina). Exemplos de *alteração hialina intracelular* incluem as gotículas de proteína epitelial do túbulo proximal, os corpúsculos de Russel, as inclusões virais e a hialina alcoólica. Por exemplo, a *alteração hialina extracelular* ocorre em arteríolas danificadas (p. ex., devido à hipertensão crônica), presumivelmente devido à proteínas extravasadas.

Glicogênio (p. 65)

O glicogênio é normalmente armazenado dentro das células como uma fonte pronta de energia. Os depósitos *intracelulares em excesso* (vistos como vacúolos claros) são observados como anormalidades do armazenamento do glicogênio (denominada glicogenose [Cap. 5]) e metabolismo da glicose (*diabetes mellitus*).

Pigmentos (p. 65)

Pigmentos são substâncias coloridas que podem ser exógenas (p. ex., poeira de carvão) ou endógenas, como a melanina ou a hemossiderina.

- Os pigmentos exógenos incluem carbono ou poeira de carvão (o mais comum); quando visivelmente acumulados nos macrófagos pulmonares e nos linfonodos, esses depósitos são chamados de *antracose*. Os pigmentos para a *tatuagem* são fagocitados pelos macrófagos e persistem pelo tempo de duração da célula.
- Os pigmentos endógenos incluem o seguinte:
  - A *lipofuscina*, também chamada de pigmento do "desgaste", em geral associada à atrofia celular e do tecido (*atrofia marrom*). Ao microscópio, é vista como grânulos intracitoplasmáticos marrom-amarelados. O pigmento é composto de lipídios complexos, de fosfolipídios e de proteína, provavelmente derivados da peroxidação da membrana celular;
  - A *Melanina*, um pigmento endógeno normal preto-amarronzado formado pela oxidação enzimática da tirosina para a di-hidroxifenilalanina nos melanócitos;
  - O *ácido homogentísico* é um pigmento preto, formado em pacientes com alcaptonúria (com falta de oxidase homogentísica), que se deposita na pele e no tecido conjuntivo. A pigmentação é chamada de *ocronose*;

- A *hemossiderina* é um pigmento intracelular granular dourado derivado da hemoglobina, composto de ferritina agregada. O acúmulo pode ser localizado (p. ex., sangramento mediado pelo macrófago em um ferimento) ou sistêmico (ou seja, devido ao aumento de consumo de ferro na dieta [*hemocromatose primária*]), utilização comprometida (p. ex., talassemia), hemólise ou transfusões crônicas (Cap. 18).

Calcificação Patológica (p. 66)

A calcificação patológica – a deposição anormal de tecido de sais de cálcio – corre de duas formas: a *calcificação distrófica* surge em tecidos não viáveis na presença de níveis séricos normais de cálcio, enquanto a *calcificação metastática* acontece em tecidos viáveis no cenário de hipercalcemia.

Calcificação Distrófica (p. 66)

Embora frequentemente seja apenas um marcador de lesão prévia, também pode ser uma fonte de patologia significativa. A calcificação distrófica ocorre em artérias na aterosclerose, em válvulas cardíacas danificadas e em áreas de necrose (de coagulação, caseosa ou liquefativa). O cálcio também pode ser intracelular ou extracelular. A deposição envolve, por fim, a precipitação de um fosfato de cálcio cristalino semelhante à hidroxipatita óssea:

- A *iniciação (nucleação)* ocorre fora ou dentro da célula. A iniciação extracelular ocorre nas vesículas ligadas à membrana de células mortas ou que estão morrendo que concentram cálcio devido ao conteúdo de fosfolipídios carregados; as fosfatases ligadas à membrana concentram cálcio devido ao conteúdo de fosfolipídios carregados; essas, então, geram fosfatos que formam complexos de cálcio-fosfato; o ciclo de ligação do fosfato e do cálcio é repetido, produzindo, por fim, um depósito. A iniciação da calcificação *intracelular* ocorre na mitocôndria das células mortas ou que estão morrendo.
- A *propagação* da formação de cristais depende da concentração de cálcio e de fosfatos, da presença de inibidores e de componentes estruturais da matriz extracelular.

Calcificação Metastática (p. 66)

Esses depósitos de cálcio ocorrem como densificações basofílicas amorfas que podem estar presentes ao longo do corpo. Tipicamente, não apresentam sequelas clínicas, embora o depósito maciço possa causar déficits renais e pulmonares. A calcificação metastática resulta da hipercalcemia (quatro causas principais):

- *Hormônio da paratireoide elevado* (p. ex., hiperparatiroiedismo devido aos tumores da paratireoide ou do hormônio da paratireoide ectópico secretado por outras neoplasias);
- *Destruição óssea*, como nas malignidades da medula óssea (p. ex., mieloma múltiplo) ou por meio da metástase esquelética difusa (p. ex., câncer de mama), pela renovação óssea (*doença de Piaget*) ou imobilização;
- *Doenças relacionadas à vitamina D*, incluindo intoxicação por vitamina D e sarcoidose sistêmica;
- *Insuficiência renal*, causando hiperparatireoidismo secundário devido à retenção de fosfato e à hipocalcemia resultante.

Envelhecimento Celular (p. 67)

Com o avanço da idade, as mudanças degenerativas têm impacto na estrutura e na função fisiológica de todos os sistemas dos órgãos. O ritmo e a gravidade de tais mudanças em qualquer indivíduo são influenciados por fatores genéticos, dieta, condições sociais e o impacto de outras comorbidades, como aterosclerose, diabetes e osteoartrite. O envelhecimento *celular* – que reflete o acúmulo progressivo do dano celular e molecular subletal devido às influências genética e exógena – leva à morte celular e à menor capacidade de responder à lesão; trata-se de um componente crítico do envelhecimento do organismo inteiro (Fig. 2-10).

O envelhecimento – ao menos nos sistemas-modelo – parece ser um processo regulado influenciado por um número limitado de genes; estes, por sua vez, deixam implícito que o envelhecimento pode potencialmente ser dividido em alterações mecanicistas definíveis:

- *Dano ao DNA* (p. 67). O reparo do DNA imperfeito é um elemento importante do envelhecimento. Os DNAs nuclear e mitocondrial estão sob constante ataque por agentes exógenos (físicos, químicos e biológicos) e endógenos (p. ex., ERO). Embora a maior parte do dano seja reparada com sucesso, quaisquer defeitos residuais se tornam fixos na sequência primária e irão acumular à medida que a célula envelhece.

  O envelhecimento prematuro é uma característica de doenças associadas ao reparo do DNA anormal (p. ex., devido a mutações no DNA helicase *[síndrome de Werner]*) ou a defeitos no reparo das quebras do filamento duplo (*síndrome de Bloom* e ataxia teleangectasia).

- *Senescência (replicativa) celular* (p. 68). As células têm uma capacidade limitada para a replicação; após um número fixo de divisões, as células ficam paradas em um estado terminal de não divisão. Esse fenômeno se reflete na observação de que as células das crianças exibem mais replicação ao redor do que a dos idosos. A senescência celular é guiada por:

  - *Desgaste do telômero* (p. 68). Os telômeros são sequências curtas repetidas de DNA que compreendem os terminais dos cromossomos; eles asseguram a completa replicação genética nos terminais dos cromossomos e também protegem as pontas deles da fusão e da degradação. Um segmento pequeno do telômero se perde a cada divisão celular. Por conseguinte, à medida que as células somáticas se dividem repetidamente, seus telômeros encurtam de forma progressiva até não mais protegerem as pontas do cromossomo; isso sinaliza um ponto de verificação de crescimento em que a célula se torna senescente. O encurtamento acelerado do telômero também tem sido associado a doenças como a fibrose pulmonar e a anemia aplástica.

    As células germinativas e, em menor grau, as células-tronco, mantêm o comprimento suficiente do telômero para garantir replicação ilimitada por meio da atividade da *telomerase*, um complexo enzimático da proteína RNA que usa seu próprio RNA como um suporte para adicionar nucleotídeos às extremidades dos cromossomos. A telomerase é tipicamente não identificável nas células somáticas, mas nas cancerígenas pode ser reativada, permitindo que o telômero se estabilize e que ocorra proliferação indefinida (Cap. 7).

  - *Ativação dos genes supressores de tumor* (p. 68). A senescência replicativa é também regulada por determinados genes supressores tumorais, particularmente aqueles em *INK4a/ARF*, que regulam G_1 para a transição de fase S no ciclo celular.

- *Homeostase defeituosa de proteína* (p. 69). A dobradura correta das proteínas é mantida pelas *chaperonas*. Se esse mecanismo não for adequado para a tarefa, as proteínas mal dobradas são degradadas por meio dos sistemas lisossomal-autofágico e/ou ubiquitina-proteassoma. Defeitos nesses sistemas contribuem para o envelhecimento por meio de efeitos sobre a replicação, a função celular ou a apoptose.

- *Detecção desregulada de nutrientes* (p. 69). A *restrição calórica* aumenta o ciclo de vida, sugerindo que o envelhecimento também esteja intimamente associado ao *status* nutricional e ao metabolismo. Os efeitos da longevidade da restrição calórica

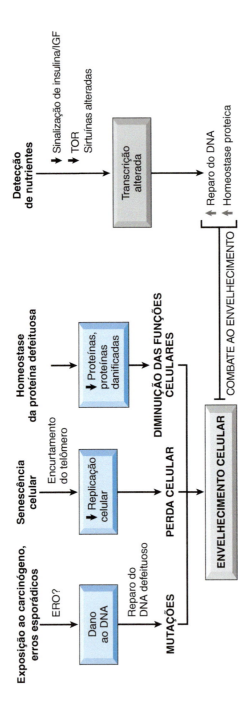

Figura 2-10 Mecanismos que causam e combatem o envelhecimento celular. O dano ao DNA, a senescência replicativa e as proteínas mal dobradas estão entre os mecanismos mais bem descritos de envelhecimento celular. A detecção de nutrientes exemplificada pela restrição de calorias combate o envelhecimento ativando diversas vias de sinalização e os fatores de transcrição; *IGF, fator de crescimento semelhante à insulina; ERO*, espécies reativas ao oxigênio; *TOR*, alvo de rapamicina.

Respostas Celulares ao Estresse e às Agressões Tóxicas: Adaptação, Lesão e Morte • 61

são atribuídos à inibição da via de sinalização do fator de crescimento semelhante à insulina tipo 1 (IGF-1) e ao aumento de sirtuinas.

• *Insulina e via de sinalização do IGF-1* (p. 69). Ambos os mediadores sinalizam a disponibilidade da glicose, promovendo um estado anabólico, bem como o crescimento celular e a replicação. Dentre os múltiplos alvos a jusante, IGF-1 induz o *alvo de rapamicina em mamíferos* (mTOR) e as atividades da quinase Akt (também conhecida como proteína quinase B). Notadamente alguns dos efeitos benéficos da restrição calórica podem ser imitados inibindo-se mTOR (p. ex., com rapamicina).

• *Sirtuínas* (p. 69). Estas são membros de uma família de proteínas desacetilases dependentes de NAD, que permitem a adaptação celular para os estressores exógenos, incluindo a privação de alimentos e o dano ao DNA. As sirtuínas induzem a expressão de uma variedade de genes que cumulativamente promovem a longevidade (p. ex., reduzindo a apoptose, estimulando a dobradura da proteína e inibindo os efeitos de ERO); também aumentam a sensibilidade à insulina e inibem algumas atividades metabólicas.

3

Inflamação e Reparo

Visão Geral sobre Inflamação (p. 71)

A inflamação é a resposta do tecido vivo vascularizado a uma lesão e pode ser provocada por infecções microbianas, agentes físicos, substâncias químicas, tecido necrosado ou reações imunológicas. A inflamação tem como objetivo conter e isolar a lesão, destruir os microrganismos invasores e inativar as toxinas, além de preparar o tecido para a cura e o reparo. A inflamação é caracterizada por:

- Dois principais componentes: resposta da parede vascular e das células inflamatórias.
- Efeitos que são mediados pelas proteínas que circulam no plasma e por fatores produzidos localmente pela parede dos vasos ou pelas células inflamatórias.
- Respostas sistêmicas e locais; embora a ênfase seja nas respostas inflamatórias locais à lesão, os efeitos sistêmicos também ocorrem (p. ex., febre, liberação de leucócitos da medula óssea e resposta de fase aguda do fígado).
- Término quando o agente ofensivo é eliminado e os mediadores secretados são removidos; os mecanismos anti-inflamatórios ativos também estão envolvidos.
- Estreita associação com a cura; mesmo que a inflamação destrua, enfraqueça ou contenha lesão, ela coloca em ação eventos que levam à regeneração do tecido e/ou à fibrose (cicatrização).
- Uma resposta fundamentalmente protetora; no entanto, a inflamação pode ser nociva (p. ex., pode causar reações de hipersensibilidade nocivas à vida ou danos progressivos e implacáveis a órgãos devido à inflamação crônica e à fibrose subsequente [p. ex., artrite reumatoide, aterosclerose]).
- Padrões *agudo* e *crônico* de inflamação com início característico, infiltrados celulares, efeitos locais e sistêmicos (Tabela 3-1).

Destaques Históricos (p. 73)

Há cinco sinais clínicos clássicos de inflamação (mais evidentes na inflamação aguda):

- Calor, devido à dilatação vascular.
- Rubor (eritema), devido à dilatação vascular e à congestão.
- Tumor (edema), devido ao aumento da permeabilidade vascular.
- Dor, devida à liberação do mediador.
- Perda da função, devida à dor, ao edema, à lesão no tecido e/ou à cicatriz.

Causas da Inflamação (p. 73)

A inflamação é desencadeada por:

- Infecção: diferentes tipos de microrganismos (vírus, bactéria, fungo, parasita) eliciam diferentes respostas inflamatórias.

TABELA 3-1	Características da Inflamação Aguda e Crônica	
Característica	**Aguda**	**Crônica**
Início	Rápido: minutos ou horas	Lento: dias
Infiltrado celular	Basicamente neutrófilos	Monócitos/macrófagos e linfócitos
Lesão no tecido, fibrose	Em geral leve e autolimitada	Em geral grave e progressiva
Sinais sistêmicos e locais	Proeminente	Discreto

- Necrose do tecido: isquemia, trauma e toxinas desencadeiam a inflamação.
- Corpos estranhos: estes incluem farpas, sujeira, sutura, aparelhos protéticos, cristais de urato (gota) e ésteres de colesterol.
- Reações imunes (respostas à hipersensibilidade) podem ser direcionadas contra autoagentes (*autoimunidade*) ou agentes exógenos (*alergia*).

Reconhecimento de Microrganismos e de Células Danificadas (p. 74)

Uma variedade de receptores celulares pode reconhecer os estímulos patogênicos e fornecer os sinais de ativação (Fig. 3-1).

- Receptores celulares para os micróbios são expressos em uma variedade de células (epiteliais, endoteliais e imunes) e podem ser localizados nas membranas plasmáticas (para patógenos extracelulares), endossomos (micróbios ingeridos) ou citosol (agentes intracelulares). Os *receptores toll-like* (TLR; Cap. 6) são os mais bem descritos; a ligação aos receptores ativa uma resposta inflamatória, incluindo a expressão de citocinas e de moléculas de adesão à célula endotelial.
- Os sensores dos danos celulares estão presentes no citosol de todas as células; estes reconhecem moléculas que resultam da lesão celular (p. ex., ácido úrico [um produto de ruptura do DNA], *adenosina trifosfato* [ATP] [liberado da mitocôndria danificada], K^+ intracelular reduzido [refletindo o vazamento provocado pela lesão da membrana plasmática] e até DNA não nuclear). Os receptores ativam um complexo multiproteico chamado *inflamassomo* (Cap. 6), que gera *interleucina-1* (IL-1) pró-inflamatória. Os inflamassomos também geram reações inflamatórias a cristais de urato (a causa da *gota*), a lipídios (na síndrome metabólica), aos cristais de colesterol (na aterosclerose) e até aos depósitos de amiloide no cérebro (na doença de Alzheimer).
- *Outros receptores celulares envolvidos na inflamação* incluem receptores de leucócitos para as proteínas do complemento, bem como a porção Fc dos anticorpos. Estes reconhecem os micróbios revestidos (*opsonizados*) com anticorpos e complemento.

Uma variedade de *proteínas* em circulação se liga/responde a patógenos e pode ativar as respostas inflamatórias, que incluem o *sistema complemento, a lectina ligante de manose* que reconhece açúcares microbianos e as colectinas.

Inflamação Aguda (p. 75)

A inflamação aguda tem três principais componentes:

- Dilatação vascular levando ao maior fluxo sanguíneo.
- Mudanças estruturais na microvasculatura, permitindo que as proteínas plasmáticas e os leucócitos deixem a circulação.
- Emigração de leucócitos dos vasos sanguíneos, acúmulo e ativação no local da lesão.

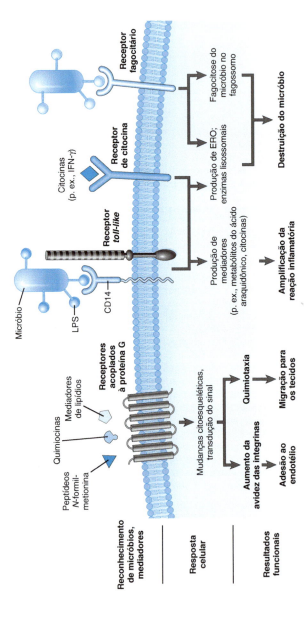

Figura 3-1 Ativação de leucócitos. Diferentes classes dos receptores de leucócitos na superfície celular reconhecem estímulos distintos. Os receptores iniciam as respostas que atuam como mediadoras das funções dos leucócitos. Apenas um subconjunto dos receptores é representado (ver o texto). O *lipossacarídio* (*LPS*) primeiro se liga a uma proteína ligante de LPS (não mostrada) que fica circulando. *IFN-γ,* Interferon- γ.

Reações dos Vasos Sanguíneos na Inflamação Aguda (p. 75)

A troca normal de fluido nos leitos vasculares depende do endotélio intacto e é modulada por duas forças opostas:

- A pressão hidrostática que faz com que o fluido saia da circulação.
- A pressão osmótica coloidal plasmática que faz com que o fluido se mova para os capilares.

O *edema* é um fluido em excesso no tecido intersticial ou nas cavidades do corpo e pode ser um exsudato ou transudato.

- *Exsudato* é um fluido extravascular inflamatório com detritos celulares e alta concentração de proteína (alta gravidade específica); sua presença reflete a maior permeabilidade vascular.
- *Transudato* é um fluido extravascular em excesso com baixo teor de proteína (baixa gravidade específica); é, essencialmente, um ultrafiltrado de plasma sanguíneo que resulta de pressões elevadas do fluido ou de menores forças osmóticas plasmáticas.
- O *pus* é um exsudato purulento rico em neutrófilos e em detritos celulares.

Alterações no Fluxo e no Calibre Vascular (p. 75)

Começando imediatamente após a lesão, a parede vascular desenvolve alterações no calibre e na permeabilidade que afeta o fluxo; as alterações se desenvolvem em velocidades diferentes, dependendo da natureza e da gravidade.

- A vasodilatação aumenta o fluxo para as áreas da lesão, *aumentando*, portanto, a *pressão hidrostática*.
- A permeabilidade vascular aumentada causa a *exsudação* do fluido rico em proteínas.
- A combinação da dilatação vascular e a perda do fluido levam ao aumento da viscosidade do sangue e da concentração das hemácias no sangue. Os eritrócitos que se movem muito lentamente (*estase*) se manifestam como congestão vascular.
- Com a estase, os leucócitos – a maioria neutrófilos – acumulam ao longo do epitélio (marginados) e são ativados por mediadores para aumentar a adesão e a migração por meio da parede vascular.

Permeabilidade Vascular Aumentada (Extravazamento, p.76)

A permeabilidade vascular aumentada pode ser induzida por (Fig. 3-2):

- *Contração do endotélio da vênula para formar vãos intercelulares:*
  - Mecanismo mais comum da permeabilidade aumentada.
  - Eliciada por mediadores químicos (p. ex., histamina, bradicinina e leucotrienos [LTs]).
  - Ocorre rapidamente após a lesão e é reversível e transiente (15 a 30 minutos); daí o termo *resposta transiente imediata*.
  - Uma resposta semelhante pode ocorrer com uma lesão leve (p. ex., queimadura de sol) ou com *citocinas* inflamatórias, breve (de 2 a 12 horas) ou prolongada (24 horas ou mais).

- *Lesão direta do endotélio:*
  - A lesão necrosante grave (por exemplo, queimaduras) provoca necrose de células endoteliais e desprendimento que afeta vênulas, capilares e arteríolas.
  - Os neutrófilos recrutados podem contribuir para a lesão (p. ex., por meio de espécies reativas de oxigênio [ERO]).
  - Extravazamento endotelial imediato e sustentado.

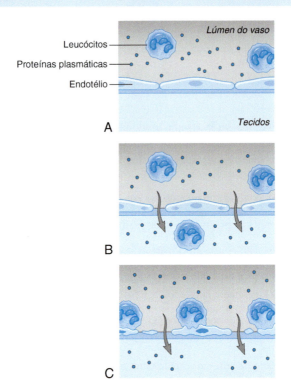

Figura 3-2 Principais mecanismos da permeabilidade vascular aumentada na inflamação. **A,** Normal. **B,** Retração das células endoteliais: (1) induzida pela histamina, outros mediadores; e de (2) rápida e curta duração (minutos). **C,** lesão endotelial: (1) causada por queimaduras, algumas toxinas microbianas; e (2) rápida; pode ser de longa duração (de horas a dias).

- *Transcitose aumentada*:
  - Os canais transendoteliais se formam pela interligação de vesículas derivadas da *organela vesiculovacuolar*.
  - Fator de crescimento endotelial vascular (FCEV, VEGF) e outros fatores podem induzir o vazamento vascular aumentando o número desses canais.

Respostas de Vasos Linfáticos e Linfonodos (p. 76)

Os vasos linfáticos e os linfonodos filtram e "vigiam" os fluidos extravasculares; com o sistema fagocitário mononuclear, representam uma linha secundária de defesa quando as respostas inflamatórias não podem conter uma infecção.

- Na inflamação, o fluxo linfático aumenta para drenar o fluido do edema, os leucócitos e os detritos celulares do espaço extravascular.
- Nas lesões graves, a drenagem também pode transportar o agente ofensivo; os vasos linfáticos podem ficar inflamados (*linfangite*, que se manifesta como linhas vermelhas), assim como os linfonodos que drenam (*linfadenite*, que se manifesta como nódulos doloridos e grandes). O aumento do nódulo, em geral, se deve a hiperplasia dos folículos linfoides e dos macrófagos sinusoidais (denominada *linfadenite reativa*) (Cap. 13).

Recrutamento de Leucócitos para os Locais de Inflamação (p. 77)

Os leucócitos (em especial os neutrófilos fagocitários e os macrófagos) devem ser recrutados para os locais da lesão, onde eles reconhecem os patógenos invasores e os detritos necróticos, os eliminam e produzem fatores de crescimento para facilitar o reparo.

O tipo de leucócito que emigra para o local da lesão depende do estímulo original e da duração da resposta inflamatória. As infecções bacterianas tendem a, inicialmente, recrutar neutrófilos, enquanto as virais recrutam linfócitos, as reações alérgicas têm o aumento de eosinófilos e as reações à hipersensibilidade induzem um infiltrado misto.

Inicialmente, a necrose induzirá um recrutamento neutrofílico; *os neutrófilos predominam durante as primeiras 6-24 horas e, então, são substituídos por monócitos após 24-48 horas.* A sequência de recrutamento é uma função do padrão sucessivo da expressão de moléculas específicas de adesão e de quimiocinas. Após a emigração, os neutrófilos têm curta duração; passam por apoptose após 24 a 48 horas, enquanto os monócitos sobrevivem por mais tempo.

Os leucócitos se movem do lúmen do vaso para o interstício tecidual em um processo com múltiplos passos (Fig. 3-3):

- Marginação, rolamento e adesão de leucócitos para o endotélio.
- Transmigração no endotélio.
- Migração nos tecidos intersticiais em direção ao estímulo quimiotático.

Adesão do Leucócito ao Endotélio (p. 77)

Com a estase progressiva, os leucócitos se tornam distribuídos ao longo da periferia do vaso (*marginação*), onde podem *rolar* e, então, *aderir firmemente* antes de, por fim, atravessar a parede vascular. O rolamento, a adesão e a transmigração ocorrem por meio de interações entre as moléculas complementares de adesão nos leucócitos e no endotélio. A expressão dessas moléculas de adesão é aumentada pelas proteínas secretadas, chamadas *citocinas*. Os principais pares de moléculas de adesão estão listados na Tabela 3-2:

- O rolamento é mediado pelas *selectinas*; estas se ligam via domínios de lectina (ligantes do açúcar) aos oligossacarídeos (p. ex., Sialyl Lewis-X nas glicoproteínas da superfície celular.
- A adesão firme é mediada pelas *moléculas da família da imunoglobulina* nas células endoteliais, que ligam as *integrinas* aos leucócitos.

  - As moléculas de imunoglobulina incluem a molécula de adesão intercelular 1 (*ICAM-1*) e a molécula de adesão celular vascular I (*VCAM-1*).
  - As *integrinas* são heterodímeros α-β; as integrinas β_2, *antígeno associado à função linfocitária-1*, e o *antígeno de macrófago-1* (Mac-1) (também chamados CD11a/CD18 e CD11b/CD18) ligam-se a ICAM-1; a integrina β_1, *antígeno muito tardio* (VLA)-4, liga-se ao VCAM-1.

- Quimioatraentes (*quimiocinas*) e citocinas afetam a adesão e a transmigração, modulando a expressão superficial ou a avidez das moléculas de adesão:

  - *Redistribuição das moléculas de adesão pré-formadas à superfície das células.* Após a exposição à histamina, a selectina P é rapidamente translocada das membranas dos corpos de Weibel-Palade para a superfície da célula, onde podem se ligar leucócitos.
  - *Indução da adesão de moléculas no endotélio.* IL-1 e o *fator de necrose tumoral* (FNT, TNF) aumentam a expressão endotelial de selectina E, ICAM-1 e VCAM-1.
  - *Avidez aumentada de ligação.* As integrinas normalmente estão presentes nos leucócitos em uma forma de baixa afinidade; elas são convertidas para formas de alta afinidade por uma variedade de quimiocinas.

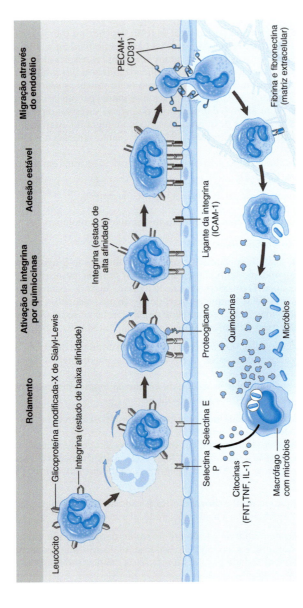

Figura 3-3 Processo de vários passos da migração de leucócitos através de vasos sanguíneos, mostrado aqui para os neutrófilos. Os leucócitos primeiro rolam (são frouxamente aderentes com fixação intermitente e soltura dos receptores); em seguida, se tornam ativados e aderem com firmeza ao endotélio, transmigram pelo endotélio, penetram na membrana basal e migram em direção aos quimioatraentes que emanam da lesão. Moléculas diferentes têm papéis predominantes em passos distintos deste processo – selectinas no rolamento, quimiocinas na ativação de neutrófilos para aumentar a avidez das integrinas, integrinas na adesão firme e CD31 (PECAM-1) na transmigração.

Inflamação e Reparo 69

TABELA 3-2 Moléculas Endoteliais e de Adesão dos Leucócitos

Família	Molécula	Distribuição	Ligante
Selectina	Selectina L (CD62L)	Neutrófilos, monócitos Células T (*naïve* e de memória central) Células B (*naïve*)	Sialyl-Lewis X/PNAd em GlyCAM-1, CD34, MAdCAM-1, outros; expressos no endotélio
	Selectina E (CD62E)	Endotélio ativado por citocinas (FNT, TNF, IL-1)	Sialyl-Lewis X (p. ex., CLA) nas glicoproteínas; expressos em neutrófilos, monócitos, células T (efetoras, de memória)
	Selectina P (CD62P)	Endotélio ativado por citocinas (FNT, TNF, IL-1), histamina ou trombina	Sialyl-Lewis X em PSGL-1 e outras glicoproteínas; expressos em neutrófilos, monócitos, células T (efetoras, de memória)
Integrina	LFA-1 (CD11aCD18)	Neutrófilos, monócitos, células T (*naïve*, efetoras, de memória)	ICAM-1 (CD54), ICAM-2 (CD102); expressos no endotélio (regulado positivamente no endotélio ativado)
	MAC-1 (CD11bCD18)	Monócitos, DCs	ICAM-1 (CD54), ICAM-2 (CD102); expressos no endotélio (regulado positivamente no endotélio ativado)
	VLA-4 (CD49aCD29)	Monócitos, células T (*naïve*, efetoras, de memória)	VCAM-1 (CD106); expresso no endotélio (superexpresso no endotélio ativado)
	$\alpha 4\beta 7$ (CD49DCD29)	Monócitos, células T ("*gut-homing naïve cells*" – células efetoras intestinais de memória que retornaram ao intestino).	VCAM-1 (CD106); expresso no endotélio, no trato gastrointestinal e nos tecidos linfoides associados.
Ig	CD31	Células endoteliais, leucócitos	CD31 (interação homotípica)

CLA, *antígeno cutâneo linfocitário* 1; GlyCAM-1 *molécula de* adesão celular dependente de glicosilação do tipo 1; HEV, vênula endotelial alta; Ig, imunoglobulina; MAdCAM-1, moléculas de adesão à mucosa 1; PNAd, adressina de nó periférico; PSGL-1, ligante 1 da glicoproteína selectina P.

Migração dos Leucócitos através do Endotélio (p. 78)

A *transmigração (também chamada de diapedese)* é mediada por interações homotípicas (semelhante-semelhante) entre as moléculas de *adesão plaqueta-endotélio 1* (PECAM-1, CD31) nas células endoteliais e nos leucócitos; Isto ocorre primariamente nas vênulas pós-capilares.

Quimiotaxia dos Leucócitos (p. 79)

Após emigrar por meio de junções interendoteliais e de atravessar a membrana basal, os leucócitos se movem em direção aos locais de lesão ao longo de gradientes e de agentes quimiotáticos (*quimiotaxia*). Para os neutrófilos, esses agentes incluem produtos bacterianos exógenos e mediadores endógenos (ver mais adiante), como frações do complemento (em particular C5a), metabólitos de *ácido araquidônico* (AA) (em particular LT B_4) e quimiocinas (p. ex., interleucina-8).

Os agentes quimiotáticos se ligam a receptores específicos de leucócitos acoplados à proteína G superficial; os receptores desencadeiam a produção dos mensageiros secundários do fosfoinositol provocando o aumento do cálcio citosólico e das atividades de GTPase que polimerizam a actina e facilitam o movimento das células. Os leucócitos se movem estendendo os pseudópodes que se ligam à *matriz extracelular* (MEC) e, então, empurram a célula para a frente (tração dianteira).

Fagocitose e Liberação de Agentes Agressores (p. 80)

O reconhecimento por qualquer um dos receptores anteriores induz a *ativação de leucócitos* (Fig. 3-1). As consequências mais importantes da ativação são a fagocitose aumentada e a morte intracelular, juntamente com a liberação de citocinas, fatores de crescimento e mediadores inflamatórios (p. ex., *prostaglandinas* [PGs]).

Fagocitose (p. 80)

A fagocitose envolve: (1) o reconhecimento e a fixação de uma partícula ao leucócito; (2) a absorção; e (3) a morte e a degradação do material ingerido (Fig. 3-4).

Receptores Fagocitários (p. 80)

- Os *receptores de manose* ligam os resíduos terminais de manose e de fucose de glicoproteínas e de glicolipídios nas paredes celulares microbianas (as glicoproteínas e os glicolipídios dos mamíferos têm ácido siálico nos terminais ou N-acetilgalactosamina).
- Os *receptores depuradores* ligam e atuam como mediadores da endocitose de partículas de *lipoproteína de baixa densidade* (LDL) oxidada ou acetilada, bem como uma variedade de micróbios. As integrinas no macrófago, notavelmente Mac-1 (CD11b/CD18), também podem atuar como mediadoras da fagocitose microbiana.
- *Opsoninas.* A eficiência fagocitária aumenta bastante quando os micróbios são revestidos por proteínas específicas (*opsonizados*) para as quais os fagócitos expressam receptores de alta afinidade. As principais opsoninas são os anticorpos IgG, o produto da quebra da fração C3b do complemento e a lectina ligante da manose.

Englobamento (p. 80)

Após se ligarem aos receptores, os pseudópodes citoplasmáticos circundam a partícula e, por fim, formam a vesícula *fagossômica*. A fusão subsequente de fagossomos e de lisossomos (que forma um *fagolisossomo*) descarrega conteúdos lisossomais no espaço ao redor do micróbio, mas pode ocasionalmente jogar os grânulos lisossomais no espaço extracelular.

Destruição Intracelular de Microrganismos e Resíduos (p. 81)

A destruição de micróbios fagocitados é amplamente alcançada pelas ERO e pelas espécies reativas ao nitrogênio, na maior parte o *óxido nítrico* (NO). Isso é mais eficiente em leucócitos ativados.

Espécies Reativas ao Oxigênio (p. 81). A fagocitose estimula uma explosão oxidativa – uma onda de consumo de oxigênio que produz metabólitos reativos de oxigênio via ativação da oxidase *nicotinamida adenina dinucleotídeo fosfato reduzida* (NADPH). A enzima converte oxigênio em ânion *superóxido* (O_2^-), resultando no *peróxido de hidrogênio* (H_2O_2). A mieloperoxidase *lisossomal* (MPO) então converte H_2O_2 e Cl⁻ em HOCl (*hipoclorito* – o composto ativo no alvejante caseiro) altamente bactericida.

Os radicais livres derivados do oxigênio (incluindo O_2^-, H_2O_2 e radical hidroxila) podem ser liberados extracelularmente e causar um dano ao tecido local. Os tecidos

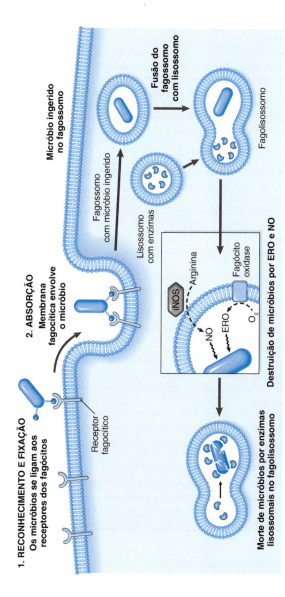

Figura 3-4 Fagocitose e destruição intracelular de micróbios. A fagocitose de uma partícula (p. ex., uma bactéria) envolve a ligação a receptores na membrana dos leucócitos, absorção e fusão de vacúolos fagocíticos com lisossomos. Em seguida, vem a destruição de partículas ingeridas dentro dos fagossomos pelas enzimas lisossomais e pelas espécies reativas ao oxigênio e ao nitrogênio. Os produtos microbicidas gerados a partir de *superóxidos* (O_2^-) são hipocloritos e radicais *hidroxilas* ($\cdot OH$) e, a partir de NO, é o *peroxinitrito* (OONO$^-$). Durante a fagocitose, os conteúdos granulares podem ser liberados nos tecidos extracelulares (não mostrado aqui).

Patologia Geral

normalmente são protegidos dos efeitos danosos de ERO por múltiplas vias (Cap. 2), incluindo enzimas que os degradam (p. ex., superóxido dismutase, catalase e glutationa peroxidase) e as proteínas séricas que os depuram. O efeito final depende do equilíbrio entre a produção e a inativação.

Óxido Nítrico *(p. 82).* NO é sintetizado a partir da arginina, do oxigênio molecular, de NADPH e de outros cofatores *pela óxido nítrico sintase* (NOS). Há três tipos de NOS: endotelial [eNOS], neuronal [nNOS] e induzível pela citocina [iNOS], cada um com padrões distintos de expressão. São eles: (1) eNOS e nNOS estão constitutivamente expressas, sendo ativadas pelo aumento de cálcio citoplasmático; e (2) iNOS é sintetizada por macrófagos após a exposição a determinadas citocinas (p. ex., IFN-γ).

Espécies reativas de nitrogênio, como o radical *peroxinitrito* (ONOO˙), derivadas de NO e de superóxidos, modificam lipídios, proteínas e ácidos nucleicos e são altamente microbicidas. O NO também relaxa o músculo liso vascular, promovendo a vasodilatação.

Enzimas Lisossômicas e Outras Proteínas Lisossômicas *(p. 82).* Os micróbios também podem ser destruídos via moléculas granulares de leucócitos que aumentam a permeabilidade da membrana (p. ex., a proteína bactericida que aumenta a permeabilidade, as catelicidinas, a lisozima, a lactoferrina, principal proteína básica de eosinófilos e as defensinas). A liberação de grânulos de lisossomos também contribui para a resposta inflamatória e para a lesão no tecido.

- *Os neutrófilos têm dois tipos de grânulos:*

  - *Grânulos azurófilos (ou primário*s) contêm MPO, fatores bactericidas (lisozima, defensinas), hidrolases ácidas e uma variedade de proteases neutras (elastase, catepsina G e colagenases).
  - *Grânulos específicos (ou secundários)* contêm lisozima, colagenase, gelatinase, lactoferrina, ativador do plasminogênio e histaminase.

- O conteúdo granular pode ser prematuramente liberado a partir de vacúolos fagocitários que ainda não circundam por completo materiais absorvidos e podem ser secretados ou liberados de forma direta a partir de células mortas. Embora as proteases ácidas sejam normalmente ativas apenas dentro dos fagolisossomos, as proteases neutras podem funcionar no pH neutro.
- As múltiplas *antiproteases* teciduais e séricas (p. ex., α-1-antitripsina inibe a elastase neutrófila) modulam a atividade enzimática; as deficiências do inibidor podem resultar em doença.

Armadilhas Extracelulares de Neutrófilos (NETs; p. 83)

NETs são uma rede viscosa de cromatina nuclear que se liga a e concentra proteínas granulares, tais como peptídeos antimicrobianos e enzimas; também podem aprisionar os micróbios. A formação de NET leva à morte de neutrófilos, e a cromatina nuclear NET é uma fonte provável de antígenos nucleares nas doenças autoimunes sistêmicas (Cap. 6).

Lesão do tecido mediada por leucócitos (p. 82)

Durante a ativação e a fagocitose, os leucócitos podem causar lesões ao tecido, liberando mediadores no espaço extracelular:

- As respostas normais aos patógenos causam "dano colateral"; isso pode ser especialmente importante para os micróbios difíceis de serem erradicados com inflamação persistente (p. ex., tuberculose).

Inflamação e Reparo 73

- As respostas inapropriadamente direcionadas aos tecidos dos hospedeiros (*doença autoimune*; Cap. 6).
- Como uma resposta excessivamente exuberante contra substâncias "não nocivas" (p. ex., *reações alérgicas*).

Os mecanismos subjacentes ao dano causado são os mesmos daqueles envolvidos na defesa antimicrobiana. Os mediadores mais relevantes incluem o seguinte:

- *Enzimas lisossomais*, regurgitadas durante a *fagocitose frustrada* (grandes materiais indigeríveis), fusão prematura de lisossomos com fagossomos em formação, ou quando os lisossomos são danificados pelo material ingerido (p. ex., cristais de urato).
- Metabólitos reativos derivados do nitrogênio e do oxigênio.

Outras Respostas Funcionais dos Leucócitos Ativados *(p. 84)*

Leucócitos ativados – em especial os macrófagos – produzem:

- Citocinas que podem amplificar ou limitar as reações inflamatórias.
- Fatores de crescimento que estimulam a proliferação da célula endotelial e do fibroblasto e que podem conduzir a síntese de colágeno.
- Enzimas que remodelam tecidos conjuntivos.

As células T também podem contribuir para a inflamação aguda através da produção de IL-17 (também chamadas de células T_H17; Cap. 6); entre outras atividades, IL-17 induz as quimiocinas que recrutam outros leucócitos.

Término da Resposta Inflamatória Aguda (p. 84)

A inflamação diminui em parte porque os mediadores são produzidos apenas de forma transiente e, em geral, têm meia-vida curta. A inflamação também é regulada por sinais de interrupção que são ativados. Estes incluem o seguinte:

- Troca de metabólitos araquidonatos pró-inflamatórios (*LTs*) para formas anti-inflamatórias (*lipoxinas*).
- Produção de citocinas anti-inflamatórias, como o fator transformador de crescimento β (FTC-β, TGF-β) e IL-10.
- Síntese de mediadores anti-inflamatórios derivados de ácidos graxos (*resolvinas* e *protectinas*).
- Impulsos neurais que inibem a produção do TNF em macrófagos.

Mediadores de Inflamação (p. 84)

Os eventos vasculares e celulares da inflamação são mediados por moléculas derivadas do plasma ou das células (Tabela 3-3). Os mediadores derivados do plasma são tipicamente sintetizados no fígado e circulam como precursores inativos, que são ativados pela proteólise. Os mediadores derivados das células são pré-formados e lançados pela exocitose do grânulo (levando à atividade imediata) ou sintetizados de novo após um estímulo (com algum atraso intrínseco).

- Os mediadores são produzidos em resposta aos produtos microbianos ou a fatores liberados pelos tecidos necróticos, assegurando, portanto, que a inflamação seja normalmente apenas ativada quando e onde for necessário.
- A maioria dos mediadores age ligando-se a receptores específicos, embora alguns tenham atividade enzimática direta (p. ex., proteases) ou atuem como mediadores do dano oxidativo (p. ex., ERO).
- Os mediadores podem agir em cascatas de amplificação ou reguladoras para estimular a liberação de outros fatores a jusante.

TABELA 3-3 — As Ações dos Principais Mediadores da Inflamação

Mediador	Principais Fontes	Ações
Derivado da Célula		
Histamina	Mastócitos, basófilos, plaquetas	Vasodilatação, permeabilidade vascular aumentada, ativação endotelial
Serotonina	Plaquetas	Vasodilatação, permeabilidade vascular aumentada
PGs	Mastócitos, leucócitos	Vasodilatação, dor, febre
LTs	Mastócitos, leucócitos	Permeabilidade vascular aumentada, quimiotaxia, adesão de leucócitos e ativação
PAF	Leucócitos, mastócitos	Vasodilatação, permeabilidade vascular aumentada, adesão de leucócitos, quimiotaxia, desgranulação, explosão oxidativa
ERO	Leucócitos	Destruição de micróbios, dano ao tecido
NO	Endotélio, macrófagos	Relaxamento do musculo liso vascular, destruição de micróbios
Citocinas (FNT, TNF, IL-1)	Macrófagos, células endoteliais, mastócitos	Ativação local do endotélio (expressão das moléculas de adesão), febre/dor/anorexia/hipotensão/resistência vascular diminuída (choque)
Quimiocinas	Leucócitos, macrófagos ativados	Quimiotaxia, ativação de leucócitos
Derivados Plasmáticos de Proteína		
Produtos do complemento (C5a, C3a, C4a)	Plasma (produzido no fígado)	Quimiotaxia e ativação de leucócitos, vasodilatação (estímulo de mastócitos)
Quininas	Plasma (produzido no fígado)	Permeabilidade vascular aumentada, contração do músculo liso, vasodilatação, dor
Protease ativada durante a coagulação	Plasma (produzido no fígado)	Ativação endotelial, recrutamento de leucócitos

- Após a geração, os mediadores, em sua maioria, têm curta duração, sendo degradados por enzimas, restringidos por inibidores específicos, depurados por antioxidantes ou decaindo espontaneamente.

Aminas Vasoativas: Histamina e Serotonina (p. 85)

Lançados de reservas celulares pré-formadas, estes são os primeiros mediadores na inflamação; *eles causam dilatação arteriolar e permeabilidade aumentada de vênulas.*

Os mastócitos são a principal fonte de histamina; os basófilos e as plaquetas também contribuem. A liberação de mastócitos é causada por agentes físicos (p. ex., trauma, calor), reações imunes alérgicas envolvendo IgE (Cap. 6), fragmentos do complemento C3a e C5a (*anafilatoxina*), citocinas (p. ex., IL-1 e IL-8), neuropeptídios (p. ex., *substância P*) e fatores de liberação de histamina derivados de leucócitos.

A serotonina (5-hidroxitriptamina) tem atividades semelhantes à histamina; as principais fontes são as plaquetas e as células neuroendócrinas (não os mastócitos). A liberação da histamina e da serotonina pelas plaquetas é estimulada pelo contato com o colágeno, a trombina, o *adenosina difosfato* (ADP) e os complexos de antígenos-anticorpos, uma das várias ligações entre a coagulação e a inflamação.

Metabólitos de Ácido Araquidônico (p. 85)

As células ativadas liberam o *ácido araquidônico* (AA) ligado pela membrana por meio da atividade enzimática da fosfolipase A_2. O AA poli-insaturado com 20 carbonos é, então, catabolizado para gerar pequenos mediadores de lipídios (*eicosanoides*) por meio de atividades das duas grandes classes de enzima (Fig. 3-5). Os eicosanoides se ligam aos receptores da membrana acoplados à proteína G e podem mediar quase todos os aspectos da inflamação (Tabela 3-4).

Prostaglandinas (p. 86)

- As *prostaglandinas* (PGs) são produzidas por uma variedade de células, incluindo os mastócitos, os macrófagos, as células endoteliais e as plaquetas. São geradas por duas formas da enzima *ciclo-oxigenase (COX)*:

  - COX-1 pode ser induzida pela inflamação, mas também é constitutivamente expressa em vários tecidos, onde tem um papel homeostático (p. ex., equilíbrio de fluidos e de eletrólitos nos rins, citoproteção no *trato gastrointestinal [TGI]*).
  - COX-2 é induzida por estímulos inflamatórios, mas é baixa ou ausente na maioria dos tecidos normais.

- Diferentes PGs são codificadas por uma letra (p. ex., PGD, PGE), com um número subscrito indicando a quantidade de ligações duplas; cada uma é derivada da ação de uma enzima específica (algumas com distribuições restritas do tecido) em uma via intermediária.

- As plaquetas contêm a enzima *tromboxano sintase*, que gera unicamente *tromboxano* (*TxA$_2$*), um agente potente que agrega as plaquetas e um vasoconstritor.
- O endotélio carece de *tromboxano sintase*, mas apresenta *prostaciclina sintase* e, portanto, gera unicamente a *prostaciclina (PGI$_2$)*, um vasodilatador e um potente inibidor da agregação de plaquetas.
- Os mastócitos sintetizam *PGD$_2$*, causando vasodilatação, aumentando a permeabilidade vascular e recrutando neutrófilos. *PGE$_2$* tem efeitos vasodilatadores e de permeabilidade semelhantes, mas é sintetizada por uma variedade maior de células.
- *PGF$_{2\alpha}$* estimula a contração dos músculos lisos uterino e brônquico e de pequenas arteríolas.
- PGs também atuam como mediadores da dor e da febre na inflamação; portanto, *PGE$_2$* está envolvida nas febres induzidas pela citocina e é hiperalgésica, deixando a pele hipersensível aos estímulos da dor.

- LTs (p. 87) influenciam a reatividade do músculo liso e ajudam a recrutar leucócitos; são produzidos por leucócitos e mastócitos por meio da ação de *lipoxigenases*:

  - *5-lipoxigenase* é a principal forma nos neutrófilos, gerando *ácido 5-hidroxieicosatetraenoico* (5-HETE), que é quimiotático para os neutrófilos e precursor de LTs.
  - *LTB$_4$* é um agente quimiotático e ativador de neutrófilos que gera ERO e libera enzimas lisossomais.
  - *LTC$_4$*, *LTD$_4$* e *LTE$_4$* são LTs contendo cisteinil; causam vasoconstrição, broncoespasmo (importante na asma) e permeabilidade vascular aumentada.

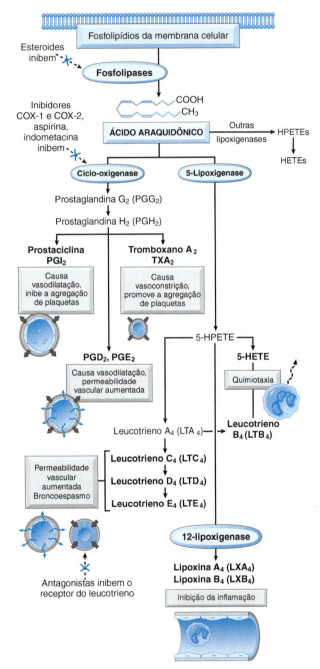

Figura 3-5 Produção de metabólitos AA e seu papel na inflamação. Repare nos pontos em que os inibidores farmacológicos podem bloquear as principais vias (denotadas com um X). COX-1, COX-2, cicloxigenases 1 e 2; HETE, *ácido hidroxieicosatetraenoico*, HPETE, *ácido hidroperoxieicosatetraenoico*.

TABELA 3-4 Ações Inflamatórias dos Principais Metabólitos de Ácido Araquidônico (Eicosanoides)

Ação	Eicosanoide
Vasodilatação	PGI_2 (prostaciclina), PGE_1, PGE_2, PGD_2
Vasoconstrição	TxA_2, LTs, C_4, D_4, E_4
Permeabilidade vascular aumentada	LTs, C_4, D_4, E_4
Quimiotaxia, adesão do leucócito	LT B_4, HETE

- *As lipoxinas* (p. 87) também são geradas pela via da lipoxigenase; no entanto, esses metabólitos AA inibem a adesão e a quimiotaxia do neutrófilo, reduzindo, portanto, o recrutamento de leucócitos. Não são comuns porque são necessárias duas populações celulares para a síntese; produzem moléculas do precursor que são, então, convertidas em lipoxinas pelas plaquetas.

Inibidores Farmacológicos de Prostaglandinas e Leucotrienos *(p. 87)*

- Os *inibidores de COX* incluem a aspirina e outras drogas anti-inflamatórias (NSA-DIs); bloqueando a síntese de PG, esses inibidores reduzem a dor e a febre. A maioria dos NSAIDs inibe ambas as isoformas de COX. A aspirina acetila as proteínas, enquanto outros NSAIDs são tipicamente reversíveis. COX-1 é expressa em uma variedade de tecidos, gerando PGs que influenciam não só a inflamação, mas também as funções homeostáticas, como o equilíbrio de fluido e de eletrólito nos rins e citoproteção gástrica. COX-2 tem um padrão um pouco diferente de expressão e gera PGs primariamente envolvidas apenas na inflamação, conduzindo, portanto, a geração de inibidores seletivos de COX-2. No entanto, as distinções não são absolutas; COX-2 também tem um papel na homeostase normal. Além disso, os inibidores de COX-2 parecem aumentar o risco cardiovascular e cerebrovascular; comprometem a produção de PGI_2, enquanto deixam intacta a produção de TxA_2 mediada por COX-1 plaquetária.
- *Lipoxigenase e antagonistas do receptor LT.* 5-lipoxigenase não é afetada por NSAIDs; novos agentes que inibem a produção de LT são úteis para tratar a asma, já que são drogas mais novas que bloqueiam os receptores de LT.
- *Corticosteroides* são agentes anti-inflamatórios de amplo espectro que reduzem a transcrição da codificação de genes COX-2, fosfolipase A_2, citocinas pró-inflamatórias (p. ex., IL-1 e TNF) e iNOS.
- *Modificações na dieta (p. ex., determinados ácidos poli-insaturados no óleo de peixe)* podem reduzir a inflamação fazendo-se conversão para produtos de lipídios anti-inflamatórios em vez de PGs e LTs pró-inflamatórios.

Citocinas e Quimiocinas *(p. 88 e Cap. 6)*

Citocinas são proteínas produzidas principalmente por linfócitos ativados e macrófagos (mas também pelas células endoteliais, epiteliais e do tecido conjuntivo), que modulam a função de outros tipos de célula. As *quimiocinas* são citocinas que também estimulam o movimento de leucócitos (quimiotaxia) (Tabela 3-5).

Fator de Necrose Tumoral e Interleicina-1 *(p. 88)*

Produzidos primariamente por macrófagos ativados, estas são duas das mais importantes citocinas mediando a inflamação. Afetam o endotélio, o leucócito e a ativação do fibroblasto, bem como induzem as respostas sistêmicas (Fig. 3-6).

TABELA 3-5 Citocinas na Inflamação

Citocina	Principais Fontes	Principais Ações na Inflamação
Na Inflamação Aguda		
TNF	Macrófagos, mastócitos, linfócitos T	Estimula a expressão das moléculas de adesão endotelial e secreção de outras citocinas; efeitos sistêmicos
IL-1	Macrófagos, células endoteliais, algumas células epiteliais	Semelhante a TNF; maior papel na febre
IL-6	Macrófagos, outras células	Efeitos sistêmicos (resposta da fase aguda)
Quimiocinas	Macrófagos, células endoteliais, linfócitos T, mastócitos, outros tipos de células	Recrutamento de leucócitos aos locais de inflamação; migração de células em tecidos normais
IL-17	Linfócitos T	Recrutamento de neutrófilos e monócitos
Na Inflamação Crônica		
IL-12	Células dendríticas, macrófagos	Produção aumentada de IFN-γ
IFN-γ	Linfócitos T, células NK	Ativação de macrófagos (maior capacidade para matar micróbios e células tumorais)
IL-17	Linfócitos T	Recrutamento de neutrófilos e de monócitos

As citocinas mais importantes envolvidas nas reações inflamatórias aparecem na lista. Muitas outras citocinas podem desempenhar um papel menor na inflamação. Há, também, uma considerável sobreposição entre as citocinas envolvidas na inflamação aguda e crônica. Em especial, todas as citocinas listadas na inflamação aguda também podem contribuir para as reações inflamatórias crônicas.
IFN-γ, Interferon-γ; células NK, células *natural killer*.

- A secreção é estimulada pela endotoxina, pelos complexos imunológicos, pelas toxinas, pela lesão física e por uma variedade de produtos inflamatórios.
- A ativação do endotélio aumenta a expressão das moléculas de adesão e dos mediadores químicos (p. ex., citocinas, quimiocinas, fatores de crescimento, eicosanoides e NO), das enzimas associadas à remodelagem da matriz e da trombogenicidade endotelial.
- IL-1 e TNF induzem *respostas sistêmicas da fase aguda* associadas à infecção ou à lesão, febre, anorexia, letargia, neutrofilia e liberação de corticotropina e corticosteroides.
- O TNF também *regula a massa corporal* promovendo a mobilização de lipídios e de proteína e suprimindo o apetite. As elevações prolongadas no TNF (p. ex., devido à neoplasia ou a infecções crônicas) contribuem, portanto, para a *caquexia*, um estado patológico caracterizado pela perda de peso e pela anorexia.

Quimiocinas (p. 89)

As quimiocinas são uma família (> 40 conhecidas) de pequenas proteínas expressas por múltiplos tipos de célula que agem primariamente como quimioatraentes e ativadores de leucócitos. As quimiocinas são classificadas em quatro classes principais, de acordo com o arranjo de resíduos conservados de *cisteína* (C):

- As *quimiocinas CXC* têm o resíduo de aminoácido separando os dois primeiros resíduos conservados de cisteína; a principal atividade envolve o recrutamento de neutrófilos. IL-8 é típica desse grupo; é produzida por macrófagos e por células endoteliais após a ativação por TNF e IL-1 ou por produtos microbianos.

Inflamação e Reparo • 79

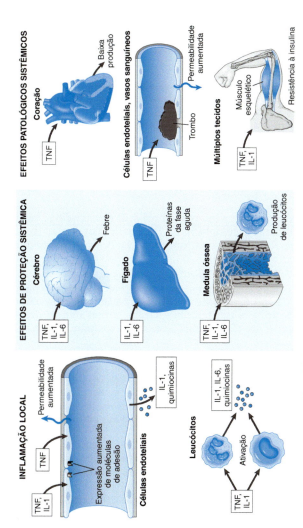

Figura 3-6 Principais papéis das citocinas na inflamação aguda.

80 · Patologia Geral

- As *quimiocinas CC* têm os dois primeiros resíduos conservados adjacentes de cisteína. Essas (p. ex., *proteína quimioatraente de monócitos-1*), em geral, recrutam monócitos, eosinófilos, basófilos e linfócitos, mas não neutrófilos. Embora muitas quimiocinas nesta classe tenham propriedades que se sobrepõem, a *eotaxina* recruta os eosinófilos de forma seletiva.
- As *quimiocinas C* carecem de duas das quatro cisteínas conservadas; estas são relativamente específicas para os linfócitos (p. ex., *linfotatctina*).
- A única *quimiocina* CX_3C conhecida é a *fractalina*, que tem duas formas: uma proteína ligada à superfície endotelial (promove uma firme adesão de mononucleares) ou uma forma solúvel – derivada da proteólise da forma ligada à membrana (células mononucleares quimioatraentes).

As quimiocinas atuam como mediadoras das atividades ligando-se aos receptores conectados à proteína G (> 20 conhecidas), designado CXCR para as quimiocinas CXC e CCR para as quimiocinas CC. As células tipicamente expressam mais do que um tipo de receptor. Há, também, a "promiscuidade" do ligante do receptor; portanto, muitos ligantes diferentes de quimiocina podem se ligar ao mesmo receptor, e múltiplos receptores podem se ligar ao mesmo ligante.

Outras Citocinas na Inflamação Aguda (p. 90)

A lista é longa e cresce. No entanto, duas se destacam:

- IL-6: sintetizadas por macrófagos (em sua maioria) e envolvida em locais e respostas inflamatórias sistêmicas múltiplas (p. ex., respostas da fase aguda).
- IL-17: composta de linfócitos T e envolvida no recrutamento de neutrófilos.

Sistema Complemento (p. 90; Fig. 3-7)

- O sistema do complemento compreende > 20 proteínas; as mais importantes são numeradas de C1 a C9. Sintetizadas pelo fígado, circulam no plasma como precursores inativos que são ativados pela proteólise. Os fragmentos ativados do complemento são, em si, proteases que clivam outras proteínas do complemento em uma cascata de amplificação.
- O passo mais importante para as atividades biológicas do complemento é a ativação do componente C3. A clivagem de C3 pode ocorrer por meio de três possíveis mecanismos: a *via clássica*, ativada pela ligação de C1 aos complexos antígeno-anticorpo; a *via alternativa*, ativada (na ausência de anticorpos) por moléculas superficiais microbianas (p. ex., endotoxina), polissacarídeos complexos ou veneno de cobra; e a *via da lectina*, em que C1 é ativado por carboidratos do micróbio que interagem com as lectinas que se ligam à manose.
- A clivagem de C3 resulta em fragmentos funcionalmente distintos: C3a e C3b. O primeiro é liberado enquanto o segundo se torna covalentemente anexado ao local em que o complemento está sendo ativado. C3b e outros fragmentos do complemento combinam para clivar C5 nas partes C5a e C5b.
- As funções biológicas do complemento recaem em três categorias gerais: *lise celular*, *inflamação* e *opsonização*.

  - *Lise celular:* C5b se liga aos componentes tardios (C6 a C9), culminando na formação do *complexo de ataque à membrana* (MAC, composto de múltiplas moléculas C9), que fazem furos nas membranas das células.
  - Inflamação:
    - C3a e C5a (chamadas de *anafilatoxinas*) estimulam a liberação de histamina dos mastócitos e, portanto, aumentam a permeabilidade vascular e a vasodilatação.

Inflamação e Reparo 81

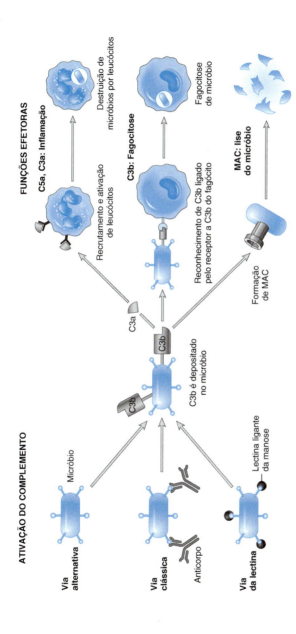

Figura 3-7 Ativação e funções do sistema de complemento. A ativação do complemento por diferentes vias leva à clivagem de C3. As funções do sistema de complemento são mediadas por produtos de quebra de C3 e outras proteínas do complemento e pelo MAC.

82 Patologia Geral

- C5a ativa o metabolismo do araquidonato, causando a liberação adicional do mediador inflamatório.
- C5a é um poderoso quimioatraente de leucócitos.
- *Opsonização*: a ligação de C3b – ou seu produto de degradação "inativo" iC3b – promove a fagocitose por neutrófilos e macrófagos por meio de receptores específicos de C3b.
- A ativação do complemento é fortemente regulada por proteínas circulantes associadas à célula.
- O *inibidor de C1* bloqueia a ativação de C1; a deficiência leva ao *angioedema hereditário*.
- Proteínas ancoradas pela membrana ligada ao *glicofosfatidilinositol* (GFI, GPI):
- O *fator acelerador do decaimento* (DAF) previne a formação da C3 convertase.
- CD59 inibe a formação de MAC.
- As deficiências adquiridas na enzima que produz o ligante GPI levam à expressão deficiente de DAF e de CD59 e à ativação do complemento excessivo com a lise do eritrócito (*hemoglobinúria paroxística noturna*).

Outros Mediadores da Inflamação (p. 91)

Fator de Ativação Plaquetária (p. 91)

O *fator de ativação plaquetária* (FAP, PAF) é um mediador derivado de fosfolipídios produzido por mastócitos, plaquetas, leucócitos e endotélio. Além da agregação de plaquetas e da liberação granular (daí o nome), o PAF pode eliciar a maioria das reações vasculares e celulares da inflamação: vasodilatação e permeabilidade vascular aumentada (100 a 10.000 vezes mais potente do que a histamina), broncoconstrição, adesão aumentada de leucócitos, quimiotaxia e explosão oxidativa.

Produtos da Coagulação (p. 91)

Os *receptores ativados por protease* (PARs), expressos nas plaquetas e nos leucócitos, são ativados pela trombina (a protease que cliva o fibrogênio para produzir a fibrina na cascata de coagulação).

Quininas (p. 91)

As quininas são peptídeos vasoativos derivados do *quininogênio*, uma proteína plasmáticas; as calicreínas clivam *quininogênios de alto peso molecular* para produzir *bradicininas*, um produto que aumenta a permeabilidade vascular, a contração do músculo liso, a dilatação do vaso sanguíneo e a dor.

Neuropeptídeos (p. 91)

Os neuropeptídeos são peptídeos pequenos (p. ex., substância P e neurocinina A) secretados por nervos sensoriais e vários leucócitos; podem iniciar e regular respostas inflamatórias, incluindo a transmissão de dor.

Padrões Morfológicos da Inflamação Aguda (p. 92)

Embora todas as reações inflamatórias agudas sejam caracterizadas por mudanças vasculares e infiltração leucocitária, as mudanças morfológicas distintivas podem se sobrepor sugerindo uma causa específica subjacente.

Inflamação Serosa (p. 92)

A inflamação serosa é marcada pelos transudatos de fluidos, refletindo moderadamente a permeabilidade vascular aumentada. Tais acúmulos nas cavidades pericárdicas, pleurais e peritoneais são chamados de efusões; o fluido seroso também pode acumular em outro lugar (p. ex., bolhas provocadas por queimadura na pele).

Inflamação Fibrinosa (p. 92)

A inflamação fibrinosa é um aumento mais acentuado na permeabilidade vascular, com exsudatos contendo grandes quantidades de fibrinogênio. Este é convertido para a fibrina por meio da ativação do sistema de coagulação. O envolvimento das superfícies serosas (p. ex., o pericárdio ou a pleura) é chamado de *pericardite fibrinosa* ou *pleurite*. Os exsudatos fibrinosos podem ser resolvidos por fibrinólise e limpeza de resíduos de macrófagos. Os exsudatos maiores que não podem ser limpos serão convertidos em uma cicatriz fibrosa (*organização*) pelo crescimento local de vasos e de fibroblastos.

Inflamação Purulenta (Supurativa) e Abcesso (p. 93)

Esse padrão é caracterizado por exsudatos purulentos (*pus*) que consistem de neutrófilos, células necróticas e edema. Um *abcesso* é uma coleção localizada da inflamação purulenta acompanhada pela necrose liquefativa, em geral em um local de proliferação bacteriana. Com o tempo, as bactérias podem ser segregadas e, então, organizadas em uma cicatriz fibrosa.

Úlceras (p. 93)

As úlceras são erosões locais de superfícies epiteliais produzidas pelo desprendimento do tecido necrótico inflamado (p. ex., úlceras gástricas).

Desfechos da Inflamação Aguda (p. 94)

A inflamação aguda será afetada pela natureza e intensidade da lesão, pelo tecido envolvido e pela responsividade do hospedeiro; o processo tem um de três desfechos gerais:

- *Resolução completa*, com a regeneração de células nativas e a restauração da normalidade.
- *Cura pela substituição do tecido conjuntivo (fibrose)*, que ocorre após uma destruição substancial do tecido, quando a inflamação acontece em tecidos não regeneradores, ou em um local de exsudação abundante da fibrina (também chamada de *organização*).
- *Progressão para a inflamação crônica.*

Resumo da Inflamação Aguda (p. 95)

Quando encontrar um agente que possa provocar lesão (p. ex., micróbios ou células mortas), os fagócitos tentam eliminar esses agentes e secretam citocinas, PGs, LTs e outros mediadores. Estes agem sobre as células das paredes vasculares para induzir a vasodilatação e sobre as células epiteliais especificamente para promover o efluxo plasmático e mais recrutamento de leucócitos. Os leucócitos recrutados são ativados e irão fagocitar os agentes ofensivos lesivos, bem como produzir mediadores adicionais. À medida que o agente lesivo é eliminado, os mecanismos contrarregulatórios anti-inflamatórios extinguem o processo e o hospedeiro retorna para o estado normal de saúde. Se o agente lesivo não puder ser efetivamente eliminado, o resultado poderá ser uma inflamação crônica.

Inflamação Crônica (p. 95)

A inflamação crônica é um processo prolongado (semanas ou meses) em que a inflamação ativa, a destruição do tecido e a cura procedem simultaneamente. A inflamação ocorre:

- Como parte do processo normal de cura, após a inflamação aguda.
- Devido à persistência de um estímulo incitante ou a surtos repetidos de inflamação aguda.
- Como uma resposta lenta e de baixa qualidade *sem* inflamação aguda anterior.

Causas da Inflamação Crônica (p. 95)

- Infecção persistente por micróbios intracelulares (p. ex., bacilos da tuberculose, vírus) de baixa toxicidade direta, mas capazes de evocar respostas imunológicas.
- Doenças de hipersensibilidade, em particular reações direcionadas contra o próprio organismo (p. ex., doenças autoimunes) ou respostas anormalmente reguladas à flora do hospedeiro (doença inflamatória do intestino) ou substâncias ambientais benignas (alergia) (Cap. 6).
- Exposição prolongada a substâncias exógenas potencialmente tóxicas (p. ex., sílica, causando silicose pulmonar) ou substâncias endógenas (p. ex., lipídios causando aterosclerose).
- Doenças que não são convencionalmente consideradas inflamatórias (p. ex., doenças neurodegenerativas [doença de Alzheimer], síndrome metabólica e cânceres potencialmente desencadeados por uma inflamação).

Recursos Morfológicos (p. 95)

Em contraste à inflamação aguda – caracterizada por alterações vasculares, edema e infiltração neutrofílica – a inflamação crônica é caracterizada por:

- *Infiltração com células inflamatórias mononucleares,* incluindo macrófagos, linfócitos e células plasmáticas.
- *Destruição do tecido,* induzida por lesão persistente e/ou por inflamação.
- Tentativas *de cura pela substituição do tecido conjuntivo*, por meio da proliferação vascular (*angiogênese*) e pela fibrose.

Células e Mediadores na Inflamação Crônica (p. 96)

Papel dos Macrófagos (p. 96)

Os macrófagos têm um papel celular dominante na inflamação crônica:

- Os macrófagos derivam de monócitos em circulação induzidos para emigrar através do endotélio pelas quimiocinas. Após alcançar o tecido extravascular, os monócitos se transformam em macrófagos fagocitários.
- Os macrófagos são ativados por meio de citocinas produzidas pelas células T ativadas por fatores imunológicos (em especial IFN-γ) ou não imunológicos (p. ex., endotoxina). Dependendo da natureza do estímulo (p. ex., IFN-γ *versus* IL-4), os macrófagos são ativados ao longo de duas trajetórias:
  - Macrófagos *clássicos* (*M1*) são induzidos por produtos microbianos, IFN-γ ou por substâncias estranhas, incluindo cristais; eles secretam citocinas pró-inflamatórias, produzem NO e ERO e aumentam as enzimas lisossomais para aumentar a capacidade microbicida.
  - Os macrófagos *alternativos* (*M2*) são ativados por IL-4 e IL-13 e conduzem o processo de reparo da ferida por meio da produção de mediadores que causam a proliferação de fibroblastos, a produção do tecido conjuntivo e a angiogênese (Fig. 3-8).

Inflamação e Reparo 85

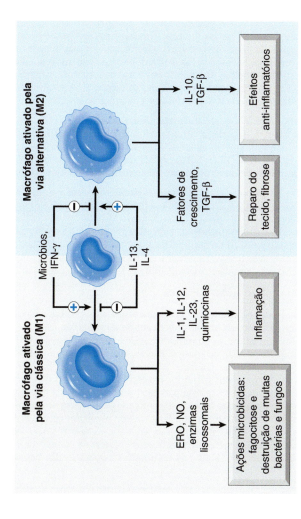

Figura 3-8 Ativação dos macrófagos pelas vias clássica e alternativa. Estímulos diferentes ativam os monócitos/macrófagos para o desenvolvimento de populações distintas do ponto de vista funcional. Os macrófagos ativados pela via clássica são induzidos por produtos microbianos e citocinas, em particular IFN-γ. Eles fagocitam e destroem os micróbios e os tecidos mortos e podem potencializar as reações inflamatórias. Na via alternativa, os macrófagos ativados são induzidos por outras citocinas e são importantes no reparo do tecido e na resolução da inflamação.

86 ● Patologia Geral

- Embora os produtos do macrófago sejam importantes para a defesa do hospedeiro, alguns mediadores induzem o dano do tecido. Estes incluem ERO e NO, que são tóxicos para a célula, e as proteases que degradam MEC.
- Na inflamação de curta duração com a eliminação do estímulo inicial, os macrófagos são eliminados ou saem através dos vasos linfáticos de forma relativamente rápida. Na inflamação crônica, o acúmulo de macrófagos persiste pelo recrutamento contínuo de monócitos e pela proliferação local.

Papel dos Linfócitos *(p. 98)*

Os linfócitos, ativados por antígenos microbianos e outros antígenos do ambiente, amplificam e propagam a inflamação crônica. Os linfócitos e os macrófagos interagem em uma via bidirecional (Fig. 3-9): macrófagos ativados apresentam antígenos até a célula T e também influenciam a ativação da célula T por meio de moléculas superficiais e de citocinas (p. ex., IL-12). Há três grandes populações de células T CD4+ que apresentam perfis distintos de citocina e eliciam diferentes tipos de inflamação (Cap. 6).

- As células T_H1 produzem IFN-γ, ativando macrófagos M1.
- As células T_H2 secretam IL-4, IL-5 e IL-10; estas recrutam e ativam eosinófilos e ativam macrófagos M2.
- As células T_H17 secretam IL-17 (e outras citocinas), conduzindo a produção de quimiocinas responsáveis pelo recrutamento de neutrófilos (e de monócitos).

As células T_H1 e T_H17 ajudam a combater muitas bactérias e vírus e contribuem para doenças autoimunes. As células T_H2 defendem contra parasitas helmintos e contribuem para a inflamação alérgica.

Os linfócitos B ativados e os plasmócitos em geral estão presentes em locais de inflamação crônica; os anticorpos são potencialmente específicos para os antígenos persistentes (estranhos ou próprios – autoantígenos) ou podem ser direcionados contra os componentes alterados do tecido. No entanto, sua especificidade e sua importância não estão claras.

Outras Células na Inflamação Crônica *(p. 98)*

- Os *eosinófilos* são característicos de reações imunes mediadas por IgE e nas infecções parasíticas. O recrutamento de eosinófilos depende da *eotaxina*, uma quimiocina CC. Os eosinófilos têm grânulos contendo *proteína básica principal* (PBP, *MBP*), uma molécula catiônica que é tóxica para parasitas, mas que também realiza a lise do epitélio de mamíferos (Cap. 6).
- Os *mastócitos* são amplamente distribuídos em tecidos conjuntivos e participam da inflamação crônica e aguda. Eles expressam os receptores da superfície que ligam a fração Fc de IgE. Nas reações agudas, a ligação de antígenos específicos a esses anticorpos IgE leva à degranulação dos mastócitos e à liberação do mediador (p. ex., histamina). Esse tipo de resposta ocorre durante as reações anafiláticas a alimentos, ao veneno de insetos ou a drogas (Cap. 6). Os mastócitos ativados também secretam uma variedade de citocinas que podem ter atividades pró-inflamatórias ou anti-inflamatórias.

Inflamação Granulomatosa *(p. 99)*

Essa forma distintiva de inflamação crônica é caracterizada pelos acúmulos focais dos macrófagos ativados (*granulomas*); a ativação de macrófagos se reflete pelo aumento e achatamento das células (os chamados macrófagos *epitelioides*).

- Os nódulos dos macrófagos epitelioides na inflamação granulomatosa são rodeados por um colar de linfócitos que desenvolvem fatores necessários para induzir a ativação de macrófagos. Os macrófagos ativados podem se fundir para formar *células gigantes* com múltiplos núcleos, e a necrose central pode estar presente em alguns granulomas (em especial de causas infecciosas). Os granulomas mais velhos podem ser rodeados pela fibrose.

Inflamação e Reparo 87

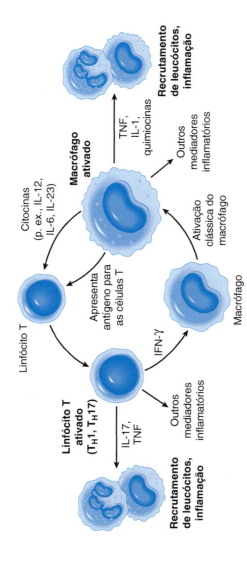

Figura 3-9 Interações entre macrófago-linfócito na inflamação crônica. As células T ativadas produzem citocinas que recrutam macrófagos (FNT, TNF, IL-17, quimiocinas) e outras que ativam macrófagos (IFN-γ). Os macrófagos ativados, por sua vez, estimulam células T apresentando antígenos e citocinas da via, como IL-12.

Patologia Geral

- Os *granulomas de corpo estranho* são incitados por partículas que não podem ser prontamente fagocitadas por um único macrófago, mas não eliciam uma resposta imunológica específica (p. ex., sutura ou talco).
- Os *granulomas imunológicos* são formados por respostas imunológicas mediadas por células T a antígenos precariamente degradados. IFN-γ de células T ativadas causa a transformação do macrófago em células epitelioides e a formação de células gigantes com múltiplos núcleos. O granuloma imunológico prototípico é causado pelo bacilo da tuberculose; nesse cenário, o granuloma é chamado de tubérculo e exibe de forma clássica a *necrose caseosa central*.
- A *inflamação granulomatosa* é uma reação inflamatória distintiva com relativamente poucas possíveis causas (embora importantes).

- Etiologias infecciosas: tuberculose, lepra, sífilis, doença de arranhadura do gato, esquistossomose, determinadas infecções fúngicas.
- Causas inflamatórias: arterite temporal, doença de Chron, sarcoidose.
- Partículas inorgânicas: silicose, beriliose.

Efeitos Sistêmicos da Inflamação (p. 101)

As alterações sistêmicas associadas à inflamação são coletivamente chamadas de resposta da fase aguda ou – em casos graves – de *síndrome da resposta inflamatória sistêmica* (SRIS). Elas representam respostas a citocinas produzidas por produtos bacterianos (p. ex., endotoxina) ou por outros estímulos inflamatórios. A resposta da fase aguda consiste de algumas alterações clínicas graves e de mudanças patológicas:

- *Febre:* a elevação da temperatura (1 a 4ºC) ocorre em resposta a *pirogênios* – substâncias que estimulam a síntese de PG no hipotálamo. Por exemplo, a endotoxina estimula a liberação de leucócitos de IL-1 e TNF, que aumentam a produção de COX de PGs. No hipotálamo, PGE_2 estimula os sinais secundários intracelulares (p. ex., monofosfato de adenosina cíclico [cAMP]), que restauram o ponto inicial da temperatura. A aspirina reduz a febre inibindo a atividade de COX para bloquear a síntese de PG.
- *As proteínas da fase aguda* são plasmáticas, a maioria de origem hepática; a síntese delas aumenta centenas de vezes em resposta a estímulos inflamatórios (p. ex., citocinas, como IL-6 e TNF). Estas incluem a proteína reativa C (CRP), o fibrogênio e a proteína amiloide sérica A (SAA). CRP e SAA se ligam às paredes celulares microbianas agindo como opsoninas e fixando o complemento; também ajudam a eliminar os núcleos celulares necróticos e a mobilizar o armazenamento de metabólitos. O fibrinogênio elevado leva ao aumento da agregação de eritrócitos (aumentando a *velocidade de hemossedimentação* no teste *ex vivo*). A hepcidina é outro reagente da fase aguda responsável por regular a liberação de reservas de ferro intracelulares; a hepcidina cronicamente elevada é responsável pela anemia ferropriva associada à inflamação crônica (Cap. 14).
- A *leucocitose* (aumento de células brancas no sangue periférico) é comum nas reações inflamatórias; há uma liberação acelerada de células da medula óssea, tipicamente com neutrófilos imaturos no sangue (chamado de *desvio à esquerda*). A infecção prolongada também induz a proliferação dos percursores da medula óssea por causa da produção aumentada do *fator estimulador de colônias* (FEC, CSF). A contagem de leucócitos, em geral, pula de 15.000 para 20.000 células/µL, mas pode alcançar níveis extraordinariamente elevados de 40.000 para 100.000 células/mL (denominadas *reação leucemoide*). As infecções bacterianas tipicamente aumentam o número de neutrófilos (*neutrofilia*); as virais aumentam o número de linfócitos (*linfocitose*); as infestações parasíticas e as doenças alérgicas estão associadas ao aumento de eosinófilos (*eosinofilia*).

Determinadas infecções (febre tifoide, *rickettsia* e alguns vírus e protozoários) estão associadas à diminuição das células brancas em circulação (*leucopenia*).

- *Outras manifestações da resposta da fase aguda*: aumento da frequência cardíaca e da pressão arterial; diminuição da sudorese (devido ao fluxo sanguíneo desviado dos leitos vasculares cutâneos àqueles profundos); tremor, calafrio, anorexia, sonolência e mal-estar, todos atribuídos aos efeitos da citocina sobre o *sistema nervoso central (SNC)*.
- Na *sepse*, os organismos e/ou a endotoxina podem estimular a produção de quantidades enormes de algumas citocinas, notavelmente TNF e IL-1. Níveis elevados dessas resultam em uma tríade de *coagulação intravascular disseminada (CIVD)*, distúrbios metabólicos e insuficiência cardiovascular, descrita como choque séptico (Cap. 4).

Reparo do Tecido (p. 102)

Visão Geral do Reparo do Tecido (p. 102)

Alguns tecidos podem ser completamente reconstituídos após uma lesão (p. ex., o osso após uma fratura ou o epitélio após uma ferida superficial na pele). Tal regeneração pode ocorrer por meio da proliferação de células adjacentes de sobrevivência ou pela atividade das células tronco do tecido.

No entanto, na maioria dos casos, a capacidade de restauração é limitada e a lesão grave do tecido que resulta em um dano extensivo dos elementos do parênquima e/ou dos elementos estromais não pode curar por regeneração. Nesse cenário, uma resposta fibroproliferativa (também chamada de *fibrose*) deposita colágeno e outros componentes da MEC (*cicatriz*) que "remendam" em vez de recuperar um tecido. A resolução dos exsudatos inflamatórios também leva à fibrose, um processo chamado de *organização*.

Na maioria dos casos, a cura é uma combinação da regeneração e da cicatrização; o resultado será afetado por: (1) capacidade proliferativa do tecido danificado; (2) integridade da MEC; e (3) a cronicidade da inflamação associada.

Regeneração Tecidual e Celular (p. 103)

Proliferação Celular: Sinais e Mecanismos de Controle (p. 103)

Múltiplos tipos de célula se proliferam durante o reparo do tecido, incluindo as remanescentes do tecido lesionado, as endoteliais (*angiogênese* para fornecer os nutrientes necessários para o reparo) e os fibroblastos (fonte da MEC da cicatriz). A habilidade das células que não são fibroblastos nem endoteliais de restaurar o tecido normal depende da capacidade proliferativa intrínseca:

- *Tecidos lábeis ou instáveis (que se dividem continuamente)*: tais células são constantemente substituídas pela proliferação de células maduras e/ou maturação de células-tronco do tecido. Os exemplos incluem as células hematopoiéticas da medula e a maior parte do epitélio superficial (p. ex., pele, cavidade oral, ductos drenando os órgãos exócrinos, trato GI e trato urinário).
- *Tecidos estáveis*: tais células são quiescentes (em G_0 do ciclo celular) com a atividade proliferativa basal mínima. No entanto, elas podem se dividir após uma lesão ou perda da massa tecidual. Os exemplos incluem a maioria do parênquima tecidual sólido (p. ex., fígado, rim e pâncreas, bem como células endoteliais, fibroblastos e células do músculo liso).
- *Tecidos permanentes*: Essas células são terminalmente diferenciadas e não proliferativas na vida após o nascimento (p. ex., cardiomiócitos e a maioria dos neurônios). Embora haja replicação limitada de células-tronco e diferenciação no coração e no cérebro, é insuficiente produzir qualquer regeneração tecidual significativa. Sendo assim, as lesões cardíaca e cerebral são tipicamente irreversíveis, resultando em cicatriz. O músculo esquelético, em geral, também é classificado como "permanente", mas as células-satélite fixadas à bainha endomisial fornecem alguma capacidade regenerativa para o músculo.

A proliferação da célula é conduzida por fatores de crescimento (sintetizados por macrófagos, células epiteliais e estromais) e sinais derivados de interações da integrina com a MEC (Cap. 1); alguns fatores de crescimento até se ligam a proteínas da MEC, nas quais podem aparecer em altas concentrações.

Mecanismos de Regeneração de Tecidos (p. 103)

- Em tecidos lábeis, as células lesionadas são rapidamente substituídas por meio da proliferação de células residuais e da diferenciação das células-tronco teciduais – desde que a membrana de base subjacente esteja intacta. A perda de células sanguíneas é corrigida pela proliferação de células-tronco hematopoiéticas, guiadas por fatores de crescimento chamados CSFs.
- A regeneração do tecido no parênquima composto em sua maior parte de populações celulares, em geral, é limitada; o pâncreas, as glândulas adrenais, a tireoide e o pulmão têm alguma capacidade regenerativa e a nefrectomia elicia uma hipertrofia compensatória e a hiperplasia das células do ducto proximal no rim remanescente. A exceção é o fígado, que tem uma capacidade regenerativa extraordinária (ver mais adiante).
- Independentemente da capacidade de proliferação, o dano tecidual extensivo leva a uma regeneração incompleta, acompanhado de cicatrização. Assim, um abcesso no fígado levará à formação de cicatriz, embora as células remanescentes dele tenham capacidade de regenerar.

Regeneração Hepática (p. 104)

A regeneração do fígado ocorre por meio de dois mecanismos principais: a proliferação dos hepatócitos remanescentes e a repopulação das células progenitoras.

- *A proliferação dos hepatócitos após a hepatectomia parcial:* a ressecção de até 90% do fígado pode ser corrigida pela proliferação residual de hepatócitos desencadeada por citocinas e por fatores de crescimento de polipeptídios (Fig. 3-10).
- Na primeira fase, as citocinas, como IL-6 (das células Kupffer), tornam os hepatócitos remanescentes capazes de responder aos sinais do fator de crescimento.
- Na segunda fase, os fatores de crescimento, como o *fator de crescimento do hepatócito* (FCH, HGF) e TGF-α, agem sobre os hematócitos preparados para estimular a entrada no ciclo celular.

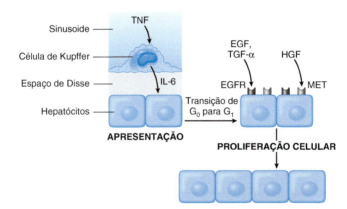

Figura 3-10 Regeneração do fígado por meio da proliferação dos hepatócitos. Após a hepatectomia parcial, o fígado se regenera por meio da proliferação das células sobreviventes. O processo ocorre em estágios, incluindo apresentação, seguida da proliferação induzida pelo fator de crescimento. Os principais sinais envolvidos nessas etapas são mostrados. Uma vez recuperada a massa do fígado, a proliferação termina (não mostrado). EGF, *fator de crescimento epidérmico;* EGFR, *receptor do fator de crescimento epidérmico;* MET, *receptor do fator de crescimento do hepatócito.*

- A onda de replicação de hematócitos é seguida da replicação de células não parenquimatosas (células de Kupffer, células endoteliais e células estreladas [células de Ito]).
- Na fase final, os hepatócitos retornam à quiescência; as citocinas antiproliferativas da família TGF-β provavelmente estão envolvidas.
- *Regeneração do fígado pelas células progenitoras*: quando a capacidade de proliferação dos hepatócitos é comprometida (lesão crônica no fígado ou inflamação), as células progenitoras do fígado (em nichos especializados chamados *canais de Hering*) contribuem para a repopulação.

Reparo por Deposição de Tecido Conjuntivo (p. 105)

Etapas na Formação da Cicatriz (p. 105; Fig. 3-11)

Os macrófagos (a maioria do tipo M2) têm um papel central no reparo ao remover os agentes ofensivos e o tecido morto, fornecendo fatores de crescimento para a proliferação

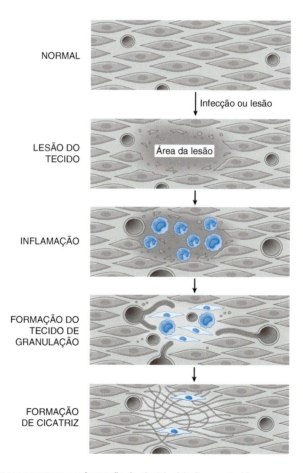

Figura 3-11 Etapas no reparo por formação de cicatriz. A lesão a um tecido, como um músculo (que tem capacidade regenerativa limitada), primeiro induz a inflamação, que limpa as células mortas e os micróbios. Isso é seguido pela formação do tecido de granulação vascularizado e, então, pela deposição da MEC para formar a cicatriz.

Patologia Geral

celular e secretando citocinas que estimulam a proliferação de fibroblastos e a síntese e deposição do tecido conjuntivo. O reparo começa dentro do período de 24 horas após a lesão; em três a cinco dias, o tecido de granulação fica aparente:

- *Angiogênese* é a formação de novos vasos sanguíneos; estes não são vedados (responsáveis pelo edema nas feridas que estão curando) por causa das junções endoteliais e porque VEGF (*fator de crescimento do hepatócito*) aumenta a permeabilidade vascular.
- O *tecido de granulação* se forma por meio da migração e da proliferação de fibroblastos e da deposição do tecido conjuntivo frouxo, combinado a novos vasos e aos leucócitos espalhados. A quantidade do tecido de granulação depende do tamanho do déficit tecidual criado pela ferida e da intensidade da inflamação.
- *Remodelamento do tecido conjuntivo*. A quantidade do tecido conjuntivo aumenta progressivamente no tecido de granulação, formando uma cicatriz que pode se remodelar ao longo do tempo.

Angiogênese (p. 106)

A angiogênese é o processo do surgimento de novos vasos sanguíneos a partir de vasos existentes (Fig. 3-12):

- Vasodilatação em resposta a NO (óxido nítrico) e permeabilidade aumentada em resposta a VEGF.
- Separação de pericitos da parede dos vasos e ruptura da membrana basal permitindo o surgimento do broto vascular.
- Migração de células endoteliais em direção à área de lesão do tecido.
- Proliferação de células endoteliais.
- Remodelagem em tubos capilares.
- Recrutamento de células periendoteliais (pericitos para capilares pequenos e células do músculo liso para vasos maiores).
- Supressão da proliferação e migração endotelial e deposição da membrana basal.

Sinalização na Angiogênese

- O *VEGF* (a maioria VEGF-A) estimula a migração e a proliferação de células endoteliais; os *fatores de crescimento do fibroblasto* (FCF, FGFs), principalmente FGF-2, também estimulam a proliferação de células endoteliais, bem como promovem a migração de macrófagos, células epiteliais e fibroblastos.
- As *angiopoietinas 1 e 2* (Ang 1 e Ang 2) conduzem à maturação estrutural de novos vasos recrutando pericitos e células do músculo liso e conduzindo a deposição do tecido conjuntivo; Ang 1 interage com o receptor de tirosina quinase sobre as células endoteliais chamadas Tie2. PDGF e TGF-β também participam do processo de estabilização.
- A *sinalização notch* regula o brotamento e a ramificação de novos vasos, assegurando o espaçamento apropriado para efetivamente fornecer os tecidos de cura.
- As proteínas de MEC contribuem por meio de interações com os receptores de integrina nas células endoteliais e ao proporcionar um arcabouço mecânico.
- As *metaloproteinases da matriz* (MMPs) degradam a MEC para permitir a remodelagem e a extensão do tubo vascular.

Deposição do Tecido Conjuntivo (p. 107)

A deposição do tecido conjuntivo ocorre por meio da migração e da proliferação do fibroblasto, seguida da deposição de MEC; PDGF, FGF-2 e TGF-β (na maior parte por macrófagos M2) contribuem.

TGF-β é o mais importante, pois estimula a migração e a proliferação de fibroblastos, a síntese crescente de colágeno e fibronectina e a degradação decrescente de MEC ao inibir MMPs. Os níveis do tecido são regulados pela ativação pós-transcricional de TGF-β

Inflamação e Reparo   93

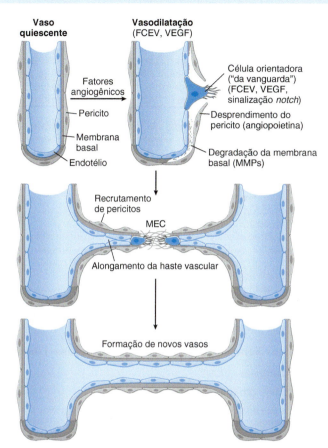

Figura 3-12 Angiogênese. No reparo do tecido, a angiogênese ocorre basicamente no surgimento de novos vasos. As etapas no processo e os principais sinais envolvidos são ilustrados. Os vasos recém-formados se juntam a outros vasos (não mostrado) para formar o novo leito vascular.

latente, pela taxa de secreção da molécula ativa e pelos fatores de MEC (notavelmente integrinas) que aumentam ou diminuem a atividade da citocina. TGF-β também é uma citocina anti-inflamatória que ajuda a frear as respostas inflamatórias inibindo a proliferação de linfócitos e reduzindo a ativação de leucócitos.

Como processos de cura, os fibroblastos se tornam progressivamente menos proliferativos e mais sintéticos, aumentando a deposição da MEC (o colágeno é particularmente crítico à força da ferida). O tecido de granulação, por fim, torna-se uma cicatriz contendo fibroblastos fusiformes, colágeno denso e outros componentes da MEC. Há, também, progressiva regressão vascular levando a uma cicatriz amplamente avascular, enquanto alguns fibroblastos desenvolvem características semelhantes às do músculo liso (chamados miofibroblastos), que contribuem para a contração da cicatriz.

Remodelamento do Tecido Conjuntivo (p. 107)

A remodelagem do tecido conjuntivo é alcançada por MMPs distintas da catepsina G, plasmina, elastase neutrófila e outras serino-proteases que também podem degradar a MEC. MMPs têm zinco em seu local ativo e incluem *colágenos intersticiais* (clivam o colágeno fibrilar), *gelatinases* (degradam o colágeno amorfo e a fibronectina) e *estromelisinas* (catabolizam muitos constituintes da MEC, incluindo proteoglicanos, laminina, fibronectina e colágeno amorfo). MMPs são produzidas por uma variedade de tipos de células, reguladas por fatores de crescimento e citocinas; são produzidas por precursores inativos (*zimogênios*) que são ativados por proteases (p. ex., plasmina) propensas a estarem presentes apenas nos locais da lesão. São, também, inibidas pelos *inibidores teciduais de metaloproteinases* (TIMPs), que são produzidos pelas células mesenquimais.

ADAMs (*desintegrina e metaloproteinase*) são uma família de enzimas relacionadas com MMPs; estas são ancoradas à membrana plasmática e clivam e liberam os domínios extracelulares das citocinas e dos fatores de crescimento associados a células.

Fatores que Influenciam o Reparo Tecidual (p. 108)

- Estado nutricional do hospedeiro.
- Estado metabólico (diabetes *mellitus* posterga a cura).
- Estado circulatório ou adequação vascular.
- Hormônios (p. ex., glicocorticoides podem impedir o processo inflamatório e reparador).
- Tamanho e localização: tecidos bem vascularizados curam mais rápido; a inflamação nos espaços dos tecidos (p. ex., cavidade peritoneal) desenvolve exsudatos que podem *resolver* ou passar pela *organização*.
- Tipo de tecido: os tecidos lábeis e estáveis têm uma regeneração melhor do tecido, enquanto os permanentes formam apenas cicatriz.
- Os fatores locais que podem adiar a cura incluem infecções, isquemia, forças mecânicas (p. ex., movimento ou tensão da ferida) e corpos estranhos.

Exemplos Clínicos Selecionados de Reparo de Tecidos e Fibrose (p. 108)

Cura de Feridas Cutâneas (p. 108)

Cura por Primeira Intenção (ou União Primária; p. 108)

A cura por primeira intenção (ou união primária) ocorre quando a lesão envolve apenas a camada epitelial; o reparo é basicamente realizado pela regeneração epitelial. Em uma incisão cirúrgica não infectada e aproximada por suturas cirúrgicas, há apenas a ruptura focal da membrana basal e morte celular relativamente mínima:

- A ferida ativa as vias de coagulação; o coágulo (contendo fibrina, fibronectina e proteínas do complemento) cessa o sangramento e age como um arcabouço para a migração de células. À medida que ocorre a desidratação, forma-se uma crosta.
- *Em um período de 24 horas,* neutrófilos chegam à margem de incisão, liberando enzimas proteolíticas que começam a limpar os detritos. Após o período de 24 a 48 horas, as células epiteliais de ambas as extremidades migram e proliferam ao longo da derme, depositando os componentes da membrana basal à medida que progridem.
- *No terceiro dia,* os neutrófilos já foram amplamente substituídos por macrófagos e o tecido de granulação invade de forma progressiva o espaço da incisão, com as fibras do colágeno evidentes nas margens.
- *No quinto dia,* a neovascularização atinge seu pico com a migração contínua de fibroblastos, que produzem proteínas da MEC. A epiderme recupera sua espessura normal já que a diferenciação das células superficiais gera uma arquitetura epidérmica madura com queratinização superficial.
- *Durante a segunda semana,* há um acúmulo contínuo de colágeno e a proliferação de fibroblastos, mas o infiltrado de leucócitos, edema e vascularidade diminuem.
- *Durante a quarta semana,* a cicatriz é bem formada com poucas células inflamatórias. Embora a epiderme esteja, em essência, normal, os apêndices dérmicos destruídos na linha de incisão ficam permanentemente perdidos.

Cura por Segunda Intenção (ou União Secundária; p. 109)

A cura por segunda intenção (ou união secundária) acontece quando a perda de tecido é mais extensa (p. ex., grandes feridas, abcessos, ulceração e necrose isquêmica [infarto]); o reparo envolve uma combinação de regeneração e cicatrização. A reação inflamatória é mais intensa e há um tecido de granulação abundante, com subsequente acúmulo aumentado da MEC e formação de uma cicatriz grande, seguida da contração da ferida do miofibroblasto:

- Em feridas que causam grandes déficits no tecido, a inflamação é mais intensa porque os defeitos de grandes tecidos têm um volume maior de detritos necróticos, exsudato e fibrina que devem ser removidos.
- Quantidades muito maiores de tecido de granulação são formadas.
- O arcabouço original do tecido de granulação é, por fim, convertido em uma ferida avascular e pálida; embora a epiderme recupere sua espessura e arquitetura normais, os apêndices dérmicos são permanentemente perdidos.
- A contração da ferida geralmente ocorre em grandes feridas superficiais; dentro de um prazo de 6 semanas, grandes defeitos da pele podem se contrair para 5% a 10% do tamanho original.

Resistência da Ferida (p. 110)

Feridas cuidadosamente suturadas têm aproximadamente 70% da força da pele normal; após a remoção da sutura na primeira semana, a força da ferida é de aproximadamente 10% daquela da pele sem ferida. A força de tensão da ferida aumenta progressivamente por meio da síntese de colágeno durante os primeiros dois meses de cura e em estágios posteriores das modificações estruturais de fibras de colágeno (ligação cruzada, maior tamanho de fibras). A força da ferida alcança cerca de 70% a 80% do normal em três meses, mas, em geral, não melhora de forma substancial além daquele ponto.

Fibrose nos Órgãos Parenquimatosos (p. 111)

A fibrose nos órgãos parenquimatosos é usada para denotar a deposição excessiva do colágeno e de outros componentes da MEC em um tecido. Embora a cicatriz e a fibrose sejam muitas vezes usadas de forma intercambiável, a *fibrose* é mais bem usada em referência à deposição anormal do colágeno no cenário de doenças crônicas (em geral, inflamatórias). Os mecanismos básicos da fibrose são os mesmos daqueles da formação da cicatriz (amplamente conduzidos por TGF-β). A fibrose pode causar disfunção significativa dos órgãos e até sua falência (p. ex., cirrose, esclerose sistêmica [esclerodermal], doenças de fibrose do pulmão [fibrose pulmonar idiopática, pneumoconiose e fibrose pulmonar induzida por radiação ou por drogas], doença renal em estágio final e pericardite constritiva).

Anormalidades no reparo do tecido (p. 111)

- *Formação deficiente de cicatriz:* tecido de granulação inadequado ou deposição de colágeno e remodelagem podem levar à *deiscência da ferida* ou à ulceração.
- *Reparo excessivo:* tecido excessivo de granulação (*"carne esponjosa"*) pode ficar protruso acima da pele circundante e bloquear a reepitelização. O acúmulo excessivo de colágeno forma uma *cicatriz hipertrófica*; a progressão além da área original da lesão sem a regressão subsequente é chamada de *queloide.*
- *Formação de contraturas:* embora a contração da ferida seja uma parte normal da cura, um processo exagerado é designado como *contratura*. Esta causará a deformidade da ferida (p. ex., produzindo deformidades das mãos em forma de garras ou limitando a mobilidade das articulações).

4 Distúrbios Hemodinâmicos, Doença Tromboembólica e Choque

Os distúrbios no fluxo normal do sangue são as principais fontes de morbidade e mortalidade humanas (35% a 40% das mortes na sociedade ocidental). Estes incluem hemorragia, coagulação e *embolização* (migração de coágulos para outros locais), assim como extravasamento de fluido no interstício (*edema*) e pressão sanguínea muito baixa ou muito alta.

Edema e Efusões (p. 115)

O movimento de água e solutos entre os espaços intravascular e intersticial é equilibrado por forças opostas de pressão hidrostática vascular e pressão coloidosmótica plasmática. A pressão capilar aumentada ou a pressão coloidosmótica diminuída resultam em aumento do fluido intersticial. Se o movimento líquido de água dentro dos tecidos exceder a drenagem linfática, o fluido irá se acumular.

O aumento do fluido intersticial é chamado de *edema*, enquanto o fluido nas várias cavidades corporais é chamado de *hidrotórax, hidropericárdio* ou *hidroperitônio*; o último é chamado mais comumente de *ascite*. Edema e efusões podem ter causas *inflamatórias* ou *não inflamatórias* e podem ser localizadas (p. ex., secundárias à obstrução venosa ou linfática isolada) ou sistêmicas (como na insuficiência cardíaca); o edema sistêmico grave é chamado de *anasarca*.

A Tabela 4-1 agrupa o edema, de maneira ampla, em *não inflamatório* (produz *transudatos* pobres em proteína) e inflamatório (produz *exsudatos* ricos em proteína; discutido no Capítulo 3).

Causas de edema não inflamatório:

- O *aumento da pressão hidrostática* força o fluido para fora dos vasos. Isto se deve com mais frequência ao comprometimento do retorno venoso; pode ser regional (p. ex., devido à trombose venosa profunda [TVP] em uma extremidade) ou sistêmico (com mais frequência no quadro de *insuficiência cardíaca congestiva* [ICC; Cap. 12], em que a função comprometida do coração direito leva à estase de sangue venoso).
- A *redução da pressão osmótica plasmática* (p. 116) ocorre com a perda de albumina (p. ex., devido à proteinúria na *síndrome nefrótica*; Cap. 20) ou síntese reduzida de albumina (p. ex., devido a cirrose [Cap. 18] ou subnutrição proteica). A pressão osmótica reduzida leva a um movimento líquido de fluido para dentro do interstício com contração do volume plasmático. Este, quando reduzido, leva à diminuição da perfusão renal e o resultado é a produção de renina (além dos efeitos a jusante sobre a angiotensina e a aldosterona). A subsequente retenção de sal e água não pode corrigir o volume plasmático por causa do déficit subjacente de proteína.
- *Retenção de sódio e água* (p. 116). A retenção primária de sal, com retenção obrigatória associada de água, causa tanto o aumento da pressão hidrostática quanto a redução da pressão osmótica. A retenção de sódio pode ocorrer com qualquer disfunção renal (Cap. 20). A retenção primária de água pode ocorrer com a liberação de hormônio antidiurético (ADH) em razão do aumento da osmolaridade plasmática ou diminuição do volume plasmático, ou inadequadamente no quadro de malignidade ou patologia pulmonar ou pituitária.

TABELA 4-1   Categorias Fisiopatológicas dos Edemas

Pressão Hidrostática Aumentada

Retorno venoso comprometido
  Insuficiência cardíaca congestiva
  Pericardite constritiva
  Ascite (cirrose hepática)
  Obstrução ou compressão venosa
    Trombose
    Pressão externa (p. ex., massa)
    Inatividade da extremidade inferior com dependência prolongada
  Dilatação arteriolar
    Calor
    Desregulação neuro-humoral

Pressão Osmótica Plasmática Reduzida (Hipoproteinemia)

Glomerulopatias perdedoras de proteína (síndrome nefrótica)
Cirrose hepática (ascite)
Desnutrição
Gastroenteropatia perdedora de proteína

Obstrução Linfática

Inflamatória
Neoplásica
Pós-cirúrgica
Pós-irradiação

Retenção de Sódio

Excessiva ingestão de sal com insuficiência renal
Reabsorção tubular aumentada de sódio
Hipoperfusão renal
Secreção aumentada de renina-angiotensina-aldosterona

Inflamação

Inflamação aguda
Inflamação crônica
Angiogênese

Dados de Leaf A, Cotran RS: *Renal Pathophysiology*, ed. 3, New York, 1985, Oxford University Press, p. 146. Usada com permissão de Oxford Press, Inc.

- A *obstrução linfática* (p. 116) bloqueia a remoção de fluido intersticial. A obstrução geralmente é localizada e relacionada com processos inflamatórios ou neoplásicos.

Morfologia (p. 117)

É mais fácil a apreciação do edema macroscopicamente; sua manifestação microscópica se dá apenas como sutil tumefação celular e separação da matriz extracelular (MEC).

- O *edema subcutâneo* pode ser difuso ou ocorrer onde as pressões hidrostáticas são maiores (p. ex., o chamado *edema dependente,* influenciado pela gravidade [nas pernas quando na posição em pé, no sacro quando em posição deitada]). A pressão digital sobre um edema subcutâneo substancial tipicamente deixa uma impressão, o chamado *edema compressível.*
- Edema resultante de hipoproteinemia geralmente mais grave e difuso; é mais evidente no tecido conectivo frouxo (p. ex., pálpebras, causando *edema periorbital*).
- O *edema pulmonar* pode resultar em pulmões com 2 a 3 vezes o seu peso normal; a secção revela uma mistura espumosa, sanguinolenta, de ar, fluido do edema e eritrócitos.

- O *edema cerebral* pode ser localizado nos sítios de lesão (p. ex., abscesso ou neoplasia) ou generalizado (p. ex., encefalite, crises hipertensivas ou obstrução ao fluxo de saída venoso). Quando generalizado, o inchaço no cérebro é macroscópico, com estreitamento dos sulcos e giros distendidos achatados contra o crânio.

Aspectos Clínicos (p. 117)

- O edema subcutâneo pode comprometer a cicatrização de feridas ou a eliminação da infecção.
- O edema pulmonar impede a troca gasosa e aumenta o risco de infecção.
- O edema cerebral dentro do espaço confinado do crânio pode impedir o fluxo sanguíneo cerebral ou causar herniação, comprometendo os centros medulares críticos.

Hiperemia e Congestão (p. 117)

Ambos os termos significam volume sanguíneo aumentado em um local específico.

- *Hiperemia* é um *processo ativo* devido ao aumento do fluxo sanguíneo afluente proveniente de dilatação arteriolar (p. ex., músculo esquelético durante o exercício ou em locais de inflamação). Os tecidos são avermelhados (*eritema*) em consequência do ingurgitamento com sangue oxigenado.
- *Congestão é um processo passivo* causado por comprometimento do fluxo efluente de um tecido; pode ser sistêmica (p. ex., ICC) ou local (p. ex., uma obstrução venosa isolada). Os tecidos se mostram azuis-avermelhados (*cianose*), uma vez que o agravamento da congestão leva ao acúmulo de desoxi-hemoglobina.
- A estase por tempo prolongado do sangue desoxigenado pode resultar em hipóxia grave o suficiente para causar lesão tecidual isquêmica e fibrose.

Morfologia (p. 118)

Na *congestão aguda*, os vasos se encontram distendidos e os órgãos apresentam hiperemia macroscópica; a congestão do leito capilar também está, geralmente, associada ao edema intersticial. Na *congestão crônica*, a ruptura do capilar pode causar hemorragia focal; a subsequente degradação dos eritrócitos resulta em macrófagos carregados de hemossiderina. A atrofia ou morte da célula parenquimatosa (com fibrose) também pode estar presente. Macroscopicamente, os tecidos têm aparência marrom, contraída e fibrótica. Geralmente, os pulmões e o fígado são afetados.

- Nos *pulmões*, o ingurgitamento capilar está associado a edema intersticial e transudatos no espaço aéreo. As manifestações crônicas incluem os macrófagos carregados de hemossiderina (*células da insuficiência cardíaca*) e septos fibróticos.
- No *fígado*, a congestão aguda manifesta-se como distensão de veia centro-lobular e sinusoidal, ocasionalmente com degeneração dos hepatócitos centrolobulares. Na congestão crônica, as regiões centrolobulares hepáticas encontram-se macroscopicamente vermelho-amarronzadas e levemente deprimidas (perda de células) com relação ao fígado castanho-amarelado circundante não congestionado (o chamado *fígado em noz moscada*). Microscopicamente, há *necrose* centrolobular com "*dropout*" de hepatócitos e hemorragia, incluindo macrófagos carregados de hemossiderina. Como a área centrolobular se encontra na extremidade distal do suprimento sanguíneo hepático, está mais sujeita à necrose sempre que a perfusão hepática estiver comprometida.

Hemostasia, Distúrbios Hemorrágicos e Trombose (p. 118)

Hemostasia é o processo pelo qual ocorre formação de coágulos sanguíneos em locais de lesão vascular traumática, impedindo ou limitando a extensão do sangramento.

Nos estados hemorrágicos, os mecanismos hemostáticos são inadequados para impedir o sangramento anormal. Por outro lado, nos estados trombóticos, a formação de coágulo sanguíneo ocorre dentro de vasos intactos ou do coração. Em alguns casos, as linhas de separação entre hemorragia e trombose são indistintas; assim, a ativação generalizada da coagulação pode, paradoxalmente, causar sangramento devido ao consumo dos fatores de coagulação (coagulação intravascular disseminada [CID]).

Hemostasia (p. 119)

Após uma lesão, há uma resposta hemostática característica (Fig. 4-1):

- Vasoconstrição arteriolar neurogênica reflexa transitória aumentada pela endotelina (potente vasoconstritor derivado do endotélio).
- Adesão e ativação plaquetária (mudança de formato e liberação de grânulos secretores) por meio da ligação à MEC subendotelial exposta. Os produtos secretados recrutam outras plaquetas para formar um tampão hemostático temporário (hemostasia primária).
- Ativação da cascata de coagulação pela liberação de fator tecidual (também conhecida como tromboplastina ou fator III), um fator lipoproteico procoagulante ligado à membrana sintetizado pelo endotélio. A coagulação culmina em geração de trombina e conversão de fibrinogênio circulante em fibrina insolúvel (ver adiante). A trombina também induz ao recrutamento adicional de plaquetas e liberação de grânulos. A fibrina polimerizada e a plaqueta agregam-se para formar um tampão sólido, permanente (hemostasia secundária).
- A ativação dos mecanismos contrarreguladores (p. ex., *ativador do plasminogênio tecidual* [t-PA]) restringe o tampão hemostático ao local da lesão.
- Os componentes individuais dessa resposta hemostática são descritos subsequentemente.

Plaquetas (p. 120)

Após lesão vascular, as plaquetas se deparam com os constituintes adesivos da MEC (colágeno, proteoglicanos, fibronectina e outras glicoproteínas [Gps]), normalmente sequestrados sob um endotélio intacto. As plaquetas, então, sofrem *ativação* envolvendo adesão e mudança de formato, secreção (reação de liberação) e agregação.

- A *adesão plaqueta-MEC* é mediada pelo fator de von Willebrand (vWF), o qual age como uma ponte entre receptores de plaqueta (principalmente GpIb) e colágeno exposto. As deficiências genéticas de vWF (*doença de von Willebrand*) ou GpIb (*síndrome de Bernard-Soulier*) resultam em distúrbios hemorrágicos.
- As *plaquetas mudam de um formato* de discos lisos para ovoides pontiagudos com uma área de superfície acentuadamente aumentada; isto é acompanhado por alterações de GpIIb-IIIa, aumentando a afinidade pelo fibrinogênio, e pela translocação de *complexos fosfolipídicos* com carga negativa para a superfície da plaqueta, proporcionando um *locus* para as interações do cálcio e fator de coagulação na *cascata de coagulação*.
- A *secreção de grânulos plaquetários* (*reação de liberação*) ocorre logo após a adesão. Os grânulos alfa expressam as moléculas de adesão P-selectina e contêm fatores de coagulação e crescimento; os *corpos densos* ou *grânulos delta* contêm nucleotídeos de adenosina (p. ex., adenosina difosfato [ADP]), cálcio e aminas vasoativas (p. ex., histamina). A ADP é um potente mediador da *agregação plaquetária* (*recrutamento*) e o cálcio é importante para a cascata de coagulação.
- A *agregação plaquetária* (plaquetas que se aderem a outras plaquetas) é promovida por ADP e *tromboxano A_2* (TxA_2).
- A ativação de ADP altera a conformação do receptor de GpIIb-IIIa plaquetário para permitir a ligação de fibrinogênio; este faz ponte com múltiplas plaquetas, formando grandes agregados (deficiências de GpIIb-IIIa resultam em *trombastenia de Glanzmann*, um distúrbio hemorrágico).

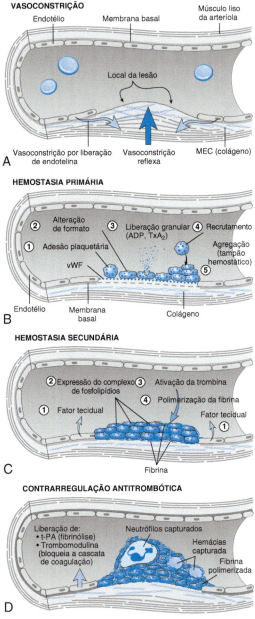

Figura 4-1 Representação diagramática de hemostasia normal. A, Lesão vascular desencadeia vasoconstrição transitória através de fatores neuro-humorais locais. B, Plaquetas aderem-se à MEC exposta via vWF e são ativadas, sofrem alteração de formato e liberação granular; ADP e TxA$_2$ liberados levam a mais agregação plaquetária para formar o tampão hemostático primário. C, A ativação local da cascata de coagulação (envolvendo o fator tecidual e fosfolipídios plaquetários) resulta em polimerização da fibrina, "cimentando" as plaquetas em um tampão hemostático secundário definitivo. D, Mecanismos contrarreguladores (p. ex., a liberação de t-PA e trombomodulina) limitam o processo hemostático no local da lesão.

Distúrbios Hemodinâmicos, Doença Tromboembólica e Choque   101

- O TxA_2 derivado de plaqueta ativa a agregação plaquetária e é um potente vasoconstritor (lembre-se que a prostaciclina derivada de célula endotelial [CE] [PGI_2] inibe a agregação plaquetária e é um potente vasodilatador).
- Eritrócitos e leucócitos também se agregam em tampões hemostáticos; os leucócitos se aderem às plaquetas via P-selectina e contribuem para a resposta inflamatória que acompanha a trombose.

Cascata de Coagulação (p. 120)

Esta consiste essencialmente na conversão sequencial de proenzimas em enzimas ativadas, culminando na clivagem de fibrina insolúvel proveniente da proteína plasmática solúvel, o *fibrinogênio*. A coagulação é dividida tradicionalmente em vias *extrínseca* e *intrínseca*; essa distinção baseia-se na medição laboratorial da coagulação (Fig. 4-2). Embora diferentes fatores induzam a formação de coagulação *in vivo* e *in vitro*, os mesmos princípios gerais são aplicados.

Cada passo na cascata envolve o seguinte:

- *Enzima* (fator de coagulação ativado).
- *Substrato* (forma inativa de proenzima de um fator de coagulação).
- *Cofator* (um acelerador de reação).

Estes se reúnem na superfície fosfolipídica das plaquetas negativamente carregadas. A montagem dos vários complexos também requer cálcio, que se liga aos resíduos de ácido glutâmico γ-carboxilados nos fatores II, VII, IX e X. Assim, a coagulação tende a permanecer localizada em sítios onde possa ocorrer a montagem (p. ex., superfícies de plaquetas ativadas ou endotélio).

As medições *in vitro* incluem o seguinte:

- *Tempo de protrombina (TP)*, medido após a adição do fator tecidual, fosfolipídios e cálcio; avalia a função das proteínas da via extrínseca (VII, X, II, V e fibrinogênio).
- *Tempo de tromboplastina parcial (TTP)*, medição feita após a adição de partículas com carga negativa (p. ex., vidro moído); faz a triagem para a função das proteínas de via intrínseca (XII, XI, IX, VIII, X, V, II e fibrinogênio).

In vivo, os complexos fator VIIa/fator tecidual são os importantes ativadores de fator IX, e os complexos fator IXa/fator VIIIa são os mais importantes ativadores de fator X (Fig. 4-2, B).

Além de catalisar a clivagem de fibrinogênio para fibrina, a trombina também exerce numerosos efeitos sobre a parede de um vaso local (promovendo a *anticoagulação*; veja posteriormente), ativação plaquetária e de células inflamatórias. Esses efeitos são mediados por *receptores ativados por protease (PARs)*, as proteínas-chave com sete domínios transmembrana.

Fatores que Limitam a Coagulação (p. 122)

Uma vez ativada, a coagulação deve se restringir aos locais de lesão vascular para impedir a coagulação de toda a árvore vascular:

- A ativação do fator pode ocorrer apenas em locais de fosfolipídios expostos. Além disso, os fatores de coagulação ativados são diluídos pelo fluxo e eliminados pelos macrófagos hepáticos e teciduais.
- As atividades contrarreguladoras endoteliais são extremamente importantes (veja adiante).
- A ativação da *cascata de coagulação* também põe em movimento a *cascata fibrinolítica* (Fig. 4-3). A *plasmina* é gerada a partir do plasminogênio inativado pela atividade do fator XIIa ou t-PA; a plasmina cliva a fibrina e interfere em sua polimerização. A proteólise da plasmina também é regulada pelos inibidores de α_2-plasmina que ligam e inibem a atividade da plasmina. Níveis elevados dos produtos de degradação do fibrinogênio – os chamados *produtos de divisão da fibrina*, incluindo *D-dímeros* (derivados da proteólise de fibrina com ligação cruzada) – são bons biomarcadores de trombose.

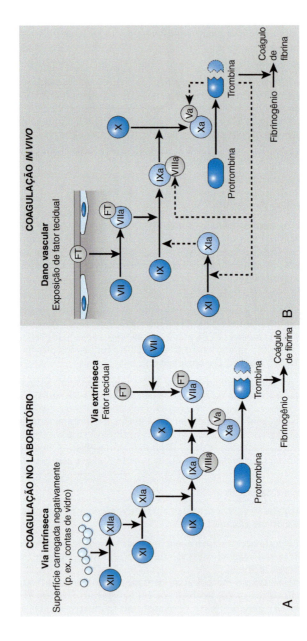

Figura 4-2 A cascata de coagulação *in vitro* e *in vivo*. A, A coagulação é iniciada no laboratório pela adição de fosfolipídios, cálcio e uma substância negativamente carregada, como contas de vidro (*via intrínseca*) ou uma fonte de fator tecidual (*via extrínseca*). **B,** *In vivo*, o fator tecidual é o principal iniciador de coagulação, que é amplificado por circuitos de *feedback* envolvendo trombina (*linhas pontilhadas*). Os polipeptídeos azul-escuros são fatores inativos, os azul-claros são fatores ativos, enquanto os cinzas correspondem aos cofatores. Os fatores ativados são indicados com um "a" minúsculo.

Distúrbios Hemodinâmicos, Doença Tromboembólica e Choque

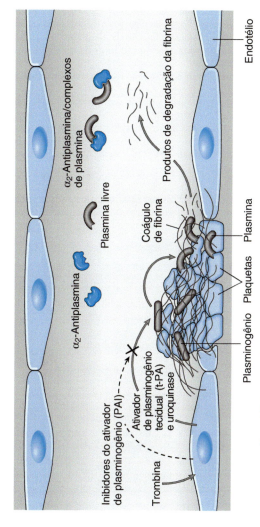

Figura 4-3 O sistema fibrinolítico, ilustrando vários ativadores e inibidores de plasminogênio.

Endotélio (p. 123)

As CEs regulam os vários aspectos, frequentemente opostos, de hemostasia. As CEs normalmente exibem propriedades antiplaquetária, anticoagulante e fibrinolítica (Fig. 4-4). No entanto, após lesão ou ativação, exibem função pro-coagulante O equilíbrio entre as atividades CE antitrombótica e protrombótica determina se, na formação do trombo, ocorre propagação ou dissolução.

- *Efeitos inibidores sobre as plaquetas* (p. 123):
  - O endotélio intacto bloqueia o acesso da plaqueta à matriz trombogênica subendotelial.
  - PGI_2 e óxido nítrico (NO) inibem a ligação da plaqueta.
  - A adenosina difosfatase degrada ADP, um indutor da agregação plaquetária.
- *Efeitos anticoagulantes* (p. 123):
  - A trombomodulina associada à membrana converte trombina em uma proteína anticoagulante.
  - O complexo proteína C/proteína S ativada tem potencial para inibir os fatores Va e VIIIa.
  - Moléculas de superfície do tipo heparina facilitam a inativação da antitrombina III plasmática da trombina.
  - *Inibidor da via do fator tecidual* (TFPI) bloqueia os complexos fator tecidual/fator VIIa.
- *Efeitos fibrinolíticos* (p. 124):
  - O t-PA cliva plasminogênio para formar plasmina, que por sua vez degrada a fibrina.

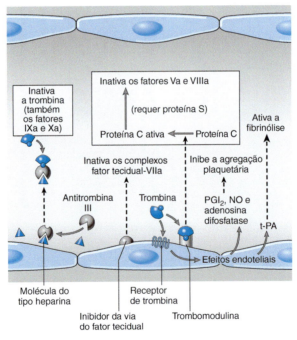

Figura 4-4 Atividades anticoagulantes do endotélio normal. *NO, óxido nítrico; PGI_2, prostaciclina; t-PA, ativador do plasminogênio tecidual; vWF, fator de von Willebrand.* O receptor de trombina também é chamado de PAR.

Distúrbios Hemodinâmicos, Doença Tromboembólica e Choque ● 105

Distúrbios Hemorrágicos (p. 124)

A *hemorragia* resulta de distúrbios de paredes do vaso, plaquetas ou fatores de coagulação. O sangramento pode variar de massivo (ruptura de um vaso importante devido a trauma ou erosão neoplásica) a capilar, no quadro de congestão crônica, chegando a defeitos sutis na coagulação que se manifestam somente após estressores fisiológicos (p. ex., gravidez). As etiologias mais comuns para a leve tendência ao sangramento são: defeitos herdados em vWF (Cap. 14), consumo de agentes anti-inflamatórios não esteroides (p. ex., aspirina) e insuficiência renal (uremia).

- *Defeitos na hemostasia primária* (p. 124) com mais frequência se devem a baixas contagens plaquetárias (trombocitopenia), função plaquetária anormal ou doença de von Willebrand. Estes defeitos se manifestam como minúsculas *hemorragias petequiais*, de 1 a 2 mm, ou *púrpura* ligeiramente maior na pele, nas membranas mucosas ou superfícies serosas.
- *Defeitos de hemostasia secundária* (p. 124) envolvem anormalidades de fatores de coagulação e tipicamente consistem em sangramento em articulações (*hemartrose*) ou tecidos moles.
- *Defeitos generalizados envolvendo pequenos vasos* (p. 124) manifestam-se como equimoses subcutâneas > 1 a 2 cm (*contusões*); uma grande quantidade de sangue extravasado irá gerar uma massa palpável (*hematoma*). Equimoses sistemáticas e púrpura palpável podem ocorrer secundariamente a vasculite ou maior fragilidade do vaso (p. ex., devido a escorbuto ou deposição de amiloide).

O significado clínico da hemorragia depende do volume e da velocidade da perda sanguínea. A perda rápida inferior a 20% ou as perdas lentas de quantidades até maiores podem causar pouco impacto; as perdas maiores resultam em choque hemorrágico (hipovolêmico). A localização também é importante: o sangramento que seria sem consequências em tecidos subcutâneos pode causar morte cerebral. A perda sanguínea crônica (p. ex., úlcera péptica ou sangramento menstrual) pode resultar em anemia por deficiência de ferro.

Trombose (p. 125)

Trombose é a ativação inapropriada da coagulação sanguínea na vasculatura não lesionada ou oclusão trombótica de um vaso após uma lesão relativamente menor. Existem três indutores primários na formação do trombo, a chamada *tríade de Virchow*:

1. A *lesão endotelial* (p. 125) é dominante e pode, independentemente, causar trombose (p. ex., endocardite ou placa aterosclerótica ulcerada). A lesão pode decorrer por estresses emodinâmicos (p. ex., hipertensão ou fluxo turbulento), endotoxina, radiação ou agentes nocivos (homocistinúria, hipercolesterolemia ou fumaça de cigarro). A trombose resulta da exposição da MEC subendotelial, aumento da adesão plaquetária, elevada produção de pró-coagulantes (fator tecidual, inibidor do ativador de plasminogênio) ou atividade anticoagulante reduzida (PGI2, trombomodulina, t-PA).
2. *Alterações no fluxo sanguíneo normal* (p. 125). O fluxo sanguíneo normal é laminar (ou seja, elementos celulares fluem centralmente no lúmen do vaso, separados do endotélio por uma zona plasmática clara). Estase e turbulência (esta última forma correntes de Foucauld com bolsões locais de estase):

- Interrompem o fluxo laminar e põem as plaquetas em contato com o endotélio.
- Evitam a diluição dos fatores de coagulação ativados pelo fluxo do sangue.
- Retardam o fluxo de entrada dos inibidores da coagulação.
- Promovem a ativação da CE.

A estase causa trombose em circulação venosa, câmaras cardíacas e aneurismas arteriais; a turbulência causa trombose na circulação arterial assim como lesão endotelial.

Síndromes de hiperviscosidade (p. ex., policitemia) ou eritrócitos deformados (p. ex., anemia falciforme) resultam em estase de pequenos vasos, além de predisporem à trombose.

3. *Hipercoagulabilidade* (p. 126) é definida imprecisamente como qualquer alteração da coagulação por vias que predispõem à trombose. Com menos frequência, contribui para a trombose, mas é crítica em certas condições (Tabela 4-2).

- Estados hipercoaguláveis hereditários:
  - Mutações no gene do fator V são as mais comuns; 2% a 15% dos caucasianos (60% dos pacientes com trombose recorrente de veia profunda) são portadores da chamada mutação de Leiden, tornando o fator V resistente à inativação da proteína C.
  - Uma alteração em um único nucleotídeo (G20210A) na região 3' não traduzida do gene da protrombina (1% a 2% da população) leva a níveis elevados de protrombina e a um risco três vezes maior de trombose venosa.
  - Deficiências de antitrombina III, proteína C ou proteína S também se apresentam tipicamente com trombose venosa e tromboembolismo recorrente.

TABELA 4-2 Estados Hipercoaguláveis

Primário (Genético)

Comum

Mutação do fator V (substituição de Arg por Glu no resíduo de aminoácido 506, levando à resistência à proteína C ativada; fator V de Leiden)
Mutação da protrombina (G20210A variante da sequência não codificadora, levando a níveis aumentados de protrombina)
Níveis aumentados dos fatores VIII, IX, XI, ou de fibrinogênio (genética desconhecida)

Raro

Deficiência de antitrombina III
Deficiência de proteína C
Deficiência de proteína S

Muito Raro

Defeitos de fibrinólise
Homocistinúria homozigótica (deficiência de cistationa β-sintetase)

Secundário (Adquirido)

Alto Risco de Trombose

Repouso no leito ou imobilização prolongados
Infarto do miocárdio
Fibrilação atrial
Lesão tecidual (cirurgia, fratura, queimadura)
Câncer
Valvas cardíacas protéticas
Coagulação intravascular disseminada
Trombocitopenia induzida por heparina
Síndrome do anticorpo antifosfolipídeo

Baixo Risco de Trombose

Cardiomiopatia
Síndrome nefrótica
Estados hiperestrogênicos (gravidez e pós-parto)
Uso de contraceptivo oral
Anemia falciforme
Tabagismo

Distúrbios Hemodinâmicos, Doença Tromboembólica e Choque — 107

- Estados hipercoaguláveis adquiridos:
  - Contraceptivos orais ou o estado hiperestrogênico da gravidez podem causar hipercoagulabilidade pelo aumento da síntese hepática dos fatores de coagulação e redução da síntese de antitrombina III.
  - Certas doenças malignas podem liberar produtos pró-coagulantes.
  - *Síndrome de trombocitopenia induzida pela heparina* (p. 127) ocorre quando os produtos de heparina induzem anticorpos circulantes que ativam plaquetas e lesionam as CEs.
  - *Síndrome do anticorpo antifosfolipídico* (p. 127) ocorre em pacientes com anticorpos contra fosfolipídios aniônicos; estes ativam as plaquetas e/ou interferem na atividade da proteína C.

Morfologia (p. 127)

- Trombos venosos ocorrem caracteristicamente em locais de estase e são *oclusivos*.
- Trombos arteriais ou cardíacos geralmente começam nos locais de lesão endotelial (p. ex., placa aterosclerótica, endocardite) ou turbulência (bifurcação de vaso).

- Trombos aórticos ou cardíacos são tipicamente *não oclusivos* (*murais*) devido ao fluxo rápido e de alto volume nesses locais.
- Trombos arteriais pequenos podem ser *oclusivos*.

- Os trombos, em geral, estão firmemente aderidos em seu local de origem e tipicamente *se propagam na direção do coração*. Assim, os trombos arteriais crescem em direção retrógrada ao ponto de aderência, enquanto os venosos se alongam na direção do fluxo sanguíneo. A cauda de propagação pode não estar bem aderida e se fragmentar para criar um *êmbolo*.
- *Trombos murais arteriais e cardíacos* têm laminações macro e microscópicas (*linhas de Zahn*) produzidas por camadas pálidas de plaquetas e fibrina que se alternam com camadas mais escuras, ricas em eritrócitos.
- *Trombos venosos (flebotrombose)* ocorrem tipicamente em um ambiente relativamente estático, resultando em um cilindro quase uniforme, contendo abundantes eritrócitos entre os filamentos esparsos de fibrina (*trombos vermelhos* ou *de estase*). A flebotrombose com mais frequência afeta as veias das extremidades inferiores (> 90% dos casos).
- *Trombose valvar:*

  - *Endocardite infecciosa:* os organismos formam grandes massas trombóticas (*vegetações*) infectadas, com dano valvar associado e infecção sistêmica.
  - *Endocardite trombótica não bacteriana:* vegetações estéreis não infectadas se desenvolvem nos estados de hipercoagulação, tipicamente sem dano valvar.
  - *A endocardite verrucosa* (*Libman-Sacks*; vegetações estéreis) ocorre no lúpus eritematoso sistêmico em consequência de deposição de imunocomplexos; a inflamação pode causar cicatrização valvar.

Destino do Trombo (p. 128)

Se o paciente sobreviver aos efeitos imediatos de um trombo, ocorrerá alguma combinação do seguinte:

- Propagação.
- Embolização: os trombos se desalojam e se deslocam para outros locais.
- Dissolução por meio de atividade fibrinolítica.
- Organização e recanalização: crescimento de CEs, de células do músculo liso e de fibroblastos para criar canais vasculares ou incorporar o trombo à parede do vaso.
- Raramente, a semeadura microbiana de um trombo leva a um aneurisma micótico.

Aspectos Clínicos (p. 129)

Os trombos são significativos porque: (1) *podem obstruir vasos*; e (2) *podem embolizar*; a importância relativa depende do local. Assim, embora os trombos venosos possam causar congestão e edema distais, a embolização é mais significativa clinicamente (p. ex., da veia profunda da perna até o pulmão). Por outro lado, embora os trombos arteriais possam embolizar, a obstrução vascular (p. ex., que causa infartos miocárdicos ou cerebrais) é muito mais importante.

Trombose Venosa (Flebotrombose)

A trombose venosa ocorre com mais frequência em veias profundas ou superficiais da perna.

- Os trombos superficiais geralmente ocorrem nas veias safenas varicosas, causando congestão local e dor, mas é rara a embolização. O edema local e a drenagem venosa comprometida predispõem a infecções da pele e a *úlceras varicosas*.
- *Trombos profundos* em grandes veias da perna acima do joelho (p. ex., veias poplíteas, femorais e ilíacas) podem resultar em dor e edema, assim como em maior risco de embolização. A obstrução venosa normalmente é compensada pelo fluxo colateral, sendo as tromboses de veia profunda assintomáticas *em aproximadamente 50% dos pacientes* e reconhecidas somente após a embolização.
- A TVP ocorre em múltiplos quadros clínicos:
  - Idade avançada, repouso no leito ou imobilização, diminuindo a ação de ordenha dos músculos na porção inferior da perna e tornando lento o retorno venoso.
  - ICC.
  - Trauma, cirurgia e queimaduras resultam em redução da atividade física, lesão aos vasos, liberação de substâncias pró-coagulantes dos tecidos e t-PA reduzido.
  - Os estados puerperais e pós-parto são associados a embolização do líquido amniótico (ver adiante) e hipercoagulabilidade.
  - Liberação de pró-coagulante associada a tumores (*tromboflebite migratória* ou *síndrome de Trousseau*).

Trombose Arterial e Cardíaca

A *aterosclerose* é uma causa importante de trombos arteriais — em razão de fluxo anormal e dano endotelial. O *infarto do miocárdio* com discinesia e dano endocárdico pode causar trombos murais. A *doença valvular reumática* que resulta em cicatrização da valva mitral e estenose com dilatação do átrio esquerdo predispõe à formação de trombo atrial; a fibrilação atrial concomitante aumenta a estase sanguínea e a propensão à trombose. Trombos murais cardíacos e aórticos podem embolizar perifericamente; cérebro, rins e baço são os principais alvos.

Coagulação Intravascular Disseminada (p. 129)

A CIVD se reflete em microtrombos de fibrina disseminados na microcirculação. Isto é causado por distúrbios que vão desde complicações obstétricas até doenças malignas avançadas. A CIVD não é uma doença primária, mas uma complicação de qualquer ativação difusa da trombina. Os microtrombos podem causar insuficiência circulatória difusa, particularmente em cérebro, pulmões, coração e rins; também há consumo concomitante de plaquetas e fatores de coagulação (*coagulopatia de consumo*) com ativação da via fibrinolítica, levando a sangramento incontrolável. A CIVD é discutida em maiores detalhes no Capítulo 14.

Embolia (p. 130)

Embolia refere-se a qualquer massa sólida, líquida ou gasosa intravascular transportada pelo fluxo sanguíneo para um local distante de sua origem. A maioria (99%) surge de trombos, daí o termo *tromboembolismo*. As formas incluem raras gotículas, bolhas de gás, debris ateroscleróticos (ateroembolia), fragmentos de tumor, medula óssea ou corpos

Distúrbios Hemodinâmicos, Doença Tromboembólica e Choque | 109

estranhos (p. ex., projéteis). Os êmbolos se alojam em vasos que são pequenos demais para permitir a passagem, resultando em oclusão vascular parcial ou completa e em necrose isquêmica (*infarto*).

Embolia Pulmonar (p. 130)

A embolia pulmonar (EP) ocorre em 0,2% a 0,4% dos pacientes hospitalizados e causa aproximadamente 100.000 mortes anualmente nos Estados Unidos. Mais de 95% das EPs originam-se de TVP, embora esta seja 2 a 3 vezes mais comum do que a EP. Esta pode ocluir o tronco da artéria pulmonar, impactar através da bifurcação (*êmbolo em sela*) ou passar no interior das menores arteríolas. Múltiplos êmbolos podem ocorrer, sequencialmente ou como um "chuveiro" de pequenos êmbolos, a partir de uma única massa grande; em geral, *uma EP põe o paciente em risco de mais EPs*. Raramente, os êmbolos passam através de defeitos atriais ou ventriculares para a circulação sistêmica (embolia paradoxal).

- A maioria das EPs (60% a 80%) são pequenas e clinicamente silenciosas. Eventualmente, se organizam e se incorporam à parede do vaso ou deixam uma delicada *rede* fibrosa.
- Morte súbita, insuficiência do lado direito do coração (*cor pulmonale*) ou colapso cardiovascular ocorrem quando 60% ou mais da circulação pulmonar está obstruída por êmbolos.
- A EP em artérias de tamanho médio pode causar hemorragia pulmonar, mas geralmente não o infarto pulmonar devido ao fluxo da artéria brônquica colateral. No entanto, a insuficiência cardíaca do lado esquerdo (e diminuição da circulação brônquica) pode resultar em infartos.
- A EP em pequenas arteríolas finais tipicamente causará hemorragia ou infarto.
- Múltiplos êmbolos podem, com o tempo, causar hipertensão pulmonar e insuficiência ventricular direita.

Tromboembolia Sistêmico (p. 130)

Tromboembolismo sistêmico refere-se a êmbolos na circulação arterial. Aproximadamente 80% surgem dos trombos murais intracardíacos; dois terços são associados a infartos da parede ventricular esquerda e 25% surgem dentro dos átrios esquerdos dilatados e da fibrilação. Êmbolos sistêmicos também podem se originar de aneurismas aórticos, trombos nas placas ateroscleróticas ulceradas ou de vegetações valvulares, e raramente de *êmbolos paradoxais* (êmbolos venosos que atravessam um defeito septal atrial ou ventricular, incluindo o forame oval patente); 10% a 15% são de origem desconhecida. Os principais locais de embolização arteriolar são as extremidades inferiores (75%) e o cérebro (10%); são menos frequentes nos intestinos, rins, baço e extremidades superiores. As consequências dos êmbolos arteriais dependem de suprimento vascular colateral, vulnerabilidade tecidual, isquemia e calibre do vaso; a maioria dos êmbolos arteriais causa infarto tecidual.

Embolia Gordurosa e de Medula Óssea (p. 130)

A embolização pulmonar de glóbulos microscópicos de gordura (com ou sem elementos da medula hematopoiética) ocorre após fraturas de ossos longos ou, raramente, após queimaduras ou trauma em tecido mole. A embolia gordurosa ocorre em 90% das lesões esqueléticas graves; menos de 10% apresentam alguns achados clínicos.

A *síndrome da embolia gordurosa*, fatal em aproximadamente 10% dos casos, é prenunciada por súbita insuficiência pulmonar 1 a 3 dias após a lesão; 20% a 50% dos pacientes exibem uma erupção cutânea difusa petequial e podem ter sintomas neurológicos (irritabilidade e agitação) que progridem para delírio ou coma. Trombocitopenia e anemia também podem ocorrer. A patogênese envolve obstrução mecânica por micro-êmbolos neutros de gordura, seguida por agregação plaquetária e eritrocitária local. A subsequente liberação de ácido graxo causa lesão tóxica ao endotélio; a ativação de plaqueta e o recrutamento de granulócitos contribuem para os radicais livres, proteases e eicosanoides.

Edema e hemorragia (e membranas pulmonares hialinas) podem ser vistas microscopicamente.

Embolia Gasosa (p. 131)

Embolia gasosa refere-se a bolhas de gás dentro da circulação obstruindo o fluxo vascular e causando isquemia. Pequenas quantidades na circulação coronariana ou cerebral (introduzidas por cirurgia) podem ser catastróficas. Em geral, na circulação pulmonar volumes de mais de 100 cc são necessários para se obter um efeito clínico; tais volumes podem ser introduzidos durante procedimentos obstétricos ou após lesão na parede torácica.

A *doença da descompressão* é uma forma especial de embolia aérea causada por súbitas mudanças na pressão atmosférica; mergulhadores de mar profundo e indivíduos em aeronaves não pressurizadas em rápida ascensão estão em risco. O ar respirado em alta pressão causa dissolução de crescentes quantidades de gás (particularmente nitrogênio) no sangue e nos tecidos. Uma subsequente ascensão rápida (despressurização) permite a expansão dos gases dissolvidos e borbulham para fora da solução para formar êmbolos gasosos.

- A formação de bolhas de gás nos músculos esqueléticos e nas articulações provoca *inclinações* dolorosas. Nos pulmões, edema, hemorragia e enfisema focal levam ao desconforto respiratório ou à *asfixia*. Os êmbolos gasosos também podem causar isquemia focal em vários tecidos, incluindo o cérebro e o coração.
- Uma forma mais crônica de doença da descompressão é a *doença do caixão*; êmbolos gasosos persistentes em porções mal vascularizadas do esqueleto (cabeças femorais, tibiais e umerais) levam à necrose isquêmica.

Embolia de Líquido Amniótico (p. 131)

A embolização do líquido amniótico na circulação pulmonar materna é uma complicação séria (a taxa de mortalidade é aproximadamente > 80%), mas incomum (1 em 40.000 partos) no parto e período pós-parto. A síndrome é caracterizada por dispneia súbita e grave, cianose e choque hipotensivo, seguidos por convulsões e coma. Edema pulmonar, dano alveolar difuso e CIVD seguem-se em decorrência de liberação de substâncias trombogênicas tóxicas (ácido graxo) do líquido amniótico. Os achados histológicos clássicos incluem células escamosas fetais, mucina, lanugo e gordura do vernix caseoso na microcirculação pulmonar materna.

Infarto (p. 132)

Infarto é uma área de necrose isquêmica causada pela oclusão do suprimento arterial ou drenagem venosa em um tecido específico. Quase todos os infartos resultam de eventos trombóticos ou embólicos; outras causas incluem: vasoespasmo; compressão extrínseca de um vaso por um tumor, edema ou aprisionamento em um saco herniário; e torção de vasos, como a torção testicular ou o volvo intestinal; a ruptura traumática de um vaso é uma causa rara. A oclusão da drenagem venosa (p. ex., a trombose venosa) com mais frequência induz apenas à congestão por causa dos canais de desvio que se abrem rapidamente para prover um fluxo de drenagem. Assim, é mais provável que os infartos causados por trombose venosa ocorram em órgãos com um só fluxo de drenagem venosa (p. ex., testículos ou ovários).

Morfologia (p. 132)

Os infartos podem ser vermelhos (*hemorrágicos*) ou *brancos* (*pálidos, anêmicos*) e podem ser *sépticos* ou estéreis.

- Os infartos vermelhos ocorrem em:
  - Oclusões venosas (p. ex., torção ovariana).
  - Tecidos soltos (como o pulmão).
  - Tecidos com circulações duplas (p. ex., pulmão e intestino delgado).
  - Tecidos anteriormente congestionados por causa do fluxo de drenagem venosa lenta.
  - Locais de oclusão prévia e necrose quando o fluxo é restabelecido.
- Os *infartos brancos* ocorrem nos órgãos sólidos (como coração, baço e rim) com circulações arteriais terminais (ou seja, poucos colaterais).
- Todos os infartos tendem a ter forma de cunha; o vaso ocluído marca o ápice e a periferia do órgão forma a base. As margens laterais podem ser irregulares, refletindo o padrão de suprimento vascular adjacente.
- A característica histológica dominante do infarto na maioria dos tecidos é a *necrose* coagulativa seguida temporariamente por uma resposta inflamatória (horas a dias) e uma resposta reparatória (dias a semanas) que se inicia nas margens preservadas. A maioria dos infartos acaba por ser substituída por tecido cicatricial, embora (dependendo do tecido) alguma regeneração parenquimatosa possa ocorrer onde a arquitetura estromal subjacente foi poupada.
- O infarto no sistema nervoso central resulta em necrose liquefativa.
- Os infartos sépticos ocorrem quando vegetações na valva cardíaca infectada embolizam ou quando os micróbios semeiam uma área de necrose; o infarto se torna um abscesso.

Fatores que influenciam o desenvolvimento de um infarto (p. 133). Os resultados da oclusão vascular podem variar desde nenhum efeito até a morte de um tecido ou da pessoa. Os principais determinantes do resultado são os seguintes:

- A *anatomia do suprimento vascular* (ou seja, disponibilidade de suprimento alternativo). Circulações duplas (pulmão, fígado) ou circulações anastomosantes (artérias radiais e ulnares, círculo de Willis, intestino delgado) protegem contra o infarto. A obstrução dos vasos arteriais terminais geralmente causa infarto (baço, rins).
- *Taxa de oclusão.* As oclusões de desenvolvimento lento causam infarto com menos frequência, dando tempo para o desenvolvimento de vias de perfusão alternativas (p. ex., circulação coronariana colateral).
- *Vulnerabilidade tecidual à hipóxia.* Os neurônios sofrem dano irreversível após 3 a 4 minutos de isquemia; as células miocárdicas morrem após apenas 20 a 30 minutos. Em contraste, os fibroblastos dentro de um miocárdio isquêmico estão viáveis após muitas horas.
- *Hipoxemia.* Anemia, cianose ou ICC (com hipoxia) podem causar infarto em um bloqueio sob outros aspectos sem consequências.

Choque (p. 134)

Choque é a hipoperfusão sistêmica e a hipoxia celular que resultam da redução no débito cardíaco ou no volume efetivo do sangue circulante (hipotensão). O choque é a via comum final de muitos eventos letais, incluindo hemorragia severa, trauma extenso, grande infarto do miocárdio, embolia pulmonar massiva e sepse. O choque é agrupado em três categorias principais:

- *Choque cardiogênico*: baixo débito cardíaco por obstrução do fluxo eferente (EP) ou falência da bomba miocárdica (p. ex., infarto do miocárdio, arritmia ou tamponamento).

112 Patologia Geral

- *Choque hipovolêmico*: baixo débito cardíaco por hemorragia ou perda de fluido (ou sej a, queimadura).
- O *choque séptico* resulta de vasodilatação e formação de acúmulo sanguíneo periférico causado por infecção microbiana (e pela resposta imune do hospedeiro); sua patogênese é complicada (ver adiante).

As causas mais raras de choque são *neurogênica*, com perda de tônus vascular e estase periférica (acidente anestésico ou lesão na medula espinal), e *anafilática*, com vasodilatação sistêmica e aumento da permeabilidade vascular (hipersensibilidade mediada por IgE; Cap. 6).

Patogenia do Choque Séptico (p. 134)

Com uma taxa de mortalidade de 20% e 200.000 mortes anualmente nos Estados Unidos, o choque séptico classifica-se em primeiro lugar entre as causas de mortalidade em unidades de cuidados intensivos. A incidência é cada vez maior como resultado de melhora no suporte vital para os pacientes de alto risco, uso crescente de procedimentos invasivos e números maiores de indivíduos imunocomprometidos.

- A maioria dos casos de choque séptico são agora causados por bactérias Gram-positivas, seguidas por bactérias Gram-negativas e fungos.
- *Superantígenos* – uma classe de produtos bacterianos secretados – também podem causar uma síndrome similar (p. ex., *síndrome do choque tóxico*) por meio de indução da ativação de células T policlonais e liberação sistêmica de altos níveis de citocinas pró-inflamatórias.
- Morbidade e mortalidade na sepse são consequências de hipoperfusão tecidual e disfunção de múltiplos órgãos apesar de inicialmente preservados ou até aumento do débito cardíaco. Isto se deve à vasodilatação sistêmica acompanhada de ativação generalizada e lesão de CE, levando a um estado hipercoagulável e CIVD. Também há alterações metabólicas sistêmicas que suprimem a função celular normal.
- Uma resposta inflamatória disseminada similar – *síndrome da resposta inflamatória sistêmica* – pode ser desencadeada após extenso trauma ou lesão por queimadura, na ausência de qualquer infecção.
- A patogênese da sepse é uma combinação de lesão microbiana direta e ativação das respostas inflamatórias do hospedeiro (Fig. 4-5):
  - *Respostas inflamatórias* e *anti-inflamatórias* (p. 134). Os componentes da parede celular microbiana ativam leucócitos e a CE via receptores tipo *Toll* e outros receptores da imunidade inata. A ativação desencadeia a liberação de citocinas inflamatórias, prostaglandinas, espécies reativas de oxigênio e *fator ativador de plaquetas* (FAP, PAF). A coagulação e as cascatas de complemento também são ativadas diretamente, o que pode, por sua vez, impulsionar respostas inflamatórias adicionais (Cap. 2).
  - *Ativação e lesão endoteliais* (p. 135). A elaboração de citocina inflamatória leva a uma permeabilidade vascular acentuadamente aumentada, com edema intersticial associado. A CE ativada também produz NO e outros mediadores vasoativos (p. ex., fragmentos de complementos e PAF) que causam relaxamento do músculo liso e contribuem para a hipotensão sistêmica.
  - *Indução de um estado pró-coagulante* (p. 135). A ativação da CE leva a um fenótipo de CE pró-coagulante aderente com aumento acentuado das tendências trombóticas (CIVD em até 50% dos casos).
  - *Anormalidades metabólicas* (p. 136). A resistência à insulina e hiperglicemia são características do estado séptico, atribuíveis às citocinas inflamatórias e à produção precoce de hormônios induzida por estresse, como glucagon, hormônio do crescimento e cortisol. Com o tempo, pode sobrevir a insuficiência adrenal.
  - *Disfunção de órgão*. Hipotensão, edema e trombose de pequenos vasos reduzem a oferta de oxigênio e nutrientes aos tecidos; o metabolismo celular em vários tecidos

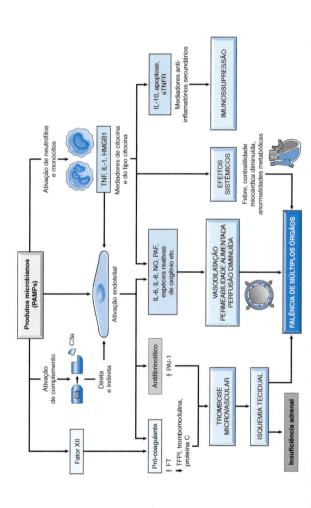

Figura 4-5 Principais vias patogênicas no choque séptico. Os produtos microbianos (padrões moleculares associados a patógeno [PAMPs]) ativam CEs e elementos celulares e humorais do sistema imune inato, iniciando uma cascata de eventos que levam à falência de múltiplos órgãos de estágio final. CIVD, Coagulação intravascular disseminada; HMGB1, proteína de alta mobilidade do grupo box 1; IL, interleucina; NO, óxido nítrico; PAF, fator ativador de plaqueta; PAI-1, inibidor do ativador do plasminogênio 1; sTNFR, receptor do fator de necrose tumoral solúvel; FT, fator tecidual; TFPI, inibidor da via do fator tecidual; TNF, fator de necrose tumoral.

Patologia Geral

também é perturbado pela resistência à insulina. A contratilidade miocárdica pode ser diretamente impactada e o dano endotelial é subjacente ao desenvolvimento da *síndrome da angústia respiratória do adulto* (Cap. 15).

A gravidade e o resultado da sepse dependem da extensão e da virulência da infecção, estado imune do hospedeiro, outras comorbidades bem como de padrão e nível da produção de mediadores do hospedeiro. A terapia envolve antibióticos, a administração de insulina, ressuscitação com fluidos e esteroides exógenos adequados para corrigir insuficiência adrenal; abordagens de bloqueio aos mediadores inflamatórios específicos geralmente não tiveram sucesso.

Estágios do Choque (p. 136)

O choque é um distúrbio progressivo que geralmente culmina em morte. No *choque séptico*, a morte do paciente resulta da falência de múltiplos órgãos (conforme ressaltado anteriormente). A não ser que a agressão inicial seja massiva e rapidamente letal (p. ex., exsanguinação), os *choques hipovolêmico* ou *cardiogênico* tendem a evoluir em três fases:

- A *fase não progressiva*, em que mecanismos compensatórios neuro-humorais reflexos são ativados (catecóis, estimulação simpática, hormônio antidiurético [ADH], eixo renina-angiotensina etc.) e a perfusão dos órgãos vitais é mantida.
- A *fase progressiva*, caracterizada por hipoperfusão tecidual e agravamento das anormalidades circulatórias e metabólicas, incluindo acidose láctica decorrente de glicólise anaeróbica. A acidose também enfraquece a resposta vasomotora que causa a vasodilatação.
- A *fase irreversível*, em que o dano é tão grave que, mesmo com a restauração da perfusão, a sobrevivência não é possível. O bloqueio renal por *necrose tubular aguda* e intestino isquêmico com extravasamento de micróbios na corrente sanguínea (*sepse*) podem ser eventos terminais.

Morfologia (p. 137)

O choque em qualquer de suas formas causa alterações celulares e teciduais inespecíficas refletindo principalmente na lesão hipóxica; são particularmente afetados cérebro, coração, pulmões, rins, adrenais e trato gastrintestinal. Os rins desenvolvem extensa lesão isquêmica tubular (*necrose tubular aguda*; Cap. 20), causando oligúria, anúria e distúrbios eletrolíticos. Os *pulmões* raramente são afetados no choque hipovolêmico puro; porém, o *dano alveolar difuso* (*choque pulmonar*; Cap. 15) pode ocorrer no choque séptico ou traumático. Com exceção da perda de neurônio e miócito, praticamente todos os tecidos podem se recuperar, se o paciente sobreviver.

Consequências Clínicas (p. 137)

As consequências clínicas dependem da agressão precipitante:

- No choque hipovolêmico e cardiogênico há hipotensão com um pulso fraco e rápido, taquipneia e pele cianótica, fria e pegajosa. No choque séptico, a pele pode inicialmente estar quente e hiperêmica por causa da vasodilatação periférica.
- Alterações cardíacas, cerebrais e pulmonares secundárias ao estado de choque agravam a situação.
- Os pacientes que sobrevivem às complicações iniciais entram em uma *segunda fase em que predomina a insuficiência renal* e marcada por queda progressiva da eliminação urinária, assim como em graves desequilíbrios de fluidos e eletrólitos.
- O prognóstico varia com a origem e a duração do choque. Assim, 90% dos pacientes jovens e saudáveis sob outros aspectos, com choque hipovolêmico sobrevivem com um tratamento apropriado, enquanto o choque cardiogênico ou séptico acarreta taxas de mortalidade acentuadamente piores.

Doenças Genéticas

5

Genes e Doenças Humanas (p. 139)

A arquitetura do genoma humano foi discutida anteriormente (Cap. 1).

Os distúrbios genéticos são extremamente comuns, com uma frequência estimada de 67% durante a vida; isto inclui não apenas os distúrbios genéticos "clássicos", mas também câncer e doenças cardiovasculares com complexas contribuições multigênicas. Se considerarmos todos os usos de conceito com relação à frequência real, esta é provavelmente maior porque em 50% dos abortos espontâneos iniciais há uma anormalidade cromossômica demonstrável; a vasta maioria dos distúrbios genéticos não resulta em nascimento viável. Ainda assim, aproximadamente 1% dos recém-nascidos tem uma anormalidade cromossômica macroscópica e 5% dos indivíduos abaixo dos 25 anos têm uma doença séria com um componente genético significativo.

As causas dos distúrbios genéticos podem ser classificadas como segue:

- *Mutações em genes únicos.* Em geral, estas são *altamente penetrantes* (ou seja, a mutação tipicamente resulta em doença) e seguem os padrões clássicos de herança mendelianos.
- *Distúrbios cromossômicos (citogenéticos).* Estes surgem de alterações estruturais (p. ex., fraturas) ou numéricas nos cromossomos; geralmente são altamente penetrantes.
- *Distúrbios multigênicos.* Estes são as causas mais comuns dos distúrbios genéticos e resultam das complexas interações de múltiplas (não mutantes) formas *variantes* de genes (*polimorfismos*) e fatores ambientais. Independentemente, cada polimorfismo tem apenas um pequeno efeito e sua penetrância é baixa. O progresso em genômica e bioinformática permitiu o início dos *estudos de associação ampla do genoma* (GWAS) para identificar os vários fatores de risco e contribuições genéticas.

Mutações (p. 140)

Mutação é uma alteração permanente no DNA; as mutações nas células germinativas são transmitidas para a prole (e causam doença hereditária), enquanto as mutações nas células somáticas não são transmissíveis, mas podem afetar o comportamento celular (p. ex., transformação maligna). As mutações podem envolver alterações nas regiões codificadoras ou não codificadoras do genoma e podem afetar apenas um ou poucos nucleotídeos ou causar a deleção completa de um gene.

Mutações Pontuais nas Sequências de Codificação

- *Mutação em sentido errado (missense).* As substituições de um único nucleotídeo podem alterar o código em uma trinca de bases e produzir um aminoácido diferente no produto final de proteína. Isto pode ser uma mutação *conservadora* se o novo aminoácido não for significativamente diferente do original, com mínimas consequências (se houver). No entanto, as *mutações não conservadoras* (p. ex., que substituem aminoácidos de tamanho ou carga diferente) podem levar à perda de função, enovelamento errôneo e degradação da proteína ou até ganho de função.

- *Mutação sem sentido (nonsense)*. As substituições de nucleotídeo único podem resultar potencialmente na formação de um códon de "parada" inapropriado; a proteína resultante pode, então, ser truncada com perda da atividade normal.

Mutações nas Regiões não Codificadoras

- As mutações pontuais ou deleções nas regiões ativadoras ou promotoras podem afetar significativamente a regulação ou o nível da transcrição do gene.
- Mutações pontuais podem levar a um *corte e uma união (splicing)* defeituosos e, portanto, à falha na formação de espécies maduras de mRNA.

Mutações na Matriz de Leitura

A perda de um ou mais nucleotídeos pode alterar a matriz de leitura do DNA. Inserções ou deleções de múltiplas trincas de nucleotídeos podem não ter outro efeito além da adição ou deleção de um aminoácido; as matrizes de leitura de outros números de nucleotídeos levam a produtos proteicos defeituosos (em sentido errado ou sem sentido).

Mutações de Repetição Trinucleotídica

Esta categoria especial de mutações caracteriza-se pela amplificação de sequências de trincas nucleotídicas (p. ex., síndrome do X frágil ou doença de Huntington). Repetições trinucleotídicas são uma característica comum de muitas sequências genéticas normais; no entanto, mutações envolvendo essas repetições podem passar por uma amplificação de 10 a 200 vezes o número normal, levando à expressão anormal do gene. Este tipo de mutação também é dinâmico e é frequente a ocorrência de expansão da extensão das sequências de repetições trinucleotídicas durante a gametogênese.

Doenças Mendelianas (p. 142)

Os distúrbios mendelianos resultam de mutações em genes únicos, as quais têm grande efeito. Cada indivíduo é portador de cinco a oito dessas mutações potencialmente deletérias; 80% serão herdadas (*familiares*), enquanto as restantes representam mutações *de novo*.

- Se uma determinada mutação terá ou não um resultado adverso dependerá da influência recebida de genes compensatórios e fatores ambientais.
- Algumas mutações autossômicas produzem expressão parcial em heterozigotos e expressão total somente em homozigotos (p. ex., anemia falciforme).
- Os traços mendelianos podem ser dominantes, recessivos ou *codominantes*, referindo-se estes últimos à expressão total de ambos os alelos em heterozigotos.
- *Penetrância* refere-se à porcentagem de indivíduos portadores de um determinado gene que também expressa a característica.
- *Expressividade variável*: variação no efeito causado por uma mutação específica (p. ex., manifestações da neurofibromatose tipo I variando de máculas marrons a tumores cutâneos e chegando a deformidade esqueléticas).
- *Pleiotropismo*: Múltiplos efeitos finais possíveis de um único gene mutante (p. ex., na anemia falciforme, a hemoglobina mutante causa hemólise e anemia, assim como oclusão vascular levando a infarto esplênico e necrose óssea).
- *Heterogeneidade genética*: múltiplas mutações diferentes que levam ao mesmo resultado (p. ex., diferentes mutações autossômicas recessivas podem causar surdez infantil).

Doenças Genéticas 117

TABELA 5-1	Distúrbios Autossômicos Dominantes
Sistema	Distúrbio
Nervoso	Doença de Huntington
	Neurofibromatose
	Distrofia miotônica
	Esclerose tuberosa
Urinário	Doença do rim policístico
Gastrointestinal	Polipose familiar do cólon
Hematopoiético	Esferocitose hereditária
	Doença de von Willebrand
Esquelético	Síndrome de Marfan*
	SED (algumas variantes)*
	Osteogênese imperfeita
	Acondroplasia
Metabólico	Hipercolesterolemia familiar*
	Porfiria intermitente aguda

*Discutido neste capítulo. Os outros distúrbios listados são discutidos em capítulos apropriados deste livro.

Padrões de Transmissão de Doenças Monogênicas (p. 142)

Doenças Autossômicas Dominantes (p. 142) (Tabela 5-1)

Os distúrbios autossômicos dominantes manifestam-se no estado heterozigótico e apresentam as seguintes características gerais:

- A doença geralmente também está presente em um dos pais. Quando ambos os pais de um indivíduo afetado são normais, a mutação *de novo* da célula germinativa é sugerida; isto ocorre com mais frequência em espermatozoides de pais idosos.
- As características clínicas são modificadas por penetrância e expressividade.
- O início clínico geralmente ocorre mais tarde que nos distúrbios autossômicos recessivos.
- A maioria das mutações autossômicas dominantes consiste em *perda de função* (ou seja, resultam em produção reduzida de um produto genético ou atividade reduzida de uma proteína).

  - Mutações em uma proteína-chave estrutural (p. ex., colágeno) – especialmente se ela fizer parte de um multímero – podem interferir na função do produto genético normal (ou seja, afetando o enovelamento) levando a efeitos *negativos dominantes.*
  - Mutações dos componentes em complexos trajetos metabólicos sujeitos à inibição do *feedback* (p. ex., o receptor de uma lipoproteína de baixa densidade [LBD]) geralmente são autossômicas dominantes.
  - As mutações nas enzimas geralmente não são autossômicas dominantes porque mesmo a perda de 50% da atividade pode ser compensada.

- Mutações autossômicas dominantes com *ganho de função* são menos comuns; elas causam doença por favorecerem um produto genético com propriedades tóxicas ou aumentando uma atividade normal.

TABELA 5-2	Distúrbios Autossômicos Recessivos
Sistema	**Distúrbio**
Metabólico	Fibrose cística
	Fenilcetonúria
	Galactosemia
	Homocistinúria
	Doenças do armazenamento lisossomal*
	Deficiência de α_1-antitripsina
	Doença de Wilson
	Hemocromatose
	Doenças do armazenamento de glicogênio*
Hematopoiético	Anemia falciforme
	Talassemias
Endócrino	Hiperplasia adrenal congênita
Esquelético	SED (algumas variantes)*
	Alcaptonúria*
Nervoso	Atrofias musculares neurogênicas
	Ataxia de Friedreich
	Atrofia muscular espinal

*Discutido neste capítulo. Os outros são discutidos em outra parte deste livro.

Doenças Autossômicas Recessivas (p. 143) (Tabela 5-2)

Os distúrbios autossômicos recessivos incluem a maioria dos erros inatos do metabolismo. Em contraste com os distúrbios autossômicos dominantes, as seguintes características geralmente se aplicam:

- A expressão das características da doença tende a ser mais uniforme.
- A penetrância completa é comum.
- O início ocorre geralmente precocemente na vida.
- A detecção clínica das mutações *de novo* é rara até se passarem várias gerações e ocorra um casamento de heterozigoto-heterozigoto.
- Enzimas – em vez das proteínas estruturais – são afetadas com mais frequência.

Doenças Ligadas ao Cromossomo X (p. 143) (Tabela 5-3)

Todos os distúrbios ligados ao sexo são ligados ao X e, em sua maioria, são recessivos. Sua expressão é total no sexo masculino porque os genes mutantes no cromossomo X não possuem uma contraparte no cromossomo Y (os homens afetados são *hemizigotos* para o gene mutante ligado ao X). Mulheres heterozigotas geralmente não expressam a doença em razão de um alelo X pareado normal. No entanto, a inativação aleatória do X em uma população de células pode levar a fenótipos variáveis. As condições dominantes ligadas ao X são raras; as mulheres afetadas expressarão a doença e a transmitirão a 50% de seus filhos *e* filhas, enquanto os homens afetados expressarão a doença e a transmitirão a 100% de suas filhas e a nenhum de seus filhos.

Bases Bioquímicas e Moleculares das Doenças Monogênicas (Mendelianas) (p. 144)

As mutações monogênicas podem causar doença pela alteração na produção de um gene específico ou pela formação de uma proteína anormal; isto pode envolver enzimas, substratos, receptores e proteínas estruturais (Tabela 5-4).

TABELA 5-3 Distúrbios Recessivos Ligados ao X

Sistema	Distúrbio
Musculoesquelético	Distrofia muscular de Duchenne
Sangue	Hemofilias A e B Doença granulomatosa crônica Deficiência de glicose-6-fosfato desidrogenase
Imune	Agamaglobulinemia Síndrome de Wiskott-Aldrich
Metabólico	Diabetes insípido Síndrome de Lesch-Nyhan
Nervoso	Síndrome do X frágil*

*Discutido neste capítulo. Os outros são discutidos em capítulos apropriados no livro.

Defeitos Enzimáticos e suas Consequências (p. 144)

As mutações podem resultar na síntese de uma enzima defeituosa (atividade reduzida) ou na síntese reduzida de uma enzima normal. O resultado é um bloqueio metabólico com o seguinte:

- Acúmulo de um substrato que é tóxico (p. ex., fenilalanina na *fenilcetonúria*).
- Quantidade reduzida de um produto final necessário para a função normal (p. ex., melanina no *albinismo*).
- Metabolismo diminuído de um substrato que causa dano tecidual (p. ex., elastase neutrofílica na *deficiência de* α_1-*antitripsina*).

Defeitos em Receptores e Sistemas de Transporte (p. 146)

Os defeitos podem afetar o acúmulo intracelular de um importante precursor (p. ex., LDL na *hipercolesterolemia familiar*) ou a exportação de um metabólito necessário para a homeostasia tecidual normal (p. ex., cloreto na *fibrose cística*).

Alterações na Estrutura, Função ou Quantidade de Proteínas não Enzimáticas (p. 146)

Os exemplos incluem as hemoglobinopatias (p. ex., anemia falciforme, talassemia) ou *osteogênese imperfeita* devido a colágeno defeituoso.

Reações Adversas a Fármacos Geneticamente Determinadas (p. 146)

Estas mutações clinicamente silenciosas, sob outros aspectos, são "desmascaradas" quando se administram compostos/substratos específicos que levam a intermediários tóxicos ou não podem ser catabolizados de maneira apropriada.

Doenças Associadas a Defeitos em Proteínas Estruturais (p. 146)

Síndrome de Marfan (p. 146)

A síndrome de Marfan é um distúrbio autossômico dominante que resulta de 1 dentre 600 mutações diferentes (principalmente em sentido errado) no mapeamento do gene da *fibrilina-1* pelo 15q21.1. A fibrilina é um componente glicoproteico das microfibrilas que fornece uma sustentação para a deposição de elastina; é especialmente abundante nos tecidos conectivos da aorta, ligamentos e zônulas ciliares que dão suporte ao cristalino ocular. Portanto, o distúrbio afeta principalmente os *sistemas esquelético, ocular* e *cardiovascular*. A fibrilina anormal resulta em montagem defeituosa de microfibrilas,

TABELA 5-4	Base Bioquímica e Molecular dos Distúrbios Mendelianos		
Tipo de Proteína/ Função	**Exemplo**	**Lesão Molecular**	**Doença**
Enzima	Fenilalanina hidroxilase	Mutação em local de *corte e união*: quantidade reduzida	Fenilcetonúria
	Hexosaminidase	Mutação em local de *corte e união* ou mutação na matriz de leitura com códon de parada: quantidade reduzida	Doença de Tay-Sachs
	Adenosina deaminase	Mutações pontuais: proteína anormal com atividade reduzida	Imunodeficiência grave combinada
Inibidor de enzima	α_1-antitripsina	Mutações em sentido errado: secreção prejudicada do fígado para o soro	Enfisema e doença hepática
Receptor	Receptor LDL	Deleções, mutações pontuais: redução da síntese, transporte para a superfície celular ou ligação à LDL	Hipercolesterolemia familiar
	Receptor de vitamina D	Mutação pontual: falha na sinalização normal	Raquitismo resistente à vitamina D
Transporte de oxigênio	Hemoglobina	Deleções: quantidade reduzida	α-talassemia
		Processamento defeituoso de mRNA: quantidade reduzida	β-talassemia
		Mutações pontuais: estrutura anormal	Anemia falciforme
Canais iônicos	Regulador de condutância transmembrana de fibrose cística	Deleções e outras mutações: proteínas não funcionais ou enoveladas erroneamente	Fibrose cística
Estrutural extracelular	Colágeno	Deleções ou mutações pontuais podem causar redução na quantidade de colágeno normal ou nas quantidades de colágeno defeituoso	Osteogênese imperfeita
	Fibrilina	Mutações em sentido errado	SEDs
Membrana celular	Distrofina	Deleção com síntese reduzida	Distrofia muscular de Duchenne/Becker
	Espectrina, anquirina ou proteína 4.1	Heterogênea	Esferocitose hereditária
Hemostasia	Fator VIII	Deleções, inserções, mutações sem sentido e outras: síntese reduzida ou fator VIII anormal	Hemofilia A
Regulação do crescimento	Proteína Rb	Deleções	Retinoblastoma hereditário
	Neurofibromina	Heterogênea	Neurofibromatose tipo 1

Doenças Genéticas 121

levando a reduzida elasticidade, assim como à diminuição do sequestro do *fator transformador de crescimento β* (FTC-β, TGF-β); o excesso de TGF-β reduz o desenvolvimento normal da musculatura lisa vascular e a produção de matriz.

Morfologia (p. 147)

As alterações esqueléticas são as seguintes:
- Alta estatura com extremidades excepcionalmente longas.
- Dedos das mãos e dos pés longos e afilados (*aracnodactilia*).
- Flacidez dos ligamentos articulares, produzindo hiperextensibilidade.
- *Dolicocefalia* (cabeça alongada) com bossa frontal e arcadas supraorbitárias proeminentes.
- Deformidades espinais (p. ex., cifose e escoliose).

As alterações oculares são as seguintes:
- Deslocamento bilateral do cristalino (*ectopia lentis*).
- Aumento do comprimento axial do globo ocular, dando origem a descolamentos da retina.

As lesões cardiovasculares são as seguintes:
- Prolapso da valva mitral.
- Degeneração médio-cística da aorta causando dilatação do anel aórtico e incompetência valvar. Isto é provavelmente exacerbado pelo excesso de sinalização do TGF-β.

Alterações cutâneas:
- Estrias

Aspectos Clínicos (p. 147)

Há grande variabilidade na expressão clínica, de modo que o diagnóstico clínico requer um envolvimento maior de dois de quatro sistemas (cardiovascular, esquelético, ocular e cutâneo) e um envolvimento menor entre eles. O prolapso de valva mitral é a mais comum, embora não represente risco de vida; as valvas afetadas são frouxas e associadas à regurgitação mitral. A degeneração médio-cística da aorta é menos comum, porém clinicamente mais importante; a degeneração da média predispõe a dissecções, resultando geralmente em ruptura aórtica, uma causa de morte em 30% a 45% dos pacientes afetados.

Síndrome de Ehlers-Danlos (p. 147)

A *síndrome de Ehlers-Danlos* (SED) é um grupo de distúrbios clínica e geneticamente heterogêneos causados por defeitos na síntese de colágeno; as principais manifestações envolvem o seguinte:

- *Pele*: hiperextensível, extremamente frágil e vulnerável a trauma; a cicatrização de feridas está acentuadamente comprometida devido à síntese defeituosa do colágeno.
- *Articulações*: hipermóveis e propensas ao deslocamento.
- *Complicações viscerais:* as manifestações incluem a ruptura do cólon e das grandes artérias; fragilidade ocular com ruptura corneana e descolamento da retina; e hérnias diafragmáticas.

As SEDs são divididas em seis variantes com base nas manifestações clínicas predominantes e nos padrões de herança (Tabela 5-5):

- Atividade reduzida da lisil hidroxilase, uma enzima essencial para a ligação cruzada do colágeno.
- Mutações no colágeno tipo III. Por ser afetada uma proteína estrutural em vez de uma proteína enzimática, o padrão de herança é autossômico dominante. Os vasos

Patologia Geral

TABELA 5-5	Classificação das Síndromes de Ehlers-Danlos		
Tipo de SED*	Achados Clínicos	Herança	Defeitos no Gene
Clássico (I/II)	Hipermobilidade da pele e articular, cicatrizes atróficas, contusão fácil	Autossômica dominante	COL5A1, COL5A2
Hipermobilidade (III)	Hipermobilidade articular, dor deslocamentos	Autossômica dominante	Desconhecido
Vascular (IV)	Pele fina, ruptura arterial ou uterina, contusão, pequena hiperextensibilidade articular	Autossômica dominante	COL3A1
Cifoescoliose (VI)	Hipotonia, frouxidão articular, escoliose congênita, fragilidade ocular	Autossômica recessiva	Lisil hidroxilase
Artrocalasia (VIIa,b)	Hipermobilidade articular severa, leves alterações na pele, escoliose, contusão	Autossômica dominante	COL1A1, COL1A2
Dermatosparaxia (VIIc)	Fragilidade severa da pele, cútis laxa, contusão	Autossômica recessiva	Pró-colágeno N-peptidase

*SED era classificada anteriormente por numerais romanos. Os parênteses mostram os equivalentes numéricos anteriores.

sanguíneos e intestinos são especialmente ricos em colágeno tipo III e, portanto, são mais suscetíveis.
- Cadeias mutantes de pró-colágeno resistentes à clivagem de peptídeos N-terminais resultando, assim, em conversão defeituosa de pro-colágeno tipo I em colágeno maduro. Essa mutação tem um efeito *dominante negativo*.

Doenças Associadas a Defeitos em Proteínas Receptoras (p. 149)

Hipercolesterolemia Familiar (p. 149)

A hipercolesterolemia familiar resulta de mutações no gene codificador do receptor de LDL. As mutações que afetam outros aspectos da captação de LDL, metabolismo e a regulação podem causar um fenótipo similar.

Transporte e Metabolismo Normal do Colesterol (Fig. 5-1)

- A LDL é a principal forma de transporte do colesterol no plasma.
- Embora a maioria das células tenha receptores de alta afinidade pela apoproteína B-100 LDL, 70% da LDL plasmática é eliminada pelo fígado; a captação por outras células, especialmente os fagócitos mononucleares, pode ocorrer através de distintos receptores catadores de LDL quimicamente alterada (p. ex., acetilada ou oxidada).
- Transporte e metabolismo de LDL no fígado envolvem o seguinte:
  - Ligação a receptores específicos de LDL da membrana plasmática.
  - Internalização e subsequente dissociação de seu receptor no endossomo inicial, seguidas pelo transporte para os lisossomos.
  - O processamento lisossomal, levando à liberação de colesterol livre dentro do citoplasma pela ação das proteínas NPC1 e 2 (doença de Niemann-Pick [NPC], tipo C).
- O colesterol livre afeta três processos:

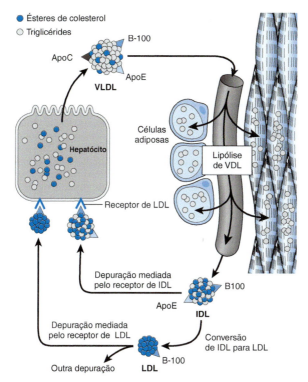

Figura 5-1 Ilustração esquemática do metabolismo de LDL e o papel do fígado em sua síntese e depuração. A lipólise da lipoproteína de densidade muito baixa (VLDL) pela lipoproteína lipase nos capilares libera triglicerídeos que são, então, armazenados em células adiposas e usados como uma fonte de energia nos músculos esqueléticos. ApoE, *Apoproteína* E; IDL, *lipoproteína de densidade intermediária*.

- Suprime a síntese do colesterol pela inibição da enzima limitadora de velocidade hidroximetilglutaril coenzima A redutase.
- Ativa enzimas que esterificam colesterol.
- Suprime a síntese do receptor de LDL, e, portanto, limita ainda mais o transporte de colesterol.

Sem a inibição do *feedback* do colesterol intracelular desses processos, aumentam os níveis de colesterol total circulante. Os heterozigotos ocorrem com uma frequência de aproximadamente 1 em 500 na população geral e apresentam elevação de duas a três vezes nos níveis de colesterol; homozigotos têm elevações de cinco a seis vezes no colesterol, com início precoce de aterosclerose grave e possibilidade de eventos cardiovasculares (p. ex., infarto do miocárdio) antes dos 20 anos de idade. Xantomas cutâneos também são mais proeminentes.

As várias mutações no receptor de LDL (mais de 900 descritas até agora) enquadram-se em cinco classes gerais:

- *Classe I:* síntese inadequada da proteína receptora de LDL (rara).
- *Classe II:* envelamento anormal do receptor de LDL levando à retenção no retículo endoplasmático (comum).

Patologia Geral

- *Classe III*: capacidade reduzida de ligação da proteína receptora de LDL.
- *Classe IV*: incapacidade de internalização do receptor de LDL.
- *Classe V*: incapacidade de dissociação da LDL e do receptor, com reciclagem para a superfície celular.

Doenças Associadas a Defeitos Enzimáticos (p. 151)

Doenças do Armazenamento Lisossômico (p. 151)

As doenças do armazenamento lisossomal resultam de uma deficiência genética de enzimas lisossomais funcionais ou outras proteínas essenciais para a sua atividade; as mutações também podem afetar o direcionamento das enzimas lisossomais após sua síntese no retículo endoplasmático (as enzimas destinadas ao lisossomo são ligadas por meio de fixação a um resíduo terminal de manose-6-fosfato durante o trânsito através do aparelho de Golgi). Na ausência de um adequado processamento lisossomal, o catabolismo de substratos complexos é comprometido, levando ao acúmulo de metabólitos parcialmente degradados dentro dos lisossomos. Estes, aumentados com as macromoléculas não digeridas, podem interferir na função celular normal; também ocorre reciclagem deficiente de nutrientes constituintes. Como a função lisossomal é crítica para a autofagia, esses distúrbios de armazenamento levam ao acúmulo dos "substratos autofágicos" (p. ex., mitocôndrias e outras organelas degeneradas, assim como proteínas poliubiquinadas). A falha na eliminação das mitocôndrias disfuncionais pode levar a aumento da apoptose e gerar maiores quantidades de radicais livres derivados do oxigênio. As abordagens terapêuticas incluem o seguinte:

- Substituição de enzimas.
- Redução de substrato.
- "Chaperonas" moleculares para auxiliar no enovelamento normal das proteínas mutantes.

As doenças do armazenamento lisossomal são classificadas com base na natureza bioquímica do metabólito acumulado (Tabela 5-6). Os tecidos afetados e as características clínicas resultantes dependem de onde se localiza o material a ser degradado normalmente e em quais locais ele é tipicamente catabolizado. Como os macrófagos são particularmente ricos em lisossomos e são responsáveis pela degradação de vários substratos, geralmente os órgãos com macrófagos abundantes (p. ex., fígado e baço) são afetados.

Doença de Tay-Sachs (p. 153)

A doença de Tay-Sachs resulta de mutações na subunidade α do complexo enzimático hexosaminidase; é a mais comum das três gangliosidoses G_{M2}, resultando de acúmulo do gangliosídeo G_{M2} lisossomal (todas apresentam resultados clínicos similares). A doença é mais comum em judeus originários do leste europeu (asquenazes). É possível tanto o diagnóstico pré-natal como a detecção de portador por análise de sonda (*probe*) de DNA e ensaios enzimáticos nas células obtidos por amniocentese.

Por serem ricos em gangliosídeos, os neurônios são o tipo celular afetado com mais gravidade; assim, as características clínicas típicas são a deterioração motora e mental que se inicia aproximadamente aos 6 meses de idade, cegueira e morte entre 2 e 3 anos de idade.

Morfologia (p. 153)

- Balonamento neuronal com vacúolos citoplasmáticos preenchidos por lipídios.
- Destruição neuronal progressiva com proliferação microglial.

TABELA 5-6 Doenças do Armazenamento Lisossomal

Glicogenose

Tipo 2 – doença de Pompe	α-1,4-Glicosidase (glicosidase lisossomal)	Glicogênio

Esfingolipidoses

Gangliosidose G_{M1}	Gangliosídeo G_{M1}	Gangliosídeo G_{M1}, oligossacarídeos contendo galactose
Tipo 1 – infantil, Tipo 2 generalizado – juvenil	ß-galactosidase	
Gangliosidose G_{M2}	Hexosaminidase–subunidade α	Gangliosídeo G_{M2}
Doença de Tay-Sachs	Hexosaminidase–subunidade ß	Gangliosídeo G_{M2}
Doença de Sandhoff	Proteína ativadora de gangliosídeo	Gangliosídeo G_{M2}

Sulfatidoses

Leucodistrofia metacromática	Arilsulfatase A	Sulfatídeo
Deficiências múltiplas de sulfatase	Arilsulfatases A, B, C; esteroide sulfatase; iduronato sulfatase; heparan N-sulfatase	Sulfatídeo, sulfato de esteroide, heparan sulfato, dermatan sulfato
Doença de Krabbe	Galactosilceramidase	Galactocerebrosídeo
Doença de Fabry	α-galactosidase A	Ceramida tri-hexosídeo
Doença de Gaucher	Glicocerebrosidase	Glicocerebrosídeo
NPC: tipos A e B	Esfingomielinase	Esfingomielina

MPS

MPS I-H (Hurler)	α-L-iduronidase	Dermatan sulfato, heparan sulfato
MPS II (Hunter)	L-iduronossulfato sulfatase	

Mucolipidoses (ML)

Doença de célula I (ML II) e polidistrofia pseudo-Hurler	Deficiência de enzimas de fosforilação essenciais para a formação do marcador de reconhecimento de manose-6-fosfato; hidrolases ácidas que não têm o marcador de reconhecimento não podem ser direcionadas aos lisossomos, mas são secretadas por via extracelular	Mucopolissacarídeo, glicolipídio

Outras Doenças de Carboidratos Complexos

Fucosidose	α-fucosidase	Esfingolipídeos contendo fucose e fragmentos de glicoproteína
Manosidose	α-manosidase	Oligossacarídeos contendo manose
Aspartilglicosaminúria	Aspartilglicosamina amida hidrolase	Aspartil-2-deoxi-2-acetamido-glicosilamina

Outras Doenças do Armazenamento Lisossomal

Doença de Wolman	Lipase ácida	Ésteres de colesterol, triglicérides
Deficiência de fosfato ácido	Fosfatase ácida lisossomal	Ésteres de fosfato

126 • Patologia Geral

- Acúmulo de lipídios nas células ganglionares da retina, tornando-as de cor pálida, acentuando desse modo a cor vermelha normal da coroide macular (*mancha vermelho-cereja*).

Doença de Niemann-Pick, Tipos A e B (p. 154)

A NPC, tipos A e B são distúrbios relacionados associados à deficiência de esfingomielinase (mais de 100 mutações são descritas); o acúmulo de esfingomielina é mais proeminente nos fagócitos mononucleares, mas pode também afetar os neurônios. Assim como a doença de Tay-Sachs, esses distúrbios são comuns em judeus asquenazes. A esfingomielinase ácida é um gene *impresso* (ver adiante) que é expresso preferencialmente a partir do cromossomo materno devido ao silenciamento epigenético do gene paterno.

O *tipo A* é mais comum; é uma forma infantil grave da doença que se manifesta clinicamente ao nascimento e a morte ocorre tipicamente dentro de três anos. As células afetadas são ingurgitadas com numerosos vacúolos pequenos que produzem espumosidade citoplasmática:

- Envolvimento neuronal difuso, levando eventualmente a morte celular e atrofia do sistema nervoso central (SNC); uma mancha retiniana vermelho-cereja similar àquela vista na doença de Tay-Sachs ocorre em aproximadamente metade dos pacientes.
- Acúmulo extremo de lipídios nos fagócitos mononucleares, produzindo hepatoesplenomegalia e linfadenopatia massivas, com infiltração da medula óssea.
- O envolvimento visceral afeta principalmente o trato gastrintestinal e pulmões.

O *tipo B* está associado à organomegalia, porém sem envolvimento do SNC, e os pacientes tipicamente sobrevivem até a vida adulta.

Doença de Niemann-Pick, Tipo C (p. 155)

A NPC, tipo C é diferente dos tipos A e B e é mais comum do que estes combinados. Ela decorre de mutações na *NPC1* (95% dos casos) ou *NPC2*, codificantes para proteínas envolvidas no transporte de colesterol dos lisossomos para o citosol. Tanto colesterol quanto gangliosídeos se acumulam e podem apresentar hidropisia fetal, hepatite neonatal ou (com mais frequência) degeneração neurológica progressiva iniciando na infância com ataxia, distonia e regressão psicomotora.

Doença de Gaucher (p. 155)

A doença de Gaucher refere-se a um grupo de distúrbios autossômicos recessivos envolvendo mutações que levam à diminuição da atividade da glicocerebrosidase; a clivagem de ceramidas (derivadas das membranas celulares de leucócitos e hemácias senescentes, assim como do reaproveitamento de gangliosídeos cerebrais) está comprometida. O acúmulo de glicocerebrosídeo ocorre em fagócitos mononucleares e (em algumas formas) no SNC. As manifestações da doença são secundárias à carga de material armazenado, assim como a ativação de macrófago e produção local de citocina. Três variantes são identificadas:

- O *tipo I* é a forma mais comum (99% dos casos) e ocorre em adultos, com incidência mais alta em judeus europeus; há níveis reduzidos, mas detectáveis, de atividade enzimática. Essa forma crônica, *não neuronopática*, está associada ao armazenamento de glicocerebrosídeo nos fagócitos mononucleares. Embora não haja envolvimento cerebral, os pacientes apresentam esplenomegalia e linfadenopatia massivas, e o envolvimento medular leva a erosões ósseas que podem causar fraturas patológicas; pancitopenia ou trombocitopenia resultam de hiperesplenismo; o ciclo vital não é afetado acentuadamente.
- O *tipo II* é a *forma aguda neuronopática*, afetando bebês, mas sem predileção por judeus. Está associado à hepatoesplenomegalia, mas predomina a deterioração progressiva do SNC, com morte em idade jovem.

Doenças Genéticas 127

- O *tipo III* é intermediário, com envolvimento sistêmico de macrófagos, assim como com doença neurológica progressiva iniciando na adolescência.

Morfologia *(p.155)*. As células afetadas (células de Gaucher) estão distendidas com material positivo de ácido de periódico de Schiff (PAS) com aparência fibrilar semelhante à de um "lenço-papel amassado" (composta de lisossomos alongados contendo lipídios armazenados em camadas duplas empilhadas).

Aspectos Clínicos *(p.156)*. O diagnóstico pré-natal é possível por meio de ensaio enzimático do fluido amniótico ou análise com sonda (*probe*) de DNA, embora existam mais de 150 mutações conhecidas. A terapia de reposição com enzimas recombinantes é efetiva, porém cara; o transplante de medula óssea e/ou transferência de genes dentro das células da medula óssea, assim como a terapia de redução de substrato, estão sendo avaliadas.

Mucopolissacaridoses (p. 156)

As mucopolissacaridoses (MPS) são um grupo de distúrbios resultantes de deficiências herdadas de enzimas que degradam glicosaminoglicanos (abundantes na matriz extracelular dos tecidos conectivos). Os substratos acumulados incluem o heparan sulfato, dermatan sulfato, queratan sulfato e sulfato de condroitina.

Diversas variantes clínicas de MPS (numeradas de I a VII) são conhecidas, cada qual resultante da deficiência de uma enzima específica; todas são autossômicas recessivas, exceto MPS II (síndrome de Hunter), que é recessiva ligada ao X. A gravidade relaciona-se ao grau de deficiência enzimática; em geral, todas as formas são progressivas e se caracterizam pelo seguinte:

- Características faciais grosseiras.
- Hepatoesplenomegalia.
- Opacificação da córnea.
- Espessamento valvar e arterial subendotelial.
- Rigidez articular.
- Retardo mental.

Morfologia *(p.157)*. As células afetadas se encontram distendidas com citoplasma claro (células balonizadas) contendo material PAS-positivo. Mucopolissacarídeos acumulados são encontrados em muitos tipos celulares, incluindo fagócitos mononucleares, fibroblastos, células endoteliais, células da musculatura lisa intimal e neurônios.

Aspectos Clínicos *(p. 157)*. As duas síndromes mais bem caracterizadas são as seguintes:

- *Síndrome de Hurler* (MPS 1-H) por deficiência de α-L-iduronidase. Uma forma grave com início entre 6 e 24 meses e morte entre 6 e 10 anos, geralmente em decorrência de complicações cardiovasculares.
- *Síndrome de Hunter* (MPS II). Não há opacificação da córnea e, geralmente, seu curso é mais leve.

Doenças do Armazenamento do Glicogênio (Glicogenoses) (p. 157)

As doenças do armazenamento de glicogênio resultam de deficiências hereditárias na síntese ou catabolismo de glicogênio (Fig. 5-2); os distúrbios podem ser restritos a tecidos específicos ou sistêmicos. Com base em deficiências enzimáticas específicas e nos quadros clínicos resultantes, as glicogenoses dividem-se em três grupos principais:

- *Forma hepática* por deficiências em enzimas que influenciam primariamente o catabolismo hepático do glicogênio; estas se caracterizam por baixa glicose sanguínea

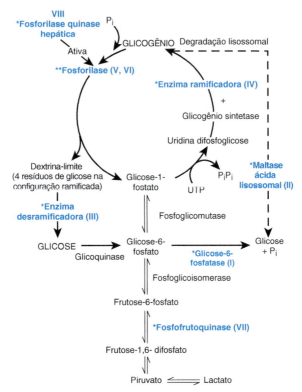

Figura 5-2 Vias metabólicas de glicogênio e as deficiências enzimáticas associadas (marcadas com "*") levando a glicogenoses; numerais romanos indicam o tipo de doença do armazenamento de glicogênio. Tipos V e VI resultam de deficiências fosforilase muscular e hepática, respectivamente. *(Modificada de Hers H et al.: Glycogen storage diseases. In Scriver CR, Beaudet AL, Charles R, Sly 1/VS, Valle D [SED]: The Metabolic Basis of Inherited Diseases, 6th ed. New York, NY: McGraw-Hill, 1989, p. 425.)*

(hipoglicemia) e acúmulo de glicogênio hepático. O protótipo é a doença de von Gierke (tipo I) devido à deficiência de glicose-6-fosfatase (converte glicose 6-fosfato em glicose); outros incluem deficiências na fosforilase hepática ou enzima desramificadora (Fig. 5-2).

- Forma miopática caracterizada por deficiências de enzimas que impulsionam a glicólise nos músculos estriados. Estes caracteristicamente apresentam fraqueza muscular e cãibra após o exercício sem elevações induzidas por exercício no lactato sanguíneo; os músculos esqueléticos mostram acúmulo de glicogênio. A doença de McArdle (tipo V) se deve à deficiência de fosforilase muscular.
- Formas diversas associadas à deficiência de α-glicosidase (maltase ácida) ou ausência de enzima ramificadora; estas levam tipicamente à sobrecarga de glicogênio em muitos órgãos e à morte precoce. A glicogenose tipo II, ou doença de Pompe, resulta de deficiência da enzima lisossomal maltase ácida (α-glicosidase). Como em outras doenças do armazenamento lisossomal, muitos órgãos estão envolvidos; porém o envolvimento cardíaco é mais proeminente nesse distúrbio.

Doenças Associadas a Defeitos em Proteínas que Regulam o Crescimento Celular (p. 159)

O crescimento e a diferenciação celular normal são regulados pelas proteínas derivadas de proto-oncogenes e genes supressores tumorais. As mutações nesses genes são importantes na patogênese tumoral (Cap. 7); no entanto, apenas aproximadamente 5% de todos os cânceres se devem a mutações em linhagens germinativas (a maioria é autossômica dominante) e a vasta maioria das mutações associadas ao câncer nesses genes ocorre *de novo* nas células somáticas.

Doenças Multigênicas Complexas (p. 160)

Esses distúrbios resultam da interação de formas variantes de genes e fatores ambientais. As variantes genéticas com pelo menos dois alelos diferentes e uma incidência na população ≥ 1% são chamadas de *polimorfismos*. Distúrbios genéticos complexos ocorrem quando vários polimorfismos – individualmente com modestos efeitos e baixa penetrância—são herdados em conjunto. Nem todos os polimorfismos são igualmente importantes; embora 20 a 30 genes estejam implicados no diabetes *mellitus* tipo 1, seis a sete são mais importantes, e certos alelos HLA compõem > 50% do risco. Alguns polimorfismos são específicos da doença, enquanto outros emergem em múltiplas doenças relacionadas de maneira mecanicista (ou seja, distúrbios imunomediados). Além disso, influências ambientais modificam significativamente o risco de expressão.

Doenças Cromossômicas (p. 160)

Citodistúrbios genéticos podem decorrer de alterações no *número* ou na *estrutura* dos cromossomos. Cariótipo é o nome dado ao número total de cromossomos, seguido pelo complemento de cromossomos sexuais e, então, por anormalidades em ordem numérica crescente (p. ex., um homem com trissomia do 21 é designado: 47,XY, + 21). O braço curto é designado *p* (de *petite*); o braço longo é designado *q* (a letra seguinte do alfabeto). A coloração de Giemsa leva às bandas características claras e escuras de cada cromossomo, chamadas de banda G. Em um cariótipo com bandas (400 a 800 bandas por conjunto haploide), as várias regiões são demarcadas por bandas proeminentes, numeradas sequencialmente iniciando no centrômero e seguindo para a parte externa. As bandas são, ainda, subsegmentadas; assim *Xp21.2* denota um segmento de cromossomo localizado no braço curto do cromossomo X na região 2, banda 1 e sub-banda 2.

Distúrbios Numéricos

Os distúrbios numéricos são como segue:

- *Monossomia*, associada um cromossomo a menos normal.
- *Trissomia*, associada a um cromossomo extra.
- *Mosaicismo*, associado a uma ou mais populações de células, algumas com um complemento cromossômico normal, outros com cromossomos extras ou ausentes.

Os distúrbios numéricos dos cromossomos resultam de erro durante a divisão celular. Monossomia e trissomia geralmente resultam da não disjunção cromossômica durante a gametogênese (a primeira divisão meiótica), enquanto os mosaicos são produzidos quando ocorrem erros mitóticos no zigoto. A monossomia dos autossomos geralmente resulta em morte fetal precoce e aborto espontâneo, enquanto as trissomias podem ser

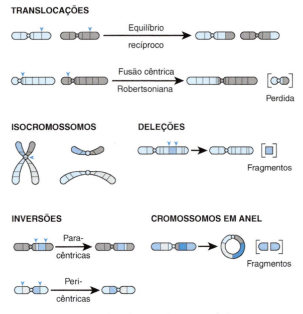

Figura 5-3 Tipos de rearranjos cromossômicos.

mais bem toleradas e os desequilíbrios similares nos cromossomos sexuais geralmente são compatíveis com a vida.

Anomalias Estruturais dos Cromossomos (p. 161) (Fig. 5-3)

- *Deleção:* a perda de um segmento terminal ou intersticial (pedaço intermediário) de um cromossomo.
- *Translocação:* envolve a transferência de um segmento de um cromossomo para outro:
  - *Equilíbrio recíproco,* envolvendo a troca de material cromossômico entre os dois cromossomos sem nenhum ganho ou perda líquida de material genético.
  - *Fusão robertsoniana (cêntrica),* ou translocação recíproca entre dois cromossomos acrocêntricos envolvendo o braço curto de um e o braço longo de outro; a transferência de segmentos leva à formação de um cromossomo anormalmente grande e de um extremamente pequeno. Este último geralmente é perdido. Esta translocação predispõe à formação de gametas anormais (desequilibradas).
- *Isocromossomo:* forma-se quando um braço (curto ou longo) se perde e o remanescente é duplicado, resultando em um cromossomo com dois braços curtos somente ou dois longos. Nos nascimentos vivos, o isocromossomo mais comum envolve o cromossomo X, designado (X)(q10), com resultante duplicação (e, portanto, trissomia) de genes no braço longo e deleção (com monossomia) de genes no braço curto.
- *Inversão:* rearranjo associado a duas quebras em um cromossomo, seguidas por inversão e reincorporação do segmento quebrado.
- *Cromossomo em anel:* deleção afetando as duas extremidades, seguida de fusão das extremidades danificadas.

Doenças Citogenéticas Envolvendo Autossomos (p. 163)

Trissomia do 21 (Síndrome de Down) (p. 163)

Este é o distúrbio cromossômico mais comum (1 em 700 nascimentos) e uma causa importante de retardo mental:

- Aproximadamente 95% têm um cromossomo 21 extra completo (p. ex., 47,XY, + 21). Em 95% desses casos, o cromossomo extra é de origem materna. A incidência é fortemente influenciada pela idade materna: 1 em 1.550 nascimentos em mulheres com menos de 20 anos; 1 em 25 mulheres com mais de 45 anos.
- Aproximadamente 4% de todos os casos possuem material cromossômico extra derivado de um cromossomo parental com uma translocação do braço longo do cromossomo 21 para o cromossomo 22 ou 14. Como o ovo fertilizado já possui dois autossomos 21 normais, o fragmento cromossômico translocado fornece a mesma dosagem de três genes da trissomia do 21. Tais casos geralmente (mas nem sempre) são familiares porque o pai é portador de uma translocação robertsoniana. A idade materna não produz qualquer impacto.
- As variantes em mosaico compõem aproximadamente 1% de todos os casos; eles exibem uma mistura de células com números normais de cromossomos e células com um cromossomo 21 extra. A idade materna não produz qualquer impacto.
- As características clínicas incluem o seguinte (Fig. 5-4, A):

  - Rostos achatados com fissuras palpebrais oblíquas e dobras epicânticas; pregas palmares simiescas.
  - Grave retardo mental.
  - Quarenta por cento terá doença cardíaca congênita, especialmente defeitos do coxim endocárdico, responsáveis pela maioria das mortes na lactância e infância.
  - Risco de 10 a 12 vezes maior de leucemia aguda.
  - Respostas imunes anormais levando a infecções recorrentes e autoimunidade tireóidea.
  - Doença de Alzheimer prematura.

Outras Trissomias (p. 165)

Trissomia do 18 (*síndrome de Edwards*; Fig. 5-4, B) e trissomia do 13 (*síndrome de Patau*; Fig. 5-4, C) ocorrem com menos frequência que a trissomia do 21; ambas estão associadas à idade materna avançada. Os bebês afetados apresentam graves malformações e geralmente morrem no primeiro ano de vida.

Síndrome da Deleção do Cromossomo 22q11.2 (p. 165)

A síndrome da deleção do cromossomo 22q11.2 é bastante comum (1 em 4.000 nascimentos) e se deve a uma pequena deleção da banda 11.2 no braço longo do cromossomo 22. As características clínicas associadas a essa deleção (ver adiante) constituem um espectro que inclui a *síndrome de DiGeorge* (Cap. 6) e *síndrome velocardiofacial*. A imunodeficiência de células T e a hipocalcemia são mais proeminentes em alguns casos (síndrome de DiGeorge), enquanto a dismorfologia facial e as malformações cardíacas são mais proeminentes em outros (síndrome velocardiofacial):

- Defeitos cardíacos congênitos.
- Anormalidades do palato.
- Dismorfismo facial.
- Atraso no desenvolvimento.
- Aumento da incidência de transtornos psiquiátricos (esquizofrenia, transtorno bipolar, transtorno do déficit de atenção e hiperatividade).
- Deficiência variável de célula T.
- Hipoparatireoidismo.

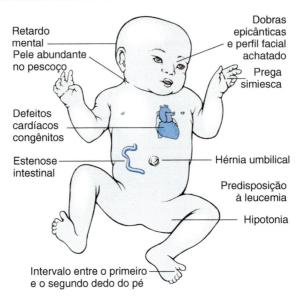

TRISSOMIA DO 21: SÍNDROME DE DOWN

Incidência: 1 em 700 nascimentos
Cariótipos:
Trissomia do 21:   Tipo: 47,XX, +21
Tipo de translocação: 46,XX,der(14;21)(q10;q10),+21
Tipo de mosaico: 46,XX/47,XX, +21

A

Figura 5-4 Características clínicas e cariótipos de trissomias autossômicas selecionadas.

Doenças Citogenéticas Envolvendo Cromossomos Sexuais (p. 166)

Os desequilíbrios nos cromossomos sexuais são mais comuns que os desequilíbrios autossômicos porque tipicamente são mais bem tolerados. Por exemplo, a natureza mais leve das aberrações associadas ao cromossomo X está relacionada com o fato de ocorrer normalmente a inativação aleatória de um cromossomo X (hipótese de Lyon):

- A inativação aleatória do cromossomo X paterno ou materno ocorre precocemente na embriogênese e leva à formação de um corpúsculo de Barr.
- Mulheres normais são mosaicos funcionais com duas populações celulares, uma com um cromossomo X paterno inativado e a outra com um cromossomo X materno inativado.
- No caso de cromossomos X extras, todos menos um cromossomo X é inativado.

Como as aberrações numéricas dos cromossomos X (extra ou ausente) estão, portanto, associadas a anormalidades somáticas e gonadais, a hipótese de Lyon é modificada como segue:

- Ambos os cromossomos X são necessários para a gametogênese normal; o X inativado é seletivamente reativado em células germinativas durante a formação dos gametas.

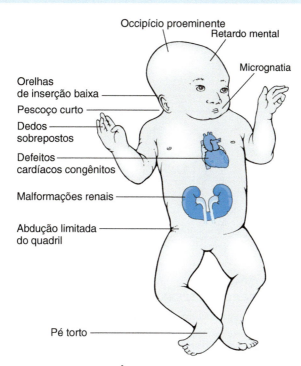

TRISSOMIA DO 18: SÍNDROME DE EDWARDS

Incidência: 1 em 8.000 nascimentos
   Cariótipos:
      Tipo de trissomia do 18:   47,XX, +18
      Tipo de mosaico: 46,XX/47,XX, +18

B

Figura 5-4 (Cont.)

- A inativação do X poupa certas regiões do cromossomo necessárias para o crescimento e o desenvolvimento normal; até 20% dos genes no braço curto de qualquer de cromossomo X "inativado" escapa à inativação.

O cromossomo Y é tanto necessário quanto suficiente para o desenvolvimento masculino. Independentemente do número de cromossomos X, a presença de um único Y impulsiona o desenvolvimento em direção ao sexo masculino.

Síndrome de Klinefelter (p. 167)

A síndrome de Klinefelter é o hipogonadismo masculino associado a dois ou mais cromossomos X e pelo menos a um cromossomo Y. Sua incidência é de aproximadamente 1 em 660 nascimentos masculinos vivos; 47,XXY é mais comum (90% dos casos), sendo mosaicos os restantes (p. ex., 46,XY/47,XXY). As características clínicas incluem o seguinte:

- Infertilidade masculina.
- Aparência corporal eunucoide.
- Retardo mental mínimo ou nenhum.

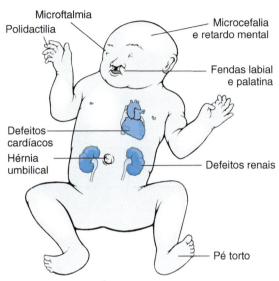

TRISSOMIA DO 13: SÍNDROME DE PATAU

Cariótipos:
Tipo de trissomia do 13: 47,XX, +13
Tipo de translocação: 46,XX,+13,der(13;14)(q10;q10)
Tipo de mosaico: 46,XX/47,XX, +13

C

Figura 5-4 (Cont.)

- Alta incidência de diabetes *mellitus* tipo 2 (testosterona baixa causa relativa resistência à insulina).
- Falha das características sexuais secundárias masculinas.
- Ginecomastia com risco 20 vezes maior de câncer de mama com relação aos homens normais; distribuição feminina dos pelos.
- Testículos atrofiados.
- Níveis elevados de hormônio folículo-estimulante plasmático e de estrógeno; níveis baixos de testosterona.
- Osteoporose e fraturas devido a desequilíbrio do hormônio sexual.

O hipogonadismo e outras características clínicas são explicadas pelo padrão de inativação do X. Por exemplo, o gene codificador do receptor de androgênio situa-se no cromossomo X. Ele apresenta repetições trinucleotídicas CAG altamente polimorfas, com repetições CAG mais longas levando à menor atividade do receptor; felizmente (ou não) o cromossomo X com repetições CAG mais curtas é preferencialmente inativado.

Síndrome de Turner (p. 168)

A síndrome de Turner é o hipogonadismo em mulheres fenotípicas resultante de monossomia completa ou parcial do cromossomo X; 45,X ocorre em aproximadamente 57% dos casos, com deleções parciais do cromossomo X e os mosaicos (p. ex., 45,X/46,XX) constituem o resto. Técnicas sensíveis sugerem que 75% dos pacientes com síndrome de Turner podem realmente ser mosaicos. Os isocromossomos de braço longo com deleção do braço curto (46,X,i[Xq]) e cromossomos em anel com deleções tanto de braços longos quanto curtos também produzem um fenótipo de Turner. A variabilidade cariotípica explica a heterogeneidade do fenótipo de Turner (45,X é afetado de maneira mais grave). Em 75% dos casos de cromossomo X, a origem é materna, sugerindo que o defeito primário seja a gametogênese paterna. As características clínicas incluem o seguinte:

- Linfedema do pescoço, mãos e pés.
- Pescoço alado (devido à dilatação linfática inicial).
- Baixa estatura.
- Peito largo e mamilos amplamente espaçados.
- Amenorreia primária.
- Falha de desenvolvimento das características sexuais secundárias normais.
- Ovários gravemente atróficos e fibrosos (ovários estriados).
- Doença cardíaca congênita, particularmente coarctação da aorta.

O hipogonadismo e a ausência de maturação sexual secundária ocorrem porque ambos os cromossomos X são necessários para a ovogênese normal e o desenvolvimento ovariano; assim, as pacientes afetadas sofrem perda acelerada de ovócitos e essencialmente passam pela menopausa antes de experimentarem a menarca. A baixa estatura provém da perda de ambas as cópias (expressas) do gene homeobox da baixa estatura (SHOX) no cromossomo X que afeta a altura. Os mecanismos das malformações cardíacas são desconhecidos.

Hermafroditismo e Pseudo-hermafroditismo (p. 169)

- Os *hermafroditas verdadeiros* são extremamente raros (ovários e testículos estão ambos presentes ou combinados como um *ovotestis* ou com uma gônada em cada lado). Cinquenta por cento possuem cariótipo 46,XX; nos demais, a maioria são mosaicos 46,XX/46,XY e bem poucos são 46,XY. Os testículos em um indivíduo 46,XX implicam quimerismo críptico do gene SRY (que determina a diferenciação testicular) ou possivelmente uma translocação de Y para o autossomo.
- *Pseudo-hermafroditas femininos* possuem um cariótipo 46,XX com ovários normais e genitália interna, mas a genitália externa é ambígua ou virilizada. A causa mais comum é a exposição esteroide androgênica durante a gestação (p. ex., devido a hiperplasia adrenal congênita ou tumores maternos secretores de androgênio).
- *Pseudo-hermafroditas masculinos* possuem cromossomos Y; portanto as gônadas são exclusivamente testículos, mas a genitália externa é ambígua ou completamente feminina. A condição resulta de virilização defeituosa do embrião masculino por causa da síntese reduzida de androgênio ou resistência à ação dos androgênios. A forma mais comum é a *completa feminização testicular*, um distúrbio ligado ao X associado a mutações no gene receptor de androgênio localizado em Xq11-Xq12.

Doenças Monogênicas com Herança não Clássica (p. 170)

Doenças Causadas por Mutações de Repetição Trinucleotídica (p. 170) (Tabela 5-7)

Aproximadamente 40 distúrbios, incluindo a doença de Huntington, distrofia miotônica, ataxia de Friedrich, síndrome do X frágil e múltiplos tipos de ataxia espinocerebelar estão associados à expansão de trechos de trinucleotídeos; as alterações neurodegenerativas predominam no quadro clínico:

- A maioria dessas repetições contém os nucleotídeos guanina (G) e citosina (C) e podem ocorrer em regiões não codificadoras (X frágil) ou codificadoras (doença de Huntington).

TABELA 5-7	Exemplos de Distúrbios de Repetições Trinucleotídicas					
					Número de Repetições	
	Gene	**Lócus**	**Proteína**	**Repetição**	**Normal**	**Doença**
Expansões que Afetam as Regiões Não Codificadoras						
Síndrome do X frágil	FMRI (FRAXA)	Xg27.3	FMRP	CGG	6-55	55-200 (pré); > 230 (completa)
Ataxia de Friedreich	FXN	9q21.1	Frataxina	GAA	7-34	34-80 (pré); > 100 (completa)
Distrofia miotônica	DMPK	19q13.3	Proteína quinase da distrofia miotônica (DMPK)	CTG	5-37	34-80 (pré); > 100 (completa)
Expansões que Afetam as Regiões Codificadoras						
Atrofia muscular espinobulbar (doença de Kennedy)	AR	Xq12	Receptor de androgênio (AR)	CAG	9-36	38-62
Doença de Huntington	HTT	4p16.3	Huntingtina	CAG	6-35	36-121
Atrofia dentato-rubro-pálido-luisiana (síndrome de Haw River)	ATNL	12p13.31	Atrofina-1	CAG	6-35	49-88
Ataxia espinocerebelar tipo 1	ATXN1	6p23	Ataxina-1	CAG	6-44	39-82
Ataxia espinocerebelar tipo 2	ATXN2	12q24.1	Ataxina-2	CAG	15-31	36-63
Ataxia espinocerebelar tipo 3 (doença de Machado-Joseph)	ATXN3	14q21	Ataxina-3	CAG	12-40	55-84
Ataxia espinocerebelar tipo 6	CACNA2A	19p13.3	Subunidade α1A do canal de cálcio dependente de voltagem	CAG	4-18	21-33
Ataxia espinocerebelar tipo 1	ATXN7	3p14.1	Ataxina-7	CAG	4-35	37-306

Doenças Genéticas   137

- Expansões nas regiões codificadoras (tipicamente trinucleotídeos CAG) levam à produção de tratos de poliglutamina nas proteínas e subsequente enovelamento aberrante com agregação (com grandes inclusões intranucleares), disfunção mitocondrial, uma resposta de estresse à proteína desenovelada e apoptose (Fig. 5-5).
- Expansões em regiões não codificadoras suprimem a síntese da proteína afetada (Fig. 5-5).
- A tendência de expansão do trinucleotídeo depende do sexo do pai transmissor; no X frágil, as expansões ocorrem na ovogênese, enquanto na doença de Huntington, ocorrem durante a espermatogênese.

Síndrome do X Frágil e Tremor/Ataxia do X Frágil (p. 171)

A síndrome do X frágil é prototípica desses distúrbios; é uma causa comum do *retardo mental familiar*. Ela se caracteriza citogeneticamente por um "local frágil" no Xq27.3 visualizado como uma descontinuidade na coloração cromossômica quando as células são cultivadas em um meio deficiente em folato.

- O local no Xq possui múltiplas repetições nucleotídicas CGG na região 5'-não traduzida do gene do *retardo mental familiar 1 (FMR1)*. Em indivíduos normais, o número médio de repetições é 29 (uma variação de 6 para 55), enquanto os indivíduos afetados possuem 200 a 4.000 repetições; os pacientes com *pré-mutações* clinicamente silenciosas) têm 55 a 200 repetições CGG.
- Em portadores femininos, as pré-mutações sofrem amplificação durante a ovogênese, resultando em mutações completas que são, então, transmitidas à prole. O agravamento da apresentação clínica em gerações sucessivas é chamado de *antecipação*.
- Como as mutações são portadas no cromossomo X, este é um distúrbio recessivo ligado ao X. No entanto, como as pré-mutações são amplificadas somente durante a ovogênese, o padrão de transmissão difere dos distúrbios clássicos ligados ao X. Consequentemente, os homens portadores com pré-mutações tipicamente não exibem quaisquer sintomas e não transmitem a doença; em contrapartida, quase todos os filhos e aproximadamente 50% das filhas de mulheres portadoras são afetadas. As mulheres portadoras também são afetadas (ou seja, mentalmente retardadas) em uma frequência de 30% a 50%, o que é muito maior do que nos distúrbios típicos ligados ao X.
- Uma expansão das repetições trinucleotídicas em *FMR1* superior a 230 cópias induz a metilação anormal do gene e supressão transcricional.
- A base molecular da síndrome do X frágil é relacionada com a perda de função da proteína FMR (FMRP), uma proteína citoplasmática abundante no cérebro e nos testículos. A FMRP é uma proteína ligante de RNA associada a polirribossomos; ela suprime a tradução de certos transcritos nas junções sinápticas. Sua perda leva ao aumento da tradução de proteína e o resultante desequilíbrio impacta adversamente a função neuronal com alterações permanentes na atividade sináptica.
- Os homens afetados apresentam grave retardo mental e 80% têm testículos aumentados. Outras características físicas, como o rosto alongado e a mandíbula grande, são inconsistentes.
- Portadores de pré-mutações também apresentam falência ovariana prematura (mulheres) e neurodegeneração progressiva (homens).

Tremor/Ataxia do X Frágil (p. 173)

As pré-mutações CGG no gene *FMR1* em portadores também podem causar a síndrome de tremor/ataxia do X frágil fenotipicamente distinta. Em vez de ser metilado e silenciado, o gene *FMR1*, nesses casos, continua a ser transcrito, levando à superprodução "tóxica" de mRNA que sequestra as proteínas ligantes do RNA no núcleo. Como resultado, ocorre falência ovariana prematura (antes dos 40 anos) em mulheres portadoras, enquanto os homens transmissores apresentam um distúrbio neurodegenerativo progressivo que começa aos 50 anos.

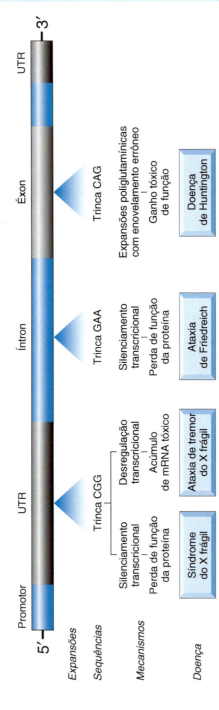

Figura 5-5 Locais de expansão e a sequência afetada em doenças selecionadas causadas por mutações de repetições nucleotídicas. UTR, Região não traduzida.

Doenças Genéticas   139

Mutações nos Genes Mitocondriais – Neuropatia Óptica Hereditária de Leber (p. 173)

Os óvulos contêm múltiplas mitocôndrias, enquanto os espermatozoides contêm poucas; portanto o conteúdo mitocondrial dos zigotos é derivado quase inteiramente do óvulo (as mitocôndrias do espermatozoide também tendem a ser seletivamente degradadas após a formação do zigoto fertilizado). Assim, DNA mitocondrial (mtDNA) é transmitido inteiramente por mulheres e as doenças resultantes das mutações nos genes mitocondriais são *herdados por via materna.*

- As mulheres afetadas transmitem a doença a todos os filhos – homens e mulheres; as filhas, e não os filhos, transmitem a doença à prole.
- A expressão dos distúrbios resultantes de mutações nos genes mitocondriais é imprevisível. Quando uma célula portadora de mtDNA normal e mutante se divide, a proporção de DNA normal e mutante nas células da filha é aleatória e bastante variável (uma situação chamada *heteroplasmia*). Ocorre, também, um efeito de limiar relacionado com um número mínimo de mtDNA mutante necessário para se dar a disfunção oxidativa.
- O mtDNA codifica 22 tRNAs, 2 rRNAs e os 13 genes para as proteínas envolvidas na fosforilação oxidativa. Consequentemente, as mutações no mtDNA afetam predominantemente os órgãos fortemente dependentes do metabolismo de energia mitocondrial, como o sistema neuromuscular, fígado, coração e rins. A neuropatia óptica hereditária de Leber é prototípica resultando em cegueira progressiva, disfunção neurológica e defeitos de condução cardíaca.

Impressão Genômica (p. 174)

Este é um processo epigenético que resulta em inativação diferencial dos alelos materno ou paterno de certos genes. A *impressão materna* refere-se ao silenciamento transcricional do alelo materno, enquanto a *impressão paterna* refere-se à inativação do alelo paterno. A impressão ocorre no óvulo ou no espermatozoide antes da fertilização e então é transmitido de maneira estável a todas as células somáticas. O processo envolve a metilação diferencial do DNA ou a desacetilação da histona H4, levando à inativação seletiva do gene; estima-se que 200 a 600 genes sejam impressos e, embora alguns possam ocorrer isoladamente, a maioria se reúne em grupos regulados por elementos de ação *cis* comum.

Síndrome de Prader-Willi e Síndrome de Angelman (p. 174)

A síndromes de Prader-Willi e a síndrome de Angelman são distúrbios genéticos incomuns causados pela deleção de regiões vizinhas no cromossomo 15 (15q12). Nessa região há genes impressos maternos e paternos. A síndrome de Prader-Willi ocorre quando o 15q12 paterno é deletado, deixando para trás apenas o produto genético materno "silenciado"; a síndrome de Angelman envolve a deleção da região 15q12 materna, deixando para trás somente o gene paterno "silenciado".

- A *síndrome de Prader-Willi* caracteriza-se por retardo mental, baixa estatura, hipotonia, obesidade e hipogonadismo. Em alguns casos, um cromossomo 15 paterno inteiro está ausente, sendo, então, substituído por dois cromossomos 15 de derivação materna (e, portanto, silenciado) (dissomia uniparental).
- Os pacientes com *síndrome de Angelman* exibem retardo mental, ataxia, convulsões e riso inapropriado. Estes também podem ocorrer por dissomia uniparental (recebimento de apenas dois cromossomos 15 paternos).

Na síndrome de Angelman, o gene impresso paterno afetado é o *UBE3A*, que codifica para uma proteína, a ubiquitina ligase, que tem um papel no direcionamento da degradação proteassômica de várias proteínas intracelulares em regiões específicas do cérebro. O gene ou genes convertidos na síndrome de Prader-Willi não são conhecidos, embora um gene codificador de uma pequena riboproteína N nuclear – envolvida no *corte e na união* do gene – tenha sido implicado.

Mosaicismo Gonadal (p. 176)

O mosaicismo gonadal resulta de mutações que afetam seletivamente as células embriologicamente destinadas a formar as gônadas. Como as células germinativas são afetadas, um filho, ou mais, pode manifestar a doença ainda que as células somáticas não sejam envolvidas e o indivíduo afetado tenha um fenótipo normal.

Diagnóstico Genético Molecular (p. 176)

A análise da doença em nível de ácido nucleico permite excelentes especificidade e sensibilidade – possibilitadas pela amplificação e análise das minúsculas quantidades de material, até mesmo de células individuais. As considerações para uma adequada amostragem tecidual (p. ex., sangue periférico, tecido tumoral, amostra de escarro) incluem a determinação de um distúrbio ser constitucional (presente em todos os tipos celulares) ou somático (restrito a tecidos específicos); os patógenos infecciosos podem ser localizados em um local específico.

Métodos de Diagnóstico e Indicações para Testes (p. 176)

Indicações para Análise das Alterações Genéticas Hereditárias (p. 176)

- A avaliação pré-natal pode ser realizada em amostras obtidas por amniocentese, amostragem de vilosidade coriônica, sangue do cordão umbilical ou DNA livre no sangue materno (10% do qual é de origem fetal); ela é indicada nas seguintes situações:
  - Idade maternal avançada.
  - Genitor com um rearranjo cromossômico equilibrado conhecido.
  - Anormalidades fetais no ultrassom.
  - Crianças em risco de distúrbios genéticos específicos baseados no histórico familiar.
- A avaliação pós-natal é realizada geralmente nos linfócitos do sangue periférico e baseia-se na suspeita clínica:
  - Anomalias congênitas múltiplas.
  - Suspeita de síndrome metabólica.
  - Retardo mental ou atraso no desenvolvimento inexplicáveis.
  - Suspeita de aneuploidia (p. ex., síndrome de Down).
  - Suspeita de doença monogênica.
- A avaliação em pacientes idosos pode ser realizada no sangue periférico ou em tecidos específicos de distúrbios que se manifestam nos estágios avançados:
  - Síndromes de câncer hereditárias.
  - Doença monogênica atipicamente leve (p. ex., fibrose cística atenuada).
  - Distúrbios neurodegenerativos (p. ex., doença de Huntington).

Indicações para Análise das Alterações Genéticas Adquiridas (p. 177)

- Diagnóstico e tratamento de malignidade:
  - Mutações ou alterações citogenéticas específicas características de certos tumores (p. ex., *BCR-ABL* na leucemia mieloide crônica).
  - Determinação de clonalidade como um indicador de malignidade.
  - Identificação de alterações genéticas passíveis de influenciar a terapia (p. ex., mutações no receptor do *fator de crescimento epidérmico* [FCE, EGF] no câncer de pulmão).
  - Determinação da eficácia do tratamento (presença de doença residual).
  - Detecção de mutações secundárias resistentes à terapia.

Doenças Genéticas   141

- Diagnóstico e tratamento de doença infecciosa:
- Detecção de microrganismo específico (p. ex., *vírus da imunodeficiência humana* [HIV], micobatéria).
- Identificação dos micróbios especificamente resistentes a medicamentos.
- Determinação da eficácia do tratamento (p. ex., cargas virais na hepatite C).

PCR e Detecção das Alterações na Sequência do DNA (p. 177)

As técnicas baseadas em *reação em cadeia da polimerase* (PCR) permitem a amplificação de pequenas quantidades de DNA-alvo; esses fragmentos amplificados podem, então, ser analisados como segue:

- *Sequenciamento de Sanger.* O DNA amplificado é misturado com a DNA polimerase, uma sequência iniciadora (*primer*), nucleotídeos não rotulados (A, C, G e T) e quatro nucleotídeos "com terminação inoperante" (terminador didesoxi) que são marcados com diferentes rótulos fluorescentes. A reação subsequente gera espécies de DNA com todos os comprimentos possíveis, cada qual rotulado com uma só etiqueta fluorescente que corresponde à incorporação da base de terminador em seu final. Após eletroforese capilar para separar os fragmentos de DNA por peso molecular, a sequência pode ser "lida" por meio de inspeção simples.
- *Pirossequenciamento.* Essa abordagem aproveita a liberação de pirofosfato quando um nucleotídeo é incorporado à fita crescente de DNA. Usando uma única sequência iniciadora, nucleotídeos individuais (A, C, G ou T) são acrescentados à mistura da reação; se um ou mais nucleotídeos específicos forem incorporados, isto será refletido por um ensaio de proteína repórter ligado à luciferase e quantificado por um fotodetector. Essa técnica é mais sensível às variantes da sequência do que o sequenciamento de Sanger e pode detectar uma quantidade tão pequena quanto 5% de alelos mutados em um cenário de alelos normais (como é o caso de células cancerosas em um estroma hospedeiro principalmente não maligno).
- *Extensão iniciadora de base única.* Essa abordagem é usada na identificação de mutações em uma posição específica do nucleotídeo e pode detectar frequências tão baixas quanto 1% a 2%. A sequência iniciadora destina-se à ligação de apenas uma base anterior à posição do nucleotídeo-alvo. São então adicionados nucleotídeos terminadores fluorescentes marcados de maneiras diferentes, e é realizada uma única extensão da base de polimerase, com a determinação subsequente das quantidades relativas dos sinais fluorescentes variantes e de tipo selvagem.
- *Análise do comprimento do fragmento de restrição.* O DNA de uma amostra é digerido com enzimas de restrição (endonucleases que só clivam sequências-alvoespecíficas). Se uma mutação afetar o local de restrição, então os produtos do tipo selvagem e mutante da PCR produzirão bandas de comprimentos diferentes após a eletroforese.
- *Análise de comprimento do amplicon.* As mutações que afetam o comprimento do DNA (p. ex., deleções ou expansões) podem ser detectadas com o uso de iniciadores da PCR que se estendem pela região de expansão ou deleção. Estas regiões podem ser então detectadas e quantificadas após eletroforese.
- *PCR em tempo real.* Essa variação na técnica básica de PCR usa a incorporação de nucleotídeos marcados com fluoróforos para quantificar a presença de uma determinada sequência. Quantidades maiores levarão a um sinal mais brilhante mais cedo; sequências de frequências mais baixas não geram um sinal até rodadas adicionais de amplificação da PCR.

Análise Molecular das Alterações Genômicas (p. 178)

Grandes deleções, duplicações ou rearranjos complexos podem não ser manejáveis com técnicas à base de PCR. Nesses casos, são usadas abordagens de hibridização.

Patologia Geral

Hibridização in Situ por Fluorescência (p. 178)

A hibridização *in situ* por fluorescência (FISH) utiliza sondas de DNA rotuladas por fluorescência que se ligam a regiões cromossômicas específicas. A FISH pode ser usada em células não divididas, a partir de uma variedade de preparações (incluindo material fixo de arquivo). É empregada para detectar anormalidades cromossômicas (aneuploidia e rearranjos), deleções e amplificações de gene.

Amplificação com Sondas Dependentes de Ligações Múltiplas (p. 179)

A amplificação com sondas dependentes de ligações múltiplas (MLPA) mistura hibridização de DNA, ligação de DNA e amplificação de PCR para detectar deleções e duplicações de qualquer tamanho. Pares de iniciadores são unidos lado a lado por uma única fita de DNA-alvo e ligados; estes podem, então, servir como um molde para a amplificação da PCR. Se o DNA-alvo estiver modificado de alguma forma, uma ou outra sonda não se unirá e a ligação (e subsequente amplificação) não ocorrerá.

Southern Blotting (p. 179)

A *Southern blot* usa hibridização de uma sonda específica de sequência para DNA digerido por enzima de restrição que foi separado por eletroforese em gel. Bandas de diferentes tamanhos com relação ao normal indicam uma anomalia genética.

Tecnologia de Arranjo Citogenômico (p. 179)

A tecnologia de arranjo citogenômico inclui *hibridização genômica comparativa baseada em arranjos* (arranjos de *CGH*) e *arranjos de genotipagem de polimorfismo de nucleotídeo único* (SNP):

- Nos arranjos de C*GH*, o DNA de teste e o DNA normal são tipicamente rotulados com sondas fluorescentes verdes ou vermelhas; em seguida, permite-se que estas se liguem competitivamente a um arranjo marcado com sondas de DNA que se estendem pelo genoma a intervalos espaçados regularmente. A intensidade relativa da fluorescência da ligação é comparada em cada local; se a ligação for equivalente em ambas as amostras, o resultado será uma mancha amarela, se houver predominância de um ou outro (devido a superexpressão ou a uma mutação que afeta a capacidade de hibridização), prevalecerá a fluorescência vermelha ou verde.
- Nos *arranjos de genotipagem de SNP* a abordagem é similar, mas são usadas sondas destinadas a detectar os SNPs, os polimorfismos de DNA comum que ocorrem aproximadamente a cada 1.000 nucleotídeos através de éxons, íntrons e sequências reguladoras.

Marcadores Polimórficos e Diagnóstico Molecular (p. 180)

Dois *loci* de DNA a uma distância de até 100.000 pares de bases no mesmo cromossomo ainda têm grande probabilidade de se cossegregar durante a meiose (ou seja, é dito que exibem *ligação*). Assim, se não for conhecida a natureza exata de uma alteração genética causadora de doença, a análise molecular ainda poderá aproveitar o fenômeno da ligação com outros *loci* marcadores conhecidos das proximidades para estabelecer um risco relativo; um "haplótipo" da doença poderá ser definido por um painel de *loci* marcadores que se cossegregam com os supostos alelo(s) da doença. Os *loci* marcadores em estudos de ligação são *polimorfismos* de ocorrência natural (ou seja, variantes normais em sequências de DNA); estes incluem o seguinte:

- Os *SNPs* são marcos físicos no genoma e transmitidos de maneira estável através das gerações.
- *Polimorfismos com comprimento de repetição* são representados por *repetições microssatélites* (repetições de 2 a 6 pares de base, geralmente com comprimento inferior a 1 kb) e repetições minissatélite (15 a 70 motivos repetidos de pares de base, 1 a 3 kb de

comprimento). Os comprimentos dessas repetições são variáveis na população, mas são transmitidos de maneira estável através das gerações, de tal forma que podem estar ligados a supostos alelos de doença. Estes também são fáceis de analisar por eletroforese em gel com iniciadores de PCR que flanqueiam as sequências repetidas.

Polimorfismos e Análise Genômica Global (p. 181)

A clássica análise de ligação é limitada quando o alelo de doença tem baixa penetrância ou apenas um de vários genes contribui para um fenótipo multifatorial. Esse problema pode ser evitado por análises *de associação genômica global* (GWAS) que estudam a ligação das variantes genéticas (PNUs, SNPs e polimorfismos de repetição) entre grandes cortes na população geral com e sem doença (em vez das famílias). Nas GWAS, assume-se que os polimorfismos super-representados em uma população com doença se liguem aos genes candidatos causais.

Alterações Epigenéticas (p. 182)

Estas são modificações químicas hereditárias de DNA ou cromatina (p. ex., metilação do DNA ou acetilação de histonas) que não modificam a sequência primária do DNA, mas impactam a expressão genética. Os exemplos incluem a impressão e a inativação do X. A análise requer o tratamento do DNA com substâncias químicas (p. ex., bissulfito sódico) que convertem os nucleotídeos não metilados ou metilados em espécies que podem ser detectadas de maneira única ou com o uso de anticorpos para precipitar histonas modificadas e, então, sequenciar o DNA associado.

Análise do RNA (p. 182)

Embora o mRNA, em geral, seja menos estável do que o DNA, o sequenciamento dos padrões de expressão de mRNA pode ser útil para o seguinte:

- Quantificação dos vírus do RNA (p. ex., hepatite C e HIV).
- Translocações cromossômicas nas quais o ponto de interrupção está espalhado sobre uma grande extensão de sequência intrônica. Após o *corte e a união* do DNA para produzir mRNA, os rearranjos podem ser detectados mais prontamente.

Sequenciamento da Próxima Geração (p. 182)

O sequenciamento *da próxima geração* (NGS) descreve uma série de tecnologias mais recentes que produz enormes quantidades de dados de sequências relativamente baratas de um modo massivamente paralelo. Em oposição ao sequenciamento de Sanger, que requer um molde simples, homogêneo e intacto de DNA, as tecnologias de NGS podem sequenciar o DNA com extrema heterogeneidade. Pedacinhos individuais de DNA são isolados e amplificados com o uso de PCR; estas espécies amplificadas são, então, simultaneamente sequenciadas, produzindo tipicamente "leituras curtas" de 500 bases ou menos.

Bioinformática

A quantidade impressionante de dados individuais das leituras de NGS deve, então, ser reunida para produzir uma sequência completa:

- *Alinhamento.* Usando técnicas computacionais sofisticada, as leituras curtas de sequenciamento são mapeadas em um genoma de referência.
- *Chamada de variante.* A sequência alinhada e o genoma de referência são comparados; quanto mais leituras cobrirem uma determinada sequência, maior a "profundidade" da leitura, e maior a probabilidade de que uma variante seja detectada. Se houver suficiente evidência de uma diferença do genoma de referência, é feita a "chamada" de uma variante.

- *Anotação e interpretação de variante.* As variantes chamadas podem ser avaliadas quanto aos nomes de gene, alterações de codificação e efeitos preditos na proteína e bases de dados das variações benignas e patogênicas anteriormente descritas. Isto permite a atribuição de um provável significado.

Aplicações Clínicas do Sequenciamento de Nova Geração o Sequenciamento de DNA

Para o sequenciamento, o DNA genômico é fragmentado em segmentos menores ($<$ 500 pares de base) e são acrescentadas sequências ligantes de oligonucleotídeo compatíveis com instrumento para gerar uma *biblioteca.*

- Sequenciamento direcionado significa que somente um subgrupo de genes (p. ex., com o uso de sondas complementares personalizadas) são inicialmente selecionados para a preparação de NGS; isto pode variar de algumas dezenas de genes a quase mil.
- O *sequenciamento completo do exoma* consiste no sequenciamento direcionado com o uso de milhares de sondas personalizadas para extrair a porção de 1,5% do genoma que contém éxons codificadores de proteína.
- O *sequenciamento completo do genoma (WGS)* envolve o sequenciamento abrangente de todo o genoma; devido aos custos, o WGS é realizado geralmente a uma profundidade inferior de sequenciamento, sendo possível que falte a capacidade de detectar mutações de baixa frequência em amostras heterogêneas.

Doenças do Sistema Imunológico

6

O sistema imune evoluiu primariamente para se defender contra a invasão microbiana; realiza isto distinguindo entre as moléculas próprias e as não próprias (exógenas ou externas) e organizando um impressionante arsenal de mecanismos efetores para neutralizar ou destruir os invasores percebidos. A resposta imune normal (ou seja, as vias que levam ao reconhecimento e eliminação do não próprio) envolve tanto os componentes *inatos* (não específicos) como os *adaptativos* (específicos do antígeno). Os fundamentos da imunidade normal são bem revisados nas páginas 186 a 200 de *Robbins e Cotran – Fundamentos da Patologia*, 9ª ed. e resumidos de forma breve a seguir:

- A resposta inicial à infecção microbiana é mediada por *imunidade inata*, consistindo em barreiras epiteliais, monócito ou macrófagos, neutrófilos, células dendríticas, células *natural killer* (NK), mastócitos e proteínas solúveis, como aquelas envolvidas na cascata do complemento. A imunidade inata tipicamente se manifesta como inflamação; ao contrário da imunidade adaptativa, ela não possui especificidade antigênica ou memória (p. 188).
- A imunidade inata usa *receptores-padrão de reconhecimento* (p. ex., receptores do tipo Toll [TLRs]) para reconhecer as moléculas expressas por micróbios (*padrões moleculares associados a patógeno*) ou produzidas por células lesionadas ou necróticas (*padrões moleculares associados* à lesão) (p. 188).
- As *células NK* (p. 194) podem matar as células infectadas por micróbios ou que estão danificadas sem possibilidade de reparo; sua atividade citocida é inibida normalmente por receptores de superfície que reconhecem moléculas (p. 196) do complexo principal de histocompatibilidade (MHC) que expressam células saudáveis.
- O sistema imune adaptativo é facilitado por linfócitos – caracterizados por sua expressão de receptores específicos para antígenos. Embora cada linfócito possa reconhecer apenas uma distinta conformação antigênica, a população cumulativa de linfócitos, em qualquer indivíduo, potencialmente reconhece 10^9 especificidades diferentes. As defesas relacionadas com a imunidade adaptativa se desenvolvem mais lentamente do que com a imunidade inata (p. 190).
- Os *linfócitos, ou células, T (derivados do timo)* expressam receptores de antígeno chamados *receptores da célula T* (TCRs); estes reconhecem fragmentos peptídicos de antígenos proteicos ligados às moléculas de MHC na superfície das *células apresentadoras de antígeno* (APCs) (p. ex., células dendríticas e macrófagos) (p. 192).
- Os *linfócitos, ou células, B (derivados da medula óssea)* reconhecem os antígenos via anticorpos ligados à membrana; após ligação ao antígeno, os linfócitos B são ativados para se tornar plasmócitos que produzem os anticorpos secretados (p. 193).
- As *APCs* capturam micróbios e outros antígenos, transportando-os, então, para os órgãos linfoides, e os exibem em associação com as moléculas de MHC para o reconhecimento pelos linfócitos (p. 192); as moléculas de MHC em humanos são chamadas de *antígenos leucocitários humanos* (HLAs). Esse reconhecimento leva à ativação, com proliferação e a diferenciação em células efetoras e de memória (p. 194). As APCs mais eficientes são as células dendríticas.

146 • Patologia Geral

- As células do sistema imune são organizadas em diferentes tecidos: os *órgãos linfoides geradores* – medula óssea e timo – são os locais onde são produzidos os linfócitos maduros; os *órgãos linfoides periféricos* – linfonodos, baço e tecidos linfoides mucosos – são os locais onde ocorre a resposta imune (p. 195).
- A *imunidade celular* (p. 200) é mediada por linfócitos T destinados a combater micróbios associados às células (p. ex., micróbios fagocitados e micróbios no citoplasma de células infectadas). A *imunidade humoral* (p. 201) é mediada por anticorpos e é eficaz contra micróbios extracelulares (na circulação e lumens mucosos).
- Os *linfócitos T auxiliares CD4$^+$* ajudam as células B a produzir anticorpos, ativam os macrófagos para destruir os micróbios ingeridos, estimulam o recrutamento de leucócitos e regulam todas as respostas imunes aos antígenos da proteína (p. 200). As funções dos linfócitos T CD4$^+$ são mediadas por proteínas secretadas, chamadas *citocinas* (p. 196). Os *linfócitos citotóxicos T* (CTLs) CD8$^+$ matam as células que expressam antígenos no citoplasma, que são vistas como estranhas (p. ex., células tumorais e infectadas por vírus) e podem, também, produzir citocinas (p. 198).
- Os anticorpos secretados pelos plasmócitos neutralizam micróbios e bloqueiam sua infectividade e promovem a fagocitose e destruição dos patógenos. Os anticorpos também conferem imunidade passiva aos neonatos (p. 202).

Hipersensibilidade: Lesão Tecidual Imunologicamente Mediada (p. 203)

As respostas imunes prejudiciais são chamadas de *reações de hipersensibilidade*; estas representam respostas excessivas a um estímulo antigênico, atribuíveis a desequilíbrios entre os mecanismos efetores e reguladores. A patologia relacionada com o sistema imune pode ser o resultado de respostas a antígenos ambientais exógenos ou a autoantígenos endógenos (*doença autoimune*). Respostas de hipersensibilidade geralmente estão associadas a determinados genes de suscetibilidade (p. ex., HLA).

Classificação das Doenças de Hipersensibilidade (p. 203)

As respostas de hipersensibilidade se dividem em quatro categorias gerais baseadas nos mecanismos subjacentes à lesão imune (Tabela 6-1).

Hipersensibilidade Imediata (Tipo I) (p. 204)

A hipersensibilidade imediata (tipo I) também é chamada de "alergia"; é mediada pelos anticorpos imunoglobulina E (IgE) direcionados contra antígenos específicos (alérgenos). Essas respostas podem ser localizadas em um sítio específico ou ter manifestações sistêmicas. A suscetibilidade às reações de hipersensibilidade imediata (*atopia*) é geneticamente determinada e os indivíduos afetados têm títulos mais altos de IgE e mais células T$_H$2 produtoras de interleucina-4 (IL-4) do que a população geral; há uma ligação a certos alelos HLA e à região do cromossomo 5q31 que codifica as citocinas IL-4, IL-5, IL-9, IL-13 e o *fator estimulador de colônia de granulócitos-monócitos* (GM-CSF).

A síntese de IgE requer respostas de linfócitos T auxiliares CD4$^+$ T$_H$2; em particular, IL-4 e IL-13 induzem e aumentam a síntese de IgE nas células B. As células T$_H$2 também produzem outras citocinas que contribuem para a resposta de hipersensibilidade tipo I; assim, a IL-4 promove o desenvolvimento adicional de células T$_H$2 e a IL-5 está envolvida no desenvolvimento e ativação dos *eosinófilos* – células efetoras importantes nas respostas de hipersensibilidade tipo I.

Sensibilização e Ativação de Mastócitos (p. 204)

Os anticorpos IgE sintetizados em resposta a um alérgeno são ligados aos mastócitos via receptores específicos de superfície Fc (FcɛR1) de alta afinidade. À reexposição, o alérgeno

TABELA 6-1 Mecanismos de Reações de Hipersensibilidade Imunologicamente Mediada

Tipo de Reação	Distúrbio Prototípico	Mecanismos Imunes	Lesões Patológicas
Hipersensibilidade imediata (tipo I)	Anafilaxia; alergias; asma brônquica (formas atópicas)	Produção de anticorpo IgE → liberação imediata de aminas vasoativas e outros mediadores de mastócitos; recrutamento tardio de células inflamatórias	Dilatação vascular, edema, contração de músculo liso, produção de muco, lesão tecidual, inflamação
Hipersensibilidade mediada por anticorpo (tipo II)	Anemia hemolítica autoimune; síndrome de Goodpasture	Produção de IgG, IgM → liga-se ao antígeno na célula ou no tecido-alvo → fagocitose ou lise da célula-alvo por meio de complemento ativado ou receptores Fc; recrutamento de leucócitos	Fagocitose e lise de células; inflamação; em algumas doenças, desarranjos funcionais sem lesão celular ou tecidual
Hipersensibilidade mediada por imunocomplexos (tipo III)	LES; algumas formas de glomerulonefrite; doença do soro; reação de Arthus	Deposição de complexos antígeno- anticorpo → ativação do complemento → recrutamento de leucócitos por produtos do complemento e receptores Fc → liberação de enzimas e outras moléculas tóxicas	Inflamação, vasculite necrosante (necrose fibrinoide)
Hipersensibilidade mediada por células (tipo IV)	Dermatite de contato; esclerose múltipla; diabetes tipo 1; artrite reumatoide; doença intestinal inflamatória; tuberculose	Linfócitos T ativados → (1) liberação de citocinas → inflamação e ativação de macrófago; (2) citotoxicidade mediada por linfócitos T	Infiltrados celulares perivasculares; edema; formação de granuloma; destruição celular

liga e faz a ligação cruzada de IgE-FcεR1, resultando em uma reação imediata (minutos), seguida por reações de fase tardia (horas) devido ao seguinte:

- Liberação (*degranulação*) de vesículas pré-formadas contendo *mediadores* primários.
- Síntese *de novo* e liberação de *mediadores secundários*

Os mastócitos também podem ser ativados por outros estímulos (que produzem respostas similares às deflagradas por alérgenos):

- Fragmentos C3a e C5a de complemento (*anafilatoxinas*) que se ligam aos receptores de superfície.
- Quimiocinas (peptídeos quimiotáticos, p. ex., IL-8) e adenosina.
- Drogas, como codeína e morfina.
- Melitina (em veneno de abelha).
- Estímulos físicos, como luz solar, trauma, exercício e calor ou frio (20% a 30% das reações de hipersensibilidade imediata são desencadeadas por estímulos não antigênicos)

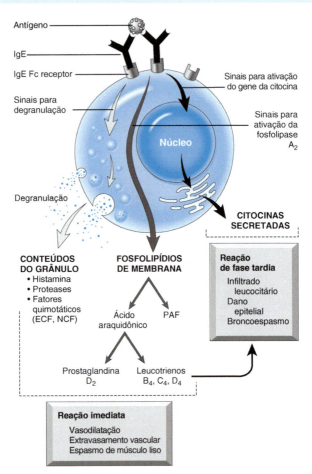

Figura 6-1 Ativação de mastócitos através de ligação cruzada de receptores IgE de superfície, com subsequente liberação de mediadores responsáveis por respostas de fases imediata e tardia. ECF, proteína quimiotática eosinofílica; NCF, proteína quimiotática neutrofílica.

Mediadores de Hipersensibilidade Imediata (p. 205)

As consequências da ativação dos mastócitos estão esquematizadas na Figura 6-1:

- Uma *resposta inicial rápida* (5 a 30 minutos) caracteriza-se por vasodilatação, aumento da permeabilidade vascular, contração da musculatura lisa brônquica e secreções glandulares. Isto é impulsionado por *mediadores pré-formados* armazenados em vacúolos secretores e tipicamente se resolve em 60 minutos:
  - *Aminas biogênicas* (p. ex., histamina): contração da musculatura lisa brônquica, aumento da permeabilidade e dilatação vascular, além de secreção de muco.
  - *Enzimas* contidas na matriz granular (p. ex., quimase, triptase): geram cininas e complemento ativado clivando proteínas precursoras.
  - *Proteoglicanos* (p. ex., heparina).

Doenças do Sistema Imunológico · **149**

- Uma *segunda fase* (tardia), com início em 2 a 24 horas após a exposição inicial ao alérgeno, caracteriza-se por infiltrados de células inflamatórias e dano tecidual (especialmente o epitélio). Ela pode persistir durante dias e é impulsionada por mediadores lipídicos e citocinas produzidas por mastócitos ativados:
  - *Mediadores lipídicos* são produzidos a partir de precursores liberados das membranas dos mastócitos pela fosfolipase A_2.
  - *Leucotrieno B_4*: altamente quimiotático para os neutrófilos, monócitos e eosinófilos.
  - *Leucotrienos C_4, D_4 e E_4*: mil vezes mais potente do que a histamina para aumentar a permeabilidade vascular e a contração da musculatura lisa brônquica.
  - *Prostaglandina D_2*: broncoespasmo intenso e secreção mucosa.
  - *Fator ativador de plaquetas (FAP, PAF)*: agregação plaquetária, liberação de histamina, broncoconstrição, vasodilatação e aumento da permeabilidade vascular; quimiotático para neutrófilos e eosinófilos podendo causar ativação com degranulação.
  - *Mediadores citocínicos* recrutam e ativam as células inflamatórias; estes incluem o *fator de necrose tumoral* (FNT, TNF), IL-1 e quimiocinas. A IL-4 liberada dos mastócitos amplifica a resposta T_H2.

Anafilaxia Sistêmica (p. 207)

Tipicamente, a anafilaxia sistêmica segue-se à administração parenteral ou oral de proteínas estranhas, fármacos (p. ex., penicilina), alimento (p. ex., amendoim) ou toxinas de insetos (p. ex., veneno de abelha). A gravidade reflete o nível de sensibilização; até as doses minúsculas podem induzir ao choque anafilático em um hospedeiro sensibilizado. Prurido, urticária e eritema ocorrem minutos após a exposição, seguidos de broncoconstrição e edema laríngeo; isto pode se agravar para obstrução laríngea, choque hipotensivo e morte dentro de minutos a horas.

Reações de Hipersensibilidade Imediata Localizadas (p. 207)

Aproximadamente 10% a 20% da população sofre com sintomas alérgicos localizados (p. ex., urticária, angioedema, rinite e asma) aos alérgenos comuns inalados ou ingeridos (p. ex., pólens, poeira doméstica, bem como pelos e caspa de animais).

Hipersensibilidade Mediada por Anticorpos (Tipo II) (p. 207)

A hipersensibilidade mediada por anticorpo (tipo II) é mediada por anticorpos contra antígenos extrínsecos ou endógenos presentes nas superfícies celulares ou na matriz extracelular; ativação do complemento também tem um papel significativo. A lesão subsequente é a consequência de três mecanismos (Fig. 6-2); os exemplos são listados na Tabela 6-2:

- *Opsonização e fagocitose*: as células podem sofrer lise direta pelo *complexo de ataque à membrana* (MAC) dos complementos C5 a C9 ou serem opsonizadas (fagocitose aumentada) como resultado da fixação de anticorpos ou fragmentos C3b. O anticorpo ligado também pode causar lise celular (sem fagocitose) por meio de células contendo receptores Fc (p. ex., células NK), *citotoxidade celular dependente de anticorpo* (ADCC).
- *Inflamação*: os anticorpos (e subsequente ativação do complemento) levam ao recrutamento e à ativação de células inflamatórias não específicas de antígeno (neutrófilos e macrófagos). Estas liberam proteases prejudiciais e espécies reativas de oxigênio, que induzem a patologia tecidual.
- *Disfunção celular*: certos anticorpos podem ativar inapropriadamente ou bloquear a função celular ou hormonal normal, sem causar dano tecidual.

Hipersensibilidade Mediada por Imunocomplexos (Tipo III) (p. 209)

A hipersensibilidade mediada por imunocomplexos (tipo III) é mediada por complexos de antígeno-anticorpo – imunocomplexos – que se formam na circulação ou em locais de deposição de antígeno. Os antígenos podem ser exógenos (p. ex., agentes infecciosos)

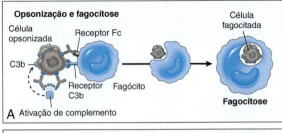
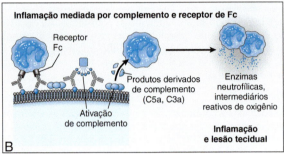
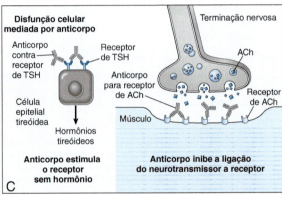

Figura 6-2 Mecanismos de lesão mediada por anticorpo. **A,** Opsonização de células pelos anticorpos e componentes do complemento e ingestão pelos fagócitos. **B,** Inflamação induzida por anticorpo que se liga a receptores Fc do leucócito e por fragmentos de complemento ativados. **C,** Anticorpos antirreceptores perturbam a função do receptor (p. ex., anticorpos antirreceptores de acetilcolina [ACh] comprometem a transmissão sináptica neuromuscular na miastenia grave ou anticorpos antirreceptores do hormônio estimulador da tireoide [TSH] ativam as células epiteliais tireóideas na doença de Graves).

ou endógenos; a doença mediada por imunocomplexos pode ser sistêmica ou local. Os exemplos são apresentados na Tabela 6-3.

- A *doença por imunocomplexos sistêmica* (p. 209) resulta da deposição de imunocomplexos circulantes; pode ocorrer em resposta à inoculação de um grande volume de antígeno exógeno (*doença do soro aguda*) ou resultar de respostas de anticorpos a antígenos endógenos (p. ex., *lúpus eritematoso*) ou a agentes infecciosos (p. ex., *poliarterite nodosa*). O processo é dividido em três fases:

Doenças do Sistema Imunológico • 151

TABELA 6-2 Exemplos de Doenças Mediadas por Anticorpo (Hipersensibilidade Tipo II)

Doença	Antígeno-Alvo	Mecanismos de Doença	Manifestações Clínico-patológicas
Anemia hemolítica autoimune	Proteínas de membranas eritrocitárias (antígeno do grupo sanguíneo Rh, antígeno grupo)	Opsonização e fagocitose dos eritrócitos	Hemólise, anemia
Púrpura trombocitopênica autoimune	Proteínas da membrana plaquetária (GpIIb:IIIa ou GpIb/IX)	Opsonização e fagocitose das plaquetas	Sangramento
Pênfigo vulgar	Proteínas na junções intercelulares de células epidérmicas (caderina)	Ativação de proteases mediada por anticorpo, ruptura das adesões intercelulares	Vesículas cutâneas (bolhas)
Vasculite causada por ANCA	Proteínas do grânulo neutrofílico, presumivelmente liberadas por neutrófilos ativados	Degranulação do neutrófilo e inflamação	Vasculite
Síndrome de Goodpasture	Proteína não colagênicas nas membranas basais dos glomérulos renais e alvéolos pulmonares	Inflamação mediada por complemento e receptor Fc	Nefrite, hemorragia pulmonar
Febre reumática aguda	Antígeno da parede celular estreptocócica; anticorpo faz reação cruzada com o antígeno miocárdico	Inflamação, ativação de macrófago	Miocardite, artrite
Miastenia grave	Receptor de acetilcolina	Anticorpo inibe a ligação da acetilcolina; modulação diminuída dos receptores	Fraqueza muscular, paralisia
Doença de Graves (hipertireoidismo)	Receptor de TSH	Estimulação mediada por anticorpo dos receptores do TSH	Hipertireoidismo
Diabetes resistente à insulina	Receptor de insulina	Anticorpo inibe a ligação de insulina	Hiperglicemia, cetoacidose
Anemia perniciosa	Fator intrínseco de células parietais gástricas	Neutralização do fator intrínseco, diminuição da absorção de vitamina B_{12}	Eritropoiese anormal, anemia

ANCA, Anticorpos citoplasmáticos antineutrófilos; TSH, hormônio estimulador da tireoide.
De Abbas AK, Lichtman H: Cellular and Molecular Immunology, ed 5., Philadelphia, PA, 2003, Saunders.

- *Formação de imunocomplexos.* Anticorpos recém-sintetizados tipicamente surgem cerca de 1 semana após a inoculação do antígeno; os anticorpos, então, se ligam às moléculas estranhas para formar imunocomplexos circulantes.
- *Deposição de imunocomplexos.* A propensão à deposição depende da natureza físico-química dos complexos (carga, tamanho etc.) e das características vasculares

Patologia Geral

TABELA 6-3	Exemplos de Doenças Mediadas por Imunocomplexos	
Doença	Antígeno Envolvido	Manifestações Clínico-patológicas
LES	DNA, nucleoproteínas, outros	Nefrite, artrite, vasculite
Poliarterite nodosa	Antígeno de superfície do vírus da hepatite B (em alguns casos)	Vasculite
Glomerulonefrite pós-estreptocócica	Antígeno(s) da parede celular estreptocócica; podem ser "plantados" na membrana basal glomerular	Nefrite
Glomerulonefrite aguda	Antígenos bacterianos (*Treponema*); antígenos de parasitas (malária, esquistossomos); antígenos tumorais	Nefrite
Artrite reativa	Antígenos bacterianos (*Yersinia*)	Artrite aguda
Reação de Arthus	Várias proteínas estranhas	Vasculite cutânea
Doença do soro	Várias proteínas (p. ex., soro estranho [globulina anti-timocítica])	Artrite, vasculite, nefrite

locais (p. ex., fenestração, permeabilidade). A deposição é maior no caso de complexos de tamanho médio (excesso de antígeno leve) e nos leitos vasculares que filtram (p. ex., glomérulo e sinóvia).

- *Lesão causada por imunocomplexos.* A deposição de imunocomplexos ativa a cascata de complemento; a subsequente lesão tecidual deriva da inflamação mediada por complemento e células contendo receptores Fc.

As exposições a um único antígeno grande tendem a induzir doença aguda, autolimitada, que se resolve quando o antígeno incitante é eliminado (p. ex., glomerulonefrite pós-estreptocócica); a exposição repetida ou prolongada leva à lesão tecidual recorrente crônica (p. ex., lúpus).

Morfologia (p. 211)

A lesão clássica é a *vasculite aguda* com necrose da parede do vaso e intenso acúmulo de neutrófilos. Os acúmulos de tecido necrótico e proteína compostos de imunocomplexos, complemento e exsudatos de proteínas séricas contribuem para a deposição eosinofílica maculosa, a chamada *necrose fibrinoide.* Trombose sobreposta e necrose tecidual subsequente também podem estar presentes. Imunocomplexos e complemento podem ser visualizados por imunofluorescência ou microscopia eletrônica (depósitos eletrodensos). Nas lesões crônicas há espessamento intimal e vascular e/ou formação cicatricial do parênquima.

Doença por Imunocomplexos Localizada (Reação de Arthus) (p. 211)

A doença por imunocomplexos locais caracteriza-se por vasculite localizada e necrose tecidual; ocorre quando a formação ou deposição de imunocomplexos é extremamente localizada (p. ex., injeção *intracutânea* de antígeno em hospedeiros previamente sensibilizados, portadores do anticorpo circulante apropriado).

Hipersensibilidade Mediada por Linfócito T (Tipo IV) (p. 211)

A hipersensibilidade mediada por linfócito T (tipo IV) é mediada por linfócitos T específicos de antígeno e inclui *hipersensibilidade do tipo tardio* (DTH) (linfócitos T CD4+) e citotoxicidade mediada por linfócitos T (linfócitos T CD8+) (Fig. 6-3). As respostas de hipersensibilidade associadas aos linfócitos T causam numerosas doenças crônicas inflamatórias e autoimunes (Tabela 6-4).

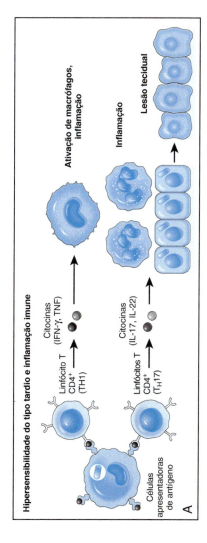

Figura 6-3 **Mecanismos de reações de hipersensibilidade (tipo IV) mediadas por linfócitos T. A,** Nas reações DTH, Linfócitos T CD4+ (e algumas vezes linfócitos T CD8+) respondem aos antígenos locais por meio de secreção de citocinas, que recrutam e ativam as células inflamatórias levando à lesão tecidual.

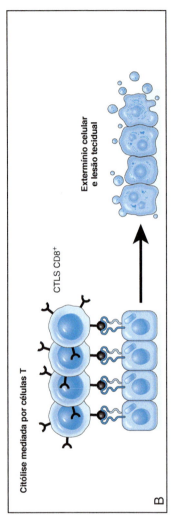

Figura 6-3 - *(Cont.)* **B**, Em algumas doenças, CTLs CD8+ matam diretamente as células teciduais. CD, designação de grupo de antígeno.

TABELA 6-4 Doenças Mediadas por Células T

Doença	Especificidade de Linfócitos T Patogênicos	Principais Mecanismos de Lesão Tecidual	Manifestações Clínico-patológicas
Artrite reumatoide	Colágeno? Autoproteínas citrulinadas?	Inflamação mediada pela citocina T_H17 (e T_H1?) papel dos anticorpos e imunocomplexos?	Artrite crônica com inflamação, destruição da cartilagem articular
Esclerose múltipla	Antígenos na mielina (p. ex., proteína mielínica básica)	Inflamação mediada pelas citocinas T_H1 e T_H17 destruição da mielina por macrófagos ativados	Desmielinização no SNC com inflamação perivascular; paralisia
Diabetes *mellitus* tipo 1	Antígenos das células β da ilhota pancreática (insulina, ácido glutâmico descarboxilase, outros)	Inflamação mediada por linfócitos T, destruição das células da ilhota por CTLs	Insulite (inflamação crônica nas ilhotas), destruição das células β; diabetes
Doença intestinal inflamatória	Bactéria entérica; autoantígenos?	Inflamação mediada pelas citocinas T_H1 e T_H17	Inflamação intestinal crônica, obstrução
Psoríase	Desconhecida	Inflamação mediada principalmente pelas citocinas T_H17	Placas destrutivas na pele
Sensibilidade de contato	Várias substâncias químicas ambientais (p. ex., urushiol da hera venenosa ou carvalho venenoso)	Inflamação mediada pela citocina T_H1 (e T_H17?)	Necrose epidérmica, inflamação dérmica, causando erupção cutânea e bolhas

Exemplos de doenças mediadas por linfócitos T humanos são listadas. Em muitos casos, a especificidade dos linfócitos T e os mecanismos de lesão tecidual são inferidos com base na similaridade com modelos animais experimentais das doenças.

Inflamação Mediada por Linfócitos T CD4$^+$ (p. 211)

A inflamação mediada por linfócitos T CD4$^+$ pode ser de dois tipos principais; nas respostas associadas aos linfócitos T CD4$^+$ T_H1 os macrófagos são predominantes, enquanto aquelas impulsionadas por linfócitos T CD4$^+$ T_H17 se caracterizam pela infiltração em que predominam os neutrófilos.

Ativação de Linfócitos T CD4$^+$

O reconhecimento de antígenos peptídicos processados nas APCs leva à produção de IL-2, um fator autócrino de proliferação. A diferenciação ou não dos linfócitos T CD4$^+$ proliferantes em linhagens T_H1 ou T_H17 dependerá do ambiente das citocinas no momento da ativação inicial dos linfócitos T. A produção de IL-12 pelas APCs induz a linfócitos T_H1, que, por sua vez, produzem interferon-γ (IFN-γ) que promove mais desenvolvimento de T_H1 e desse modo amplifica a reação. Por outro lado, IL-1, IL-6, IL-23 e o *fator transformador de crescimento β* (*FTC*-β, TGF-β) estimularão a diferenciação para linfócitos T_H17.

Respostas de Linfócitos T Efetores Diferenciados

- A principal citocina efetora dos linfócitos T_H1 ativados é o IFN-γ; ele ativa os macrófagos, aumenta a expressão da molécula de histocompatibilidade de classe II (melhorando a

Patologia Geral

capacidade de apresentação de antígeno), induz a produção de TNF-α e IL-1 (promovendo inflamação) e aumenta a secreção de IL-12 (amplificando o processo de T_H1). Os macrófagos ativados, então, eliminam o agente agressor; a ativação contínua (ou a incapacidade de eliminar o estímulo) pode resultar em maior inflamação e lesão tecidual.

- Os linfócitos T_H17 estimulados secretam IL-17, IL-22 e outras citocinas que recrutam e ativam neutrófilos e monócitos – e IL-21 que amplifica a resposta de T_H17.

Exemplos Clínicos de Reações Inflamatórias Mediadas por Linfócitos T CD4⁺

- A resposta de DTH clássica é a *reação da tuberculina* à injeção intracutânea de *derivado proteico purificado* (PPD) do bacilo da tuberculose. Antes que a infecção da tuberculose resulte em linfócitos CD4⁺ T de memória responsivos ao PPD circulante, a injeção subsequente de PPD em tal indivíduo leva ao recrutamento e à ativação dessas células com início em 6 a 8 horas e atinge um pico em 24 a 72 horas (o *retardo* da DTH). Histologicamente, há um infiltrado de células mononucleares perivasculares (linfócitos T CD4⁺ e macrófagos) com evidência de ativação endotelial.
- Ocorre *inflamação granulomatosa* quando antígenos persistentes ou não degradáveis (p. ex., corpos estranhos) levam à ativação crônica de macrófagos que se manifestam como grandes células epitelioides; nódulos dessas células ativadas são chamadas de *granulomas*.
- A *dermatite de contato* é outro exemplo de uma resposta de DTH, neste caso é a resposta ao que é próprio que se encontra modificada; um exemplo é a hera venenosa e exposição a seu constituinte ativo, urushiol, que se liga às proteínas do hospedeiro e altera sua antigenicidade.

Reações de Linfócitos T CD8⁺: Citotoxicidade Mediada por Células (p. 213)

A geração de linfócitos T citotóxicos (CTLs) CD8⁺ é o principal padrão de resposta a muitas infecções virais e a células tumorais; os CTLs também contribuem para a rejeição de aloenxertos. A lesão induzida por CTL é mediada pelas vias de perforina-granzima e ligante Fas-Fas (FasL), que acabam por induzir a apoptose.

Doenças Autoimunes (p. 214)

As reações imunes contra autoantígenos – autoimunidade – resultam da quebra da *autotolerância*, o estado normal de não responsividade aos antígenos do próprio indivíduo. As doenças autoimunes podem ser mediadas por anticorpos autorreativos e/ou linfócitos T (Tabela 6-5).

Tolerância Imunológica (p. 215)

Os mecanismos de autotolerância podem ser centrais ou periféricos:

Tolerância Central (p. 215)

A tolerância central refere-se ao processo pelo qual linfócitos T e B, que reconhecem autoantígenos, são eliminados (*seleção negativa*) ou se tornam inofensivos. Muitos autoantígenos são expressos no timo e apresentados por APCs tímicas; quando os linfócitos T em desenvolvimento com um receptor (TCRs) com grande afinidade por esses autoantígenos se deparam com a APC tímica são deletados. Uma proteína chamada *regulador autoimune* (AIRE) é responsável pela indução da expressão do autoantígeno e, curiosamente, as mutações em AIRE resultam em poliendocrinopatia autoimune (Cap. 24). Além disso, alguns linfócitos T autorreativos não são deletados, mas, em vez disso, se transformam em linfócitos T reguladores.

Quando linfócitos B em desenvolvimento reconhecem fortemente os autoantígenos, em geral, eles reativam o mecanismo de rearranjo da imunoglobulina, gerando novos receptores não reativos de linfócitos B (*edição de receptor*). Se não ocorrer a edição de receptor, os linfócitos B autorreativos também sofrem apoptose.

TABELA 6-5 Doença Autoimunes

Órgão-Específica	Sistêmica
Doenças Mediadas por Anticorpos	
Anemia hemolítica autoimune	LES
Trombocitopenia autoimune	
Gastrite atrófica autoimune da anemia perniciosa	
Miastenia grave	
Doença de Graves	
Síndrome de Goodpasture	
Doenças Mediadas por Linfócitos T*	
Diabetes *mellitus* tipo 1	Artrite reumatoide
Esclerose múltipla β†	Esclerose sistêmica (esclerodermia)†
Síndrome de Sjögren†	
Doenças Postuladas como Autoimunes	
Doenças intestinais inflamatórias (doença de Crohn, colite ulcerativa)‡	
Cirrose biliar primária†	Poliarterite nodosa†
Hepatite autoimune (ativa crônica)	Miopatias inflamatórias†

*Um papel para os linfócitos T tem sido demonstrado nesses distúrbios, mas os anticorpos também podem estar envolvidos na lesão.
†Uma base autoimune desses distúrbios é suspeitada, mas a evidência de suporte não é forte.
‡Esses distúrbios podem resultar de respostas imunes excessivas aos micróbios entéricos comensais, autoimunidade ou uma combinação dos dois.

No entanto, a deleção clonal não é perfeita e podem ser encontrados numerosos linfócitos T e B "normais" com receptores que reconhecem os autoantígenos. A não ser que sejam barrados pelos elementos da tolerância periférica, podem causar doença autoimune.

Tolerância Periférica (p. 216)

As células autorreativas que escapam aos mecanismos reguladores centrais podem ser removidas ou inativadas na periferia por uma das seguintes vias:

- *Anergia:* a inativação funcional irreversível pode ocorrer quando os linfócitos T reconhecem autoantígenos na ausência dos sinais coestimuladores necessários (p. ex., via interações B7-CD28). Alternativamente, as APCs podem inibir a ativação dos linfócitos T por meio de sinais transmitidos através de receptores de linfócitos T CTLA-4 ou PD-1. Se os linfócitos autorreativos B encontrarem antígenos nos tecidos periféricos na ausência de linfócitos T auxiliares, eles perderão a capacidade para qualquer subsequente estimulação antigênica.
- *Supressão por linfócitos T reguladores:* linfócitos T reguladores – células CD4$^+$ que expressam CD25 (a cadeia α do receptor de IL-2) e o fator de transcrição *Foxp3* – pode inibir a ativação do linfócito e as funções efetoras pela secreção de citocinas, como IL-10 e TGF- β. As mutações em *Foxp3* causam uma doença autoimune grave chamada IPEX (*desregulação imune, poliendocrinopatia, enteropatia, ligadas ao X*). Os linfócitos reguladores provavelmente também são importantes para a manutenção da tolerância materna ao feto em desenvolvimento (que expressa antígenos paternos).
- *Deleção por apoptose:* autoantígenos que são abundantes no tecido periférico podem causar ativação persistente dos linfócitos T autorreativos, levando ao aumento da

expressão relativa de moléculas pró-apoptóticas (p. ex., Bim) ou da expressão de FasL nessas células. O aumento da expressão de FasL induzirá a apoptose dos linfócitos T envolvendo Fas coexpresso nessas células; os linfócitos B autorreativos que expressam Fas também podem ser deletados por linfócitos T FasL-positivos. Mutações no gene FAS levam à *síndrome linfoproliferativa autoimune (ALPS)*.

- *Sequestro de antígeno:* locais imunes privilegiados, como testículos, olhos e cérebro, podem sequestrar antígenos teciduais através de uma barreira de sangue-tecido relativamente impermeável. A liberação desses antígenos anteriormente "privilegiados" (p. ex., devido a lesão física) é o mecanismo postulado para orquite e uveíte pós-traumáticas.

Mecanismos de Autoimunidade: Princípios Gerais *(p. 217)*

A autoimunidade surge através de alguma combinação de genes de suscetibilidade e deflagradores ambientais (especialmente infecções), de tal forma que o sistema imune experimenta o seguinte:

- Tolerância ou regulação defeituosa da resposta imune.
- Exibição anormal de autoantígenos (p. ex., aqueles que surgem de modificações por estresse ou lesão).
- Ativação de linfócito impulsionada por inflamação.

Papel dos Genes de Suscetibilidade (p. 218)

A maioria dos distúrbios autoimunes são distúrbios multigênicos complexos. Embora muitos estejam associados a alelos específicos da molécula de histocompatibilidade HLA (potencialmente relacionada com os efeitos na seleção negativa ou desenvolvimento de linfócitos T reguladores), a expressão de determinadas moléculas HLA não é – por si só – a causa da autoimunidade. Conforme descrito anteriormente, defeitos nas vias que normalmente regulam a tolerância periférica ou central também foram demonstrados (p. ex., *AIRE*, Fas-FasL, CTLA-4, receptor de IL-2 e *Foxp3*). Polimorfismos em outros genes também têm sido implicados:

- *PTPN-22* – que codifica uma tirosina fosfatase – está associado a múltiplos distúrbios autoimunes (p. ex., diabetes *mellitus* tipo 1 e artrite reumatoide); uma fosfatase defeituosa não combateria de maneira adequada a atividade de tirosina quinases linfocitárias e, assim, poderia levar a excessiva ativação.
- *NOD-2* – parte do mecanismo sensor para micróbios intracelulares – está associado à doença intestinal inflamatória; o NOD-2 defeituoso pode permitir uma entrada maior, e subsequente inflamação, de organismos comensais *gastrointestinais* (GI) os quais, de outra forma, são bem tolerados.
- Receptores de IL-2 e IL-7 estão associados à esclerose múltipla; os polimorfismos podem afetar o desenvolvimento e manutenção de linfócitos T reguladores.

Papel das Infecções

O início da doença autoimune, em geral, é temporariamente associado à infecção. Esta pode ocorrer secundária à regulação ascendente do coestimulador, o que sobrecarrega os mecanismos de tolerância periférica. A infecção também pode quebrar a tolerância por meio de *imitação molecular*; se um micróbio compartilhar epitopos com autoantígenos, a resposta imune direcionada contra o patógeno poderá fazer ligação cruzada com, e danificar, os tecidos normais. A lesão tecidual que ocorre no curso da resposta à infecção também pode alterar estruturalmente os autoantígenos ou a liberação normal de autoantígenos; essas moléculas ativariam, então, os linfócitos T que não são tolerantes aos antígenos alterados ou previamente crípticos. O microbioma normal da pele e do intestino também pode influenciar o desenvolvimento da autoimunidade, imprimindo as proporções relativas de células T efetoras e reguladoras.

Doenças do Sistema Imunológico • 159

Aspectos Gerais das Doenças Autoimunes *(p. 220)*

Uma vez induzidas, as doenças autoimunes tendem a ser progressivas (embora com recidivas e remissões ocasionais). Isto, em parte, deve-se a circuitos de amplificação intrínseca que o sistema imune emprega para permitir, inicialmente, pequenos números de células responsivas para, eventualmente, superar a infecção. Além disso, as respostas imunes estão sujeitas ao fenômeno da *disseminação do epitopo*; muitos epitopos possíveis dentro dos autoantígenos normalmente não são apresentados aos linfócitos T em desenvolvimento e, assim, não há oportunidade para o desenvolvimento de tolerância a esses peptídeos crípticos. No entanto, se tais epitopos se tornarem reconhecíveis na vida pós-natal em consequência da alteração molecular dos autoantígenos, os linfócitos T reativos a eles podem causar autoimunidade persistente. O fenômeno é chamado de *disseminação do epitopo* porque a resposta imune "espalha-se" para os determinantes que, inicialmente, não eram reconhecidos.

As consequências clínicas e patológicas de uma doença autoimune específica serão influenciadas pela natureza da resposta; assim, as respostas T_H1 apresentam uma inflamação rica em macrófagos e elementos substanciais mediados por anticorpos, enquanto a lesão mediada por neutrófilos predomina nas respostas T_H17. Diferentes doenças autoimunes também mostram sobreposição clínica e patológica substancial, de modo que uma classificação precisa não será possível.

Lúpus Eritematoso Sistêmico *(p. 221)*

O lúpus eritematoso sistêmico (LES) é o distúrbio autoimune sistêmico prototípico, caracterizado por numerosos autoanticorpos, especialmente *anticorpos antinucleares (ANAs)*. A incidência aproxima-se de 1 em 2.500 em algumas populações gerais; a proporção de sexo feminino-sexo masculino é 9:1, sendo afetada 1 em 700 mulheres em idade reprodutiva. A prevalência é duas a três vezes maior em negros e hispânicos do que em populações brancas.

Espectro de Autoanticorpos no LES *(p. 221)*

Os ANAs são tipicamente detectados por imunofluorescência indireta. Os padrões de imunofluorescência (p. ex., homogêneo, periférico, salpicado, nucleolar), embora inespecíficos, podem sugerir o tipo de autoanticorpo circulante. Os ANAs também ocorrem em outros distúrbios autoimunes (e em até 10% dos indivíduos normais) (Tabela 6-6), mas *anticorpos anti-DNA de dupla fita (anti-dsDNA) e antígeno anti-Smith sugerem fortemente LES*.

Além de ANAs, pacientes com LES produzem outros autoanticorpos, alguns direcionados contra elementos do sangue (hemácias, plaquetas, leucócitos). Além disso, 30% a 40% dos pacientes com LES têm anticorpos para proteínas associadas a fosfolipídios (*anticorpos antifosfolipídicos*); estes são anticorpos que reconhecem epitopos que são revelados quando as proteínas fazem complexos com fosfolipídios. Alguns se ligam ao antígeno cardiolipina, dando origem a um resultado falso-positivo para sífilis. Outros interferem (prolongam) em testes de coagulação *in vitro*; estes, que são chamados anticoagulantes lúpicos, realmente exercem um efeito pró-coagulante *in vivo*, causando um estado hipercoagulável com trombose vascular, abortos espontâneos recorrentes ou isquemia focal cerebral ou ocular (*síndrome secundária do anticorpo antifosfolipídico*).

Etiologia e Patogenia do LES *(p. 222)*

- *Fatores genéticos:* a concordância entre gêmeos monozigóticos (> 20%) e agrupamentos HLA e familiares implicam fortemente a predisposição genética. Embora a causa seja desconhecida, a presença de uma superabundância de autoanticorpos sugere um defeito básico na manutenção da tolerância ao linfócito B. Deficiências congênitas em certos componentes de complemento (C2, C4 ou C1q) também podem comprometer a depuração de imunocomplexos e favorecer a deposição tecidual.

TABELA 6-6 Autoanticorpos nas Doenças Autoimunes Sistêmicas

Doença	Especificidade do Autoanticorpo	% Positiva	Associação com Características Específicas da Doença
LES	DNA de dupla fita	40-60	Nefrite; específica para LES
	U1-RNP	30-40	
	Antígeno de Smith (Sm) (proteína nuclear de partículas pequenas de RNP)	20-30	Específica para LES
	Nucleoproteínas Ro (SS-A)/La (SS-B)	30-50	Bloqueio cardíaco congênito; lúpus neonatal
	Complexos fosfolipídio-proteína (anti-PL)	30-40	Síndrome antifosfolipídica (em ~10% dos pacientes com LES)
	Múltiplos antígenos nucleares ("ANAs genéricos")	95-100	Encontrados em outras doenças autoimunes não específicas
Esclerose sistêmica	DNA topoisomerase 1	30-70	Doença de pele difusa, doença pulmonar; específica da esclerose sistêmica
	Proteínas centroméricas (CENPs) A, B, C	20-40	Doença de pele limitada, perda digital isquêmica, hipertensão pulmonar
	RNA polimerase III	15-20	Crise de esclerodermia de início agudo, câncer
Síndrome de Sjögren	Ro/SS-A	70-95	
	La/SS-B		
Miosite autoimune	Histidil aminoacil- tRNA sintetase, Jo1	25	Doença pulmonar intersticial, fenômeno de Raynaud
	Antígeno nuclear Mi-2	5-10	Dermatomiosite, erupção cutânea
	MDA5 (receptor citoplasmático de RNA viral)	20-35 (japonês)	Lesões cutâneas vasculares, doença intersticial pulmonar
	Proteína nuclear TIF1-γ	15-20	Dermatomiosite, câncer
Artrite reumatoide	Peptídeos cíclicos citrulinados (CCP); várias proteínas citrulinadas	60-80	Específico de artrite reumatoide
	Fator reumatoide (não específico)	60-70	

Os autoanticorpos listados estão associados, com grande frequência, a determinadas doenças. ANAs "genéricos", que podem reagir contra muitos antígenos nucleares, são positivos em uma grande fração de pacientes com LES, mas também são positivos em outras doenças autoimunes. A porcentagem positiva refere-se à porcentagem aproximada de pacientes que testam positivos para cada anticorpo.
A tabela foi compilada com a ajuda do Dr. Antony Rosen, Johns Hopkins University.

- *Fatores imunológicos:* a eliminação defeituosa de linfócitos B autorreativos e de mecanismos de ineficácia da tolerância periférica são mais importantes; a ativação inapropriada de linfócitos B pelo RNA e DNA nucleares via TLRs ou a ativação via elaboração anormal de interferons tipo I ou de outras citocinas podem contribuir. Finalmente, os linfócitos T CD4$^+$ específicos para antígenos nucleossomais podem escapar à tolerância.

Doenças do Sistema Imunológico 161

- *Fatores ambientais:* a luz ultravioleta (UV) exacerba o LES por promover a apoptose, aumentando a produção de IL-1 pelos queratinócitos e, potencialmente, altera o DNA para aumentar sua imunogenicidade. O estrógeno também está implicado em razão da predileção da doença por gênero e idade, e certos medicamentos (p. ex., hidralazina e procainamida) podem induzir diretamente as respostas tipo LES.

Um Modelo para a Patogenia do LES (p. 224)

A lesão celular (p. ex., UV e outras agressões ambientais) leva à apoptose e ao aumento da carga de antígenos nucleares. A tolerância a linfócitos B e T defeituosos leva os autoanticorpos a direcionar-se contra os antígenos nucleares, sendo os imunocomplexos resultantes ingeridos por linfócitos B e células dendríticas; o envolvimento subsequente de TLR causa mais ativação celular, produção de citocina e síntese aumentada de autoanticorpos, causando mais apoptose em um circuito autoamplificado.

Mecanismos a Lesão Tecidual (p. 224)

O dano tecidual ocorre primariamente pela formação de imunocomplexos (hipersensibilidade tipo III) ou por lesão mediada por anticorpos a células sanguíneas (hipersensibilidade tipo II). Embora os ANAs não possam penetrar nas células, estes autoanticorpos circulantes, no entanto, podem formar imunocomplexos com conteúdos intracelulares liberados de células que, sob outros aspectos, estão danificadas. A síndrome secundária do anticorpo antifosfolipídico resulta em complicações trombóticas, sendo as manifestações neuropsiquiátricas de lúpus atribuídas a anticorpos direcionados contra neurônios ou receptores de neurotransmissores.

Morfologia (p. 225). Embora qualquer órgão possa ser envolvido, as características teciduais mais afetadas são pele, vasos sanguíneos, rins e tecido conectivo. *Classicamente, há uma resposta de hipersensibilidade tipo III com vasculite necrosante aguda e depósitos fibrinoides, envolvendo pequenas artérias e arteríolas.* Imunoglobulina, dsDNA e C3 podem ser encontrados na parede do vaso, e um infiltrado linfocitário perivascular frequentemente está presente. Em casos crônicos, os vasos mostram espessamento fibroso e estreitamento luminal.

- O *rim* está envolvido em praticamente todos os casos de LES; o principal mecanismo de lesão é a deposição de imunocomplexos. Cinco padrões de *nefrite lúpica* são identificados com graus crescentes de infiltração celular, trombose microvascular e deposição na parede vascular; por sua vez, estes se associam a graus crescentes de hematúria, proteinúria, hipertensão e insuficiência renal.
- *Pele:* eritema malar é a lesão clássica (*erupção cutânea em formato de borboleta*), junto com lesões cutâneas variáveis, que vão desde eritema a bolhas que ocorrem em outros locais. A luz solar exacerba as lesões. Microscopicamente, ocorre degeneração da camada basal com depósitos de imunoglobulina e complemento na junção dérmica-epidérmica. A derme exibe fibrose variável, infiltrados celulares mononucleares perivasculares e alteração fibrinoide vascular.
- *Articulações*: há uma *sinovite não erosiva inespecífica*, com mínima deformidade articular.
- *Sistema nervoso central (SNC):* as manifestações neuropsiquiátricas são, provavelmente, secundárias a lesão endotelial e oclusão (anticorpos antifosfolipídicos) ou função neuronal comprometida como resultado de autoanticorpos para um antígeno de membrana sináptica.
- *Pericardite e outro envolvimento da cavidade serosa:* a serosite inicialmente é fibrinosa com vasculite focal, necrose fibrinoide e edema; esta progride para adesões, possivelmente obliterando as cavidades serosas (ou seja, o saco pericárdico).
- *Sistema cardiovascular:* o principal envolvimento é a pericardite; miocardite é muito menos comum, e – embora seja o achado clássico – a *endocardite verrucosa não*

162 Patologia Geral

bacteriana (Libman-Sacks) ocorre com pouca frequência. Esta última caracteriza-se por numerosas vegetações pequenas, verrucosas (1 a 3 mm) nas superfícies de entrada ou saída (ou ambas) das valvas mitral e tricúspide. Pode, também, haver difuso espessamento do folheto das valvas mitral ou aórtica com estenose funcional ou insuficiência. Há uma incidência cada vez maior de aterosclerose coronariana acelerada, potencialmente atribuível à exacerbação de fatores de risco tradicionais (p. ex., hipertensão, hipercolesterolemia) e lesão vascular mediada por imunocomplexos e anticorpos antifosfolipídicos.

- *Baço:* esplenomegalia com espessamento capsular e hiperplasia folicular são comuns. A fibrose perivascular arterial peniciliar é característica, com uma aparência em *casca de cebola.*
- *Pulmões:* pleurite e/ou efusões ocorrem em 50% dos pacientes; há, também, fibrose intersticial crônica e hipertensão pulmonar secundária.

Aspectos Clínicos *(p. 225).* As manifestações clínicas de LES são multiformes. Pode se apresentar insidiosamente como uma doença febril sistêmica, crônica, recorrente, com sintomas atribuíveis a praticamente qualquer tecido, mas especialmente articulações, pele, rins e membranas serosas. Os autoanticorpos para os componentes hematológicos podem induzir trombocitopenia, leucopenia e anemia. O curso da doença é altamente variável; raramente é fulminante com morte em semanas a meses.

- Ocasionalmente pode causar mínimos sintomas (hematúria, erupção cutânea) e a remissão ocorre até sem tratamento.
- Com mais frequência, a doença caracteriza-se por surtos e remissões recorrentes durante muitos anos e é mantida sob controle por meio de regimes imunossupressores.
- A sobrevida em 5 anos é de 90%; a sobrevida em 10 anos é de 80%; a morte com mais frequência é causada por insuficiência renal ou infecções intercorrentes.

Lúpus Eritematoso Discoide Crônico (p. 228)

Esta doença limita-se a lesões cutâneas que macro e microscopicamente simulam o LES. Apenas 35% dos pacientes têm um ANA positivo. Como no LES, há deposição de imunoglobulina e C3 na junção dérmica-epidérmica. Após muitos anos, 5% a 10% dos indivíduos afetados desenvolvem manifestações sistêmicas.

Lúpus Eritematoso Induzido por Fármacos (p. 229)

Hidralazina, procainamida, isoniazida, D-penicilamina e outros agentes podem induzir um ANA positivo (em até 80% dos pacientes que tomam procainamida); a terapia anti-TNF também pode causar essa indução. Apesar disso, menos de um terço dos pacientes terá a sintomatologia do lúpus; embora ocorra envolvimento de múltiplos órgãos, doença renal e de SNC é incomum. Os anticorpos anti-dsDNA são raros, mas os anticorpos anti-histona são comuns. Pode haver associações de HLA que são distintas para cada fármaco (*HLA-DR4* no caso de hidralazina e *HLA-DR6* com a procainamida). O lúpus eritematoso relacionado com medicamentos geralmente entra em remissão com a remoção dos anticorpos do agente agressor.

Artrite Reumatoide (Cap. 26)

Síndrome de Sjögren (p. 229)

A síndrome de Sjögren caracteriza-se por olhos secos (*ceratoconjuntivite seca*) e boca seca (*xerostomia*), resultante da destruição imunomediada das glândulas lacrimais e salivares. Aproximadamente 40% dos casos ocorrem isoladamente (a forma primária ou *síndrome seca*); o restante está associado a outras doenças autoimunes (p. ex., artrite reumatoide [mais comum], LES, ou esclerodermia); 90% dos pacientes são mulheres entre 35 e 45 anos de idade.

Doenças do Sistema Imunológico **163**

- A maioria dos pacientes tem fator reumatoide (um autoanticorpo IgM que se liga à própria IgG) sem que manifestem artrite reumatoide; os ANAs contra ribonucleoproteínas SS-A (Ro) e SS-B (La) são especialmente comuns (Tabela 6-4).
- A lesão é provavelmente a consequência de mecanismos celulares e humorais; é mais provável que seja iniciada por linfócitos T CD4+, que reagem a um autoantígeno desconhecido após iniciar a lesão infecciosa. O vírus Epstein-Barr (EBV) e a hepatite C têm sido implicados e os pacientes infectados pelo *vírus linfotrópico de célula T humana* (HTLV) tipo 1 desenvolvem lesões similares.

Morfologia (p. 230)

As glândulas lacrimais e salivares (outras glândulas exócrinas também podem ser envolvidas) inicialmente mostram um infiltrado linfocitário periductal com hiperplasia epitelial ductal e obstrução luminal. A isto se seguem atrofia acinar, fibrose e eventual substituição por gordura, com um infiltrado linfocitário expansivo capaz de desenvolver folículos linfoides e centros germinativos. Alterações secundárias decorrentes de perda de secreção glandular incluem inflamação, erosão, ulceração corneana e atrofia da mucosa oral com fissuras inflamatórias e ulceração; os pacientes frequentemente desenvolvem secura e formação de crostas nasais e raramente perfuração septal. Laringite, bronquite ou pneumonite podem resultar do envolvimento respiratório.

Aspectos Clínicos (p. 230)

A xerostomia torna difícil a deglutição dos alimentos e a ceratoconjuntivite pode afetar acentuadamente a visão. O envolvimento extraglandular ocorre em um terço dos pacientes, com sinovite, fibrose pulmonar e neuropatia periférica; embora as lesões glomerulares sejam raras, a disfunção tubular renal (p. ex., acidose tubular renal e fosfatúria) ocorre geralmente em associação a nefrite tubulointersticial. A adenopatia pode ocorrer com os infiltrados linfonodais pleomórficos, havendo um risco quarenta vezes maior de desenvolvimento de linfoma de células B. *Síndrome de Mikulicz* é a denominação do aumento de volume das glândulas lacrimais e salivares de qualquer causa; a distinção entre a síndrome de Sjögren e outras etiologias (p. ex., sarcoidose, leucemia, linfoma) requer biopsia labial (para examinar as glândulas salivares menores).

Esclerose Sistêmica (Esclerodermia) (p. 231)

Esclerodermia é um distúrbio inflamatório autoimune crônico caracterizado por lesão vascular disseminada e progressiva fibrose perivascular e intersticial de múltiplos órgãos. O envolvimento cutâneo é maior (onde pode ficar confinado durante anos), embora a fibrose geralmente envolva trato GI, rins, coração, músculos e pulmão. A proporção homens-mulheres é 3:1, com um pico de incidência no grupo etário de 50 a 60 anos. Existem duas principais categorias clínicas:

- *Esclerodermia difusa* com envolvimento cutâneo disseminado e progressão rápida, com envolvimento visceral inicial.
- *Esclerodermia limitada* com limitado envolvimento cutâneo, envolvimento visceral tardio e um curso relativamente benigno. Os pacientes com doença limitada podem também desenvolver calcinose, fenômeno de Raynaud, dismotilidade esofágica, esclerodactilia e telangiectasia, ou *síndrome CREST*.

Etiologia e Patogenia (p. 231)

- *Autoimunidade:* a especulação atual é que os linfócitos T CD4+ respondem a antígenos não identificados e a liberação de citocinas (p. ex., TGF-β e IL-13), que ativam células inflamatórias e fibroblastos adicionais. A imunidade humoral inapropriada também é deflagrada, produzindo uma série de autoanticorpos, incluindo ANAs (Tabela 6-6); estes são bons marcadores de doença, mas não necessariamente causam lesão:

Patologia Geral

- *Antitopoisomerase I* (anti-Scl-70) é altamente específica e está associada a esclerodermia difusa e fibrose pulmonar.
- *Anticorpo anticentrômero* é encontrado com mais frequência em pacientes com doença limitada e *síndrome CREST*.
- *Dano vascular:* a lesão microvascular é uma característica da esclerose sistêmica e pode, de fato, ser a patologia incitante primária. Embora a causa da lesão seja desconhecida, especula-se que seja consequência de um ataque autoimune direto ou a um produto derivado da inflamação perivascular crônica. Independentemente, ciclos repetidos de lesão endotelial seguidos por agregação plaquetária levam à liberação de uma série de fatores de crescimento e citocinas (p. ex., *fator de crescimento derivado de plaquetas* [PDGF], TGF-β), que acaba por induzir a proliferação de musculatura lisa vascular e fibroblastos, assim como a síntese da matriz que estreita o lúmen vascular.
- *Fibrose:* esta resulta não apenas de formação cicatricial no quadro de lesão isquêmica, mas também da elaboração de citocina fibrogênica e hiper-responsividade dos fibroblastos aos vários fatores de crescimento.

Morfologia *(p. 232).* Vasos em todo o corpo exibem infiltrados linfocitários perivasculares com oclusão vascular focal e edema; isto é seguido temporariamente por fibrose perivascular progressiva e espessamento hialino vascular. A manifestação dessas alterações vasculares varia conforme o tipo tecidual:

- A *pele* exibe grosseiramente esclerose difusa com atrofia. As áreas afetadas inicialmente são edematosas com consistência pastosa. Eventualmente, os dedos fibróticos se tornam afilados e em garra, com diminuição da mobilidade, e o rosto se torna uma máscara desenhada. A obliteração vascular focal causa ulceração e as pontas dos dedos podem sofrer autoamputação.
- O *trato alimentar* mostra atrofia e fibrose progressivas da camada muscular, de forma mais proeminente no esôfago, onde assume uma consistência de mangueira de borracha. Em todo o trato GI ocorre afinamento da mucosa, ulceração e cicatriz.
- *Sistema musculoesquelético:* a sinovite inflamatória que progride para fibrose é comum; a destruição articular é incomum. O envolvimento muscular começa proximalmente com edema e infiltrados perivasculares mononucleares, progredindo para fibrose intersticial com degeneração miofibrilar.
- Os *rins* são afetados em dois terços dos pacientes; *a insuficiência renal é responsável por 50% das mortes na esclerose sistêmica.* As alterações mais proeminentes ocorrem nas paredes do vaso (especialmente nas artérias interlobulares) com proliferação intimal e deposição de material mucinoso ou colagênico. A hipertensão está presente em 30% dos casos, 10% dos quais têm um curso maligno. A hipertensão acentua mais as alterações vasculares, resultando geralmente em necrose fibrinoide com trombose e necrose.
- Os *pulmões* exibem fibrose variável dos pequenos vasos pulmonares com fibrose intersticial difusa e alveolar, progredindo, em alguns casos, para um padrão em favo de mel.
- *Coração:* os infiltrados perivasculares com fibrose intersticial ocasionalmente evoluem para cardiomiopatia restritiva. Pode também haver o envolvimento do sistema de condução com as resultantes arritmias.

Aspectos Clínicos *(p. 232).* Embora compartilhe alguns aspectos com o LES, artrite reumatoide e poliomiosite, a característica marcante da esclerose sistêmica é a fibrose cutânea. Outros achados clínicos associados incluem o seguinte:

- O *fenômeno de Raynaud* (constrição arteriolar episódica nas extremidades) ocorre em praticamente todos os pacientes e precede outros sintomas em mais de 70%.
- Disfagia decorrente de fibrose esofágica (50% dos pacientes).
- Envolvimento GI levando a má absorção, dor intestinal ou obstrução.

Doenças do Sistema Imunológico ▶ 165

- Fibrose pulmonar, causando insuficiência respiratória ou do lado direito do coração.
- Envolvimento cardíaco direto, podendo induzir arritmias ou insuficiência cardíaca secundária ao infarto microvascular.
- Desenvolvimento de hipertensão maligna, potencialmente culminando em insuficiência renal fatal.

Miopatias Inflamatórias (Cap. 27)

Doença Mista do Tecido Conjuntivo (p. 234)

Esta pode não ser uma entidade distinta, mas sim um subgrupo heterogêneo de outros distúrbios autoimunes (LES, poliomiosite e esclerose sistêmica) e, com o tempo, pode evoluir para LES clássico ou esclerodermia. Caracteriza-se pelo seguinte:

- Altos títulos de anticorpos para ribonucleoproteína U1 (Tabela 6-6).
- Modesto envolvimento renal inicial.
- Boa resposta inicial aos esteroides.
- As complicações sérias são hipertensão pulmonar e doença renal progressiva.

Poliarterite Nodosa e Outras Vasculites (Cap. 11)

Doença Relacionada à IgG 4 (p. 234)

Esta é uma coleção de distúrbios – agora descritos em praticamente todos os tecidos – caracterizada por fibrose e flebite obliterativa, com infiltrados inflamatórios em que predominam linfócitos T e plasmócitos produtores de anticorpo IgG4; geralmente os níveis séricos de IgG4 também estão elevados, mas podem não contribuir para as lesões patológicas. A depleção de linfócitos B produz algum benefício clínico. Essa entidade inclui a *síndrome de Mikulicz* (envolvendo as glândulas salivares e lacrimais), *tireoidite de Riedel, fibrose retroperitoneal idiopática, pancreatite autoimune* e *pseudotumores inflamatórios* da órbita, pulmões e rins.

Rejeição de Tecidos Transplantados (p. 234)

A rejeição de transplante envolve os mecanismos de dano imunomediado discutidos anteriormente, incluindo respostas de CTL e DTH, bem como lesão mediada por anticorpo. Enxertos entre indivíduos da mesma espécie são chamados de *aloenxertos*; enxertos entre diferentes espécies são chamados de *xenoenxertos*.

Mecanismos de Reconhecimento e Rejeição de Aloenxertos (p. 234)

O sistema imune do hospedeiro é deflagrado pela presença de moléculas de histocompatibilidade HLA estranhas no endotélio e células parenquimatosas do tecido transplantado (Fig. 6-4). As moléculas HLA ocorrem em duas formas, classes I e II, que promovem distintos aspectos da resposta imune específica (também nas p. 194-196 de *Robbins e Cotran – Fundamentos da Patologia*, 9ª ed.).

- As *moléculas de classe I* são expressas em todas as células nucleadas; consistem em heterodímeros compostos por uma glicoproteína polimórfica de cadeia pesada (codificada em um de três *loci* estreitamente ligados: HLA-A, HLA-B e HLA-C) e uma β_2-microglobulina não polimórfica. As moléculas de classe I ligam fragmentos peptídicos derivados de *proteínas endógenas* (p. ex., produtos virais em uma célula infectada por vírus) e apresentam esses antígenos processados a CTL CD8+, resultando em sua ativação.
- As *moléculas de classe II* são confinadas às APCs, incluindo células dendríticas, macrófagos, linfócitos B e linfócitos T ativados; consistem em heterodímeros compostos de cadeias α e β não associadas, covalentemente codificadas, na região HLA-D (com três *subloci* sorologicamente definidos, DP, DQ e DR). As moléculas de classe II ligam os

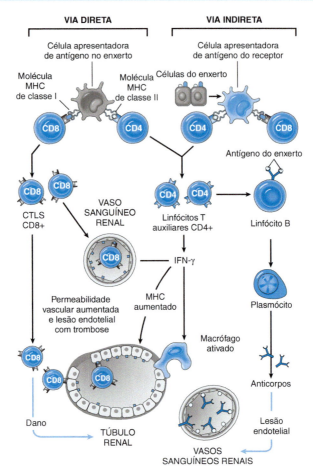

Figura 6-4 **Reconhecimento e rejeição de enxertos histoincompatíveis.** Na via direta, antígenos de classes I e II nas APCs do doador são reconhecidas pelos linfócitos T auxiliares CD4+ e CD8+ CTL do hospedeiro, respectivamente. As células CD4+ proliferam e produzem citocinas que induzem a dano tecidual por meio de resposta local de DTH, estimulando linfócitos B e T CD8+. Os linfócitos T CD8+, que respondem aos antígenos do enxerto, diferenciam-se em CTL, que matam diretamente as células do enxerto. Na via indireta, os antígenos do enxerto são mostrados pelas APCs do hospedeiro e primariamente ativam os linfócitos T CD4 +; estes, por sua vez, danificam o enxerto por meio de mecanismos DTH, incluindo a indução de autoanticorpos. Embora o exemplo mostrado envolva um transplante renal, os mesmos princípios se aplicam aos aloenxertos de todos os órgãos sólidos.

fragmentos peptídicos derivados das *proteínas exógenas* e apresentam esses antígenos processados aos linfócitos T auxiliares CD4+, resultando em sua ativação.

Os linfócitos T do hospedeiro reconhecem as HLA do aloenxerto por duas vias:

- *Via direta:* os linfócitos T do hospedeiro reconhecem as HLA do doador na APC derivada do doador; as células mais importantes nesse processo são as dendríticas do doador. Os linfócitos T CD8+ do hospedeiro reconhecem as moléculas HLA de classe I do doador e maturam em CTL; os linfócitos T CD4+ do hospedeiro reconhecem as moléculas HLA de classe II do doador; eles proliferam e se diferenciam para formar populações de T_H1 (e possivelmente TH17) efetoras.

- *Via indireta*: os linfócitos T do hospedeiro reconhecem as HLA do doador após processamento e apresentação nas APCs do hospedeiro (análogo a qualquer outro antígeno exógeno processado). Portanto, a resposta principal é uma DTH mediada por linfócitos T CD4+.

A frequência de reconhecimento de antígenos estranhos em um enxerto pelos linfócitos T é muito maior do que a dos linfócitos T específicos para qualquer micróbio em particular; assim, as respostas ao aloenxerto são muito mais fortes do que as respostas específicas a um patógeno típico.

Após a ativação do linfócito, a rejeição é mediada pelo seguinte (Fig. 6-4):

- Citólise parenquimatosa e endotelial direta mediada por CTL.
- Dano mediado por macrófago.
- Disfunção vascular e parenquimatosa mediada por citocinas.
- A lesão microvascular também causará isquemia tecidual a jusante.
- As *respostas mediadas por anticorpo* também podem ser importantes; estas tendem a induzir lesão nas células endoteliais e não nas parenquimatosas.

Rejeição Hiperaguda *(p. 236)*

A rejeição hiperaguda ocorre quando o receptor foi sensibilizado previamente aos antígenos do enxerto (p. ex., por hemotransfusão ou gravidez). O anticorpo pré-formado circulante liga-se ao HLA endotelial do enxerto com um complemento imediato (minutos a dias) e uma lesão mediada por ADCC. Macroscopicamente, o órgão apresenta-se cianótico, mosqueado e flácido. Microscopicamente, as lesões assemelham-se à doença mediada por imunocomplexos; imunoglobulina e complemento são depositados nas paredes do vaso com uma lesão endotelial, microtrombos de fibrina-plaqueta, infiltrados neutrofílicos e necrose fibrinoide arteriolar seguida de infarto parenquimatoso distal.

Rejeição Aguda *(p. 236)*

A rejeição aguda ocorre tipicamente dentro de dias a meses do transplante ou após a interrupção da terapia imunossupressora. Tanto os mecanismos celulares quanto os humorais podem contribuir.

- A *rejeição celular aguda* caracteriza-se por um infiltrado intersticial de células mononucleares (macrófagos e linfócitos T CD4+ e CD8+).
- A *rejeição humoral aguda* é mediada por anticorpos recém-sintetizados (não pré-formados) antidoador que causam uma vasculite necrosante com consequente trombose. A ativação do complemento contribui e a deposição de complemento C4d nos leitos vasculares é usada como uma característica diagnóstica de rejeição humoral. Pode também ocorrer vasculite subaguda, com espessamento intimal (por proliferação de fibroblastos e macrófagos); o resultante estreitamento vascular pode causar infarto.

Rejeição Crônica *(p. 237)*

A *rejeição crônica* ocorre durante meses a anos e se caracteriza por progressiva disfunção do órgão. *Morfologicamente*, as artérias mostram densa fibrose intimal obliterativa, causando isquemia do aloenxerto.

Com base nos mecanismos de rejeição do aloenxerto, *os métodos para aumentar a sobrevida do enxerto* (p. 237) incluem o seguinte:

- Correspondência do HLA entre doador e receptor.
- Inibição da inflação (p. ex., esteroides).

168 — Patologia Geral

- Terapia imunossupressora bloqueando a ativação ou coestimulação de linfócitos T, incluindo a inibição do seguinte:
  - Produção de IL-2 (p. ex., inibidores de calcineurina, como ciclosporina e tacrolimo).
  - Sinalização de IL-2 (p. ex., rapamicina).
  - Proliferação de linfócitos T (p. ex., micofenolato).
  - Interações das moléculas coestimuladoras B7-CD28.
- Destruição de linfócitos T (anticorpos antilinfócitos T).
- Plasmaférese ou terapia antilinfócito B.

A imunossupressão acarreta o risco de maior suscetibilidade a infecções oportunistas (p. ex., poliomavírus) e certos tumores malignos (p. ex., linfomas induzidos por EBV).

Transplante de Células-tronco Hematopoiéticas (p. 239)

O transplante de *células-tronco hematopoiéticas* (HSC) é facilitado pela coleta de HSC do cordão umbilical de recém-nascidos (uma rica fonte) ou mobilizando essas células precursoras a partir da medula no sangue periférico por meio de administração de fatores de crescimento hematopoiético. O transplante de medula óssea – usado para o tratamento de malignidades hematológicas (p. ex., leucemia), anemia aplástica ou estados de imunodeficiência – requer níveis letais de irradiação (e/ou quimioterapia) para erradicar quaisquer células malignas, criar um leito de enxerto satisfatório e minimizar a rejeição da medula enxertada no hospedeiro. Além da significativa toxicidade do "regime de condicionamento", as complicações incluem a *doença do enxerto* versus *hospedeiro* (DEVH) e a imunodeficiência.

Doença do Enxerto versus Hospedeiro

Os linfócitos de doador imunocompetente em um receptor de HLA não idêntico reconhecem as células do hospedeiro como estranhas e induzem lesão mediada por linfócitos T CD8+ e CD4+. Qualquer tecido pode ser afetado, mas as células imunes do hospedeiro (imunossupressão), epitélio biliar (icterícia), pele (erupção cutânea descamativa) e mucosa GI (diarreia sanguinolenta) suportam o impacto do ataque. Na *DEVH crônica*, as lesões cutâneas e GI vigentes podem assemelhar-se às vistas na esclerose sistêmica. A reativação de infecção por citomegalovírus, particularmente no pulmão, pode ser fatal.

Imunodeficiência

O imunocomprometimento pode resultar do protocolo mieloablativo original, o atraso na repopulação dos tecidos linfoides e/ou a destruição do enxerto das células imunes do hospedeiro. Assim, os pacientes são suscetíveis a uma série de infecções oportunistas, particularmente o citomegalovírus.

A DEVH e as complicações infecciosas do transplante de medula óssea podem ser letais; a correspondência do HLA e a depleção seletiva de linfócitos T da medula do doador (e/ou imunossupressão) podem minimizar a gravidade. Infelizmente, a medula depletada de linfócitos T enxerta-se precariamente e, em pacientes leucêmicos, a taxa de recidiva da malignidade é maior quando se emprega medula depletada de linfócitos T (os linfócitos T do doador exercem um potente efeito do *enxerto* versus *leucemia*).

Síndromes da Imunodeficiência (p. 240)

- As *imunodeficiências primárias* geralmente são hereditárias e se manifestam entre 6 meses e 2 anos de vida quando o anticorpo materno de proteção é perdido.
- As *imunodeficiências secundárias* resultam da alteração da função imune causada por infecções, desnutrição, envelhecimento, imunossupressão, irradiação, quimioterapia ou autoimunidade.

Doenças do Sistema Imunológico 169

TABELA 6-7	Defeitos na Imunidade Inata
Doença	**Defeito**
Defeitos na Função Leucocitária	
Deficiência de adesão leucocitária 1	Adesão leucocitária defeituosa por causa de mutações na cadeia β das integrinas CD11/CD18
Deficiência de adesão leucocitária 2	Adesão leucocitária defeituosa por causa de mutações na fucosil transferase necessária para a síntese de oligossacarídeo sializados (receptor de selectinas)
Síndrome de Chediak-Higashi	Diminuição das funções leucocitárias por causa das mutações afetando a proteína envolvida no tráfego na membrana lisossômica
Doença granulomatosa crônica	Diminuição da "explosão" oxidativa
Ligada ao X	Fagócito oxidase (componente da membrana)
Autossômica recessiva	Fagócito oxidase (componentes citoplasmáticos)
Deficiência de mieloperoxidase	Diminuição da eliminação microbiana por causa do sistema MPO-H_2O_2 defeituoso
Defeitos no Sistema Complemento	
Deficiência de C2, C4	Ativação defeituosa da via clássica resulta em redução da depuração dos imunocomplexos
Deficiência de C3	Defeitos em todas as funções do complemento
Deficiência de proteínas reguladoras de complemento	Ativação excessiva do complemento; as síndromes clínicas incluem angioedema, hemoglobinúria paroxística, outros

A tabela lista algumas das deficiências imunes hereditárias mais comuns que afetam os leucócitos fagocíticos e o sistema complemento.
Modificada em parte de Gallin JI: Disorders of phagocytic cells. In Gallin JI, Goldstein IM, Snyderman R (eds): Inflammation: *Basic Principles and Clinical Correlates*, 2nd ed. New York, NY: Raven Press, 1992, pp 860, 861.

Defeitos da Imunidade Inata (p. 240) (Tabela 6-7)

Defeitos na Função Leucocitária (p. 240)

- *Defeitos herdados na adesão leucocitária* levam a infecções bacterianas recorrentes causadas por recrutamento leucocitário defeituoso:

  - *Deficiência da adesão leucocitária tipo 1:* síntese defeituosa da cadeia β2 compartilhada por integrinas LFA-1 e Mac-1.
  - *Deficiência da adesão leucocitária tipo 2:* ausência do ligante sialil-Lewis X para selectinas E e P.

- *Defeitos herdados na função dos fagolissosomos* causam suscetibilidade a infecções decorrentes de neutropenia, degranulação defeituosa e retardo na eliminação microbiana.

  - A *síndrome de Chediak-Higashi* é um distúrbio autossômico recessivo causado por mutações em uma proteína citosólica (LYST) envolvida no tráfego lisossômico.

- *Defeitos herdados na atividade microbicida* levam a infecções bacterianas recorrentes; ocorre inflamação granulomatosa como uma resposta compensatória quando a eliminação inicial mediada por neutrófilo é inadequada para conter os micróbios.

  - A doença granulomatosa crônica resulta de mutações no complexo fagócito oxidase, culminando em produção deficiente de superóxido.

Patologia Geral

- Os *defeitos na sinalização de TLR* são raros e tipicamente têm fenótipos clínicos restritos.
- Mutações em TLR3 (um receptor do RNA viral) levam à encefalite recorrente por herpes simples.
- Defeitos em MyD88 (uma proteína adaptadora a jusante para vários TLRs) estão associados a pneumonias bacterianas destrutivas.

Defeitos que Afetam o Sistema Complemento (p. 241)

- A deficiência dos componentes dos complementos C2 (mais comum) ou C4 está classicamente associada a aumento de infecções virais e bacterianas, mas podem também se manifestar como doença autoimune do tipo LES.
- Déficits da via alternativa (properdina e fator D) são raros; estes levam a infecções piogênicas recorrentes. Os defeitos na via de lectina ligante de manose de ativação do complemento têm manifestações similares.
- A deficiência de C3 leva a graves infecções piogênicas recorrentes, assim como maior suscetibilidade à glomerulonefrite mediada por imunocomplexos (esta última se deve presumivelmente à precária depuração dos imunocomplexos na ausência de complemento).
- Os defeitos em C5 a C9 estão associados a infecções recorrentes por *Neisseria*.
- A deficiência do inibidor de C1 (C1INH) leva ao *angioedema hereditário*, uma entidade autossômica dominante. C1INH normalmente inibe as proteases, como C1r e C1s na cascata de complemento, o fator XIIa na coagulação e a calicreína, e a atividade desregulada por essas enzimas leva a aumento de complemento, coagulação e ativação da bradicinina com episódios recorrentes de edema cutâneo e mucoso.
- Mutações hereditárias ou adquiridas em proteínas reguladoras de complemento, ligadas à membrana, podem causar *hemoglobinúria paroxística noturna* (Cap. 14) e *síndrome hemolítico-urêmica* (Cap. 20).

Defeitos na Maturação dos Linfócitos (p. 242) (Fig. 6-5)

Imunodeficiência Combinada Grave (p. 242)

A *imunodeficiência combinada grave* (SCID) é um grupo heterogêneo de distúrbios autossômicos recessivos ligados ao X, caracterizados por *defeitos na função dos linfócitos T e B*, impactando a imunidade celular e humoral. Os tecidos linfoides são difusamente hipoplásicos e os pacientes são suscetíveis a infecções graves, recorrentes, em razão de uma ampla gama de organismos bacterianos, virais e fúngicos. Sem transplante de medula óssea, a SCID geralmente é fatal dentro de 1 ano; a SCID ligada ao X foi a primeira doença humana a ser tratada com sucesso pela substituição de um gene defeituoso em uma célula-tronco.

- A *SCID ligada ao X* (50% a 60% da SCID) resulta de mutações na subunidade da cadeia γ de transdução de sinal (γc) comum a vários receptores de citocina (IL-2, IL-4, IL-7, IL-9, IL-11, IL-15 e IL-21). Os defeitos na via estimuladora IL-7 são mais importantes porque a IL-7 é necessária para a proliferação de progenitores linfoides, especialmente na linhagem de linfócitos T, e o linfócito T inadequado ajuda a impactar severamente a produção de anticorpos do linfócito B. A sinalização ineficaz do receptor IL-15 também resulta em deficiência de célula NK.
- A *SCID autossômica recessiva* se deve com mais frequência à *deficiência de adenosina desaminase* (ADA); isto resulta no acúmulo de metabólitos linfotóxicos, incluindo deoxiadenosina e deoxi-ATP. Formas menos comuns de SCID envolvem mutações no mecanismo de recombinação do receptor de antígeno ou vias de sinalização, incluindo Jak3 quinase (transduz o sinal de ativação da subunidade γc).

Agamaglobulinemia Ligada ao X (Agamaglobulinemia de Bruton) (p. 243)

A agamaglobulinemia ligada ao X (agamaglobulinemia de Bruton) é uma das síndromes de imunodeficiência primária mais comuns. Apresenta-se aproximadamente aos 6 meses de idade – após a depleção dos anticorpos maternos – *quando infecções bacterianas recorrentes* (tipicamente *Haemophilus influenzae, Streptococcus pneumoniae* ou *Staphylococcus aureus* que requerem a opsonização do anticorpo para a depuração). A função imune mediada por célula é normal, mas praticamente não há imunoglobulina sérica. Assim, geralmente as infecções virais e fúngicas não são problemáticas; no entanto, enterovírus, echovírus (que causa uma encefalite fatal) e poliovírus associado a vacina (que causa

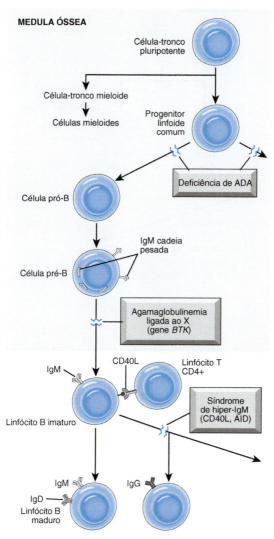

Figura 6-5 Esquema do desenvolvimento do linfócito e locais de bloqueio de alguns dos distúrbios de imunodeficiência primária; os genes afetados são indicados entre parênteses. *BTK*, tirosina quinase de Bruton; CD40L, ligante de CD40; *SCID*, deficiência imune combinada grave.

(Continua)

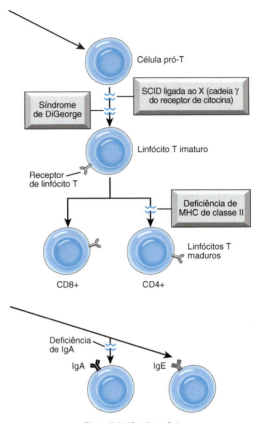

Figura 6-5 *(Continuação)*

paralisia) ainda podem causar doença porque normalmente são neutralizados pelos anticorpos circulantes. *Giardia lamblia*, um parasita intestinal neutralizado por IgA, também pode causar infecções persistentes.

- Os indivíduos afetados não possuem linfócitos B maduros devido a mutações no gene da *tirosina quinase do linfócito B* (*BTK*); o *BTK* é expresso normalmente nos linfócitos B iniciais e é crítico para a transdução de sinais do complexo receptor de antígeno que promove a maturação dos linfócitos B. Os pré-linfócitos B estão presentes em números normais na medula, mas os linfonodos e o baço não possuem centros germinativos, e os plasmócitos estão ausentes em todos os tecidos.
- Os números e a função dos linfócitos T estão totalmente normais.
- Incidência aumentada (até 35%) das doenças autoimunes do tecido conectivo; as infecções crônicas e/ou a quebra da autotolerância estão implicadas.
- O tratamento envolve terapia de reposição de imunoglobulina do soro de doador normal.

Síndrome de DiGeorge (Hipoplasia Tímica) *(p. 244)*

A síndrome de DiGeorge (hipoplasia tímica) é um distúrbio de múltiplos órgãos, que resulta de falha congênita do desenvolvimento da terceira e quarta bolsas faríngeas e da

Doenças do Sistema Imunológico   173

ausência dos órgãos que normalmente surgem delas; 90% dos casos estão associados à deleção do mapeamento do gene para 22q11. As características incluem o seguinte:

- Hipoplasia tímica ou aplasia: a deficiência de linfócitos T com ausência de respostas mediada por células (especialmente a fungos e vírus); os níveis de imunoglobulina estão normais ou reduzidos dependendo da gravidade da deficiência de linfócitos T.
- Hipoplasia paratireóidea: regulação anormal de cálcio com tétano hipocalcêmico.
- Defeitos congênitos do coração e grandes vasos.
- Fácies dismórficas.

Defeitos da Ativação e Função dos Linfócitos (p. 244)

Síndrome de Hiper-IgM (p. 244)

A síndrome da hiper-IgM caracteriza-se pela produção de IgM sem anticorpos IgG, IgA ou IgE; resulta da falha dos linfócitos T em dar suporte à *troca do isótipo* da imunoglobulina do linfócito B. Essa troca depende da interação entre os ligantes CD40 (CD40L) do linfócito T e CD40 do linfócito B. Em 70% dos pacientes, a doença é ligada ao X por causa da mutação do gene *CD40L* codificado no cromossomo X (Xq26). No restante, existem mutações em CD40 ou na *desaminase induzida por ativação* (AID); a última é uma enzima de edição de DNA necessária para a troca de isótopos. As características incluem o seguinte:

- A falta de IgG opsonizante leva a infecções bacterianas recorrentes.
- Os pacientes também são suscetíveis a *Pneumocystis jiroveci* porque as interações linfócitos T-macrófago na resposta imune mediada por célula também envolvem a ligação de CD40-CD40L.
- Muitos dos anticorpos IgM reagem com as células sanguíneas, resultando em anemia hemolítica autoimune, trombocitopenia ou neutropenia.

Imunodeficiência Variável Comum (p. 244)

A imunodeficiência variável comum é um grupo heterogêneo de distúrbios, congênitos e adquiridos, esporádicos e familiares. A característica comum é a hipogamaglobulinemia na ausência de outras causas bem-definidas; geralmente todas as classes de imunoglobulina são afetadas, mas ocasionalmente apenas a IgG. A patogênese pode envolver defeitos intrínsecos dos linfócitos B na maturação ou na sobrevivência ou, com mais frequência, um desenvolvimento defeituoso do linfócito B secundário a deficiências de linfócitos T. As características clínicas incluem o seguinte:

- Apresentação inicial similar à agamaglobulinemia ligada ao X (ou seja, infecções sinopulmonares recorrentes, infecções sérias por enterovírus e infecções persistentes por *G. lamblia*).
- Afeta ambos os sexos igualmente com início no final da infância ou da adolescência.
- A adenopatia com zonas de linfócitos B hiperplásicos, refletindo proliferação de linfócitos B intactos, mas falta de inibição do *feedback* mediado por IgG.
- Incidência aumentada de doenças autoimunes (20%) e malignidades linfoides.

Deficiência Isolada de IgA (p. 245)

A deficiência de IgA isolada é comum (nos Estados Unidos, 1 em 600 pessoas de descendência europeia) com *IgA sérica e secretora praticamente ausente* (também ocasionalmente as subclasses IgG_2 e IgG_4). Pode ocorrer após toxoplasmose familiar ou adquirida, sarampo ou outra infecção viral. O defeito básico é a falha na maturação de linfócitos B IgA-positivos; as formas imaturas estão presentes em números normais. As características incluem o seguinte:

- A imunidade mucosa é mais afetada. Embora geralmente sejam assintomáticos, os pacientes podem ter infecções sinopulmonares e GI recorrentes.

174 Patologia Geral

- Maior incidência de alergias do trato respiratório e de doenças autoimunes (LES, artrite reumatoide).
- Os pacientes podem ter anticorpos direcionados contra IgA e a indução de anafilaxia pode se dar com a transfusão de produtos sanguíneos contendo IgA.

Síndrome Linfoproliferativa Ligada ao X *(p. 245)*

A síndrome linfoproliferativa ligada ao X caracteriza-se pela incapacidade de eliminar o EBV, levando à mononucleose fulminante, assim como tumores de linfócitos B associados a esse vírus. Oitenta por cento dos casos são causados por mutações em uma molécula adaptadora (*proteína associada à molécula sinalizadora de ativação linfocitária – SLAM [SAP]*) que interage com os receptores de superfície celular que ativam linfócitos T, B e NK. Os defeitos de SAP levam à má ativação dos linfócitos T e NK, assim como à inadequada ativação de linfócitos T auxiliares foliculares; os últimos resultam em escassa formação do centro germinativo e produção pobre de anticorpos de alta afinidade.

Imunodeficiências Associadas a Doenças Sistêmicas (p. 245)

Síndrome de Wiskott-Aldrich *(p. 245)*

A síndrome de Wiskott-Aldrich é um distúrbio ligado ao X caracterizado por infecções recorrentes. É causada por mutações no gene para a proteína da síndrome de Wiskott-Aldrich (WASP) localizada em Xp11.23; WASP se liga a receptores da superfície celular e ao citoesqueleto intracelular e pode ser importante para a migração celular e transdução de sinal. As características incluem o seguinte:

- Timo relativamente normal, mas depleção de linfócitos T linfoides periféricos com subsequente imunidade celular defeituosa.
- Nenhuma produção de anticorpos para polissacarídeos e precária resposta aos antígenos proteicos.
- Incidência aumentada de linfoma não Hodgkin de linfócitos B.

Ataxia Telangiectasia *(p. 246)*

A *ataxia telangiectasia* é um distúrbio autossômico recessivo causado por mutações em *gene mutado da ataxia telangiectasia (ATM)* no cromossomo 11; caracteriza-se por marcha anormal (ataxia), malformações vasculares (telangiectasias), déficits neurológicos, incidência aumentada de tumor e imunodeficiência que pode afetar tanto os linfócitos T como B. Os defeitos de linfócito T estão associados à hipoplasia tímica, enquanto os déficits de linfócitos B envolvem reduzida produção de anticorpos com troca de isótipo. A ATM é uma proteína quinase que pode perceber as *quebras da fita dupla de DNA* (DSBs) e ativa p53 para iniciar a parada do ciclo celular e/ou da apoptose; também estabiliza DSB durante a recombinação de imunoglobulina V(D)J e, portanto, a ATM anormal pode levar à geração de um receptor de antígeno defeituoso.

Imunodeficiências Secundárias (p. 246)

Como um grupo, estas imunodeficiências são substancialmente mais comuns do que as imunodeficiências primárias e podem resultar de várias infecções, desnutrição, envelhecimento, imunossupressão, irradiação, quimioterapia ou autoimunidade.

Síndrome da Imunodeficiência Adquirida (p. 247)

A *síndrome da imunodeficiência adquirida* (AIDS) é causada por um retrovírus, o *vírus da imunodeficiência humana* (HIV); caracteriza-se pela profunda supressão da imunidade mediada por linfócitos T, levando a infecções oportunistas, neoplasias secundárias e distúrbios neurológicos.

Doenças do Sistema Imunológico 175

Epidemiologia *(p. 247)*

A transmissão do HIV ocorre da seguinte forma:

- *Contato sexual:* setenta e cinco por cento de todos os casos no mundo todo têm esse modo de transmissão; o vírus é portado no sêmen e nas secreções vaginais (como vírus livre e dentro dos linfócitos infectados) e entra no hospedeiro via abrasões da mucosa (retal, oral, vaginal) ou por contato direto com a célula mucosa. A transmissão ocorre por inoculação direta na corrente sanguínea ou infecção das células dendríticas mucosas ou linfócitos T CD4$^+$ do hospedeiro. A propagação é aumentada pelas doenças sexualmente transmissíveis concomitantes, seja causando maior ulceração da mucosa ou aumentando os números de células inflamatórias contendo o vírus nos fluidos genitais.
- *Inoculação parenteral:* usuários de drogas intravenosas constituem a população predominante, com receptores de concentrados de produtos sanguíneos (p. ex., hemofílicos) ou hemotransfusões, sendo atualmente substancialmente menos comuns (menos de 1 em 2 milhões de hemotransfusões nos Estados Unidos). O risco de transmissão acidental por uma agulha é inferior a 0,3% e a terapia antirretroviral pós-exposição reduz em oito vezes o risco adicional. O risco de transmissão por picadas de inseto é praticamente impossível.
- *Transmissão vertical de mães infectadas para os fetos ou recém-nascidos:* esta pode ser transplacentária no útero, durante o parto através do canal de nascimento infectado ou pela ingestão do leite materno. Na maioria das crianças com AIDS a transmissão foi transplacentária ou perinatal; o risco de transmissão das mães infectadas varia entre 7% e 49%, mas é praticamente eliminado pela terapia antirretroviral materna. O risco é maior no caso de alta carga viral e corioamnionite.

Nos Estados Unidos, cinco grupos de risco principais são identificados:

- *Homens homossexuais e bissexuais:* aproximadamente metade dos casos relatados de AIDS. Esse modo de transmissão parece estar em declínio.
- Usuários de drogas intravenosas (sem histórico de contato homossexual): aproximadamente 20% de todos os pacientes.
- *Hemofílicos:* aproximadamente 0,5% dos casos; principalmente aqueles que recebiam grandes quantidades de concentrados de fator VIII ou IX agrupados antes de 1985.
- *Receptores de sangue ou componente (excluindo hemofílicos):* aproximadamente 1% de todos os pacientes. Dez por cento dos pacientes pediátricos com AIDS presumivelmente desenvolveram sua infecção por meio de sangue ou produtos sanguíneos recebidos antes de 1985.
- *Contato heterossexual:* aproximadamente 20% dos pacientes adquirem a doença por meio de contatos heterossexuais com outros grupos de alto risco; aproximadamente um terço de novos casos são atribuíveis a essa via. Fora dos Estados Unidos e Europa, a transmissão do homem para a mulher (a maioria por relação sexual vaginal) é o modo de disseminação mais comum; a transmissão da mulher para o homem ainda é incomum nos Estados Unidos (vinte vezes menos comum do que a transmissão heterossexual do homem para a mulher).

Em aproximadamente 5% dos casos, nenhum fator de risco é identificado. O HIV não é transmitido pelo contato casual (não sexual).

Etiologia: As Propriedades do HIV *(p. 248)*

O HIV é um retrovírus não transformante da família dos lentivírus; causa a imunodeficiência pela destruição de linfócitos T-alvos. Existem duas formas diferentes, mas geneticamente relacionadas; o HIV-1 é associado com mais frequência à AIDS nos Estados Unidos, Europa e África Central, enquanto o HIV-2 causa uma doença similar na Índia e na África Ocidental.

176 Patologia Geral

- O envelope lipídico do HIV-1, derivado da membrana do hospedeiro infectado durante o brotamento, é guarnecido com duas glicoproteínas virais, gp120 e gp41; ambas são críticas para a infecção por HIV.
- Há substancial variabilidade nas proteínas do envelope, tornando extremamente difícil uma vacina direcionada contra estruturas antigênicas específicas.
- O núcleo do vírus contém a proteína capsídica p24, proteína nucleocapsídica p7/p9, duas cópias de RNA genômico e três enzimas virais: protease, integrase e transcriptase reversa.
- O antígeno viral detectável mais prontamente é p24 e este é o alvo na maioria dos ensaios de anticorpos para diagnóstico.
- O genoma viral contém os genes *gag*, *pol* e *env* retrovirais típicos; os produtos dos genes *gag* e *pol* são sintetizados como uma grande proteína precursora que deve ser processada proteoliticamente. Assim, os componentes da terapia antiviral são direcionados contra a protease e para a polimerase retroviral.
- Além dos genes retrovirais típicos, *gag*, *pol* e *env*, o HIV possui vários genes não presentes em outros retrovírus importantes para a síntese e a montagem viral. Esses genes incluem *tat*, *vpu*, *vif*, *nef* e *rev*; por exemplo, *tat* e *rev* regulam a transcrição do HIV e podem ser alvos terapêuticos.

Patogênese da Infecção pelo Vírus da Imunodeficiência Humana e Síndrome da Imunodeficiência Adquirida (p. 250)

A depleção de linfócitos T auxiliares CD4⁺ (e o funcionamento comprometido de qualquer linfócito T auxiliar sobrevivente) causa profunda imunossupressão e constitui a via patogênica central da AIDS; o SNC é outro importante alvo.

Ciclo de Vida do HIV (p. 250)

- O antígeno CD4 (presente também em níveis mais baixos em monócitos, macrófagos e células dendríticas) é o receptor de alta afinidade para a proteína gp120 do HIV.
- A gp120 do HIV deve também se ligar a correceptores nas células-alvo para facilitar a entrada na célula; os principais correceptores são os receptores quimiocínicos CCR5 e CXCR4. O primeiro é encontrado principalmente nas linhagens de monócitos ou macrófagos; consequentemente, HIVs que usam esse correceptor são denotados como M trópicos. Em contrapartida, o segundo é encontrado principalmente nos linfócitos T e os vírus que usam esse correceptor são denotados como T trópicos. Os vírus M trópicos tipicamente constituem a maioria dos HIVs no sangue de indivíduos com infecção aguda; no decorrer de uma infecção, os vírus T trópicos mais virulentos vão se acumulando. Os indivíduos com mutações no correceptor CCE5 (aproximadamente 1% da população caucasiana americana é homozigota) são resistentes à infecção por cepas de HIV M trópico.
- Depois que gp120 interage com CD4 e um dos correceptores, a proteína gp41 ligada de forma não covalente sofre uma alteração em sua conformação permitindo que o vírus seja internalizado.
- O genoma sofre transcrição reversa, gerando DNA complementar de fita dupla (pró-viral). O HIV causa infecções produtivas somente nas células de memória e em linfócitos T ativados; os linfócitos T *naïve* são "protegidos" pela atividade de uma citidina desaminase que introduz mutações de citosina para uracila no DNA pró-viral. Essa enzima é inativada pela ativação prévia do linfócito T.
- Em linfócitos T quiescentes, o DNA pró-viral permanece no citoplasma como uma forma epissomal linear. No entanto, em linfócitos T proliferantes (p. ex., após estimulação antigênica), o DNA pró-viral circulariza-se, entra no núcleo e é integrado ao genoma do hospedeiro.
- Após a integração, o DNA pró-viral pode permanecer silencioso (latente) durante meses a anos; alternativamente, o DNA pró-viral pode ser transcrito em células ativadas

para produzir partículas virais. A ativação celular resulta na translocação nuclear do fator de transcrição NF-κB; ele se liga às sequências de repetições terminais longas que flanqueiam o genoma do HIV e induzem os transcritos virais.

Mecanismos de Depleção do Linfócito T na Infecção pelo Vírus da Imunodeficiência Humana (p. 251)

A maior parte da perda de linfócitos T é atribuível ao efeito citopático direto da replicação do vírus; isto pode ser divido à interferência na síntese proteica da célula do hospedeiro normal ou à permeabilidade aumentada da membrana associada ao brotamento viral. Outros mecanismos que contribuem para a perda de linfócitos T incluem o seguinte:

- Destruição progressiva da arquitetura e da composição celular dos órgãos linfoides, incluindo as células importantes para manter o ambiente da citocina que conduz à maturação de CD4+.
- Ativação crônica de células não infectadas (respondendo ao HIV ou a infecções oportunistas), levando eventualmente à *morte celular induzida pela ativação.*
- Fusão de células infectadas e não infectadas via gp120 (formando células sinciciais ou gigantes) levando à morte celular.
- Ligação de gp120 solúvel aos linfócitos T CD4+ não infectados levando a ativação das vias apoptóticas ou eliminação mediada por CTL.
- Além da morte celular, a infecção por HIV também causa defeitos qualitativos na função do linfócito T, incluindo diminuição das respostas de T_H1 (relativas a T_H2), sinalização intracelular defeituosa e reduzida proliferação de linfócito T induzida por antígeno.

Infecção pelo Vírus da Imunodeficiência Humana de Linfócitos Não T (p. 252)

- Os monócitos e macrófagos infectados brotam quantidades de vírus relativamente pequenas e são refratários aos efeitos citopáticos do HIV; assim naïve esses monócitos ou macrófagos infectados podem agir como reservatórios do HIV (potencialmente transferindo o vírus para os linfócitos T durante a apresentação do antígeno) e como veículos para o transporte viral, especialmente para o SNC.
- As células dendríticas mucosas transportam o vírus para os linfonodos regionais. As células dendríticas foliculares nodais são importantes reservatórios de HIV; partículas virais cobertas com anticorpos anti-HIV fixam-se aos receptores Fc das células dendríticas e podem infectar continuamente os linfócitos T quando estes entram em íntimo contato durante a passagem através dos linfonodos.
- Apesar dos defeitos nos linfócitos T auxiliares – e, portanto, da incapacidade de montar respostas de anticorpo ao antígeno recém-encontrado – ocorre também a ativação paradoxal de linfócitos B policlonais. Isto pode acontecer por meio de reativação ou reinfecção por citomegalovírus e/ou EBV, ativação direta por gp41 ou aumento da produção de IL-6 pelos macrófagos infectados.

Patogênese do Envolvimento do Sistema Nervoso Central (p. 253)

O envolvimento do SNC ocorre predominantemente através de monócitos infectados que circulam para o cérebro e liberam diretamente citocinas tóxicas (IL-1, TNF etc.), induzem produção de NO neuronal via gp41 ou causam dano neuronal via gp120 solúvel.

História Natural da Infecção pelo Vírus da Imunodeficiência Humana (p. 253)

A infecção por HIV pode ser dividida em três fases (Fig. 6-6):

- A *infecção primária, disseminação do vírus e a síndrome retroviral aguda* (p. 253) caracterizam-se por viremia transitória, semeadura disseminada do tecido linfoide mucoso e infecção dos linfócitos T de memória (que expressam CCR5), queda temporária (mas substancial) nos linfócitos T CD4+, seguidas por soro conversão pelo

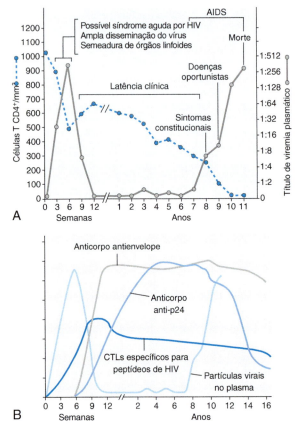

Figura 6-6 **Curso clínico da infecção por HIV. A,** Após infecção inicial, há ampla disseminação viral e uma nítida diminuição nas contagens de linfócitos T CD4+ periféricos. Com a resposta imune que ocorre ao HIV, a carga viral está diminuída, seguida por um período prolongado de latência clínica; durante esse período, a replicação viral continua. A contagem de linfócito T CD4+ diminui gradualmente durante os anos subsequentes, até que atinja um nível crítico abaixo do qual sobrevêm sintomas constitucionais e várias doenças oportunistas. **B,** A resposta imune à infecção por HIV. A resposta de CTL ao HIV é detectável em 2 a 3 semanas após a infecção inicial, com pico em nove a 12 semanas. Ocorre acentuada expansão de clones de linfócitos T CD8+ específico do vírus durante esse período; a resposta imune humoral atinge um pico em cerca de 12 semanas.
(**A,** Redesenhada de Fauci AS, Lane HC: Human immunodefficiency vírus disease: AIDS and related conditions. In Fauci AS, Braunwald E, Isselbacher K, Wilson J, Martin J, Kasper D, Hauser S, Longo D (eds): Harrison's Principles of Internal Medicine, 14th ed. New York, NY: McGraw-Hill, 1997, p 1791.)

anticorpo e controle parcial da replicação viral mediante geração de linfócitos T CD8+ antivirais. Clinicamente, uma doença aguda autolimitada (a *síndrome retroviral aguda*) ocorrerá em 40% a 90% dos indivíduos infectados com inflamação na garganta, fadiga, mialgias, febre, erupção cutânea, adenopatia e/ou perda de peso. A infecção da mucosa geralmente leva a dano epitelial e invasão microbiana através da barreira defeituosa. A infecção da mucosa permite que as células dendríticas epiteliais capturem e subsequentemente liberem o vírus para os linfonodos, onde os linfócitos T CD4+ se tornam infectados por meio do contato direto célula-célula.

Doenças do Sistema Imunológico   179

- A melhora clínica e a recuperação parcial das contagens de linfócitos T CD4+ ocorrem dentro de 6 a 12 semanas; o nível de linfócitos T CD4+ circulantes é o mais confiável indicador em curto prazo da progressão da doença. A carga viral no final da fase aguda também reflete o equilíbrio entre a produção de HIV e as defesas do hospedeiro. Este ponto de ajuste viral é um importante preditor da taxa de progressão da doença causada por HIV; altas cargas virais no final da fase aguda prenunciam a rápida progressão para a AIDS.
- A *infecção crônica* (p. 255) caracteriza-se pela latência clínica (ausência de sintomas) apesar de uma contínua e vigorosa replicação viral; os linfonodos e o baço são os principais locais de produção do vírus. Há, inicialmente, uma rápida regeneração dos linfócitos T, mas eventualmente uma infecção viral recorrente associada à morte de linfócitos T leva à depleção progressiva. A perda concomitante de linfócitos T representa o declínio na função imune e o crescimento da carga viral, com alteração para vírus T trópicos. Os pacientes podem desenvolver infecções oportunistas menores, como candidíase oral. O período de latência clínica é tipicamente de 7 a 10 anos em pacientes não tratados, embora com *fatores de progressão rápidos* se possa observar uma redução desse período para dois a três anos, e de 5% a 15% dos pacientes terão *fatores de não progressão em longo prazo,* permanecendo livres de sintomas, com contagens estáveis CD4 e baixas cargas virais, por 10 ou mais anos; 1% são *controladores de elite* com uma vigorosa resposta anti-HIV e vírus não detectáveis no plasma.
- A *AIDS* (p. 256) é prenunciada pelo rápido declínio nas defesas do hospedeiro que se manifesta por baixas contagens de CD4+ e um dramático aumento na carga viral; os pacientes geralmente apresentam febre prolongada, perda de peso e diarreia, seguidas por infecções oportunistas sérias, neoplasias secundárias ou doença neurológica (*doenças indicadoras de AIDS*).

Aspectos Clínicos da AIDS (p. 256)

Estas vão desde síndrome retroviral assintomática a aguda até a infecção ou malignidade potencialmente fatal. As características clínicas da AIDS em sua manifestação completa incluem o que se discute a seguir.

Infecções Oportunistas (p. 256)

As infecções oportunistas são responsáveis pela maioria das mortes de pacientes com AIDS não tratados; a maioria dos casos representa a reativação de infecções latentes e não infecções *de novo*. O advento da *terapia antirretroviral altamente ativa* (HAART) modificou significativamente o espectro e a frequência dessas infecções oportunistas secundárias.

- A pneumonia por *Pneumocystis jiroveci* ocorre em 15% a 30% dos pacientes não tratados.
- *Cândida* é o patógeno fúngico mais comum (oral, vaginal ou esofágico).
- O citomegalovírus pode ser sistêmico, porém com mais frequência envolve os olhos e o trato GI.
- A tuberculose e as infecções micobacterianas atípicas ocorrem na fase tardia do quadro de grave imunossupressão; um terço das mortes por AIDS em todo o mundo é atribuível à tuberculose.
- Ocorrem infecções por *Cryptococcus* em 10% dos pacientes, predominantemente como meningite.
- *Toxoplasma gondii* causa encefalite e é responsável por 50% das lesões de massa no SNC.
- O papovavírus JC causa leucoencefalopatia multifocal progressiva.
- O vírus do herpes simples manifesta-se como ulcerações mucocutâneas crônicas.
- *Cryptosporidium, Isospora belli,* microsporídios e micobactérias atípicas, assim como bactérias entéricas (*Shigella* e *Salmonella*), podem causar diarreia intratável.

180 ● Patologia Geral

Tumores (p. 257)

Tumores ocorrerão em 25% a 40% dos pacientes com AIDS não tratados; uma característica comum é que todos os tumores são causados por vírus de DNA oncogênico:

- *Sarcoma de Kaposi (SK)* é a neoplasia mais comum, embora a terapia HAART tenha reduzido sua frequência. As lesões de SK são compostas por células fusiformes que formam canais vasculares, com infiltrados inflamatórios crônicos associados; essas lesões são causadas pelo herpes-vírus humano 8 (HHV-8), também chamado de *herpes-vírus do SK*. A infecção latente por HHV-8 resulta na produção de homólogos virais de ciclina D e vários inibidores de p53, promovendo assim a proliferação celular. Além disso, as células infectadas produzem um homólogo viral pró-inflamatório de IL-6 e um receptor acoplado à proteína G, o qual induz a liberação de fator do crescimento endotelial vascular. Além de infectar as células endoteliais para produzir SK, os linfócitos B infectados por HHV-8 podem também ser a fonte de *linfomas primários de efusão* em pacientes com AIDS. O SK associado à AIDS é bem distinto da forma esporádica do SK em indivíduos não infectados por vírus HIV (Cap. 11).
- Os linfomas podem ser sistêmicos, de SNC ou de cavidades corporais; 10% dos pacientes com AIDS eventualmente irão desenvolver esses tumores. Linfomas não Hodgkin de linfócitos B agressivos, especialmente extranodais (como o SNC), são característicos. A etiologia de muitos desses linfomas é a proliferação contínua de linfócitos B policlonais impulsionada pela infecção por EBV, seguida pela emergência de uma população oligoclonal ou monoclonal. Alternativamente, a hiperplasia de linfócitos B do centro germinativo que ocorre inicialmente nas infecções por HIV pode promover a linfomogênese pelo aumento da proliferação de linfócitos B, permitindo assim a aquisição coincidente de mutações oncogênicas (p. ex., em *MYC* e *BCL6*).
- *Outros tumores* incluem o carcinoma de células escamosas de cérvice uterina e ânus, provavelmente refletindo maior suscetibilidade à infecção por papilomavírus humano (HPV).

Doença do Sistema Nervoso Central (p. 259)

A doença do SNC ocorre em 40% a 60% dos pacientes. Além das infecções oportunistas e tumores, os pacientes podem apresentar meningite asséptica aguda, mielopatia vacuolar e neuropatia periférica. É mais comum uma encefalopatia progressiva, designada *complexo demencial relacionado com AIDS* (Cap. 28).

Efeito da Terapia Antirretroviral no Curso Clínico da Infecção pelo Vírus da Imunodeficiência Humana (p. 259)

- A HAART envolve mais de 25 compostos em seis distintas categorias de fármacos; os regimes triplos de fármacos em pacientes aderentes são eficazes na redução da carga viral até níveis indefinidamente não detectáveis, e, com a recuperação gradual das contagens de linfócitos T, a morbidade e a mortalidade têm caído proporcionalmente.
- Os pacientes tratados ainda portam o DNA viral em seus tecidos linfoides e podem disseminar a infecção ou desenvolver a infecção ativa, se interromperem o tratamento.
- A HAART em longo prazo também pode causar toxicidades, incluindo a redistribuição de gordura, resistência à insulina, doença cardiovascular prematura e disfunções renal e hepática.
- A *síndrome inflamatória da reconstituição imune* pode ocorrer como consequência de um sistema imune em recuperação na presença de pesada carga de micróbios persistentes (p. ex., micobactérias atípicas ou *Pneumocystis*).

Morfologia (p. 260). Com exceção do SNC, as alterações teciduais na AIDS não são específicas nem diagnósticas; as características patológicas são as das várias infecções oportunistas e neoplasias (discutidas em outra parte em capítulos específicos de órgãos).

Doenças do Sistema Imunológico | 181

- *Linfonodos:* a adenopatia no início da infecção por HIV reflete a proliferação inicial de linfócitos B policlonais (e hipergamaglobulinemia), mostrando hiperplasia inespecífica, predominantemente folicular, com atenuação da zona do manto e intensa plasmocitose medular. Partículas de HIV podem ser demonstradas em centros germinativos por hibridização *in situ*, localizadas principalmente na superfície de células dendríticas foliculares. Com a progressão para a manifestação completa da AIDS, os folículos linfoides se tornam involuídos (*esgotados*), com depleção geral do linfócito e ruptura folicular. Depleção linfoide similar ocorre no baço e no timo.
- As *respostas inflamatórias a infecções* podem ser esparsas ou atípicas, e os organismos infecciosos sem cepas especiais podem não ser aparentes.

Amiloidose (p. 260)

Amiloide é um grupo heterogêneo de proteínas fibrilares que *compartilham a capacidade de se agregar em uma conformação terciária em lâmina beta, cruzada-plissada insolúvel;* as fibrilas amiloides acumulam-se extracelularmente nos tecidos devido ao excesso de síntese ou resistência ao catabolismo. À medida que o amiloide se acumula, produz atrofia por pressão do parênquima adjacente. Dependendo da distribuição tecidual e do grau de envolvimento, os efeitos clínicos do amiloide podem variar de potencialmente fatais até o achado casual assintomático na autópsia.

Propriedades das Proteínas Amiloides (p. 261)

Na microscopia eletrônica, o amiloide é composto predominantemente (95%) por fibrilas não ramificadas com diâmetro de 7,5 a 10 nm, associadas a uma quantidade menor (5%) de *componente P* e outras glicoproteínas. Dentre mais de 20 formas distintas identificadas, três são mais comuns (Tabela 6-8):

- *Amiloidose de cadeia leve (AL):* Cadeias leves de imunoglobulina (ou fragmentos aminoterminais) derivadas de plasmócitos e associadas a tumores de plasmócitos (p. ex., mieloma múltiplo); a cadeia leve lambda de amiloide ocorre com mais frequência que a kappa.
- *Amiloidose associada (AA):* Uma proteína não imunoglobulínica de 8.500 dáltons, derivada de um precursor sérico maior chamado SAA (*associada a amiloide sérico*), sintetizada por hepatócitos como parte da "resposta de fase aguda"; o amiloide AA está associado a estados inflamatórios crônicos.
- *β-amiloide (Aβ):* Um peptídeo de 4.000 daltons que forma o núcleo de placas cerebrais e se deposita nas paredes de vasos cerebrais na doença de Alzheimer; deriva de uma proteína transmembrana precursora de amiloide (Cap. 28).

Outras formas menos comuns de amiloide incluem o seguinte:

- *Transtiretina (TTR):* uma proteína sérica normal que liga e transporta tiroxina e retinol. Excessivas quantidades de TTR normal podem se depositar em corações geriátricos (amiloidose sistêmica senil), enquanto formas mutantes da proteína se depositam em um grupo de doenças hereditárias chamadas de *polineuropatia amiloidótica familiar.*
- *$β_2$-microglobulina:* o menor componente peptídico não polimórfico das moléculas HLA de classe I e uma proteína sérica normal; é depositada na forma de amiloidose, que complica a hemodiálise em longo prazo.

Patogenia e Classificação da Amiloidose (p. 262)

As proteínas que formam o amiloide também são:

- Proteínas normais propensas ao enovelamento inadequado e a se associar para formar fibrilas; assim, a superprodução (ou o catabolismo defeituoso) levará à deposição.

TABELA 6-8 Classificação da Amiloidose

Categoria Clínico-patológica	Doenças Associadas	Proteína Principal da Fibrila	Proteína Precursora Quimicamente Relacionada
Amiloidose Sistêmica (Generalizada)			
Discrasias de imunócitos com amiloidose (amiloidose primária)	Mielomas múltiplos e outras proliferações de plasmócitos	AL	Cadeias leves de imunoglobulina, principalmente do tipo λ
Amiloidose sistêmica reativa (amiloidose secundária)	Condições inflamatórias crônicas	AA	SAA
Amiloidose associada à hemodiálise	Insuficiência renal aguda	$A\beta_2m$	β_2-microglobulina
Amiloidose Hereditária			
Febre familiar do Mediterrâneo		AA	SAA
Neuropatias amiloidóticas familiares		ATTR	TTR
Amiloidose sistêmica senil		ATTR	TTR
Amiloidose Localizada			
Cerebral senil	Doença de Alzheimer	$A\beta$	APP
Amiloidose atrial isolada	Insuficiência cardíaca congestiva	AANF	Fator natriurético atrial
Endócrina			
Ilhotas de Langerhans	Diabetes *mellitus* tipo 2	AIAPP	Peptídeo amiloide da ilhota
	Carcinoma medular da tireoide	A Cal	Calcitonina

- Proteínas mutantes propensas ao enovelamento errôneo e à agregação; até níveis "normais" de síntese podem causar a deposição.

A amiloidose é subdividida nas formas sistêmica (generalizada) e localizada (específica de tecido), sendo ainda classificada com base nas condições predisponentes (Tabela 6-8). A amiloidose sistêmica está associada às seguintes condições:

- *Amiloidose primária: discrasias de imunócitos com amiloidose* devem-se a amiloide tipo AL; ocorre em 5% a 15% dos pacientes com mieloma múltiplo (Cap. 13). Plasmócitos malignos sintetizam quantidades anormais de uma única imunoglobulina (*pico M* na eletroforese de proteína sérica) ou cadeia leve de imunoglobulina (proteína de *Bence Jones*). A grande maioria dos casos de amiloidose sistêmica tipo AL *não* está associada a neoplasias *manifestas* de linfócitos B, mas apesar disso possuem taxas elevadas de imunoglobulinas monoclonais, cadeias leves ou ambas.
- A *amiloidose secundária reativa* se deve ao amiloide tipo AA. A amiloidose secundária é associada a estados inflamatórios crônicos (infecciosos e não infecciosos) (p. ex., artrite reumatoide, esclerodermia, dermatomiosite, bronquiectasia, osteomielite crônica) e tumores não imunócitos (p. ex., linfoma de Hodgkin e carcinoma de células renais).
- A *amiloidose heredofamiliar* inclui uma série de entidades raras, geralmente confinadas a localizações geográficas específicas. A forma mais comum e mais bem caracterizada é

Doenças do Sistema Imunológico 183

a *febre familiar do Mediterrâneo*, uma doença febril recorrente, causada pela superprodução de IL-1; esta é causada por mutações na proteína *pirina* envolvida na regulação da produção de citocina. O amiloide é do tipo AA, sugerindo que a inflamação crônica tem um papel essencial.

- A *amiloidose associada à hemodiálise* deve-se à deposição (nas articulações, sinóvia e bainhas tendíneas) de β_2-microglobulina não filtrada pelas membranas normais de diálise; filtros melhores têm reduzido a incidência dessa entidade.

A *amiloidose localizada* é aquela confinada a um único órgão ou tecido:

- As formas localizadas de amiloide derivado de imunócito AL com infiltrados de plasmócitos associados; depósitos nodulares podem ocorrer em pulmão, laringe, pele, bexiga e língua e periorbitalmente.
- O *amiloide endócrino* ocorre em tumores associados à síntese hormonal (p. ex., carcinoma medular tireóideo, que produz pró-calcitonina que é depositada como fibrilas de amiloide).
- O *amiloide do envelhecimento* ocorre tipicamente na oitava e nona décadas de vida e com mais frequência decorre da deposição de TTR não mutante. Embora a distribuição do amiloide seja sistêmica, este envolve predominantemente o coração, que apresenta cardiomiopatia restritiva ou arritmias. Além da amiloidose sistêmica senil esporádica, outra forma – mais comum em negros – ocorre devido à TTR mutante.

Morfologia (p. 264)

Em geral, não existe um padrão consistente ou característico de envolvimento dos órgãos nas amiloidoses sistêmicas, exceto talvez o amiloide associado à hemodiálise. Macroscopicamente, os tecidos afetados se mostram aumentados, cerosos e firmes. Microscopicamente, as colorações de rotina revelam apenas material extracelular amorfo, acelular, hialino, eosinofílico. Com colorações especiais (p. ex., vermelho do Congo), o amiloide é salmão-rosado e uma birrefringência amarelo-esverdeada característica pode ser vista com o uso de luz polarizada.

- *Rins:* inicialmente mesangial e subendotelial, progredindo para hialinização glomerular completa. Os depósitos peritubulares começam na membrana basal tubular e gradualmente se estendem para dentro do interstício. O espessamento hialino das paredes arterial e arteriolar com estreitamento do lúmen eventualmente causa isquemia com atrofia tubular e fibrose intersticial.
- O *baço* pode estar aumentado (até 800 g). Os depósitos de amiloide começam entre as células. Com o tempo, surge um dos seguintes dois padrões:
  - *Baço em sagu:* os depósitos são limitados aos folículos esplênicos, dando origem a grânulos do tipo tapioca à inspeção macroscópica.
  - *Baço lardáceo:* o amiloide poupa principalmente os folículos e é depositado na polpa vermelha. A fusão dos depósitos forma grandes áreas geográficas de amiloide.
- O *fígado* exibe hepatomegalia. Microscopicamente, o amiloide primeiramente se deposita no espaço de Disse, invadindo gradualmente o parênquima e os sinusoides, produzindo atrofia por pressão com substituição hepática.
- *Coração:* as gotas subendocárdicas características (embora nem sempre presentes) são minúsculas, tipicamente atriais, róssea-acinzentadas, representando os acúmulos focais de amiloide. Podem também ocorrer depósitos vasculares e subepicardiais. Microscopicamente, há depósitos intersticiais e perimiócitos, que progressivamente levam à atrofia por pressão.
- *Outros órgãos:* depósitos nodulares na língua podem causar macroglossia (*amiloide formador de tumor na língua*). Depósitos no ligamento carpiano do punho (p. ex., no amiloide associado à hemodiálise) podem causar síndrome do túnel do carpo.

Aspectos Clínicos *(p. 265)*

- O envolvimento renal pode dar origem a proteinúria e síndrome nefrótica (Cap. 20). O amiloide cardíaco pode se apresentar como insuficiência cardíaca congestiva insidiosa ou arritmias e a amiloidose GI pode se apresentar com má absorção. O envolvimento vascular pode levar à fragilidade do vaso com hemorragia, ocasionalmente, massiva na situação de trauma relativamente mínimo. O amiloide AL pode também ligar e inativar o fator X de coagulação, promovendo diátese hemorrágica.
- O diagnóstico é feito com base em biopsia e coloração característica com vermelho do Congo. Os locais que favorecem a biopsia são o rim (quando estão presentes manifestações renais) e o reto ou gengiva (na doença sistêmica). Aspirados de coxins adiposos abdominais também produzem tecido para diagnóstico, mas têm baixa sensibilidade.
- Na amiloidose associada a discrasias de linfócitos B, as eletroforeses sérica e urinária e a biopsia de medula óssea (para plasmacitose) são indicadas.
- Na amiloidose sistêmica, o prognóstico é pobre. A sobrevida média após o diagnóstico no quadro de discrasias de linfócitos B é de aproximadamente 2 anos, enquanto o amiloide associado à mieloma é pior. A amiloidose reativa pode ter uma perspectiva ligeiramente melhor, dependendo da possibilidade de se controlar a condição de base.

Neoplasia

7

Nomenclatura (p. 270)

Os termos *neoplasia* (literalmente "crescimento novo") e *tumor* são usados de forma intercambiável; se referem a massas anormais de tecido, cujo crescimento é virtualmente autônomo e excede àquele dos tecidos normais. Uma definição mais moderna inclui o novo critério de que o crescimento tumoral é dirigido por mutações adquiridas que conferem uma vantagem proliferativa e são passadas à sua prole de maneira clonal, a partir de uma única célula maligna inicial.

Os tumores são geralmente classificados com base em seu comportamento clínico em:

- *Benignos* — com um comportamento "inocente" caracterizado por uma lesão localizada, que não se dissemina para outros locais e é passível de ressecção cirúrgica; o paciente, normalmente, sobrevive — apesar de haver exceções.
- *Malignos* — denominados *câncer*, com comportamento agressivo, incluindo invasão e destruição dos tecidos adjacentes, e capacidade de se disseminar para outros locais (*metástase*).

Todos os tumores aprsentam dois componentes básicos:

- As expansões clonais de células neoplásicas constituindo o parênquima tumoral.
- O estroma de suporte, composto por tecido conjuntivo não neoplásico e vasos sanguíneos; o estroma colagênico abundante é denominado *desmoplasia*, e tais tumores são rígidos como pedras ou *cirrosos*.

O tipo de neoplasia é determinado com base nas características de seu parênquima. A nomenclatura tumoral está resumida na Tabela 7-1.

Os *tumores benignos* (p. 270) tipicamente possuem em seu nome o sufixo *oma*; tumores mesenquimais benignos incluem o lipoma, o fibroma, o angioma, o osteoma e o leiomioma. A nomenclatura para tumores epiteliais benignos também usa o sufixo *oma*, mas, além disso, incorpora elementos da histogênese, do aspecto macroscópico e da arquitetura microscópica:

- *Adenomas*: tumores epiteliais que surgem em glândulas ou que formam padrões glandulares.
- *Cistadenomas*: adenomas que produzem espaços císticos grandes, comuns no ovário.
- *Papilomas*: tumores epiteliais que formam projeções digitiformes macro ou microscópicas.
- *Pólipo*: tumor que se projeta macroscopicamente além da mucosa (p. ex., um pólipo no colo intestinal).

Vale a pena ressaltar que alguns tumores não seguem a regra do *oma*; por exemplo, melanoma, linfoma e mesotelioma são todos tumores malignos.

Os *tumores malignos* (p. 270) são assim categorizados:

- *Carcinomas*, quando derivados de células epiteliais.
- *Sarcomas*, quando de origem nas células mesenquimais.

TABELA 7-1	Nomenclatura dos Tumores	
Tecido de Origem	**Benigno**	**Maligno**
Compostos por Um Tipo de Célula Parenquimatosa		
Tumores de Origem Mesenquimal		
Tecido conjuntivo e derivados	Fibroma	Fibrossarcoma
	Lipoma	Lipossarcoma
	Condroma	Condrossarcoma
	Osteoma	Sarcoma osteogênico
Vasos e Invólucros Teciduais		
Vasos sanguíneos	Hemangioma	Angiossarcoma
Vasos linfáticos	Linfangioma	Linfangiossarcoma
Mesotélio	Tumores fibrosos benignos	Mesotelioma
Membranas do cérebro	Meningioma	Meningioma invasivo
Células Sanguíneas e Células Relacionadas		
Células hematopoiéticas		Leucemias
Tecido linfoide		Linfomas
Músculo		
Liso	Leiomioma	Leiomiossarcoma
Estriado	Rabdomioma	Rabdomiossarcoma
Tumores de Origem Epitelial		
Epitélio escamoso	Papiloma de células escamosas	Carcinoma de células escamosas
Células basais da pele ou dos anexos cutâneos		Carcinoma basocelular
Revestimento epitelial das glândulas e ductos	Adenoma	Adenocarcinoma
	Papiloma	Carcinomas papilares
	Cistadenoma	Cistadenocarcinoma
Vias respiratórias	Adenoma brônquico	Carcinoma broncogênico
Epitélio renal	Adenoma tubular renal	Carcinoma de células renais
Células do fígado	Adenoma hepático	Carcinoma hepatocelular
Epitélio do trato urinário (transicional)	Papiloma de células transicionais	Carcinoma de células transicionais
Epitélio da placenta	Mola hidatiforme	Coriocarcinoma
Epitélio testicular (células germinativas)		Seminoma Carcinoma embrionário
Tumores dos melanócitos	Nevo	Melanoma maligno
Mais De Um Tipo De Célula Neoplásica – Tumores Mistos, Geralmente Derivados De Uma Camada Germinativa		
Glândulas salivares	Adenoma pleomórfico (tumor misto de origem em glândula salivar)	Tumor misto maligno de origem em glândula salivar
Primórdio renal		Tumor de Wilms
Mais De Um Tipo De Célula Neoplásica Derivada De Mais De Uma Camada Germinativa – Teratogênico		
Células totipotentes em gônadas ou em restos embrionários	Teratoma maduro, cisto dermoide	Teratoma imaturo, teratocarcinoma

Neoplasia 187

- Tumores mesenquimais advindos das células que formam o sangue são chamados de *leucemias*, e tumores de linfócitos ou de seus precursores são chamados de *linfomas*.

A nomenclatura para alguns tumores malignos específicos baseia-se em sua aparência e/ou célula da origem presumida (Tabela 7-1). Os tumores epiteliais malignos que lembram o epitélio escamoso estratificado são denominados *carcinoma de células escamosas*, enquanto aqueles com padrão de crescimento glandular são denominados *adenocarcinomas*. Os sarcomas são designados pelo prefixo celular apropriado (p. ex., as neoplasias malignas de músculo liso são os leiomiossarcomas). Não é infrequente que as neoplasias compostas por células pouco diferenciadas, praticamente irreconhecíveis, possam ser descritas apenas como tumores malignos indiferenciados.

Alguns tumores parecem ter mais de um tipo de célula parenquimatosa:

- Os *tumores mistos* são derivados de um clone neoplásico que tem origem em uma única camada de células germinativas que se diferencia em mais de um tipo celular (p. ex., tumores mistos de glândula salivar contendo células epiteliais e estroma mixoide).
- Os *teratomas* são compostos por vários tipos de células parenquimatosas que representam mais de uma linhagem de células germinativas. Eles surgem de células totipotentes capazes de formar tecidos endodérmicos, ectodérmicos e mesodérmicos (mesenquimais) e podem se apresentar tanto sob a forma benigna quanto maligna. Tais tumores ocorrem tipicamente nos testículos ou ovários ou, raramente, em restos embrionários da linha média.

Duas lesões *não noeplásicas* que não devem ser confundidas com neoplasias malignas:

- *Coristomas:* restos ectópicos de tecidos não transformados (p. ex., células pancreáticas sob a mucosa do intestino delgado).
- *Hamartomas:* Massas de tecido desorganizado pertencente a um local em particular (ou seja, hamartomas pulmonares exibem cartilagem, brônquio e vasos sanguíneos); muitos são clonais com anomalias cromossômicas adquiridas.

Características das Neoplasias Benignas e Malignas (p. 272)

A classificação de um tumor como benigno ou maligno depende, em última instância, de seu comportamento clínico; contudo, a avaliação morfológica (e, cada vez mais, o perfil molecular) permite a categorização dessas neoplasias com base no grau de diferenciação, da capacidade de invasão local e de metástase. Apesar de os tumores malignos terem a tendência de crescer mais rapidamente do que os benignos, esse achado não é consistente; de fato, algumas neoplasias malignas podem apresentar crescimento extremamente lento e indolente.

As características gerais usadas para distinguir os tumores benignos dos malignos estão resumidas na Tabela 7-2 e na Figura 7-1. Mais uma vez, recorde-se que estas são apenas generalizações e *sempre* há exceções.

Diferenciação e Anaplasia (p. 272)

A *diferenciação* se refere à semelhança histológica (e funcional) das células tumorais com suas contrapartes normais; a falta de diferenciação se denomina *anaplasia*. Em geral, as células neoplásicas nas lesões benignas são bem diferenciadas; as células nas neoplasias malignas podem variar de bem diferenciadas até completamente indiferenciadas. Os tumores bem diferenciados, quer sejam benignos ou malignos, tendem a reter as características funcionais de suas contrapartes normais (p. ex., a produção de hormônios por tumores endócrinos ou a produção de ceratina por tumores epiteliais escamosos). As células malignas podem se reverter para fenótipos embrionários ou expressar proteínas não elaboradas por sua célula de origem.

188 Patologia Geral

TABELA 7-2	Comparação Entre os Tumores Benignos e Malignos	
Características	**Benigno**	**Maligno**
Diferenciação ou anaplasia	Bem diferenciado; estrutura por vezes típica do tecido de origem	Certa falta de diferenciação (anaplasia); estrutura frequentemente atípica
Taxa de crescimento	Geralmente progressivo e lento; pode chegar a um ponto de paralisação ou regredir; figuras mitóticas raras e normais	Instável e pode ser desde lento até rápido; figuras mitóticas podem ser numerosas e anormais
Invasão local	Geralmente são massas coesivas, expansivas, bem delimitadas, que não invadem ou infiltram o tecido normal circunjacente	Localmente invasivo, infiltrando o tecido circunjacente; algumas vezes pode ser aparentemente coesivo e expansivo
Metástases	Ausentes	Frequentemente presentes; quanto maior e mais indiferenciado o primário, maior a probabilidade de metástases

As alterações histológicas em tumores incluem:

- *Pleomorfismo*: variação na forma e no tamanho das células e/ou núcleos.
- *Morfologia nuclear anormal:* núcleos fortemente corados (*hipercromáticos*), com cromatina irregularmente arranjada, nucléolos proeminentes e aumento da proporção núcleo-citoplasma (chegando a 1:1, comparada com a proporção normal de 1:4 ou 1:6).
- *Mitoses abundantes e/ou atípicas,* refletindo atividade proliferativa aumentada e divisão celular anormal (p. ex., mitoses tripolares, também conhecidas como sinal de *Mercedes-Benz*).
- *Perda de polaridade:* orientação alterada e tendência a formar massas anárquicas e desorganizadas.
- *Células gigantes tumorais* com núcleo polipoide único ou múltiplos núcleos.
- *Necrose isquêmica* devido ao suprimento vascular insuficiente.

Metaplasia e Displasia (p. 274)

A *metaplasia* pode ser definida como a substituição de um tipo de célula madura por outro tipo celular maduro, frequentemente associada a dano tecidual, reparo e regeneração (p. ex., o epitélio escamoso estratificado substituindo o epitélio respiratório nos bronquíolos de fumantes [Cap. 2]).

A *displasia* é o termo usado para descrever a constelação de alterações histopatológicas observadas em uma neoplasia. Essa (literalmente "crescimento desorganizado") se refere à perda de uniformidade celular e da organização arquitetural e pode variar de leve à severa. Pode ocorrer adjacente a uma neoplasia francamente maligna e, em muitos casos, antecede o desenvolvimento de um câncer. Contudo, *displasia não quer dizer alteração maligna,* e, além disso, *as células displásicas não necessariamente progridem para um câncer;* a remoção do estímulo iniciador do epitélio displásico (p. ex., irritação crônica) pode resultar na reversão para completa normalidade. Quando alterações displásicas são marcantes e *envolvem toda a espessura do epitélio,* a lesão é considerada uma neoplasia pré-invasiva e passa a ser chamada de *carcinoma in situ.* Tal lesão pode ser precursora de um carcinoma invasivo.

Neoplasia 189

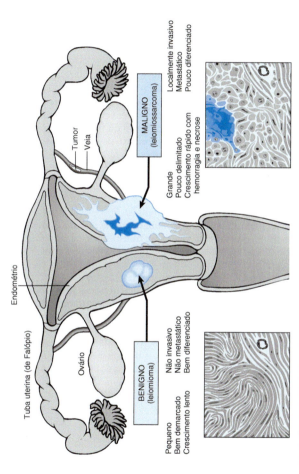

Figura 7-1 Comparação das características gerais entre neoplasias benignas e malignas, usando os tumores de miométrio como exemplos. Um tumor benigno do miométrio é o leiomioma, enquanto o maligno é o leiomiossarcoma.

Invasão Local (p. 275)

A maioria dos tumores benignos cresce como uma massa coesa, expansível, que desenvolve uma margem circundante de tecido conjuntivo condensado ou *cápsula*. Esses tumores não penetram na cápsula ou no tecido circundante normais e o plano de clivagem entre a cápsula e os tecidos circundantes facilita a enucleação cirúrgica.

As neoplasias malignas são tipicamente invasivas e infiltrativas, destruindo os tecidos normais circunjacentes. Comumente não há uma cápsula bem definida, tampouco plano de clivagem, tornando a excisão simples impossível. Consequentemente, a cirurgia requer a remoção de uma margem considerável de tecido aparentemente sadio e não envolvido pelo tumor.

Metástase (p. 276)

A metástase envolve a invasão de vasos linfáticos e sanguíneos ou cavidades corpóreas pelo tumor, seguida pelo transporte e crescimento de massas secundárias de células tumorais, que estão separadas do tumor primário. *Esta é a característica isolada mais importante para a distinção entre os tumores benignos e malignos.* Em geral, a probabilidade de disseminação metastática aumenta com a falta de diferenciação, com a invasão local, com o crescimento rápido e com o tamanho aumentado do tumor. Praticamente todos os tumores malignos podem metastatizar; os tumores do sistema nervoso central (SNC) e os carcinomas basocelulares cutâneos só raramente o fazem.

Vias de disseminação (p. 277)

A disseminação do câncer ocorre por três vias:

- *Implante em cavidades e superfícies corpóreas* (p. 277): ocorre pela dispersão nos espaços peritoneal, pleural, pericárdico, subaracnoide ou articulares. O carcinoma ovariano se dissemina, tipicamente, de forma transperitoneal, atingindo a superfície das vísceras abdominais, quase sempre sem invasão mais profunda. Os carcinomas apendiculares secretores de muco podem preencher o peritônio com massas neoplásicas gelatinosas, chamadas *pseudomixoma peritoneal*.
- *A disseminação linfática* (p. 277) transporta as células tumorais para os linfonodos regionais e, em última instância, para todo o corpo. Apesar de os tumores não conterem vasos linfáticos funcionais, os vasos linfáticos presentes nas margens do tumor parecem ser suficientes para a disseminação. Os linfonodos que drenam o tumor frequentemente estão aumentados; o que pode resultar da proliferação metastática de células tumorais ou da hiperplasia reacional aos antígenos tumorais. A biópsia do *linfonodo sentinela proximal*, que drena o tumor, pode permitir uma avaliação precisa da presença de metástase tumoral.
- *A disseminação hematogênica* (p. 277) é típica de sarcomas, mas também é a rota favorita de certos carcinomas (como o renal). Devido às suas paredes mais delgadas, as veias são mais frequentemente invadidas do que as artérias e a metástase segue o padrão do fluxo venoso; compreensivelmente, o pulmão e o fígado são os locais mais comuns de metástases hematogênicas.

Epidemiologia (p. 279)

Estudos epidemiológicos permitem a identificação de fatores de risco ambientais, raciais, de sexo e culturais, bem como indicam possíveis mecanismos patogênicos.

O Impacto Global do Câncer (p. 279)

Nos Estados Unidos, as neoplasias malignas de próstata, pulmão e colo (intestino grosso) ou reto são os tipos de câncer mais comuns em homens; os cânceres de mama, pulmão e colo (intestino grosso) ou reto são os mais comuns em mulheres (Fig. 7-2). As boas

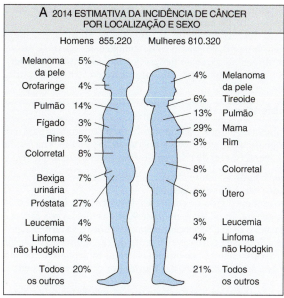

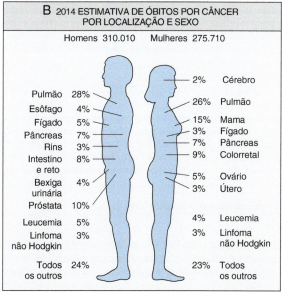

Figura 7-2 Incidência (A) e mortalidade (B) por câncer de acordo com localização e sexo para a população dos EUA. Foram excluídos o carcinoma basocelular, o carcinoma de células escamosas da pele e os carcinomas *in situ*, exceto da bexiga urinária. *(Adaptado de American Cancer Society Cancer Statistics, 2011.)*

192 • Patologia Geral

notícias são que as taxas de mortalidade por câncer em países desenvolvidos declinaram 18,4% em homens e 10,4% em mulheres desde 1990.

Nos países em desenvolvimento, os cânceres de pulmão, estômago e fígado são mais comuns em homens, enquanto os de mama, colo uterino e pulmão são os mais comuns em mulheres. A variação geográfica na incidência de cânceres específicos sugere a presença de exposições ambientais que podem ser importantes, pois são potencialmente preveníveis.

Fatores Ambientais (p. 280)

Influências ambientais parecem ser fatores de risco dominantes para a maior parte das neoplasias malignas; isso se reflete pela ampla variação geográfica na incidência de formas específicas de câncer. Fatores de risco ambientais estabelecidos incluem os seguintes:

- Os *agentes infecciosos* são fatores causais diretos ou indiretos em 15% dos cânceres em todo o mundo (ver discussão a seguir).
- O *tabagismo* está envolvido nos cânceres de orofaringe, laringe, esôfago, pâncreas e bexiga, além de estar implicado em quase 90% das mortes por câncer de pulmão.
- O *álcool* aumenta o risco de doenças malignas na boca e na faringe e, por causar cirrose alcóolica, contribui para o desenvolvimento do carcinoma hepatocelular.
- Os *fatores dietéticos* estão associados aos cânceres colorretais, de próstata e de mama.
- A *obesidade* está associada a 14% das mortes por câncer em homens e 20% delas em mulheres.
- A *exposição ao estrogênio*, particularmente se não balenceada pela progesterona, aumento o risco de câncer de mama e de endométrio; portanto, o período e o número de gestações podem influenciar o risco de câncer ao longo de toda a vida em mulheres.
- Os *carcinógenos* podem estar presentes no local de trabalho, nos alimentos ou na água ou podem ser parte do ambiente local (como os raios ultravioletas [UV] ou radônio) (Tabela 7-3).

Idade (p. 282)

A maioria dos tipos de câncer ocorre em indivíduos com idade superior a 55 anos; esta é a principal causa de morte em mulheres com idade entre 40 e 79 anos e em homens com idade entre 60 e 79 anos. Atribui-se a incidência crescente com o aumento da idade ao acúmulo de mutações somáticas e declínio na vigilância imunológica. Não obstante, alguns tipos de câncer são particularmente comuns em crianças e 10% das mortes em pacientes com menos de 15 anos são relacionadas com câncer. Essas malignidades não são carcinomas, pelo contrário, são linfomas, leucemias, tumores do CNS e sarcomas.

Condições Predisponentes Adquiridas (p. 282)

Inflamação Crônica (p. 283)

Ambas as formas, infecciosa e não infecciosa, de injúria tecidual irão induzir à proliferação celular compensatória em um ambiente em que há espécies reativas de oxigênio genotóxicas e mediadores inflamatórios que podem promover a sobrevivência celular como resposta ao dano genético. A inflamação também aumenta o grupo de células tronco que podem estar sujeitas aos efeitos dos agentes mutagênicos. Quando a inflamação persiste por anos, as células com mutações oncogênicas em potencial podem sobreviver e se expandir (Tabela 7-4).

Lesões Precursoras (p. 283)

Definidas como alterações morfológicas locais que estão associadas ao aumento do risco de transformação maligna, incluem a metaplasia (como no *esôfago de Barrett* ou a metaplasia escamosa no epitélio brônquico), a hiperplasia (como na hiperplasia endometrial

TABELA 7-3	Cânceres Ocupacionais	
Agentes ou Grupos de Agentes	Câncer em Humanos, para os quais Há Evidência Razoável Disponível	Uso ou Ocorrência Típica
Arsênio	Carcinoma de pulmão, carcinoma de pele,	Subproduto da fundição de metais; componentes de ligas, equipamentos elétricos e semicondutores, medicamentos e herbicidas, fungicidas e banhos de animais
Asbestos	Carcinomas de pulmão, esôfago, estômago e intestino; mesotelioma	Usado antigamente para muitas aplicações pela sua resistência ao fogo, calor e fricção; ainda encontrado em construções, assim como material têxtil resistente ao fogo, materiais de atrito (p. ex., revestimento de freios) e papel de telhado e forro e azulejos para pisos
Benzeno	Leucemia mieloide aguda	Componente principal do óleo leve; apesar do risco conhecido, muitas aplicações existem na impressão e litografia, pintura, borracha, lavanderias, adesivos, revestimentos e detergentes; amplamente utilizado antigamente como solvente e fumigante
Berílio e seus compostos	Carcinoma de pulmão	Combustível de mísseis e veículos espaciais; enrijecedor para ligas metálicas de baixo peso, principalmente em aplicações aeroespaciais e reatores nucleares
Cádmio e seus compostos	Carcinoma de próstata	Os seus usos incluem corantes amarelos e fósforos; encontrado em soldas; usado em baterias e como liga e nas placas e revestimentos metálicos
Compostos do crômio	Carcinoma de pulmão	Componente de ligas metálicas, tintas, pigmentos e conservantes
Compostos do níquel	Carcinoma de pulmão e orofaringe	Niquelagem; componente das ligas de ferro, cerâmicas e baterias; subproduto do arco de solda do aço inoxidável
Radônio e seus produtos de degradação	Carcinoma de pulmão	Derivado da degradação de minerais que contêm urânio; potencialmente grave em pedreiras ou minas subterrâneas
Cloreto de vinil	Angiossarcoma hepático	Refrigerante; monômero para polímeros de vinil; adesivo para plásticos; aerossol explosivo previamente inerte em recipientes pressurizados

Modificado de Stellman JM, Stellman SD: Cancer and workplace. *CA Cancer J Clin* 46:70, 1996.

em resposta à exposição ininterrupta e prolongada aos estrogênios) e algumas neoplasias benignas (como o *adenoma viloso colônico* que, se não tratado, progride para o câncer em aproximadamente metade dos casos). Apesar de o câncer poder surgir em tumores benignos preexistentes, isto não é comum, e a maioria dos tumores malignos surgem "*de novo*".

Estados de Imunodeficiência (p. 283)

O comprometimento imune – particularmente quando relacionado com deficiência na imunidade das células T – aumenta o risco para neoplasias malignas, especialmente aquelas provocadas por vírus oncogênicos (como os linfomas associados ao vírus Epstein-Barr [EBV]).

Patologia Geral

TABELA 7-4	Estados de Inflamação Crônica e o Câncer	
Condição Patológica	**Neoplasia associada**	**Agente etiológico**
Asbestose, silicose	Mesotelioma, carcinoma de pulmão	Filtros de asbestos, partícula de sílica
Doença inflamatória intestinal	Carcinoma colorretal	
Líquen escleroso	Carcinoma de células escamosas vulvar	
Pancreatite	Carcinoma pancreático	Alcoolismo, mutações na linhagem germinativa (como no gene do tripsinogênio)
Colecistite crônica	Carcinoma de vesícula biliar	Ácidos biliares, bactérias, cálculos na vesícula biliar
Esofagite de refluxo, esôfago de Barrett	Carcinoma esofágico	Ácidos gástricos
Síndrome de Sjögren, tireoidite de Hashimoto	Linfoma de MALT	
Opistorquíase, colangite	Colangiossarcoma, carcinoma de colo intestinal	Parasitas hepáticos (*Opisthorchis viverrini*)
Gastrite e úlceras	Adenocarcinoma gástrico, Linfoma de MALT	*Helicobacter pylori*
Hepatite	Carcinoma hepatocelular	HBV e/ou HCV
Osteomielite	Carcinoma nos seios de drenagem	Infecção bacteriana
Cervicite crônica	Carcinoma do colo uterino	HPV
Cistite crônica	Carcinoma de bexiga	Esquistossomose

Adapatado de TIsty TD, Coussens LM: Tumor stroma and regulation of cancer development. *Ann Rev Pathol Mech Dis* 2006;1:119.

Predisposição Genética e Interações entre Fatores Ambientais e Hereditários (p. 284)

Aproximadamente 95% das doenças malignas surgem esporadicamente (ou seja, não possuem uma base familiar aparentemente herdada). Contudo, mutações nas linhagens germinativas que aumentam o risco para o câncer – com frequência em genes supressores de tumor – acontecem sim. É importante ressaltar que a presença de um componente herdado não necessariamente condena o indivíduo afetado ao câncer, tampouco a falta de uma história familiar exclui uma mutação hereditária, particularmente quando o desenvolvimento do tumor depende da interação de múltiplos genes ou requer fatores ambientais adicionais.

Bases Moleculares do Câncer: o Papel das Alterações Genéticas e Epigenéticas (p. 284)

A patogênese molecular do câncer está esquematizada na Figura 7-3; a seguir estão os princípios fundamentais:

- *Danos genéticos não letais estão subjacentes à carcinogênese;* a injúria genética pode ser herdada na linhagem germinativa ou adquirida nas células somáticas por meio de mutações espontâneas ou de exposições ambientais.

Neoplasia 195

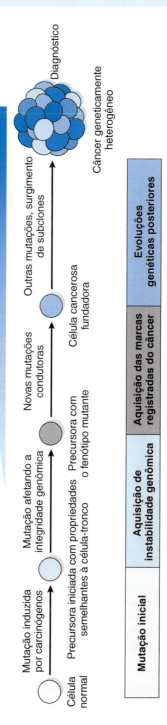

Figura 7-3 Desenvolvimento de um câncer pela aquisição gradual de mutações complementares. A ordem com que as várias mutações condutoras ocorrem nas células precursoras iniciais não é conhecida e pode variar de um tumor para o outro.

Patologia Geral

- Os tumores se desenvolvem como células-filhas clonais advindas de uma única célula progenitora geneticamente danificada. Apesar de os tumores se iniciarem como proliferações monoclonais, quando se tornam clinicamente evidentes (aproximadamente 1 g ou 10^9 células), são extremamente heterogêneos.
- Quatro classes de genes reguladores normais são os alvos de dano genético:
  - Proto-oncongenes promotores de crescimento.
  - Genes supressores inibidores de crescimento tumoral.
  - Genes que regulam a apoptose.
  - Genes que regulam o reparo do DNA; o reparo defeituoso de DNA predispõe a mutações genômicas (*fenótipo mutador*).
- A carcinogênese é um processo em múltiplas etapas. Os atributos de uma neoplasia maligna (*marcas registradas do câncer*) – por exemplo, invasividade, crescimento excessivo, propriedade de escapar do sistema imunológico – são adquiridas de forma incremental, um processo denominado *progressão tumoral*. No nível genético, a progressão resulta do acúmulo de sucessivas mutações. Os tumores também se "desenvolvem" geneticamente sob uma forma *Darwiniana* de sobrevivência do mais adaptado, pois as células malignas competem pelos limitados recursos metabólicos e as células deficientes morrem por apoptose. Assim, os tumores se tornam progressivamente mais agressivos; a quimioterapia e a radioterapia também selecionam os clones resistentes.
- As *mutações condutoras* contribuem para o desenvolvimento de um fenótipo maligno (em oposição às *mutações passageiras*, que ocorrem devido à instabilidade genética, mas que podem não ter consequências fenotípicas). A primeira mutação condutora que inicia a célula em direção à malignidade é uma mutação iniciadora e, tipicamente, fica mantida em todas as células filhas. Como não há uma única mutação capaz de promover uma transformação completa, o desenvolvimento do câncer requer que a célula "iniciada" adquira novas mutações condutoras – gradualmente ao longo do tempo. A permanência relativa de tais células "iniciadas" apoia o conceito de que o câncer pode surgir de células tipo células tronco, com a capacidade de persistência em longo prazo e de autorrenovação.
- Mutações com *perda de função* em genes responsáveis pela manutenção da integridade genômica são passos iniciais comuns; eles levam à instabilidade genômica e aumentam a probabilidade de desenvolver novas mutações condutoras.
- Além das mutação no DNA, alterações epigenéticas (p. ex., metilação do DNA e modificação nas histonas) também contribuem para a malignização por alterar a transcrição gênica (p. ex., por silenciar os supressores de tumor).

Marcas Celulares e Moleculares do Câncer (p. 286)

Certas alterações fundamentais na fisiologia celular contribuem para o desenvolvimento do fenótipo maligno:

- Autossuficiência na sinalização para o crescimento (proliferação sem estímulo externo).
- Insensibilidade (ou falta de resposta) aos sinais inibidores do crescimento.
- Metabolismo celular alterado (desvio para glicólise aeróbica, *efeito Warburg*).
- Evasão da apoptose.
- Potencial replicativo ilimitado (relacionado com a manutenção do telômero).
- Angiogênese mantida para prover a nutrição adequada e a remoção dos catabólitos.
- Habilidade de invadir e metastatizar.
- Habilidade de escapar do reconhecimento e da regulação imunológica.

Autossuficiência nos Sinais de Crescimento: Oncogenes (p. 287)

A proliferação celular normal envolve os seguintes passos:

- Ligação do fator de crescimento no receptor de superfície celular.
- Ativação transitória e limitada do receptor e de sua proteína membranal ou citoplasmática associada, responsável pela transdução do sinal.

- Transmissão nuclear por meio de mensageiros secundários.
- Indução e ativação de fatores regulatórios nucleares que iniciam a transcrição do DNA.
- Entrada e progressão por todo o ciclo celular.

O câncer é caracterizado pela proliferação na ausência de sinais promotores do crescimento. Os *oncogenes* são genes que promovem o crescimento celular autônomo nas células cancerosas; suas contrapartes normais não mutadas são denominadas *proto-oncogenes*. As proteínas codificadas por proto-oncogenes podem funcionar como fatores de crescimento ou como seus receptores, como fatores de transcrição ou como componentes do ciclo celular. As *oncoproteínas* são os produtos protéicos dos oncogenes; elas lembram os produtos normais dos proto-oncogenes, exceto por não possuírem os elementos reguladores normais e sua síntese pode ser independente dos estímulos de crescimento normais.

Proto-oncogenes, Oncogenes e Oncoproteínas (p. 289)

As mutações convergem os proto-oncogenes em oncogenes constitutivamente ativos, que dotam a células com a autossuficiência com relação ao crescimento. Elas podem se encaixar nas categorias (Tabela 7-5) que são discutidas a seguir.

TABELA 7-5	Oncogenes Selecionados, Seu Modo de Ativação e Tumores Humanos Associados		
Categoria	**Proto-oncogene**	**Modo de Ativação no Tumor**	**Tumor Humano Associado**
Fatores de Crescimento			
Cadeia do PDGF-β	*PDGFB*	Superexpressão	Astrocitoma
Fatores de crescimento do fibroblasto	*HST1*	Superexpressão	Osteossarcoma
	FGF3	Amplificação	Câncer de estômago
			Câncer de bexiga
			Câncer de mama
			Melanoma
TGF-α	*TGFA*	Superexpressão	Astrocitomas
			Carcinomas hepatocelulares
HGF	*HGF*	Superexpressão	Câncer de tireoide
Receptores de Fator de Crescimento			
Família do receptor de EGF	*ERBB1 (EGFR)*	Mutação	Adenocarcinoma do pulmão
	ERBB2 (HER)	Amplificação	Carcinoma de Mama
Tirosina cinase 3 semelhante a FMS	*FLT3*	Mutação pontual	Leucemia
Receptor de fatores neurotróficos	*RET*	Mutação pontual	Neoplasia endócrina múltipla 2A e B, carcinomas de tireoide medulares familiais
Receptor de PDGF	*PDGFRB*	Superexpressão, translocação	Gliomas, leucemias
Receptor para o ligante do KIT	*KIT*	Mutação pontual	Tumores estromais gastrointestinais, seminomas, leucemias
Receptor do ALK	*ALK*	Translocação, formação de gene por fusão Mutação pontual	Adenocarcinoma de pulmão, certos linfomas Neuroblastoma

(Continua)

Patologia Geral

TABELA 7-5 Oncogenes Selecionados, Seu Modo de Ativação e Tumores Humanos Associados *(Cont.)*

Categoria	Proto-oncogene	Modo de Ativação no Tumor	Tumor Humano Associado
Proteínas Envolvidas na Transdução de Sinal			
Proteínas de ligação ao GTP (G)	*KRAS*	Mutação pontual	Tumores do cólon, do pulmão e do pâncreas
	HRAS	Mutação pontual	Tumores de bexiga e rim
	NRAS	Mutação pontual	Melanomas, malignidades hematológicas
	GNAQ	Mutação pontual	Melanoma uveal
	GNAS	Mutação pontual	Adenoma de hipófise, outros tumores endócrinos
Tirosina cinase não receptora	*ABL*	Translocação Mutação	Leucemia mieloide crônica Leucemia linfoblástica aguda
BRAF	*BRAF*	Mutação pontual, translocação	Melanomas
Transdução de sinal Notch	*NOTCH1*	Mutação pontual, translocação Rearranjo gênico	Leucemias, linfomas, carcinoma de mama
Transdução de sinal JAK-STAT	*JAK2*	Translocação	Desordens linfoproliferativas Leucemia linfoblástica aguda
Proteínas Nucleares Reguladoras			
Ativadores de transcrição	*C-MYC*	Translocação	Linfoma de Burkitt
	N-MYC	Amplificação	Neuroblastoma
Reguladores do Ciclo Celular			
Ciclinas	*CCND1* (Ciclina D1)	Translocação Amplificação	Linfoma de células do manto, mieloma múltiplo Câncer de mama e esôfago
CDK	*CDK4*	Amplificação ou mutação pontual	Glioblastoma, melanoma, sarcoma

Fatores de Crescimento (p. 289)

Os tumores podem adquirir a habilidade de produzir fatores de crescimento a que eles também são responsivos – levando a uma alça de estimulação autócrina; na maior parte dos casos, o gene do fator de crescimento não está mutado. A divisão celular coordenada pelo fator de crescimento não é, por si só, suficiente para a transformação neoplásica, mas aumenta o risco de adquirir mutações durante a proliferação aumentada.

Receptores de Fatores de Crescimento (p. 289)

Diversos oncogenes codificam receptores de fator de crescimento; mutações nesses receptores podem levar à transformação maligna por resultar em ativação constitutiva:

- Ativação na ausência da conexão com o ligante (p. ex., mutações pontuais no *ERBB1*, que codifica o receptor do fator de crescimento epidérmico, ocorrem em um subconjunto dos adenocarcinomas de pulmão).

- Superexpressão que resulta em células mais sensitivas a quantidades menores de fator de crescimento (p. ex., *ERBB2*, que codifica os receptores da tirosina-quinase HER2 no câncer de mama).
- Rearranjos gênicos que ativam os receptores tirosina quinases (como a proteína semelhante associada a microtúbulo equinodermo 4 [EML4] que se fusiona com a quinase do linfoma anaplásico [ALK] e um subconjunto de adenocarcinomas de pulmão).

O bloqueio por anticorpos dos receptores superexpressos ou a inibição por pequenas moléculas dos receptores constitutivamente ativos permitem a *terapia alvo* de tumores.

Componentes a Jusantes da Via de Sinalização do Receptor Tirosina Quinase (p. 290)

A ativação do receptor de tirosina quinase estimula o RAS, que, por sua vez, inicia a cascata da quinase da *proteína ativada por mitógenos* (MAP) e as vias da fosfatidilinositol quinase (PI3K)-AKT. As mutações, com ganho de função nessas proteínas a jusantes na cascata, podem mediar o crescimento celular independente das interações entre o receptor quinase e seu ligante (Fig. 7-4).

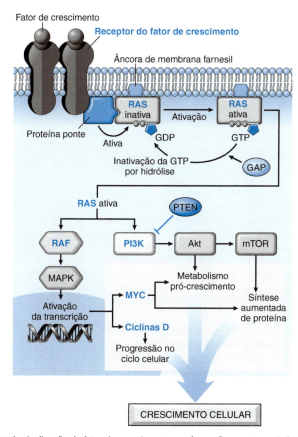

Figura 7-4 Vias de sinalização do fator de crescimento no câncer. Os receptores do fator de crescimento, bem como o RAS, PI3K, MYC e ciclinas D, são todos proto-oncogenes que podem ser afetados por mutações em diversas neoplasias malignas. As GAP aumentam a hidrólise de GTP e, assim, inativam o RAS; o PTEN possui a mesma função para o PI3K. *mTOR*, alvo mamífero da rapamicina.

Mutações de RAS (p. 290)

A RAS é uma família de proteínas que se liga à guanosina trifosfato (GTP) (*proteínas G*); as proteínas mutadas pelo RAS estão presentes em 15% a 20% de todos os tumores humanos, apesar de a frequência ser muito maior (até 90% dos carcinomas pancreáticos e colangiocarcinomas e 50% dos cânceres colorretais, endometriais e tireoidianos); a maioria difere de suas contrapartes normais por mutações pontuais. As proteínas normais do RAS se alternam entre o estado ativado (ligado ao GTP), que transmite sinal, e inativado (ligado à guanosina difosfato [GDP]), que está quiescente. A conversão da RAS ativa para a forma inativa é mediada pela atividade intrínseca da GTPase e pode ser aumentada por proteínas ativadoras da GTPase (GAPs). As proteínas RAS mutantes não possuem a atividade de GTPase e, portanto, estão cristalizadas na forma transmissora de sinal, ligada ao GTP; o RAS ativado, por sua vez, ativa a via da MAP quinase, levando à proliferação celular. Mutações nas GAPs ou em membros mais à frente na cascata de sinalização do RAS (p. ex., RAF ou MAP quinase) levam a um fenótipo proliferativo similar.

Mutações Oncogênicas no B-RAF e PI3K (p. 291)

- O B-RAF (um membro da família RAF) é uma quinase protéica do tipo serino-treonina que está a montante na via de diversas MAP quinases (Fig. 7-4); mutações nesse gene são observadas em quase 100% das leucemias de céulas cabeludas (tricoleucemias), 80% dos nevos benignos e 60% dos melanomas.

- O PI3K é um heterodímero (com uma subunidade reguladora e uma catalítica) que pode ativar quinases serino-treoninas, incluindo a AKT (que, por sua vez, pode ativar proteínas que estimulam a síntese de proteínas e lipídios ou inibem a apoptose). A PI3K é regulada negativamente pelo gene supressor de tumor homólogo à fosfatase e tensina (PTEN); assim, a ativação de mutações na PI3K ou a inativação de mutações no PTEN possuem efeitos pró-tumorais similares.

Alterações em Tirosina Quinases não Receptoras (p. 291)

A atividade dessas tirosina quinases influencia a proliferação celular. Assim, o c-*ABL* codifica uma tirosina quinase cuja atividade normalmente é bem regulada; contudo, na leucemia mieloide crônica (LMC), a translocação do c-*ABL* com a fusão ao gene BCR produz uma proteína híbrida que se associa a si mesma através de parte do receptor do BCR e exibe atividade potente e desregulada de tirosina quinase. Os inibidores das quinases BCR-ABL, então, possuem alta eficácia terapêutica no tragamento da LMC. Outros exemplos incluem a ativação de mutações pontuais na tirosina quinase JAK2; essas formas mutantes ativam constitutivamente os fatores de transcrição STAT e estão associadas à policitemia vera e mielofibrose primária.

Fatores de Transcrição (p. 292)

A autonomia de crescimento também pode acontecer através de mutações nos fatores de transcrição nucleares (como os oncogenes *MYC, JUN, FOS, REL* e *MYB*), que regulam a expressão de genes relacionados com o crescimento.

***Oncogene MYC** (p. 292).* O oncogene MYC participa mais comumente da carcinogênese em tumores humanos; o proto-oncogene é rapidamente induzido quando as células quiescentes recebem a sinalização para se dividir ou para realizar funções semelhantes, por meio da ativação de genes envolvidos na proliferação. Estes incluem a ciclina D, genes que conduzem a síntese de ribossomas, proteínas envolvidas na alternância metabólica e na expressão da telomerase. A superexpressão de MYC (p. ex., devido à amplificação gênica, translocação gênica ou regulação pós-translacional alterada) leva à malignidade.

Ciclinas e Quinases Dependentes de Ciclina (p. 293)

A perda do controle do ciclo celular é um ponto central para a transformação maligna. O crescimento autônomo pode ser conduzido por uma superexpressão ou mutação (com aumento da atividade) de ciclinas ou de quinases dependentes de ciclinas (CDKs), ou por mutação (com perda de atividade) de inibidores da CDK; de fato, a desregulação da ciclina D, CDK 4, Rb ou do inibidor de CDK p16/INK4a é observada na vasta maioria de cânceres humanos (ver Cap 1, com relação à regulação do ciclo celular). A transição G_1/S (onde o dano ao DNA deve ser identificado e reparado antes da replicação) e a transição entre G_2/M (onde a fidelidade da síntese de DNA deve ser verificada antes da mitose) são pontos de checagem críticos no ciclo celular; mutações nos sensores de dano ou nos mecanismos de reparo são uma fonte principal de instabilidade nas células cancerosas.

Insensibilidade à Inibição do Crescimento: Genes Supressores de Tumor (p. 294)

Os supressores de tumor formam uma rede de pontos de checagem que evitam o crescimento descontrolado; proteínas supressoras de tumor também podem estar envolvidas na diferenciação celular. Muitos desses supressores de tumor (como Rb e p53) detectam o estresse genotóxico e detêm a proliferação celular antes que uma nova mutação possa ser permanentemente integrada ao genoma; a perda de função desses genes pode, portanto, levar ao crescimento celular desregulado e instabilidade genética. Os produtos protéicos dos genes supressores de tumor podem ser fatores de transcrição, inibidores do ciclo celular, moléculas de trasndução de sinal, receptores ou estarem envolvidos no reparo do dano ao DNA (Tabela 7-6).

TABELA 7-6 Componentes do Ciclo Celular e Seus Inibidores que Estão Frequentemente Mutados no Câncer	
Componente do Ciclo Celular	**Função Principal**
Ciclinas e Cinases Dependentes de Ciclina	
CDK4; Ciclinas D	Formam um complexo que fosforila o Rb, permitindo que a célula progrida através do ponto de restrição em G_1
Inibidores do Ciclo Celular	
Família CIP/KIP: p21, p27 (CDKN1A-D)	Bloqueiam o ciclo celular através da ligação aos complexos ciclina-CDK A p21 é induzida pela supressora de tumor p53 A p27 responde aos supressores de crescimento, tais como o TGF-β
Família INK4/ARF (CDKN2A-C)	A p16/INK4a se liga a ciclina D-CDK4 e promove os efeitos inibitórios da Rb A p14/ARF aumenta os níveis de p53 através da inibição da atividade de MDM2
Componentes dos Pontos de Checagem	
Rb	É a proteína supressora de tumor, "de bolso", que se liga aos fatores de transcrição do E2F, no seu estado hipofosforilado, evitando a transição entre G_1/S; também interage com diversos fatores de transcrição que regulam a diferenciação
p53	É o supressor de tumor alterado na maioria dos cânceres; provoca a interrupção do ciclo celular e a apoptose. Age principalmente através da p21 para provocar a interrupção no ciclo celular. Provoca apoptose através da indução da transcrição de genes pró-apoptóticos, como o *BAX*. Os níveis de p53 são regulados negativamente pela MDM2 através de uma alça de retroalimentação. A p53 é requerida no ponto de checagem G_1/S e consiste em um dos principais componentes do ponto de checagem G_2/M

Em geral, ambos os alelos de um gene supressor de tumor devem estar mutados para que a carcinogênese ocorra; como as células heterozigotas possuem atividade supressora tumoral adequada, a mutação do segundo alelo supressor de tumor normal (levando à carcinogênese) é também denominada como *perda de heterozigosidade (LOH)*. Em alguns casos, há uma mutação nas células germinativas (p. ex., no retinoblastoma familiar, devido a mutações no *Rb*); a mutação subsequente do gene *Rb* normal leva à proliferação celular aumentada em uma frequência relativamente alta (aumento maior do que 10.000 quando comparado com a população em geral). Em comparação, o retinoblastoma esporádico é extremamente incomum, uma vez que requereria a mutação concomitante de ambos os genes *Rb* na mesma célula.

Rb: Regulador da Proliferação (p. 295)

O gene *Rb* é o protótipo do gene supressor de tumor. Dentre outras atividades, seu produto gênico regula o avanço das células através do ponto de checagem entre G_1/S. Passando a sequestrar o E2F menos eficientemente, as mutações no *Rb* levam ao aumento da atividade de fator de transcrição do E2F e as células podem continuar no ciclo na ausência de um estímulo do crescimento. Diversos vírus oncogênicos de DNA (como o papilomavírus humano [HPV]) sintetizam proteínas que se ligam ao *Rb* e deslocam o fator de transcrição E2F, contribuindo, portanto para a persistência no ciclo celular.

TP53: Guardiã do Genoma (p. 298)

A proteína p53 evita a propagação de células geneticamente defeituosas (o p63 e o p73 são membros relacionados da família com atividades similares). As mutações com perda de função no TP53 são encontradas em mais de 50% dos cânceres; pacientes com mutações no TP53 na linhagem germinativa (como na *síndrome de Li-Fraumeni*) possuem um risco 25 vezes maior de apresentarem uma neoplasia maligna (como leucemias, sarcomas, câncer de mama e tumores no cérebro) por causa da inativação do alelo normal nas células somáticas. De maneira similar ao que ocorre na proteína Rb, a p53 também pode ser inativada funcionalmente por produtos do DNA viral oncogênico.

- Quando as células estão "estressadas" (p. ex., por dano ao DNA), o p53 sofre fosforilação pós-traducionais, liberando-o de sua associação com a proteína MDM2 que normalmente se liga a ele para degradá-lo. A percepção do dano ao DNA é atingida por meio de duas proteína quinases, *ataxia-telangiectasia mutada* (ATM) e *ataxia-telangiectasia e Rad3-relacionada* (ATR).
- As proteínas p53 livres agem, então, como um fator de transcrição para outros genes (inclusive miRNAs) que param o ciclo celular e promovem o reparo do DNA; por exemplo, a parada do ciclo celular em G_1 é mediada em grande parte por meio da transcrição do inibidor de CDK chamado p21, dependente de p53.
- Se o DNA puder ser reparado durante a pausa no ciclo celular, a transcrição de MDM2 aumenta e o p53 é subsequentemente degradado, permitindo que a célula progrida para fase S.
- Se o dano ao DNA não puder ser reparado, o p53 induz à senescência celular por meio de uma alteração nas vias de sinalização do E2F ou pode induzir a apoptose pelo aumento da transcrição de genes pró-apoptóticos.

A situação do p53 em um tumor possui implicações terapêuticas importantes, pois a radioterapia e a quimioterapia mediam seus efeitos induzindo o dano ao DNA e provocando a apoptose mediada por p53. Se perder sua habilidade de dirigir o reparo do DNA ou a morte celular, o p53 defeituoso torna as células relativamente resistentes à terapia e promove um "fenótipo mutador", propenso ao acúmulo rápido de outras mutações.

Polipose Adenomatosa Colônica: Guardião da Neoplasia Colônica (p. 301)

Os genes da polipose adenomatosa colônica (APC) são uma classe de supressores de tumor que diminuem os sinais promotores do crescimento na via de sinalização WNT. A proteína

APC é um regulador negativo da atividade da β-catenina; ela se liga e regula a degradação da β-catenina citoplasmática. Durante o desenvolvimento embrionário normal, o WNT que se liga ao seu receptor de superfície provoca a dissociação da β-catenina, permitindo que esta entre no núcleo e conduza a proliferação. Na ausência do APC normal, as células respondem como se estivessem sob constante sinalização do WNT; os níveis de β-catenina citoplasmática aumentam, resultando em aumento da translocação nuclear e, em última instância, resultando no aumento da transcrição do *c-MYC*, da *ciclina D1* e de outros genes. Aqueles indivíduos que nascem com um alelo mutante do APC desenvolvem milhares de pólipos adenomatosos no intestino, dos quais um ou mais evoluem para um câncer de intestino (Cap. 17). Aproximadamente 70% a 80% dos cânceres de colo esporádicos também exibem LOH do *APC*; as mutações em β-catenina também são observadas em mais de 50% dos hepatoblastomas e mais de 20% dos carcinomas hepatocelulares. As E-caderinas, que facilitam as interações célula-célula, também interagem com a β-catenina; a perda da adesão intercelular (por injúria ou mutação) resulta em aumento da β-catenina citoplasmática, que também pode mediar a proliferação celular.

CDKN2A (p. 302)

Esse *locus* codifica duas proteínas: a p16/INK4a, que é um inibidor da CDK e que bloqueia a fosforilação do Rb, mantendo assim o ponto de checagem do Rb, e a p14/ARF, que inibe o MDM2, portanto evita que o p53 seja destruído. As mutações ocorrem nos tumores de bexiga, cabeça e pescoço e em certas leucemias, e a atividade gênica também pode ser silenciada por hipermetilação epigenética nos cânceres de colo de útero.

Via do TGF-β (p. 303)

A ligação ao receptor do *fator transformador de crescimento β* (FTC-β, TGF-β) provoca a sinalização intracelular (via, por ex., SMAD 2 ou SMAD 4), que aumenta a expressão de genes inibidores do crescimento, incluindo os inibidores de CDK. Mutações que afetam o receptor do TGF-β são comuns nas neoplasias malignas intestinais, gástricas e endometriais; as mutações que inativam o SMAD 4 são comuns nos cânceres de pâncreas.

PTEN (p. 303)

O PTEN é um homólogo da fosfatase e da tensina; é uma fosfatase associada à membrana, que age como um freio supressor de tumor sobre a via pró-sobrevivência e pró-crescimento da PI3K-AKT. Mutações nas linhagens geminativas do PTEN estão subjacentes à síndrome de Cowden, caracterizada por tumores benignos frequentes dos anexos cutâneos e pelo risco aumentado para neoplasias epiteliais malignas, como os cânceres de mama, endométrio e tireoide.

NFI (p. 303)

O NF1 é um gene supressor de tumor que codifica a *neurofibromina*; a proteína possui uma atividade de GTPase que regula a transdução de sinal através do RAS. A LOH do NF1 impede a conversão da RAS ativa (ligada ao GTP) para a forma inativa (ligada ao GDP); as células se tornam, então, continualmente estimuladas a se dividir. A herança germinativa de um alelo mutante do NF1 predispõe ao desenvolvimento de numerosos neurofibromas benignos quando o segundo gene da NF1 é perdido ou mutado (neurofibromatose tipo 1); algumas evoluem para uma neoplasia maligna.

NF2 (p. 303)

O NF2 codifica a *neurobromina 2* ou *merlina*, uma proteína relacionada com a proteína de eritrócitos 4.1 e a família de proteínas relacionadas com a membrana e o cioesqueleto: ezrina, radixina e moesina. As células que não possuem merlina não são capazes de estabelecer junções célula-células estáveis e se tornam insensíveis aos sinais de parada de crescimento normais gerados pelo contato célula-célula. As mutações em linhagens germinativas estão associadas a schwannomas benignos bilaterais do nervo vestíbulo-coclear, enquanto as mutações somáticas estão associadas a ependimomas e meningiomas esporádicos.

WT1 *(p. 303)*

A inativação por mutações do WT1 (quer seja germinativa ou somática) está associada ao desenvolvimento de tumores de Wilms. A proteína WT1 é um ativador transcricional dos genes envolvidos na diferenciação renal e gonadal; a função tumorigênica da deficiência de WT1 está relacionada com o seu papel na diferenciação genitourinária.

PATCHED *(p. 303)*

O *PATCH1* é um gene supressor de tumor que codifica a proteína de membrana denominada PATCHED1, um regulador negativo da sinalização pela via do Hedgehog. Na ausência das proteínas PATCHED, há ativação do Hedgehog sem oposição do receptor PATCH normal, levando ao aumento na expressão do *N-myc* e das ciclinas D. As mutações germinativas no PTCH1 provocam a síndrome de Gorlin (síndrome do carcinoma nevoide basocelular), com aumento do risco para carcinomas basocelulares cutâneos e do meduloblastoma; as mutações em PTCH1 também estão presentes em casos esporádicos de carcinomas basocelulares e meduloblastomas.

von Hippel-Lindau *(p. 304)*

As mutações germinativas com perda de função do gene de von Hippel-Lindau (VHL) estão associadas ao câncer de células renais hereditário, aos feocromocitomas, aos hemangioblastomas do SNC e aos angiomas da retina. A proteína VHL faz parte de um complexo de ligação à ubiquitina, envolvido na degradação do fator 1α de transcrição hipoxia-indutível; as mutações no VHL levam ao aumento de $HIF1\alpha$ citoplasmático e ao aumento subsequente da sua translocação nuclear, o que conduz ao crescimento celular e à produção de fator angiogênico.

Quinase Serino-Treonina 11 *(p. 304)*

A proteína quinase serino-treonina 11 (STK11) está envolida na regulação do metabolismo celular; mutações com perda de função provocam a síndrome de *Peutz-Jeghers*, uma desordem autossômica dominante associada a pólipos gastrintestinais (GI) benignos e a um aumento no risco de carcinomas GI e pancreáticos.

Alterações Metabólicas Promotoras de Crescimento: o Efeito Warburg *(p. 305)*

Até mesmo com ampla oferta de oxigênio, as células malignas (e, de fato, todas as células com rápido índice mitótico) com frequência alteram seu metabolismo e passam a fermentar a glicose para lactose (por glicólise), em vez de metabolizá-la – com aumento da produção de trifosfato adenosina (ATP) - por meio de fosforilação oxidativa. Denominada *glicólise aeróbica* ou *efeito Warburg*. Esse fenômeno também forma a base por meio da qual os tumores podem ser localizados via tomografia de emissão de pósitrons após a ávida absorção de ^{18}F-fluorodeoxiglicose (um derivado não metabolizável da glicose). A razão para a troca paradoxal que coloca a célula em um metabolismo menos eficiente em termos de energia, está em que a glicólise aeróbica transforma mais metabólitos em intermediários, que podem ser usados para apoiar as vias de síntese celular; ao mesmo tempo, a mitocôndria se torna menos importante na geração de ATP e mais importante para a geração de precursores metabólicos (Fig. 7-5).

A via do PI3K-AKT é um ponto regulador importante para as alterações metabólicas que ocorrem, aumentando o transporte e a glicólise de glicose e estimulando a síntese de lipídios e proteínas. Outro mecanismo envolve a ativação dos receptores tirosina quinase, que podem fosforilar a isoforma M2 da piruvato quinase; o que diminui a conversão de fosfoenolpiruvato a piruvato no fim da glicólise, criando um gargalo que permite o acúmulo de intermediários glicolíticos antes dessa fase, que são usados para a síntese de DNA, RNA e proteínas. Finalmente, o MYC aumenta a produção de diversas enzimas glicolíticas, assim como da glutaminase, que é crítica para a utilização

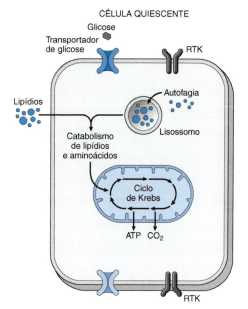

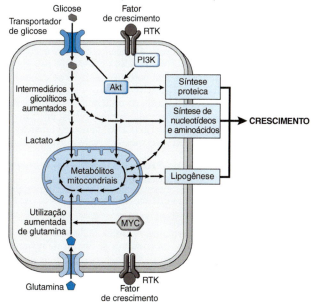

Figura 7-5 Metabolismo e Crescimento celular. As células quiescentes se baseiam principalmente no ciclo do *ácido tricarboxílico* (TCA ou Krebs) para a produção de ATP; no contexto da privação de alimentos, a autofagia pode prover substratos metabólicos. As células em proliferação aumentam o transporte de glicose e glutamina, gerando as fontes de carbono para nucleotídeos, proteínas e lipídios. Nos cânceres, as mutações oncogênicas (p. ex., pelas vias do receptor de fator do crescimento ou MYC) desregulam as vias levando à glicólise aeróbica (efeito Warburg).

da glutamina pela mitocôndria. É interessante notar que muitos supressores de tumor possuem atividades que se opõem ao efeito Warburg.

Autofagia *(p. 306)*

As células que estão sob privação de nutrientes podem se manter vivas através da canibalização de seus próprios componentes intracelulares, uma adaptação denominada *autofagia*. As vias autofágicas (frequentemente reguladas por genes supressores de tumor) podem estar desequilibradas em células tumorais, que podem proliferar independentemente de condições metabólicas marginais. De forma inversa, a autofagia pode ajudar as células tumorais a se tornarem dormentes, um estado de hibernação metabólica que pode torná-las resistentes a terapias que iriam, de outra forma, matar as células que estão se dividindo.

Evasão da Morte Celular Programada (Apoptose) (p. 307)

O acúmulo de células neoplásicas requer não somente a ativação de oncogenes e/ou a inativação de supressores de tumor, como também mutações em vias que iriam, de outra forma, induzir a célula aberrante a sofrer apoptose (p. ex., por dano ao DNA ou perda de adesão). As principais vias da apoptose foram descritas no Capítulo 2 e estão resumidas na Figura 7-6; entre as vias extrínseca e intrínseca da morte celular apoptótica, a segunda é a mais frequentemente desativada nas neoplasias malignas.

A proteína proapoptótica prototípica é a BCL-2, que, juntamente com outras moléculas relacionadas (como o BCL-XL), evita a morte celular programada por meio da limitação da saída do citocromo c da mitocôndria (lembrar que o citocromo c e o complexo do *fator-1 de ativação da peptidase apoptótica* [APAF-1] ativam a via proteolítica da enzima caspase 9). A superexpressão do BCL-2 aumenta a sobrevivência celular; se tais células já forem geneticamente instáveis, continuarão a reunir novas mutações em oncogenes e genes supressores de tumor. A superexpressão do BCL-2 em linfomas de célula B foliculares é o exemplo clássico desse mecanismo antiapoptótico, 85% desses linfomas possuem uma translocação t(14;18), que justapõe o BCL-2 com o *locus* de uma imunoglobulina de cadeia pesada que é ativa transcricionalmente; o resultado é a superexpressão de BCL-2. Outros genes da família *BCL-2* (como o *BAX* e *BAK*) são pró-apoptóticos, e as denominadas proteínas BH-3 apenas podem perceber os sinais de danos intracelulares e neutralizar a atividade do BCL2 e do BCL-XL.

Genes que não estão diretamente relacionados com a família do *BCL-2* também podem regular a apoptose; assim, o *p53* normalmente induz a morte celular programada quando o reparo do DNA é ineficaz. Níveis reduzidos do Fas (CD95) também podem tornar as células tumorais menos suscetíveis à apoptose pela via extrínseca envolvendo o ligante do Fas (FasL).

Potencial Replicativo Ilimitado: as Propriedades Semelhantes à Células-Tronco das Células Cancerosas (p. 308)

Todos os tipos de câncer contêm células que são imortais e possuem capacidade replicativa ilimitada. Isso se deve ao seguinte:

- *Evasão da senescência.* As células humanas normais se dividem de 60 a 70 vezes e, então, se tornam senescentes, ou seja, incapazes de se dividir de novo. Isso pode ser em decorrência do aumento de p53 e da INK4a/p16, mantendo o Rb em um estado hipofosforilado. Nas neoplasias malignas, o ponto de checagem do ciclo celular G1/S, que depende do Rb, está danificado por alterações genéticas e epigenéticas, o que permite novos ciclos de replicação.
- *Evasão da crise mitótica.* A capacidade replicativa aumentada, por si só, é insuficiente para conferir imortalidade. A telomerase (que normalmente está expressa apenas em células germinativas e células-tronco), não está ativa na maioria das células somáticas; como consequência, os telômeros cromossômicos se tornam progressivamente mais curtos após cada divisão, até que a replicação do DNA não possa mais se proceder. De

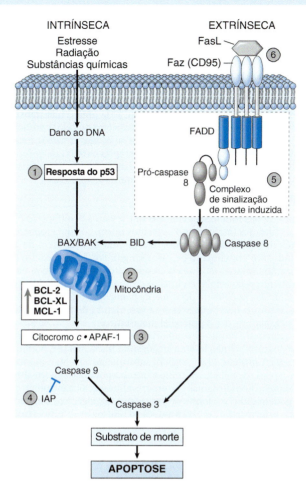

Figura 7-6 Vias intrínseca e extrínseca da apoptose e estratégias usadas pelas células tumorais para evitar a morte celular. (1) A perda da p53 leva à redução da função de fatores pró-apoptóticos, tais como o BAX. (2) O aumento da BCL-2, BCL-XL e/ou MCL-1 leva à redução do egresso do citocromo advindo da mitocôndria. (3) A redução do APAF-1. (4) Aumento dos inibidores da apoptose (IAP). (5) Redução na expressão do Fas. (6) Inativação do complexo de sinalização de morte induzida. *FADD,* proteína associada ao Faz com domínio de morte.

fato, os telômeros encurtados são interpretados pela maquinaria de reparo do DNA como quebras da dupla fita, levando à *crise mitótica*, com interrupção do ciclo celular via p53 e Rb. Se as mutações em p53 e no Rb desativam esses pontos de checagem, vias não homólogas que se ligam às terminações entram em ação, levando à fusão das terminações encurtadas de dois cromossomos. A ativação de tal sistema inapropriado de reparo leva à formação de cromossomos discêntricos, que são dilacerados à parte na anáfase, resultando em novo ciclo de quebras da dupla fita. A instabilidade genética resultante de múltiplos ciclos de união-fusão-quebra leva à morte celular. As células cancerosas superam tais limitações pela reativação da telomerase ou, ocasionalmente, por recombinação do DNA, que também alonga os telômeros; mais de 90% dos tumores humanos mostram aumento na atividade da telomerase.

208 Patologia Geral

- *Autorrenovação.* Além de expressar a telomerase e evitar alterações genéticas e epigenéticas que iniciam a senescência, as *células-tronco* são imortais porque também são capazes de autorrenovação (ou seja, são submetidas à divisão assimétrica para gerar células-tronco filhas, além de uma célula que segue por uma via de diferenciação particular). Como os cânceres são igualmente imortais, a conclusão lógica é de que também devem conter células capazes de autorrenovação – as denominadas *células-tronco do câncer.* Isso pode ocorrer por transformação de uma célula-tronco tecidual ou pela conversão de uma célula somática convencional para uma célula transformada, com a habilidade adquirida de "célula-tronco". O conceito de célula-tronco do câncer é importante no contexto do tratamento do câncer; as células-tronco (cancerosas ou não) são intrinsecamente resistentes à maioria das terapias citotóxicas porque apresentam baixa taxa de proliferação e porque expressam fatores (como a resistência a múltiplos fármacos-1) que contrabalanceiam os agentes quimioterápicos.

Angiogênese (p. 310)

Independentemente das mutações genéticas que levam à proliferação e promovem a sobrevivência, os tumores (assim como os tecidos normais) ainda requerem nutrientes e a remoção dos metabólitos; portanto, não podem crescer além de 1 a 2 mm em tamanho sem induzir o crescimento de vasos sanguíneos do hospedeiro (*angiogênese*). A neovascularização também estimula o crescimento tumoral através da produção de fatores de crescimento pelas células endoteliais, como o fator de crescimento semelhante à insulina e o *fator de crescimento derivado de plaquetas* (FCDP, PDGF). Na ausência de novos vasos, o tumor não pode acessar a vasculatura de forma que a angiogênese também influencie claramente o potencial metastático.

O crescimento tumoral é um ato de equilíbrio entre os fatores angiogênicos e antiangiogênicos. A maioria dos tumores não induz a angiogenese inicialmente e, portanto, permanece pequeno ou *in situ. A introdução angiogênica* subsequente envolve a produção de fatores angiogênicos ou a perda de inibidores, como a trombospondina-1 (normalmente induzida por p53), angiostatina, ou endostatina. Os tumores e/ou as células estromais e inflamatórias do hospedeiro podem todos ser fontes de fatores pró-angiogênicos e antiangiogênicos. A hipóxia é uma das principais forças para a indução da angiogênese, primariamente por meio da ação do fator de transcrição HIF1α. As proteínas de crescimento endotelial incluem o *fator de crescimento endotelial vascular (FCEV, VEGF)* e o *fator de crescimento fibroblástico básico (bFGF)* (Cap. 2)*;* as proteases também podem liberar mediadores angiogênicos pré-formados (como o bFGF) a partir da matriz extracelular (MEC). Vale notar que os vasos tumorais novos diferem da vasculatura normal, pois são dilatados e permeáveis, com fluxo lento e anormal.

Os inibidores de angiogênese (como o anticorpo monoclonal bevacizumab, que neutraliza a atividade do FCEV, VEGF) não se mostraram tão eficazes no tratamento oncológico quanto previsto – provavelmente por haver outras estratégias relacionadas que conduzem à angiogênese, ou mesmo estratégias diferentes para acessar os vasos.

Invasão e Metástase (p. 310)

Os passos envolvidos na invasão e na metástase são mostrados na Figura 7-7. As células que compõem um tumor primário são heterogêneas no que diz respeito aos vários requisitos e atributos necessários à metástase; consequentemente, somente uma minoria distinta é capaz de completar todos os passos e formar tumores à distância.

Invasão da Matriz Extracelular (p. 312)

Para formar metástases, as células tumorais devem se dissociar das células adjacentes e, então, degradar, aderir e migrar pela MEC.

- *Desligamento*: nas células epiteliais normais, a perda da ligação da integrina à MEC tipicamente induz à morte celular programada; claramente as células tumorais se tornam resistentes a tais vias apoptóticas. As células epiteliais também podem se ligar uma a outra por meio de moléculas de adesão, dentre elas uma família de glicoproteínas

Neoplasia 209

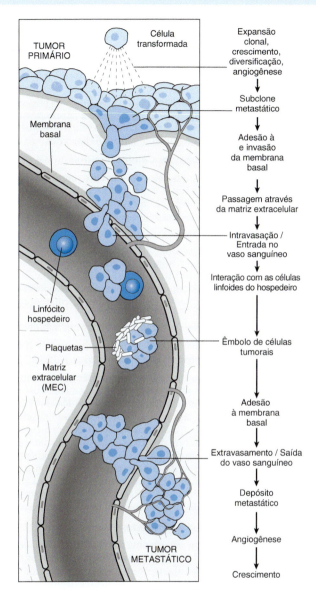

Figura 7-7 A cascata metastática. Etapas sequenciais envolvidas na disseminação hematogênica de um tumor.

denominadas *caderinas*. Em diversos carcinomas, há uma diminuição das caderinas epiteliais (E-caderinas ou de seus ligantes intracelulares denominados *cateninas*), portanto reduzindo a coesão celular.
- *Degradação da* MEC: os tumores elaboram proteases ou podem induzir as células estromais a produzirem tais enzimas. Apesar de as células tumorais poderem se infiltrar rapidamente entre as fibras da MEC, a degradação da matriz cria uma passagem aberta para a migração; além disso, a degradação da MEC libera fatores de crescimento do hospedeiro. Assim, a

metaloproteinase de matriz 9 (MMP9) degrada o colágeno tipo IV da membrana basal epitelial e vascular, além de liberar grupos de VEGF sequestrados pela MEC.

- **Conexão com a MEC:** as células invasoras devem expressar moléculas de adesão que permitam sua interação com a MEC. De modo contrário, o catabolismo da MEC (p. ex., via MMP9) pode criar novos sítios de ligação que promovam a migração das células tumorais.
- **Migração:** além de diminuir a sua adesividade, as células tumorais possuem locomoção aumentada, em parte atribuída a citocinas autócrinas e a fatores de motilidade; elas também migram em resposta a fatores quimiotáticos da célula estromal, componentes da MEC degradados e fatores de crescimento estromais liberados.

Disseminação Vascular e Instalação das Células Tumorais *(p. 313)*

As células tumorais podem formar êmbolos na corrente sanguínea sob a forma de autoagregados ou por aderir a leucócitos e plaquetas circulantes; isso pode conferir alguma proteção a elas contra mecanismos efetores antitumorais do hospedeiro. O local exato onde os êmbolos de células tumorais se abrigam e iniciam o crescimento pode ser influenciado pelos seguintes fatores:

- Tipo de drenagem vascular e linfática do sítio do tumor primário (discutido anteriormente).
- Interação com receptores específicos. Algumas células tumorais expressam moléculas de adesão do tipo CD44, que se ligam avidamente às vênulas endoteliais altas nos linfonodos. Outros tumores exibem receptores de quimiocinas específicas que interagem com ligantes expressos exclusivamente em certos leitos vasculares (como CXCR4 e CCR7 no câncer de mama).
- O microambiente do órgão ou sítio (p. ex., um tecido rico em inibidores de proteases pode ser resistente à penetração por células tumorais).

Genética Molecular do Desenvolvimento de Metástases *(p. 314)*

Com relação ao número de células em um tumor ou ao número de células tumorais presentes na circulação num dado momento, a frequência geral de metástases é marcadamente baixa. Tal ineficiência metastática tem sido classicamente atribuída às múltiplas mutações que se devem acumular em qualquer dada célula individual. Contudo, alguns tumores mostram altas frequências de células com os requisitos para a "assinatura metastática", mas não desenvolvem disseminação secundária em decorrência das contramedidas providenciadas pelas reações estromais e inflamatórias do hospedeiro. A metástase também pode requerer que quaisquer mutações ocorram especificamente em uma célula-tronco tumoral, e não somente nas células descendentes. Finalmente, "genes supressores de metástases" específicos ou "genes promotores de metástases" (como o miRNA) foram descritos e também determinam a capacidade das lesões primárias de desenvolver disseminação tumoral secundária.

Papel dos Elementos Estromático na Metástase *(p. 315)*

Os tumores claramente influenciam seu estroma circundante (p. ex., pela indução da neovasculariação e da matriz desmoplásica). Por outro lado, as células estromais do hospedeiro, da MEC e as células inflamatórias também podem modular (inibir *e* aumentar) o crescimento tumoral (p. ex., pela secreção das proteases degradadoras de matriz e pela clivagem da MEC para liberar fatores angiogênicos e de crescimento). Tumores bem-sucedidos recrutam tais vias; contudo, como esses fatores são produtos de células normais não transformadas, eles também são alvos em potencial para a terapia.

Evasão da Defesa do Hospedeiro *(p. 315)*

Há evidências substanciais de que o sistema imune seja normalmente capaz de reconhecer e eliminar as células malignas (*vigilância imunológica*):

- Os linfócitos infiltram o tumor e há uma hiperplasia reacional dos linfonodos que drenam os cânceres.

Neoplasia 211

- Sistemas experimentais demonstram que os tumores podem ser eliminados pela imunidade do hospedeiro.
- Há incidência aumentada de certos tumores em pacientes imunodeficientes.
- Há demonstração direta de células T e anticorpos tumor-específicos em pacientes.
- Há resposta das neoplasias malignas à imunomodulação.

O fato de que os tumores surgem *sim* em hospedeiros imunocompetentes quer dizer que a vigilância é imperfeita e que as neoplasias malignas podem, de alguma forma, suprimir as células imunes do hospedeiro ou se tornar "invisíveis" a elas.

Antígenos Tumorais (p. 316)

As principais classes de antígenos tumorais que podem iniciar uma resposta imunológica do hospedeiro incluem:

- *Produtos de genes mutados* – essencialmente são variantes protéicas que o sistema imune não "visualizou" previamente. Eles podem ser processados por proteólise e formar complexos com as moléculas dos *complexos principais de histocompatibilidade* classe I (MHC), sendo assim reconhecidos por linfócitos T citotóxicos CD8 +. As células processadoras de antígeno também podem fagocitar as células tumorais necrosadas e apresentar variantes dos peptídeos formando complexos com moléculas de MHC classe II para estimular células T auxiliares CD4 +.
- *Proteínas celulares superexpressas ou expressas de forma aberrante*. Elas são proteínas celulares normais, mas devido à superprodução local (p. ex., a tirosinase no melanoma) ou pela produção em novos sítios que não são imunologicamente privilegiados (como antígenos do câncer de testículo), podem quebrar a tolerância ou, de outra forma, induzir respostas imunológicas.
- *Antígenos tumorais produzidos por vírus oncogênicos*. Os vírus (principalmente os vírus de DNA, como o papilomavírus humano e o EBV) produzem diversas proteínas virais específicas, que podem induzir respostas imunológicas potentes.
- *Antígenos oncofetais*. Essas proteínas são expressas normalmente em altos níveis durante o desenvolvimento fetal, contudo, de forma geral, somente em níveis muito baixos (ou nenhum) em tecidos adultos normais. Como esses antígenos não foram previamente analisados por um sistema imunológico "maduro", a expressão pelos tumores pode ser percebida como estranha. Apesar de muitos antígenos oncofetais poderem assim induzir a respostas imunes, essas proteínas também podem estar aumentadas em sítios de inflamação e lesão. Consequentemente, os antígenos oncofetais provavelmente *não* são alvos importantes dos estados inflamatórios da imunidade antitumoral, apesar de poderem ser usados como biomarcadores para auxiliar no diagnóstico ou no manejo das neoplasias (p. ex., *antígeno carcinoembriônico* [CEA] e *alfafetoproteína* [AFP]).
- *Glicolipídios e glicoproteínas de superfície celular alteradas*. Formas anormais de glicoproteínas e glicolipídios de superfície ou que apresentem níveis acima do normal podem ser usadas tanto como alvos terapêuticos, quanto como marcadores diagnósticos.
- *Antígenos de diferenciação específicos de certos tipos celulares*. Proteínas que normalmente estão presentes na célula que deu origem a determinado tumor (p. ex., o CD20 em linfócitos B) não induzem à resposta imunológica. Contudo, podem ser usados para identificar a origem da neoplasia maligna ou como alvos para imunoterapia (p. ex., anticorpos monoclonais).

Mecanismos Efetores Antitumorais (p. 318)

A imunidade mediada por células – as células T citotóxicas CD8 +, as células *natural killers* (NK) e os macrófagos ativados – são os mecanismos antitumorais predominantes. Em geral, os anticorpos antitumor possuem um papel bem menor.

Vigilância Imunológica e Fuga (p. 318)

A heterogeneidade dos tumores e as pressões de seleção impostas pela vigilância imunológica permitem o desenvolvimento de variantes de células malignas que podem escapar ao reconhecimento imunológico ou mesmo a exterminação pelo sistema imune. Os mecanismos de escape imunológico incluem o seguinte:

- *Crescimento das variantes-antigênicas negativas.*
- *Perda da expressão de MHC.* Apesar de ser possível haver a diminuição da destruição por células T citotóxicas, a destruição por células NK pode estar aumentada no cenário em que há redução da expressão do MHC.
- *Ativação de vias imunorregulatórias.* Inclui a diminuição da regulação de co-estimuladores ou o aumento da regulção de proteínas de superfície que induzem a morte celular de linfócitos (PD-L1 ou PD-L2). Os tumores também podem induzir a produção de células T regulatórias.
- *Secreção de fatores imunossupressores,* tais como TGF-β, interleucina-10 e prostaglandina E_2.

Instabilidade Genômica (p. 319)

As vias de reparo do DNA não influenciam diretamente a proliferação celular; em vez disso, agem indiretamente pela correção dos danos ao DNA que ocorrem espontaneamente durante a divisão celular ou subsequentemente a agentes químicos mutagênicos ou à irradiação. Assim, os *genes de reparo do DNA não são diretamente oncogênicos*; contudo, proteínas defeituosas permitem que as mutações ocorram em outros genes. Mutações herdadas nas proteínas de reparo do DNA aumentam de forma significativa o risco de carcinogênese (*síndromes de instabilidade genética*) e defeitos nas vias de reparo do DNA também ocorrem em neoplasias malignas esporádicas. Os defeitos podem ocorrer em três tipos de sistemas de reparo do DNA:

- Reparo do erro de pareamento.
- Reparo por excisão de nucleotídeos.
- Reparo por recombinação.

Síndrome do Câncer de Colon sem Polipose Hereditária (p. 320)

Ocorre em pacientes que herdam uma cópia defeituosa de genes de reparo do DNA envolvidos no *reparo do erro de pareamento* (p. ex., MSH2 e MLH1), com o segundo evento ocorrendo em uma célula epitelial colônica. A perda da função normal de "corretor de texto" das enzimas de reparo do erro de pareamento leva ao acúmulo gradual de erros em múltiplos genes, incluindo proto-oncogenes e genes supressores de tumor. As mutações no reparo do erro de pareamento são conhecidas como *instabilidade de microssatélite*. Microssatélites são repetições em série de 1 a 6 nucleotídeos espalhados por todo o genoma; nos tecidos normais, o comprimento deles permanece constante. A variação no comprimento do microssatélite é uma marca registrada dos defeitos no reparo do erro de pareamento.

Xeroderma Pigmentoso (p. 320)

Os genes de reparo por excisão de nucleotídeos são especificamente requeridos para a correção na formação de dímeros de pirimidina induzidos pela luz UV. Os pacientes com defeitos nesses genes desenvolvem câncer de pele em decorrência dos efeitos mutagênicos da luz UV.

Doenças com Defeitos no Reparo do DNA por Recombinação Homóloga (p. 320)

Essas desordens autossômicas recessivas (p. ex., síndrome de Bloom, anemia de Fanconi e ataxia-telangiectasia) são caracterizadas por hipersensibilidade a agentes indutores de dano ao DNA (como radiação ionizante ou agentes químicos de ligação cruzada). Na ataxia-telangiectasia, as mutaçõs no gene ATM geram uma quinase de proteínas incapaz de perceber as quebras na dupla fita de DNA; enquanto a proteína ATM normal fosforila o p53, levando à parada no ciclo celular ou à apoptose, a ATM defeituosa permite que as células com danos ao DNA proliferem e acumulem novas mutações. Na síndrome de Bloom, a proteína mutada é uma helicase normalmente envolvida no reparo ao DNA por recombinação homóloga.

Mutações no *BRCA-1* ou *BRCA-2* são responsáveis por 25% dos casos de câncer de mama familiares; pacientes que herdam cópias defeituosas do *BRCA-1* também possuem risco aumentado de desenvolver câncer de ovário ou próstata, enquanto os pacientes com a linhagem germinativa defeituosa do *BRCA-2* apresentam aumento no risco de cânceres de ovário, próstata, pâncreas, estômago, ductos biliares e melanócitos. Ambos os genes estão envolvidos no reparo de quebras nas fitas duplas de DNA por recombinação homóloga. É interessante notar que esses genes raramente estão inativados nos cânceres de mama esporádicos.

Cânceres Resultante de Mutações Induzidas pela Instabilidade Genômica Regulada: Neoplasias Linfoides (p. 321)

A imunidade adaptativa normal requer que as células B e T diversifiquem seus repertórios de receptores de antígenos através de produtos gênicos das recombinases (RAG1 e RAG2) e citosina desaminase induzida por antígeno (AID). Os erros que ocorrem durante esses rearranjos gênicos normais são ironicamente responsáveis por conduzirem a muitas dessas mutações que provocam neoplaias linfoides (Cap. 13).

Inflamação Promotora de Câncer (p. 321)

Cânceres infiltrativos provocam respostas inflamatórias crônicas que geram tanto sinais e sintomas sistêmicos (como anemia, fatiga e caquexia), como também podem impactar o tumor de forma benéfica:

- Liberação de fatores de crescimento que promovem a proliferação ou de proteases que liberam os fatores da MEC.
- Remoção de supressores do crescimento (p. ex., a degradação de moléculas de adesão).
- Aumento da resistência à morte celular (p. ex., por meio de interações entre células e estroma que promovem a sobrevivência no contexto do estresse, como no dano ao DNA).
- Indução da angiogênese.
- Facilitação da invasão e da metástase (p. ex., pela degradação da MEC ou pela induzção da mobilidade da célula tumoral).
- Contribuição para o escape imunológico (p. ex., conduzindo a ativação de macrófagos M2 [Cap. 3]).

Desregulação dos Genes Associados ao Câncer (p. 322)

Além da ativação de oncogenes ou da inativação de genes supressores de tumor, grandes alterações cromossômicas (visíveis por cariotipagem) e alterações epigenéticas (como a metilação do DNA) podem induzir à malignização.

Alterações Cromossômicas (p. 322)

As *translocações* (p. 322; comuns nas neoplasias malignas hemoatopoiéticas) e inversões podem ativar proto-oncogenes através de:

- Posicionamento dos proto-oncogenes em local distante dos elementos regulatórios normais, o que resulta em superexpressão. No caso da translocação t(8:14)(q24:q32) do linfoma de Burkitt, o gene *c-myc* firmemente regulado move-se para o *locus* do gene da imunoglobulina de cadeia pesada, resultando em superexpressão.
- Formação de novos genes híbridos que fortuitamente codificam moléculas quiméricas promotoras do crescimento. Na translocação recíproca t(9:22) (*cromossomo*

Philadelphia) uma porção truncada do proto-oncogene c-*abl* se une ao gene *BCR* (região de união do ponto de quebra) para formar uma proteína de fusão que possui atividade de quinase constitutiva.

- Fatores de transcrição (ativadores ou repressores) também podem ser parceiros importantes nas fusões gênicas neoplásicas. Um exemplo é uma translocação recíproca entre os cromossomos 15 e 17, gerando uma proteína quimérica PML-RARα (*leucemia pormielócitica com receptor-α do ácido retinoico*). A oncoproteína resultante recruta repressores trancricionais que interferem com a expressão de genes que são requeridos para diferenciação mieloide, provocando assim a leucemia promielocítica aguda. Felizmente, esse bloqueio funcional pode ser superado pelo tratamento com o ácido retinoico *all-trans*, o que leva a uma alteração conformacional que desloca os complexos repressores, gerando uma diferenciação normal.

Deleções (p. 323)

As deleções são mais comuns em tumores sólidos não hematopoiéticos e são tipicamente atribuíveis à perda de um gene supressor de tumor crítico (ou seja, deleções 13q14 contendo o gene *Rb* ou a deleção do gene supressor de tumor *VHL* no cromossomo 3p nos carcinomas de células renais).

Amplificação Gênica (p. 324)

A reduplicação e a amplificação de sequências de DNA podem estar subjacentes à ativação do proto-oncogene associada à sua superexpressão. Exemplos incluem a superexpressão do N-*myc* em 25% a 30% dos neuroblastomas e a superexpressão do ERB-B2 em 20% dos cânceres de mama.

Cromotripsia (p. 324)

A cromotripsia, que literalmente significa "cromossomo fragmentado", representa rearranjos cromossômicos dramáticos que somente podem ser observados com o sequenciamento de todo o cromossomo. Tais catástrofes cromossômicas são observadas em 1% a 2% dos cânceres, mas ocorrem com alta frequência em osteossarcomas e gliomas. Em tais tumores, os mecanismos de reparo de DNA parecem costurar a esmo as sequências de DNA, levando à ativação aleatória de oncogenes e à inativação dos supressores de tumor.

Alterações Epigenéticas (p. 325)

A modificação pós-tradução das histonas (como a acetilação) e a metilação do DNA – sem mudanças na sequência primária do DNA – podem influenciar a expressão gênica, incluindo o silenciamento de genes supressores de tumor (p. ex., *p14ARF* em tumores GI e *p16INK4A* em diversas neoplasias malignas). Estratégias terapêuticas para desmetilar sequências selecionadas de DNA podem ser eficazes nesses casos.

RNAs não Codificantes e o Câncer (p. 326)

MicroRNAs (miRNAs) são porções pequenas, não codificantes, de fita única de RNA, que são incorporadas em complexos de silenciamento e podem mediar o silenciamento gênico pós-transcricional (Cap. 1). Deleções de sequências de miRNA podem conduzir à expressão oncogênica, enquanto a superatividade pode inibir a função do gene supressor de tumor. Assim, o miRNA-155 aumenta a regulação dos genes que promovem a proliferação, inclusive o *MYC*. De outro modo, as deleções do miRNA-15 e do miRNA-16 levam ao aumento da regulação da proteína antiapoptótica BCL-2 nas leucemias linfocíticas crônicas.

Sequências longas interpostas de RNA não codificante (lincRNA) podem regular a atividade das cromatinas "escritoras" que modificam as histonas e, portanto, controlar a expressão gênica; outras espécies não codificantes de RNA também possuem papel no silenciamento gênico pós-transcricional ou afetam a maturação dos ribossomos.

Neoplasia **215**

Bases Moleculares da Carcinogênese em Múltiplas Etapas (p. 327)

Nenhuma alteração genética isolada é suficiente para induzir o câncer *in vivo*. Uma variedade de controles influenciados por múltiplas categorias de genes – oncogenes, genes supressores de tumor, genes reguladores da apoptose, genes moduladores da senescência – deve ser perdida para que haja a emergência das células cancerosas. Essa situação é exemplificada pela sequência adenoma-carcinoma do intestino (Fig. 7-8); a evolução dos adenomas benignos para carcinomas é marcada por efeitos crescentes e cumulativos das mutações. O acúmulo de mutações com crescente instabilidade genética pode ser promovido pela perda do p53, dos genes de reparo do DNA ou de ambos. Com o tempo, os tumores adquirem alterações adicionais, que resultam em potencial maligno aumentado (p. ex., o crescimento acelerado, a capacidade de invasão, a angiogênese e a habilidade de provocar metástases à distância). Independentemente do fato de que os tumores são inicialmente *monoclonais em sua origem, quando se tornam clinicamente evidentes, são extremamente heterogêneos*.

Agentes Carcinogênicos e suas Interações Celulares (p. 328)

Agentes ambientais que provocam dano genético e induzem a transformação neoplásica incluem:

- Carcinógenos químicos.
- Energia de radiação.
- Vírus oncogênicos e outros microrganismos.

Etapas Envolvidas nas Carcinogênese Química (p. 328)

A transformação neoplásica gerada por substâncias químicas pode ser amplamente dividida em dois estágios:

- A *iniciação* se refere à indução de certas alterações irreversíveis (mutações) no genoma. Todos os carcinógenos químicos iniciadores são eletrófilos altamente reativos que possuem como alvo o DNA, o RNA e as proteínas nucleofílicas, gerando um dano não letal que não pode ser adequadamente reparado. As células mutadas podem, então, passar as modificações no DNA adiante para as células filhas. As células iniciadas não são células transformadas; elas não possuem autonomia de crescimento ou características fenotípicas particulares. Contudo, em contraste com as células normais, dão origem a tumores quando estimuladas apropriadamente por agente promotores.
- A *promoção* se refere ao processo de indução tumoral em *células previamente iniciadas*. Isso ocorre pelo aumento da proliferação das células iniciadas. O efeito dos promotores é relativamente curto e reversível; estes não afetam o DNA e não são tumorigênicos isoladamente.

Os agentes iniciadores caem em duas categorias:

- *Agentes de ação direta* (p. 329) não requerem conversão metabólica para se tornarem carcinogênicos (p. ex., muitos agentes alquilantes usados na quimioterapia).
- *Agentes de ação indireta* (p. 329) requerem conversão metabólica, mais comumente através do citocromo P-450, com oxidases de funções mistas; alguns exemplos desses agentes de ação indireta são os hidrocarbonetos policíclicos e o benzopireno [α]. As oxidases de função mista apresentam polimorfismos dentro de sua população que podem influenciar em sua atividade. Assim, fumantes com uma forma altamente indutível do gene P-450, o *CYP1A1*, apresentam um risco sete vezes maior de desenvolver câncer de pulmão quando comparados com os fumantes com um genótipo diferente.

As vias metabólicas também podem inativar carcinógenos, assim, o potencial carcinogênico de qualquer dada molécula é, portanto, um equilíbrio entre ativação e inativação.

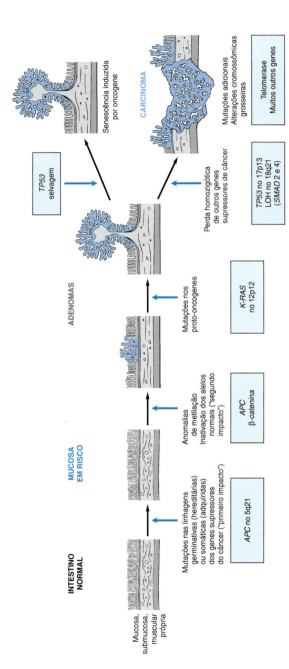

Figura 7-8 Modelo molecular para a evolução dos cânceres colorretais através da sequência adenoma-carcinoma. Apesar das mutações no *APC* serem um evento precoce e a perda do *p53* ocorrer tardiamente no processo da tumorigênese, o momento das outras alterações pode ser bastante variável. Note também que tumores individuais podem não apresentar todas as alterações listadas ou podem apresentar "mutações passageiras", que ocorrem como resultado de instabilidade genômica, mas que não possuem, necessariamente, relação causal com a oncogênese. *Direita acima*, as células que ganharam sinalização oncogênica sem a perda da p53 eventualmente entram em senescência induzida por oncogene.

Alvos Moleculares dos Carcinógenos Químicos (p. 329)

A interação de carcinógenos com o DNA induz a mutações através da alteração em sua sequência primária; apesar de qualquer gene poder ser mutado, os oncogenes e os genes supressores de tumor são alvos especialmente importantes (p. ex., o *RAS* e o *p53*). Como sequências específicas podem ser alvejadas por determinadas substâncias químicas, uma análise das mutações encontradas nos tumores humanos pode, por vezes, identificar um carcinógeno culpado.

Promoção da Carcinogênese Química (p. 330)

As alterações não reparadas do DNA são os primeiros passos essenciais na *iniciação* tumoral; contudo, o molde de DNA danificado também deve ser replicado para tornar permanentes tais mudanças. Assim, para que a iniciação ocorra, as células alteradas por carcinógenos devem ser submetidas a pelo menos um ciclo de replicação para "fixar" a alteração no DNA. As células quiescentes podem nunca ser afetadas por carcinogénos químicos, a menos que um estímulo mitótico também seja provido.

Assim, o evento mutagênico inicial, na maioria das instâncias, requer exposição subsequente a agentes *promotores* para que a proliferação celular seja induzida. Esses agentes podem incluir vários fármacos, fenóis e ésteres de forbol. Outros exemplos de promotores incluem estimulação estrogênica sem oposição no endométrio e na mama e processos inflamatórios crônicos associados a reparo tecidual em andamento.

Carcinogênese por Radiação (p. 330)

A energia de radiação, sob a forma de raios UV ou de radiação ionizante, é carcinogênica.

Raios Ultravioletas (p. 330)

A radiação UV derivada do sol, especialmente a UVB (de 280 a 320 nm), pode provocar câncer de pele. As pessoas de pele clara estão sob maior risco, principalmente as que vivem em climas ensolarados ou que estão em zonas menos protegidas por ozônio; os carcinomas e melanomas em peles expostas são particularmente comuns na Austrália e Nova Zelândia. O risco de cânceres de pele do tipo não melanoma está associado a exposições intermitentes e intensas (como o banho de sol). Danos ao DNA ocorrem por meio da formação de dímeros de pirimidina; o reparo desses dímeros requer mecanismos de excisão nucleotídea, que podem ser mutados no *xeroderma pigmentoso* ou que podem ser superados, levando a mecanismos de reparo não planejados do DNA, que são propensos a erros.

Radiação Ionizante (p. 331)

A radiação devido a fontes eletromagnéticas (como os raios X) e particuladas (como as partículas α e β ou os nêutrons) são todas carcinogênicas. A habilidade que a radiação ionizante possui de provocar câncer está em sua capacidade de induzir mutações no DNA; elas podem ocorrer diretamente ou indiretamente, pela geração de radicais livres da água ou do oxigênio. Em humanos há uma hierarquia de vulnerabilidade celular a neoplasias induzidas por radiação:

- As mais comuns são as leucemias mieloides, seguidas pelo câncer de tireoide em crianças.
- Os cânceres de mama e de pulmão são menos comumente induzidos por radiação.
- A pele, o osso e os intestinos são os menos suscetíveis à carcinogênese por radiação.

Carcinogênese Microbiana (p. 331)

Apesar de uma grande variedade de vírus de DNA e RNA serem capazes de provocar câncer em animais, relativamente poucos estão implicados no câncer em humanos.

Vírus Oncogênicos de RNA (p. 331)

O vírus lintrofotrópico de células T humano tipo 1 (HTLV-1) é um retrovírus que provoca uma leucemia e/ou linfoma de células T, que é endêmico no Japão e no Caribe, mas pode ocorrer esporadicamente em outras regiões. O HTLV-1 possui um tropismo pelas células T CD4 + e a infecção requer a transmissão das células infectadas (por relação sexual, exposição ao sangue/produtos do sangue contaminado ou amamentação). A leucemia se desenvolve em 3% a 5% dos indivíduos infectados, após uma latência de 40 a 60 anos. A atividade transformadora reside em uma proteína Tax codificada pelo vírus que inativa a p16/INK4a e aumenta a ativação da ciclina D, assim levando a replicação celular aumentada. A Tax também interfere nos mecanismos de reparo do DNA, levando a instabilidade genômica, e ativa a NF-κB, um fator de transcrição que regula diversos genes pró e antiapoptóticos. A proliferação de células T resultante e a instabilidade genômica eventualmente resultam na emergência de uma população neoplásica monoclonal.

Vírus Oncogênicos de DNA (p. 332)

Os vírus de DNA oncogênicos se integram ao genoma da célula hospedeira formando uma associação estável. Os vírus não conseguem completar seu ciclo replicativo porque genes virais essenciais ficam interrompidos durante a integração do DNA viral; consequentemente, o vírus pode permanecer latente por anos. Os genes virais que são transcritos precocemente no ciclo de vida viral são tipicamente importantes para a transformação celular.

Papilomavírus Humano (p. 332)

Cerca de 70 tipos geneticamente distintos de HPV foram identificados. Alguns tipos (p. ex., 1, 2, 4 e 7) provocam papilomas escamosos benignos (verrugas) em humanos; o genoma viral tipicamente não é integrado, permanecendo como um epíssomo. A integração parece ser um passo essencial na oncogênese;

- As verrugas genitais com baixo potencial de malignização são provocadas por tipos distintos de HPV (tipos de *baixo risco* [como os HPV 6 e HPV-11]).
- Os carcinomas de células escamosas do colo uterino contêm HPV tipo 16 ou 18 em mais de 90% dos casos.
- Nos carcinomas de colo uterino associados ao HPV, a integração aleatória do genoma viral ao DNA hospedeiro congela o DNA viral na fase de leitura aberta E1/E2; o que leva à perda do repressor viral E2 e subsequente superexpressão das proteínas E6 e E7. Essas proteínas transformam as células por meio de sua ligação ao p53 e pelo aumento da degradação das proteínas supressoras de tumor p53 e Rb, respectivamente; E7 também inativa os inibidores de CDK p21 e p27.
- A infecção por HPV por si não é, tipicamente, suficiente para gerar a carcinogênese; o uso de cigarros, a presença de coinfecções, as deficiências nutricionais e o uso de hormônios também estão implicados na patogênese do carcinoma de colo uterino. A imunossupressão (como devido ao HIV) também aumenta o risco de neoplasias malignas no colo de útero.

Vírus Epstein-Barr (p. 333)

Esse é um herpevírus que infecta os linfócitos B e o epitélio da orofaringe. Os linfócitos B se tornam infectados de forma latente, tornando-se imortais, adquirindo a habilidade de propagação indefinida. A imortalização é amplamente mediada por meio da ação da *proteína de membrana latente -1* do EBV (LMP-1), que ativa constitutivamente as vias do NF-κB e JAK-STAT para promover a proliferação e sobrevivência dos linfócitos B. Um segundo gene, o *EBNA-2,* codifica uma proteína nuclear que também ativa constitutivamente uma variedade de proteínas hospedeiras, tais como a ciclina D e os proto-oncogenes *src.* Em hospedeiros imunocompetentes, a proliferação de linfócitos B gerada rapidamente é checada; o EBV está associado a múltiplos cânceres humanos.

Neoplasia | 219

- O *linfoma de Burkitt* é um tumor de células B associado a uma translocação no t(8;14) ou a outras translocações que inativam o *c-MYC*; ele não precisa estar associado ao EBV e, de fato, em áreas não endêmicas do mundo 80% dos tumores não contêm o genoma do EBV. Contudo, na África Central e na Nova Guiné, onde o linfoma de Burkitt é a principal doença maligna da infância, 90% dos tumores contêm o genoma do EBV. Desse modo, o EBV isoladamente não provoca o linfoma de Burkitt. Contudo, em pacientes com imunodesregulação súbita ou clara (como em decorrência da malária crônica), a proliferação não controlada de linfócitos B pode levar a mutações adicionais (inclusive a translocação t(8;14)), o que poderia levar à replicação autônoma.
- Os *linfomas de células B em pacientes imunossuprimidos* (com AIDS e que recebem transplantes) possuem proliferações policlonais de células B que se transformam em linfomas monoclonais. Em transplantados, a retirada das medicações imunossupressoras pode provocar a regressão de tais proliferações induzidas por EBV.
- Um subconjunto de *linfomas de Hodgkin* está associado ao EBV (Cap. 13), assim como formas raras de linfomas de células T e de células NK.
- O *carcinoma nasofaríngeo* é endêmico no sul da China e em outros locais; o genoma do EBV pode ser encontrado em todos tumores desse tipo e a LMP-1 está envolvida na condução da proliferação celular. Como no linfoma de Burkitt, o EBV provavelmente age em conjunto com outros fatores, de forma a induzir a transformação maligna.

Vírus da Hepatite B e C (p. 335)

Cerca de 70% a 85% dos carcinomas hepatocelulares de todo o mundo são devidos a infecções pelo *vírus da hepatite B* (HBV) ou pelo *vírus da hepatite C* (HCV). O mecanismo é multifatorial, mas o efeito dominante é a inflamação crônica mediada imunologicamente:

- Em decorrência da lesão hepatocelular e consequente hiperplasia regenerativa, o grupo de células mitoticamente ativas sujeitas a dano por agentes carcinogênicos aumenta.
- As células imunes ativadas também produzem uma gama de mediadores (como as espécies reativas de oxigênio) que são mutagênicos.
- O HBV codifica um elemento regulador denominado *HBx*, que pode inativar o p53, assim como provocar a ativação transcricional de diversos proto-oncogenes.

Helicobacter Pylori (p. 335)

O *Helicobacter pylori* não provoca consequências clínicas na grande maioria dos indivíduos infectados; contudo, em 3% dos casos, a infecção pode levar ao carcinoma gástrico por vias que envolvem a inflamação crônica prolongada. Algumas cepas associadas ao adenocarcinoma também expressam um gene da *citotoxina-associada A* (*CagA*) que induz à proliferação desregulada.

O *H. pylori* também está associado aos linfomas gástricos. A infecção prolongada induz à ativação de linfócitos T reativos ao *H. pylori*, que secretam citocinas que promovem a proliferação policlonal de linfócitos B. Essas células em proliferação eventualmente se tornam monoclonais e independentes dos linfócitos T pelo acúmulo de mutações (como as translocações t[11:18]). O tumor resultante é denominado *linfoma da zona marginal* ou *MALToma* (*linfoma do tecido linfoide associado à mucosa*; ver Cap. 13).

Aspectos Clínicos da Neoplasia (p. 336)

Apesar de os tumores malignos serem mais ameaçadores do que os benignos, qualquer tumor pode provocar morbidade e mortalidade.

Efeitos Locais e Hormonais (p. 336)

- *Localização:* Tumores intracranianos (como o adenoma de hipófise) podem se expandir e destruir a glândula hipófise remanescente, originando uma desordem endocrinológica; tumores do trato GI podem provocar obstrução do intestino ou ulcerar e provocar sangramento.
- *Produção de hormônio:* Eles podem provocar síndromes paraneoplásicas, tal como a hipoglicemia (produção de insulina) ou hipercalcemia (tumores que produzem hormônio da paratireoide [PTH]).

Caquexia pelo Câncer (p. 337)

A perda da gordura corporal, da massa corporal magra e presença de fraqueza profunda são referidas como *caquexia pelo câncer*. Sua causa é multifatorial, mas é, em grande parte, conduzida pelo TNF e por outras citocinas elaboradas pelas células inflamatórias em resposta aos tumores:

- Perda de apetite.
- Alterações metabólicas provocando a síntese e armazenamento reduzidos de gordura e mobilização aumentada de ácidos graxos dos adipócitos.
- Catabolismo aumentado do músculo e do tecido adiposo pelas vias da ubiquitina-proteossomo.

Síndromes Paraneoplásicas (p. 337)

São síndromes associadas ao tumor, em que os sintomas estão diretamente relacionados com a disseminação do tumor ou a elaboração de hormônios próprios do tecido tumoral; ocorrem em aproximadamente 10% dos pacientes com câncer. As síndromes paraneoplásicas podem ser as manifestações clínicas mais precoces de uma neoplasia e podem mimetizar a disseminação à distância (Tabela 7-7). As síndromes mais comuns incluem:

- *Endocrinopatias:* alguns cânceres, que não são de origem endócrina, produzem hormônios ou fatores semelhantes a hormônios (produção ectópica de hormônios). Assim, o câncer de pulmão de pequenas células provoca a *síndrome de Cushing* pela elaboração do hormônio adrenocroticotrópico (ACTH); 50% dos pacientes com essa endocrinopatia possuem carcinoma de pulmão.
- A *hipercalcemia* é a síndrome paraneoplásica mais comum. É provocada pela reabsorção óssea resultante da elaboração de peptídeos semelhantes ao PTH. A hipercalcemia associada ao câncer devido à osteólise induzida por metástases ósseas *não* é considerada uma síndrome paraneoplásica.
- *Síndromes paraneoplásicas neuropáticas* incluem as neuropatias periféricas, a degeneração cerebelar cortical e as síndromes miastênicas. Na maioria dos casos, acredita-se que os mecanismos envolvam autoanticorpos contra antígenos tumorais que fazem reação cruzada com tecidos normais do hospedeiro.
- As *diáteses trombóticas* resultam da produção de substâncias tromboplásticas pelas células tumorais e se manifestam sob a forma de coagualação intravascular disseminada, de tromboflebite migratória (*síndrome de Trousseau*) ou de vegetações valvares (*endocardite não bacteriana trombótica*).

Classificação e Estadiamento dos Tumores (p. 338)

Essa avaliação gera uma estimativa semiquantitativa da gravidade clínica de um tumor. Tanto a gradação histopatológica quanto o estadiamento clínico são valiosos para prever o prognóstico e planejar a terapia, apesar de ter sido comprovado que o estadiamento possui maior valor clínico.

- A *gradação* se baseia primariamente no grau de diferenciação (enquanto as células tumorais se assemelham a suas contrapartes normais) e, ocasionalmente, em caracterís-

TABELA 7-7 Síndromes Paraneoplásicas		
Síndromes Clínicas	**Principais Formas de Câncer Subjacente**	**Mecanismo Etiológico**
Endocrinopatias		
Síndrome de Cushing	Carcinoma de pulmão de pequenas células Carcinoma pancreático Tumores neurais	ACTH ou substâncias semelhantes ao ACTH
Síndrome da secreção inadequada do hormônio antidiurético	Carcinoma de pulmão de pequenas células Neoplasias intracranianas	Hormônio antidiurético ou hormônios natriuréticos atriais
Hipercalcemia	Carcinoma de células escamosa do pulmão Carcinoma de mama Carcinoma renal Linfoma/leucemia de células T do adulto	Proteína relacionada com o hormônio da paratireoide (PTHRP), TGF-α, TNF, IL-1
Hipoglicemia	Carcinoma de ovário Fibrossarcoma Outros sarcomas mesenquimais	Insulina ou substância semelhante à insulina
Policitemia	Carcinoma renal Hemangioma cerebelar Carcinoma hepatocelular	Eritropoietina
Síndromes dos Nervos e Músculos		
Miastenia	Carcinoma broncogênico Neoplasmas do timo	Imunológico
Desordens do sistema nervoso central e periférico	Carcinoma de mama	
Desordens Dermatológicas		
Acantose nigricans	Carcinoma gástrico Carcinoma de pulmão Carcinoma do útero	Imunológico; secreção de fator de crescimento epidérmico
Dermatomiosite	Carcinoma broncogênico Carcinoma de mama	Imunológico
Alterações Ósseas, Articulares e de Partes Moles		
Osteoartropatia hipertrófica e baqueteamento dos dedos	Carcinoma broncogênico Neoplasmas do timo	Desconhecido
Alterações Vasculares e Hematológicas		
Trombose venosa (Fenômeno de Trousseau)	Carcinoma pancreático Carcinoma broncogênico Outros tipos de câncer	Produtos tumorais (mucinas que ativam a coagulação)
Coagulação intravascular disseminada	Leucemia promielocítica aguda; carcinoma de próstata	Produtos tumorais que ativam a coagulação
Endocardite trombótica não bacteriana	Cânceres avançados	Hipercoagulabilidade
Aplasia de hemácias	Neoplasmas do timo	Desconhecida
OUTRAS		
Síndrome nefrótica	Diversos tipos de câncer	Antígenos tumorais, complexos imunes

IL, interleucina; *TNF,* fator de necrose tumoral.

ticas arquiteturais e no número de mitoses. De forma geral, tumores de grau mais alto (pouco diferenciados) são mais agressivos do que tumores de baixo grau.

- O *estadiamento* se baseia no tamanho do tumor primário e na extensão da disseminação local e à distância. O principal sistema utilizado atualmente é o estadiamento recomendado pelo Comitê Conjunto Americano sobre o Câncer (do inglês *American Joint Committee on Cancer – AJCC*); a classificação envolve uma designação TNM – na qual T se refere ao tumor (tamanho e invasão local), N se refere ao envolvimento de linfonodos regionais e M a metástases à distância.

Diagnóstico Laboratorial do Câncer (p. 339)

Métodos Histopatológicos e Citopatológicos (p. 339)

O *exame histopatológico* é o método mais importante de diagnóstico. Além dos cortes tradicionais fixados em formolina e embebidos em parafina, o exame de congelação provê um rápido diagnóstico durante os procedimentos. O diagnóstico histopatológico apropriado requer que os dados clínicos estejam completos (idade, sexo, sítio, terapias prévias etc.), que o tecido apresente uma boa preservação e que haja adequada amostragem tecidual.

A *interpretação citopatológica* se baseia principalmente nas alterações no aspecto das células individuais. Nas mãos dos especialistas, os resultados falso-positivos são incomuns, mas os resultados falso-negativos ocorrem devido a erros de amostragem. Quando possível, o diagnóstico citopatológico deve ser confirmado por biopsia antes da intervenção terapêutica.

- A *aspiração por agulha fina* envolve a aspiração de células e fluidos advindos de tumores ou massas; as técnicas avançadas de imagem permitem a amostragem de lesões profundas, bem como de lesões mais facilmente palpáveis.
- Os *esfregaços citopatológicos (Pap)* envolvem o exame de células esfoliadas; o exame de citologia esfoliativa é usado mais comumente no diagnóstico do câncer do colo uterino e em tumores de estômago, brônquios, endométrio e bexiga urinária.

Imuno-Histoquímica (p. 340)

A imuno-histoquímica detecta produtos celulares ou marcadores de superfície usando anticorpos específicos. A ligação com o anticorpo pode ser visualizada por marcadores fluorescentes ou por reações químicas que geram um produto colorido. A imuno-histoquímica é útil nos seguintes cenários:

- No diagnóstico de tumores indiferenciados pela detecção de filamentos intermediários específicos de determinado tecido ou de outros marcadores.
- Na determinação do sítio de origem de uma metástase por meio do uso de reagentes que identificam tipos celulares específicos (p. ex., antígeno próstata-específico para o câncer de próstata).
- Na detecção de moléculas que possuem significância prognóstica ou terapêutica (p. ex., detecção imuno-histoquímica de receptores de hormônio no câncer de mama) ou de produtos de proto-oncogenes (p. ex., *ERB-B2* no câncer de mama).

Citometria de Fluxo (p. 341)

A citometria de fluxo pode ser usada para medir rápida e quantitativamente a presença de antígenos de membrana ou o conteúdo de DNA das células tumorais. Ela é usada rotineiramente no diagnóstico e na classificação das leucemias e linfomas.

Células Tumorais Circulantes (p. 341)

As células tumorais circulantes podem ser capturadas e isoladas usando fluxo tridimensional de células cobertas por anticorpos específicos para o tumor ou a célula de interesse. Apesar de ser, atualmente, apenas uma ferramenta de pesquisa, esses aparatos possuem o potencial de permitir o diagnóstico precoce, avaliar o risco de metástases e analisar a resposta à terapia.

Diagnóstico Molecular e Citogenético (p. 341)

- *Diagnóstico da malignidade*: nas lesões linfocíticas, a reação em cadeia da polimerase (PCR) pode distinguir entre as proliferações monoclonais (neoplásicas) e as policlonais (reativas). A hibridização fluorescente in situ (FISH) ou a detecção baseada em PCR de translocações características também podem diagnosticar malignidades específicas e translocações únicas detectadas por PCR podem distinguir tumores de aparência similar (p. ex., tumor de pequenas células redondas e azuis em crianças). A *cariotipagem espectral* pode analisar todos os cromossomos de uma única célula usando uma paleta de fluorocromos; pode detectar até pequenas translocações ou inserções e determinar a origem dos fragmentos cromossômicos.
- *Prognóstico da neoplasia maligna*: certas alterações genéticas estão associadas ao prognóstico reservado; a identificação de tais alterações pode estratificar o tratamento. Dessa forma, as amplificações no N-myc indicam prognóstico ruim para neuroblastomas e a superexpressão de HER-2-NEU no câncer de mama é um indicador para terapia com anticorpos monoclonais contra o receptor ERBB2.
- *Detecção de doença residual:* a habilidade de detectar números extremamente pequenos de células malignas pode ser útil para avaliar a eficácia da terapia ou para a avaliação da recorrência tumoral. Assim, a detecção com base na PCR do produto gênico advindo da fusão *BCR-ABL* auxilia na determinação da eficácia da eliminação do tumor ou se há possibilidade de recidiva do mesmo.
- O *diagnóstico da predisposição hereditária para o câncer* (p. ex., câncer de mama e neoplasias endócrinas) pode ser detectado por análise de mutações dos genes *BRCA-1, BRCA-2* e *RET*, o que permite a triagem familiar e a estratificação do risco.

Perfil Molecular dos Tumores: o Futuro do Diagnóstico de Câncer (p. 342)

A inovação tecnológica atualmente permite o sequenciamento de todo o genoma, a avaliação ampla deste em busca de modificações epigenéticas *(epigenoma)*, a avaliação de todos os transcritos do RNA *(transcriptoma)*, a análise de múltiplas proteínas *(proteoma)* ou a caracterização de metabólitos celulares *(metaboloma)*. Como o RNA é predisposto à degradação, seu sequenciamento é menos aplicável à grande variedade de espécimes clínicos. Consequentemente, o sequenciamento paralelo massivo de DNA (sequenciamento NextGen) é o principal eixo para o catálogo das alterações genômicas nos cânceres humanos. Apesar de o sequenciamento de todo o genoma ser possível, a maior parte dos esforços clínicos agora enfocam o sequenciamento de lesões genéticas terapeuticamente "acionáveis". Assim, a maior parte dos laboratórios de diagnóstico desenvolveu estratégias para sequenciar simultaneamente diversas centenas de éxons de genes-chave. As matrizes de DNA também são usadas para identificar alterações no número de cópias (amplificações ou deleções).

Marcadores Tumorais (p. 343)

Os marcadores tumorais são moléculas derivadas de tumor ou associadas a eles que são detectadas no sangue ou em outros fluidos corporais. Eles não são métodos principais de diagnóstico, mas, em vez disso, adjuntos do diagnóstico que podem ser usados para triagem em grandes populações. Eles também são úteis para determinar as respostas terapêuticas ou a recidiva tumoral. Na maior parte dos casos, os marcadores tumorais não são específicos para uma neoplasia maligna, de forma que níveis elevados devem ser interpretados no contexto de outras possíveis patologias (Tabela 7-8).

TABELA 7-8 Marcadores Tumorais Selecionados

Marcadores Tumorais	Tipos de Tumor
Hormônios	
Gonadotrofina coriônica humana	Tumores trofoblásticos, tumores testiculares não seminomatosos
Calcitonina	Carcinoma medular da tireoide
Catecolamina e metabólitos	Feocromocitoma e tumores relacionados
Hormônios ectópicos	Hormônio adrenocorticotrópico (ACTH) no câncer de pulmão de pequenas células
Antígenos Oncofetais	
AFP	Câncer das células do fígado, tumores não seminomatosos de células germinativas do testículo
CEA	Carcinomas do colo intestinal, pâncreas, pulmão, estômago e coração
Isoenzimas	
Fosfatase ácida prostática	Câncer de próstata
Enolase neurônio-específica	Câncer de pequenas células do pulmão, neuroblastoma
Proteínas Específicas	
Imunoglobulinas	Mieloma múltiplo e outras gamopatias
Antígeno específico da próstata e antígeno de membrana próstata-específico	Câncer de próstata
Mucinas e Outras Glicoproteínas	
CA-125	Câncer de ovário
CA-19-9	Câncer de colo intestinal, câncer pancreático
CA-15-3	Câncer de mama
Marcadores de DNA Fora da Célula	
Mutantes da *TP53, APC, RAS* nas fezes e soro	Câncer de colo intestinal
Mutantes da *TP53* e *RAS* nas fezes e soro	Câncer pancreático
Mutantes da *TP53* e *RAS* no escarro e soro	Câncer de pulmão
Mutantes da *TP53* na urina	Câncer de bexiga

Alguns exemplos seguem abaixo:

- O *antígeno específico da próstata (PSA)* elaborado pelo epitélio prostático; níveis elevados podem refletir a presença de uma neoplasia maligna, mas também são observados na hipertrofia prostática benigna ou inflamação prostática.
- O *CEA* normalmente é produzido pelo intestino, fígado e pâncreas do feto e pode ser elaborado pelas neoplasias malignas de intestino, pâncreas, estômago e mama, bem como em condições não neoplásicas (como cirrose alcóolica, hepatite e colite ulcerativa).
- O *AFP* normalmente é produzido pelo saco vitelino fetal e pelo fígado; níveis elevados ocorrem nos tumores hepáticos e de células germinativas testiculares, mas também em condições não neoplásicas, como na cirrose e na hepatite.

8

Doenças Infecciosas

Princípios Gerais da Patogênese Microbiana (p. 349)

Apesar das vacinas e dos antibióticos, as doenças infecciosas contribuem significativamente para a mortalidade em indivíduos idosos e naqueles imunossuprimidos ou portadores de doenças crônicas. Em países em desenvolvimento, as doenças infecciosas – associadas à desnutrição e às más condições sanitárias de moradia – constituem seis das dez maiores causas de mortalidade, com a maioria ocorrendo em crianças com doenças respiratórias ou diarreicas.

Como os Microrganismos Causam Doença (p. 349)

Os seres humanos albergam um ecossistema complexo de flora microbiana (o *microbioma*) com dez vezes mais microrganismos do que células humanas. A maioria destes microrganismos é comensal, ocupando nichos que poderiam ser preenchidos por patógenos. Entretanto, quando as defesas normais do hospedeiro são atenuadas, mesmo a flora microbiana "saudável" pode causar infecções patogênicas. A maioria das doenças infecciosas é causada por organismos não comensais, com um amplo espectro de virulência. Microrganismos altamente infecciosos produzem doença em indivíduos saudáveis, enquanto outros microrganismos são minimamente patogênicos, necessitando de grandes exposições e/ou falhas significativas das defesas do hospedeiro.

Rotas de Entrada dos Microrganismos (p. 350)

As barreiras que evitam a entrada de microrganismos no corpo incluem as superfícies cutâneas e mucosas intactas, seus produtos secretórios (lisozima na lágrima, ácido no estômago) e células e proteínas da imunidade do hospedeiro. Na pele e no trato gastrointestinal (GI) uma população substancial de flora normal também evita que novos microrganismos se estabeleçam através da eliminação de nichos não ocupados. Microrganismos bem-sucedidos se aproveitam de falhas na barreira ou apresentam fatores de virulência que os possibilitam contornar estas barreiras.

- *Pele* (p. 350) inclui uma camada externa queratinizada, ácidos graxos e baixo pH.

  - Estas barreiras podem ser quebradas diretamente (p. ex., esquistossomíase) ou por meio de danos na pele que permitem o acesso de microrganismos menos virulentos (p. ex., pele macerada, cortes, queimaduras, acessos intravenosos ou picadas de inseto).

- *Trato GI* (p. 350) inclui ácido gástrico, bile pancreática, enzimas líticas, um revestimento mucoso, defensinas e imunoglobulina A (IgA) secretada.

  - Estas barreiras são perdidas em casos de baixa acidez gástrica, antibióticos que alteram a flora normal, perda de função pancreática ou redução da motilidade intestinal.

226 • Patologia Geral

- *Trato respiratório* (p. 351) inclui atividade do epitélio ciliado brônquico, um revestimento mucoso, defensinas, IgA secretada e macrófagos alveolares.
  - O comprometimento destas barreiras inclui a quebra do mecanismo de limpeza mucociliar (p. ex., pelo tabagismo) e quando a capacidade de eliminação por macrófagos do hospedeiro é ineficaz (p. ex., na tuberculose).

- *Trato urogenital* (p. 351) inclui a lavagem frequente da bexiga pela urina; na vagina, o catabolismo do glicogênio por lactobacilos comensais normais abaixa o pH e reduz o crescimento fúngico.
  - Estas barreiras são perdidas em casos de atonia vesical, obstrução do fluxo ou refluxo; antibióticos que matem os lactobacilos e tornam a vagina suscetível à infecção por cândida.

- *Transmissão vertical* (p. 352) reflete a infecção da mãe para o feto ou recém-nascido.
  - Transmissão placento-fetal durante a gestação. Efeitos no desenvolvimento do feto irão depender de quando ocorreu a infecção durante a gestação; a infecção por rubéola durante o primeiro trimestre pode ser devastadora, enquanto a mesma no terceiro trimestre possui pouco efeito.
  - Transmissão durante o parto (p. ex., gonorreia e clamídia).
  - Transmissão pós-natal pelo leite materno (p. ex., *citomegalovírus* [CMV], *vírus da imunodeficiência humana* [HIV] e *vírus da hepatite B* [HBV]).

Dispersão e Disseminação de Microrganismos no Corpo *(p. 352)*

Alguns microrganismos se proliferam localmente; outros penetram a barreira epitelial e se espalham distalmente por via linfática, sangue ou nervos, de forma que as manifestações da doença ocorrem em sítios distantes da entrada no organismo. Após ganhar acesso ao novo hospedeiro, a maioria dos organismos possui predileção por um ou mais sítios específicos, o que é denominado de *tropismo* tecidual. As consequências da disseminação de patógenos dependem da virulência microbiana, magnitude e padrão de semeadura e da resposta imune do hospedeiro. Portanto, a dispersão esporádica na corrente sanguínea de microrganismos com baixa virulência (como ocorre durante a escovação dentária) é geralmente bem tolerada; entretanto, a bacteremia disseminada pode apresentar morbidade significativa e até mesmo mortalidade, pelo seu potencial de causar uma síndrome de resposta inflamatória sistêmica (Cap. 4).

Eliminação do Corpo e Transmissão de Microrganismos *(p. 353)*

Para efeito de propagação microbiana, as estratégias de saída são tão importantes quanto as utilizadas pelo microrganismo para inicialmente infectar seu hospedeiro. Os microrganismos podem ser transmitidos de pessoa a pessoa pelas vias respiratória, fecal-oral, sexual ou transplacentária. A transmissão do animal para o humano pode ocorrer por contato direto ou ingestão (*infecções zoonóticas*); alternativamente, insetos ou artrópodes vetores podem passivamente disseminar a infecção ou servir como hospedeiros necessários para a replicação e o desenvolvimento do patógeno. Alguns microrganismos são resistentes e podem sobreviver longos períodos na poeira, no alimento ou na água; outros podem necessitar de uma transmissão rápida e exigir contato direto pessoa a pessoa.

Interações Hospedeiro-Patógeno *(p. 353)*

Defesas do Hospedeiro Contra Infecção *(p. 353)*

Além da função da barreira do hospedeiro, os sistemas imunes inato e adaptativo são críticos na prevenção da infecção ou, por fim, em sua erradicação (Cap. 6). Em alguns casos, um impasse entre hospedeiro e microrganismo resulta em um estado de latência microbiana sem muita patogenia. Entretanto, uma subsequente redução da imunidade do hospedeiro pode resultar em agressiva reativação e doença (p. ex., infecção latente pelo vírus Epstein-Barr [EBV] ou tuberculose).

Escape Imune por Microrganismos (p. 354)

O escape imune é um importante determinante da virulência microbiana. Os mecanismos incluem os seguintes (Fig. 8-1):

- *Variação antigênica*: isto é importante para escapar das defesas do hospedeiro mediadas por anticorpos que podem bloquear a adesão microbiana ou facilitar a fagocitose e a ativação do complemento. Os mecanismos de variação antigênica incluem uma troca genética indiscriminada, eventos de recombinação e mutação (Tabela 8-1).
- *Resistência a peptídeos antimicrobianos (p. ex., defensinas e catelicidinas)*: conseguido pela alternância de carga da superfície da membrana e hidrofobicidade para inibir a ligação

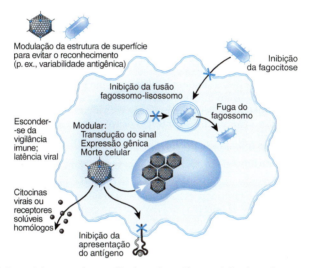

Figura 8-1 Visão geral dos mecanismos utilizados pelos patógenos virais e bacterianos para evadir a imunidade inata e adaptativa. *(Modificada com permissão de Finlay B, Mcfadden G: Anti-immunology: evasion of the host immune system by bacterial and viral pathogens. Cell 2006;124:767-782.)*

TABELA 8-1 Mecanismos de Variação Antigênica

Tipo	Exemplo	Doença
Elevada taxa de mutação	HIV Vírus influenza	AIDS Influenza
Recombinação genética	Vírus influenza Rotavírus	Influenza Diarreia
Rearranjo genético (p. ex., recombinação de gene, conversão de gene, inversão sítio-específica)	*B. burgdorferi* *N. gonorrhoeae* *Trypanosoma* sp. *Plasmodium* sp.	Doença de Lyme Gonorreia Doença do sono africana Malária
Grande diversidade de sorotipos	Rinovírus *S. pneumoniae*	Resfriados Pneumonia Meningite

de peptídeo ou pela produção de proteases para degradar peptídeos ou bombas para exportá-los.

- *Resistência à morte por fagócitos*: componentes de algumas cápsulas microbianas podem evitar a fagocitose ou a lise mediada por complemento. Os microrganismos também podem resistir à toxicidade intracelular ou produzir proteínas que matam fagócitos, evitam a sua migração ou diminuem a sua "explosão" oxidativa.

- *Escape da apoptose e manipulação do metabolismo da célula hospedeira*: proteínas que modulam a apoptose da célula hospedeira ou vias de autofagia podem conferir aos vírus ou outros patógenos intracelulares tempo suficiente para se replicarem, entrarem em latência ou até mesmo transformarem a célula.

- *Resistência às defesas do hospedeiro mediadas por citocina, quimiocina e complemento*: proteínas microbianas podem degradar ou inibir mediadores proteicos de imunidade da célula hospedeira; vírus podem produzir homólogos de citocinas que funcionam como antagonistas.

- *Escape do reconhecimento por células T auxiliadoras CD4+ e células T citotóxicas CD8+*: isto pode ocorrer por controle a jusante de moléculas do complexo de principal histocompatibilidade (MHC), necessárias para a apresentação de fragmentos de antígenos às células T.

- *Explorar mecanismos imunorreguladores para o controle a jusante das respostas de células T*: a "exaustão de células T" é uma consequência de infecções crônicas, causada pela regulação a montante de vias imunes inibitórias, como PD-1 (Cap. 6).

- *Esconder-se*: a replicação em sítios inacessíveis à resposta imune do hospedeiro, a invasão rápida das células hospedeiras antes da resposta imune se tornar eficaz, infecções virais latentes, cistos parasitários e a infecção de leucócitos causando sua disfunção.

Efeitos Danosos da Imunidade do Hospedeiro (p. 355)

A resposta imune do hospedeiro aos microrganismos pode ser patológica:

- Respostas granulomatosas podem sequestrar patógenos, mas podem causar dano tecidual secundário e fibrose (p. ex., *Mycobacterium tuberculosis*).
- Dano hepático seguido da infecção por HBV se deve à destruição imune de hepatócitos infectados.
- Anticorpos direcionados contra antígenos bacterianos podem reagir cruzadamente com moléculas do hospedeiro (p. ex., doença cardíaca reumática) ou formar imunocomplexos que se alojam nos leitos vasculares (p. ex., glomerulonefrite pós-estreptocócica).
- Inflamação crônica e dano epitelial podem levar à malignidade (p. ex., *Helicobacter pylori* e câncer gástrico).

Infecções em Pessoas com Imunodeficiências (p. 356)

A natureza das infecções depende de quais mecanismos efetores estão prejudicados.

- Imunodeficiências genéticas:
  - *Deficiências de anticorpos*: a agamaglobulinemia ligada ao X está associada a infecções por *Streptococcus pneumoniae*, *Haemophilus influenzae*, *Staphylococcus aureus*, rotavírus e enterovírus.
  - *Proteínas do complemento*: associada a infecções por bactérias encapsuladas (p. ex., *S. pneumoniae* para componentes iniciais do complemento e *Neisseria meningitidis* para elementos tardios [C5 a C9]).
  - *Função do Neutrófilo*: infecções por *S. aureus*, bactérias Gram-negativas e fungos.
  - *Deficiências de células T*: infecções por patógenos intracelulares (p. ex., vírus e alguns parasitos); defeitos na geração de T_H1 aumentam o risco de infecções por micobactérias atípicas e defeitos na geração de T_H17 estão associados à candidíase mucocutânea crônica.
- Imunodeficiências adquiridas: a aniquilação das células T auxiliares pelo HIV está associada a uma variedade de infecções; muitos já eram patógenos bem reconhecidos

antes da síndrome da imunodeficiência adquirida (AIDS), enquanto outros (*herpesvírus do sarcoma de Kaposi* [KSHV], criptococos e *Pneumocystis*) eram incomuns. A desnutrição também debilita grandemente as defesas imunes.

- Imunossupressão no transplante de órgãos ou durante enxerto de medula óssea torna os pacientes suscetíveis a virtualmente qualquer organismo, incluindo microrganismos ambientais comuns (*Aspergillus* e *Pseudomonas*).
- Doenças dos órgãos além do sistema imune também tornam os pacientes suscetíveis a organismos específicos. A falta de função esplênica na doença falciforme aumenta o risco de infecção por bactérias encapsuladas (*S. pneumoniae*) e pacientes com fibrose cística comumente adquirem infecções por *Pseudomonas*.

Danos ao Hospedeiro (p. 356)

As doenças infecciosas resultam da interação entre as características de virulência microbiana e as respostas imunes do hospedeiro. Os agentes infecciosos causam dano por:

- Penetrar nas células e diretamente causar morte celular.
- Liberar toxinas que matam as células à distância.
- Liberar enzimas que degradam componentes teciduais.
- Danificar vasos sanguíneos, causando necrose isquêmica.
- Induzindo respostas celulares inflamatórias do hospedeiro, que danificam direta ou indiretamente os tecidos.

Mecanismos de Lesão Viral (p. 356) (Fig. 8-2)

Os vírus possuem *tropismo* tecidual, que irá ditar quais tecidos serão lesionados. Determinantes de tropismo viral incluem:

- Ligação a proteínas específicas da superfície celular (HIV se liga ao CD4 e ao receptor de quimiocina CXCR4 das células T).
- Proteases tipo-celular específicas podem ser necessárias para permitir a ligação (ativação de protease do hospedeiro pela hemaglutinina do vírus influenza).
- Fatores de transcrição tipo-celular específicos (vírus JC pode proliferar apenas em oligodendrócito).
- Barreiras físicas, temperatura local e pH (enterovírus resistem ao ácido e enzimas estomacais).

Uma vez dentro das células, os vírus podem causar danos por:

- Efeitos citopáticos diretos:
  - Inibição de síntese de DNA, RNA ou proteína do hospedeiro.
  - Produção de enzimas degradativas ou proteínas tóxicas.
  - Indução de apoptose.
  - Dano à membrana plasmática (HIV).
  - Lise às células (rinovírus e vírus influenza).
- Induzindo uma resposta imune antiviral no hospedeiro:
  - Células T citotóxicas ou células *natural killers* (NK).
- Transformação de células infectadas (Cap. 7).

Mecanismos de Lesão Bacteriana (p. 357)

Virulência Bacteriana (p. 357)

O dano microbiano depende da habilidade da bactéria infectante de se aderir às células hospedeiras, invadir as células e tecidos ou produzir toxinas.

- Genes de virulência estão frequentemente agrupados no genoma microbiano na forma de *ilhas de patogenicidade.*

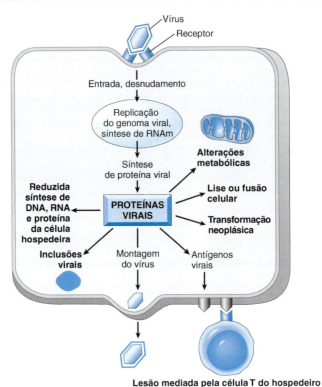

Figura 8-2 Mecanismos pelos quais os vírus podem causar lesão celular.

- Plasmídeos e bacteriófagos são elementos genéticos móveis que podem codificar e transferir fatores de virulência entre diferentes bactérias (p. ex., toxinas ou resistência a antimicrobiano).
- Em grandes populações microbianas, a expressão de fator de virulência pode ser coordenada pela secreção de peptídeos que ativam genes específicos na população, um processo denominado de *quorum sensing*.
- Comunidades de bactérias – particularmente em associação com superfícies artificiais (p. ex., cateteres e articulações artificiais) – podem formar *biofilmes*, onde os organismos vivem no interior de um "limo" viscoso de polissacarídeo que facilita a adesão e também inibe tentativas de eliminação por células imunes ou impregnação por antimicrobiano.

Adesão Bacteriana à Célula Hospedeira (p. 358)

Adesinas bacterianas são moléculas de superfície que se ligam às células hospedeiras específicas ou à matriz; além de serem o primeiro passo na infecção, as especificidades das adesinas também podem influenciar no tropismo tecidual.

Pili são proteínas filamentosas de superfície bacteriana que também podem mediar a adesão. Além disso, estas podem ser alvo das respostas imunes; a variação do pilus é um mecanismo utilizado por *Neisseria gonorrhoeae* para escapar da eliminação imune.

Virulência de Bactérias Intracelulares (p. 358)

Bactérias intracelulares podem matar a célula hospedeira por replicação rápida e lise (*Shigella* e *Escherichia coli*). Alternativamente, podem permitir uma viabilidade

Doenças Infecciosas **231**

celular continuada enquanto escapam de defesas intracelulares e se proliferam no interior de endossomas (*M. tuberculosis*) ou citoplasma (*Listeria monocytogenes*).

Toxinas Bacterianas (p. 358)

As toxinas bacterianas podem ser tanto endotoxinas (componentes intrínsecos da parede celular) ou exotoxinas (secretadas pela bactéria).

- *Endotoxina* (lipopolissacarídeos [LPS]) é um componente da parede celular de bactérias Gram-negativas, composto por um ácido graxo de cadeia longa comum (lipídio A) e uma cadeia variável de carboidrato (antígeno O). Baixas doses do componente lipídio A induzem um recrutamento de células inflamatórias protetoras e produção de citocinas. Entretanto, doses mais elevadas contribuem para choque séptico, coagulação intravascular disseminada e síndrome da angústia respiratória do adulto.
- *Exotoxinas* danificam os tecidos do hospedeiro por diversos mecanismos:

- Enzimas destroem a integridade tecidual por meio da digestão de proteínas estruturais.
- Exotoxinas alteram a sinalização intracelular; uma variedade de exotoxinas possui uma subunidade ligante (B) que libera um componente ativo (A) tóxico no interior do citoplasma da célula, onde modifica as vias de sinalização para causar disfunção ou morte celular (p. ex., em difteria, antraz ou cólera).
- Neurotoxinas que bloqueiam a liberação de neurotransmissores, causando paralisia (p. ex., em botulismo e tétano).
- Superantígenos que estimulam grande número de células T por meio da ligação de receptores das células T com moléculas MHC classe II em células apresentadoras de antígenos; o resultado é uma proliferação maciça de células T e liberação de citocina (p. ex., síndrome do choque tóxico devido a *S. aureus*).

Doenças Sexualmente Transmissíveis (p. 359 e Cap. 21 e 22) (Tabela 8-2)

- Grupos com maior risco de adquirir *doenças sexualmente transmissíveis* (DSTs) incluem adolescentes, homens que realizam sexo com homens e usuários de drogas endovenosas. As DSTs em crianças, a menos que adquiridas durante o parto, sugerem abuso sexual.
- A transmissão de DST requer contato direto pessoa a pessoa, pois o patógeno não sobrevive no ambiente; a transmissão geralmente ocorre a partir de indivíduos assintomáticos.
- Infecção por um organismo associado a DST aumenta o risco de DSTs adicionais; isto se deve ao fato dos fatores de risco serem os mesmos e a lesão de mucosa facilitar a coinfecção por múltiplos agentes.
- DST na gestação pode se disseminar para o feto tanto intraútero quanto durante o parto, resultando em dano grave.

Tipos de Respostas Inflamatórias à Infecção (p. 360)

Apesar de os microrganismos possuírem uma impressionante diversidade molecular, as respostas teciduais a eles seguem cinco padrões histológicos básicos (Tabela 8-3). Algumas ressalvas importantes:

- Padrões semelhantes podem ocorrer secundariamente a lesões físicas ou químicas ou em distúrbios inflamatórios primários.
- Diferentes tipos de reações do hospedeiro frequentemente ocorrem ao mesmo tempo devido a uma sobreposição de infecções ou processos.
- O mesmo microrganismo pode causar diferentes padrões em diferentes pacientes devido a respostas idiossincráticas do hospedeiro (p. ex., granulomas em pacientes exibindo *hanseníase tuberculoide* e necrose tecidual em pacientes exibindo *hanseníase lepromatosa*).

Inflamação Supurativa (Purulenta) (p. 360)

A inflamação supurativa (purulenta) é normalmente causada por bactérias piogênicas, na maioria cocos Gram-positivos extracelulares e bacilos Gram-negativos.

Patologia Geral

TABELA 8-2 Classificação das Doenças Sexualmente Transmissíveis Importantes

Patógenos	Doença ou Síndrome e Principal População Acometida		
	Homens	Mulheres	Ambos
Vírus			
HSV			Herpes primária e recorrente, herpes neonatal
HBV			Hepatite
Papilomavírus humano	Câncer de pênis (alguns casos)	Displasia e câncer cervical, câncer vulvar	Condiloma acuminado
HIV	AIDS		
Clamídia			
C. trachomatis	Uretrite, epididimite, proctite	Síndrome uretral, cervicite, bartholinite, salpingite e sequelas	Linfogranuloma venéreo
Micoplasmas			
Ureaplasma urealyticum	Uretrite		
Bactérias			
N. gonorrhoeae	Epididimite, prostatite, estenose uretral	Cervicite, endometrite, bartholinite, salpingite e sequelas (infertilidade, gestação ectópica, salpingite recorrente)	Uretrite, proctite, faringite, infecção gonocócica disseminada
T. pallidum			Sífilis
H. ducreyi			Cancroide
K. granulomatis			Granuloma inguinal (donovanose)
Protozoários			
Trichomonas vaginalis	Uretrite, balanite	Vaginite	

- Aumento da permeabilidade vascular e recrutamento de neutrófilos por quimioatrativos bacterianos.
- Lesões variam de pequenos microabscessos à totalidade de um lobo pulmonar; estas podem se resolver sem sequelas (pneumonia pneumocócica) ou gerar cicatriz (*Klebsiella*).

Inflamação Mononuclear e Granulomatosa (p. 361)

Inflamações mononucleares e granulomatosas são padrões típicos para vírus, bactéria intracelular, espiroquetas, parasitos intracelulares e helmintos.

- O tipo celular que predomina depende da resposta do hospedeiro a um patógeno em particular: plasmócitos em cancros de sífilis primária, linfócitos em infecções virais do cérebro ou macrófagos em infecções por *Mycobacterium avium-intracellulare* de pacientes com AIDS.
- Inflamação granulomatosa, caracterizada pelo acúmulo de macrófagos ativados, ocorre com organismos resistentes que desencadeiam uma resposta intensa de células T (*M. tuberculosis*).

Doenças Infecciosas

TABELA 8-3	Espectro das Respostas Inflamatórias à Infecção	
Tipo de Resposta	Patogênese	Exemplos
Infecção supurativa (purulenta)	Permeabilidade vascular aumentada Infiltração leucocitária (neutrófilos) Quimioatrativos a partir das bactérias Formação de "pus"	Pneumonia estafilocócica Abscessos teciduais
Inflamação mononuclear e granulomatosa	Infiltrado de células mononucleadas (monócitos, macrófagos, plasmócitos, linfócitos)	Sífilis
	Resposta imune mediada por células aos patógenos ("antígeno persistente") Formação de granuloma	Tuberculose
Reações citopáti-cas-citoprolife-rativas	Transformação viral das células Necrose ou proliferação (incluindo multinucleação) Ligada à neoplasia	Papilomavírus humano Herpesvírus
Necrose tecidual	Destruição mediada por toxina ou lise Ausência de células inflamatórias Processo rapidamente progressivo	*C. perfringens* Hepatite B
Inflamação crônica ou reparo	Lesão repetitiva leva à fibrose Perda do parênquima normal	Hepatite crônica (cirrose)
Sem reação	Severo comprometimento imune	*M. avium* na AIDS não tratada (deficiência de célula T) Mucormicose nos pacientes que sofreram transplante de medula óssea (neutropenia)

Reação Citopática-Citoproliferativa (p. 361)

A reação citopática-citoproliferativa normalmente acontece em infecções virais; ocorre proliferação celular e necrose com escassa inflamação.

- Outras características incluem corpos de inclusão (herpesvírus), células fusionadas (vírus do sarampo), bolhas (herpesvírus) ou excrescências verrucosas (papilomavírus).

Necrose Tecidual (p. 361)

A necrose tecidual é causada por infecções virais exuberantes (infecção fulminante por HBV), toxinas bacterianas secretadas (*Clostridium perfringens*) ou citólise direta das células hospedeiras por protozoários (*Entamoeba histolytica*); ocorre necrose tecidual grave na ausência de inflamação.

Inflamação Crônica e Cicatrização (p. 361)

Os desfechos variam de reparo completo até a formação de cicatriz; a formação excessiva de cicatriz pode causar disfunção. A inflamação pode ser grave apesar da escassez de organismos (*M. tuberculosis*).

Técnicas Especiais para Diagnosticar Agentes Infecciosos (p. 362)

Alguns agentes infecciosos podem ser diretamente observados em cortes histológicos de rotina corados por hematoxilina e eosina (p. ex., corpos de inclusão por CMV, *Candida* e *Mucor*,

234 • Patologia Geral

a maioria dos protozoários e todos os helmintos). Entretanto, a maioria dos microrganismos é mais bem visualizada após colorações especiais que se aproveitam de características particulares da parede celular. Culturas de fluidos ou tecidos de lesões podem ser realizadas para definir a espécie de organismos e para determinar a sensibilidade a fármacos. Títulos de anticorpos contra patógenos específicos também podem ser utilizados para diagnosticar a infecção; anticorpos IgM sugerem uma infecção aguda, enquanto anticorpos IgG sugerem algo mais remoto. Testes de amplificação de ácidos nucleicos são utilizados para diagnosticar *M. tuberculosis*, *Neisseria gonnorrhoeae* e *Clamydia trachomatis* e para quantificar HIV, HBV e HCV para monitorar a resposta ao tratamento.

Infecções Virais (p. 362; Tabela 8-4)

Infecções virais podem ser transitórias, latentes crônicas ou crônicas produtivas; também podem promover transformação celular e malignidade.

TABELA 8-4 Vírus Humanos e Doenças Virais Selecionadas

Sistema de Órgãos	Espécie	Doença
Respiratório	Adenovírus	Infecções do trato respiratório superior e inferior, conjuntivite, diarreia
	Rinovírus	Infecção do trato respiratório superior
	Vírus influenza A, B	Influenza
	Vírus sincicial respiratório	Bronquiolite, pneumonia
Digestivo	Vírus da caxumba	Caxumba, pancreatite, orquite
	Rotavírus	Gastroenterite da infância
	Norovírus	Gastroenterite
	Vírus da hepatite A	Hepatite viral aguda
	Vírus da hepatite B	Hepatite aguda ou crônica
	Vírus da hepatite D	Com HBV, hepatite aguda ou crônica
	Vírus da hepatite C	Hepatite aguda ou crônica
	Vírus da hepatite E	Hepatite transmitida de forma entérica
Sistêmico com erupções cutâneas	Vírus do sarampo	Sarampo
	Vírus da rubéola	Sarampo alemão (rubéola)
	VZV	Catapora, herpes *zoster*
	HSV-1	Herpes oral ("ferida labial")
	HSV-2	Herpes genital
Sistêmico com alterações hematopoiéticas	CMV	DIC
	EBV	Mononucleose infecciosa
	HIV-1 e HIV-2	AIDS
Febres por Arbovírus e hemorrágicas	Vírus do dengue 1-4	Febre hemorrágica da Dengue
	Vírus da febre amarela	Febre amarela
Verrugas cutâneas ou genitais	Papilomavírus	Condiloma: carcinoma cervical
SNC	Poliovírus	Poliomielite
	vírus JC	Leucoencefalopatia multifocal progressiva (oportunista)

Doenças Infecciosas 235

Infecções Agudas (Transitórias) (p. 362)

Vírus que causam infecções transitórias são estruturalmente heterogêneos, mas cada um desencadeia uma resposta imune que efetivamente elimina o vírus.

Sarampo (p. 363)

O sarampo é causado por um paramixovírus de RNA transmitido por gotículas respiratórias; é uma das principais causas de morbidade e mortalidade preveníveis com vacina ao redor do mundo.

- A replicação inicial ocorre no interior de células do epitélio respiratório superior, com subsequente disseminação para tecido linfoide local e, então, sistemicamente.
- Lesões ulceradas na mucosa oral próximas aos ductos de Stensen formam as manchas de *Koplik* patognomônicas. Ocorre marcada hiperplasia linfoide folicular e do centro germinativo, com células gigantes multinucleadas com corpos de inclusão eosinofílicos patognomônicos, denominados de *células Warthin-Finkeldey* (também observadas nos pulmões e escarro).
- A infecção pode causar crupe, pneumonia, diarreia, ceratite (com cicatrização e cegueira) e encefalite.
- As respostas mediadas por células-T controlam a infecção inicial; o exantema característico do sarampo é causado pela hipersensibilidade às células cutâneas infectadas pelo vírus. Imunidade mediada por anticorpos protege contra a reinfecção.
- Panencefalite esclerosante subaguda e encefalite por corpos de inclusão (em indivíduos imunocomprometidos) são complicações tardias raras.

Caxumba (p. 364)

A caxumba é causada por um paramixovírus que se dissemina por gotículas respiratórias.

- A replicação inicial é em gânglios linfáticos que drenam o trato respiratório superior, seguido de disseminação hematogênica para glândulas salivares e outros sítios.
- A infecção do epitélio dos ductos das glândulas salivares leva a descamação, edema e inflamação e ao quadro clássico de edema e dor das glândulas salivares.
- A disseminação também pode ocorrer para testículos, ovários, pâncreas e sistema nervoso central (SNC); meningite asséptica é a complicação extraglândula salivar mais comum (10% das infecções).
- Na orquite por caxumba, o edema contido na túnica albugínea pode comprometer o suprimento vascular e causar infarto.

Infecção por Poliovírus (p. 364)

A infecção por poliovírus é causada por um enterovírus de RNA, esférico e não encapsulado, transmitido pela via fecal-oral; outros enterovírus causam diarreia e exantemas (vírus coxsackie A), conjuntivite (enterovírus 70), meningite (vírus coxsackie e echovírus) e miopericardite (vírus coxsackie B).

- O vírus infecta via CD155, uma molécula de superfície que não está presente em outras espécies; não existe nenhum reservatório não humano.
- A multiplicação na mucosa intestinal e gânglios linfáticos é seguida de uma viremia transitória e febre; o envolvimento do sistema nervoso pode ocorrer por meio de viremia sistêmica ou transporte retrógrado via neurônios motores. Anticorpos antivirais controlam a doença.
- Apesar de geralmente assintomático, o poliovírus invade o SNC em um de cada 100 indivíduos infectados, replicando-se nos neurônios motores da medula espinal (causando paralisia muscular) ou tronco cerebral (*poliomielite bulbar*).

Patologia Geral

Vírus do Oeste do Nilo *(p. 365)*

O vírus do Oeste do Nilo é um flavivírus transmitido por artrópode (arbovírus); o grupo também inclui patógenos que causam a dengue e a febre amarela. Ele é transmitido por mosquitos (as aves são o principal reservatório viral), mas também já foi transmitido por transfusão, transplante de órgãos e por via transmamária e transplacentária.

- A replicação inicial ocorre nas células dendríticas da pele, as quais transportam o vírus para os gânglios linfáticos para posterior expansão; uma disseminação hematogênica subsequente pode levar à infecção neuronal no SNC. Complicações raras incluem hepatite, miocardite ou pancreatite. Indivíduos imunossuprimidos e idosos estão sob maior risco.
- Complicações no SNC (meningite, encefalite, meningoencefalite) se desenvolvem em aproximadamente um de cada 150 infecções clinicamente aparentes. A meningoencefalite possui uma taxa de 10% de mortalidade; os sobreviventes podem apresentar dano cognitivo e neurológico em longo prazo.

Febre Hemorrágica Viral *(p. 365)*

A *febre hemorrágica viral* (p. ex., Ebola, Marburg e Lassa) é uma infecção sistêmica causada por vírus de RNA envelopado pertencente a quatro famílias diferentes (arenavírus, filovírus, bunyavírus e flavivírus).

- A transmissão ocorre pelo contato com insetos ou animais infectados. Consequentemente, os vírus são, em geral, geograficamente restritos ao *habitat* de seus hospedeiros; os seres humanos não são o reservatório natural, mas podem eventualmente transmitir a infecção para outros humanos.
- As manifestações variam de doença aguda branda (febre, cefaleia, exantema, mialgia, neutropenia e trombocitopenia) a grave deterioração hemodinâmica com risco à vida e choque.
- A maioria destes vírus infecta células endoteliais e, portanto, manifestações hemorrágicas podem ser secundárias à disfunção endotelial ou plaquetária. Entretanto, a infecção de macrófago e célula dendrítica também pode resultar em grande liberação de citocina.

Infecções Latentes (Infecções por Herpesvírus) *(p. 365)*

A *latência é definida como sendo a persistência de genomas virais que não produzem vírus infecciosos*. A disseminação subsequente e/ou dano tecidual advém da reativação do vírus latente. Existem oito tipos de herpesvírus humano (HHV), os quais são vírus de DNA de dupla fita grandes e encapsulados; três subgrupos são definidos pela célula mais comumente infectada e pelo sítio de latência.

- Grupo α - infecta epitélio e produz infecções latentes nos neurônios (vírus herpes simplex [HSV]-1, HSV-2 e vírus varicella-zoster [VZV]).
- Grupo β - infecta linfócitos e pode estar latente em uma variedade de tipos celulares (CMV, HHV-6 e -7).
- Grupo γ - causa latência em células linfoides (EBV e KSHV/HHV-8).

Vírus Herpes Simplex *(p. 366)*

O HSV se replica na pele e nas membranas mucosas no local de inoculação inicial (usualmente orofaringe ou genitais), causando lesões vesiculares.

- Após a infecção epitelial, o vírus se dissemina para neurônios sensoriais associados e, então, por transporte axonal retrógrado para os gânglios dos neurônios sensoriais, para estabelecer uma infecção latente. Durante a reativação, os vírus se disseminam dos gânglios regionais novamente para a pele ou mucosas.
- As lesões por HSV variam de feridas labiais autolimitadas, gengivoestomatite (HSV-1) e feridas genitais (principalmente HSV-2) até infecções viscerais disseminadas ameaçadoras à vida (hepatite e broncopneumonites) e encefalite.

Doenças Infecciosas 237

- HSV-1 é também a principal causa infecciosa de cegueira de córnea nos Estados Unidos. A *ceratite herpética epitelial* reflete a citólise induzida pelo vírus do epitélio córneo superficial. A *ceratite herpética estromal* resulta em infiltrados de células mononucleares ao redor de ceratinócitos e células endoteliais; subsequente neovascularização, reparo e opacificação córnea levam à cegueira.
- Lesões clássicas por HSV incluem inclusões intranucleares rosa-arroxeadas grandes, contendo vírus (*inclusões Cowdry tipo A*), assim como sincícios multinucleados contendo inclusões.

Vírus Varicella-Zoster *(p. 367)*

VZV é transmitido por aerossóis, dissemina-se hematogenicamente e causa lesões cutâneas vesiculares disseminadas. A infecção aguda por VZV causa *catapora*; a reativação de VZV latente causa *herpes zoster*.

- Assim como HSV, o VZV infecta mucosas, pele e neurônios, estabelecendo uma infecção latente nos gânglios sensoriais.
- O *herpes zoster* ocorre quando o VZV latente nas raízes dos gânglios dorsais é reativado, infectando nervos sensoriais que transportam o vírus para a pele, causando lesões vesiculares dolorosas, tipicamente em uma distribuição dermátoma.
- O VZV também pode causar pneumonia intersticial, encefalite, mielite transversa e lesões viscerais necrosantes, particularmente em hospedeiros imunocomprometidos.
- As lesões de pele evoluem rapidamente de máculas para vesículas, classicamente se assemelhando a "gotas de orvalho em pétala de rosa". Histologicamente, as vesículas contêm bolhas de células epiteliais e inclusões intranucleares semelhantes ao HSV.

Citomegalovírus *(p. 367)*

O CMV é transmitido pelo leite materno, gotículas respiratórias, sangue e saliva, e pode possuir modos de transmissão transplacentária ("congênita"), venérea, fecal-oral, transfusional ou por transplante de órgãos.

- As infecções são normalmente assintomáticas em hospedeiros imunocompetentes, mas podem se manifestar como uma *síndrome semelhante à mononucleose* (febre, linfocitose atípica, linfadenopatia e hepatoesplenomegalia). O CMV pode infectar células dendríticas e causar imunossupressão transitória, mas grave; o vírus permanece latente em leucócitos.
- Em pacientes imunossuprimidos, o CMV pode causar colite ou pneumonia ameaçadora à vida; hepatite, coriorretinite e meningoencefalite também são morbidades significativas. O CMV é o patógeno viral oportunista mais comum na AIDS.
- Apesar de 95% dos bebês congenitamente infectados serem assintomáticos, o CMV pode produzir *doença de inclusão citomegálica* (*DIC*); as manifestações são semelhantes à eritroblastose fetal e incluem retardo do crescimento intrauterino, anemia hemolítica, icterícia e encefalite. Os bebês que sobrevivem geralmente apresentam déficits permanentes incluindo surdez e retardo mental.
- A infecção pelo CMV causa significativo aumento celular, com grandes inclusões intranucleares características circundadas por um halo claro e inclusões citoplasmáticas basofílicas menores.

Infecções Crônicas Produtivas *(p. 369)*

Em algumas infecções o sistema imune não é capaz de eliminar o vírus, resultando em viremia persistente. Altas taxas de mutação (p. ex., no HIV e no HBV) podem ser um mecanismo para escapar do sistema imune. O HIV é descrito no Capítulo 6; o HBV é discutido no Capítulo 18.

Infecções Virais Transformantes (p. 369)

Estes são vírus implicados em causar câncer em seres humanos (Cap. 7).

Vírus Epstein-Barr (p. 369)

Infecções por EBV ocorrem por contato próximo, incluindo saliva, sangue ou transmissão venérea.

- A infecção por EBV inicia-se nas células epiteliais da nasofaringe e da orofaringe, seguida de infecção de células B em tecidos linfoides subjacentes; o vírus se liga ao CD21, o receptor de C3d do sistema complemento.
- Em uma minoria de células B infectadas, o EBV possui uma infecção lítica produtiva, liberando mais vírus. Na maioria das células, o EBV estabelece uma infecção latente através dos genes que podem induzir a proliferação de células B, assim como a produção de anticorpos inespecíficos (*anticorpos heterófilos*); estes podem aglutinar eritrócitos de ovelha ou cavalo em laboratório (permitindo um diagnóstico presuntivo de EBV), mas não reagem ao EBV.
- O EBV causa *mononucleose infecciosa*, uma doença benigna, autolimitada, caracterizada por febre, fadiga, dor de garganta, linfocitose, linfadenopatia generalizada e esplenomegalia; também podem ocorrer hepatite e exantema. Os sintomas são secundários à resposta imune do hospedeiro:

  - Células T citotóxicas CD8+ (os *linfócitos atípicos* observados no sangue) reconhecem e lisam células B infectadas pelo EBV.
  - Proliferação reativa destas células T leva a linfadenopatia e esplenomegalia.

- A persistência do EBV em uma pequena população de células latentemente infectadas pode resultar em reativação tardia e proliferação de células B. Em indivíduos imunocomprometidos, o EBV está associado ao linfoma de célula B (Cap. 13); esse também contribui para alguns casos de *linfoma de Burkitt*.

Infecções Bacterianas (p. 373; Tabela 8-5)

Infecções Bacterianas Gram-Positivas (p. 373)

Infecções Estafilocócicas (p. 373)

Infecções estafilocócicas são características pela capacidade de destruição local; os organismos são cocos piogênicos (formadores de pus) que crescem em grupos.

- *S. aureus* causa uma variedade de infecções cutâneas (*furúnculos, carbúnculos, impetigo*), osteomielite, pneumonia, endocardite, intoxicação alimentar e síndrome do choque tóxico.
- Estafilococos menos virulentos causam infecções oportunistas em usuários de drogas endovenosas e em pacientes com cateteres ou próteses de valvas cardíacas (*Staphylococcus epidermidis*); *Staphylococcus saprophyticus* é uma causa comum de infecções do trato urinário.
- Fatores de virulência incluem:

  - Proteínas de superfície que permitem a adesão à célula hospedeira.
  - Enzimas que degradam proteínas do hospedeiro, promovendo invasão e destruição tecidual.
  - Toxinas que danificam as membranas da célula hospedeira (*hemolisinas*) ou induzem a descamação cutânea (toxinas esfoliativas), êmese (enterotoxinas) ou choque (superantígenos).

Doenças Infecciosas 239

TABELA 8-5	Patógenos Bacterianos Humanos Selecionados e Doenças Associadas	
Sistema de Órgãos	**Espécie**	**Apresentações Frequentes de Doença**
Respiratório	*S. pyogenes*	Faringite
	Corynebacterium diphtheriae	Difteria
	B. pertussis	Coqueluche
	S. pneumoniae	Pneumonia lobar
	M. tuberculosis	Tuberculose
	Legionella pneumophila	Doença do legionário
GI	*H. pylori*	Ulcera péptica
	Vibrio cholerae, E. coli enterotoxigênica	Gastroenterite não inflamatória
	Espécies de *Shigella*, espécies	Gastroenterite inflamatória
	de *Salmonella, Campylobacter jejuni,*	Febre entérica (tifoide)
	E. coli entero-hemorrágica	Colite pseudomembranosa
	Salmonella typhi	
	C. difficile	
Sistema nervoso	*N. meningitidis, S. pneumoniae,*	Meningite aguda
	H. influenza, L. monocytogenes	Intoxicações paralíticas, tétano
	C. tetani, C. botulinum	e botulismo
Urogenital	*E. coli, P. aeruginosa,*	Infecções do trato urinário
	espécies de *Enterococcus*	Gonorreia
	N. gonorrhoeae	Clamídia
	C. trachomatis	Sífilis
	T. pallidum	
Pele e tecido mole adjacente	*S. aureus*	Abscesso, celulite
	S. pyogenes	Impetigo, erisipela, fasciíte
	C. perfringens	necrosante
	B. anthracis	Gangrena gasosa
	P. aeruginosa	Antraz cutâneo
	M. leprae	Infecções de queimaduras
		Hanseníase
Infecção disseminada	*Y. pestis*	Peste
	B. burgdorferi	Doença de Lyme
	Espécies de *Brucella*	Brucelose (febre ondulante)
Infecção neonatal disseminada	*S. agalactiae, L. monocytogenes*	Bacteremia neonatal, meningite
	T. pallidum	Sífilis congênita

- A resistência aos antimicrobianos é um problema crescente nas infecções por *S. aureus*; *S. aureus* resistente à meticilina (MRSA) atualmente é considerado uma infecção virulenta adquirida comunitária.

Infecções Estreptocócicas e Enterocócicas *(p. 375)*

Infecções estreptocócicas e enterocócicas são causadas por cocos que crescem em pares ou cadeias. Os estreptococos são classificados de acordo com seu padrão de hemólise em ágar sangue: β (hemólise completa ou de halo claro), α (hemólise parcial ou verde) e γ (sem hemólise, raramente patogênico).

- Estreptococos β-hemolítico são agrupados de acordo com seus antígenos carboidratos (Lancefield):

  - Grupo A (*Streptococcus pyogenes*) causa faringite, febre escarlate, erisipela, impetigo, febre reumática, síndrome do choque tóxico, fasciíte necrosante e glomerulonefrite.

240 • Patologia Geral

- Grupo B (*Streptococcus agalactiae*) coloniza o trato genital feminino e causa corioamnionite na gestação, assim como sepse neonatal e meningite.
- Estreptococos α-hemolíticos incluem *S. pneumoniae*, uma causa comum de pneumonia e meningite comunitária do adulto.
- O grupo *viridans* inclui estreptococos α- e γ-hemolíticos, que constituem flora normal da cavidade oral, mas que são causas comuns de endocardite; *Streptococcus mutans* é a principal causa de cáries dentárias (metaboliza sacarose em ácido lático, o qual desmineraliza o esmalte dentário).
- *Enterococos* causam endocardite e infecções do trato urinário; muitos são resistentes a antimicrobianos.
- Fatores de virulência estreptocócicos incluem:

  - Cápsulas que resistem à fagocitose (*S. pyogenes* e *S. pneumoniae*).
  - *Proteínas M* que inibem a ativação do complemento (*S. pyogenes*).
  - Exotoxinas que causam febre e exantema (*S. pyogenes*) na febre escarlate.
  - *Pneumolisina* destrói membranas da célula hospedeira e danifica tecido (*S. pneumoniae*).

- Enterococos possuem uma cápsula antifagocitária e produzem enzimas que degradam tecidos do hospedeiro.
- Infecções estreptocócicas são caracterizadas por infiltrados neutrofílicos intersticiais difusos com destruição tecidual mínima do hospedeiro (exceto para algumas cepas virulentas de *S. pyogenes*, que causam uma fasciíte rapidamente progressiva e têm sido apelidadas de "bactéria comedora de carne").

Difteria (p. 376)

A difteria é causada por *Corynebacterium diptheriae*, um bastonete Gram-positivo delgado com terminações arredondadas; é transmitida por meio de aerossol ou exsudato cutâneo.

- A difteria é uma doença ameaçadora à vida caracterizada por um exsudato fibrinossupurativo orofaríngeo; o crescimento de *C. diphteriae* nesta membrana elabora uma exotoxina que lesiona coração, nervos e outros órgãos.
- A toxina diftérica é uma toxina de duas partes (A-B) codificada por fago que bloqueia a síntese de proteínas do hospedeiro. O fragmento B se liga à superfície celular e facilita a entrada da subunidade A; esta bloqueia a síntese proteica por meio de ribosilação (e inativação) do fator de alongamento-2 pela adenosina difosfato (ADP).

Listeriose (p. 377)

L. monocytogenes é um bacilo intracelular facultativo Gram-positivo que causa infecções alimentares graves.

- *Listeria* causa sepse e meningite em idosos e imunossuprimidos e infecções placentárias em mulheres gestantes com consequente infecção neonatal.
- *L. monocytogenes* expressa proteínas ricas em leucina, denominadas *internalinas*, que se ligam à E-caderina epitelial e promovem internalização; o bacilo, então, utiliza a listeriolisina O e duas fosfolipases para degradar a membrana do fagolisossomo e escapar para o citoplasma.
- No citoplasma, uma proteína bacteriana (ActA) induz a polimerização da actina para impulsionar a bactéria para o interior de células adjacentes.
- Macrófagos não ativados internalizam, mas não matam *Listeria*; macrófagos ativados por interferon-γ efetivamente fagocitam e matam a bactéria.
- *L. monocytogenes* induz inflamação exsudativa com numerosos neutrófilos.

Doenças Infecciosas 241

Antraz *(p. 377)*

Bacillus anthracis é um bacilo Gram-positivo formador de esporo prevalente em animais que possuem contato com solo contaminado por esporos.

- Os seres humanos contraem antraz através da exposição a produtos animais contaminados ou esporos em pó (uma arma biológica).
- Três principais síndromes causadas por antraz são conhecidas; em todos os casos, as lesões são caracterizadas por necrose com exsudato neutrofílico e macrofágico:
  - *Cutânea*: pápulas pruriginosas, indolores, que se tornam vesículas edematosas seguidas de uma escara negra.
  - *Inalação*: rapidamente leva a sepse, choque e frequentemente morte.
  - *GI*: contraída por ingestão de carne contaminada; causa diarreia sanguinolenta grave e frequentemente morte.
- A toxina do antraz é composta de uma subunidade B envolvida na endocitose da toxina e uma subunidade A de dois tipos diferentes:
  - *Fator de edema* converte adenosina trifosfato (ATP) em adenosina monofosfato cíclico (AMPc), a qual causa efluxo celular de água.
  - *Fator letal* é uma protease que causa morte celular por meio da destruição das quinases proteíno-quinases mitógeno-ativadas.

Nocardia *(p. 378)*

Nocardia são bactérias Gram-positivas aeróbias que crescem em cadeias ramificadas; também se coram com protocolos álcool-ácido modificados (coloração Fite-Faraco).

- *Nocardia* são encontradas no solo e causam infecções oportunistas em hospedeiros imunocomprometidos.
- *Nocardia asteroides* causa infecções respiratórias indolentes, frequentemente com disseminação para SNC; *Nocardia brasiliensis* infecta a pele.
- *Nocardia* induz respostas supurativas, circundadas por tecido de granulação e fibrose.

Infecções Bacterianas Gram-negativas *(p. 379)*

Infecções por Neisseria *(p. 379)*

Infecções por *Neisseria* são causadas por diplococos Gram-negativos aeróbios; normalmente possuem necessidades rígidas para crescimento *in vitro* (p. ex., ágar enriquecido com sangue de ovelha ["chocolate"]).

- *N. meningitidis* é uma causa importante de meningite bacteriana, particularmente em crianças menores de 2 anos de idade; existem 13 sorotipos diferentes.
  - As bactérias colonizam a orofaringe (10% da população é colonizada a qualquer momento) e são transmitidas por gotículas respiratórias.
  - A meningite ocorre quando o indivíduo se infecta por sorotipos dos quais não é previamente imune (p. ex., em acampamentos militares ou dormitórios universitários).
- *Neisseria gonorrhoeae* é a segunda infecção bacteriana transmitida sexualmente mais comum nos Estados Unidos (após a *Clamydia*).
  - No sexo masculino causa uretrite sintomática; no sexo feminino é frequentemente assintomática e pode levar a doença inflamatória pélvica, infertilidade e gravidez ectópica.
  - Infecções disseminadas em adultos causam artrite séptica e exantema hemorrágico.
  - Infecções neonatais causam cegueira e, raramente, sepse.

242 Patologia Geral

- Fatores de virulência incluem uma cápsula que inibe opsonização e variação antigênica para escapar da resposta imune:
- *Pili* adesivo sofre recombinação genética.
- Proteínas adesivas OPA da membrana externa (assim denominadas porque tornam a colônia opaca) sofrem mudança na fase de leitura de cinco nucleotídeos.
- Falhas no sistema complemento do hospedeiro levam a infecções mais graves.

Coqueluche (p. 380)

Coqueluche é causada pela *Bordetella pertussis*, um cocobacilo Gram-negativo; é uma doença altamente contagiosa caracterizada por paroxismos de tosse violenta (coqueluche). A incidência tem aumentado nos últimos anos, com epidemias em 2005, 2010 e 2012, potencialmente causadas por uma vacina acelular menos eficaz.

- A expressão coordenada de fatores de virulência é regulada pelo *locus gênico de virulência da Bordetella* (*bvg*):
  - Hemaglutinina se liga a carboidratos do epitélio respiratório e integrinas Mac-1 de macrófagos.
  - A toxina *pertussis* ADP-ribosila inativa as proteínas ligantes de nucleotídeo guanina; proteínas G não conseguem realizar a transdução de sinais e os cílios do epitélio brônquico são paralisados.
- A infecção causa laringotraqueobronquite com erosão de mucosa e exsudato mucopurulento associado à notável linfocitose periférica.

Infecção por Pseudomonas (p. 380)

A infecção por *Pseudomonas* é causada por *Pseudomonas aeruginosa*, um bacilo aeróbio Gram-negativo oportunista.

- Este patógeno é frequentemente observado em pacientes com fibrose cística, queimaduras ou neutropenia e é uma infecção comumente adquirida em ambiente hospitalar. Também causa ceratite córnea em usuários de lentes de contato e otite externa (ouvido de nadador) em hospedeiros normais.
- Os fatores de virulência incluem:
  - *Pili* e proteínas de adesão que se ligam às células epiteliais e mucina pulmonar.
  - Endotoxina que causa sepse Gram-negativa e coagulação intravascular disseminada.
  - Exotoxina A que inibe a síntese proteica pelos mesmos mecanismos da toxina diftérica.
  - Fosfolipase C que lisa eritrócitos e degrada surfactante e uma elastase que degrada IgG e matriz extracelular (MEC).
  - Componentes contendo ferro que são tóxicos para o endotélio.
  - Em pacientes com fibrose cística o organismo secreta um exopolissacarídeo (alginato) que forma um biofilme viscoso, protegendo as bactérias dos anticorpos, complemento, fagócitos e antibióticos.
- A pneumonia por *Pseudomonas* pode causar necrose tecidual extensa por meio de invasão vascular com subsequente trombose. Infecções cutâneas originam lesões cutâneas hemorrágicas e necróticas bem delimitadas, *ectima gangrenoso*.

Peste (p. 381)

Yersinia é uma bactéria Gram-negativa intracelular facultativa com três espécies clinicamente importantes:

- *Yersinia pestis* causa a peste; é transmitida a partir de roedores para seres humanos por aerossóis ou picadas de pulgas.

Doenças Infecciosas   243

- *Yersinia enterocolitica* e *Yersinia pseudotuberculosis* causam ileíte e linfadenite mesentérica transmitida por via fecal-oral.
- *Yersinia* se prolifera em tecidos linfoides; os fatores de virulência incluem:

  - Toxinas *Yersinia* (denominadas *Yops*) que são injetadas nos fagócitos do hospedeiro por um mecanismo semelhante a uma seringa; as toxinas bloqueiam a fagocitose e a produção de citocina.
  - Um biofilme que obstrui o trato GI da pulga, forçando-a a regurgitar antes de se alimentar e, portanto, garantindo a infecção.

- A peste causa aumento expressivo de gânglios linfáticos (*bubões*), pneumonia e sepse, com grande proliferação bacteriana, necrose tecidual e infiltrados neutrofílicos.

Cancroide (Cancro mole) (p. 381)

O cancroide (cancro mole) é uma infecção genital ulcerativa aguda, venérea, causada por *Haemophilus ducreyi*, mais comum na África e Sudeste da Ásia; as ulcerações provavelmente servem como um importante cofator na transmissão do HIV.

Granuloma Inguinal (p. 382)

O granuloma inguinal é uma doença sexualmente transmissível causada por *Klebsiella granulomatis*, um cocobacilo encapsulado pequeno.

- A infecção se inicia na forma de uma pápula na genitália ou sítios extragenitais (mucosa oral ou faringe) que ulcera e sofre granulação para formar uma massa mole e indolor, com hiperplasia epitelial proeminente nas bordas.
- Caso não seja tratada, a lesão pode cicatrizar e causar estenose uretral, vulvar ou anal; também está associada a formação de cicatriz linfática e linfedema da genitália externa.

Micobactérias (p. 382)

Micobactérias são bacilos aeróbios que crescem em cadeias e possuem uma parede celular cerosa composta de ácido micólico; a parede celular retém certos corantes após tratamento ácido (por isso recebe o nome de *bacilo álcool-ácido resistente*).

Tuberculose (p. 382)

A tuberculose é causada por *M. tuberculosis*; afeta mais de um bilhão de pessoas ao redor do mundo e mata 1,4 milhão delas anualmente. Existem aproximadamente 10.000 novos casos de tuberculose nos Estados Unidos anualmente, a maioria em imigrantes, moradores de rua, presidiários ou indivíduos infectados pelo HIV. É transmitida de pessoa a pessoa na forma de aerossol e está se tornando cada vez mais resistente a múltiplos fármacos.

- A *infecção* representa apenas a presença dos organismos e, na maioria dos casos, não causa *doença* clínica.
- *M. tuberculosis* não secreta toxinas e sua virulência baseia-se nas propriedades de sua parede celular.
- O reconhecimento dos organismos causadores de tuberculose pelo hospedeiro envolve múltiplos padrões moleculares inatos associados a patógeno (lipoproteínas e glicolipídios) que ativam receptores Toll-like (TLR)-2 e -9.
- Os desfechos da infecção dependem da imunidade do hospedeiro (Fig. 8-3); respostas podem tanto controlar as infecções, como contribuir para manifestações patológicas da doença:

  - Infecções levam a indução de resposta de hipersensibilidade tardia mediada por T_H-1 (Cap. 6), que ativa os macrófagos (via interferon-γ) a:
    - Promover endocitose e morte via óxido nítrico (NO) e/ou autofagia.

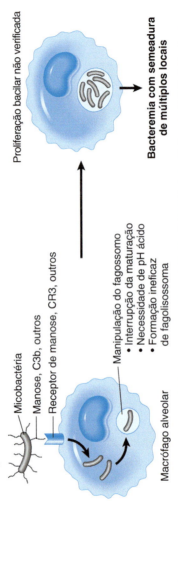

Figura 8-3 A sequência de eventos após a inalação de *M. tuberculosis* e o desenvolvimento da imunidade mediada por célula T. **A,** Eventos ocorrendo durante a infecção inicial, antes da ativação da imunidade mediada por célula T.

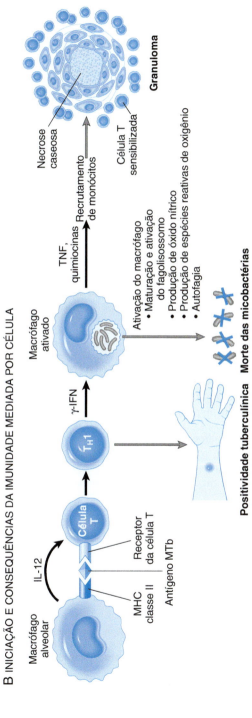

Figura 8-3 (cont.) B. Geração e consequências da imunidade mediada por células T. Resistência ao organismo corresponde ao aparecimento de um teste tuberculínico positivo. *IFN-γ,* interferon-γ; *MTB, M. tuberculosis.*

- Promover atividade citocida através de produção de fator de necrose tumoral e defensina.
- Circundar microrganismos com inflamação granulomatosa.

- *Granulomas caseosos* são característicos; necrose central é circundada por linfócitos e macrófagos ativados.
- Imunidade de células T à micobactéria pode ser detectada por um teste cutâneo de tuberculina (*derivado proteico purificado* [PPD]); o teste demonstra apenas sensibilização prévia de células-T a antígenos micobacterianos e não discrimina infecção e doença.

- Na maioria dos indivíduos (95%), a infecção primária é assintomática.

- Granulomas formados em resposta à infecção tipicamente envolvem o ápice pulmonar e o gânglio linfático de drenagem: estes são chamados de *complexo de Ghon.*
- O eventual controle da infecção deixa para trás apenas um pequeno resíduo – um pequeno nódulo fibrocalcificado no sítio, onde organismos viáveis podem permanecer no interior de granulomas, dormentes por décadas.

- Cinco por cento das infecções primárias são sintomáticas, com consolidação lobar, adenopatia hilar e efusões pleurais.

- Raramente, disseminação hematogênica leva a meningite tuberculosa e *tuberculose miliar* sistêmica.
- Mais de 50% dos pacientes com deficiência imune grave irão apresentar envolvimento extrapulmonar.

- A tuberculose secundária ocorre em um hospedeiro previamente exposto, classicamente envolvendo os ápices pulmonares.

- Caso a imunidade decline, a infecção pode reativar para produzir doença contagiosa com substancial morbidade e mortalidade.
- Classicamente, pela sensibilização prévia de células T, existe mais dano tecidual com cavitação pulmonar apical e aumento das manifestações sistêmicas com febre baixa, suores noturnos e perda de peso.

- O HIV está associado a um risco aumentado de tuberculose por causa da redução da imunidade de células T.
- O diagnóstico da tuberculose pode ser feito por:

- Identificação de bacilos álcool-ácido resistentes no escarro ou tecido.
- Cultura a partir de escarro ou tecido (permite teste de sensibilidade a antimicrobiano).
- Reação da polimerase em cadeia (altamente sensível).

Complexo *Mycobacterium avium* (p. 389)

Esta bactéria ambiental comum causa infecções amplamente disseminadas em hospedeiros imunocomprometidos caracterizadas por organismos álcool-ácido resistentes em abundância no interior de macrófagos.

Hanseníase (p. 390)

A hanseníase, também conhecida como doença de Hansen, é uma infecção de progressão lenta causada por *Mycobacterium leprae*; afeta a pele e os nervos periféricos com resultantes deformidades.

- *M. leprae* inalados são fagocitados por macrófagos pulmonares e se disseminam hematogenicamente; entretanto, estes se replicam apenas em tecidos mais frios da periferia.
- *M. leprae* não secreta toxinas e sua virulência está baseada nas propriedades de sua parede celular.
- A hanseníase possui dois padrões de doença (dependendo da resposta imune do hospedeiro):

- *Hanseníase tuberculoide*: associada à resposta T_H1 (IFN-γ), com inflamação granulomatosa extensa e com poucos bacilos. Clinicamente, ocorrem lesões cutâneas descamativas, secas, insidiosas com ausência de sensibilidade, com envolvimento assimétrico dos nervos periféricos. Anestesia local com atrofia da pele e músculo aumenta o risco de trauma com úlceras crônicas e autoamputação de dígitos.
- *Hanseníase lepromatosa (anérgica)*: associada a uma resposta T_H2 relativamente ineficaz, com grandes coleções de macrófagos repletos de lipídios sobrecarregados de bacilos. Clinicamente ocorrem espessamentos e nódulos cutâneos desfigurantes, com dano ao sistema nervoso devido à invasão de micobactérias no interior de macrófagos perineurais e células de Schwann. Os testículos são, em geral, amplamente envolvidos, levando a esterilidade.

Espiroquetas (p. 392)

Espiroquetas são bactérias helicoidais Gram-negativas contendo flagelos; uma membrana externa de revestimento pode mascarar os antígenos bacterianos das respostas imunes do hospedeiro.

Sífilis (p. 392)

A sífilis é causada pelo *Treponema pallidum*, transmitido de forma venérea ou transplacentária (sífilis congênita). Uma resposta de hipersensibilidade tardia T_H1 com ativação de macrófagos parece ser importante no controle da infecção, mas também pode ser a causa de manifestações da doença (p. ex., aortite).

- A *sífilis primária* ocorre cerca de 3 semanas após o contato:
  - Uma lesão vermelha, elevada, indolor e firme (*cancro*) se forma no pênis, cérvix, parede vaginal ou ânus; esta irá cicatrizar mesmo sem tratamento.
  - Os treponemas estão em abundância (visualizados por meio de colorações prata ou imunofluorescência) na superfície do cancro; existe um exsudato composto de plasmócitos, macrófagos e linfócitos, com uma endarterite proliferativa.
  - Os treponemas se disseminam linfo-hematogenicamente por todo o corpo mesmo antes do aparecimento do cancro.
- *Sífilis secundária* ocorre de 2 a 10 semanas após a infecção em 75% dos pacientes não tratados, por disseminação e proliferação de espiroquetas na pele (incluindo palmas e solas) e tecidos mucocutâneos (especialmente a boca).
  - Lesões superficiais com erosões são indolores e contêm espiroquetas infecciosas. Lesões mucocutâneas apresentam infiltrados plasmocitários e endarterite obliterante.
  - Linfadenopatia, febre branda, indisposição e perda de peso são comuns.
- *Sífilis terciária* ocorre em um terço dos pacientes não tratados, após um longo período latente (> 5 anos).
  - Sífilis cardiovascular (> 80% da sífilis terciária) resulta em aortite (devido a endarterite de *vasa vasorum* aórtica) com aneurismas de raiz e arco aórtico e insuficiência de valva aórtica.
  - A neurossífilis pode ser sintomática (doença meningovascular, *tabes dorsalis* ou doença cerebral parenquimatosa difusa, denominada *paresia geral*) ou assintomática (apenas anormalidades no *cerebrospinal* [FCS], com pleocitose, aumento de proteína e redução de glicose).
  - Sífilis terciária "benigna" está associada a massas necróticas elásticas (*gummas* causadas por hipersensibilidade tardia aos organismos), as quais se formam em diversos sítios (osso, pele, mucosa oral).
- A *sífilis congênita* usualmente ocorre quando a mãe apresenta sífilis primária ou secundária.

248 Patologia Geral

- A morte intrauterina ou perinatal irá ocorrer em 50% dos casos não tratados.
- Sífilis congênita precoce (*infantil*) inclui secreção nasal, um exantema bolhoso com descamação cutânea, hepatomegalia e anormalidades ósseas (as mais características são as nasais e de membros inferiores). Fibrose difusa dos pulmões ou fígado também pode ocorrer.
- Manifestações tardias incluem incisivos centrais serrilhados, surdez e ceratite intersticial com cegueira (*tríade de Hutchinson*).

- Testes sorológicos para sífilis:

- Testes para anticorpos treponêmicos mensuram anticorpos reativos ao *T. pallidum*.
- Testes não treponêmicos (pesquisa laboratorial de doenças venéreas [VDRL], reagente plasmático rápido [RPR]) mensuram anticorpos a cardiolipina, um fosfolipídio de treponemas e tecidos normais.
- Ambos os testes se tornam positivos após aproximadamente 6 semanas da infecção, mas são apenas moderadamente sensíveis (70% a 85%) para sífilis primária; são > 95% sensíveis para sífilis secundária. O teste não treponêmico pode se tornar negativo com o tempo ou tratamento, mas os testes de anticorpos treponêmicos permanecem positivos e são bastante sensíveis para sífilis terciária e latente.

Doença de Lyme (p. 395)

A doença de Lyme é causada pela *Borrelia burgdorferi*, transmitida a partir de roedores por meio de carrapatos *Ixodes*; é dividida em três estágios.

- *Estágio 1* (*semanas*): espiroquetas se multiplicam no sítio de picada do carrapato, causando um eritema expansivo, frequentemente com um centro claro (*eritema crônico migratório*), febre e linfadenopatia.
- *Estágio 2* (*semanas a meses*): espiroquetas se disseminam hematogenicamente, causando lesões cutâneas secundárias, linfadenopatia, dor muscular e articular migratória, arritmias cardíacas e meningite.
- *Estágio 3* (*anos*): artrite crônica e ocasionalmente destrutiva; menos comumente, ocorre encefalite e polineuropatia.

B. burgdorferi escapa da imunidade mediada por anticorpos por causa da variação antigênica.

A bactéria não produz toxinas; a patologia associada à infecção deve-se às respostas imunes do hospedeiro. Uma característica marcante da artrite de Lyme assemelha-se àquela observada no lúpus eritematoso.

Bactérias Anaeróbias (p. 395)

Estes organismos normalmente residem em nichos com baixa tensão de oxigênio (intestino, vagina, recessos orais); causam doença quando se expandem de forma desproporcional (p. ex., colite por *Clostridium difficile* após tratamento com antimicrobiano) ou quando são introduzidos em ambiente estéril. Anaeróbios ambientais também causam doença (p. ex., tétano, botulismo).

Abscessos Causados por Anaeróbios (p. 395)

Os abscessos causados por anaeróbios usualmente contêm de duas a três espécies diferentes de flora bacteriana mista; para cada espécie bacteriana aeróbia ou facultativa presente, existe de uma a duas espécies de anaeróbios. Os responsáveis usuais são bactérias comensais de sítios adjacentes (p. ex., orofaringe, intestinos ou trato genital feminino), de forma que a "flora normal" é tipicamente cultivada a partir de abscessos.

- Nos abscessos da cabeça e do pescoço, *Prevotella* e *Porphyromonas* são os anaeróbios usuais, enquanto que *S. aureus* e *S. pyogenes* são os aeróbios facultativos típicos.

Doenças Infecciosas 249

- Nos abscessos abdominais, *Bacterioides fragilis*, *Peptostreptococcus* e espécies de *Clostridium* são os anaeróbios mais comuns, tipicamente misturados com *E. coli* facultativa.
- Nos abscessos do trato genital em mulheres, os anaeróbios incluem espécies de *Prevotella*, frequentemente misturadas a *E. coli* facultativa ou *S. agalactiae*.
- Abscessos anaeróbios são tipicamente malcheirosos e pobremente circunscritos, mas fora isso, assemelham-se patologicamente a outras infecções piogênicas.

Infecções Clostridiais (p.396)

As infecções clostridiais são causadas por bacilos anaeróbios Gram-positivos, que produzem esporos no solo.

- *C. perfringens* e *Clostridium septicium* causam celulite e necrose muscular em feridas (*gangrena gasosa*), intoxicação alimentar e infecção do intestino delgado em pacientes isquêmicos ou neutropênicos.
  - *C. perfringens* secreta 14 toxinas, sendo a mais importante a α-toxina; esta possui múltiplas atividades, incluindo *fosfolipase* C, que degrada membrana celular de eritrócito, células musculares e plaquetas; e esfingomielinase, que causa dano à bainha nervosa.
  - A enterotoxina de *C. perfringens* lisa células epiteliais do TGI e rompe as junções comunicantes, causando diarreia.
  - A gangrena gasosa exibe notável edema e necrose enzimática dos tecidos envolvidos; bolhas de gás da fermentação, hemólise e trombose com inflamação mínima são, também, característicos.
- *Clostridium tetani* em feridas (ou no coto do cordão umbilical de recém-nascidos) libera uma neurotoxina (tetanoespasmina) que causa *tétano* – contrações convulsivas dos músculos esqueléticos – por meio do bloqueio da liberação de ácido γ-aminobutírico, um neurotransmissor que inibe a atividade do neurônio motor.
- *Clostridium botulinum* cresce em alimentos enlatados; libera uma neurotoxina que causa paralisia flácida dos músculos respiratórios e esqueléticos (*botulismo*) por meio do bloqueio da liberação de acetilcolina. A toxina botulínica (Botox) é utilizada em cirurgia cosmética pela sua habilidade de paralisar músculos faciais estrategicamente selecionados.
- *C. difficile* cresce exacerbadamente com relação a outros agentes da flora intestinal em pacientes tratados com antimicrobianos e libera duas toxinas glicosiltransferase, causando *colite pseudomembranosa*.
  - A toxina A estimula a produção de quimiocina para recrutar leucócitos.
  - A toxina B (utilizada para diagnosticar infecções por *C. difficile*) causa efeitos citopáticos em células de cultura.

Bactérias Intracelulares Obrigatórias (p. 397)

Apesar de algumas destas bactérias poderem sobreviver no ambiente extracelular, elas apenas podem se proliferar no interior de células. São bem adaptadas ao ambiente intracelular com transportadores de membrana que capturam aminoácidos e ATP.

Infecções por Clamydia (p. 397)

Infecções por *Clamydia* são causadas por bactérias Gram-negativas pequenas; *C. trachomatis* existe em duas formas:

- Um *corpo elementar* (EB) semelhante a esporo metabolicamente inativo, mas infeccioso. O EB é internalizado por endocitose mediada por receptor.
- No interior dos endossomos das células hospedeiras o EB se diferencia em *corpo reticular* (RB) metabolicamente ativo; o RB se replica para formar novos EB para serem liberados.

Doenças específicas por *C. trachomatis* são causadas por sorotipos em particular:

- *Tracoma*, uma infecção ocular em crianças (sorotipos A, B e C).

250 Patologia Geral

- Infecções urogenitais e conjuntivites são causadas pelos sorotipos D a K. *Clamydia* é o patógeno bacteriano mais comum transmitido por via sexual no mundo. Apesar de frequentemente ser assintomática, infecções urogenitais podem causar epididimite, prostatite, doença inflamatória pélvica, faringite, conjuntivite, inflamação peri-hepática e proctite.
  - As infecções apresentam uma secreção mucopurulenta contendo neutrófilos, mas nenhum organismo é visível por coloração de Gram.
  - O *Centro para Controle e Prevenção de Doenças* (CDC) recomenda o tratamento tanto para *C. trachomatis* quanto para *N. gonorrhoeae* quando qualquer uma das duas for diagnosticada, devido às coinfecções frequentes.

- Linfogranuloma venéreo (sorotipos L1, L2 e L3) é uma infecção genital esporádica nos Estados Unidos e Europa Ocidental; é endêmica em partes da Ásia, África, Caribe e América do Sul.
  - Duas e seis semanas após a infecção, o crescimento do organismo e a resposta imune do hospedeiro nos gânglios linfáticos de drenagem levam à adenopatia dolorosa.
  - As lesões apresentam uma resposta granulomatosa e neutrofílica mista com focos irregulares de necrose (*abscessos estrelados*); inclusões clamidiais podem ser observadas em células epiteliais ou inflamatórias.

Infecções por Rickettsia (p. 397)

Infecções por *Rickettsia* são causadas por bacilos Gram-negativos transmitidos por vetores artrópodes. Estes inicialmente infectam células endoteliais, causando edema endotelial, trombose e necrose da parede dos vasos. Trombose vascular e aumento da permeabilidade causam choque hipovolêmico, edema pulmonar e manifestações no SNC. Respostas de células T citotóxicas e NK são necessárias para conter e erradicar as infecções.

- *Tifo epidêmico* (*Rickettsia prowazekii*) é transmitido pelo piolho do corpo.
  - As lesões variam de um exantema com pequenas hemorragias até necrose cutânea e gangrena com hemorragias em órgãos internos.
  - Nódulos tifoides no SNC apresentam proliferações microgliais com infiltração de células T e macrófagos.

- *Febre Maculosa das Montanhas Rochosas* (*Rickettsia rickettsii*) é transmitida pelo carrapato dos cães.
  - Um exantema hemorrágico se estende por todo o corpo, incluindo as palmas das mãos e solas dos pés.
  - Lesões vasculares no SNC podem envolver grandes vasos e produzir microinfartos.
  - Edema pulmonar não cardiogênico é a principal causa de morte.

- *Erlichiose* é transmitida por carrapatos.
  - A bactéria predominantemente infecta neutrófilos (*Anaplasma phagocytophilum* e *Ehrlichia ewingii*) ou macrófagos (*Ehrlichia chaffeensis*) com inclusões intracitoplasmáticas características (*mórulas*).
  - A infecção é caracterizada por febre, cefaleia e indisposição, progredindo para insuficiência respiratória, falência renal e choque.

Infecções Fúngicas (p. 398)

Fungos são eucariotos com paredes celulares. Crescem como células únicas ou cadeias que tipicamente se propagam por brotamento (*leveduras*) ou na forma de filamentos multicelulares que crescem e se dividem em suas pontas (*micélios*); *fungos dimórficos* assumem a forma de levedura à temperatura corpórea e a forma de micélio à temperatura ambiente.

Micoses (infecções fúngicas) incluem:

- *Micoses superficiais e cutâneas*: comuns, limitadas as camadas superficiais queratinizadas da pele, cabelo e unhas.
- *Micoses subcutâneas*: envolvem a pele, tecidos subcutâneos e linfáticos, e raramente se disseminam.
- *Micoses endêmicas*: causadas por fungos dimórficos, capazes de causar doença sistêmica grave em indivíduos saudáveis.
- *Micoses oportunistas*: podem causar infecções ameaçadoras à vida em hospedeiros imunocomprometidos ou em pacientes com cateteres vasculares ou dispositivos prostéticos.

Leveduras (p. 399)

Candidíase (p. 399)

As espécies de *Candida* são parte da flora normal da pele, da boca e do trato GI; ocorrem nas formas de levedura e pseudo-hifas. *Candida* causa infecções superficiais em pacientes saudáveis; infecções viscerais disseminadas em pacientes neutropênicos ocorrem quando as barreiras cutâneas ou mucosas são quebradas.

- Os fatores de virulência de *Candida* incluem:
  - Adesinas, responsáveis por mediar a ligação à célula hospedeira.
  - Enzimas, que contribuem para a capacidade invasiva.
  - Catalases, que auxiliam na sobrevivência intracelular através da resistência à morte oxidativa por fagócitos.
  - Adenosina, que bloqueia degranulação de neutrófilo e produção de radical de oxigênio.
  - Habilidade de crescer na forma de biofilme em dispositivos e, desta forma, impedir as respostas imunes e agentes antifúngicos.
- Respostas inatas e de células T são importantes para proteção:
  - Fagocitose por neutrófilo e macrófago e morte oxidativa são a primeira linha de defesa; estas são induzidas na forma de uma resposta T_H17 após β-1,3-glicano de *Candida* ligar-se à Dectina-1 em células dendríticas e promover produção de interleucina (IL)-6 e IL-23.
  - Formas leveduriformes induzem uma resposta T_H1 protetora; formas filamentosas tendem a induzir uma resposta T_H2 não protetora.
- *Candida* cresce melhor em superfícies quentes e úmidas; em indivíduos saudáveis pode causar vaginite e assadura por uso de fralda.
- Infecções superficiais de boca e vagina são mais comuns, produzindo placas brancas coaguladas superficiais; estas são facilmente descoladas para revelar uma mucosa irritada e avermelhada.
- Candidíase mucocutânea crônica ocorre em pessoas com AIDS, com deficiência de imunidade de células T ou com deficiências poliendócrinas (hipoparatireoidismo, hipoadrenalismo e hipotireoidismo).
- A candidíase invasiva grave ocorre via disseminação hematogênica em indivíduos neutropênicos; tipicamente, microabscessos (com fungos no centro) são circundados por áreas de necrose tecidual.

Criptococose (p. 401)

Cryptococcus neoformans é uma levedura encapsulada; nos tecidos a cápsula se cora de vermelho vivo com mucicarmim e no FCS é negativamente corada por tinta nanquim.

- Fatores de virulência incluem:
  - Um polissacarídeo capsular (glicuronoxilomanana) que inibe fagocitose, migração leucocitária e recrutamento de célula inflamatória.

- Alteração regular no tamanho e na estrutura da cápsula polissacarídica que permite evasão imune.
- Lacase, uma enzima que induz a formação de pigmento semelhante à melanina com propriedades antioxidantes.
- Enzimas, que degradam fibronectina e proteínas da membrana basal e auxiliam na invasão tecidual.

- Em indivíduos saudáveis, *C. neoformans* podem formar granuloma pulmonar solitário (com reativação caso a imunidade seja debilitada) e raramente causa meningoencefalite.
- Apresenta-se como uma infecção oportunista em pacientes com AIDS, leucemia ou malignidades linfoides, lúpus, sarcoidose ou transplante de órgãos, ou aqueles recebendo altas doses de corticosteroides. Em tais pacientes, as principais lesões envolvem o SNC, ocorrendo na forma de cistos no encéfalo ("lesões em bolha de sabão"), ocasionalmente com ausência de resposta inflamatória.

Micélios (p. 402)

Aspergilose (p. 402)

Aspergillus (*fumigatus* é a espécie mais comum) é um micélio ubíquo transmitido pelo ar na forma de conídios; cresce na forma de hifas septadas ramificadas em ângulos agudos ocasionalmente com corpos de frutificação produtores de esporos. Causa alergia (aspergilose broncopulmonar alérgica) em indivíduos saudáveis e sinusite grave, pneumonia e doença invasiva em hospedeiros imunocomprometidos.

- Neutrófilos e macrófagos são as principais defesas do hospedeiro, matando por fagocitose e espécies reativas de oxigênio. Os macrófagos reconhecem *Aspergillus* através de TLR2 e Dectina-1. A neutropenia é um grande fator de risco.
- Fatores de virulência incluem:
  - Adesão à albumina, surfactante e uma variedade de proteínas MEC.
  - Defesas antioxidantes, incluindo pigmento melanina, manitol, catalases e superóxido dismutase.
  - Fosfolipases, proteases e toxinas, incluindo *aflatoxina* (sintetizada pelo fungo quando cresce em amendoim), uma causa de câncer hepático na África.

- Lesões pulmonares pré-existentes causadas por tuberculose, bronquiectasia, infartos antigos ou abscessos podem desenvolver colonização secundária por *Aspergillus* (*aspergilomas*) sem invasão tecidual.
- Aspergilose invasiva em hospedeiros imunossuprimidos usualmente se apresenta como pneumonia necrosante (formando "lesões em alvo"), mas frequentemente desenvolve disseminação hematogênica difusa.
- *Aspergillus* tende a invadir vasos sanguíneos com resultante trombose; consequentemente, áreas de hemorragia e infarto são sobrepostas à inflamação necrosante.

Zigomicose (Mucormicose) (p. 402)

Zigomicose (mucormicose) é uma infecção oportunista em pacientes neutropênicos e diabéticos causada por micélios Zigomicetos (*Mucor, Absidia, Rhizopus* e *Cunninghamella*). Zigomicetos são não septados com ramificações em ângulo reto.

- O sítio primário de infecção (seios nasais, pulmões ou trato GI) depende se os esporos são inalados ou ingeridos.
- Macrófagos reconhecem *Mucor* via TLR2, levando a uma cascata pró-inflamatória de IL-6 e fator de necrose tumoral (FNT, TNF); neutrófilos podem matar hifas após germinação.

- O aumento de ferro livre aumenta o crescimento de *Mucor*; diabetes aumenta a probabilidade de infecção por elevar a disponibilidade de ferro livre por meio da cetoacidose.
- Em diabéticos, o fungo pode se disseminar dos seios nasais para a órbita ou cérebro.
- Estes fungos comumente invadem as paredes arteriais e causam necrose.

Fungos Dimórficos (p. 403)

Os fungos dimórficos incluem *Blastomyces*, *Histoplasma* e *Coccidioidomyces*; discutidos no Capítulo 15.

Infecções Parasitárias (p. 404; Tabela 8-6)

Protozoários (p. 404)

Estes são organismos unicelulares eucariotos; os protozoários parasitos são transmitidos por insetos ou pela via fecal-oral. Em seres humanos, ocupam principalmente o intestino ou o sangue (extracelular ou intracelularmente).

Malária (p. 404)

A malária é causada por um parasito intracelular e afeta 160 milhões de pessoas ao redor do mundo, matando mais de 500.000 anualmente (90% destas mortes ocorrem na África subsaariana). *Plasmodium falciparum* causa malária grave; as espécies *vivax*, *ovale* e *malariae* causam doença menos grave. Todas as espécies são transmitidas por mosquitos *Anopheles* fêmeas; a borrifação em massa de inseticidas para eliminar o mosquito vetor foi previamente eficaz, mas preocupações ambientais e mosquitos resistentes aos inseticidas frustraram esta abordagem.

- O ciclo de vida do *Plasmodium* é esquematizado na Figura 8-4:
  - Inoculados a partir da glândula salivar do mosquito, os *esporozoítos* entram na corrente sanguínea e invadem o hepatócito via receptor para trombospondina e properdina.

TABELA 8-6	Protozooses Humanas Selecionadas	
Localização	**Espécie**	**Doença**
Luminal ou epitelial	*E. histolytica*	Disenteria amebiana; abscesso hepático
	Balantidium coli	Colite
	Giardia lamblia	Doença diarreica, má absorção
	Isospora belli, Cryptosporidium sp.	Enterocolite crônica ou má absorção ou ambos
	T. vaginalis	Uretrite, vaginite
SNC	*Naegleria fowleri*	Meningoencefalite
	Acanthamoeba sp.	Meningoencefalite ou oftalmite
Corrente sanguínea	*Plasmodium* sp.	Malária
	Babesia microti, B. bovis	Babesiose
	Trypanosoma sp.	Doença do sono africana
Intracelular	*T. cruzi*	Doença de Chagas
	Leishmania donovani	Calazar
	Leishmania sp.	Leishmaniose cutânea ou mucocutânea
	Toxoplasma gondii	Toxoplasmose

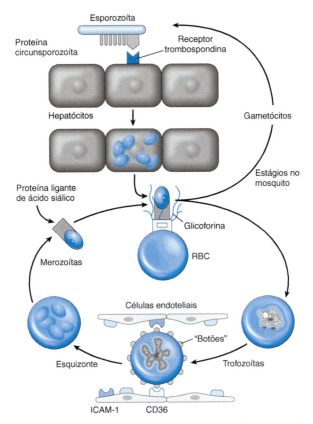

Figura 8-4 Ciclo de vida de *P. falciparum*. Tanto os estágios exoeritrocítico quanto eritrocítico estão descritos. ICAM-1, molécula de adesão intercelular 1; RBC, Eritrócito. *(Baseado em um desenho cortesia de Dr. Jeffrey Joseph, Beth Israel-Deaconess Hospital, Boston, MA.)*

- Os parasitos se multiplicam rapidamente, causando rompimento do hepatócito e liberação de *merozoítos* (assexuados, haploides).
- Merozoítos se ligam a resíduos de ácido siálico na glicoforina do eritrócito e são internalizados.
- Nos eritrócitos, os parasitos hidrolisam a hemoglobina dos eritrócitos para gerar um pigmento característico, denominado *hemozoína*, e sofrem desenvolvimento.
- Os *trofozoítos* (massa única de cromatina) se dividem para formar *esquizontes* (múltiplas massas de cromatina), que formam novos merozoítos.
- Os merozoítos liberados pela lise de eritrócitos causam outro ciclo de infecção de eritrócitos.
- Uma pequena porção dos parasitos no interior de eritrócitos se desenvolve em formas sexuadas (*gametócitos*) que infectam os mosquitos quando estes realizam hematofagia.
- A principal patogenicidade de *P. falciparum* decorre de sua habilidade de:
  - Infectar eritrócitos de qualquer idade; outras espécies infectam apenas células novas ou velhas.
  - Fazer com que eritrócitos infectados se agreguem entre si ou fiquem aderidos ao endotélio de pequenos vasos (por meio de "botão" na superfície dos eritrócitos que

Doenças Infecciosas **255**

se ligam às células endoteliais), causando oclusão vascular. A isquemia devido a estas oclusões causa as manifestações da malária cerebral.

- Induzir altos níveis de citocinas, como TNF e interferon-γ, que inibem a produção de eritrócitos, causam febre e estimulam a produção de óxido nítrico. Isto ocorre por meio da liberação de proteínas ligadas ao *glicosilfosfatidilinositol* (GFI, GPI) (incluindo antígenos de superfície de merozoítos) a partir de eritrócitos infectados.
- Utilização de variação antigênica para continuamente modificar proteínas de superfície.

- A resistência ao *Plasmodium* ocorre por:

- Traços eritrocitários hereditários (comum em áreas do mundo onde a malária é endêmica):
  - Traço falcêmico (HbS), hemoglobina C (HbC), perda de genes da globina (α- ou β-talassemia) e deficiência eritrocitária de glicose-6-fosfato, todos tornam a malária menos grave pela redução da proliferação parasitária e aumento da eliminação de eritrócitos por macrófagos.
  - Ausência do antígeno de grupo sanguíneo Duffy evita que *Plasmodium vivax* se ligue a eritrócitos.

- Anticorpos e repertórios mediados por células T que se desenvolvem após uma infecção crônica.

Babesiose (p. 408)

A babesiose é causada por protozoários semelhantes aos causadores da malária e transmitidos por camundongos da pata branca para humanos através de carrapatos *Ixodes* ou, raramente, contraídos por meio de transfusão sanguínea.

- *Babesia* causa febre e, através do parasitismo de eritrócitos, anemia hemolítica.
- *Babesia* se assemelha aos esquizontes da malária, mas estes não possuem o pigmento hemozoína, são mais pleomórficos e formam tétrades características.

Leishmaníase (p. 408)

Leishmaníase é uma doença inflamatória crônica da pele, membranas mucosas e vísceras, causada por espécies de *Leishmania*, parasitos intracelulares obrigatórios transmitidos pela picada de flebotomíneos. O ciclo de vida envolve duas formas:

- Promastigotas se desenvolvem e vivem extracelularmente no vetor flebotomíneo.
- Amastigotas se multiplicam intracelularmente nos macrófagos de hospedeiros mamíferos.

  - Quando os flebotomíneos picam hospedeiros infectados, macrófagos infectados são ingeridos; amastigotas se diferenciam em promastigotas no trato digestivo do inseto e migram para a glândula salivar.
  - Uma picada subsequente em um segundo hospedeiro transmite as promastigotas; estas são fagocitadas por macrófagos e sofrem transformação para amastigotas no interior de fagolisossomos e, então, se proliferam.

- As manifestações da doença variam conforme a espécie e a resposta do hospedeiro. Portanto, o fato de um paciente desenvolver doença cutânea, doença mucocutânea ou doença visceral depende de qual organismo está envolvido; existem, também, diferentes agentes no Velho Mundo *versus* Novo Mundo.
- Os fatores de virulência incluem:

  - *Lipofosfoglicano* nas promastigotas ativa o complemento (levando à deposição de C3b na superfície do parasito e aumentando a fagocitose), mas também inibe a ação do complemento (por evitar a montagem do complexo de ataque à membrana).

256 ● Patologia Geral

- *gp63* nas promastigotas se liga a fibronectina para promover a adesão de promastigotas a macrófagos; este também cliva o complemento e as enzimas antimicrobianas lisossomais para impedir sua morte.
- Uma bomba de próton nas amastigotas reduz a acidez do fagolisossomo do macrófago.

- A ativação de macrófagos por IFN-γ é necessária para uma defesa adequada do hospedeiro; macrófagos ativados matam parasitos através de espécies reativas de oxigênio e NO.

Tripanossomíase Africana *(p. 410)*

A tripanossomíase africana é causada por parasitos extracelulares transmitidos pela mosca tsé-tsé.

- *Trypanosoma brucei rhodesiense* (leste africano) é agudo e virulento e *Trypanosoma brucei gambiense* (oeste africano) é crônico.
- A tripanossomíase é uma doença de febres intermitentes, linfadenopatia, disfunção cerebral progressiva (doença do sono), caquexia e morte.

- Na mosca, os parasitos se multiplicam no estômago e, então, nas glândulas salivares antes de se tornarem tripomastigotas infectantes sem capacidade de se dividir.
- Um cancro se forma no local de picada do inseto; grandes números de parasitos são circundados por um infiltrado inflamatório denso, em grande parte mononuclear.
- Gânglios linfáticos e baço aumentam de tamanho como resultado de hiperplasia e infiltração por linfócitos, plasmócitos e macrófagos repletos de parasitos.
- Quando os parasitos rompem a barreira hematoencefálica, induzem uma leptomeningite e uma panencefalite desmielinizante.

- Os fatores de virulência incluem variação antigênica de uma glicoproteína de superfície (VSG) especificada por uma série de genes diferentes; à medida que a resposta de anticorpos elimina uma população de organismos expressando um VSG em particular (causando um pico de febre), um pequeno número sofre rearranjo genético e produz uma nova VSG.

Doença de Chagas *(p. 410)*

A doença de Chagas é causada pelo *Trypanosoma cruzi*, um protozoário intracelular transmitido entre animais (gatos, cães, roedores) e seres humanos por meio do "barbeiro" (triatomíneos ou reduviídeos), que elimina o parasito em suas fezes após a picada. A doença também pode ser transmitida pela ingestão de produtos alimentares contaminados por triatomíneos ou suas fezes.

- *T. cruzi* requer uma breve exposição ao ácido dos fagolisossomos para estimular o desenvolvimento da *amastigota*; o organismo, então, se prolifera no citoplasma antes de desenvolver o flagelo e romper a célula, chegando ao sangue para, através deste, infectar a musculatura lisa, esquelética e cardíaca.
- A doença de Chagas aguda possui como características:
  - É geralmente branda, com dano cardíaco secundário a invasão direta e inflamação associada.
  - É raramente grave, com alta parasitemia, febre e dilatação progressiva e insuficiência cardíaca.

- A doença de Chagas crônica ocorre em 20% dos pacientes, com manifestações tardias de 5 a 15 anos depois:
  - Inflamação miocárdica causando cardiomiopatia e arritmias.
  - Dano ao plexo mioentérico causando dilatação do cólon e do esôfago.

Metazoários (p. 411)

Metazoários são organismos multicelulares, eucariotos, tipicamente adquiridos por meio de ingestão de carne malpassada, picada de insetos ou por invasão direta pela pele do hospedeiro. Dependendo do organismo, podem ter como *habitat* final intestino, pele, pulmão, fígado, músculo, vasos sanguíneos ou linfáticos do hospedeiro.

Estrongiloidíase (p. 411)

A larva de *Strongyloides stercoralis* vive no solo.

- As larvas penetram ativamente na pele de humanos e, por via hematogênica, chegam aos pulmões. A partir deste local, migram de forma ascendente para a traqueia e são deglutidas. As fêmeas adultas dos vermes produzem ovos assexuadamente na mucosa do intestino delgado; larvas eliminadas nas fezes contaminam o solo e completam o ciclo.
- Em hospedeiros imunocompetentes pode ocorrer diarreia e má absorção; larvas estão presentes nas criptas duodenais com um infiltrado rico em eosinófilos subjacente.
- Em hospedeiros imunocomprometidos as larvas que eclodiram no intestino podem invadir a mucosa colônica e reiniciar a infecção. Tal autoinfecção descontrolada resulta em altas cargas de larvas com invasão disseminada – ocasionalmente complicada por sepse causada por bactérias transportadas para a corrente sanguínea pelos parasitos.

Tenídeos (Cestodas): Cisticercose e Hidatidose (p. 411)

A doença é causada pelo desenvolvimento da forma larvar após a ingestão dos ovos; *Taenia solium* causa cisticercose e *Echinococcus granulosus* causa hidatidose.

- As tênias possuem um ciclo de vida complexo, necessitando de dois hospedeiros – um definitivo, onde o verme alcança a maturidade sexual, e um intermediário.
- *T. solium* é transmitida a seres humanos de duas maneiras, com dois desfechos distintos:
  - Formas larvares císticas (cisticerco) ingeridas na carne suína fixam-se à parede intestinal, onde sofrem maturação e produzem proglótides (segmentos) capazes de produzir ovos, que são eliminados nas fezes.
  - Caso os hospedeiros intermediários (suínos ou humanos) ingiram ovos em água ou alimentos contaminados por fezes, as larvas que eclodirem dos ovos penetram na parede intestinal e se disseminam para se encistarem em diversos órgãos, incluindo o cérebro (causando manifestações neurológicas graves).
- Os seres humanos são hospedeiros acidentais de *E. granulosus* e *E. multilocularis*; estes são normalmente transmitidos apenas entre hospedeiros definitivos (cão ou raposa) e intermediários (ovelha e roedores).
  - A hidatidose é causada pela ingestão de ovos de *Echinococcus* em alimentos contaminados por fezes de cães ou raposas.
  - Os ovos eclodem no duodeno e a forma larvar invade fígado, pulmão ou ossos, onde formam cistos.
- *T. saginata* (bovino) e *Diphyllobothrium latum* (peixe) são adquiridos pela ingestão de carne malpassada; em seres humanos estes parasitos vivem apenas no intestino e não formam cisticercos.

Triquinose (p. 413)

Trichinella spiralis é tipicamente adquirida pela ingestão de larva em carne de porco malpassada; os suínos são infectados através da ingestão de carne contaminada.

- No intestino, as larvas se desenvolvem em adultos que copulam e produzem novas larvas; estas se disseminam por via hematogênica e penetram nas células musculares causando febre, mialgias, eosinofilia e edema periorbital.

- Organismos intracelulares aumentam dramaticamente em tamanho e encapsulam; podem persistir por anos subvertendo a célula para se tornar um "complexo de célula protetora-parasito" circundado por um infiltrado rico em eosinófilos e um novo plexo vascular do hospedeiro.
- *T. spiralis* estimula células T_H2 que ativam eosinófilos e mastócitos (típica resposta inflamatória antinematódeo; Cap. 6) e aumenta a contratilidade do intestino para expelir os vermes. Os organismos usualmente morrem após um número de anos, deixando para trás cicatrizes calcificadas características.

Esquistossomíase (p. 413)

Esquistossomíase é causada por *Schistosoma mansoni* (América Latina, África e Oriente Médio), *Schistosoma haematobium* (África) e *Schistosoma japonicum* ou *Schistosoma mekongi* (Leste Asiático); estes são transmitidos por caramujos de água doce.

- As larvas penetram na pele de humanos, migram através da vasculatura e se localizam no sistema venoso pélvico (*S. haematobium*) ou portal (todos os outros).
- As fêmeas produzem ovos que podem se disseminar e são eliminados na urina ou nas fezes. Proteases produzidas por ovos e a resposta inflamatória do hospedeiro são necessários para que os ovos penetrem na mucosa (da bexiga ou intestino) e sejam eliminados.
- Grande parte da patogenia associada a esquistossomíase é causada por respostas inflamatórias do hospedeiro. A resposta imune é direcionada contra os ovos; as respostas iniciais são predominantemente T_H1, enquanto em infecções crônicas, as respostas T_H2 predominam. Fibrose hepática é uma manifestação grave da esquistossomíase crônica, na qual células T_H2 e macrófagos alternativamente ativados podem desempenhar um papel importante.
- Ambas as populações de células T contribuem para a formação do granuloma (frequentemente rico em eosinófilos) e fibrose; a esquistossomíase urinária também é associada ao carcinoma de células escamosas da bexiga urinária.

Filaríase Linfática (p. 415)

A filaríase linfática é causada por dois nematódeos, *Wuchereria bancrofti* (90% dos casos) e *Brugia malayi*; as larvas são contraídas a partir de mosquitos infectados.

- As larvas se desenvolvem em adultos nos canais linfáticos; estes copulam e liberam microfilárias que entram na corrente sanguínea e podem, então, infectar mosquitos secundários.
- Dano aos linfáticos é mediado por inflamação mediada por T_H1, apesar de inflamação T_H2 também ocorrer; diferenças nas respostas imunes do hospedeiro provavelmente são responsáveis pelas diferentes manifestações da filaríase:

  - Microfilaremia assintomática.
  - Linfadenite recorrente.
  - Linfadenite crônica com edema do membro dependente ou escroto (*elefantíase*).
  - Eosinofilia pulmonar tropical.

- Os fatores de virulência incluem:

  - Glicoproteínas antioxidantes que protegem de lesões por radiação de oxigênio.
  - Homólogos de cistatinas, inibidores de cisteíno proteases, que impedem a apresentação de antígeno.
  - Serpinas (inibidores de serino-proteases) que inibem proteases de neutrófilos.
  - Homólogos de TGF-β que se ligam aos receptores para TGF-β do hospedeiro e regulam respostas inflamatórias a jusantes.

Doenças Infecciosas 259

- Bactérias semelhantes a rickéttsia do gênero *Wolbachia* que infectam filárias e são necessárias para o desenvolvimento e a reprodução do nematódeo; estas também podem liberar LPS e estimular inflamação.

Oncocercíase (p. 416)

Onchocerca volvulus é um nematódeo filariano transmitido por simulídeos (borrachudo); causa a "cegueira dos rios", a segunda causa mais comum de cegueira na África subsaariana. As consequências patológicas da infecção são principalmente atribuídas às respostas inflamatórias do hospedeiro.

- Os nematódeos copulam na derme do hospedeiro, circundado por suas células inflamatórias, que produzem um nódulo subcutâneo (*oncocercoma*).
- As fêmeas dos vermes liberam grandes quantidades de microfilárias, as quais se acumulam na pele e na câmara dos olhos, causando dermatite pruriginosa e cegueira.
- O tratamento inclui doxiciclina para matar a bactéria simbionte *Wolbachia*, que vive no interior de *O. volvulus* e é necessária para a fertilidade do verme.

Doenças Infecciosas Emergentes (p. 416)

A lista de microrganismos causadores de doença está constantemente em expansão (Tabela 8-7).

- Algumas são descobertas recentes devido à dificuldade de cultivo (p. ex., gastrite por *Helicobacter*, hepatites B e C e legionelose).

TABELA 8-7 Alguns Agentes Infecciosos e Manifestações Recentemente Reconhecidos

Data Reconhecida	Agente Infeccioso	Manifestações
1977	Vírus ebola	Febre hemorrágica epidêmica por ebola
	Hantavírus	Febre hemorrágica com síndrome renal
	L. pneumophila	Doença do legionário
	C. jejuni	Enterite
1980	HTLV-1	Linfoma ou leucemia de célula T, mielopatia associada ao HTLV
1981	*S. aureus*	Síndrome do choque tóxico
1982	*E. coli* 0157:H7	Colite hemorrágica, síndrome hemolítica urêmica
	B. burgdorferi	Doença de Lyme
1983	HIV	AIDS
	H. pylori	Úlceras gástricas
1988	Hepatite E	Hepatite transmitida de forma entérica
1989	Hepatite C	Hepatite C
1992	*V. cholerae* 0139	Nova cepa de cólera epidêmica
	Bartonella henselae	Doença da arranhadura do gato
1995	KSHV (HHV-8)	Sarcoma de Kaposi na AIDS
1999	Vírus do Oeste do Nilo	Febre do Oeste do Nilo, doença neuroinvasiva
2003	Coronavírus SARS	SARS

HTLV, vírus linfotrópico de célula T humana.

- Alguns são genuinamente novos para seres humanos (p. ex., HIV [causando AIDS], *B. burgdorferi* [causando doença de Lyme] e o coronavírus causando *síndrome respiratória aguda grave* [SARS]).
- Alguns se tornaram mais comuns como resultado de imunossupressão terapêutica ou induzida pela AIDS (p. ex., CMV, KSHV, *M. avium-intracellulare, Pneumocystis jiroveci* e *Cryptosporidium parvum*).
- Alguns já foram previamente bem caracterizados em uma região, mas estão apenas recentemente entrando em uma nova população ou localização geográfica (p. ex., vírus do Oeste do Nilo).
- A demografia e comportamento humano são variáveis importantes na emergência de novas doenças infecciosas; por exemplo, o reflorestamento da parte oriental dos Estados Unidos levou à expansão das populações de vetores animais (camundongo e cervídeos) para a doença de Lyme. A resistência aos antibióticos levou ao surgimento de microrganismos cada vez mais virulentos (p. ex., estafilococos resistentes à meticilina). Populações densas de animais domésticos (galinhas e suínos) levam à aquisição de traços únicos em patógenos comuns (p. ex., influenza H1N1) ou à emergência de patógenos únicos que cruzam a barreira de espécie (p. ex., o coronavírus que causa SARS).

Agentes de Bioterrorismo (p. 417)

Estes patógenos são aqueles que representam um grande perigo devido à transmissão eficiente de doença, morbidade e mortalidade significativa, relativa facilidade de produção e distribuição, dificuldade de defesas contra estes agentes ou a habilidade de provocar alarme e medo no público em geral.

- Os agentes de categoria A representam o maior risco; são prontamente disseminados e/ou transmitidos de pessoa a pessoa, podem causar alta mortalidade e são propensos a serem socialmente disruptivos. A varíola entra nesta categoria.
- Os agentes de categoria B são relativamente fáceis de serem disseminados (frequentemente por via hídrica ou alimentar), mas possuem menor morbidade e mortalidade. Exemplos incluem *Brucella, Vibrio cholerae* e toxina ricina.
- Agentes de categoria C incluem patógenos emergentes que possuem o potencial para serem desenvolvidos para disseminação em massa, com alta morbidade e mortalidade; exemplos incluem hantavírus e vírus Nipah.

Doenças Ambientais e Nutricionais

9

As doenças ambientais se referem a condições causadas pela exposição a agentes químicos e físicos no ambiente, no local de trabalho ou no lar (p. ex., dieta, drogas, álcool e tabaco), incluindo doenças de origem nutricional (excesso de nutrição ou desnutrição). As exposições podem ser agudas ou representar o contato crônico com os contaminantes de nível baixo. No mundo todo, dois milhões de pessoas morrem anualmente devido a lesões ou doenças relacionadas ao trabalho; a desnutrição afeta uma em cada sete pessoas mundo afora, atingindo as crianças de forma desproporcional e sendo responsável por mais de 50% da mortalidade infantil mundial.

Efeitos do Ambiente sobre a Carga Mundial de Doenças (p. 420)

Os dados da saúde mundial são relatados usando uma métrica dos *anos de vida corrigidos pela incapacidade* (DALY), que combina os anos perdidos para a mortalidade prematura e os anos vividos com doenças e incapacidade na população. Através dessa medida, o ônus da doença imposto por causas ambientais (incluindo doenças infecciosas e nutricionais) mostra algumas tendências ao longo do período entre 1990 e 2010:

- Mortalidade devido ao vírus da imunodeficiência humana (HIV) ou da síndrome da imunodeficiência adquirida (AIDS) e infecções associadas atingiram o ápice em 2006.
- Desde 1990, houve um aumento de quase 40% em doenças silenciosas (p. ex., câncer, diabetes e doenças cardiovasculares) e de quase 10% nas mortes decorrentes dessas doenças. Tais aumentos podem ser atribuídos, em parte, ao envelhecimento da população (de uma idade média de 26,1 para 29,5 anos).
- A expectativa de vida global *livre de incapacidade* subiu de 54,4 para 58,3 anos para os homens e de 57,8 para 61,8 anos para as mulheres.
- A desnutrição é a única causa global que lidera a perda de saúde; um terço do ônus das doenças nos países em desenvolvimento está relacionado à nutrição.
- As doenças coronarianas e cerebrovasculares são as principais causas de morte nos países em desenvolvimento; os grandes fatores de risco incluem a obesidade, o fumo e o colesterol alto.
- As infecções constituem um significativo ônus global para a saúde; 5 das 10 principais causas de morte nos países em desenvolvimento são doenças infecciosas. No período após o nascimento, 50% de todas as mortes antes dos 5 anos são atribuídos à pneumonia, às doenças diarreicas e à malária.
- A desnutrição aumenta o risco de infecção.
- As cepas resistentes à medicação (devido ao uso de antibióticos clínicos ou agrícolas) são o grupo mais importante de patógenos.
- As doenças transmitidas por vetores constituem quase um terço das infecções emergentes e, em muitos casos, podem ser ligadas a mudanças ambientais, incluindo o aquecimento global.

Os Efeitos das Alterações Climáticas na Saúde (p. 421)

Os gases dominantes do efeito estufa – vapor d'água, dióxido de carbono, metano e ozônio – aprisionam a energia da terra que seria irradiada no espaço, o que tem levado a uma taxa de elevação da temperatura que não para de crescer nos últimos 50 anos. O principal responsável pelo aquecimento global é o dióxido de carbono; seu nível em 2012 (391 ppm) foi mais alto do que em qualquer período ao longo de 650.000 anos. O aumento é atribuível à queima de combustíveis fósseis, bem como à perda de fixação de carbono por causa do desmatamento. Dependendo do modelo, as temperaturas globais têm previsão de aumentar de 2°C a 5°C em 2100. Embora o resultado dependa do ritmo e da extensão da mudança e, também, da capacidade dos homens de mitigar tais mudanças, é inevitável que o aquecimento global tenha impacto sobre as doenças em humanos.

- A incidência de doenças cardiovasculares e respiratórias aumentará por causa das ondas de calor e da poluição do ar.
- As epidemias de gastroenterite e infecção serão impactadas pela contaminação da água e dos alimentos após enchentes e outros distúrbios ambientais.
- A expectativa é a de que doenças infecciosas transmitidas por vetores aumentem à medida que o número de vetores e as distribuições geográficas se alterem.
- A desnutrição aumentará à medida que a produtividade das safras minguar.
- O derretimento das calotas polares aumentará os níveis dos oceanos em até cerca de 5 metros, deslocando 10% da população que vive em baixadas e, provavelmente, fomentando guerra, pobreza e agitação política – uma receita para a desnutrição, doenças infecciosas e a morte.

Toxicidade de Agentes Químicos e Físicos (p. 422)

A toxicologia estuda a distribuição, os efeitos e os mecanismos da ação de agentes tóxicos. Os xenobióticos são agentes exógenos no ambiente que podem ser inalados, ingeridos ou diretamente absorvidos. Em torno de 1,8 milhão de toneladas de substâncias químicas tóxicas, incluindo 32,6 mil de toneladas de carcinogênicos conhecidos, são lançados todos os anos nos Estados Unidos. Além disso, de cerca 100.000 substâncias químicas de uso comercial nos Estados Unidos, poucas foram formalmente testadas para efeitos adversos na saúde.

- A toxicidade depende das propriedades estruturais de um composto e da dose administrada. Doses baixas de determinado agente podem ser bem toleradas *ou até terapêuticas*, enquanto quantidades maiores são tóxicas.
- Os compostos tóxicos podem agir no local de entrada para o corpo ou em outros tecidos após o transporte pela corrente sanguínea.
- Um composto lipofílico (lipossolúvel) aumentará seu transporte no sangue associando-se a lipoproteínas e irá cruzar as membranas plasmáticas mais prontamente.
- Os compostos podem ser excretados na urina e nas fezes, exalados no ar ou podem se acumular nos ossos, na gordura ou em outros tecidos.
- Alguns agentes agem de forma direta e podem ser menos tóxicos (ou mais prontamente excretados) pela atividade metabólica; outros compostos podem se tornar tóxicos apenas após serem metabolizados.
- As enzimas que metabolizam o fármaco são divididas em dois grupos gerais:
  - Fase I:
    - Hidrólise, oxidação ou redução.
    - O catalisador mais importante é o citocromo P-450 (CYP-450) do sistema de enzimas, compreendendo uma grande família de enzimas do retículo endoplasmático contendo heme.

Doenças Ambientais e Nutricionais 263

- A variação da atividade enzimática CYP pode se dever a polimorfismos genéticos ou a compostos que aumentam ou reduzem a expressão de CYP; o tabaco e o álcool podem aumentar a expressão, enquanto a desnutrição pode diminuí-la.
- A atividade enzimática libera os radicais livres derivados do oxigênio.
- Fase II:
- Glucuronidação, sulfatação metilação e conjugação.
- Normalmente, há o aumento da solubilidade da água; logo, a excreção.

Poluição Ambiental (p. 423)

Poluição do ar (p. 423)

A poluição do ar é uma causa significativa de morbidade e mortalidade no mundo, em particular para indivíduos com doença cardíaca ou pulmonar pré-existente.

Poluição do Ar Ambiente (p. 424)

O pulmão é o órgão mais impactado, embora outros tecidos possam ser afetados por poluentes do ar, como o monóxido de carbono (CO) e o chumbo. Nos pulmões, comumente ocorrem inflamação, maior reatividade das vias aéreas, diminuição da limpeza mucociliar e aumento das infecções.

- O *ozônio* se forma por meio da interação entre o oxigênio e a radiação ultravioleta (UV). O ozônio estratosférico é fundamental na absorção da radiação UV solar; a perda devido ao uso de clorofluorcarbonetos aumenta o risco de câncer de pele. No entanto, o ozônio na baixa atmosfera é o principal componente do "smog" (mistura de neblina e fumaça), que também contém óxidos de nitrogênio e compostos orgânicos voláteis oriundos de emissões industriais e do escapamento de veículos motorizados.
- A toxicidade do ozônio ocorre por meio da geração subsequente de radicais livres; estes lesionam o epitélio alveolar e induzem a liberação de mediadores inflamatórios. O resultado é a tosse (hiper-reatividade da via aérea superior), desconforto no peito e inflamação pulmonar; as consequências são mais severas em pacientes com asma ou enfisema.
- O *dióxido de enxofre* é gerado pela combustão do carvão e do petróleo, pelo derretimento do cobre e pela fabricação de papel. Esse é convertido em ácido sulfúrico e trióxido de enxofre, que causam queimadura, dispneia e hiper-reatividade das vias aéreas.
- O *material particulado* (fuligem) é emitido pela combustão de carvão, petróleo e diesel; a deposição e a remoção de particulados inalados dependem do tamanho e do formato, sendo as partículas < 10 μm as mais nocivas (partículas maiores, em geral, são aprisionadas pelo muco nasal ou pelos mecanismos de limpeza mucociliar das vias aéreas superiores). Os efeitos tóxicos são atribuídos à ingestão de macrófagos e de neutrófilos, com a produção subsequente do mediador inflamatório.
- O *CO* é um gás não irritante, sem sabor, inodoro e incolor produzido pela oxidação completa de materiais carbonáceos (motores de combustão interna, queima de madeira, fumaça do cigarro etc.). A exposição a baixos níveis ambientais pode contribuir para a diminuição da função respiratória; o envenenamento crônico em espaços confinados (túneis, pedágios e garagens subterrâneas) pode causar lesões graves. A letalidade aguda ocorre por meio da depressão do sistema nervoso central (SNC) e da hipóxia sistêmica (o CO tem uma afinidade 200 vezes maior com a hemoglobina do que com o oxigênio). O envenenamento agudo é caracterizado pela cor vermelho-cereja da vítima devido a altos níveis de carboxiemoglobina.

Poluição do Ar em Ambientes Fechados (p. 426)

O nível dos poluentes do ar em ambientes fechados tem crescido devido ao maior isolamento e à menor circulação de ar, aliados ao crescente uso de ar condicionado em vez da ventilação natural decorrente da janela aberta. A fumaça do tabaco, o CO, o dióxido de nitrogênio e os hidrocarbonetos aromáticos policíclicos carcinogênicos (do cozimento) são cúmplices. A seguir estão os principais poluentes em ambientes fechados:

- A *fumaça da madeira* é uma mistura complexa de particulados e de outros componentes tóxicos (p. ex., hidrocarbonetos policíclicos); estes são irritantes e podem aumentar a incidência de infecções respiratórias, além de serem potencialmente carcinogênicos.
- Os *bioaerossóis* incluem os aerossóis bacterianos responsáveis pela pneumonia *Legionella* e por alérgenos das peles dos animais, por ácaros e mofo.
- O *radônio* é um gás radioativo, derivado do urânio, encontrado naturalmente no solo. Em alguns lares, mesmo baixos níveis de radônio podem levar ao aumento do risco de câncer em fumantes.
- O *formaldeído* é uma substância química volátil e solúvel, usado na fabricação de alguns produtos; pode causar irritação aguda dos olhos e do trato respiratório superior e é classificado como um carcinógeno.

Metais como poluentes ambientais (p. 426)

Chumbo (p. 426)

O *chumbo* está presente de muitas formas no ambiente:

- No ar, associado à pintura em *spray*, à fundição e à combustão da gasolina.
- No solo e na poeira de casa, contaminada pela tinta contendo chumbo.
- Na água fornecida por meio das tubulações de chumbo.

A inalação é a rota mais importante da exposição ocupacional, mas a toxicidade do chumbo também pode ocorrer com a ingestão oral. Os bebês e as crianças estão particularmente vulneráveis devido à maior absorção gastrointestinal (GI) e à maior permeabilidade da barreira hematoencefálica. O chumbo se liga a grupos de sulfidrila e compete com os íons de cálcio em uma variedade de vias metabólicas; 80% a 85% do chumbo absorvido se acumula nos ossos e nos dentes. Os efeitos tóxicos do chumbo são atribuídos a:

- Neurotoxicidade devido à homeostase do cálcio, que interrompe o lançamento do transmissor. Nas crianças, isso tipicamente se apresenta como um comprometimento psicomotor; nos adultos, a neuropatia desmielinizante periférica é mais comum.
- Inibição das enzimas envolvidas na síntese de heme (ácido δ-aminolevulínico desidratase) e a incorporação do ferro (ferroquelatase), levando à anemia hipocrômica e microcítica (os eritrócitos exibem pontilhados basofílicos característicos).
- Remodelagem alterada da cartilagem na epífise (isso leva a "linhas de chumbo" radiodensas características) e inibição da cicatrização óssea.
- As alterações no GI incluem dor abdominal e anorexia ("cólica" do chumbo).

Mercúrio (p. 428)

A exposição ao *mercúrio* ocorre primariamente por meio de:

- Peixes contaminados por metil mercúrio que concentram o mercúrio ambiental um milhão de vezes.
- Vapores de mercúrio lançados por mercúrio metálico em amálgamas dentários.
- Mercúrio usado na mineração de ouro que contamina o escoamento da água.

A toxicidade do mercúrio está relacionada à sua afinidade de ligação para os grupos celulares de sulfidrila. O epitélio tubular renal é especialmente suscetível e a alta solubilidade lipídica do metilmercúrio facilita o acúmulo no SNC, em particular nos cérebros em desenvolvimento; a exposição no útero pode causar paralisia cerebral, surdez, cegueira e retardo mental.

Arsênio (p. 428)

O *arsênio* é encontrado naturalmente no solo e na água e é usado em herbicidas e nos conservantes de madeira. As formas trivalentes são as mais tóxicas (p. ex., o trióxido de arsênio e o arsenito de sódio). A ingestão leva a sequelas neurológicas, cardiovasculares e GI ao inibir a fosforilação oxidativa mitocondrial. A baixa exposição crônica aumenta o risco de câncer de pele e de pulmão.

Cádmio (p. 429)

O *cádmio* é um poluente ambiental gerado pela mineração, galvanização e produção e descarte inadequado de baterias de níquel-cádmio. A ingestão de alimentos contaminados (após a absorção pelas plantas que crescem em solos contaminados) é a rota comum da exposição humana. A toxicidade segue a importação celular através dos transportadores de zinco ZIP8; os danos epiteliais alveolares levam à doença pulmonar obstrutiva e os danos tubulares renais causam a doença renal terminal; as anormalidades esqueléticas podem estar relacionadas à perda de cálcio. Um risco maior de câncer de pulmão é atribuído ao dano do DNA induzido por espécies reativas de oxigênio.

Riscos em Saúde Ocupacional: Exposições Industrais e Agrícolas (p. 429)

Mais de 10 milhões de lesões e 65.000 mortes anuais nos Estados Unidos são decorrentes de doenças ou acidentes relacionados ao trabalho. As exposições ocupacionais contribuem para doenças que variam da irritação respiratória leve ao câncer de pulmão e à leucemia; todos os sistemas orgânicos podem ser afetados (Tabela 9-1).

- *Solventes orgânicos,* como clorofórmio e tetracloreto de carbono, são usados como solventes industriais e agentes de limpeza. Esses compostos são prontamente absorvidos pelos pulmões, pele e trato GI. Além da depressão aguda do SNC, podem causar toxicidade do fígado e dos rins. Os *hidrocarbonetos aromáticos,* como o benzeno, são metabolizados por CYP2E1 para metabólitos tóxicos que rompem a hematopoiese da medula, levando à aplasia dependente de doses e a um maior risco de leucemia mieloide aguda.
- Os *hidrocarbonetos policíclicos* são produzidos durante a combustão de combustíveis fósseis e pela fundação do aço. Estes são potentes carcinógenos, sendo a exposição ocupacional associada ao risco maior de câncer de pulmão e de bexiga.
- As *organoclorinas* são compostos lipofílicos sintéticos que resistem à degradação; estas incluem pesticidas, como *diclorodifeniltricloroetano* (*DDT*) e não pesticidas, como o *bifenil policlorado* (PCB) e dioxina. Em maioria, são disruptores endócrinos com efeitos antiestrogênicos e antiandrogênicos.

  - As *dioxinas e os PCBs* também podem causar foliculite ou dermatose, chamada cloracne, bem como anormalidades hepáticas e do SNC; ativam CYP e, portanto, podem alterar o metabolismo do fármaco.
  - A *inalação de poeira mineral* (carvão, sílica, asbesto e berílio) pode causar pneumoconiose crônica não neoplásica, mas difusamente fibrótica (Cap. 15).

TABELA 9-1 Doenças Humanas Associadas a Exposições Ocupacionais

Órgão	Efeito	Tóxico
Sistema cardiovascular	Doença cardíaca	CO, chumbo, solventes, cobalto, cádmio
Sistema respiratório	Câncer no nariz Câncer no pulmão Doença pulmonar obstrutiva crônica Hipersensibilidade Irritação Fibrose	Álcool isopropílico, poeira da madeira Radônio, asbestos, sílica, bis(clorometil) éter, níquel, arsênio, cromo, gás mostarda Poeira de grãos, poeira do carvão, cádmio Berílio, isocianatos Amônia, óxidos de enxofre, formaldeído Sílica, asbestos, cobalto
Sistema nervoso	Neuropatias periféricas Marcha atáxica Depressão de SNC Cataratas	Solventes, acrilamida, cloreto de metil, mercúrio, chumbo, arsênio, DDT Clordano, tolueno, acrilamida, mercúrio Álcoois, cetonas, aldeídos, solventes Radiação UV
Sistema urinário	Toxicidade Câncer de bexiga	Mercúrio, chumbo, glicol éteres, solventes Naftilaminas, 4-aminobifenil, benzidina, derivados da borracha
Sistema reprodutivo	Infertilidade masculina Infertilidade feminina Teratogênese	Chumbo, ftalato plastificantes, Cádmio, chumbo Mercúrio, PCBs
Sistema hematopoiético	Leucemia	Benzeno, radônio, urânio
Pele	Foliculite e acneiforme dermatose Câncer	PCBs, dioxinas, herbicidas radiação UV
Trato GI	Angiossarcoma do fígado	Cloreto de vinila

Dados de Leigh JP, Markowitz SB, Fahs M, Shin C, Landrigan PJ: Occupational injury and illness in the United States. Estimates of costs, morbidity and mortality. Arch intern Med 157: 1557, 1997; Mitchell FL: Hazardous waste. In Rom WN (ed): *Environmental and Occupation Medicine*, ed 2, Boston, MA: Little, Brown, 1992, p 1275; Levi PE: Classes of toxic chemicals. In Hodgson E, Levi PE (eds): *A Textbook of Modern Toxicology Stamford*, CT: Appleton & Lange, 1997, p. 229.

- Os *monômeros de cloreto de vinila* usados para produzir resinas de cloreto polivinílico são associados ao angiossarcoma do fígado.
- O *bisfenol A* (BPA) é amplamente usado na síntese de contêineres de policarbonato para alimentos e de água; a exposição leva ao distúrbio endócrino.

Efeitos do Tabaco (p. 431)

O fumo é responsável por mais de 400.000 mortes anuais nos Estados Unidos e por 4 milhões de mortes no mundo; o câncer de pulmão (um terço do total) e as doenças pulmonares crônicas e cardiovasculares são a causa da grande maioria das mortes. De fato, o uso do tabaco é a causa exógena mais comum da malignidade humana, responsável por 90% dos casos de câncer de pulmão. A mortalidade geral e – mais especificamente – o risco de morte decorrente de doenças cardiovasculares reduzem de forma significativa cinco anos após parar de fumar. O risco de câncer de pulmão diminui 21% em 5 anos, mas o risco excedente persiste por 30 anos.

- A fumaça do cigarro contém 2.000 a 4.000 componentes; mais de 60 são conhecidos como carcinógenos.
- A nicotina é um alcaloide viciante encontrado naturalmente nas folhas do tabaco; a ligação aos receptores do SNC libera catecolaminas que aumentam a frequência cardíaca, a pressão sanguínea e a contratilidade cardíaca.

Tabagismo e Câncer de Pulmão (p. 432)

Os hidrocarbonetos policíclicos, os benzopirenos e as nitrosaminas presentes na fumaça do cigarro são carcinógenos potentes, em especial após a modificação de CYP. O risco de câncer está relacionado à dose (quanto mais cigarros se fumar, maior é o risco) e o fumo entra em sinergia com outras influências carcinogênicas ao causar o carcinoma pulmonar (p. ex., exposição a asbestos ou à radiação). Além do câncer de pulmão, o tabaco contribui para o desenvolvimento do câncer na cavidade oral, no esôfago, no pâncreas e na bexiga; o tabaco, com e sem fumaça, interage com o álcool no câncer na laringe.

Tabagismo e Outras Doenças (p. 432)

O formaldeído, o fenol e os óxidos de nitrogênio na fumaça do cigarro são diretamente irritantes e induzem a inflamação traqueobrônquica e a maior liberação de muco (*bronquite*); o recrutamento de leucócitos leva à maior produção de elastase e ao *enfisema* subsequente.

- O fumo está fortemente ligado ao desenvolvimento de aterosclerose e ao infarto do miocárdio; a maior agregação de plaquetas, a disfunção endotelial e a hipóxia do miocárdio estão implicadas.
- A mãe fumante causa hipóxia fetal com retardo do crescimento intrauterino, aumentando o risco de abortos espontâneos e de partos prematuros.
- O fumo *passivo* (a *fumaça no ambiente*) também aumenta o risco de câncer de pulmão, de doença cardíaca isquêmica e de infarto agudo do miocárdio; o risco relativo de câncer de pulmão em não fumantes expostos ao fumo passivo é 1,3 vezes maior do que em indivíduos não expostos à fumaça ambiental. A inalação da fumaça passiva em não fumantes é estimada medindo-se a *cotinina* sérica, um metabólito da nicotina.

Efeitos do Álcool (p. 434)

- Há cerca de 10 milhões de alcoólatras nos Estados Unidos. Aproximadamente 100.000 mortes são atribuídas ao abuso de álcool a cada ano, sendo a maioria consequência da embriaguez ao volante e de homicídios e suicídios relativos ao uso de álcool; 15% das mortes relacionadas ao álcool se devem à cirrose. No mundo todo, o álcool é responsável por 3,2% de todas as mortes anualmente.
- A concentração igual ou superior a 6,0 decigramas/litro de sangue ou 0,3 miligramas/litro de ar alveolar é uma definição legal para se considerar alcoolizado ao volante no Brasil.
- A sonolência tipicamente ocorre com uma concentração de 200 mg/dL; o torpor, 300 mg/dL e o coma (com possível insuficiência respiratória) com concentrações maiores. Os efeitos do álcool variam dependendo da idade, do sexo e da gordura corporal; para o *indivíduo médio*, 80 mg/dL ocorrem após cerca de 1L de cerveja, 450 mL de vinho ou 100 a 150 mL de destilados com 40% de álcool. Os alcoólatras crônicos podem tolerar volumes maiores devido à indução hepática de CYP.

- Após o consumo, o álcool é absorvido sem alteração no estômago e no intestino delgado; menos de 10% é excretado sem alteração na urina, no suor e na transpiração.
- O etanol é metabolizado em acetaldeído em hepatócitos basicamente pela enzima citosólica *álcool desidrogenase* (ADH); em níveis elevados de álcool no sangue, o *sistema microssômico de oxidação do etanol* (MEOS) também participa, enquanto a catalase do fígado metaboliza menos de 5%. A *acetaldeído desidrogenase hepática* (ALDH), então, converte o acetaldeído em acetato, que pode ser usado por vias metabólicas mitocondriais normais (Fig. 9-1).
- A indução de CYP (em especial CYP2E1) pelo álcool acelera o metabolismo de outros fármacos pelo MEOS. No entanto, quando o álcool está presente em altas concentrações, ele compete pelo complexo enzimático e o metabolismo de outros compostos pode ser adiado.
- O metabolismo do etanol é diretamente responsável pela maioria dos efeitos tóxicos e crônicos:
  - O acetaldeído é responsável por muitas das toxicidades agudas do álcool e pelo desenvolvimento do câncer oral. As isoformas ADH e ALDH influenciam as taxas relativas da geração de metabólitos. Portanto, aproximadamente metade dos asiáticos tem baixa atividade de ALDH devido a uma cópia de uma enzima ALDH inativa; os homozigotos não podem oxidar o acetaldeído e o consumo de álcool está associado à náusea, ao rubor, à taquicardia e à hiperventilação.
  - A oxidação via ADH do álcool reduz o nicotinamida-adenina dinucleotídeo (NAD) para NADH; como NAD é necessária para a oxidação do ácido graxo e para converter o ácido lático em piruvato, o consumo do álcool leva ao acúmulo de gordura no fígado.
  - A oxidação de CYPE21 de álcool leva à formação de espécies reativas de oxigênio, que podem causar lesão no fígado pela peroxidação da membrana; o álcool no trato GI também induz a liberação de endotoxinas da flora intestinal com a subsequente produção de citocinas inflamatórias.
- Os efeitos adversos do álcool se devem ao seguinte:
- Lesão aguda do álcool, incluindo esteatose (alteração gordurosa), gastrite e ulceração e a depressão da atividade do SNC.
- *Alcoolismo crônico*, afetando praticamente todos os órgãos, com morbidade e mortalidade substancial:
  - O *fígado* é o principal local de lesão; além da alteração gordurosa, a hepatite alcoólica e a cirrose podem surgir (Cap. 18). A cirrose está associada à hipertensão portal e ao aumento elevado do carcinoma hepatocelular.
  - *Trato GI*: O sangramento maciço pode resultar de gastrite aguda, de ulceração ou como consequência de varizes no esôfago devido à hipertensão portal.
  - *Sistema nervoso*: A deficiência em tiamina (provocada pela nutrição precária) é comum em alcoólatras crônicos; causa neuropatias periféricas e a síndrome de Wernicke-Korsakoff (Cap. 28), bem como atrofia cerebral, degeneração cerebelar e neuropatia óptica.
  - *Sistema cardiovascular*: O alcoolismo crônico pode causar a cardiomiopatia dilatada e está associado a uma maior incidência de hipertensão. A lesão no fígado provocada pelo excesso de álcool irá reduzir a produção de lipoproteína de alta densidade e aumentar o risco cardiovascular.
  - *Pâncreas*: O uso de álcool aumenta o risco de pancreatite aguda e crônica (Cap. 19).
  - *Síndrome alcoólica fetal*: É caracterizada por defeitos no crescimento e no desenvolvimento, incluindo a microcefalia, a dismorfologia facial e a malformação do cérebro, dos sistemas cardiovascular e geniturinário. O consumo durante o primeiro trimestre é o mais nocivo, embora a quantidade absoluta mínima consumida seja difícil de ser estabelecida; o uso frequente ou episódico de bebida alcoólica ocorre em 6% das grávidas e a síndrome alcoólica fetal afeta 0,1% a 0,5% das crianças nascidas nos Estados Unidos.

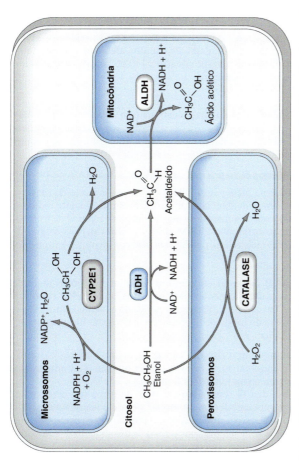

Figura 9-1 **Metabolismo do etanol: oxidação do etanol em acetaldeído por três rotas diferentes e geração de ácido acético.** Repare que a oxidação por ADH ocorre no citosol; o sistema do citocromo P-450 e seu isoforme CYP2E1 estão localizados no retículo endoplasmático (microssomos) e a catalase está localizada nos peroxissomos. A oxidação de acetaldeído por ALDH ocorre na mitocôndria. A oxidação de ADH é a rota mais importante; a catalase está envolvida em apenas 5% do metabolismo do etanol. A oxidação por meio de CYPs também pode gerar espécies reativas de oxigênio (não mostrado aqui). *(De Parkinson A: Biotransformation of xenobiotics. In Klassen CD [ed]: Casarett and Doull's Toxicology: The Basic Science of Poisons, 6th ed. New York, NY: McGraw-Hill, 2001, p 133.)*

- *Etanol e câncer*: O uso de álcool está associado ao aumento das taxas de câncer na cavidade oral, na faringe, no esôfago, no fígado e, possivelmente, na mama. O metabólito acetaldeído pode agir como um promotor de tumores.

Os possíveis efeitos benéficos do álcool são:
- *Sistema cardiovascular:* Com moderação, o consumo de álcool pode reduzir o risco de doenças cardiovasculares por aumentar o HDL e reduzir a agregação plaquetária.

Agressão por Drogas Terapêuticas e Drogas de Abuso (p. 436)

Agressão por Drogas Terapêuticas (Reações Adversas a Drogas) (p. 436)

As reações adversas se referem aos efeitos indesejados das drogas fornecidas em ambientes terapêuticos convencionais (Tabela 9-2). Essas são comuns, afetando uma estimativa de 10% de pacientes hospitalizados e correspondendo a 140.000 mortes anualmente. As seguintes terapias são responsáveis comuns:

Anticoagulantes (p. 437)

A varfarina (antagonista da vitamina K) e a dabigatrana (um inibidor da trombina) são drogas mais frequentemente associadas a reações adversas; as principais complicações são trombose, quando os níveis são subterapêuticos, e o sangramento, que ocorre mesmo com a dosagem apropriada.

Terapia Hormonal na Menopausa (p. 438)

Embora a *terapia hormonal na menopausa* (THM) alivie os sintomas da menopausa (p. ex., os fogachos) e reduza a incidência de fraturas (presumivelmente reduzindo a osteoporose), a terapia prolongada aumenta o risco de câncer de mama e de tromboembolismo. Nas mulheres abaixo de 60 anos, a THM protege contra a aterosclerose e a doença coronariana; nas mulheres mais velhas, não há benefício contra o risco cardiovascular.

Contraceptivos Orais (p. 438)

Os *contraceptivos orais (CO)*, em geral, contêm um estradiol sintético e quantidades variáveis de progestina ou podem conter apenas progestina, que previne a ovulação e/ou a nidação. O nível mais baixo de estrogênio está associado a menos efeitos colaterais; estes dependem da dosagem e do modo de liberação e a maioria das formulações de CO têm os seguintes perfis de risco:

- *Câncer:* os COs não aumentam o risco de câncer de mama e protegem contra os cânceres de ovário e do endométrio. O risco de câncer cervical pode aumentar para as mulheres infectadas com o papilomavírus humano.
- *Tromboembolismo:* o uso de CO resulta em um risco de três a seis vezes maior de trombose venosa e de tromboembolismo pulmonar, devido à maior síntese hepática dos fatores de coagulação. O risco é ainda maior nas portadoras de mutações no fator V ou protrombina. É importante lembrar que o risco de tromboembolismo associado ao CO é de duas a seis vezes *menor* do que o risco de tromboembolismo associado à gravidez.
- *Doença cardiovascular:* COs não aumentam o risco do infarto do miocárdio em não fumantes; no entanto, o risco aproximadamente dobra em fumantes acima de 35 anos.
- *Adenoma hepático:* Há uma associação bem definida entre CO e esse tumor benigno.

Esteroides Anabólicos (p. 439)

Os *esteroides anabólicos* são versões sintéticas de testosterona; são usados com doses de 10 a 100 vezes maiores para alcançar um melhor desempenho atlético. Nos homens, doses elevadas inibem a produção do hormônio luteinizante e do hormônio folículo estimulante (LH/FSH) e levam à atrofia testicular; o catabolismo dos esteroides anabólicos leva

TABELA 9-2 Algumas Reações Adversas Comuns a Fármacos e Seus Agentes

Reação	Principais Agentes Ofensivos
Medula Óssea e Células do Sangue*	
Granulocitopenia, anemia aplástica, pancitopenia	Agentes antineoplásticos, imunossupressores e cloranfenicol
Anemia hemolítica, trombocitopenia	Penicilina, metildopa, quinidina, heparina
Cutânea	
Urticária, máculas, pápulas, vesículas, petéquias, dermatite esfoliativa, erupções fixas a medicamentos, pigmentação anormal	Agentes antineoplásticos, sulfonamidas, hidantoínas, alguns antibióticos e muitos outros agentes
Cardíaca	
Arritmias	Teofilina, hidantoína, digoxina
Cardiomiopatia	Doxorrubicina, daunorrubicina
Renal	
Glomerulonefritite	Penicilamina
Necrose tubular aguda	Antibióticos aminoglicosidios, ciclosporina, anfotericina B
Doença tubulointersticial com necrose papilar	Fenacetina, salicilatos
Pulmonar	
Asma	Salicilatos
Pneumonite aguda	Nitrofurantoína
Fibrose intersticial	Bussulfano, nitrofurantoína, bleomicina
Hepática	
Alteração adiposa	Tetraciclina
Dano hepatocelular difuso	Halotano, isoniazida, acetaminofeno
Coleastase	Cloropromazina, estrogênios, agentes contraceptivos
Sistêmica	
Anafilaxia	Penicilina
Síndrome do lúpus eritematoso (lúpus induzido por medicamento)	Hidralase, procainamida
SNC	
Zumbido e tontura	Salicilatos
Reações distônicas agudas e síndrome parkinsoniana	Antipsicóticos fenotiazinicos
Depressão respiratória	Sedativos

*Afetadas em quase metade de todas as mortes relacionadas com o fármaco.

ao aumento de estrogênios e causa ginecomastia. Nos adolescentes, o uso pode levar ao retardo de crescimento; as mulheres passarão por virilização e disfunção menstrual. Os efeitos adicionais incluem alterações psiquiátricas, infarto prematuro do miocárdio e colestase hepática.

Acetaminofeno (p. 439)

O acetaminofeno é o analgésico mais comumente usado nos Estados Unidos e é responsável por mais de 50% da falência hepática aguda no país, com uma mortalidade de 30%. Em doses terapêuticas, > 95% são metabolizados pelas enzimas hepáticas da fase II, com excreção urinária como conjugados de sulfato ou de glucuronato. O

Patologia Geral

restante é primariamente metabolizado por CYP2E hepático para um metabólito altamente reativo (*N-acetil-p-benzoquinonaimina* [NAPQ1]), que é conjugado pela glutationa antes de causar qualquer dano. Nas overdoses, os armazenamentos de glutationa são esgotados, tornando o fígado suscetível à lesão reativa aos radicais livres; além disso, o excesso de NAPQ1 se junta a proteínas da membrana do hepatócito e à mitocôndria, causando uma disfunção ou degradação. Nas overdoses, a terapia envolve a administração de N-acetilcisteína para ajudar a manter o armazenamento de glutationa.

Aspirina (Ácido Acetilsalicílico) *(p. 439)*

No início, a overdose causa alcalose respiratória, seguida de acidose metabólica potencialmente fatal. A *toxicidade crônica da aspirina* (*salicismo*) pode se desenvolver em pessoas que tomam ≥ 3 g por dia; manifesta-se com dor de cabeça, tontura, zumbido no ouvido (tinido), dificuldade de audição, confusão mental, náusea, vômito e diarreia. Os efeitos adversos mais comuns da aspirina são a gastrite erosiva aguda e as úlceras; o sangramento pode ser exacerbado pela inibição por parte da aspirina da ciclo-oxigenase das plaquetas e pela incapacidade de fazer a tromboxana A_2 conduzir a agregação das plaquetas. A ingestão em longo prazo (anos) das misturas analgésicas de aspirina e de fenacetina está associada à necrose papilar renal (*nefropatia analgésica*; Cap. 20).

Agressão por Agentes não Terapêuticos (Drogas de Abuso) *(p. 440)*

As drogas de abuso comuns e seus alvos moleculares estão listados na Tabela 9-3.

TABELA 9-3	Substâncias Comuns de Abuso	
Classe	**Alvo Molecular**	**Exemplo**
Narcóticos opioides	Receptor opioide Mu (agonista)	Heroína, hidromorfona (Dilaudid®) Oxicodona (Percodan®, Percocet®, Oxicontina®) Metadona (Dolofina®) Meperidina (Demerol®)
Sedativo-hipnóticos	Receptor $GABA_A$ (agonista)	Barbituratos Etanol Metaqualona (Quaalude®) Glutetimida (Doriden®) Etclorvinol (Placidyl®)
Estimulantes psicomotores	Transportador de dopamina (antagonista) Receptores de serotonina (toxicidade)	Cocaína Anfetaminas MDMA (ecstasy)
Drogas semelhantes à fenciclidina	Canal receptor do glutamato de NMDA	Fenciclidina (PCP, pó de anjo) Quetamina
Canabinoides	Receptores de canabinoides CBI (agonistas)	Maconha Haxixe
Alucinógenos	Receptores de $5-HT_2$ (agonistas)	Dietilamida do ácido lisérgico (LSD) Mescalina Psilocibina

5-HT$_2$, 5-Hidroxitriptamina; GABA, γ-ácido aminobutírico; NMDA, N-metil D-aspartato. Dados obtidos de Hyman SE: A 28-year-old man addicted to cocaine. JAMA 286:2586, 2001.

Doenças Ambientais e Nutricionais — 273

Cocaína (p. 440)

A *cocaína* é extraída das folhas de coca e inalada ou injetada como hidrocloreto de cocaína solúvel em água; em geral, é diluída com algum outro pó (p. ex., talco). O crack é a forma cristalizada do alcaloide puro; os efeitos são iguais ao da cocaína, mas para a mesma quantidade em peso, sua potência é substancialmente maior. A cocaína induz euforia e estimulação; não há dependência física, embora a abstinência psicológica possa ser profunda.

- Os *efeitos cardiovasculares* se devem ao excesso de estimulação dopaminérgica e adrenérgica (a cocaína bloqueia a receptação de neurotransmissores e aumenta a liberação sináptica da norepinefrina). As consequências são taquicardia, hipertensão e espasmo vascular; na circulação arterial coronariana, a vasoconstrição pode causar infarto do miocárdio. A cocaína causa arritmias por meio do aumento da atividade simpática, bem como através da interrupção do transporte normal do canal miocárdico de íons K^+, Na^+ e Ca^{2+}.
- Os *efeitos do SNC* incluem hiperpirexia (devido à sinalização dopaminérgica interrompida) e convulsões.
- Na *gravidez*, a cocaína pode reduzir o fluxo sanguíneo da placenta, levando à hipóxia fetal e a déficits neurológicos ou a abortos espontâneos.
- *Outros efeitos* do uso crônico da droga incluem cardiomiopatia dilatada e perfuração do septo nasal.

Opiáceos (p. 441)

A *heroína* é um alcaloide da papoula, injetado sob a pele ou de forma intravenosa junto com qualquer adulterante. A *oxicodona,* um opiáceo sintético oral, agora ultrapassa a heroína como causa de mortes relacionadas ao opiáceo nos Estados Unidos. Estes induzem euforia, alucinações, sonolência e sedação e são viciantes. Os efeitos adversos incluem:

- *Morte súbita*, mais comumente porque a overdose leva à depressão respiratória, ao edema pulmonar e/ou à arritmia.
- *Edema pulmonar.*

Para os indivíduos que usam a rota intravenosa de administração, há riscos adicionais:

- Granulomas *pulmonares* de corpo estranho para materiais particulados.
- *Infecção* provocada por agulhas contaminadas ou pela pele suja nos locais da injeção. A endocardite da válvula tricúspide é uma sequela frequente, mais comumente causada pela flora normal da pele. O compartilhamento de agulhas também é uma rota para a contaminação pelo vírus da hepatite e para a transmissão do HIV.
- Patologia *cutânea*, como a celulite, os abscessos e as ulcerações, bem como tromboses vasculares.
- Patologia *renal*, como a amiloidose (secundária às infecções crônicas da pele) e a glomerulosclerose segmentar focal; ambas resultam em proteinúria e síndrome nefrótica.

Anfetaminas e Drogas Relacionadas (p. 442)

A *metanfetamina* (p. 442) (também conhecida como "*speed*") é uma droga que induz a liberação de dopamina no SNC e, portanto, desacelera a liberação de glutamato; a administração induz a euforia. O uso em longo prazo pode levar ao comportamento violento, confusão, paranoia e alucinações.

A *3-4 metilenodioximetanfetamina* (MDMA; p. 442) (também conhecida como "ecstasy") induz euforia e as sensações semelhantes às de um alucinógeno através da maior liberação de serotonina no SNC.

Maconha (p. 442)

A *maconha* é isolada da planta *Cannabis sativa*; a principal substância psicoativa é o Δ^9-tetra-hidrocanibidol (THC). O THC se liga aos receptores endógenos de canabinoides (os ligantes normais são *endocanabinoides*), que modulam o eixo hipotalâmico-pituitário-adrenal e regulam o apetite, a ingestão de alimentos, o equilíbrio energético, a fertilidade e o comportamento sexual. O THC agudo distorce a percepção sensória e compromete a coordenação motora; também pode aumentar a frequência cardíaca e a pressão arterial. Fumar maconha está associado com os efeitos característicos de inalar gases liberados pela queima de fibras de plantas (p. ex., bronquite, faringite e doenças pulmonares obstrutivas crônicas). Notadamente, os comportamentos típicos associados a fumar maconha (inalação mais profunda e retenção da respiração) também levam a um depósito três vezes maior de alcatrão e de particulados em comparação ao fumo padrão de cigarro. O THC tem benefício terapêutico no tratamento de náusea induzida pela quimioterapia e nas síndromes de dores crônicas.

Outras Drogas *(p. 442)*

A inalação de fumaças orgânicas (p. ex., tíner e cola) causa mudanças comportamentais agudas (agressão, ideia suicida etc.) e pode levar cronicamente a anormalidades cognitivas e à demência leve a severa.

Os chamados "sais de banho" são um novo conjunto de compostos contendo metilenodioxipirovalerona, com efeitos semelhantes aos da anfetamina. A inalação ou a ingestão podem resultar em agitação, psicose, infarto do miocárdio ou suicídio.

Agressão por Agentes Físicos (p. 443)

Trauma Mecânico (p. 443)

As forças mecânicas podem lesionar os tecidos moles, os ossos ou a cabeça; o resultado depende do formato do objeto em colisão, da força empregada e dos tecidos que suportam a violência do impacto. A lesão nos ossos e na cabeça com características únicas é descrita nos Capítulos 26 e 28.

Lesão Térmica (p. 443)

Queimaduras Térmicas *(p. 443)*

A lesão por queimadura e a inalação de fumaça causam aproximadamente 3.500 mortes por ano nos Estados Unidos; choque, sepse e insuficiência respiratória são as maiores ameaças à vida. A significância clínica da queimadura depende de:

- Profundidade da queimadura:
  - Queimadura superficial (confinada à epiderme; anteriormente conhecida como a de primeiro grau).
  - Queimadura de espessura intermediária (envolvendo a derme; anteriormente conhecida como a de segundo grau).
  - Queimadura de espessura completa (estendendo-se ao tecido subcutâneo; anteriormente conhecida como a de terceiro ou quarto grau).
- Porcentagem da superfície corporal envolvida:
  - Queimaduras envolvendo mais de 20% da área superficial levam a mobilizações rápidas de fluido e, potencialmente, ao choque hipovolêmico.
  - As queimaduras induzem um estado hipermetabólico; portanto, a lesão envolvendo 40% da área superficial causa a duplicação da demanda metabólica.
  - Quanto maior a área superficial envolvida, maior é o risco de infecção; além da perda da função da barreira e de vastas áreas dos detritos necróticos, a lesão por queimadura causa diminuição das respostas adaptativas sistêmicas e comprometimento do fluxo de sangue local, que reduz o recrutamento inflamatório. Os organismos oportunistas, como *Pseudomonas*, e cepas de micróbios adquiridos no hospital resistentes a antibióticos, como o *Staphylococcus aureus* e *Candida*, são comuns.

Doenças Ambientais e Nutricionais 275

- Lesões internas provocadas por inalação de fumaças tóxicas e quentes:
- A lesão pulmonar parenquimatosa e das vias aéreas se desenvolve tipicamente dentro de 1 a 2 dias após a exposição e pode envolver lesão térmica direta ou toxicidade química.
- Os gases solúveis em água (clorina, óxidos de enxofre e amônia) reagem com a água para formar ácidos e álcalis, que causam edema substancial nas vias aéreas e inflamação.
- Gases lipossolúveis (óxido nitroso, plástico queimando) alcançam as vias aéreas mais profundas e causam pneumonia.
- Prontidão e eficácia na terapia pós-queimadura.
- Administração de fluidos e de eletrólitos.
- Prevenção ou controle da infecção das feridas.

Hipertermia (p. 444)

A exposição prolongada à temperatura ambiente elevada pode resultar em:

- *Câimbra provocada pelo calor* (câimbra de músculos voluntários). Ocorre devido à perda de eletrólitos por meio da transpiração; a temperatura corporal é mantida.
- *Exaustão provocada pelo calor*; é a síndrome de calor mais comum. Esse tipo de exaustão resulta de uma falha no sistema cardiovascular em compensar a hipovolemia, secundária à depleção da água. Seu início é repentino e tem como consequência a prostração e o colapso.
- *Insolação*; está associada à temperatura ambiente elevada, ao alto índice de umidade e ao esforço. Os mecanismos termorregulatórios falham, a transpiração cessa e a temperatura do corpo se eleva de forma acentuada (p. ex., 40ºC). O corpo responde com uma vasodilatação periférica generalizada com o acúmulo periférico do sangue e uma diminuição efetiva do volume de sangue em circulação. A necrose dos músculos e do miocárdio pode ocorrer associada aos efeitos sistêmicos, como arritmias e coagulação intravascular disseminada.

As mutações no receptor de rianodina do tipo I – responsável por regular a liberação de cálcio no retículo sarcoplasmático do músculo esquelético – podem causar *hipertermia maligna*, uma situação rara em que a anestesia comum causa profundas contrações musculares e a elevação da temperatura corporal.

Hipotermia (p. 445)

A *hipotermia* ocorre com a exposição prolongada à baixa temperatura ambiente. A uma temperatura corporal de 32,2ºC, os indivíduos perdem a consciência; se houver um resfriamento maior, ocorrem a braquicardia e a fibrilação.

- O congelamento das células e dos tecidos causa uma lesão direta por meio da cristalização da água intra e extracelular.
- A lesão indireta ocorre devido a alterações circulatórias. Temperaturas que caem lentamente podem induzir a vasoconstrição e a permeabilidade vascular aumentada, levando a alterações edematosas (p. ex., *pé de trincheira*). Temperaturas baixas persistentes podem causar lesão isquêmica.

Agressão pela Energia Elétrica (p. 445)

A passagem de uma corrente elétrica pelo corpo pode não ter efeito, pode causar a morte repentina pelo rompimento dos impulsos neurais regulatórios ou das vias de condução cardíaca ou podem causar lesões térmicas. As variáveis incluem:

- Força da corrente, duração e via: a corrente alternada induz o espasmo muscular tetânico e prolonga a duração da exposição, fazendo com que se fique agarrado de forma involuntária.

276 Patologia Geral

- A resistência do tecido varia inversamente ao teor de água: a pele seca é resistente, mas a molhada tem uma resistência muito maior. Quanto maior a resistência do tecido, maior é o calor gerado.

Agressão por Radiação Ionizante (p. 445)

A radiação é a energia que viaja na forma de ondas ou de partículas em alta velocidade; tem uma ampla gama de energia que atravessa o espectro eletromagnético:

- *Radiação não ionizante* inclui a luz UV e infravermelha, as ondas de rádio, as micro-ondas e as ondas sonoras; essas fontes são caracterizadas por comprimentos de onda relativamente mais longos e por frequências inferiores e podem produzir vibração e rotação de átomos, mas têm energia insuficiente para deslocar elétrons ligados.
- A *radiação ionizante* inclui raios-x e raios-gama, nêutrons de alta energia, partículas alfa (compostas de dois nêutrons e dois prótons) e partículas beta (essencialmente elétrons); estas são tipicamente de comprimentos de onda curtos e de alta frequência e têm energia o suficiente para remover os elétrons de moléculas biológicas.

Unidades de Radiação (p. 446)

As doses de radiação são medidas de três formas diferentes – a quantidade de radiação emitida por uma fonte, a dose de radiação absorvida por um tecido e o efeito biológico da radiação:

- *Curie (Ci)* reflete a quantidade de radiação emitida de uma fonte; representa as desintegrações por segundo de um radioisótopo de modo que 1 Ci = 3,7 10^{10} desintegrações por segundo.
- *Gray (Gy)* reflete a energia absorvida por um tecido-alvo por unidade de massa; 1 Gy corresponde a 10^4 ergs/g de tecido. Isso era expresso anteriormente como "dose absorvida por radiação" ou "Rad", em que 1 Rad = 10^{-4} Gy.
- *Sievert (Sv)* reflete o efeito biológico de determinada dose de radiação (isso era expresso anteriormente pelo termo "rem"); algumas formas de radiação causam mais lesões do que outras e alguns tecidos são mais suscetíveis. A dose *equivalente* – expressa em Sv – é a dose absorvida (expressa em Gy) multiplicada pela eficácia biológica relativa do tipo de radiação. Para raios-x, 1 mSv = 1 mGy.

Principais Determinantes dos Efeitos Biológicos da Radiação Ionizante (p. 446)

- *Taxa de entrega*: uma única dose pode causar mais lesão do que as doses divididas ou fracionadas da mesma quantidade cumulativa. Isso é explorado na terapia tumoral; os tecidos normais têm vias intactas de reparo e as doses divididas permitem o tempo para o reparo celular, enquanto as células tumorais têm presumidamente mecanismos mais precários de reparo e não irão se recuperar entre as doses.
- *Tamanho do campo*: Uma única dose baixa de radiação externa administrada para o corpo inteiro é potencialmente mais letal do que doses maiores administradas em uma região com proteção.
- *Proliferação celular*: Como o DNA é o principal alvo de lesão por radiação, as células que se dividem rapidamente são mais suscetíveis do que aquelas quiescentes. Com exceção de doses muito elevadas que comprometem a transcrição do DNA, o dano ao DNA é compatível com a sobrevivência das células que não se dividem. As células normais, que se dividem rapidamente (p. ex., medula óssea, gônadas, epitélio do GI), podem ser bastante sensíveis à lesão por radiação porque o dano ao DNA pode induzir o impedimento do crescimento e a apoptose.
- *Os efeitos do oxigênio e a hipóxia*: A geração de espécies reativas ao oxigênio a partir da ionização da água é a principal via pela qual a radiação inicia o dano ao DNA. Os

tecidos que têm pouca vascularização com hipóxia relativa serão, portanto, menos sensíveis à lesão por radiação.

• *Dano vascular:* As células endoteliais são moderadamente sensíveis à lesão por radiação; o dano leva à produção de citocinas pró-inflamatórias e à cicatrização da parede vascular com o estreitamento luminal, que irá causar isquemia progressiva do tecido.

Os efeitos agudos da radiação ionizante variam da necrose manifesta em altas doses (> 10 Gy), passando pela destruição de células em proliferação em doses intermediárias (1 a 2 Gy), ao não efeito histopatológico em 0,5 Gy. Se as células passarem por um dano extensivo do DNA ou se não forem capazes de reparar o dano, podem sofrer apoptose. As células sobreviventes podem mostrar efeitos retardados da lesão por radiação: mutações, aberrações cromossômicas e instabilidade genética. Essas células danificadas geneticamente podem se tornar malignas e causar câncer.

Irradiação de Corpo Inteiro *(p. 448)*

A exposição de corpo inteiro de <1 Sv produz pouco ou nenhum efeito. No entanto, exposições maiores podem causar síndromes agudas de radiação, que, em doses progressivamente mais altas, envolvem os sistemas hematopoiético, GI e o SNC (Tabela 9-4).

Efeitos Agudos sobre os Sistemas Hematopoiético e Linfoide *(p. 448)*

Com altas doses e campos amplos, a linfopenia periférica com atrofia esplênica e linfonodal pode se desenvolver em horas; em doses subletais, a repopulação ocorre em semanas a meses. Os percursores hematopoiéticos são similarmente sensíveis, resultando na aplasia da medula; doses muito elevadas matam as células-tronco e causam uma anemia aplástica permanente. Refletindo a longevidade periférica relativa, os números de granulócito são os primeiros afetados (um tempo de vida de aproximadamente 12 a 24 horas), seguidos de plaquetas (tempo de vida de 10 dias) e, por fim, eritrócitos (tempo de vida de 120 dias); a recuperação completa pode levar meses.

Fibrose *(p. 448)*

A fibrose pode ocorrer no campo da radiação semanas ou meses após a exposição. Isso ocorre primariamente como consequência da reposição do tecido morto pela cicatriz, mas também se deve à lesão vascular (descrita anteriormente), à destruição das células-tronco do tecido e à liberação de citocinas inflamatórias que promovem a ativação do fibroblasto e a síntese da matriz.

Dano ao DNA e Carcinogênese *(p. 449)*

O dano ao DNA provocado pela radiação inclui o dano de base única, *quebras de fita dupla* (DSBs) e ligações cruzadas da proteína de DNA. Nas células sobreviventes, o dano é reparado por uma variedade de mecanismos; as DSBs são as mais sérias e o reparo requer recombinação homóloga ou por união de pontas não homólogas (Cap. 7). A última é mais comum e também leva a mutações, incluindo eliminações, inversões ou translocamentos. Na ausência dos controles de verificação do ciclo celular, tais mutações podem iniciar a carcinogênese.

Riscos de Câncer por Exposição à Radiação *(p. 449)*

Embora seja difícil identificar sem dúvidas o nível de radiação que aumenta o risco de câncer, qualquer mutação tem o potencial de levar à carcinogênese. Doses > 100 mSv claramente aumentam o risco, mas é mais difícil quantificar o risco para doses na faixa de 50 a 100 mSv. A título de contextualização, um único raio-x do tórax fornece 0,01 mSv e a tomografia computadorizada do tórax fornece 10 mSv.

TABELA 9-4 Efeitos da Radiação Total do Corpo

	0-1 Sv	1-2 Sv	2-10 Sv	10-20 v	>50 Sv
Principal local da lesão	Nenhum	Linfócitos	Medula óssea	Intestino delgado	Cérebro
Principais sinais e sintomas	Nenhum	Granulocitopenia moderada Linfopenia	Leucopenia, hemorragia, perda de cabelo, vômito	Diarreia, febre, desequilíbrio de eletrólitos, vômito	Ataxia, coma, convulsões, vômito
Período de desenvolvimento	-	1 dia a 1 semana	2-6 semanas	5-14 dias	1-4 h
Letalidade	Nenhum	Nenhum	Variável (0%-80%)	100%	100%

Doenças Nutricionais (p. 450)

Insuficiência na Dieta (p. 450)

Uma dieta apropriada fornece a ingestão calórica adequada para satisfazer às necessidades energéticas, aminoácidos e gordura para a síntese proteica e lipídica e as vitaminas e os minerais necessários. Na desnutrição primária, um ou mais componentes estão faltando; na secundária, o fornecimento de nutrientes é suficiente, mas intercorrem a ingestão inadequada (p. ex., devido à anorexia), a má absorção, o comprometimento do uso ou do armazenamento, a perda excessiva ou o aumento da demanda. A pobreza é o principal determinante da desnutrição primária, embora a ignorância ou a insuficiência de suplementos da dieta possa contribuir (p. ex., deficiência de ferro em bebês cuja dieta é exclusivamente composta de fórmula). A doença (p. ex., cânceres e infecção) pode aumentar de forma dramática a demanda metabólica e o alcoolismo, em geral, leva a deficiências de vitamina devido à diminuição de ingestão, uso inadequado ou perda.

Desnutrição Proteico-Calórica (p. 450)

A *desnutrição proteico-calórica (DPC)* é caracterizada pela ingestão inadequada de proteínas e de calorias (ou má absorção), com perda de massa muscular, de gordura e de peso, letargia e fraqueza generalizada. O índice de massa corporal (IMC) < 16 kg/ m^2 é considerado indicativo de desnutrição; o IMC é definido como peso (kg)/altura^2 (m^2), em que $nl = 18,5 - 25$ kg/m^2. Na prática, uma criança cujo peso cai para menos que 80% do normal é considerada desnutrida. Outras medidas úteis são reservas de gordura, massa muscular e níveis circulantes de proteína sérica (p. ex., albumina e transferrina). Em pacientes idosos em casas de repouso, a perda de peso $> 5\%$ associada a aumentos da DPC eleva em cinco vezes o risco de mortalidade.

Marasmo e Kwashiorkor (p. 451)

Marasmo e kwashiorkor são duas extremidades do espectro DPC, mas também se sobre-põem bastante:

- Marasmo:
  - Perda de peso de 60% em comparação ao normal para sexo e idade.
  - Retardo do crescimento e perda de massa muscular.
  - Proteína e gordura são mobilizadas do *compartimento somático* do corpo (basica-mente do músculo esquelético e da gordura subcutânea); isso proporciona energia proveniente de aminoácidos e de triglicerídeos.
  - Os níveis de proteína sérica são basicamente mantidos.
  - A menor síntese de leptina pode levar ao aumento de produção no eixo pituitá-rio-adrenal de glucocorticoides que induzem a lipólise.
  - A anemia e a deficiência imunológica são comuns, com infecções recorrentes.
- Kwashiorkor:
  - Ocorre quando a privação de proteínas é relativamente maior do que a redução geral de calorias.
  - Associado à perda de proteína do *compartimento visceral* do corpo (basicamente fígado); há uma perda relativa do tecido muscular e adiposo.
  - A hipoalbuminemia resultante causa edema generalizado, que pode mascarar a perda de peso.
  - O fígado gorduroso e aumentado se deve à síntese inadequada de lipoproteína e, portanto, o acúmulo hepático de triglicerídeos mobilizados perifericamente.
  - Apatia, fraqueza e anorexia ocorrem.
  - A atrofia da mucosa do intestino delgado (reversível) pode levar à má absorção.
  - A deficiência imune é comum, com infecções secundárias.

A Desnutrição Proteico-Calórica no Mundo Desenvolvido (p. 452)

A DPC nos *países desenvolvidos* ocorre em indivíduos cronicamente doentes, idosos e acamados; estima-se que metade dos residentes de casas de repouso sofra de desnutrição. Uma perda de peso de 5% provocada pela DPC está relacionada ao risco cinco vezes maior de mortalidade, relativa a infecções, à sepse e ao comprometimento da cura de ferimentos.

Caquexia (p. 452)

Caquexia é um termo usado para descrever a DPC que ocorre em pacientes cronicamente doentes (p. ex., com câncer ou AIDS). Essa ocorre em cerca de 50% dos pacientes com câncer e é a causa de morte em um terço (em geral, devido à atrofia dos músculos da respiração). Os tumores causam caquexia via o *fator indutor de proteólise* (PIF) e ao fator mobilizador de lipídios, sendo este provavelmente por conduzir a produção de citocinas pró-inflamatórias, como fator de necrose tumoral e interleucina (IL)-6. PIF e as citocinas inflamatórias causam o catabolismo muscular esquelético por meio da ativação induzida por NF-κB das vias de ubiquitina-proteassoma.

Anorexia Nervosa e Bulimia (p. 452)

Essas doenças ocorrem como resultado da obsessão com a imagem do corpo; o metabolismo alterado de serotonina está implicado:

- A anorexia nervosa é a inanição autoinduzida.
- Tem a taxa mais alta de morte entre as doenças psiquiátricas.
- Os achados clínicos são semelhantes àqueles encontrados na DPC grave.
- A amenorreia é comum devido à supressão do eixo hipotálamo-pituitário.
- A diminuição da produção de hormônios causa intolerância ao frio, bradicardia, constipação, pele seca e escamosa e deixa o cabelo mais ralo.
- A diminuição da densidade óssea está associada aos baixos níveis de estrogênio.
- Morte súbita devido a arritmias no cenário de hipocalemia.
- A bulimia é caracterizada pelo consumo excessivo de comida seguido de vômito autoinduzido; o abuso de diuréticos e de laxantes também pode ocorrer.
- Mais comum do que a anorexia, atingindo cerca de 1% a 2% das mulheres e 0,1% dos homens.
- Prognóstico geral melhor.
- A amenorreia é menos comum devido à relativa normalidade do peso e dos níveis hormonais.
- As complicações médicas estão relacionadas ao vômito persistente e incluem anormalidades eletrólitas (hipocalemia) que podem causar arritmias, aspiração de conteúdos gástricos e laceração gástrica ou do esôfago.

Deficiências Vitamínicas (p. 453)

Treze vitaminas são necessárias para a saúde. Nove são solúveis em água e são primariamente excretadas pelos rins. Quatro – vitaminas A, D, E e K – são solúveis em gordura e, portanto, prontamente armazenadas, mas também podem ser absorvidas de forma precária em síndromes de má absorção. As vitaminas D e K, a biotina e a niacina podem ser sintetizadas endogenamente, mas a ingestão na dieta, em geral, também é necessária. A Tabela 9-5 mostra um resumo das vitaminas essenciais e suas síndromes de deficiência. A Tabela 9-6 mostra o equivalente para os oligoelementos.

A deficiência de vitamina pode ser primária (por causa da dieta) ou secundária a anormalidades de absorção, transporte, armazenamento, perda ou conversão metabólica. As deficiências de uma única vitamina isolada são relativamente incomuns.

Doenças Ambientais e Nutricionais · 281

TABELA 9-5 Vitaminas: Principais Funções e Síndromes de Deficiência

Vitamina	Funções	Síndrome de Deficiência
Lipossolúvel		
Vitamina A	Um componente do pigmento visual Manutenção de epitélios especializados Manutenção da resistência à infecção	Cegueira noturna, xeroftalmia, cegueira Metaplasia escamosa Vulnerabilidade à infecção, em particular ao sarampo
Vitamina D	Facilita a absorção intestinal do cálcio e do fósforo e a mineralização dos ossos	Raquitismo em crianças Osteomalacia em adultos
Vitamina E	Principais antioxidantes; depura radicais livres	Degeneração espinocerebelar
Vitamina K	Cofator na carboxilação hepática de pró-coagulantes – fatores II (pró-trombina), VII, IX e X; proteína C e proteína S	Diátese hemorrágica
Solúvel na água		
Vitamina B_1 (tiamina)	Assim como pirofosfato, é uma coenzima nas reações de descarboxilação	Beribéri seco e úmido, Síndrome de Wernicke, Síndrome de Korsakoff
Vitamina B_2 (riboflavina)	Convertida em coenzimas flavina mononucleotídeo e flavina adenina dinucleotídeo, cofatores para muitas enzimas no metabolismo intermediário	Arriboflavinose, queilose, estomatite, glossite, dermatite, vascularização da córnea
Niacina	Incorporada em NAD e NAD fosfato, envolvida em uma variedade de reações redox	Pelagra – três "Ds": demência, dermatite, diarreia
Vitamina B_6 (pirodoxina)	Derivada, serve como coenzima em muitas reações intermediárias	Queilose, glossite, dermatite, neuropatia periférica
Vitamina B_{12}	Necessária para o metabolismo normal do folato e para a síntese de DNA	Doença sistêmica combinada (anemia perniciosa e degeneração de tratos da medula espinhal posterolateral)
Vitamina C	Atua em muitas reações de redução de oxidação (redox) e na hidroxilação de colágeno	Escorbuto
Folato	Essencial para a transferência e uso de unidades com 1-carbono na síntese de DNA	Anemia megaloblástica, defeitos no tubo neural
Ácido pantotênico	Incorporado na coenzima A	Nenhuma síndrome não experimental reconhecida
Biotina	Cofator nas reações de carboxilação	Nenhuma síndrome clínica claramente definida

Vitamina A (p. 453)

A *vitamina A* é um grupo de compostos relacionados com algumas atividades semelhantes. O *retinol* é a forma de transporte e armazenamento da vitamina A, *retinal* é o aldeído e *ácido retinoico* é a forma ácida. A dieta inclui vitamina A pré-formada (encontrada na carne, no ovo e no leite) e carotenoides (primariamente β-caroteno, encontrado em vegetais amarelos e verdes folhosos); carotenoides são eficientemente metabolizados

Patologia Geral

TABELA 9-6	Funções dos Metais Residuais e Síndromes de Deficiência	
Nutriente	**Funções**	**Síndromes de Deficiência**
Ferro	Componente essencial de hemoglobina, bem como um número de metaloenzimas contendo ferro	Anemia microcítica hipocrômica
Zinco	Componente de enzimas, principalmente oxidases	Acrodermatite enteropática, retardo do crescimento, infertilidade
Iodina	Componente do hormônio da tireoide	Bócio e hipotireoidismo
Selênio	Componente de glutationa peroxidase	Miopatia, raramente cardiopatia
Cobre	Componente do citocromo *c* oxidase, dopamina β-hidroxilase, tirosinase, lisil oxidase e enzimas desconhecidas envolvidas na queratina de ligação cruzada	Fraqueza muscular, defeitos neurológicos, hipopigmentação, ligação cruzada de colágeno anormal
Manganês	Componente de metaloenzimas, incluindo oxidorredutases, hidrolases e lipases	Síndrome de deficiência não bem definida
Fluoreto	Mecanismo desconhecido	Cáries dentárias

para ativar a vitamina A e constituir cerca de um terço da ingestão da dieta. Noventa por cento da vitamina A é armazenada nas células estreladas perissinusoidais (de Ito) no fígado e, em adultos saudáveis, constitui uma reserva de seis meses. O retinol é transportado ligado à proteína de ligação do retinol, sintetizada no fígado.

Função (p. 454)

- Manutenção da visão normal: a rodopsina (bastonetes) e a iodopsina (cones) são sintetizadas a partir de opsinas da proteína da membrana e da retina. Os fótons convertem todo 11-*cis*-retinal ligado em *trans*-retinal, desencadeando alterações conformacionais na opsina que são, por fim, convertidas em impulsos nervosos que permitem a visão. A maioria das *todo-trans* retinal é reduzida a retinol e é perdida para a retina, exigindo, portanto, constante reabastecimento.
- Crescimento e diferenciação celular: a interação do ácido retinoico com os receptores intracelulares (RARs) libera moléculas repressoras e permite a formação de heterodímeros com *receptores X retinoicos* (RXRs); estes, então, ativam uma variedade de genes ligando-se a elementos promotores específicos. A deficiência em vitamina A leva à metaplasia escamosa do epitélio.
- Efeitos metabólicos de retinoides: a interação do ácido retinoico com RXR leva à formação do heterodímero com outros receptores nucleares para regular a atividade metabólica e a vitamina D. Os receptores ativados proliferadores de peroxissomo interagem com RXR e são reguladores-chave do metabolismo lipídico e da adipogênese.
- Aumento da imunidade a infecções, em parte mantendo a integridade epitelial.
- Resistência do hospedeiro a infecções.

Deficiência de Vitamina A (p. 455)

A *deficiência de vitamina A* afeta a visão (em especial quando a luz está reduzida [cegueira noturna]), a imunidade e a diferenciação normal de vários epitélios.

- A *xeroftalmia* (olhos secos) ocorre quando o epitélio lacrimal e conjuntival tornam-se queratinizado; isso causa secura conjuntival (xerose), formação de pequenas manchas opacas na córnea devido aos detritos de queratina (manchas de Bitot) e eventual destruição da córnea com a cegueira (queratomalacia).

Doenças Ambientais e Nutricionais — 283

- A metaplasia queratinizante das superfícies epiteliais resulta nas infecções do trato respiratório devido à metaplasia escamosa das vias aéreas e causa cálculos renais e na bexiga devido à descamação do epitélio queratinizado.

Toxicidade da Vitamina A (p. 456)

- As manifestações agudas incluem dor de cabeça, vômito, estupor e papiledema.
- A toxicidade crônica está associada à perda de peso, náusea, vômito, secura dos lábios e dores nos ossos e nas articulações. O ácido retinoico ativa osteoclastos, levando à reabsorção óssea e ao risco de fratura.
- Os retinoides sintéticos podem ser teratogênicos e devem ser evitados na gravidez.

Vitamina D (p. 456)

A *vitamina D* é crítica para a manutenção dos níveis plasmáticos normais de cálcio e fósforo e, portanto, está envolvida na manutenção da mineralização normal do osso e na transmissão neuromuscular.

Metabolismo da vitamina D (p. 456)

O *metabolismo da vitamina D* é delineado na Figura 9-2, *A*:

- A vitamina D_3 (colecalciferol, doravante denominada vitamina D) é absorvida no intestino (10% do necessário) ou sintetizada pela conversão induzida por UV do precursor 7-dehidrocolesterol na pele; a exposição limitada ao sol ou a melanina na pele escura resulta em uma conversão menor.
- A vitamina D é transportada para o fígado ligada a uma $\alpha1$-globulina plasmática (proteína ligante de D), onde é convertida para 25-hidroxivitamina D (25[OH]D) por uma CYP 25-hidroxilase.
- Nos rins, a α_1-hidroxilase converte 25(OH)D em 1,25 $(OH)_2D$, a forma mais ativa biologicamente; a atividade da enzima é regulada:
  - O *feedback do 1,25(OH)$_2$D* inibe a atividade de α_1-hidroxilase.
  - O hormônio da paratireoide (PHT) (induzido pelo baixo cálcio) ativa a α_1-hidroxilase.
  - A hipofosfatemia ativa a α_1-hidroxilase.

Função (p. 456)

A vitamina D é essencialmente um hormônio esteroide, que se liga aos receptores intracelulares de alta afinidade e induz a associação deles à RXR (*receptor X retinoico*). O heterodímero se liga aos promotores dos genes-alvo de vitamina D no intestino delgado, nos ossos e nos rins para regular o cálcio plasmático e o fósforo (mais adiante); também tem efeitos imunomoduladores e antiproliferativos. A vitamina D também pode se ligar aos receptores da membrana que ativam diretamente a proteína quinase C e abrem os canais de cálcio.

Efeitos da Vitamina D na Homeostase do Cálcio e Fósforo (p. 456)

- A *absorção intestinal do cálcio* cresce por causa dos aumentos induzidos pela vitamina D em TRPV6, um canal de transporte do cálcio.
- A *reabsorção epitelial tubular renal do cálcio* cresce por causa dos aumentos induzidos pela vitamina D de TRPV5, outro canal transportador de cálcio.
- A *atividade e a maturação do osteoclasto* são induzidas pelos aumentos conduzidos pela vitamina D da expressão RANKL nos osteoblastos (Cap. 26).
- A *mineralização óssea* aumenta devido à estimulação induzida pela vitamina D de osteoblastos para sintetizar a osteocalcina, uma proteína envolvida na deposição de cálcio.

Estados de Deficiência (p. 458)

Os *estados de deficiência* são esquematizados na Figura 9-2, *B*.

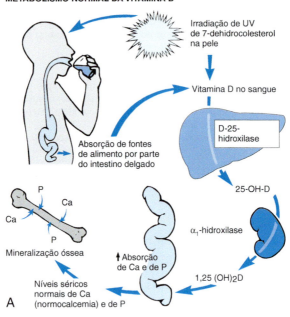
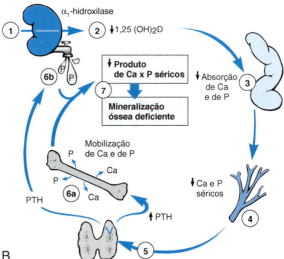

Figura 9-2 A, Metabolismo da vitamina D. A vitamina D é produzida a partir de 7-dehidrocolesterol na pele ou ingerida na dieta. É convertida pelo fígado para 25(OH)D e pelo rim para 1,25(OH)$_2$D (1,25-di-hidroxivitamina D), a forma ativa da vitamina. 1,25(OH)$_2$D estimula a expressão de RANKL, um importante regulador da maturação e da função do osteoclasto, em osteoblastos e melhora a absorção intestinal de cálcio e de fósforo no intestino. **B,** Deficiência de vitamina D. Substrato inadequado para α-1-hidroxilase (1), resulta na deficiência de 1,25(OH)$_2$D (2) e na absorção insuficiente de cálcio do intestino (3), com níveis séricos consequentemente deprimidos de ambos (4). A hipocalcemia ativa as glândulas paratireoides (5), com a liberação de PTH causando a mobilização de cálcio e de fósforo do osso (6a). PTH também induz a retenção de cálculo renal e o desperdício de fosfato (6b); isso mantém o cálcio sérico próximo do nível normal, mas com o fosfato sérico baixo, a mineralização é comprometida (7).

Doenças Ambientais e Nutricionais 285

- A deficiência de vitamina D resulta basicamente da ingestão inadequada, da exposição inapropriada de sol ou da absorção alterada de vitamina D ou do metabolismo (p. ex., doença renal).
- A deficiência causa uma absorção precária de cálcio e de fósforo no intestino com a consequente depressão dos níveis séricos.
- A hipocalcemia ativa as glândulas paratireoides, causando a mobilização de cálcio e de fósforo do osso induzida pelo PHT; este também induz a retenção de cálcio na urina com o desperdício de fosfato. Embora os níveis séricos de cálcio possam ser mantidos, o nível de fosfato é baixo, comprometendo a mineralização do osso.
- A deficiência de vitamina D causa *raquitismo* nas crianças em fase de crescimento e *osteomalacia* em adultos; ambas as formas de doença esquelética surgem de uma matriz não mineralizada.
- No raquitismo, a calcificação provisional inadequada da cartilagem epifiseal perturba a ossificação endocondral, resultando na deformação esquelética, incluindo a proeminência frontal, a deformação da caixa torácica, a lordose lombar e as pernas arcadas.
- Na osteomalacia, o osteoide recém-formado é inadequadamente mineralizado, levando ao enfraquecimento do osso e ao aumento da susceptibilidade à fratura.

Efeitos não Esqueléticos da Vitamina D (p. 459)

A forma $1,25(OH)_2D$ pode ser sintetizada por macrófagos e por uma variedade de epitélios; os receptores de vitamina D também estão presentes em vários tecidos que não regulam o cálcio e a homeostase de fósforo. A atividade da vitamina D nessas células pode estar relacionada à imunidade inata; além disso, dos mais de 200 genes cuja expressão é regulada pela vitamina D, alguns influenciam a proliferação celular, a diferenciação, a apoptose e a angiogênese. A insuficiência crônica de vitamina D está associada ao aumento de 30% a 50% da incidência dos cânceres de mama, próstata e cólon.

Toxicidade da Vitamina D (p. 459)

A *toxicidade da vitamina D* devido ao excesso de ingestão pode causar hipercalcemia e calcificação metastática nos tecidos moles.

Vitamina C (Ácido ascórbico) (p. 459)

A vitamina C (*ácido ascórbico*) está presente em muitos alimentos e é abundante em frutas e legumes, de modo que todos os tipos de dieta, com exceção das dietas restritas, oferecem quantidades adequadas.

Função (p. 460)

- Ativação das hidroxilases prolil e lisil, fornecendo a hidroxilação de procolágeno e, portanto, facilitando a ligação cruzada de colágenos.
- Depuração de radicais livres e regeneração de formas antioxidantes da vitamina E.

Estados de Deficiência (p. 460)

A vitamina C insuficiente provoca *escorbuto*, caracterizado nas crianças pelo osteoide inadequado (e, portanto, a formação óssea inadequada) e pela hemorragia e cicatrização deficiente em todas as idades devido à ligação cruzada precária de colágeno.

Excesso de Vitamina C (p. 460)

Doses suprafisiológicas de vitamina C não protegem contra o resfriado comum, mas têm um leve efeito anti-histamínico; da mesma forma, não há eficácia na prevenção do câncer. A biodisponibilidade da vitamina C é limitada pela instabilidade intrínseca, pela absorção intestinal modesta e pela rápida excreção urinária. As toxicidades do excesso

Patologia Geral

de dose incluem a possível sobrecarga do ferro (a vitamina C aumenta a ingestão de ferro elementar), a anemia hemolítica no cenário de deficiência de glicose-6-fosfato desidrogenase e os cálculos de oxalato de cálcio nos rins.

Obesidade (p. 461)

A obesidade é um problema pesado (o trocadilho não foi intencional). Indivíduos com IMC $\geq$ 30 kg/m^2 são considerados obesos; aqueles com IMC entre 25 e 30 kg/m^2 estão acima do peso. Com base nesses padrões, 66% dos adultos nos Estados Unidos estão com sobrepeso ou são obesos e 16% das crianças estão acima do peso. A adiposidade em excesso está associada ao aumento da incidência de diabetes do tipo 2, dislipidemias, doença cardiovascular, hipertensão e câncer. A Organização Mundial da Saúde (OMS) estima que, em 2015, haveria 700 milhões de adultos obesos no mundo.

A obesidade é uma consequência simples do desequilíbrio calórico, sendo a ingestão maior do que o gasto. No entanto, a regulação dos mecanismos neurais e de humor que controlam o apetite, a saciedade e o equilíbrio energético é complexa (Fig. 9-3):

- Os locais periféricos geram sinais para indicar a adequação de metabólitos ou de reservas; a *leptina* e a *adiponectina* nas células gordurosas, a *grelina* no estômago, o *peptídeo YY* (*PYY*) do íleo e do cólon e a *insulina* do pâncreas.
- O núcleo arqueado no hipotálamo integra os sinais eferentes periféricos de entrada e de saída por meio dos neurônios pró-opiomelanocortina (POMC) e de neurônios transcritos regulados por cocaína e anfetamina (CART), bem como aqueles contendo o neuropeptídios Y (NPY) e o peptídeo relacionado a Agouti (agRP).
- A saída eferente para os neurônios do hipotálamo de segunda ordem controla a ingestão de comida e o gasto de energia.
- Os neurônios POMC/CART aumentam o gasto calórico e a perda de peso produzindo o hormônio estimulante de α-melanócito anorexigênico, que se liga aos receptores de melanocortina.
- Os neurônios NPY/AgRP promovem a ingestão de alimentos e o ganho de peso.

Leptina (p. 464)

A *leptina* é um hormônio de peptídeos secretada pelo tecido adiposo quando as reservas de gordura são abundantes. A leptina estimula os neurônios POMC/CART no hipotálamo e inibe os neurônios NPY/AgRP, diminuindo a ingestão de alimentos. Se as reservas adiposas forem baixas, a secreção de leptina diminui e a ingestão de alimentos aumenta. Por meio de outros circuitos, a abundância de leptina também estimula a atividade física, a produção de calor e o gasto de energia. A perda de função na via de sinalização de leptina é uma causa rara de obesidade maciça; as mutações do receptor de melanocortina talvez correspondam a 5% das obesidades graves.

Adiponectina (p. 464)

A *adiponectina* é um hormônio polipeptídeo produzido por adipócitos; diminui o influxo de triglicerídeos no fígado e estimula a oxidação da gordura do músculo esquelético. Também diminui a glicogênese hepática e aumenta a sensibilidade à insulina.

Hormônios do Intestino (p. 464)

Os *hormônios do intestino* incluem grelina, PYY e insulina e agem a curto prazo como iniciadores e terminadores de refeições. A grelina é o único hormônio intestinal conhecido que aumenta a ingestão de alimentos, provavelmente agindo por meio dos neurônios NPT/AgRP; em indivíduos obesos, a supressão da grelina pós-prandial é atenuada. A administração de PYY reduz a ingestão de alimentos; os níveis de PYY aumentam após

Doenças Ambientais e Nutricionais 287

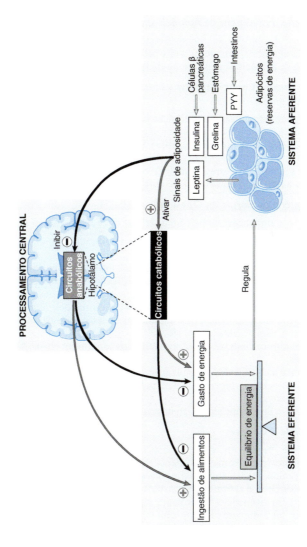

Figura 9-3 Regulação do equilíbrio energético. Os tecidos adiposos geram sinais que influenciam a atividade hipotalâmica, que regula de forma central o apetite e a saciedade. Os sinais do tecido adiposo diminuem a ingestão de alimentos inibindo os circuitos metabólicos e aumentam o gasto de energia ativando os circuitos catabólicos.

a derivação gástrica. Os níveis de PYY, em geral, são baixos em pacientes com a síndrome de Prader-Willi e podem contribuir para a obesidade.

Ações dos Adipócitos *(p. 465)*

O *tecido adiposo* é também uma fonte de citocinas pró-inflamatórias, como TNF, IL-6 e IL-1. Estas levam aos estados inflamatórios subclínicos crônicos que influenciam os níveis reagentes na fase aguda hepática.

Regulação do Número de Adipócitos *(p. 465)*

O número absoluto de adipócitos é estabelecido durante a infância e a adolescência e não varia significativamente após esse período. Assim, a perda de peso se deve ao volume reduzido de adipócitos, mas sem mudanças na quantidade.

Outros Fatores Emergentes Associados à Obesidade: O Papel do Microbioma Intestinal *(p. 465)*

A dieta pode influenciar a constituição bacteriana do cólon e a flora microbiana intestinal pode afetar de forma drástica a capacidade do hospedeiro de catabolizar e absorver determinados nutrientes (p. ex., fibra). Mudanças na flora intestinal podem também alterar a integridade epitelial e influenciar os níveis de inflamação do trato GI. Mudanças subsequentes na expressão de PYY no intestino (entre outros hormônios) podem modular a regulação do *feedback* do apetite.

Consequências Gerais da Obesidade *(p. 465)*

A obesidade aumenta o risco de uma série de doenças, incluindo as seguintes:

- *Síndrome metabólica*, caracterizada pela adiposidade visceral, resistência à insulina, hipertensão e dislipidemia.
- *Diabetes mellitus do tipo 2,* com resistência à insulina e hiperinsulemia (Cap. 24).
- Hipertensão, hipertrigliceridemia e baixo colesterol HDL aumentam o risco de *doença da artéria coronariana.*
- A *doença hepática gordurosa não alcoólica* é marcada pela alteração de gordura que pode também estar associada à inflamação e à lesão focal de células hepáticas e pode progredir para a cirrose (Cap. 18).
- A *colelitíase* (cálculos biliares) é seis vezes mais comum em obesos do que em indivíduos magros.
- *Síndrome da hipoventilação* é um grupo de anormalidades respiratórias em indivíduos obesos associadas à hipersonolência, policitemia e insuficiência cardíaca no lado direito (*cor pulmonale*).
- A *osteoartrite* é atribuída aos efeitos cumulativos do desgaste das articulações.

Obesidade e Câncer *(p. 466)*

Entre 4% e 7% dos cânceres estão associados à obesidade. O índice de massa corporal está fortemente relacionado ao adenocarcinoma do esôfago e aos cânceres de pâncreas, tireoide, cólon, mama, endométrio, rins e vesícula biliar.

O maior risco é atribuído à resistência periférica à insulina e à hiperinsulinemia associada. Os níveis elevados de insulina ativam uma variedade de quinases (p. ex., fosfatidilinositol-3-quinase e Ras), que influencia a proliferação; a hiperinsulinemia também induz a produção do fator de crescimento semelhante à insulina tipo 1, um peptídeo que é mitogênico e antiapoptótico. O estado pró-inflamatório associado à obesidade pode promover a carcinogênese (Cap. 7). Por fim, a obesidade influencia a produção dos hormônios esteroides que regulam o crescimento e a diferenciação da mama, do útero e de outros tecidos; a maior adiposidade aumenta a síntese adrenal e ovariana de androgênios e as aromatases das células adiposas aumentam a produção de estrogênio de precursores androgênicos.

Dieta, Câncer e Aterosclerose (p. 466)

Dieta e Câncer (p. 466)

Estudos epidemiológicos demonstram impressionantes variações geográficas e populacionais na incidência de câncer, e algumas podem estar associadas à dieta.

- *Carcinógenos exógenos*: os exemplos incluem aflatoxina no desenvolvimento do carcinoma hepatocelular e possível carcinogenicidade de aditivos alimentares selecionados, adoçantes artificiais e contaminantes pesticidas.
- *Síntese endógena de carcinógenos de componentes da dieta*: Os exemplos incluem nitrosaminas e nitrosamidas derivadas de amidas nas proteínas digeridas, derivadas de nitritos nos conservantes alimentares ou produzidas pela redução de nitratos vegetais pela flora intestinal. A maior ingestão de gordura também aumenta a produção de ácido biliar, que modifica a flora do GI; o catabolismo subsequente do ácido biliar produz metabólitos carcinogênicos. De forma contrária, a presença de mais fibras na dieta pode ligar e remover potenciais carcinógenos, enquanto também reduz o tempo de trânsito nos intestinos, diminuindo, portanto, efetivamente a exposição da mucosa aos metabólitos nocivos. Embora sejam hipóteses atraentes, os dados são conflitantes.
- *Perda dos fatores de proteção*: Presume-se que o selênio, o β-caroteno e as vitaminas C e E sejam anticarcinogênicos dadas as suas propriedades antioxidantes; os dados, novamente, são incompletos.

Dieta e Aterosclerose (p. 467)

O consumo reduzido de colesterol e de gorduras saturadas de origem animal e os níveis elevados de ácidos graxos insaturados podem reduzir os níveis séricos e as complicações ateroscleróticas. No entanto, não se comprovou que o consumo de ácidos graxos ômega 3 protege contra complicações cardiovasculares. A restrição calórica, relacionada aos efeitos da ativação da sirtuína e da redução da insulina, diminui o risco de aterosclerose e também estende o tempo de vida.

10 | Doenças da Lactância e da Infância

As principais causas de morte de bebês e crianças estão listadas na Tabela 10-1; o maior índice de mortalidade ocorre no primeiro ano de vida e diminui progressivamente, até que os acidentes e o suicídio começam a acontecer no meio da adolescência. Os incidentes relativos às diversas causas de mortalidade também dependem da idade e as anomalias congênitas, a prematuridade e a síndrome da morte súbita infantil (SMSI) configuram o topo da lista nos primeiros anos de vida; de modo geral, as anomalias congênitas e as doenças malignas são as principais causas nos grupos com idade pediátrica.

Anomalias Congênitas (p. 470)

As anomalias congênitas são defeitos morfológicos presentes na hora do nascimento; por vezes, podem se tornar aparentes apenas mais tarde. Cerca de 3% dos recém-nascidos nos Estados Unidos apresentam uma anomalia congênita. Claramente, tais anormalidades ainda são compatíveis com a vida; no entanto, estima-se que >20% de todos os óvulos fertilizados sejam anômalos a ponto de nunca chegarem a possibilitar uma concepção viável.

DEFINIÇÕES (p. 470)

Malformação: distúrbio *intrínseco* na morfogênese; em geral, esses distúrbios são multifatoriais e não são causados por um único defeito genético.

Disrupção: distúrbio *extrínseco* na morfogênese, causando uma destruição secundária de um tecido que tinha um desenvolvimento normal anteriormente; as disrupções não são hereditárias. O exemplo clássico é uma *brida amniótica*, que resulta de uma ruptura amniótica que causa uma brida fibrosa, que circunda, comprime ou se fixa a uma parte do corpo em desenvolvimento.

Deformações: são comuns e afetam 2% dos recém-nascidos e – como a disrupção – resultam de um distúrbio *externo* na morfogênese. As deformações são causadas por uma compressão localizada ou generalizada por meio de forças mecânicas anormais e manifestam anormalidades na configuração, na forma ou na posição (p. ex., pé torto). A maioria tem um baixo risco de recorrência. O fator subjacente mais comum são as *restrições uterinas*:
- Fatores maternais incluem primeiras gestações, útero pequeno ou leiomiomas.
- Fatores fetais e das placentas incluem oligo-hidrâmnios, fetos múltiplos ou apresentações fetais anormais.

Sequência: uma variedade de anomalias resultando de uma aberração inicial que leva a múltiplos efeitos secundários. Um exemplo clássico é a *sequência de oligo-hidrâmnios (de Potter)*. Portanto, oligo-hidrâmnios (menor fluido amniótico) podem ocorrer por meio de uma variedade de mecanismos: agenesia renal (a urina do feto é um componente importante do líquido amniótico), insuficiência placentária devido à hipertensão materna ou um vazamento do líquido amniótico. Independentemente da causa, o oligo-hidrâmnio leva à compressão fetal em sequência com achados característicos, incluindo achatamento facial, o mau posicionamento de mãos e pés, o deslocamento do quadril e a compressão torácica com hipoplasia pulmonar (Fig. 10-1).

TABELA 10-1 Causa de Morte Relacionada à Idade	
Causas*	**Taxa†**
Menos de 1 ano	**660,6**
Malformações congênitas, deformações e anomalias cromossômicas	
Doenças relacionadas a uma gestação curta e ao baixo peso ao nascimento	
(SMSI)	
Recém-nascidos afetados por complicações maternas na gestação	
Acidentes (lesões não intencionais)	
Recém-nascidos afetados por complicações da placenta, do cordão umbilical e das membranas	
Sepse bacteriana dos recém-nascidos	
Desconforto respiratório do recém-nascido	
Doenças do sistema circulatório	
Hemorragia neonatal	
1-4 anos	**28,3**
Acidentes (lesões não intencionais)	
Malformações congênitas, deformações e anomalias cromossômicas	
Assalto (homicídio)	
Neoplasias malignas	
Doenças do coração‡	
5-9 anos	**12,5**
Acidentes (lesões não intencionais)	
Neoplasias malignas	
Malformações congênitas, deformações e anomalias cromossômicas	
Assalto (homicídio)	
Influenza e pneumonia	
10-14 anos	**15,7**
Acidentes (lesões não intencionais)	
Neoplasias malignas	
Autodano intencional (suicídio)	
Assalto (homicídio)	
Malformações congênitas, deformações e anomalias cromossômicas	

*As causas estão listadas em ordem decrescente de frequência. Todas as causas e taxas são baseadas em 2008 (dados finais) e em 2009 (dados preliminares).
†As taxas são expressas por uma população de 100.000 indivíduos de todas as causas dentro de cada grupo da faixa etária.
‡Exclui a doença cardiovascular congênita.
Fonte de dados: Centers for Disease Control and Prevention/NCHS, National Vital Statistics System: mortality, 2009 and 2008 (www.cdc.gov/nchs/nvss/mortality_ables.htm).

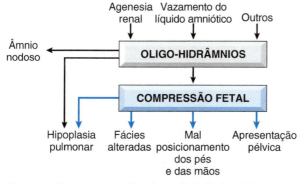

Figura 10-1 Diagrama esquemático de sequência de oligo-hidrâmnios.

Síndrome: combinação de anomalias que não podem ser explicadas com base em uma aberração inicial e uma cascata subsequente. A maioria das síndromes é causada por uma única patologia que afeta simultaneamente vários tecidos (p. ex., infecção viral ou anormalidade cromossômica).

Os termos específicos ao órgão incluem:

- *Agenesia:* ausência completa de um órgão e de seu primórdio associado.
- *Aplasia:* ausência de um órgão devido à falha no crescimento do primórdio.
- *Atresia:* ausência de uma abertura, em geral, um órgão visceral oco (p. ex., intestino).
- *Hipoplasia:* subdesenvolvimento de um órgão, com a diminuição do número de células.
- *Hiperplasia:* aumento de um órgão associado ao número crescente de células.
- *Hipertrofia:* tamanho maior do órgão devido ao aumento do tamanho da célula.
- *Hipotrofia:* tamanho reduzido do órgão devido à diminuição do tamanho da célula.
- *Displasia:* nos contextos das malformações, refere-se à organização celular anormal.

Causas de Anomalias (p. 472)

As causas das anomalias congênitas são conhecidas em apenas 25% a 50% dos casos; essas estão agrupadas em três grandes categorias (Tabela 10-2):

Causas Genéticas (p. 472)

- *As anormalidades cromossômicas* estão presentes em 10% a 15% dos bebês que nascem com vida com anomalias congênitas, embora seja importante observar que 80% a 90% dos fetos com anormalidades cromossômicas morrem ainda no útero. A maioria das aberrações citogenéticas surge como defeitos na gametogênese, não sendo, portanto, hereditária. As anormalidades cromossômicas mais comuns em bebês nascidos vivos são, em ordem:
  - Trissomia 21 (síndrome de Down).
  - Síndrome de Klinefelter (47, XXY).
  - Síndrome de Turner (45, XO).
  - Trissomias 13 (Patau) e 18 (Edwards) (Cap. 5).
- *As mutações de um único gene* são incomuns, mas seguem os padrões mendelianos de herança; muitas envolvem a perda funcional dos genes que conduzem a organogênese ou o desenvolvimento (p. ex., a via de sinalização de Hedgehog e os defeitos do desenvolvimento da holoprosencefalia do prosencéfalo e da face média).

Influências Ambientais (p. 472)

- *Vírus* (p. 472): o efeito está relacionado ao período gestacional no momento da infecção. Felizmente, a vacina reduziu a incidência de infecções no útero.
- *Drogas e outras substâncias químicas* (p. 472): causam <1% de anomalias congênitas. Os teratógenos incluem talidomida, antagonistas do folato, hormônios androgênicos, anticonvulsivantes e ácido13-*cis*-retinoico.
- *Álcool:* o álcool é o teratógeno mais comumente usado; é responsável por algumas anomalias estruturais, bem como por déficits cognitivos e comportamentais, coletivamente chamados de *transtornos do espectro alcoólico fetal:* o retardo do crescimento, a microcefalia, os defeitos do septo atrial, as pequenas fissuras nas pálpebras e a hipoplasia maxilar.
- *Fumo materno:* o fumo materno durante a gravidez está associado a maiores incidências de abortos espontâneos, ao parto prematuro, ao baixo peso no nascimento e à SMSI.
- *Diabetes gestacional* (p. 473): a incidência das principais malformações nas mães diabéticas é de 6% a 10%. A hiperinsulinemia fetal induzida pela hiperglicemia materna causa o aumento da gordura corporal, da massa muscular e da organomegalia (*macrossomia fetal*), anomalias cardíacas, defeitos do tubo neural, além de outras malformações do sistema nervoso central (SNC).

Doenças da Lactância e da Infância 293

TABELA 10-2 Causas de Anomalias Congênitas em Humanos	
Causa	**Frequência (%)**
Genética	
Aberrações cromossômicas	10-15
Herança mendeliana	2-10
Ambiental	
Infecções maternais/placentárias	2-3
Rubéola	
Toxoplasmose	
Sífilis	
Citomegalovírus	
HIV	
Estados da doença maternal	6-8
Diabetes	
PKU	
Endocrinopatias	
Drogas e substâncias químicas	1
Álcool	
Antagonistas do ácido fólico	
Andrógenos	
Fenitoína	
Talidomida	
Warfarina	
Ácido-13-*cis*-retinoico	
Outros	
Irradiações	1
Multifatorial (Genes Múltiplos e Influências Ambientais)	**20-25**
Desconhecido	**40-60**

Dados obtidos de: Stevenson RE, Hall JG, Goodman RM (eds): *Human Malformations and Related Anomalies*, Nova York, NY: Oxford University Press, 1993, p. 115.

Herança Multifatorial (p. 473)

As anomalias podem envolver a interação de fatores ambientais com genes que sofreram mutação; sozinhos, devem ter o mínimo de efeito ou efeito algum. Por exemplo, os defeitos do tubo neural requerem uma pré-disposição genética *e* baixo folato materno.

Patogenia (p. 473)

- O período de qualquer injúria influencia a natureza e a incidência da anomalia produzida – determinado agente pode ter efeitos significativamente diferentes dependendo de quando é encontrado (Fig. 10-2).
  - No período *embrionário precoce* (nas primeiras três semanas após a fertilização), ou a lesão mata muitas células levando à morte e ao aborto espontâneo ou um número muito limitado delas, fazendo com que o feto se recupere sem haver muitas consequências.
  - Entre a terceira e a nona semana do *período embrionário*, os órgãos estão em desenvolvimento a partir de camadas de germes e o embrião é muito sensível à teratogênese.
  - O *período fetal* após a organogênese é marcado principalmente pela futura maturação e crescimento, com sensibilidade aos agentes teratogênicos muito reduzida. No entanto, o feto está suscetível ao retardo de crescimento.

294 Patologia Geral

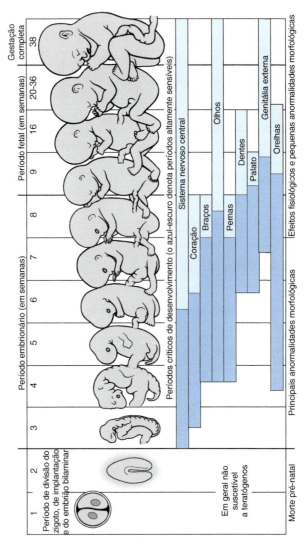

Figura 10-2 Períodos críticos de desenvolvimento de vários sistemas dos órgãos e as malformações resultantes. (*Modificado e redesenhado de Moore KL, Persaud TVN (eds.): The Developing Human, 5ª ed. Filadélfia, PA, Saunders, 1993, p. 156.*)

Doenças da Lactância e da Infância **295**

- Os teratógenos e os defeitos genéticos podem agir nas mesmas vias de desenvolvimento e resultar em anomalias semelhantes.
- O ácido valproico (um medicamento anticonvulsivante) é teratogênico por meio da disrupção da expressão de alguns fatores de transcrição do gene homeobox (*HOX*); além disso, as mutações do gene *HOX* dão origem às anomalias congênitas que imitam a embriopatia por valproato.
- A vitamina A (retinol) bem como o ácido *trans*-retinoico é essencial para o desenvolvimento e diferenciação normais; sua ausência durante a embriogênese afeta os olhos, o diafragma, os pulmões e os sistemas genitourinário e cardiovascular. De modo oposto, a exposição excessiva ao teratógeno provoca anormalidades características do SNC, cardíacas e craniofaciais (p. ex., fissura palatina). Atribuem-se as consequências à desregulação mediada pelo ácido retinoico da via de sinalização *do fator transformante de crescimento β* TGF-β); especialmente as mutações das vias de TGF-β podem recapitular a embriopatia do ácido retinoico.

Prematuridade e Restrição do Crescimento Fetal (p. 474)

As taxas de morbidade e mortalidade são maiores para os bebês nascidos antes de completar o período normal da gestação; a prematuridade é a segunda causa mais comum de mortalidade neonatal após as anomalias congênitas. Os bebês nascidos antes da trigésima sétima semana de gestação são considerados *pré-termos* (12% dos nascimentos nos Estados Unidos); aqueles nascidos após a quadragésima segunda semana são chamados de *pós-termos*. Os bebês que não conseguem crescer normalmente durante a gestação, em geral, terão menos consequências adversas do que aqueles prematuros com o mesmo peso. Para levar em consideração a idade *e* o peso ao longo do desenvolvimento, os bebês são classificados como:

- Apropriados para a idade gestacional (10° ao 90° percentis).
- Pequenos para a idade gestacional (abaixo do 10° percentil).
- Grandes para a idade gestacional (acima do 90° percentil).

Restrição do Crescimento Fetal (p. 474)

Os principais fatores de risco para a prematuridade são:

- *A ruptura prematura das membranas pré-termo (RPMPT)* (antes de 37 semanas) complica 3% das gestações e é a causa mais comum de prematuridade (33%). A RPMPT está associada ao fumo materno ou à desnutrição, ao parto pré-termo e ao sangramento vaginal gestacional. A fisiopatologia envolve a inflamação da placenta e a ativação da metaloproteinase da matriz.
- *A infecção intrauterina* (25% dos nascimentos prematuros), com inflamação da membrana placentária (corioamnionite) e/ou do cordão umbilical (onfalite). Os organismos incluem *Ureaplasma ueralyticum, Myocoplasma hominis, Gardnerella vaginalis, Trichomonas*, gonorreia e *Chlamydia*. A ativação do *receptortoll-like* (TLR) pode desregular a produção de prostaglandina, levando à contração do músculo liso uterino.
- *Anormalidades estruturais placentárias, cervicais e uterinas* (p. ex., leiomiomasuterinos ou "incompetência cervical").
- *Gestação múltipla* (gravidez gemelar).

Os lactentes com *restrição do crescimento fetal* (RCF), também conhecida como *retardo do crescimento intrauterino*, são pequenos para a idade gestacional. Os três principais fatores que contribuem para RCF são:

- *Anormalidades fetais* (p. 475): apesar do fornecimento nutritivo adequado por parte da mãe, há um potencial de crescimento fetal comprometido; é comum haver uma restrição do crescimento simétrico – todos os sistemas dos órgãos são proporcionalmente afetados. As causas incluem o seguinte:

• Anormalidades cromossômicas (p. ex., triploidia e trissomia 18, 13 e 21).
• Anomalias congênitas.
• Infecções congênitas, mais comumente o grupo de infecções TORCH (*to*xoplasmose, rubéola, *c*itomegalovírus, *h*erpes-vírus).
• *Anormalidades placentárias* (p. 475): o crescimento fetal vigoroso no terceiro trimestre demanda um crescimento e um desenvolvimento placentário adequado; os defeitos no fornecimento placentário tipicamente causam retardo assimétrico do crescimento, com preservação relativa do cérebro. As causas incluem o seguinte:
• Anomalias vasculares placentárias/umbilicais (artéria umbilical única, inserção anormal etc.).
• Deslocamento repentino da placenta.
• Placenta prévia (placenta de inserção baixa).
• Trombose e infarto placentários.
• Infecções placentárias.
• Gestações múltiplas.
• *Anormalidades maternas* (p. 475): as causas de RCF são as mais comuns; essencialmente, o resultado é a diminuição do fluxo sanguíneo placentário, o que representa um risco significativo para a disfunção do SNC, a incapacidade de aprendizado e o comprometimento visual ou auditivo. As causas incluem o seguinte:
• Pré-eclâmpsia.
• Hipertensão.
• Trombofilia hereditária (p. ex., mutações no fator V de Leiden).
• Trombofilia adquirida (p. ex., síndrome dos anticorpos antifosfolipídicos).
• Desnutrição.
• Abuso de narcóticos ou ingestão de álcool.
• Fumo.
• Determinadas drogas (p. ex., teratógenos).

Síndrome da Angústia Respiratória Neonatal (p. 475)

Entre as causas de angústia respiratória neonatal (p. ex., sedação materna, aspiração de sangue ou do líquido amniótico, lesão na cabeça do feto ou cordão umbilical em volta do pescoço do feto), a mais comum é a *síndrome da angústia respiratória* (SAR), também conhecida como *doença da membrana hialina*.

Patogenia (p. 475) (Fig. 10-3)

A imaturidade pulmonar é o substrato mais importante; a incidência de SAR é de 60% em lactentes nascidos antes de 28 semanas de gestação e <5% naqueles nascidos após 37 semanas. O surfactante pulmonar inadequado é a principal característica; a síntese de surfactante pelos pneumócitos tipo II (Cap. 15) é acelerada, começando na 35ª semana de gestação, com a produção de fosfolipídios e de glicoproteínas, que têm um impacto na imunidade inata e na tensão da superfície alveolar.

• O surfactante diminuído resulta na diminuição da tensão da superfície alveolar, na atelectasia alveolar progressiva e nas pressões inspiratórias crescentes necessárias para expandir os alvéolos.
• A hipoxemia resulta na acidose, na vasoconstrição pulmonar, na hipoperfusão pulmonar, no dano epitelial alveolar e endotelial capilar e no vazamento do plasma para os alvéolos.
• As proteínas plasmáticas se combinam com a fibrina e com os pneumócitos alveolares necróticos para formar *membranas hialinas*, que depois impedem a troca de gases.

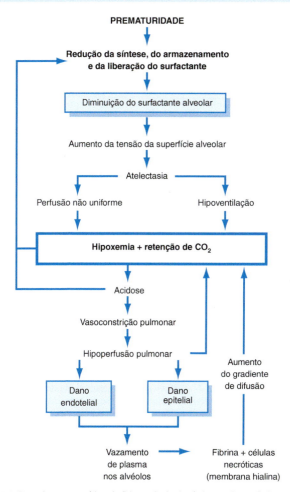

Figura 10-3 Desenho esquemático da fisiopatologia da síndrome da angústia respiratória.

- Os *corticosteroides* reduzem a SAR, induzindo o lipídio surfactante e a produção de apoproteína. Os crescentes níveis da insulina fetal (devido ao diabetes) suprimem a produção do surfactante.

Morfologia (p. 476)

Grosseiramente, os pulmões ficam sólidos, desprovidos de ar e roxo-avermelhados. Microscopicamente, os alvéolos têm o desenvolvimento precário e entram em colapso com frequência; as "membranas" proteicas revestem os bronquíolos respiratórios, os ductos alveolares e os alvéolos.

Aspectos clínicos (p. 477)

O lactente típico com SAR é prematuro, mas apropriado para a idade gestacional. A maturidade pulmonar (que reflete a síntese do surfactante) é avaliada medindo-se a relação entre lecitina e esfingomielina no líquido amniótico. A terapia com corticosteroide antes do nascimento pode induzir a produção de surfactante. Se o parto não puder ser adiado até que haja síntese adequada de surfactante, a terapia envolve a reposição de surfactante e o uso de oxigênio. Em casos não complicados, a recuperação começa em 3 a 4 dias; no entanto, por causa da terapia com alta concentração de oxigênio, os lactentes correm o risco de desenvolver *retinopatia da prematuridade* e *displasia broncopulmonar* (DBP).

- A retinopatia ocorre quando a terapia hiperóxica reduz o *fator de crescimento endotelial vascular* (FCEV, VEGF), resultando na apoptose celular endotelial; o retorno subsequente à hipóxia "relativa" do ar ambiente causa a proliferação característica dos vasos retinianos.
- A DBP é atribuída à septação alveolar comprometida no cenário de hiperóxia, de hiperventilação e de citocinas inflamatórias; a DBP é manifestada pela diminuição do número alveolar (*hipoplasia alveolar*) e a configuração capilar dismórfica.

Os lactentes que se recuperam de SAR também podem ter outras complicações da prematuridade, incluindo o ducto arterioso patente, hemorragia intraventricular e *enterocolite necrosante* (ECN).

Enterocolite Necrosante (p. 477)

A ECN ocorre mais comumente nos recém-nascidos prematuros; a incidência é inversamente proporcional à idade gestacional (10% dos recém-nascidos com peso muito baixo no nascimento ≤ 1.500 g). As condições de pré-disposição incluem a colonização bacteriana do intestino e a nutrição enteral, que induz os mediadores inflamatórios; em particular, a produção do fator de ativação das plaquetas está implicada na promoção da apoptose enterócita e na permeabilidade intercelular aumentada. Isso aumenta a migração bacteriana com um ciclo vicioso da inflamação associada e da necrose da mucosa.

A ECN tipicamente envolve o íleo terminal, o ceco e o cólon direito. Os recém-nascidos afetados apresentam sangue nas fezes, distensão abdominal e colapso circulatório progressivo; o gás na parede intestinal (*pneumatosis intestinalis*) pode ocorrer. Microscopicamente, há necrose coagulativa transmural, ulceração, colonização bacteriana e bolhas de gás submucosas. A ECN precoce pode ser gerenciada de forma conservadora, embora de 20% a 60% necessitem de ressecção do segmento intestinal necrosado, e a mortalidade perinatal é alta; os sobreviventes podem ter estreitamentos intestinais pós-ECN devido à fibrose associada à cura.

Infecções Perinatais (p. 477)

As infecções são tipicamente transcervicais (ascendentes) ou transplacentárias (hematológicas); ocasionalmente, os micróbios ascendentes infectam o endométrio e depois o feto através das vilosidades coriônicas.

Infecções Transcervicais (Ascendentes) (p. 478)

A maioria das infecções bacterianas e algumas infecções virais ocorrem pela rota cervicovaginal. A infecção pode ser adquirida no útero, pela inalação para o pulmão do líquido amniótico infectado ou no parto, na passagem por um canal infectado no nascimento. O nascimento prematuro é um resultado comum devido ao dano mediado pela inflamação ao saco amniótico ou à liberação de prostaglandinas, que precipitam a indução do parto. No feto, a pneumonia, a sepse e a meningite são as sequelas mais comuns.

Infecções Transplacentárias (Hematológicas) (p. 478)

A maioria das infecções virais e parasíticas (p. ex., toxoplasma e malária) bem como algumas infecções bacterianas (*Listeria*, sífilis) entram na corrente sanguínea do feto através das vilosidades coriônicas. A infecção pode ocorrer a qualquer momento durante a gestação ou, às vezes, no parto (hepatite B e vírus da imunodeficiência [HIV]). As sequelas

Doenças da Lactância e da Infância   299

são altamente variáveis, dependendo do tempo de gestação e do microrganismo; os resultados adversos incluem aborto espontâneo, natimorto, hidropisia fetal (ver mais adiante) e anemia congênita (parvovírus B19).

As infecções TORCH têm manifestações semelhantes, incluindo febre, encefalite, coriorretinite, hepatoesplenomegalia, pneumonite, miocardite, anemia hemolítica e lesões de pele hemorrágicas ou vesiculares; as sequelas a longo prazo incluem o retardo de crescimento e mental, catarata, anomalias cardíacas congênitas e defeitos ósseos.

Sepse (p. 479)

A sepse de início precoce (primeiros sete dias de vida) ocorre mais comumente devido ao estreptococo do grupo B, adquirido no nascimento ou logo antes; além da sepse, os recém-nascidos têm pneumonia e, por vezes, meningite. O início tardio (de até 3 meses), em geral, se deve à *Listeria* ou à *Cândida*.

Hidropisia Fetal (p. 479)

A hidropisia fetal se refere à coleta do fluido do edema do feto durante o crescimento uterino; a Tabela 10-3 lista as possíveis causas. O acúmulo pode ser variável, alternando entre grave e generalizado (hidropisia fetal, em geral letal) a mais localizado, formas não

---

TABELA 10-3   Causas Selecionadas de Hidropisia Fetal Não Imune

Cardiovascular

Malformações
Taquiarritimia
Insuficiência cardíaca de alto débito

Cromossômica

Síndrome de Turner
Trissomia 21, trissomia 18

Causas torácicas

Malformação adenomatoide cística
Hérnia diafragmática

Anemia fetal

α-talassemia homozigótica
Parvovírus B19
Hidropisia imune (Rh e ABO)

Gestação gemelar

Transfusão de gêmeo para gêmeo

Infecção (com Exceção de Parvovírus)

Citomegalovírus
Sífilis
Toxoplasmose

Malformações no Trato Genitourinário

Tumores

Doenças Metabólicas/Genéticas

Observação: a causa da hidropisia fetal pode ser indeterminada ("idiopática") em até 20% dos casos. Dados obtidos de Machin GA: Hydrops, cystic hygroma, hydrothorax, pericardial effusions, and fetal ascites. In: Gilbert-Barness E, Kapur RP, Oligny LL, Siebert JR (eds): *Potter's Pathology of the Fetus, Infant, and Child*, St Louis, MO: Mosby, 2007, p. 33.

letais (p. ex., efusões peritoneais e pleurais isoladas ou acúmulos do fluido pós-nucal [higroma cístico]).

Hidropisia Imune (p. 479)

A hidropsia imune é uma doença hemolítica causada pela incompatibilidade do grupo sanguíneo entre mãe e feto. Se os eritrócitos fetais expressarem antígenos paternais estranhos à mãe, provocarão as respostas dos anticorpos, que podem causar a hemólise das hemácias. As moléculas mais importantes são o antígeno Rh D e os antígenos dos grupos sanguíneos ABO.

Etiologia e Patogenia (p. 479; Fig. 10-4)

A base subjacente da doença é a imunização da mãe pelos antígenos presentes nos eritrócitos fetais, seguida por uma passagem livre de anticorpos maternais pela placenta e no feto. Esses anticorpos se ligam aos eritrócitos e atuam como intermediários da lise dependentes do complemento e/ou da fagocitose pelas células que contêm o receptor Fc.

- Os eritrócitos fetais podem alcançar a circulação sanguínea da mãe no nascimento do bebê ou durante o último trimestre de gravidez (devido à perda da barreira do citotrofoblasto).

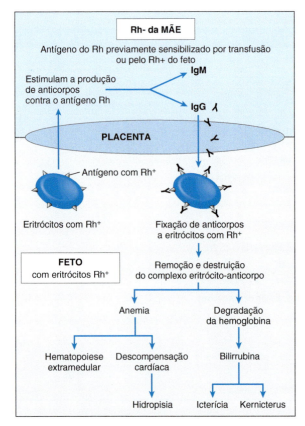

Figura 10-4 Patogênese da hidropisia.

Doenças da Lactância e da Infância   301

- A primeira exposição ao estímulo antigênico elicia os anticorpos da imunoglobulina M (IgM), que não atravessam a placenta; no entanto, as gestações subsequentes podem provocar respostas IgG bruscas da mãe, que atravessam a placenta.
- Nas mães com Rh negativo, a profilaxia com imunoglobulina anti-D no início do parto, em geral, previne a sensibilização e a subsequente doença hemolítica.
- Embora a incompatibilidade com ABO seja mais comum do que a incompatibilidade com o Rh, a doença hemolítica é rara em tais combinações malsucedidas porque:
  - A maioria dos anticorpos ABO é IgM e não atravessa a placenta.
- Os eritrócitos neonatais expressam os antígenos A e B de forma deficiente.
- Muitas células, além das hemácias no sangue, expressam antígenos A/B e, portanto, absorvem a maioria de quaisquer anticorpos que entram na corrente sanguínea do feto.
- A incompatibilidade simultânea de ABO tende a reduzir a imunização de Rh porque quaisquer hemácias que vazam são prontamente revestidas por anticorpos maternais para A/B e eliminadas.

A *anemia* é a principal sequela. Se leve, a hematopoiese extramedular fetal pode acompanhar. Se grave, há uma progressiva isquemia cardíaca e do fígado. As lesões no fígado levam à diminuição da síntese de proteína, enquanto a hipóxia cardíaca causa a descompensação e a insuficiência. A combinação da redução da pressão oncótica e do aumento da pressão hidrostática venosa (insuficiência cardíaca) resulta no edema generalizado.

A *icterícia* se desenvolve porque a hemólise produz bilirrubina não conjugada; isso passa pela barreira hematoencefálica do feto que ainda não foi totalmente desenvolvida e causa lesão no SNC (*kernicterus*).

Hidropisia Não Imune (p. 480)

As principais causas incluem o seguinte:

- *Defeitos cardiovasculares*; defeitos congênitos ou arritmias podem levar à insuficiência congestiva.
- *Anomalias cromossômicas* (síndrome de Turner, trissomias 18 e 21), em geral devido às anormalidades estruturais cardíacas. Na síndrome de Turner, a drenagem linfática aberrante no pescoço pode levar a acúmulos locais de líquido (*higromas císticos*).
- A *anemia fetal não relacionada à hemólise imune* (p. ex., α-talassemia homozigótica ou ao parvovírus B19; no último, o vírus replica dentro dos precursores eritroides [normoblastos], levando à apoptose e à anemia aplástica).
- As gestações gemelares monozigóticas e as transfusões feto-fetal via anastomose entre as duas circulações (10% da hidropisia não imune).

Morfologia (p. 480)

Os achados anatômicos variam com a gravidade da hidropisia e a causa subjacente. Com a anemia fetal, o feto e a placenta ficam pálidos; há hepatoesplenomegalia decorrente da insuficiência e congestão cardíacas. Com exceção das infecções do parvovírus, a medula óssea exibe uma hiperplasia compensatória de eritrócitos e múltiplos órgãos exibem hematopoiese extramedular; o aumento da hematopoiese deposita um grande número de hemácias imaturas no sangue periférico (daí o nome *eritroblastose fetal*).

Erros Inatos do Metabolismo e Outros Distúrbios Genéticos (p. 482)

Fenilcetonúria (p. 482)

A fenilcetonúria (PKU) é uma doença recessiva autossômica, afetando 1 em cada 10.000 lactentes caucasianos. É mais comumente associada a mutações bialélicas do gene que codifica a *fenilalanina hidroxilase (PAH)*, responsável pela conversão de fenilalanina

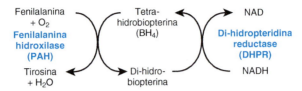

Figura 10-5 **O sistema PAH.** Deficiência de PAH ou di-hidropteridina reductase podem dar origem a PKU.

em tirosina; aproximadamente 2% dos casos de PKU são provocados por defeitos na regeneração da tetra-hidrobioproteína (BH_4), um cofator necessário para a atividade de PAH (Fig. 10-5). Há mais de 500 alelos do gene PAH associados a doenças, com a gravidade da doença correlacionando-se com o nível da atividade enzimática e com o aumento relacionado de fenilalanina. Algumas mutações de PAH resultam em níveis modestamente elevados de fenilalanina sem sequelas neurológicas, a chamada *hiperfenilalaninemia benigna*.

Embora seja normal no nascimento, os lactentes afetados exibem a fenilalanina plasmática crescente nas primeiras semanas de vida, seguida do desenvolvimento comprometido do cérebro e do retardo mental. Os indivíduos afetados também apresentam convulsões, diminuição da pigmentação (devido à redução de tirosina e, portanto, à redução de síntese de melanina) e eczema.

A investigação de metabólitos elevados de fenilalanina na urina permite o diagnóstico precoce e a subsequente restrição de fenilalanina na dieta previne a maioria das sequelas clínicas. A fenilalanina e seus metabólitos são teratogênicos – os lactentes cujas mães com PKU apresentam níveis elevados de fenilalanina têm microcefalia e retardo mental.

Galactosemia (p. 483)

A lactase na mucosa intestinal converte lactose em glicose e galactose; esta é, então, metabolizada em glicose por três enzimas adicionais (Fig. 10-6). Os defeitos enzimáticos levam ao acúmulo de metabólitos tóxicos (*galactosemia*). A forma mais comum e clinicamente significativa é uma mutação recessiva autossômica na *galactose-1-fosfato uridil transferase (GALT)*; os pacientes afetados acumulam galactose-1-fosfato, bem como níveis elevados de galacitol (um poliol de galactose) e galactonato (um metabólito de galactose oxidado).

O quadro clínico varia, dependendo das mutações de GALT. Classicamente, os lactentes apresentam falha no desenvolvimento, vômitos e diarreia após ingestão de leite. Sequelas patológicas importantes incluem hepatomegalia decorrente de acúmulo de gordura hepática, cirrose, catarata e alterações não específicas do SNC (incluindo o retardo mental).

O exame de urina revela a presença de uma redução anormal de açúcar. A remoção da galactose na dieta por, pelo menos, os primeiros 2 anos de vida previne a maioria das consequências. No entanto, pacientes mais velhos podem apresentar distúrbios de fala, ataxia e insuficiência gonadal.

Fibrose Cística (Mucoviscidose) (p. 484)

A fibrose cística (FC) é uma doença recessiva autossômica que afeta o transporte de íons por intermédio da célula epitelial e provoca secreção anormal de fluido nas glândulas exócrinas, bem como nas mucosas reprodutiva, gastrointestinal e respiratória. A doença ocorre em um a cada 2.500 recém-nascidos vivos nos Estados Unidos (entre os caucasianos a frequência de portadores é de 1 em cada 20, embora seja menor em outros grupos) e é a doença genética letal mais comum que afeta a população caucasiana. Os portadores heterozigotos também têm uma incidência maior de patologia respiratória e pancreática com relação à população geral.

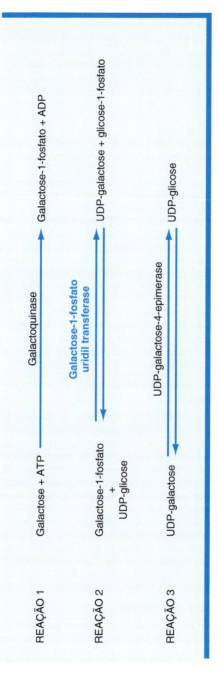

Figura 10-6 Via do metabolismo da galactose. *ADP*, adenosina difosfato; *UDP*, uridina difosfato.

304 Patologia Geral

Gene da Fibrose Cística: Estrutura e Função Normais (p. 484)

- O gene que sofreu mutação na FC codifica a proteína reguladora transmembrana na fibrose cística (RTFC, FCTR) – um canal do cloreto; a ativação do canal ocorre através dos aumentos induzidos pelo agonista no *adenosina monofosfato cíclico* intracelular (AMPc), seguido da ativação da proteína quinase e da fosforilação de CFTR.
- *CFTR regula outros canais de íons e processos celulares.* Embora as mutações de CF afetem especificamente CFTR, as manifestações da doença estão relacionadas a interações de CFTR com outros canais de íons e de processos celulares. Estes incluem potássio, sódio e canais de junções comunicantes, transporte de *adenosina trifosfato* (ATP) e secreção mucosa.
- A *associação de CFTR ao canal de sódio epitelial (CNaE, ENaC)* tem a relevância fisiopatológica mais relevante para a FC. A ENaC é uma proteína da membrana apical no epitélio exócrino, que é responsável pelo transporte de sódio.
- As *funções de CFTR* são específicas do tecido (Fig. 10-7).
  - No *epitélio do ducto sudoríparo ecrino*, o CFTR *aumenta* a atividade de ENaC. Na FC, a atividade de ENaC é perdida, resultando na sudorese hipertônica (daí o teste do cloreto no suor usado para o diagnóstico clínico).
  - No *epitélio respiratório e intestinal*, CFTR normal *inibe* a atividade de ENaC. Na FC, a maior atividade de ENaC aumenta o movimento de sódio para as células; em conjunto com o cloreto luminal reduzido, é um aumento da reabsorção de água osmótica do lúmen que leva à desidratação das secreções mucosas. A ação mucociliar defeituosa e o acúmulo de secreções viscosas hiperconcentradas, por fim, obstrui o fluxo do ducto proveniente dos órgãos (daí o nome alternativo para a doença – *mucoviscidose*).
- *CFTR atua como mediadora do transporte de bicarbonato.* CFTR é coexpressa com uma família de trocadores de ânions chamada de SLC26. Os fluidos alcalinos (contendo bicarbonato) são secretados em tecidos normais, enquanto no cenário de algumas mutações de CFTR, os fluidos acídicos são secretados, levando a um ambiente ácido que causa a precipitação de mucina e a obstrução do ducto.

Gene da Fibrose Cística: Espectros Mutacionais e Correlação Genótipo-Fenótipo (p. 485)

Pelo menos 1.800 mutações de *CFTR* causadoras de doenças foram identificadas; afetam diferentes regiões de CFTR, resultando nas consequências funcionais distintas e diferenciando a gravidade das sequelas clínicas. A mais comum (70% no mundo todo) é a supressão de três nucleotídeos que decodificam para a fenilalanina na posição 508 (delta F508); isso resulta em um processamento defeituoso de CFTR intracelular com degradação antes de se alcançar a superfície celular. Outras mutações afetam a síntese primária de proteínas, a ligação de ATP (prevenindo a ativação), a condutância do cloreto ou os canais de íons associados.

Os pacientes homozigóticos para a mutação delta F508 (ou uma combinação de duas mutações "graves") têm ausência virtual da função de CFTR; eles apresentam uma doença clínica grave (FC *clássica*), incluindo a insuficiência pancreática precoce e diversos graus do dano pulmonar. Outras combinações podem apresentar *CF atípica* ou *variante*, incluindo pancreatite crônica isolada e doença pulmonar crônica de início tardio, ou apenas infertilidade (causada pela ausência bilateral do ducto deferente).

Modificadores Genéticos e Ambientais (p. 487)

Os modificadores genéticos e ambientais têm impacto na gravidade de CF. Assim, a expressão reduzida da lectina 2 ligadora de manose (envolvida na opsonização microbiana) confere um risco três vezes maior da doença pulmonar em estágio final; os polimorfismos que influenciam a expressão de TGF-β (um inibidor direto da função de CFTR) também exacerbam o fenótipo pulmonar.

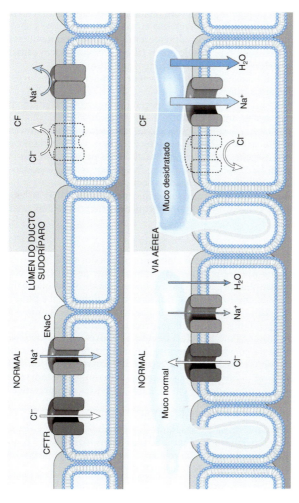

Figura 10-7 O defeito no canal de cloreto no ducto sudoríparo (*na parte superior*) causa o aumento da concentração de cloreto e de sódio na sudorese. Na via aérea (*na parte inferior*), os pacientes com FC têm uma menor secreção de cloreto e uma maior reabsorção de sódio e água, levando à desidratação da camada mucosa que reveste células epiteliais, à ação mucociliar defeituosa e ao entupimento das vias aéreas com muco.

A natureza das infecções pulmonares secundárias (p. ex., *Pseudomonas* – com mais ou menos produção de um biofilme polissacarídeo mucoide) terá impacto sobre a inflamação subsequente e a destruição do pulmão.

Morfologia (p. 487)

As características variam dependendo do epitélio afetado e da gravidade do envolvimento:

- *Pâncreas:* as anormalidades ocorrem em 85% a 90% dos pacientes, variando do acúmulo do muco em pequenos ductos com dilatação leve à atrofia total do pâncreas exócrino. A ausência de secreções pancreáticas exócrinas compromete a absorção de gordura e a avitaminose A explica parcialmente a metaplasia escamosa ductal.
- *Intestino*: tampões viscosos e espessos de muco *(íleo meconial)* podem causar a obstrução do intestino delgado (5% a 10% dos lactentes afetados).
- *Fígado*: o tamponamento canalicular da bile pelo material mucinoso (5% dos pacientes) resulta na cirrose hepática difusa.
- *Glândulas salivares*: assim como o pâncreas, em geral, demonstram dilatação progressiva do ducto, metaplasia escamosa do ducto e atrofia glandular.
- *Pulmões*: envolvidos na maioria dos casos, são as complicações mais graves da FC. A hiperplasia das células da mucosa e as secreções viscosas bloqueiam e dilatam os bronquíolos. As infecções sobrepostas e os abcessos pulmonares são comuns. *Staphyloccocus aureus, Haemophilus influenzae* e *Pseudomonas aeruginosa* são os mais comuns; *Burkholderia cepacia* está associada a doenças fulminantes.
- *Trato genital masculino*: a azoospermia e a infertilidade ocorrem em 95% das crianças do sexo masculino que atingem a vida adulta, frequentemente com ausência congênita do ducto deferente.

Aspectos Clínicos (p. 488)

As diferentes variantes moleculares, bem como a presença dos modificadores secundários, resultam em manifestações clínicas altamente variáveis. Na FC clássica, a insuficiência exócrina pancreática é universal, associada à má absorção, que se manifesta como fezes volumosas de cheiro desagradável, distensão abdominal e pouco ganho de peso. A absorção precária de gordura resulta em deficiências de vitaminas solúveis em gordura (A, D e K). Pólipos sinonasais recorrentes ocorrem em 10% a 25% dos pacientes e 95% dos homens são inférteis devido à azoospermia obstrutiva (mais comumente por causa da ausência congênita do ducto deferente). Complicações cardiorrespiratórias, como tosse crônica, infecções pulmonares persistentes, doença pulmonar obstrutiva e *cor pulmonale* são as causas mais comuns de morte (cerca de 80%); a doença hepática crônica ocorre em 15% dos pacientes. A expectativa de vida média agora se aproxima dos 40 anos.

Tradicionalmente, o foco do tratamento vem sendo medicamentos antimicrobianos, substituição da enzima pancreática e transplante bilateral dos pulmões. É mais recente o uso da terapia de "potencializadores" para formas defeituosas de CFTR que estão presentes em níveis normais na membrana celular; os agentes biodisponíveis oralmente recuperam de forma parcial a função de transporte do íon.

Síndrome da Morte Súbita Infantil (p. 489)

A SMSI é oficialmente definida pelo National Institute of Clinical Health and Human Development como "morte súbita de um lactente com idade inferior a 1 ano, que permanece sem explicação após uma minuciosa investigação de caso, incluindo a realização de uma autópsia completa, do exame do local da morte e uma revisão do histórico clínico". Portanto, por definição, a SMSI é um diagnóstico de exclusão e uma doença de causa desconhecida; no entanto, há alguns fatores de risco conhecidos

Doenças da Lactância e da Infância 307

TABELA 10-4 Fatores de Risco e Achados *Post-mortem* Associados à Síndrome de Morte Súbita Infantil*

Parental

Mãe jovem (idade materna de menos de 20 anos)
Fumo materno durante a gravidez
Abuso de drogas em *um* dos pais, especificamente o uso de maconha pelo pai e de opioides e cocaína pela mãe
Intervalos curtos entre as gestações
Cuidado pré-natal tardio ou ausência de cuidado
Grupo da classe socioeconômica baixa
Etinicidade afroamericana e indoamericana (? Fatores socioeconômicos)

Lactente

Anormalidades do tronco encefálico, associadas ao desenvolvimento tardio do estado de alerta e ao controle respiratório
Prematuridade e/ou baixo peso ao nascimento
Sexo masculino
Produto de um nascimento múltiplo
SMSI em um filho mais velho
Infecções respiratórias antecedentes
Polimorfismos da linhagem germinativa em genes do sistema nervoso autônomo

Ambiente

Posição em decúbito ventral ou lateral para dormir
Dormir sobre uma superfície macia
Hipertermia
Partilha da cama nos primeiros três meses de vida

*SMSI não é a única causa de MISI, mas um *diagnóstico de exclusão*. Portanto, a realização de uma autópsia pode revelar achados que explicariam a causa de uma MISI. Essas causas *não* devem, estritamente falando, ser rotuladas de "SMSI".

(Tabela 10-4). Os lactentes, em geral, morrem enquanto estão dormindo, a maioria em decúbito ventral ou lateral. Grande parte dos casos de SMSI ocorre entre 2 a 4 meses de vida e 90% ocorrem nos primeiros 6 meses; nos Estados Unidos, é a principal causa de morte em crianças entre 1 mês e 1 ano de idade e a terceira principal de morte de lactentes em geral.

A título de comparação, a morte súbita dos lactentes com base anatômica ou bioquímica não descoberta na autópsia não deve ser rotulada como SMSI, mas como "*morte infantil súbita inesperada*" (MISI) (Tabela 10-5).

Morfologia (p. 490)

Os achados da autópsia, em geral, são sutis e de significado incerto. Múltiplas petéquias (timo, pleura visceral e parietal, epicárdio) e evidências histológicas de infecção recente no trato respiratório superior são comuns. O SNC demonstra astrogliose do tronco encefálico e do cerebelo; a hipoplasia do núcleo arqueado pode estar presente.

Patogênese (p. 490)

A *patogênese* não é muito bem compreendida; é mais provável que a SMSI seja uma doença multifatorial e heterogênea. A hipótese mais convincente é a de que a SMSI reflete a imaturidade do desenvolvimento das regiões críticas do tronco encefálico (p. ex., núcleo arqueado) envolvido no nível de alerta e no controle cardiorrespiratório e a de que as influências do ambiente (p. ex., infecção) podem comprometer ainda mais esses mecanismos regulatórios e ser fatais.

Patologia Geral

> **TABELA 10-5** Anormalidades *Post-mortem* Detectadas em Casos de Morte Infantil Súbita Inesperada*

Infecções
- Miocardite viral
- Broncopneumonia

Anomalia congênita ignorada
- Estenose aórtica congênita
- Origem anômala da artéria coronariana esquerda da artéria pulmonar

Abuso traumático da criança
- Sufocamento intencional (filicídio)

Defeitos metabólicos e genéticos
- Síndrome do QT longo (mutações *SCN5A* e *KCNQ1*)
- Distúrbios provocados pela oxidação do ácido graxo (mutações *MCAD, LCHAD, SCHAD*)
- Cardiomiopatia histiocitoide (mutações *MTCYB*)
- Responsividade inflamatória anormal (supressões parciais em *C4a* e *C4b*)

C4, componente 4 do complemento; *KCNQ1*, canal de potássio dependente de tensão, subfamília semelhante a KQT, membro 1; *LCHAD*, 3-hidrociacil coenzima A desidrogenase; *MCAD*, acilcoenzima A desidrogenase de cadeia média; *MTCYB*, citocromo *b* mitocondrial; *SCHAD*, 3-hidroxiacil coenzima A desidrogenase de cadeia curta; *SCN5A*, canal de sódio, dependente de tensão, tipo V, polipeptídeo alfa.

*MISI não é a única causa de morte infantil inesperada, mas sim um *diagnóstico de exclusão*. Portanto, a realização de uma autópsia, em geral, pode revelar achados que explicariam a causa de uma MISI. Essas causas *não* devem, estritamente falando, ser rotuladas de "SMSI".

Tumores e Lesões Semelhantes a Tumores da Lactância e da Infância (p. 491)

Os tumores benignos são muito mais comuns do que os malignos; no entanto, 2% de todos os cânceres ocorrem no período da lactância e da infância e são a principal causa de morte (após acidentes) em crianças dos EUA, com idade entre 4 e 14 anos.

Como as massas de tecido deslocado podem estar presentes no nascimento, distinguir os tumores verdadeiros das lesões semelhantes a tumores pode ser difícil, já que estas, em geral, são histologicamente normais e se desenvolvem quase na mesma velocidade que o lactente.

- *Heterotopia* (também chamada de *coristoma*) representa microscopicamente células normais ou tecidos presentes em locais anormais (p. ex., um resto de tecido pancreático na parede do estômago); estas células, em geral, são pouco significativas, mas podem ser a origem de verdadeiras neoplasias (p. ex., carcinoma suprarrenal em um ovário).
- *Hamartomas* são o crescimento excessivo (mas focal) de células maduras ou tecidos dos órgãos ou do local em que ocorrem que não recapitulam a arquitetura normal (p. ex., um hamartoma de tecido cartilaginoso no parênquima pulmonar). São histologicamente benignos, mas não são significativos do ponto de vista clínico.

Tumores Benignos e Lesões Semelhantes a Tumores (p. 492)

As neoplasias mais comuns da infância, em geral, são tumores de "partes moles" de origem mesenquimatosa. A título de comparação, os tumores adultos mais comuns – benignos e malignos – são de derivação epitelial.

Os *hemangiomas* (p. 492) são os tumores mais comuns da infância; em maioria, são cutâneos, com predileção para o rosto e o couro cabeludo. Podem aumentar conforme o crescimento da criança, mas é comum que regridam espontaneamente. Os hemangiomas podem representar uma faceta das doenças hereditárias, como a *doença de von Hippel-Lindau* (Cap. 28).

Os *tumores linfáticos* (p. 492) podem ocorrer sobre a pele, mas também dentro de regiões mais profundas do pescoço, da axila, do mediastino e do tecido retroperitoneal. Esses tendem a aumentar e, dependendo da localização, passam a ter relevância clínica se prejudicam as estruturas vitais. Histologicamente, os linfangiomas são compostos de espaços císticos e cavernosos, com números variáveis de linfócitos associados.

Os tumores fibrosos (p. 492) variam de proliferações celulares esparsas (*fibromatose*) a lesões celulares ricas e que não podem ser diferenciadas dos fibrosarcomas adultos. A histologia não prevê a biologia dos tumores infantis; portanto, se comparados com os equivalentes adultos malignos, os fibrosarcomas infantis congênitos têm um excelente prognóstico; nesses tumores, uma translocação cromossômica característica produz um gene de fusão *ETV6-NTRK3*, que codifica para uma tirosina quinase constitutivamente ativa.

O *teratoma* (p. 492) tem uma incidência com dois picos: aos dois anos e, novamente, no final da adolescência. Os que ocorrem na lactância e na infância são lesões congênitas, com 40% surgindo na região sacrococcígea.

- Aproximadamente, 10% dos teratomas sacrococcígeos estão associados a anomalias congênitas, a defeitos primários do intestino posterior e da região cloacal, e outros defeitos da linha média.
- Aproximadamente, 75% são teratomas maduros benignos, enquanto 12% são, sem dúvidas, malignos e letais; o restante – chamados de teratomas imaturos – contém tecido maduro e imaturo, com o potencial maligno se correlacionando com a porcentagem dos tecidos imaturos.

Tumores Malignos (p. 493)

Os tumores e doenças malignas da infância diferem biológica e histologicamente dos equivalentes adultos pelo seguinte:

- Incidência e tipo de tumor.
- Uma relação próxima entre o desenvolvimento anormal (teratogênese) e a indução de tumor (oncogênese).
- Uma prevalência maior das aberrações hereditárias ou da linha germinativa genética subjacente.
- Uma tendência a regredir espontaneamente ou a se citodiferenciar.
- Melhores taxas de sobrevivência e de cura, com atenção cada vez mais voltada para a prevenção de malignidades subsequentes induzidas por terapia.

Incidência e Tipos (p. 493)

Os tipos mais frequentes de câncer na infância envolvem:

- Sistema hematopoiético (leucemia, alguns linfomas).
- SNC (astrocitoma, meduloblastoma, ependimoma).
- Região medular da suprarrenal (neuroblastoma).
- Retina (retinoblastoma).
- Partes moles (rabdomiossarcoma).
- Osso (sarcoma de Ewing, sarcoma ostogênico).
- Rins (tumor de Wilms).

A leucemia é responsável por mais mortes em crianças abaixo de 15 anos do que todos os tumores combinados.

Muitos cânceres pediátricos tendem a ter uma histologia mais primitiva e *embrionária* do que anaplásica, com características de organogênese consistente com o local de origem (daí o sufixo "blastoma"). Tais tumores, em geral, são chamados de "*tumores de células pequenas redondas e azuis*"; inclusos nesta designação estão o linfoma, o tumor de Wilms, o rabdomiossarcoma, o sarcoma de Ewing, o *tumor neuroectodérmico primitivo* (PNET), o neuroblastoma, o meduloblastoma e o retinoblastoma.

Tumores Neuroblásticos (p. 494)

Os *tumores neurobásticos* surgem na região medular da suprarrenal ou nos gânglios simpáticos. As características incluem regressão espontânea, diferenciação espontânea ou induzida por terapia em elementos maduros e uma variedade de comportamentos biológicos; o neuroblastoma é a entidade mais importante nesse grupo. A maioria dos tumores do neuroblasto ocorre esporadicamente, mas 1% a 2% são hereditários, associados às mutações de *quinases do linfoma anaplásico* (ALK). Em subconjuntos de tumores neuroblásticos de alto risco, a sobrevivência em um período de 5 anos é de apenas 40%.

Morfologia (p. 494)

O *neuroblastoma* é o subtipo histológico mais comum; 40% ocorrem na glândula suprarrenal. Esses tumores são caracterizados por camadas de pequenos neuroblastos redondos azuis em um fundo neurofibrilar (neuropilo) e *pseudorrosetas de Homer Wright* características. Alguns tumores mostram diferenciação variada em relação às células dos gânglios, acompanhados da aparência de um *estroma de Schwann* (fascículos organizados de processos neuríticos, células de Schwann e fibroblastos). Dependendo do grau de diferenciação, esses últimos tumores são denominados *ganglioneurobalastomas* ou *ganglioneuromas*.

Curso Clínico e Aspectos Prognósticos (p. 496)

O prognóstico é baseado no estágio (tamanho e extensão), idade do paciente (<18 meses é favorável), características histológicas (o estroma de Schwann é favorável) e mudanças genéticas específicas (ploidia próxima ao normal e amplificação de *N-MYC* não são favoráveis). Além da infiltração local e da propagação do linfonodo, a difusão hematogênica comumente envolve o fígado, os pulmões e a medula. Cerca de 90% dos neuroblastomas produzem catecolaminas; o nível elevado de metabólitos de catecolamina no sangue ou na urina pode ajudar no diagnóstico. Abordagens terapêuticas mais recentes envolvem retinoides para direcionar a diferenciação de neuroblastomas em tecidos maduros e os inibidores de tirosina quinase.

Tumor de Wilms (p. 497)

O *tumor de Wilms* nos rins ocorre em aproximadamente 1 em cada 10.000 crianças; em geral, é diagnosticado entre as idades de 2 a 5 anos. Embora maligno, a taxa geral de sobrevivência é >90%.

Patogênese e Genética (p. 498)

A maior parte dos tumores (90%) é esporádica; estes ocorrem em 5% a 10% dos pacientes e presume-se que estejam relacionados à mutação da linha germinativa; os tumores nesse grupo estão associados a síndromes de malformação, todas envolvendo o cromossoma 11p.

- A *síndrome WAGR* — caracterizada pelo tumor de Wilms, *a*niridia, anomalias *g*enitais e *r*etardo mental — está associada à eliminação da banda 13 do cromossomo 11p; os pacientes têm uma chance de 33% de desenvolver o tumor de Wilms. O segmento do cromossomo apagado contém os genes do tumor 1 de Wilms (*WT1*) e da aniridia (*PAX6*). *WT1* codifica um fator de transcrição de ligação ao DNA fundamental para o desenvolvimento renal e gonadal; os pacientes heterozigotos para o apagamento ("primeiro dano") podem desenvolver um tumor de Wilms quando um segundo alelo *WT1* adquire uma mutação na fase de leitura ou uma mutação sem sentido ("segundo dano").
- Os pacientes com *síndrome de Denys-Drash* têm disgenesia gonadal e neuropatia (esclerose mesangial difusa), levando à insuficiência renal; 90% desenvolvem tumores de Wilms. A anormalidade genética é uma mutação negativa dominante no gene *WT1*,

Doenças da Lactância e da Infância 311

que afeta a ligação ao DNA; os tumores de Wilms surgem quando o alelo *WT1* do tipo agressivo também fica inativo. Os pacientes com Denys-Drash também têm um risco maior de terem gonadoblastomas.

- Pacientes com *síndrome de Beckwith-Wiedemann* têm órgãos maiores no corpo, hemi-hipertrofia, citomegalia suprarrenal e predisposição a desenvolver o tumor de Wilms e outros tumores primitivos; a anormalidade genética está localizada na banda do cromossomo 11p 15,5 distal ao lócus de *WT1*. Alguns genes candidatos mapeiam esse lócus, incluindo o *fator de crescimento insulina símile 2* (FCI-2, IGF-2) normalmente é expresso (transcrito a partir de apenas um alelo parental), mas demonstra perda de expressão bialélica em muitos tumores.
- Menos de 10% dos tumores esporádicos de Wilms estão associados às mutações de *WT1*, indicando que há outras vias tumorigênicas. Em 10% dos tumores esporádicos, as mutações de ganho de função na β-catenina estão presentes.

Morfologia (p. 499)

Os tumores de Wilms são massas renais macias, grandes e bem circunscritas, caracterizadas por um aspecto histológico trifásico: (1) blastema; (2) estroma imaturo; e (3) túbulos – uma tentativa de recapitular a nefrogênese. A anaplasia histológica (aproximadamente 5% dos tumores) está associada ao pior prognóstico. Os *restos nefrogênicos* são lesões precursoras putativas dos tumores de Wilms e são vistas no parênquima renal adjacente em 40% dos tumores unilaterais. Essa frequência aumenta para quase 100% nos tumores de Wilms bilaterais, de modo que a identificação de restos em uma ressecção unilateral do tumor de Wilms exige atenção para a malignidade no lado contralateral.

Aspectos Clínicos (p. 499)

Os pacientes tipicamente apresentam grandes massas abdominais; dor, hematúria, hipertensão ou obstrução intestinal são comuns. A ressecção e a radioterapia combinada à quimioterapia serão eficazes na cura de 85% dos pacientes, embora malignidades secundárias relacionadas ao tratamento prévio possam ocorrer.

Patologia Sistêmica: Doenças dos Sistemas Orgânicos

Vasos Sanguíneos

Estrutura e Funções dos Vasos (p. 501)

- Todos os vasos, exceto os capilares, exibem uma arquitetura com três camadas, consistindo em uma camada íntima revestida por endotélio, uma camada média muscular lisa em torno e uma camada adventícia de sustentação, unidas pela matriz extracelular (MEC).
- A quantidade de matriz e células musculares lisas (CML) das artérias, veias e capilares varia de acordo com as demandas hemodinâmicas (como pressão, pulsatilidade) e necessidades funcionais.
- Muitos distúrbios afetam apenas tipos particulares de vasos e, portanto, apresentam distribuições anatômicas características.
  - A aterosclerose acomete artérias musculares e elásticas.
  - A hipertensão é uma consequência do tônus aumentado nas artérias musculares pequenas e nas arteríolas.
  - As diferentes vasculites afetam caracteristicamente apenas vasos de um determinado calibre.
  - A exsudação de células inflamatórias e o aumento da permeabilidade ocorrem primariamente nas vênulas pós-capilares.
  - As paredes relativamente mais finas das veias possibilitam que esses vasos tenham maior complacência, mas também que sejam mais fácil e extrinsecamente comprimidas e/ou infiltradas por tumores e inflamação.

Anomalias Vasculares (p. 503)

- As *variantes do padrão anatômico usual* do suprimento vascular são importantes durante cirurgias e intervenções vasculares.
- *Aneurismas saculares* são evaginações nos vasos cerebrais decorrentes da fraqueza congênita de parede; sua ruptura pode causar hemorragia intracerebral fatal (Cap. 28).
- *Fístulas arteriovenosas* são comunicações anormais entre artérias e veias. Podem ser congênitas ou secundárias a trauma, cirurgia, inflamação ou aneurisma rompido cicatrizado. A ruptura da fístula pode ocasionar extensa hemorragia e as fístulas grandes podem criar importante "*shunt*" vascular da esquerda para a direita, com aumento do retorno venoso que leva à insuficiência cardíaca de alto débito.
- *Displasia fibromuscular* é o espessamento e adelgaçamento focal e irregular da parede arterial decorrente de fibrose e hiperplasia da íntima e da média. Na artéria renal, a estenose luminal associada causa hipertensão renovascular (ver mais adiante); áreas de adelgaçamento medial também podem levar à formação de aneurisma com possível ruptura vascular.

Resposta da Parede Vascular à Lesão (p. 503)

Células Endoteliais (p. 503)

A função endotelial normal mantém a homeostase da parede do vaso e a função circulatória por meio da:

- Manutenção de uma barreira permeável.
- Elaboração de mediadores pró-trombóticos, antitrombóticos e fibrinolíticos.
- Produção de MEC.
- Modulação do fluxo sanguíneo e tônus vasomotor.
- Regulação da inflamação.
- Regulação do crescimento celular.

As *células endoteliais* (CE), em diferentes porções da árvore vascular, apresentam perfis de expressão, comportamentos e até mesmo aparência morfológica distintos (p. ex., fenestradas nos sinusoides renais e capilares glomerulares ou contribuindo para a barreira hematoencefálica no sistema nervoso central).

Disfunção Endotelial (p. 504)

A disfunção endotelial é definida como um fenótipo alterado que afeta a vasorreatividade, produz uma superfície trombogênica ou é anormalmente aderente a células inflamatórias (Fig. 11-1).

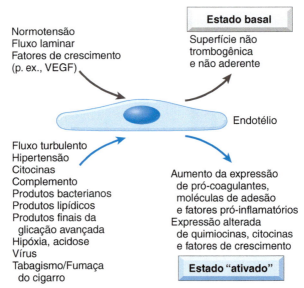

Figura 11-1 **Estados basal e ativado das CE**. A pressão arterial normal, o fluxo laminar e os níveis baixos de fator do crescimento promovem o estado basal da CE, que mantém a superfície não trombótica e não aderente, com tônus apropriado da parede muscular lisa do vaso. A lesão ou exposição a certos mediadores resulta em ativação endotelial, um estado em que as CE desenvolvem uma superfície pró-coagulante, que pode ser aderente a células inflamatórias e também expressar fatores que promovem a contração muscular lisa e/ou proliferação e síntese de matriz.

Células Musculares Lisas dos Vasos (p. 504)

As CML vasculares são o tipo de célula dominante da camada média, as quais podem:

- Migrar e proliferar em resposta a vários mediadores (p. ex., fator de crescimento derivado de plaquetas, endotelina, trombina e fator do crescimento fibroblástico).
- Elaborar citocinas e fatores de crescimento.
- Sintetizar e remodelar a MEC.
- Constringir ou dilatar em resposta a estímulos fisiológicos ou farmacológicos.

Espessamento da Íntima: Uma Resposta Estereotipada à Lesão Vascular (p. 504)

Independente da natureza da lesão (traumática, inflamatória, tóxica, infecciosa etc.), o "reparo" do endotélio e da parede vascular lesionados ocorre com o crescimento para dentro das CML e produção da MEC, levando ao espessamento da íntima, a, então chamada, *neoíntima*. A células da neoíntima apresentam um fenótipo proliferativo e sintético diferente da média subjacente e as células podem derivar de precursores circulantes ou da parede do vaso. Nos vasos de pequeno a médio calibre (como artéria coronária), esse espessamento da íntima pode causar estenose luminal e isquemia tecidual.

Doença Vascular Hipertensiva (p. 505)

A pressão arterial precisa ser mantida dentro de certos parâmetros a fim de evitar consequências indesejadas. A *hipotensão* (pressão baixa) leva à perfusão orgânica inadequada – causando disfunção ou morte tecidual –, enquanto a *hipertensão* (pressão alta) pode causar dano importante ao vaso e ao órgão alvo. De fato, a hipertensão é o principal fator de risco para doença cardíaca coronária, acidentes vasculares cerebrais, insuficiência cardíaca, insuficiência renal e dissecção aórtica.

A pressão arterial é uma variável distribuída continuamente e efeitos prejudiciais aparecem de maneira constante com a elevação da pressão; assim, não existe um nível rigidamente definido que distingue segurança de risco, e outros fatores de risco concomitantes (p. ex., diabete) podem abaixar o limiar para o que é considerado deletério. Todavia, hipertensão clinicamente importante é definida como pressões diastólicas sustentadas >89 mmHg ou pressões sistólicas >139 mmHg; de acordo com esses critérios, 29% da população dos Estados Unidos é hipertensa.

Menos de 5% dos pacientes hipertensos apresentarão uma pressão arterial rapidamente crescente que pode causar a morte em um ou dois anos se não tratada. Essa *hipertensão maligna* é caracterizada por pressão sistólica >200 mmHg, pressão diastólica >120 mmHg, insuficiência renal e hemorragias na retina.

Regulação da Pressão Arterial (p. 506)

Pressão arterial é o produto do débito cardíaco e da resistência vascular periférica que, por sua vez, são influenciados por fatores genéticos e ambientais (Fig. 11-2).

- O débito cardíaco é determinado pela contratilidade miocárdica, frequência cardíaca e volume sanguíneo. O volume de sangue é afetado por:
  - Carga de sódio.
  - Mineralocorticoides (aldosterona).
  - Peptídeos natriuréticos, que induzem à excreção de sódio; são produzidos pelo miocárdio ventricular e atrial em resposta à expansão de volume.
- A resistência periférica é determinada primariamente em nível das arteríolas.
  - Vasoconstritores: angiotensina II, catecolaminas, tromboxanos, leucotrienos e endotelina.

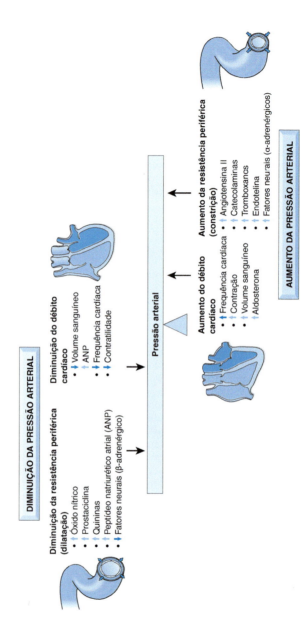

Figura 11-2 **Regulação da pressão arterial**. Diversas influências sobre o débito cardíaco (p. ex., volume de sangue e contratilidade do miocárdio) e resistência periférica (efetores neurais, humorais e locais) causam impactos na pressão arterial. As setas em azul escuro designam efeitos dominantes.

- Vasodilatadores: cininas, prostaglandinas, óxido nítrico e adenosina.
- A autorregulação regional ocorre quando o fluxo de sangue elevado ocasiona vasodilatação local; acidose ou hipóxia local também pode causar vasodilatação.
- Os rins exercem uma grande influência na pressão arterial por meio da produção de renina em situação de hipotensão.
- A renina converte angiotensinogênio em angiotensina I, a qual é subsequentemente convertida em angiotensina II.
- A angiotensina II causa vasoconstrição.
- A angiotensina II também aumenta o volume de sangue pela indução da produção de aldosterona, que intensifica a reabsorção de sódio renal.

Patogênese da Hipertensão (p. 508)

Mecanismos da Hipertensão Essencial (p. 508)

De 90% a 95% dos casos, a hipertensão é idiopática (*hipertensão essencial*) (Tabela 11-1). Isso não quer dizer que não existe causa, mas que os efeitos cumulativos dos fatores ambientais não genéticos (como estresse, ingestão de sal) e múltiplos (individualmente menores) polimorfismos genéticos no tônus vasomotor ou regulação do volume sanguíneo conspiram para causar a elevação da pressão arterial.

A homeostase do sódio é um elemento-chave no controle do volume sanguíneo, sendo principalmente regulada no nível da reabsorção de sódio renal no túbulo distal; isso, por sua vez, sofre grande influência do sistema renina-angiotensina, que regula a produção de aldosterona. Embora *distúrbios monogenéticos* nessas vias (Tabela 11-1) sejam causas raras de hipertensão, é aparente que variações sutis nas suas atividades podem influenciar a pressão arterial na população em geral.

- Mutações nas enzimas que influenciam a síntese de aldosterona (11β-hidroxilase, 17α-hidroxilase) promovem intensificação da produção deste hormônio.
- Mutações na proteína do canal epitelial de Na+ renal ocasionam aumento da reabsorção de sódio (*síndrome de Liddle*).

Patogênese da Hipertensão Secundária (p. 508)

Nos casos restantes (*hipertensão secundária*), as causas incluem doença renal intrínseca, estenose de artéria renal (hipertensão renovascular), anormalidades endócrinas, malformações vasculares e distúrbios neurológicos (Tabela 11-1).

Patologia Vascular na Hipertensão (p. 508)

A hipertensão acelera o desenvolvimento da aterosclerose e também promove alterações estruturais nas arteríolas que potencializam tanto a dissecção aórtica quanto a hemorragia vascular cerebral. A hipertensão também é associada a duas formas de doença arteriolar:

- A *arteriosclerose hialina* é consequência da lesão da CE, com extravasamento de plasma subsequente nas paredes arteriolares e aumento da síntese de matriz pelas CML. As mesmas lesões ocorrem na angiopatia diabética decorrente da lesão hiperglicêmica da CE. Do ponto de vista microscópico, há espessamento difuso, hialino e rosado da parede arteriolar, com estenose luminal associada.
- A *arteriosclerose hiperplásica* ocorre na hipertensão maligna; observa-se espessamento arteriolar laminado e concêntrico (*casca de cebola*), com membrana basal reduplicada e proliferação de CML, frequentemente associado ao depósito de fibrina e necrose da parede, sendo, então, chamada de *arteriolite necrosante*.

TABELA 11-1	Tipos e Causas de Hipertensão

Hipertensão Essencial

Hipertensão Secundária

Renal
    Glomerulonefrite aguda
    Doença renal crônica
    Doença policística
    Estenose de artéria renal
    Displasia fibromuscular da artéria renal
    Vasculite renal
    Tumores produtores de renina
Endócrina
    Hiperfunção adrenocortical (síndrome de Cushing, aldosteronismo primário, hiperplasia congênita de suprarrenais, ingestão de alcaçuz)
    Hormônios exógenos (glicocorticoides, estrogênios [incluindo contraceptivos orais e indutores de gravidez], simpatomiméticos, alimentos contendo tiramina e inibidores da monoamina oxidase)
    Feocromocitoma
    Acromegalia
    Hipotireoidismo (mixedema)
    Hipertireoidismo (tireotoxicose)
    Induzida por gravidez
Cardiovascular
    Coarctação da aorta
    PAN (ou outras vasculites)
    Aumento do volume intravascular
    Aumento do débito cardíaco
    Rigidez da aorta
Neurológica
    Psicogênica
    Aumento da pressão intracraniana
    Apneia do sono
Estresse agudo, incluindo cirurgia

Arteriosclerose (p. 509)

Arteriosclerose é um termo que denota espessamento da parede arterial e perda da elasticidade; três padrões são reconhecidos:

- *Arteriosclerose*, que afeta principalmente arteríolas e artérias de pequeno a médio calibre, associada à isquemia (ver discussão anterior).
- *Esclerose média de Mönckeberg*, caracterizada por calcificação mediana nas artérias musculares, ocorrendo, tipicamente, depois dos 50 anos de idade. Os depósitos de cálcio não são obstrutivos e, em geral, não têm importância clínica.
- *Aterosclerose*, a mais frequente e clinicamente importante (ver adiante).

Aterosclerose (p. 509)

Aterosclerose é uma doença lentamente progressiva das artérias elásticas e musculares de grande a médio calibre. As lesões são caracterizadas por placas elevadas baseadas na íntima, compostas de lipídios, CML em proliferação, células inflamatórias e MEC aumentada. A patologia ocorre por meio de:

Vasos Sanguíneos   321

- Obstrução mecânica do fluxo, sobretudo nos vasos de calibres menores.
- Ruptura da placa, ocasionando trombose do vaso.
- Enfraquecimento da parede do vaso subjacente, levando à formação de aneurisma.

Epidemiologia (p. 509)

A prevalência e a gravidade da aterosclerose e suas complicações têm relação com diversos fatores de risco, alguns constitucionais e outros modificáveis. Os principais fatores de risco clássicos, mostrados pelo Framingham Heart Study, são história familiar, hipercolesterolemia, hipertensão, tabagismo e diabete; a quantidade de fatores de risco aumenta a incidência da doença de maneira multiplicativa.

Fatores de Risco Constitucionais (p. 510)

- **Genética:** a história familiar é o fator de risco independente mais importante para aterosclerose. Distúrbios monogênicos, como hipercolesterolemia familiar, são responsáveis por apenas uma pequena porcentagem e diversos polimorfismos genéticos (incluindo predileção por hipertensão e diabete) são fatores contribuintes.
- **Idade:** a carga aterosclerótica aumenta de maneira progressiva com a idade, tipicamente alcançando uma massa crítica com manifestações clínicas que começam entre os 40 e 60 anos de idade.
- **Gênero:** com relação aos homens de mesma idade, as mulheres em fase pré-menopausa se encontram relativamente protegidas contra a aterosclerose e suas complicações. Na mulher pós-menopausa, o risco cresce rápido, podendo exceder o do homem. Além de afetar a progressão da aterosclerose, o gênero feminino também influencia a homeostase, a cicatrização do infarto e o remodelamento miocárdico.

Principais Fatores de Risco Modificáveis (p. 510)

- *Hiperlipidemia e hipercolesterolemia*: associa-se um risco maior à elevação da lipoproteína de baixa densidade (LDL) e diminuição da lipoproteína de alta densidade (HDL, que limpa o colesterol das lesões na parede do vaso). Os níveis podem ser favoravelmente modificados por dieta, exercício, ingestão moderada de álcool e estatinas (inibidores de hidroximethilglutaril-CoA redutase, a enzima limitadora na biossíntese de colesterol).
- *Hipertensão*: tanto a hipertensão diastólica quanto a sistólica são importantes e independentes de outros fatores de risco; a pressão alta do sangue aumenta o risco de cardiopatia isquêmica aterosclerótica em 60%.
- *Tabagismo*: o consumo de um maço de cigarros por dia ao longo de vários anos dobra a taxa de mortalidade decorrente de cardiopatia isquêmica.
- *Diabete mellitus*: direta e indiretamente (por indução da hipercolesterolemia), o diabete acelera a aterosclerose e dobra o risco de infarto do miocárdio, bem como aumenta de maneira acentuada o risco de AVC e gangrena de extremidade.

Fatores de Risco Adicionais (p. 511)

Até 20% de todos os eventos cardiovasculares ocorrem na ausência dos principais fatores de risco identificados, o que sugere outras contribuições.

- *Inflamação*: presente em todos os estágios do desenvolvimento da aterosclerose, a inflamação desempenha um papel casual importante. Inúmeros marcadores da inflamação circulantes se correlacionam com o risco de cardiopatia isquêmica; a *proteína C reativa* (PCR, um reagente de fase aguda sintetizado pelo fígado, envolvido no reconhecimento bacteriano e ativação do complemento) surgiu como um dos fatores mensuráveis mais simples e mais sensível; de maneira forte e independente, prevê riscos de eventos cardiovasculares, até mesmo em indivíduos aparentemente saudáveis.
- *Hiper-homocisteinemia:* níveis elevados de homocisteína são associados a aumento de doença vascular aterosclerótica. Os níveis estão elevados nas situações de baixo folato e vitamina B_{12} ou nos casos de homocistinúria hereditária.

Patologia Sistêmica: Doenças dos Sistemas Orgânicos

- *Síndrome metabólica*: uma constelação de achados, incluindo obesidade central, hipertensão, intolerância à glicose, dislipidemia e um estado pró-inflamatório sistêmico. Citocinas pró-inflamatórias de tecido adiposo têm sido implicadas.
- *Lipoproteína (a)*: trata-se de uma forma alterada do LDL; os níveis elevados conferem aumento do risco, independente dos níveis de LDL ou colesterol total.
- *Fatores que afetam a homeostase*: marcadores sistêmicos da homeostase ou fibrinólise são preditores de risco de eventos ateroscleróticos.
- *Outros fatores*: engloba riscos difíceis de serem quantificados, como personalidade do tipo A e obesidade (esta última é agravada pela hipertensão, diabete, hiperlipidemia etc., que comumente a acompanham).

Patogênese da Aterosclerose (p. 512)

Aterosclerose é a resposta curativa e inflamatória crônica da parede arterial à lesão das CE. Por sua vez, a lesão da CE causa aumento da permeabilidade endotelial, adesão de plaquetas e leucócitos e ativação da coagulação. Esses eventos induzem à liberação e ativação de mediadores químicos (como fatores de crescimento e mediadores inflamatórios), seguidas por recrutamento e proliferação subsequente de CML na íntima para produzir a lesão característica da mesma (Fig. 11-3).

Lesão Endotelial (p. 512)

Mesmo sem a perda de CE, a *disfunção de CE* resulta em aumento da adesão e atividade pró-coagulante; os mecanismos de lesão incluem hipercolesterolemia, distúrbios hemodinâmicos (p. ex., fluxo perturbado), tabagismo, hipertensão, toxinas e agentes infecciosos. Independente do estímulo incitante, o vaso responde com espessamento da íntima razoavelmente estereotipado; na presença de lipídios circulantes, desenvolvem-se os típicos ateromas.

Desequilíbrios Hemodinâmicos (p. 513)

Apesar dos agentes danosos (hipercolesterolemia, toxinas do cigarro, hiperglicemia etc.) supostamente distribuídos de maneira uniforme, as placas ateroscleróticas não são randomicamente distribuídas e, de fato, desenvolvem-se de maneira característica nos pontos de ramificação vascular e em outras áreas de fluxo conturbado. Na verdade, o fluxo laminar não turbulento ativa os genes CE cujos produtos conferem *proteção* contra aterosclerose.

Lipídios (p. 513)

Defeitos na captação, no metabolismo ou na ligação às apoproteínas circulantes dos lipídios podem ocasionar elevação dos mesmos. Os níveis circulantes mais altos se acumulam na parede do vaso e causam disfunção de CE por meio da intensificação da formação local de radical livre de oxigênio. As lipoproteínas acumuladas também se tornam oxidadas; as LDL oxidadas são, em particular, diretamente tóxicas às CE e CML, causando disfunção. Além disso, essas são ingeridas por macrófagos por meio dos receptores de varredura, promovendo a formação de *células espumosas* e ativando os macrófagos pró-inflamatórios.

Inflamação (p. 514)

CE disfuncionais expressam níveis elevados de moléculas de adesão (como *molécula de adesão de célula vascular-1* [VCAM-1]), promovendo o aumento do recrutamento de célula inflamatória. O acúmulo e a ativação subsequente de célula T e macrófagos intensificam a produção local de citocinas, que estimula a proliferação de CML e a síntese de matriz.

Infecção (p. 514)

Herpes vírus, citomegalovírus e *Chlamydia pneumoniae* já foram todos detectados em placas ateroscleróticas. Não se sabe se é coincidência (são organismos comuns) ou se são agentes causais (p. ex., estimulando respostas inflamatórias).

Vasos Sanguíneos 323

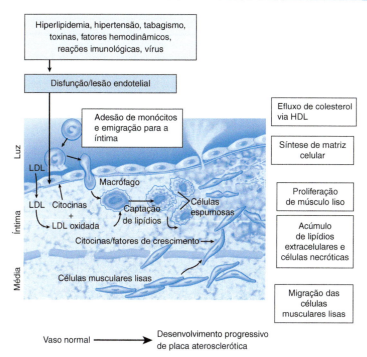

Figura 11-3 **Sequência das interações celulares na aterosclerose**. O portador de efeitos nocivos (p. ex., hiperlipidemia, hiperglicemia, hipertensão, tabagismo) sofre disfunção ou lesão endotelial, que resulta em adesão de monócitos e plaquetas, com liberação subsequente de citocinas e fator de crescimento. Em resposta às quimiocinas e citocinas elaboradas, as CML migram para a íntima, proliferam e produzem MEC, inclusive colágeno e proteoglicanos. As células espumosas nas placas de ateroma derivam dos macrófagos e CML, que acumularam lipídios modificados (p. ex., LDL oxidada e agregada) por receptores varredores e proteínas relacionadas a receptores de LDL. O lipídio extracelular deriva da insudação da luz do vaso, sobretudo na presença de hipercolesterolemia, bem como de células espumosas em degeneração. O acúmulo de colesterol na placa reflete um desequilíbrio entre influxo e efluxo; HDL provavelmente ajuda a limpar o colesterol desses acúmulos.

Proliferação de Músculo Liso e Síntese de Matriz (p. 514)

Os precursores de CML recrutados da circulação ou da parede do vaso são induzidos à proliferação e síntese de MEC por meio das atividades do fator do crescimento derivado das plaquetas (liberado pelas plaquetas e células inflamatórias aderidas), fator de crescimento fibroblástico e *fator transformador de crescimento* (TGF)-α.

As células inflamatórias ativadas também podem causar apoptose medial de CML e aumentar a degradação de MEC, produzindo placas instáveis (ver mais adiante).

Morfologia (p. 514)

- *Estrias gordurosas* são lesões iniciais compostas por coleções na íntima de macrófagos espumosos e CML, que fazem uma protrusão suave para a luz vascular. É possível observá-las em praticamente todas as idades, até mesmo em bebês, ocorrendo em locais que muitas vezes acabam desenvolvendo placas ateroscleróticas. Todavia, nem todas as estrias gordurosas tornam-se placas ateromatosas.
- A placa ateromatosa característica (*ateroma* ou *placa fibrogordurosa*) é uma lesão alta, de cor branca a amarelada, com base na íntima. As placas são compostas por capas fibrosas superficiais contendo CML, células inflamatórias e MEC densa forrando

núcleos necróticos, contendo células mortas, lipídios, colesterol (manifestando-se como "fendas" vazias na maioria dos processamentos de rotina), células espumosas e proteínas plasmáticas; pequenos vasos sanguíneos se proliferam na interface íntima-média.

- As placas são chamadas de *complicadas* quando exibem calcificação, hemorragia, fissuras ou ulcerações; muitas vezes, essas mudanças também são associadas à trombose local, adelgaçamento da média, microêmbolos de colesterol e dilatação aneurismática.

Consequências da Doença Aterosclerótica (p. 517)

A aterosclerose é um processo dinâmico, com períodos de crescimento e remodelamento que começam na infância (Fig. 11-4). Em geral, a maioria das placas permanece assintomática por décadas até se manifestar por meio de um dos seguintes mecanismos:

Estenose Aterosclerótica (p. 518)

A estenose aterosclerótica restringe o fluxo de sangue para os tecidos; o fluxo restrito pode causar infarto ou atrofia tecidual, dependendo do grau da estenose, do tempo do estreitamento e das demandas metabólicas dos tecidos afetados.

- O estreitamento lento e insidioso da luz vascular ocorre pelo acúmulo gradual de matriz da placa.
- Nos estágios iniciais da estenose, o remodelamento para fora da média do vaso (levando à dilatação do vaso como um todo) pode preservar o diâmetro luminal.
- Em torno de 70% das estenoses (*estenose crítica*), o suprimento vascular tipicamente se torna inadequado para atender à demanda, sobrevindo a isquemia.

Alteração Aguda da Placa (p. 518)

A alteração aguda da placa quer dizer que há erosão, franca ruptura ou hemorragia dentro da mesma (que expande seu volume, podendo aumentar a estenose luminal). Quando as placas se rompem, o sangue é exposto ao conteúdo altamente trombogênico ou membrana basal subendotelial, levando à trombose vascular completa ou parcial.

- Na maioria dos casos de infarto do miocárdio, a ruptura da placa e a rápida trombose associada ocorrem em áreas de estenose subcrítica (isto é <70%).
- A estrutura e a composição da placa (Fig. 11-5) são fatores intrínsecos que influenciam a sua ruptura.
  - As *placas vulneráveis* exibem grandes núcleos ateromatosos deformáveis, finas capas fibrosas e/ou conteúdo maior de células inflamatórias (levando à elaboração de *metaloproteinases de matriz* [MMPs] que degradam a MEC).
  - As *placas estáveis* apresentam núcleos ateromatosos mínimos e capas fibrosas mais espessas, bem colagenizadas e relativamente com menos inflamação.
- Hipertensão sistêmica e vasoconstrição focal são fatores extrínsecos que influenciam a ruptura da placa.
- Nem todas as rupturas de placa resultam em tromboses totalmente oclusivas com consequências catastróficas. De fato, a ruptura da placa com trombose parcial é provavelmente uma complicação comum e clinicamente silenciosa; a organização dessas tromboses subtotais é um importante mecanismo no crescimento das lesões ateroscleróticas.

Trombose (p. 519)

Um trombo que se forma sobre uma placa aterosclerótica friável ou francamente rompida pode obstruir a luz e/ou embolizar e obstruir os vasos.

Vasoconstrição (p. 519)

A vasoconstrição pode ocorrer em locais de formação de placa devido à disfunção endotelial (com perda da produção de óxido nítrico, que promove o relaxamento vascular) ou aos produtos elaborados pelas células inflamatórias ou plaquetas agregadas.

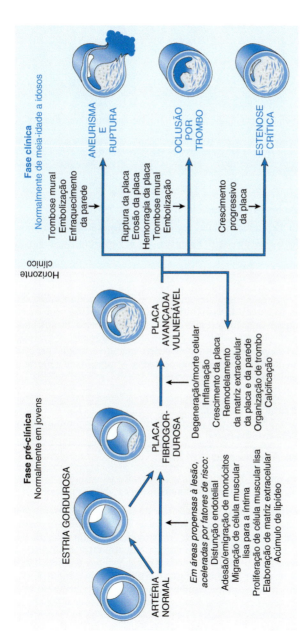

Figura 11-4 História natural, características morfológicas, principais eventos patogênicos e complicações clínicas da aterosclerose.

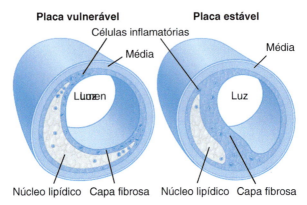

Figura 11-5 Placa aterosclerótica vulnerável e estável. As *placas vulneráveis* apresentam finas capas fibrosas, núcleos lipídicos grandes e maior inflamação. As placas estáveis demonstram espessas capas fibrosas densamente colagenizadas, com mínima inflamação e núcleo ateromatoso subjacente. (*Adaptado de Libby P: Molecular bases of the acute coronary syndromes*. Circulation 91:2844-2850, 1995).

Enfraquecimento da Parede Vascular

Enfraquecimento da parede vascular seguido por formação de aneurisma e possível ruptura (ver seção Aneurismas e Dissecção).

Aneurismas e Dissecção (p. 519)

Aneurismas são dilatações vasculares anormais. Um *aneurisma verdadeiro* é formado pelas três camadas da parede do vaso (íntima, média e adventícia), embora estas possam estar individualmente mais finas. Em contraste, o *aneurisma falso* (*pseudoaneurisma*) é um hematoma extravascular que se comunica com o espaço intravascular; parte da parede do vaso foi perdida. A *dissecção* ocorre quando o sangue penetra na parede arterial propriamente dita, dissecando as camadas. A morbidade e morte decorrentes dos aneurismas e dissecções são secundárias a:

- Ruptura.
- Impacto nas estruturas adjacentes.
- Oclusão dos vasos proximais por pressão extrínseca ou trombose sobreposta.
- Embolismo de um trombo mural.

Patogênese dos Aneurismas (p. 520)

As artérias se remodelam dinamicamente e os vários constituintes se encontram em constante mudança. Os aneurismas se desenvolvem em decorrência de:

- *Baixa qualidade intrínseca da matriz do vaso*: na *síndrome de Marfan*, a síntese inadequada de fibrilina ocasiona a ativação anormal de TGF-β e perda progressiva da matriz tecidual elástica; na *síndrome de Loeys-Dietz*, as mutações no receptor de TGF-β, da mesma forma, causam perda de tecido elástico. Nos dois casos, os aneurismas resultam do remodelamento progressivo da média inelástica. A síntese problemática de colágeno III na *síndrome de Ehlers-Danlos* e a ligação cruzada de colágeno defeituosa na deficiência de vitamina C (*escorbuto*) também proporcionam a formação de aneurisma.
- *Desequilíbrio entre síntese e degradação da matriz*: a atividade intensificada de MMP por células inflamatórias (p. ex., na placa aterosclerótica ou na vasculite) pode causar uma perda líquida de MEC na média.

Vasos Sanguíneos 327

- *Perda de CML média ou alteração da síntese de CML*: a isquemia da face mais interna da aorta média ocorre quando uma placa aterosclerótica espessa impede a oxigenação e a difusão nutricional adequadas a partir do lúmen. De maneira similar, a isquemia medial da aorta acontece quando os vasos da *vasa vasorum* se encontram estenosados em decorrência de inflamação ou hipertensão. Essa isquemia se reflete na perda de CML e/ou "alterações degenerativas", com perda da síntese normal de MEC e aumento da produção de substância fundamental amorfa (glicosaminoglicano). Essas alterações são coletivamente chamadas de *degeneração medial cística* e podem ser observadas em diversos cenários, incluindo a síndrome de Marfan e o escorbuto.

As causas mais comuns de aneurismas aórticos são *aterosclerose* (particularmente na aorta abdominal) e *hipertensão* (sobretudo na aorta torácica ascendente). Sífilis, trauma, vasculite e defeitos congênitos (p. ex., aneurisma sacular) constituem outras etiologias. Os aneurismas decorrentes de infecções (*aneurismas micóticos*) podem ter origem na embolização séptica (p. ex., de endocardite bacteriana), um processo supurativo adjacente ou na bacteriemia sistêmica. A intensa inflamação aguda nos aneurismas micóticos acelera a destruição da parede do vaso e potencializa a rápida dilatação do aneurisma.

Aneurisma de Aorta Abdominal (p. 520)

Os aneurismas da aorta abdominal (AAA) são aneurismas verdadeiros; classicamente, são observados em homens tabagistas com mais de 50 anos de idade, localizando-se abaixo das artérias renais e acima da bifurcação ilíaca. A patogênese envolve perda de CML medial e aumento da degradação da matriz por MMP; a histologia revela aterosclerose complexa grave, com média acentuadamente mais fina. Devido à dilatação do aneurisma e fluxo vascular anormal, o lúmen tipicamente contém um trombo mural mal organizado e laminado.

As complicações incluem oclusão de um vaso ramificado, ateroembolismo, compressão de estruturas adjacentes e ruptura. O risco de ruptura aumenta com o diâmetro máximo do AAA; é baixo se o aneurisma for menor que 5 centímetros, porém de 11% por ano quando apresenta 5 ou 6 centímetros e de 25% por ano quando tem mais que 6 centímetros. A taxa de mortalidade operatória é de 5% para aneurismas não rompidos, porém de mais de 50% depois da ruptura. Uma vez que a aterosclerose aórtica vem normalmente acompanhada por aterosclerose grave da coronária, os pacientes com AAA também revelam elevada incidência de cardiopatia isquêmica.

AAA inflamatórios constituem 5% a 10% dos AAA; caracteristicamente, ocorrem em pacientes mais jovens e exibem um exuberante infiltrado linfoplasmocitário transmural e fibrose periaórtica densa. Um subgrupo de AAA inflamatórios pode, na verdade, ser uma manifestação vascular da recém reconhecida *doença relacionada à imunoglobulina G4 (IgG4)*. Trata-se de um distúrbio sensível a esteroide associado a elevados níveis plasmáticos de IgG4; a fibrose e os plasmócitos que expressam IgG4 infiltrados também podem afetar o pâncreas, o sistema biliar e a glândula salivar.

Aneurisma da Aorta Torácica (p. 521)

A etiologia mais comum é hipertensão, embora as síndromes de Marfan e Loeys-Dietz estejam sendo cada vez mais reconhecidas; a sífilis é uma causa rara nos Estados Unidos. Os sinais e sintomas são atribuídos à dilatação da raiz aórtica (insuficiência da válvula aórtica), ruptura e impacto nas estruturas do mediastino, incluindo vias aéreas (dispneia), esôfago (disfagia), nervo laríngeo recorrente (tosse) e corpos vertebrais (dor óssea).

Dissecção Aórtica (p. 522)

A dissecção de sangue dentro da média aórtica muitas vezes leva à ruptura, causando morte súbita por conta da grande hemorragia e tamponamento cardíaco. A dissecção

Patologia Sistêmica: Doenças dos Sistemas Orgânicos

aórtica nem sempre é associada à dilatação acentuada preexistente da aorta e ocorre principalmente em dois grupos:

- Homens hipertensos com idade entre 40 e 60 anos; em geral, as aortas exibem graus variáveis de degeneração medial cística.
- Indivíduos mais jovens com defeitos de tecido conjuntivo que afetam a aorta (p. ex., síndrome de Marfan).

Outras causas de dissecção aórtica incluem trauma, complicações decorrentes de cateterismo arterial diagnóstico ou terapêutico e alterações fisiológicas e hormonais associadas à gravidez. A dissecção não é comum na aterosclerose, nem em outras condições com cicatrização da média, supostamente porque a fibrose limita a propagação da dissecção.

Patogênese (p. 522)

A degeneração da média (descrita anteriormente) é o substrato de base essencial; em muitos casos, desconhece-se o gatilho para a laceração da íntima que começa a dissecção. Todavia, uma vez iniciada a laceração, o fluxo de sangue sob pressões sistêmicas faz o plano da dissecção avançar. Em alguns casos, a ruptura dos vasos penetrantes da *vasa vasorum* pode dar origem a um hematoma intramural sem laceração da íntima.

Morfologia (p. 522)

A alteração histológica preexistente mais comum é a degeneração cística da média, na maioria das vezes sem inflamação concomitante. A ampla maioria das dissecções começa como uma laceração nos primeiros 10 centímetros acima do anel da válvula aórtica. O plano de dissecação pode se estender retrogradamente para o coração (causando compressão da coronária ou hemopericárdio com tamponamento) e/ou anterogradamente para as grandes artérias ou outros ramos importantes. A ruptura pela parede da aorta produz grande hemorragia; às vezes, entra novamente para a luz do vaso, originando a aorta em dupla luz (*dissecção crônica*).

Aspectos clínicos (p. 523)

As complicações da dissecção dependem da porção afetada da aorta; as dissecções são classificadas em:

- Lesões *proximais,* mais comuns (e perigosas), envolvendo a aorta ascendente (chamada de *tipo A*).
- Lesões *distais não envolvendo a parte ascendente* e, em geral, começando distalmente à artéria subclávia (*tipo B*).

A apresentação clássica envolve início repentino de dor excruciante, em geral, começando na parte anterior do tórax, irradiando para as costas e se espalhando para baixo, conforme o progresso da dissecção. Na maioria das vezes, a morte é consequência da ruptura no pericárdio, tórax ou abdome; o reconhecimento precoce, a instituição de terapia anti-hipertensiva e a plicatura cirúrgica possibilitam sobrevida de 65% a 75%.

Vasculite (p. 523)

Vasculite é a inflamação da parede do vaso; os sintomas são tipicamente atribuídos à isquemia que ocorre nos tecidos a jusante (devido à lesão de vaso e trombose), bem como as manifestações constitucionais, como febre, mialgias, artralgias e mal-estar. Qualquer vaso pode ser acometido, porém muitas das vasculites mostram predileção por leitos ou tamanhos de vasos específicos. Essas são classificadas de acordo com o local e tamanho do vaso, histologia da lesão, manifestações clínicas e patogênese (Fig. 11-6). Os mecanismos patogênicos mais comuns são inflamação imunomediada e infecções; lesão física e química (irradiação, trauma, toxinas, etc.) também podem causá-las.

Vasos Sanguíneos 329

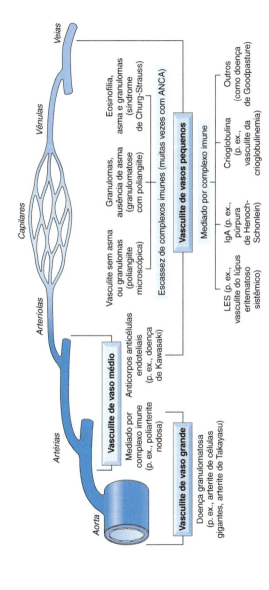

Figura 11-6 Locais vasculares tipicamente envolvidos com as formas mais comuns de vasculite, bem como suas supostas etiologias. Observe que há sobreposição substancial nas distribuições.

Vasculite Não Infecciosa (p. 524)

Vasculite Associada a Complexo Imune (p. 524)

A vasculite associada a complexo imune é causada pela deposição vascular de complexos antígeno-anticorpo circulantes (p. ex., complexos DNA/anti-DNA no lúpus eritematoso sistêmico [LES]). A lesão vascular surge da ativação do complemento ou do recrutamento de células com receptor de Fc (Cap. 6). Embora a natureza do antígeno iniciante nem sempre seja conhecida, a deposição de complexo imune tipicamente subjaz à vasculite associada a hipersensibilidades a medicamentos (anticorpos contra o agente propriamente dito ou direcionados contra autoproteínas modificadas); na vasculite secundária a infecções virais, os anticorpos podem se direcionar contra proteínas virais (como antígeno de superfície da hepatite B em 30% dos pacientes com poliarterite nodosa [PAN]).

Anticorpos Anticitoplasma de Neutrófilos (p. 525)

Os anticorpos anticitoplasma de neutrófilos (ANCAs) são um grupo heterogêneo de autoanticorpos direcionados contra os constituintes dos grânulos primários dos neutrófilos, lisossomas dos monócitos ou CE.

- *Antiproteinase 3 (PR3-ANCA)*: direcionada contra um constituinte do grânulo azurófilo do neutrófilo; também chamada de *ANCA citoplasmática (c-ANCA)*. É caracteristicamente associada à *granulomatose com poliangiite* (GPA, antes chamada de *granulomatose de Wegener*; ver mais adiante).
- *Antimieloperoxidase (MPO-ANCA)*: direcionado contra o constituinte lisossômico envolvido na geração de radicais livres de oxigênio; também chamado de *ANCA perinuclear (p-ANCA)*. Esse anticorpo é caracteristicamente visto na *poliangiite microscópica* ou *síndrome de Chrug-Strauss*.

ANCAs são marcadores diagnósticos úteis de vasculites associadas aos ANCAs e as titulações muitas vezes refletem os níveis de inflamação, sugerindo uma associação patogênica. Esses autoanticorpos podem ser induzidos via reação cruzada com antígenos microbianos; uma vez formados, podem ativar de maneira direta os neutrófilos e, assim, promover a liberação de enzimas proteolíticas e espécies reativas de oxigênio que danificam o endotélio.

Anticorpos Anticélulas Endoteliais (p. 525)

Os anticorpos anticélulas endoteliais podem subjazer determinadas vasculites, como a *doença de Kawasaki* (ver depois).

Arterite de Células Gigantes (Temporal) (p. 525)

É a forma mais comum de vasculite na população idosa dos Estados Unidos; caracteriza-se por inflamação granulomatosa focal de artérias de pequeno a médio calibre, sobretudo vasos cranianos (mais comumente as artérias temporais). Também pode envolver a aorta (*aortite de célula gigante*). A provável etiologia é de uma resposta imune mediada pela célula T ao(s) antígeno(s) da parede do vaso.

Morfologia (p. 526)

- Vasculite granulomatosa com fragmentação de tecido elástico; células gigantes multinucleadas são vistas em até 75% dos casos.
- Fibrose da íntima e adventícia com cicatrização da média e estreitamento luminal.

Aspectos Clínicos (p. 526)

A *arterite temporal* tipicamente se apresenta com cefaleia e dor facial; a maioria dos pacientes também manifesta sintomas sistêmicos, incluindo uma síndrome similar a gripe, com febre, fadiga e perda de peso. O envolvimento da artéria oftálmica com sintomas oculares surge abruptamente em cerca de 50% dos pacientes e pode causar cegueira permanente. A doença responde bem a esteroides ou terapias com fator de necrose antitumoral (FNT, TNF).

Arterite de Takayasu (p. 526)

É uma vasculite granulomatosa de artérias médias a grandes, caracterizada por espessamento fibroso transmural do arco aórtico e obliteração virtual dos ramos dos grandes vasos. A etiologia imune é provavelmente casual.

Morfologia (p. 527)

- *Macroscopicamente*, há espessamento aórtico irregular com hiperplasia da íntima.
- *Microscopicamente*, os estágios iniciais mostram infiltrados de células mononucleares perivasculares (*vasa vasorum*) na adventícia, seguido nos estágios mais tardios por fibrose da média, com granulomas e espessamento da íntima acelular; as alterações são indistinguíveis da arterite de células gigantes.

Aspectos Clínicos (p. 527)

Em geral, os sintomas iniciais não são específicos (fadiga, febre, perda de peso). Distúrbios oculares e neurológicos, além de enfraquecimento acentuado das pressões de perfusão da extremidade superior (daí o nome *doença sem pulso*), são comuns. A artéria pulmonar está envolvida em metade dos casos e as coronárias e artérias renais também podem ser afetadas; a hipertensão se dá de maneira secundária à doença da artéria renal. A arterite de Takayasu é diagnosticada quando o paciente afetado tem menos de 50 anos de idade; as mesmas características histológicas e macroscópicas em indivíduos mais velhos são designadas como aortite de células gigantes.

Poliarterite Nodosa (p. 527)

A PAN é uma doença sistêmica caracterizada por vasculite necrosante envolvendo artérias de pequeno a médio calibre; rins, coração, fígado e trato gastrointestinal (TGI) estão envolvidos em ordem descendente e a circulação pulmonar é poupada. A deposição de complexo imune é causal em um terço dos casos associados à hepatite crônica, entretanto, a etiologia das formas cutânea e idiopática de PAN é desconhecida. Os ANCAs não estão envolvidos.

Morfologia (p. 527)

As lesões da PAN são muito bem demarcadas e, muitas vezes, induzem à trombose, causando lesão isquêmica distal. Lesões em diferentes estágios histológicos podem estar concomitantemente presentes.

- As lesões *agudas* são caracterizadas por *necrose fibrinoide* arterial muito bem circunscrita (depósitos proteináceos hialinos em uma parede vascular em degeneração), com infiltrados neutrofílicos associados que podem se estender para a adventícia.
- As lesões *cicatrizadas* demonstram apenas espessamento fibrótico acentuado da artéria, com fragmentação da lâmina elástica associada e, às vezes, dilatação aneurismática.

Aspectos Clínicos (p. 528)

A PAN é uma doença de adultos jovens, com sintomas sistêmicos não específicos (febre, mal-estar, perda de peso) e manifestações clínicas relacionadas aos tecidos envolvidos (como hematúria, albuminúria e hipertensão [rins]). Se não tratada, a doença é geralmente fatal, porém a terapia imunossupressora consegue atingir uma taxa de remissão de 90%.

Doença de Kawasaki (p. 528)

Uma doença aguda, febril, autolimitada em geral, de bebês e crianças, associada à arterite de vaso médio a grande. A etiologia é a hipersensibilidade de célula T a antígenos ainda não identificados.

Morfologia (p. 528)

As lesões assemelham-se àquelas da PAN.

Aspectos Clínicos (p. 528)

Também conhecida como síndrome dos linfonodos mucocutâneos, a doença é tipicamente anunciada por febre, linfadenopatia, erupção cutânea e eritema oral e da conjuntiva. Sua importância clínica oriunda de sua propensão a causar arterite coronária (20% dos pacientes não tratados), formando aneurismas que rompem ou promovem trombose, ocasionando infarto do miocárdio. A aspirina e a gamaglobulina intravenosa reduzem a incidência de arterite em cerca de cinco vezes.

Poliangiite Microscópica (p. 528)

Trata-se de uma vasculite necrosante de vasos (arteríolas, capilares e vênulas) menores do que aqueles envolvidos na PAN, com todas as lesões tipicamente no mesmo estágio histológico. Em alguns casos, implicou-se uma resposta de anticorpo a fármacos, microrganismos ou proteínas tumorais (em geral, distúrbios linfoproliferativos), com deposição de complexo imune. Entretanto, a maioria das lesões é "pauci-imune" e MPO-ANCAs estão sendo cada vez mais envolvidos.

Morfologia (p. 528)

Em geral, há necrose fibrinoide, embora os vasos afetados possam mostrar apenas núcleos neutrofílicos fragmentados dentro e ao redor das paredes dos vasos (*vasculite leucocitoclástica*). A glomerulonefrite necrosante (90% dos pacientes) e a capilarite pulmonar são particularmente comuns. Observa-se pouca ou nenhuma deposição de imunoglobulina na maioria das lesões.

Aspectos Clínicos (p. 529)

Os aspectos clínicos dependem do leito vascular envolvido, podendo incluir hemoptise, hematúria e proteinúria, púrpura ou sangramento e dor intestinal. A ciclosporina e os esteroides induzem à remissão e aumentam a sobrevida a longo prazo.

Síndrome de Churg-Strauss (p. 529)

Também chamada de *angiite granulomatosa alérgica*, a síndrome é uma vasculite necrosante de pequenos vasos associada à asma, rinite alérgica, eosinofilia periférica e granulomas necrosantes extravasculares. ANCAs são identificados em <50% dos casos. As lesões vasculares assemelham-se à PAN, mas também são caracteristicamente acompanhadas por eosinófilos e granulomas. Os infiltrados eosinofílicos são implicados como causais na miocardiopatia que se desenvolve em 60% dos pacientes; o envolvimento cardíaco é o motivo da mortalidade em cerca de metade dos pacientes.

Doença de Behçet (p. 529)

A doença de Behçet é uma vasculite neutrofílica de vasos de pequeno a médio calibre, apresentando-se tipicamente com uma tríade de:

- Úlceras aftosas orais recorrentes.
- Úlceras genitais.
- Uveíte.

Outros leitos vasculares também podem estar envolvidos e a mortalidade da doença tem relação com envolvimento neurológico grave ou ruptura de aneurismas vasculares. As terapias que utilizam esteroides ou antagonistas de TNF são, geralmente, eficazes.

Granulomatose com Poliangiite (antes chamada de Granulomatose de Wegener) (p. 529)

A GPA (*anteriormente chamada de granulomatose de Wegener*) é uma vasculite necrosante, que se manifesta com a seguinte tríade:

- Vasculite granulomatosa ou necrosante de vasos de pequeno a médio calibre, na maioria das vezes nos pulmões e vias aéreas superiores.
- Granulomas necrosantes dos tratos respiratórios inferior e superior.
- Glomerulonefrite.

A hipersensibilidade por célula T a um microrganismo ou agente inalado é provavelmente a causa, embora PR3-ANCAs estejam presentes em 95% dos casos.

Morfologia (p. 530)

- Granulomas com necrose geográfica e vasculite acompanhante.
- Os granulomas podem coalescer para produzir nódulos cavitantes.
- As lesões renais variam de necrose focal e segmentar à glomerulonefrite cicatrizante a proliferativa (crescente).

Aspectos Clínicos (p. 530)

Os homens com mais de 40 anos de idade constituem o grupo mais comumente afetado. Sem tratamento, a mortalidade de um ano é de 80%; o tratamento com ciclofosfamida, esteroides e antagonistas de TNF são bastante eficazes.

Tromboangiite Obliterante (Doença de Buerger) (p. 530)

Em geral, encontrada em tabagistas pesados com <35 anos de idade, é uma inflamação segmentar, com trombose, aguda e crônica de veias e artérias pequenas a intermediárias nas extremidades. Uma resposta de hipersensibilidade por célula T a autoantígenos modificados pelo tabagismo está envolvida.

Morfologia (p. 530)

- As lesões agudas incluem infiltrados neutrofílicos com trombos murais contendo microabscessos, muitas vezes com formação de células gigantes e envolvimento secundário de nervo e veia adjacente.
- As lesões tardias revelam organização de trombo e recanalização.

Aspectos Clínicos (p. 530)

Os aspectos clínicos incluem flebite nodular, sensibilidade ao frio similar a Raynaud (ver adiante) e claudicação da perna. A insuficiência vascular pode produzir dor excruciante (mesmo em repouso, o que sugere envolvimento neural), úlceras na pele e, por fim, gangrena.

Vasculite Associada a Outras Doenças Não Infecciosas (p. 530)

A vasculite que clínica e histologicamente se assemelha à PAN ou angiite por hipersensibilidade pode ser atribuída a outros distúrbios, como artrite reumatoide, malignidade ou síndrome do anticorpo antifosfolípeo. A identificação da etiologia de base tem importantes implicações terapêuticas (p. ex., imunossupressão *versus* anticoagulação).

Patologia Sistêmica: Doenças dos Sistemas Orgânicos

Vasculite Infecciosa (p. 531)

A arterite pode ser causada por invasão direta proveniente de uma fonte adjacente (sobretudo *Aspergillus* e *Mucor*) ou ter origem na embolização séptica (p. ex., de endocardite bacteriana). As infecções vasculares podem ocasionar aneurismas micóticos ou trombose e infarto.

Distúrbios de Hiper-Reatividade dos Vasos Sanguíneos (p. 531)

Fenômeno de Raynaud (p. 531)

O fenômeno de Raynaud resulta da vasoconstrição exagerada das artérias e arteríolas dos dedos (e, às vezes, do rosto), produzindo dor, palidez e até mesmo cianose; o vasoespasmo prolongado pode ocasionar necrose tecidual. O fenômeno de Raynaud pode ser a manifestação inicial em até 10% dos pacientes com vasculite imunomediada.

- O *fenômeno de Raynaud primário* acomete de 3% a 5% da população geral, afetando mais comumente mulheres jovens; reflete as respostas vasomotoras exageradas ao frio e emoção. Em geral, o curso clínico é benigno.
- O *fenômeno de Raynaud secundário* é uma insuficiência vascular decorrente do estreitamento arterial induzido por outras condições (p. ex., aterosclerose, LES, esclerose sistêmica [esclerodermia] ou doença de Buerger).

Vasoespasmo dos Vasos Miocárdicos (p. 532)

Mediadores vasoativos podem precipitar a contração prolongada de vaso miocárdico; essa constrição pode resultar em isquemia e infarto. Os agentes causais podem ser endógenos (como adrenalina liberada por feocromocitomas) ou exógenos (p. ex., cocaína). O nível elevado do hormônio da tireoide promove um efeito similar pelo aumento da sensibilidade dos vasos às catecolaminas circulantes; autoanticorpos e células T na esclerodermia (Cap. 6) podem ocasionar instabilidade vascular e vasoespasmo. O estresse psicológico extremo (com liberação de catecolamina) também pode levar a vasoespasmo patológico. Níveis elevados de catecóis também intensificam a frequência cardíaca e a contratilidade do miocárdio, exacerbando a isquemia causada pelo vasoespasmo. O resultado pode ser morte cardíaca súbita (provavelmente causada por uma arritmia fatal) ou miocardiopatia dilatada isquêmica, a então chamada *miocardiopatia de Takotsubo*. Do ponto de vista histológico, os casos agudos podem exibir áreas microscópicas de *necrose de banda de contração*; nos casos subagudos e crônicos, focos microscópicos de tecido de granulação e/ou cicatriz podem ser vistos.

Veias e Linfáticos (p. 532)

Os distúrbios das veias são extremamente comuns; 90% deles envolvem *veias varicosas* ou *tromboflebite* e/ou *flebotrombose*.

Veias Varicosas (p. 532)

Tipicamente, são veias superficiais do membro inferior que estão dilatadas e tortuosas devido à elevação crônica da pressão intraluminal. Ocorrem em 10% a 30% dos adultos; obesidade e gravidez aumentam o risco. Outras causas incluem defeitos venosos hereditários e posição dependente e prolongada da perna.

A dilatação da veia torna as válvulas incompetentes, com estase vascular, edema persistente e alterações tróficas da pele, resultando, por fim, em dermatite de estase; os tecidos afetados podem ter a circulação comprometida e cicatrização inadequada, com *úlceras varicosas*. Embora a trombose seja comum, raras vezes as varicosidades superficiais são fontes de êmbolos importantes clinicamente.

Vasos Sanguíneos 335

Varicosidades em dois outros locais são clinicamente importantes:

- As *varizes esofágicas* tipicamente decorrem da hipertensão da veia porta (secundária à cirrose ou trombose de veia porta ou hepática); a hipertensão portal abre *"shunts"* portossistêmicos, com aumento do fluxo nas veias na junção gastroesofágica (varizes esofágicas), no reto (hemorroidas) e nas veias periumbilicais (*cabeça de medusa*). As varizes esofágicas são mais importantes porque sua ruptura leva à exsanguinação.
- As *hemorróidas* também podem resultar da dilatação primária do plexo venoso anorretal (p. ex., secundário à gravidez ou constipação crônica). Podem ulcerar e sangrar ou trombosar e se tornar dolorosamente inflamadas.

Tromboflebite e Flebotrombose (p. 532)

São termos muito usados intercambiavelmente para trombose venosa e inflamação. Insuficiência cardíaca congestiva, imobilização prolongada, infecção local ou hipercoagulabilidade sistêmica (p. ex., neoplasia, gravidez ou estado pós-operatório) são fatores que predispõem a *trombose venosa profunda (TVP)*. Embora 90% das tromboses ocorram nas veias profundas da perna, o plexo prostático nos homens e as veias ovarianas e pélvicas nas mulheres são outros locais importantes. *Ao contrário das tromboses venosas superficiais, a TVP é fonte comum de êmbolos pulmonares.*

A *tromboflebite migratória (síndrome de Trousseau)* é uma hipercoagulabilidade associada à malignidade decorrente da elaboração de pró-coagulante (Cap. 7); é caracterizada por trombose esporádica em locais variados.

Síndromes das Veias Cavas Superior e Inferior (p. 533)

- A síndrome da veia cava superior (VCS) é normalmente causada por neoplasias que comprimem ou invadem a VCS (p. ex., carcinoma broncogênico primário). A obstrução vascular resultante produz uma cianose escura distinta e dilatação acentuada das veias da cabeça, pescoço e braços.
- A síndrome da veia cava inferior (VCI) é causada por compressão extrínseca da VCI. Além disso, determinadas neoplasias, sobretudo carcinomas de células renais e hepatocelulares, tendem a crescer dentro de veias, obstruindo, por fim, a VCI. A obstrução da VCI produz edema proeminente de membros inferiores, distensão das veias colaterais superficiais inferiores do abdome e – quando as veias renais estão envolvidas – proteinúria acentuada.

Linfangite e Linfedema (p. 533)

Linfangite significa inflamação que ocorre quando infecções se espalham para os linfáticos; os estreptococos β-hemolíticos são uma etiologia comum. A linfangite se manifesta com dolorosas estrias subcutâneas avermelhadas, muitas vezes com linfadenopatia regional sensível (*linfadenite*). Os linfáticos dilatados encontram-se cheios de neutrófilos e macrófagos; a inflamação pode se estender para os tecidos adjacentes com celulite ou formação de abscesso.

O *linfedema* é decorrente da obstrução e dilatação linfática, com elevações associadas de líquido intersticial. As causas hereditárias primárias incluem a *doença de Milroy* (agenesia linfática primária). As causas secundárias comuns de linfedema são:

- Malignidade.
- Ressecção cirúrgica de linfonodos regionais.
- Fibrose pós-radiação.
- Filaríase.
- Trombose pós-inflamatória com cicatrização linfática.

O linfedema prolongado gera fibrose intersticial e, nos tecidos cutâneos, produz aparência de *casca de laranja,* com úlceras associadas e *induração*. A ruptura de linfáticos obstruídos em uma cavidade corporal promove acúmulos de *quilo* leitoso.

Tumores Vasculares (p. 533)

Os tumores primários de vasos sanguíneos e linfáticos variam desde *hemangiomas* benignos e comuns, passando por lesões intermediárias localmente agressivas a *angiossarcomas* raros e altamente malignos. Malformações congênitas e do desenvolvimento e proliferações vasculares reativas não neoplásicas (como *angiomatose bacilar*) também podem se apresentar como lesões similares a tumores.

As neoplasias vasculares podem derivar de CE ou ter origem em células que sustentam ou rodeiam vasos sanguíneos. Em geral, as neoplasia vasculares benignas são compostas de canais vasculares bem formados e revestidos por CE; no outro extremo do espectro, os tumores malignos revelam canais vasculares escassos ou pouco desenvolvidos, com proliferação endotelial anaplásica, celular e sólida.

Tumores Benignos e Condições Semelhantes a Tumores (p. 534)

Ectasias Vasculares (p. 534)

Ectasias vasculares são lesões comuns caracterizadas por dilatações locais de vasos preexistentes; *não* são neoplasias verdadeiras.

- *Nevo flâmeo* é a "marca de nascença" clássica. Trata-se de uma lesão cutânea macular que histologicamente demonstra apenas dilatação de vaso dérmico; a maioria acaba regredindo. As *manchas em vinho do porto* são uma variante importante que tendem a persistir e crescer juntamente com a criança, espessando a pele envolvida. A *síndrome de Sturge-Weber* é caracterizada por manchas em vinho do porto associadas a massas angiomatosas na leptomeninge, retardo mental, convulsões, hemiplegia e radiopacidades cranianas.
- *Telangiectasias aracniformes* são minúsculas arteríolas subcutâneas, muitas vezes pulsáteis, distribuídas de maneira radial ao redor de um núcleo central. Tipicamente, ocorrem acima da cintura e são associadas a estados hiperestrogênicos (p. ex., gravidez ou cirrose).
- *Telangiectasia hemorrágica hereditária (doença de Osler-Weber-Rendu)* é um distúrbio autossômico dominante raro, causado por mutações em genes que codificam componentes da via de sinalização do TGF-β; a doença é caracterizada por múltiplas telangiectasias aneurismáticas pequenas (< 5 milímetro) na pele e membranas mucosas. Os pacientes apresentam epistaxe, hemoptise e sangramento geniturinário ou no TGI.

Hemangiomas (p. 534)

Hemangiomas são lesões muito comuns, responsáveis por 7% de todos os tumores pediátricos benignos.

- *Hemangiomas capilares* são o tipo mais comum de tumor vascular, ocorrendo primariamente na pele ou em membranas mucosas. São lesões não encapsuladas, com tamanho variado entre um milímetro a vários centímetros, compostas de agregados intimamente unidos de capilares de paredes delgadas. Podem sofrer trombose parcial ou completa. A variante *hemangioma juvenil (morango)* está presente ao nascimento em uma a cada 200 crianças, cresce com rapidez por alguns meses e começa a regredir depois de um a 3 anos; a maioria desaparece por volta dos sete anos de idade.
- *Hemangiomas cavernosos* são lesões não encapsuladas, geralmente de um ou dois centímetros de diâmetro (com formas gigantes raras), que exibem grandes espaços vasculares de paredes finas. Além da pele, o fígado é um local comum e as lesões também podem acometer o sistema nervoso central ou outra víscera. Podem ser localmente destrutivos e, na maioria das vezes, não regridem; trombose e calcificação distrófica são frequentes. Os hemangiomas cavernosos no cerebelo, tronco cerebral ou fundo dos olhos estão

associados a neoplasias agiomatosas ou císticas no pâncreas e fígado na *doença de von Hippel-Lindau* (Cap. 28).

- *Granulomas piogênicos* são uma variante polipoide ulcerada de hemangiomas capilares, muitas vezes após trauma. Compostos por capilares proliferados com edema e infiltrados inflamatórios intercalados, esses granulomas parecem um tecido de granulação exuberante. O tumor da gravidez (*granuloma gravídico*), essencialmente, é a mesma lesão, ocorrendo na gengiva de 1% das mulheres grávidas e regredindo depois do parto.

Linfangiomas (p. 535)

Os linfangiomas são o análogo linfático benigno dos hemangiomas.

- *Linfangiomas simples (capilares)* são bolhas cheias de exsudato, de 1 ou 2 centímetros, compostas de pequenos canais linfáticos revestidos por CE; possuem predileção pelo tecido subcutâneo da axila, pescoço e cabeça.
- *Linfangiomas cavernosos (higromas císticos)* são os análogos do hemangioma cavernoso, acometendo o pescoço e as axilas (e raramente no retroperitônio) de crianças. Às vezes, podem ser grandes (até 15 centímetros) e produzir deformidades grosseiras; não são bem encapsulados e a ressecção cirúrgica completa pode ser difícil.

Tumor Glômico (Glomangioma) (p. 535)

O tumor glômico (glomangioma) é um tumor benigno extremamente doloroso, de CML modificada que surge do corpo glômico, uma estrutura arteriovenosa especializada envolvida na termorregulação. Os tumores acometem com mais frequência as falanges distais, sobretudo abaixo dos leitos ungueais. A excisão é curativa.

Os tumores apresentam < 1 centímetro e podem ser pontuais; consistem de agregados, ninhos e massas de células glômicas especializadas associadas a canais vasculares ramificados.

Angiomatose Bacilar (p. 535)

A angiomatose bacilar é uma proliferação vascular consequente da infecção oportunista em um hospedeiro imunocomprometido; as lesões podem envolver pele, osso, cérebro e outros órgãos. É causada por um bacilo Gram-negativo da família *Bartonella*. A proliferação vascular resulta da indução do *fator de indução de hipóxia* 1α (HIF-1α), que, por sua vez, estimula a produção do fator de crescimento endotelial vascular (FCEV, VEGF). O tratamento com eritromicina é curativo.

Tumores de Grau Intermediário (Limítrofes) (p. 536)

Sarcoma de Kaposi (p. 536)

O sarcoma de Kaposi (SK) é uma neoplasia vascular causada pelo herpesvírus humano 8 (HHV-8), também chamado de *herpesvírus associado ao sarcoma de Kaposi* (KSHV). Do ponto de vista epidemiológico, o SK é classificado em quatro variedades:

- O *SK europeu ou clássico ou crônico* ocorre tipicamente em homens idosos da Europa Oriental (sobretudo judeus Ashkenazi) ou descentes mediterrâneos; é associado ao vírus da imunodeficiência humana (HIV). As lesões consistem em nódulos ou placas cutâneas de cor vermelha a arroxeada nas extremidades inferiores, com raro envolvimento visceral.
- O *SK endêmico ou africano ou linfadenopático* apresenta a mesma distribuição geográfica do linfoma de Burkitt; em geral, acomete indivíduos com menos de 40 anos de idade e não tem associação com o HIV. As lesões cutâneas são dispersas e o SK ocorre amplamente nos linfonodos, mas com envolvimento visceral ocasional (muitas vezes em crianças em fase de pré-puberdade); pode ser bastante agressivo (mortalidade em 3 anos de 100%).

338 Patologia Sistêmica: Doenças dos Sistemas Orgânicos

- O *SK associado a transplante* é observado em pacientes que recebem imunossupressão crônica. O envolvimento nodal, mucoso e visceral pode ser agressivo e fatal; as lesões podem regredir com a interrupção da imunossupressão.
- O *SK associado à síndrome da imunodeficiência adquirida (AIDS)* pode ocorrer em qualquer local da pele e membranas mucosas, linfonodos, trato GI ou víscera. A disseminação visceral ampla pode acontecer precocemente. Hoje, com as terapias antirretrovirais atuais, a incidência na população aidética dos Estados Unidas é de apenas 2% ou 3%; a maioria dos pacientes morre de infecções oportunistas e não de SK. Em combinação com a forma endêmica da doença (ver texto anterior), o SK constitui o tumor mais comum na África Central.

Patogênese (p. 536)

O HHV-8 é tão necessário quanto suficiente para o desenvolvimento de SK, embora um ambiente proliferativo local (potencialmente relacionado à produção de citocina de célula inflamatória) é um importante cofator na patogênese e expressão clínica da doença.

Morfologia (p. 536)

Três estágios de lesões são reconhecidos:

- As *manchas* são máculas rosadas ou arroxeadas, em geral, confinadas às extremidades inferiores distais. Microscopicamente, contêm espaços dilatados, irregulares e revestidos de CE, entremeados com linfócitos, plasmócitos e macrófagos (às vezes contendo hemossiderina).
- As *placas elevadas* apresentam canais vasculares denteados e dilatados, revestidos por células fusiformes roliças e acompanhadas por agregados perivasculares de células fusiformes similares.
- As *lesões nodulares* são mais distintamente neoplásicas e muitas vezes anunciam o envolvimento visceral e de linfonodos, sobretudo na doença africana e na relacionada a AIDS. Microscopicamente, as lesões consistem em lençóis de células fusiformes roliças, criando espaços vasculares semelhantes a uma fenda, cheios de eritrócitos; há pequenos vasos misturados, com acentuada hemorragia e infiltrado de células inflamatórias mononucleares.

Aspectos Clínicos (p. 537)

O curso varia muito, dependendo do cenário clínico; a maioria das infecções KSHV primárias é assintomática. Em geral, o SK clássico se restringe à pele e a ressecção cirúrgica é, normalmente, adequada para um excelente prognóstico. Na maior parte das vezes, radiação e/ou quimioterapia são eficazes para a forma linfadenopática e a retirada da imunossupressão pode atenuar a forma associada a transplante. Para o SK associado a AIDS, a terapia antirretroviral é útil; interferon-α, inibidores da angiogênese e bloqueio das vias da cinase intracelular também são usados.

Hemangioendoteliomas

Hemangioendoteliomas são neoplasias com comportamentos clínicos tanto benignos quanto malignos. O *hemangioepitelioma epitelioide* é um exemplo; a maioria das lesões se cura com excisão, embora 40% possam recorrer e 20% sofrer metástase ao final, além da possibilidade de morte em decorrência do tumor em 15% dos pacientes.

Tumores Malignos (p. 537)

Angiossarcomas (p. 537)

Angiossarcomas são neoplasias endoteliais malignas, que variam de bem diferenciadas (*hemangiossarcoma*) a anaplásicas; podem ocorrer em qualquer local, porém tendem a surgir na pele, partes moles, mama e fígado. Os angiossarcomas são tumores agressivos e

Vasos Sanguíneos **339**

produzem metástase prontamente; taxas de sobrevida de 5 anos são de aproximadamente 30%.

Os *angiossarcomas hepáticos* estão associados à exposição ao arsênico (alguns pesticidas), policloreto de vinila (alguns plásticos) e Thorotrast (um agente de contraste não mais usado).

Os angiossarcomas também podem se desenvolver no linfedema crônico de longo prazo – classicamente no braço ipsilateral após mastectomia radical por conta do câncer de mama; o tumor surge supostamente de vasos linfáticos dilatados (*linfangiossarcoma*). Os angiossarcomas também podem ser induzidos por radiação e raras vezes são associados a corpos estranhos.

Morfologia (p. 537)

As lesões cutâneas começam como pequenos nódulos vermelhos bem demarcados, evoluindo para grandes massas macias de tecido mole de cor branca a acinzentada. *Do ponto de vista microscópico*, todos os graus de diferenciação são encontrados, desde CE naplásicas roliças a lesões não diferenciadas com atipia celular acentuada (incluindo células gigantes) e ausência de luzes vasculares.

Hemangiopericitomas (p. 538)

Hemangiopericitomas são tumores de pericitos, que comumente surgem nos membros inferiores ou no retroperitônio; 50% deles produzem metástase. Manifestam-se com massas indolores, que crescem lentamente, consistindo em canais capilares ramificados envolvidos por ninhos e massas de células espiraladas ou redondas extrínsecas à membrana basal da CE.

Patologia das Intervenções Vasculares (p. 538)

Da mesma maneira que várias formas de lesão da parede vascular resultam em cicatrização que leva à hiperplasia da íntima (p. ex., na aterosclerose), o trauma consequente à intervenção vascular tende a induzir a um espessamento concêntrico da íntima, composto de CML recrutada e MEC associada.

Stent Endovascular (p. 538)

A angioplastia dilata as estenoses arteriais (tipicamente artérias coronárias) usando um cateter balão. A dilatação por balão de um vaso aterosclerótico causa fratura da placa e dissecção medial; as complicações incluem refechamento abrupto (incomum) e reestenose proliferativa em 30% a 50% dos pacientes em quatro a seis meses. Hoje em dia, a angioplastia é raramente realizada sem a colocação concomitante de um *stent*.

Os *stents* vasculares são tubos expansíveis de malha metálica que preservam a patência luminal nos locais de angioplastia. Os *stents* podem atenuar os efeitos indesejáveis da angioplastia, oferecendo um lúmen maior e mais regular, atuando como andaime para apoiar os folhetos da íntima e as dissecções que ocorrem durante a angioplastia, limitando o recolhimento elástico, evitando o espasmo vascular e aumentando o fluxo de sangue. Todavia, tanto a trombose precoce quanto o espessamento tardio da íntima podem ocorrer e levar à oclusão vascular. O uso de anticoagulação e a incorporação de medicamentos antiproliferativos nos *stents* (*stents farmacológicos*) são abordagens terapêuticas atuais que diminuem essas *novas estenoses no stent*.

Substituição Vascular (p. 539)

Os enxertos sintéticos de diâmetro grande (> 10 mm) em locais de alto fluxo, como a aorta, apresentam bom desempenho. Em contraste, pequenos condutos (≤ 6 a 8 mm) – sintéticos ou derivados da veia safena autóloga – demonstram desempenho menos durável.

A falha do enxerto tem relação com oclusão trombótica (precoce) ou hiperplasia fibrosa da íntima (meses a anos), generalizada (enxertos venosos) ou específica nos locais de anastomose (enxertos sintéticos).

A patência das veias safenas usadas na revascularização da artéria coronária é de 50% em 10 anos. Em comparação, artérias mamárias internas usadas como enxertos na revascularização da coronária apresentam patência de mais de 90% em 10 anos.

O Coração

12

Estrutura e Especializações Cardíacas (p. 541)

As sobrecargas de volume e/ou pressão ocasionam dilatação do tamanho da câmara e/ou espessamento da parede atrial ou ventricular; o aumento da massa do miocárdio ocorre por meio da *hipertrofia* dos miócitos e o crescimento do coração é chamado de *cardiomegalia*.

Miocárdio (p. 542)

O coração se contrai (durante a *sístole*) e relaxa (durante a *diástole*). A quantidade de força gerada durante a sístole é determinada pela distância que cada sarcômero percorre ao se contrair pelo movimento coordenado similar a uma catraca dos miofilamentos de miosina sobre os de actina. A dilatação ventricular moderada durante a diástole cria uma distância maior sobre a qual o sarcômero pode subsequentemente encurtar e aumentar a força da contração sistólica – acomodando, dessa forma, as variações nas demandas de volume e pressão. Entretanto, com a dilatação excessiva, a sobreposição dos filamentos de actina e miosina diminui e a força de contração cai fortemente, levando à insuficiência cardíaca.

Algumas células atriais apresentam grânulos elétron-densos no citoplasma, que armazenam *peptídeo natriurético atrial*, um hormônio peptídeo que promove a vasodilatação arterial e estimula a eliminação renal de água e sal (*natriurese* e *diurese*).

O batimento coordenado dos miócitos cardíacos depende do movimento de cálcio de célula à célula pelas *junções comunicantes* encontradas nas bordas laterais dos miócitos adjacentes e nos discos intercalados. Anormalidades na distribuição espacial das junções comunicantes podem causar disfunção eletromecânica (*arritmia*) e/ou insuficiência cardíaca.

Valvas (p. 542)

A função das valvas depende da mobilidade, maleabilidade e integridade estrutural dos *folhetos* que compõem as valvas *atrioventriculares* (AV) (tricúspide e mitral) ou das *cúspides* que constituem as *valvas semilunares* (aórtica e pulmonar). A função da valva semilunar depende da integridade e dos movimentos coordenados das inserções das cúspides; a dilatação da raiz aórtica pode atrapalhar a coaptação das cúspides da valva e ocasionar regurgitação valvular. A função da valva AV depende dos folhetos, bem como das cordas tendíneas e dos músculos papilares da parede ventricular. A dilatação ventricular esquerda, uma ruptura de corda tendínea ou disfunção do músculo papilar podem causar insuficiência valvular.

As alterações patológicas incluem dano ao colágeno, que enfraquece os folhetos (p. ex., *prolapso da valva mitral* [PVM]), calcificação nodular (estenose aórtica calcificada) e espessamento fibrótico (como cardiopatiareumática [CR]).

Sistema de Condução (p. 542)

O ritmo e a frequência cardíaca são coordenados por miócitos excitatórios e condutores especializados que integram o sistema de condução cardíaco. As células do sistema de condução cardíaco despolarizam-se de maneira espontânea, o que as possibilita funcionar como marca-passos cardíacos. A frequência dos impulsos elétricos é sensível a estímulos neurais autônomos (p. ex., estimulação vagal), agentes adrenérgicos extrínsecos (como adrenalina), hipóxia e concentração de potássio (isto é, a hiperpotassemia pode bloquear por completo a transmissão de sinal). Uma vez que a frequência normal de despolarização espontânea no nodo sinoatrial (SA) (60 a 100 batimentos/minuto) é mais rápida do que os outros componentes, em geral, é ela que estabelece o ritmo. O nodo AV desempenha função de porteiro; atrasando a transmissão dos sinais dos átrios para os ventrículos, garante que a contração atrial aconteça antes da sístole ventricular.

Suprimento Sanguíneo (p. 543)

Os miócitos cardíacos dependem quase que exclusivamente da fosforilação oxidativa para ter suas necessidades energéticas atendidas. Além da alta densidade de mitocôndrias (20% a 30% do volume miocítico), a geração de energia miocárdica também requer um suprimento constante de sangue oxigenado – deixando o miocárdio extremamente vulnerável à isquemia. As artérias coronárias direita e esquerda funcionam como artérias terminais, embora do ponto de vista anatômico, a maioria dos corações apresente numerosas anastomoses intercoronárias (conexões chamadas de circulação colateral). O fluxo de sangue para o miocárdio ocorre durante a diástole ventricular, após o fechamento da valva aórtica e quando a microcirculação não é comprimida pela contração cardíaca. Em repouso, a diástole compreende cerca de dois terços do ciclo cardíaco; com a taquicardia (aumento da frequência cardíaca), a duração relativa da diástole também fica mais curta, comprometendo potencialmente a perfusão cardíaca.

Células-Tronco Cardíacas (p. 543)

Existem precursores derivados da medula óssea – bem como uma pequena população de células-tronco dentro do miocárdio – que são capazes de repovoar o coração dos mamíferos; as células-tronco intramiocárdicas constituem de 5% a 10% da celularidade atrial normal, porém apenas uma a cada 100.000 células no ventrículo normal. As células-tronco cardíacas apresentam taxa muito lenta de proliferação, que cai de maneira progressiva com o envelhecimento. Embora a quantidade de células-tronco e a progênie de fato aumentem a um grau limitado depois de hipertrofia ou lesão miocárdica, o coração que sofre perda de células do miocárdio (como no infarto) não recupera função significativa na zona de necrose.

Efeitos do Envelhecimento sobre o Coração (p. 543)

- A redução do tamanho da cavidade ventricular (base ao ápice) ocasiona o abaulamento do septo ventricular basal e a obstrução parcial do trato de saída (*septo sigmoide*).
- A esclerose e a calcificação da valva causam estenose (valva aórtica).
- As alterações degenerativas das valvas promovem insuficiência (valva mitral).
- A redução da quantidade de miócitos e o aumento da fibrose intersticial acarretam diminuição da contratilidade e da complacência.
- A aorta se torna progressivamente mais rígida devido à perda de tecido elástico e ao aumento da deposição de colágeno; isso faz com que a pressão sistêmica se eleve e ocorra hipertrofia cardíaca.
- O acúmulo de aterosclerose produz estenose e isquemia coronária ou placas vulneráveis que podem se romper de maneira abrupta e causar trombose.

O Coração 343

Visão Geral da Fisiopatologia Cardíaca (p. 544)

A cardiopatia ocorre em consequência de um (ou mais) dos seguintes mecanismos:

- *Falência da bomba,* decorrente da função contrátil inadequada ou da incapacidade de relaxamento, que permite o enchimento.
- *Obstrução de fluxo* (p. ex., devido a aterosclerose, trombose, hipertensão ou estenose valvular).
- *Regurgitação de fluxo* (p. ex., consequente à insuficiência valvular). O débito de cada contração é direcionado para trás, causando sobrecarga de volume e diminuição do fluxo anterógrado.
- *Presença de shunt,* que possibilita fluxo sanguíneo anormal da direita para a esquerda (desviando dos pulmões) ou da esquerda para a direita (causando sobrecarga de volume).
- *Problemas na condução cardíaca,* que promovem contrações miocárdicas descoordenadas.
- *Ruptura do coração ou grandes vasos.*

Insuficiência Cardíaca (p. 544)

A insuficiência cardíaca congestiva (ICC) é o ponto final de muitas formas de doença cardíaca, afetando 2% da população dos EUA; é a causa da morte de cerca de 300.000 pacientes por ano. A ICC ocorre quando o comprometimento da função torna o coração incapaz de manter o débito suficiente para as demandas metabólicas do corpo ou com capacidade para fazê-lo apenas sob elevadas pressões de enchimento. Essa é caracterizada por diminuição do débito cardíaco (insuficiência anterógrada), acúmulo de sangue no sistema venoso (insuficiência retrógrada) ou ambos.

Quando a função cardíaca está comprometida ou a carga de trabalho cresce, mecanismos compensatórios tentam manter a pressão arterial e a perfusão orgânica:

- *Mecanismo de Frank-Starling:* pressões de enchimento mais altas dilatam o coração e, desse modo, aumentam as pontes cruzadas funcionais nos sarcômeros, aumentando a contratilidade.
- *Hipertrofia do miocárdio* com expressão maior do aparato contrátil.
- *Ativação dos sistemas neuro-humorais.*

  - Estimulação adrenérgica do sistema nervoso autônomo, aumentando a frequência cardíaca, a contratilidade e a resistência vascular.
  - Modulação do volume sanguíneo e de pressões por ativação do eixo renina-angiotensina-aldosterona e liberação de peptídeo natriurético atrial.

Embora inicialmente adaptativas, essas mudanças compensatórias impõem demandas maiores sobre a função cardíaca. Além disso, quando sobrepostas a outros insultos patológicos, como apoptose miocítica, alterações citoesqueléticas e aumento da matriz extracelular, a ICC pode sobrevir.

- Com mais frequência, a insuficiência cardíaca resulta da deterioração progressiva da função contrátil do miocárdio (*disfunção sistólica*); as causas incluem isquemia, sobrecarga de volume ou pressão por doença valvular ou insuficiência primária do miocárdio.
- Às vezes, a ICC é consequência da incapacidade da câmara do coração de relaxar e se encher durante a diástole (*disfunção diastólica*); as causas englobam hipertrofia (mais comum), fibrose, deposição de amiloide e pericardite constritiva. É mais comum depois dos 65 anos de idade, tanto em homens quanto em mulheres.

Hipertrofia Cardíaca: Fisiopatologia e Progressão até a Insuficiência Cardíaca (p. 545)

Já que, classicamente, os miócitos adultos não se proliferam, o coração responde à sobrecarga de pressão ou volume aumentando o tamanho dos miócitos (*hipertrofia miocítica*); sinais tróficos crônicos (p. ex., sinalização β-adrenérgica) estimulam hipertrofia similar. O resultado disso é um coração maior e mais pesado. Notavelmente, alterações compensatórias parecidas podem acontecer no miocárdio viável residual após infarto do miocárdio (IM) não letal.

Na *hipertrofia por sobrecarga de pressão* (como em decorrência de hipertensão ou estenose aórtica), novos sarcômeros são recrutados em paralelo aos eixos longos das células, expandindo a área transversal dos miócitos nos ventrículos e promovendo um aumento concêntrico na espessura da parede. Na *hipertrofia por sobrecarga de volume* (p. ex., decorrente de insuficiência valvular), novos sarcômeros são recrutados em séries, produzindo dilatação ventricular. O *peso* do coração, mais que a espessura da parede, é a melhor medida de hipertrofia em corações dilatados.

Os miócitos exibem individualmente aumento da ploidia de DNA e da quantidade de mitocôndrias e sarcômeros. O padrão da expressão genética também muda para um fenótipo mais embrionário, incluindo isoformas fetais de β-miosina de cadeia pesada, peptídeos natriuréticos e colágeno.

Embora a hipertrofia seja adaptativa a princípio, pode tornar os miócitos mais vulneráveis à lesão. A densidade capilar não aumenta em proporção ao crescimento do tamanho da célula ou das demandas metabólicas. A hipertrofia também é acompanhada por deposição de matriz intersticial, que pode diminuir a complacência cardíaca.

Por fim, a insuficiência cardíaca com sobrecarga de volume ou pressão pode resultar da combinação de: (1) metabolismo miocítico aberrante; (2) alterações no fluxo de cálcio intracelular; (3) apoptose; e (4) reprogramação genética. O aumento da massa cardíaca também é um fator de risco independente para morte cardíaca (supostamente arrítmica) súbita (Fig. 12-1).

A *hipertrofia fisiológica* (com exercício aeróbico) é uma hipertrofia de carga e volume que também tende a induzir efeitos benéficos, incluindo aumento da densidade capilar e diminuição da pressão sanguínea e frequência cardíaca em repouso.

Insuficiência Cardíaca Esquerda (p. 547)

As principais causas incluem cardiopatia isquêmica (CI), hipertensão, doença das valva mitral e aórtica e doença miocárdica intrínseca. A insuficiência cardíaca esquerda pode ser decorrente de insuficiência sistólica (função contrátil inadequada) ou disfunção diastólica, que leva ao baixo enchimento; a insuficiência cardíaca esquerda manifesta-se por:

- *Congestão pulmonar e edema* decorrentes da regurgitação do fluxo ou comprometimento do fluxo de saída pulmonar.
- *Dilatação atrial esquerda com fibrilação atrial.*
- *Redução da perfusão renal*:
  - Retenção de sais e água.
  - Lesão renal aguda isquêmica (LRA).
  - Comprometimento da excreção de resíduos, causando azotemia pré-renal.
- *Encefalopatia hipóxica* decorrente da redução da perfusão do sistema nervoso central.

Insuficiência Cardíaca Direita (p. 548)

A insuficiência cardíaca direita é mais comumente causada pela insuficiência esquerda; sendo assim, na maior parte dos casos, os pacientes apresentam ICC biventricular. A

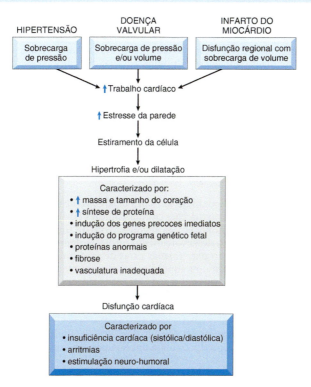

Figura 12-1 Representação esquemática das causas e consequências da hipertrofia cardíaca.

insuficiência cardíaca direita isolada é causada por doença da valva pulmonar ou tricúspide, por doença pulmonar intrínseca ou da vasculatura pulmonar, causando obstrução do fluxo de saída funcional do ventrículo direito (*cor pulmonale*). A insuficiência cardíaca direita manifesta-se por:

- Hipertrofia e dilatação ventricular e atrial direita.
- *Edema*, tipicamente em locais periféricos dependentes (como pés, tornozelos, sacro), com *derrames serosos* nos espaços pericárdicos, pleurais ou peritoneais.
- *Hepatomegalia com congestão centrolobular e atrofia*, produzindo uma aparência de *noz-moscada* (*congestão passiva crônica*). Com a hipóxia severa ocorre *necrose centrolobular* e as pressões elevadas no lado direito causam hemorragia central. A fibrose central subsequente cria *esclerose cardíaca*.
- *Esplenomegalia congestiva* com dilatação sinusoidal, hemorragias focais, depósitos de hemossiderina e fibrose.
- *Congestão renal*, lesão hipóxica e LRA (mais acentuada na ICC direita *versus* esquerda).

As terapias para ICC são principalmente farmacológicas; incluem diuréticos para aliviar a sobrecarga de volume, inibidores da enzima conversora de angiotensina para bloquear o eixo renina-angiotensina-aldosterona e bloqueadores β-1 para diminuir o tônus adrenérgico. As abordagens mais novas utilizam dispositivos mecânicos de auxílio e ressincronização dos impulsos elétricos para maximizar a eficiência cardíaca.

Cardiopatia Congênita (p. 549)

Cardiopatia congênita (CC) se refere às anormalidades cardíacas ou dos grandes vasos presentes ao nascimento; a maioria é atribuída a defeito de embriogênese durante a 3ª a 8ª semana gestacional, quando as principais estruturas cardiovasculares se desenvolvem. Anomalias graves são incompatíveis com a sobrevida intrauterina; assim, os defeitos que permitem o desenvolvimento até o nascimento, em geral, envolvem apenas regiões ou câmaras específicas, com o restante do coração normal. Os distúrbios congênitos são a cardiopatia mais comum entre crianças, com uma incidência de 1% dos nascimentos vivos; a incidência é mais elevada em bebês prematuros e natimortos. A Tabela 12-1 lista os distúrbios mais frequentes (constituindo 85% dos casos).

Etiologia e Patogênese (p. 550)

- Anormalidades genéticas esporádicas são a principal causa de CC, podendo ser mutações monogênicas, adições ou deleções cromossômicas (Tabela 12-2).
- Em geral, as mutações monogênicas envolvem vias de sinalização ou fatores de transcrição que regulam o desenvolvimento cardíaco; alguns desses fatores (como GATA-4) sofrem mutação para formas raras de cardiomiopatia que aparecem na idade adulta, sugerindo uma função extra na manutenção da função cardíaca normal pós-natal.
- A deleção do cromossomo 22q11.2 na síndrome de DiGeorge afeta o desenvolvimento da terceira e da quarta bolsa faríngea, ocorrendo defeitos cardíacos, tímicos e paratireoides.
- A *causa genética mais comum de CC é a trissomia do 21* (síndrome de Down); 40% dos portadores da síndrome apresentam um ou mais defeitos cardíacos.

TABELA 12-1	Frequências das Malformações Cardíacas Congênitas*	
Malformação	**Incidência por Milhão de Nascimentos Vivos**	**%**
CIV	4482	42
CIA	1043	10
Estenose pulmonar	836	8
PCA	781	7
Tetralogia de Fallot	577	5
Coarctação da aorta	492	5
Defeito de septo AV	396	4
Estenose aórtica	388	4
TGA	388	4
Tronco arterial	136	1
Conexão venosa pulmonar anômala total	120	1
Atresia tricúspide	118	1
Total	9757	

*Apresentado como quartil superior de 44 estudos publicados. Os percentuais não atingem 100% por conta das aproximações. De Hoffman JIE, Kaplan S: The incidence of congenital disease. *J Am Coll Cardiol* 39:1890, 2002.

- Além das associações conhecidas, a genética provavelmente também contribui para muitas lesões; parentes de primeiro grau de pacientes afetados encontram-se sob risco mais alto de CC em relação à população em geral.
- Fatores ambientais (como infecção congênita por rubéola ou teratógenos) e maternos (diabete gestacional) também contribuem para a incidência de CC.

Aspectos Clínicos (p. 551)

Crianças com CC apresentam sequelas hemodinâmicas diretas, bem como retardo do desenvolvimento e atraso de crescimento. Encontram-se sob risco mais alto de doença crônica e endocardite infecciosa (EI) (decorrente de valvas anormais ou lesão endocárdica causada por lesões de jato).

As lesões da CC consistem em *obstruções* ou *shunts*.

- As *obstruções* incluem o estreitamento anormal das câmaras, valvas ou vasos; a obstrução completa é chamada de *atresia*.
- *Shunts* são comunicações anormais entre as câmaras do coração, entre os vasos ou entre as câmaras e os vasos. Dependendo das relações de pressão, o sangue é desviado da direita para a esquerda ou da esquerda para a direita (mais comum).
  - Os **shunts da direita para a esquerda** desviam dos pulmões, levando à hipóxia e *cianose* tecidual. Esses também possibilitam que êmbolos venosos entrem na circulação sistêmica (*êmbolos paradoxais*). *Baqueteamento digital* dos dedos da mão e do pé (também chamado de osteoartropatia hipertrófica) e policitemia são achados secundários da cardiopatia cianótica de longa duração.

TABELA 12-2 Exemplos de Defeitos Genéticos Associados à CC*		
Distúrbio	**Gene(s)**	**Função do Produto do Gene**
Não Sindrômico		
CIA ou defeitos de condução	*NKX2.5*	Fator de transcrição
CIA ou CIV	*GATA4*	Fator de transcrição
Tetralogia de Fallot	*ZFPM2* ou *NKX2.5*	Fatores de transcrição
Sindrômico†		
Síndrome de Alagille – estenose da artéria pulmonar ou tetralogia de Fallot	*JAG1* ou *NOTCH2*	Receptores ou proteínas sinalizadoras
Síndrome de Char – PCA	*TFAP2B*	Fator de transcrição
Síndrome CHARGE – CIA, CIV, PCA ou hipoplasia do lado direito do coração	*CHD7*	Proteína de ligação helicase
Síndrome de DiGeorge – CIA, CIV ou obstrução do trato de saída	*TBX1*	Fator de transcrição
Síndrome de Holt-Oram – CIA, CIV ou defeito de condução	*TBX5*	Fator de transcrição
Síndrome de Noonan – estenose da valva pulmonar, CIV ou MCH	*PTPN11, KRAS, SOS1*	Proteínas sinalizadoras

CIA, comunicação interatrial; *CHARGE*, coloboma posterior, defeito cardíaco, atresia coanal, retardo, anomalias genitais e da orelha; *PCA*, persistência de canal arterial; *CIV*, comunicação interventricular.

*Diferentes mutações podem produzir o mesmo fenótipo e mutações em alguns genes podem causar múltiplos fenótipos (p. ex., *NKX2.5*). Muitas dessas lesões congênitas também podem ocorrer esporadicamente sem mutação genética específica.

†Apenas as manifestações cardíacas da síndrome foram listadas; as outras alterações esqueléticas, faciais, neurológicas e viscerais não.

- Os **shunts da esquerda para direita** causam sobrecarga de volume pulmonar. Se prolongados, a vasculatura responde com hipertrofia medial e aumento da resistência vascular para manter as pressões venosa e capilar pulmonar normais. Quando a resistência pulmonar alcança níveis sistêmicos, o *shunt* passa a ser da direita para a esquerda (*síndrome de Eisenmenger*). Uma vez instalada a hipertensão pulmonar significativa, os defeitos estruturais de base não são mais candidatos à correção cirúrgica.
- Em geral, essa hemodinâmica alterada promove a dilatação e/ou hipertrofia da câmara. No entanto, ocasionalmente, os defeitos causam diminuição do volume da câmara e da massa muscular, o que é chamado de *hipoplasia*, se ocorre durante o desenvolvimento, ou *atrofia*, quando ocorre em período pós-natal.

Shunts da esquerda para a direita (p. 552)

Os principais *shunts* congênitos da esquerda para a direita são (Fig. 12-2):

- Comunicação interatrial (CIA).
- Comunicação interventricular (CIV).
- Persistência do canal arterial (PCA).

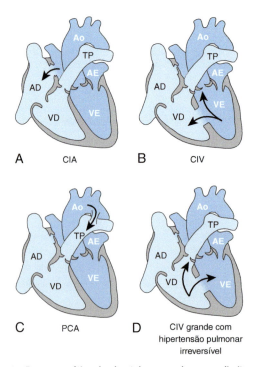

Figura 12-2 Representação esquemática do *shunt* da esquerda para a direita congênito mais importante (as setas indicam a direção do fluxo de sangue). **A**, CIA. **B**, CIV. Em caso de CIV, o *shunt* é da esquerda para a direita, com equilíbrio das pressões nos dois ventrículos. A hipertrofia por pressão do ventrículo direito e a hipertrofia por volume do ventrículo esquerdo geralmente estão presentes. **C**, PCA. **D**, CIV grande com hipertensão pulmonar irreversível. A sobrecarga de pressão-volume de longa duração na circulação pulmonar ocasiona o aumento da resistência, eventualmente com hipertrofia ventricular direita suficiente para gerar pressões em excesso no ventrículo esquerdo; a essa altura, ocorre inversão do fluxo, com *shunt* da direita para a esquerda, o que é, então, chamado de *síndrome de Eisenmenger*. *Ao*, Aorta; *AE*, átrio esquerdo; *VE*, ventrículo esquerdo; *TP*, tronco pulmonar; *AD*, átrio direito; *VD*, ventrículo direito.

O Coração   349

Comunicação Interatrial *(p. 552; Fig. 12-2,A)*

As CIA são as anomalias cardíacas congênitas mais comuns observadas em adultos. Mesmo grandes, as CIA são normalmente assintomáticas até a idade adulta, quando pode surgir uma insuficiência cardíaca direita ou uma hipertrofia direita e hipertensão pulmonar, que podem ocasionar *shunt* da direita para a esquerda, com cianose.

- *Tipo primum*: 5% das CIA; ocorrem adjacentes às valvas mitral e tricúspide.
- *Tipo secundum*: 90% das CIA; resulta da deficiência ou fenestração da fossa oval no septo atrial central e, em geral, não é associada a outras anomalias.
- *Tipo seio venoso*: 5% das CIA; ocorre perto da entrada da veia cava superior e pode ser associado com drenagem de veia pulmonar direita anômala.

Persistência do Forame Oval *(p. 553)*

A persistência do forame oval ocorre nos casos de defeito no fechamento pós-natal da fossa oval; acontece com 20% dos indivíduos e pode ser uma via para êmbolos paradoxais nos casos de elevação das pressões do lado direito.

Comunicação Interventricular *(p. 553; Fig. 12-2, B)*

As CIV são as anomalias cardíacas congênitas mais comuns no geral. Dependendo do tamanho da CIV, o resultado clínico varia, podendo ser ICC fulminante, cianose tardia ou fechamento espontâneo (50% deles < 0,5 cm de diâmetro). A correção cirúrgica é desejável antes do desenvolvimento da sobrecarga direita e hipertensão pulmonar.

- Com frequência, as CIV são associadas a outras anomalias, sobretudo *tetralogia de Fallot*, porém de 20% a 30% ocorrem de maneira isolada.
- Em 90% dos casos, há envolvimento do septo membranoso (*CIV membranosa*) perto da valva aórtica, enquanto o restante é muscular.

Persistência do Canal Arterial *(p. 554; Fig. 12-2, C)*

O canal arterial (imediatamente distal à artéria subclávia esquerda) possibilita o fluxo de sangue entre a aorta e a artéria pulmonar durante o desenvolvimento fetal, desviando-o, assim, dos pulmões. Em geral, o canal fecha no primeiro ou segundo dia de vida em consequência do aumento da oxigenação arterial, da redução da resistência vascular pulmonar e do declínio dos níveis de prostaglandina E2. O fechamento demora nos casos de hipóxia (como na angústia respiratória) ou de defeitos, como CIV, que elevam as pressões vasculares pulmonares.

- Dos casos de PCA, 90% constituem defeitos isolados; o restante é associado à CIV, coarctação da aorta ou estenose valvular.
- A princípio, a maioria é assintomática, porém produz um sopro cardíaco rude contínuo, parecido com uma máquina. PCA grande causa sobrecarga de volume e pressão direita.
- Defende-se o fechamento precoce – por cirurgia ou com inibidores da síntese de prostaglandina –, a não ser que outras CC concomitantes (como atresia da valva aórtica) estejam presentes; nesse caso, a PCA pode ser o único meio pelo qual a perfusão pode ser oferecida.

Independentemente da causa, com o *shunt* da esquerda para a direita persistente, a sobrecarga crônica de volume e pressão na circulação pulmonar acarreta o aumento do tônus vascular pulmonar (*hipertensão pulmonar*). Com a elevação das pressões vasculares pulmonares, por fim, elas excedem as pressões cardíacas esquerdas, sobrevindo o *shunt* da direita para a esquerda – a então chamada *síndrome de Eisenmenger* (Fig. 12-2 D).

Shunts da Direita para a Esquerda (p. 554)

Os principais *shunts* congênitos da direita para a esquerda são (Figura 12-3):
- Tetralogia de Fallot.
- Transposição de grandes artérias (TGA).

Tetralogia de Fallot *(p. 554; Fig. 12-3, A)*

Os principais achados são:
- CIV.
- Estenose pulmonar com obstrução do fluxo de saída do ventrículo direito.
- Aorta cavalgada.
- Hipertrofia ventricular direita.

A gravidade dos sintomas tem relação direta com a extensão da obstrução do fluxo de saída do ventrículo direito. Em caso de CIV grande e estenose pulmonar leve, o *shunt* da esquerda para a direita é mínimo e não há cianose. A estenose pulmonar mais grave produz *shunt* cianótico da direita para a esquerda.

Com a obstrução pulmonar total, a sobrevida pode ocorrer apenas por fluxo por intermédio de PCA ou dilatação das artérias brônquicas. A correção cirúrgica pode ser retardada desde que a criança consiga tolerar o nível de oxigenação. A estenose no fluxo de saída pulmonar protege o pulmão da sobrecarga de volume e pressão e a insuficiência ventricular direita é rara.

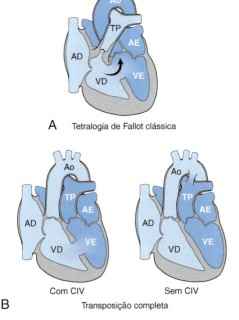

Figura 12-3 Representação esquemática do *shunt* da direita para a esquerda congênito mais importante (CC cianótica). **A**, Tetralogia de Fallot. A direção do desvio pela CIV depende do grau da estenose subpulmonar; se a estenose pulmonar for grave, o resultado será um *shunt* da direita para a esquerda (*seta*). **B**, TGA, com e sem CIV. *Ao*, aorta; *AE*, átrio esquerdo; *VE*, ventrículo esquerdo; *TP*, tronco pulmonar; *AD*, átrio direito; *VD*, ventrículo direito.

Transposição das Grandes Artérias (p. 555; Fig. 12-3, B)

O retorno venoso pulmonar e sistêmico – para o átrio direito e esquerdo, respectivamente – estão normais; entretanto, a aorta se origina do ventrículo direito e a artéria pulmonar do ventrículo esquerdo, de forma que as circulações pulmonar e sistêmica fiquem funcionalmente separadas.

- O desenvolvimento fetal é normal porque o sangue venoso e o sistêmico se misturam pelo canal arterial e forame oval persistente.
- A vida pós-natal depende criticamente da continuidade da mistura de sangue (p. ex., por PCA, CIV, CIA ou persistência do forame oval).
- O prognóstico depende da gravidade da hipóxia tecidual e da capacidade do ventrículo direito de manter pressões aórticas sistêmicas. Se não tratados, a maioria dos bebês morre em meses.

Lesões Obstrutivas (p. 555)

Embora causem hipertrofia ventricular, nenhuma causa cianose, exceto na presença de *shunt*.

Coarctação da Aorta (p. 555) (Fig. 12-4)

Coarctação da aorta é a constrição da aorta; 50% ocorrem na forma de defeitos isolados e o restante acompanha outras anomalias, mais usualmente a valva aórtica bicúspide (VAB). Os homens são duas vezes mais afetados que as mulheres, embora seja comum na síndrome de Turner. Em geral, acontece hipertrofia ventricular esquerda proeminente; outras manifestações clínicas dependem da localização e da gravidade da constrição e da persistência do canal arterial.

- A *coartação pré-ductal* se manifesta no início da vida ("forma infantil") e pode ser rapidamente fatal. A sobrevida depende da capacidade da PCA de fornecer fluxo sanguíneo sistêmico adequado.
- A *coarctação pós-ductal* ("forma adulta") pode ser assintomática quando não grave; os efeitos também dependem da persistência do canal arterial.
  - A coarctação pós-ductal sem PCA associada pode ser assintomática, porém se manifesta de maneira clássica com hipertensão da extremidade superior e hipotensão da extremi-

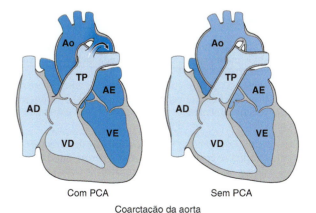

Figura 12-4 Representação esquemática da coarctação da aorta com e sem PCA. *Ao*, aorta; *AE*, átrio esquerdo; *VE*, ventrículo esquerdo; *PCA*, persistência do canal arterial; *TP*, tronco pulmonar; *AD*, átrio direito; *VD*, ventrículo direito.

dade inferior com insuficiência arterial (claudicação, sensibilidade ao frio). O fluxo em torno da coarctação geralmente se desenvolve via colaterais da artéria axilar e mamária interna; essa dilatação vascular produz uma endentação costal visível na radiografia.

- A PCA associada ocasiona *shunt* da direita para a esquerda com cianose da parte inferior do corpo; a sobrevida a longo prazo requer intervenção cirúrgica.
- A ressecção cirúrgica e anastomose termino-terminal ou a inserção de prótese produzem resultados excelentes.

Estenose e Atresia Pulmonar (p. 556)

A estenose e atresia pulmonar podem ser isoladas ou acompanhar outras anomalias (como transposição ou tetralogia de Fallot).

- Estenoses valvulares são associadas à hipertrofia ventricular direita e dilatação pós--estenótica da artéria pulmonar.
- Nas estenoses subvalvulares, as pressões do ventrículo direito não são transmitidas para a circulação pulmonar; o tronco pulmonar não está dilatado, podendo estar hipoplásico.
- Na atresia pulmonar completa o sangue flui para os pulmões via CIA ou PCA e o ventrículo direito é hipoplásico.

Estenose e Atresia Aórtica (p. 556)

- A *estenose valvular aórtica* pode ser causada por uma pequena valva hipoplásica, por cúspides displásicas e espessadas ou por quantidades anormais de cúspides (bicúspide ou unicúspide); a estenose aórtica congênita é uma lesão isolada em 80% dos casos.
- Bebês com estenose ou atresia aórtica grave conseguem sobreviver apenas pelo fluxo por intermédio de PCA para a aorta e coronárias; há subdesenvolvimento ventricular esquerdo (p. ex., *síndrome da hipoplasia do coração esquerdo*).
- A *estenose subaórtica* decorrente de um anel discreto ou colar difuso de fibrose endocárdica é associada à EI, hipertrofia ventricular esquerda, dilatação aórtica pós-estenótica e morte súbita.
- A *estenose aórtica supravalvular* é uma forma hereditária de displasia aórtica com espessamento de parede; pode ser decorrente de mutações no gene elastina ou parte de um distúrbio do desenvolvimento multiorgânico causado pela delação parcial do cromossoma 7 (síndrome de Williams-Beuren).

Cardiopatia Isquêmica (p. 557)

A *CI* compreende múltiplas síndromes com relação fisiopatológica e associadas à isquemia do miocárdio (isto é, incongruência entre demanda metabólica e suprimento vascular de sangue oxigenado para o músculo cardíaco). As consequências são insuficiência de oxigênio (hipóxia, anóxia), suprimento inadequado de nutrientes e diminuição da remoção de metabólitos. A CI é responsável por mais de 400.000 mortes por ano nos Estados Unidos e aproximadamente sete milhões por ano nos países desenvolvidos.

A isquemia resulta de:

- *Redução do fluxo sanguíneo coronário;* > 90% dos casos são decorrentes de aterosclerose, vasoespasmo e/ou trombose em coronária. A aterosclerose causa estreitamento progressivo e crônico da luz das coronárias, um processo que pode ser interrompido pela ruptura aguda da placa e trombose (Cap. 11). Arterite, êmbolos e hipotensão (p. ex., choque) são causas incomuns de comprometimento do fluxo.
- *Aumento da demanda miocárdica* (p. ex., taquicardia, hipertrofia).
- *Hipóxia decorrente da diminuição do transporte de oxigênio* (o suprimento de nutrientes e a remoção de metabólitos não são afetados); as causas englobam anemia, doença pulmonar, CC cianótica, envenenamento por monóxido de carbono e tabagismo.

Há quatro síndromes isquêmicas sobrepostas, que diferem em gravidade e tempo:

- Angina do peito ("dor no peito").
- IM.
- CI crônica.
- Morte cardíaca súbita (MCS).

A angina instável (ver posteriormente), o IAM e a MCS constituem as *síndromes coronárias agudas* – tipicamente precipitadas pela erosão ou ruptura abrupta e imprevisível de uma placa aterosclerótica com vasoespasmo ou trombose sobreposta.

Angina Pectoris (p. 558)

Trata-se de uma dor subesternal paroxística que ocorre quando a demanda cardíaca excede o suprimento vascular; a duração da isquemia e a gravidade não são suficientes para causar infarto. A dor em si é atribuída à liberação induzida pela isquemia de adenosina, bradicinina e outras moléculas que estimulam os nervos aferentes vagais e simpáticos. É importante observar que nem todos os episódios isquêmicos se manifestam com dor; a então chamada *isquemia silenciosa* é comum na neuropatia diabética e em pacientes geriátricos.

Três padrões de angina são reconhecidos:

- A *angina estável* ocorre com o mesmo nível de esforço e diminui com o repouso; em geral, tem relação com estenose estável crônica $\geq$ 70% (isto é, um suprimento fixo que se torna limitante com o aumento da demanda).
- A *angina de Prinzmetal* é decorrente do vasoespasmo; os sintomas não têm relação com o esforço e respondem prontamente aos vasodilatadores.
- A *angina instável (crescendo)* refere-se a um padrão de dor que ocorre frente a quantidades sucessivas menores de esforço ou até mesmo ao repouso; muitas vezes tem longa duração (> 20 minutos), sendo causada pela ruptura de placa aterosclerótica, em geral sem obstrução trombótica completa do vaso. Cerca da metade desses pacientes, na verdade, apresenta necrose do miocárdio; no restante, a angina instável é um prenúncio preocupante de IM iminente.

Infarto do Miocárdio (p. 558)

IM é a morte celular do miocárdio causada por oclusão vascular. Nos Estados Unidos, ocorrem, por ano, 1,5 milhões de IM e o risco é cada vez maior com o avanço progressivo da idade; 10% ocorrem em indivíduos $\leq$ 40 anos e 45% em pessoas $\leq$ 65 anos de idade.

Patogênese (p. 559)

Oclusão da Artéria Coronária (p. 559)

Os IM são mais comumente decorrentes de hemorragia no interior da placa ou da erosão ou ruptura da placa com trombose sobreposta. Em 10% dos casos, a oclusão vascular é consequência do vasoespasmo ou da embolização na circulação coronária, podendo ser, também, decorrente da obstrução de vaso menor (por exemplo, vasculite, amiloidose e anemia falciforme).

Resposta Miocárdica (p. 559)

A oclusão da coronária produz isquemia miocárdica, disfunção e potencial morte de miócitos; o resultado depende da gravidade e da duração da privação de fluxo (Fig. 12-5 e Tabela 12-3).

- A isquemia severa causa depleção de adenosina trifosfato (ATP) e perda da função contrátil (mas não morte celular) em 60 segundos; esses eventos podem precipitar a falência do miocárdio muito antes de ocorrer morte celular.

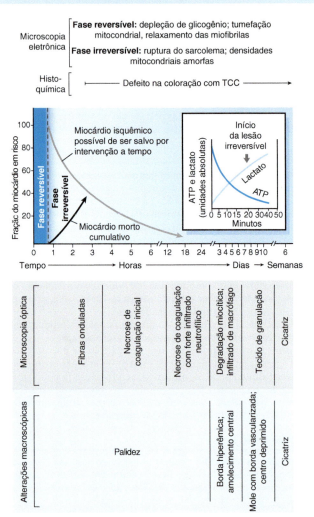

Figura 12-5 Sequência temporal dos achados bioquímicos iniciais e da progressão da necrose após a instalação da isquemia miocárdica grave. Por até cerca de 30 minutos depois do início da mais grave isquemia, a lesão do miocárdio é potencialmente reversível. Depois disso, ocorre perda progressiva da viabilidade, que se completa em 6 a 12 horas. Os benefícios da reperfusão são maiores quando se consegue realizá-la precocemente e vão se perdendo de maneira progressiva quando há atraso. *ATP*, adenosina trifosfato; *TTC*, cloreto de trifeniltetrazólio (um substrato da enzima desidrogenase láctica que é perdida do miocárdio necrótico). *(Dados de Schoen FJ: Pathologic considerations of the surgery of adult heart disease. In Edmunds LH (ed): Cardiac Surgery in the Adult. New York, NY: McGraw-Hill, 1997, p. 85).*

- A privação total de fluxo sanguíneo por 20 a 30 minutos ocasiona lesão irreversível do miocárdio.
- O comprometimento grave (mas não o bloqueio total) do fluxo por períodos prolongados (2 a 4 horas) também produz lesão irreversível; esse tempo antes que ocorra a morte celular respalda as intervenções relativamente tardias com o objetivo de salvar o miocárdio "em risco" durante um IM.

TABELA 12-3 Tempo Aproximado do Início dos Eventos Chave nos Miócitos Cardíacos Isquêmicos

Característica	Tempo
Início da depleção de ATP	Segundos
Perda da contratilidade	< 2 minutos
Redução de ATP	
Para 50% do normal	10 minutos
Para 10% do normal	40 minutos
Lesão celular irreversível	20 a 40 minutos
Lesão microvascular	> 1 hora

- Em geral, a necrose se completa em 6 horas de isquemia grave; entretanto, por conta da extensa circulação coronária colateral, o curso da necrose pode se prolongar (> 12 horas).

Padrões de Infarto (p. 561)

A distribuição da necrose miocárdica depende do vaso envolvido (p. ex., artéria coronária descendente anterior esquerda *versus* artéria coronária direita) e da perfusão colateral, bem como da localização da oclusão dentro do vaso e da causa da diminuição da perfusão (Fig. 12-6).

- Muitos IM ocorrem na distribuição de uma única artéria coronária e são *transmurais* (espessura total da parede ventricular); são decorrentes de aterosclerose e alteração aguda da placa com trombose; revelam elevações características do segmento ST no eletrocardiograma (ECG) ("IM com elevação de ST").
- Os IM *subendocárdicos* limitam-se aos 30% a 50% mais internos do ventrículo e podem envolver mais território que aquele perfundido por uma única coronária. O resultado é "IM sem elevação de ST". As causas incluem:
  - Lise de uma oclusão trombótica antes que o infarto se estenda pela espessura total.
  - Doença aterosclerótica crônica em cenário de aumento de demanda do miocárdio (p. ex., taquicardia) ou diminuição sistêmica do suprimento (como na hipotensão, anemia, doença pulmonar).
- Os *microinfartos multifocais* ocorrem nos casos de microembolização de vaso pequeno, vasculite ou espasmo vascular (p. ex., devido à adrenalina endógena ou drogas como cocaína). Os catecóis também aumentam a contratilidade do miocárdio e a frequência cardíaca, exacerbando a isquemia promovida pelo vasoespasmo. Os infartos associados a infartos microvasculares podem causar *morte cardíaca súbita* (MCS) (em geral, por arritmia fatal) ou *miocardiopatia dilatada isquêmica* (MCD). De fato, o vasoespasmo que acontece em situações de coação psicológica pode levar à *miocardiopatia de Takotsubo* (também chamada de "síndrome do coração partido"). Dependendo da extensão e da localização do envolvimento vascular, os microinfartos não demonstram alterações específicas, podendo, até mesmo, ser silenciosos no eletrocardiograma.

Morfologia (p. 562)

Depois do infarto, o miocárdio sofre as seguintes alterações microscópicas e macroscópicas (Fig. 12-3):

- *Alterações macroscópicas:*
  - **4 a 12 horas**: em geral, os IMs não são macroscopicamente aparentes, mas podem ser destacados por colorações histoquímicas; o *cloreto de trifeniltetrazólio* (TTC) é

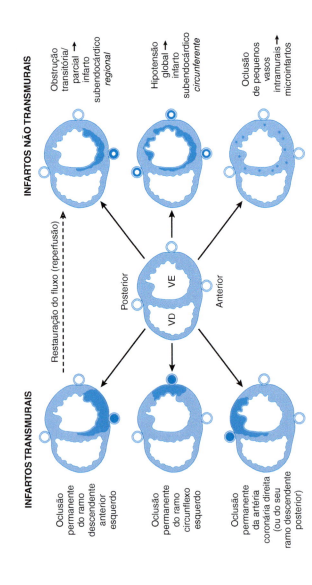

Figura 12-6 A distribuição da necrose isquêmica do miocárdio se correlaciona com a localização e com a natureza da redução da perfusão. *Esquerda*, posições dos infartos agudos transmurais resultantes de oclusões das artérias coronárias principais. *De cima para baixo*, artéria coronária descendente anterior esquerda, artéria coronária circunflexa esquerda e artéria coronária direita. *Direita*, tipos de infartos que resultam de oclusão parcial ou transitória, hipotensão global ou oclusões de pequenos vasos intramurais.

um substrato da desidrogenase láctica; no miocárdio viável, o substrato se torna vermelho-tijolo e nas áreas não viáveis se torna pálido.

- **12 a 24 horas:** o tecido infartado se torna aparente, com áreas pálidas a cianóticas.
- **1 a 3 dias:** as lesões se tornam progressivamente mais definidas, amarelas e amolecidas.
- **3 a 7 dias:** o tecido de granulação hiperêmico aparece nas margens do infarto.
- **7 a 14 dias:** infarto de coloração amarela ao máximo, com bordas deprimidas de cor vermelha-acinzentada.
- **1 a 2 meses:** uma cicatriz fibrosa cinza-esbranquiçada vai progressivamente preenchendo o defeito.
- **>2 meses:** cicatrização completa, mas que pode remodelar com o tempo.
- *Alterações microscópicas:*

  - **< 1 hora:** edema intercelular e miócitos ondulados na margem do infarto; a necrose coagulativa ainda não está evidente.
  - **12 a 72 horas:** os miócitos mortos se tornam hipereosinofílicos com a perda dos núcleos (*necrose coagulativa*); neutrófilos também se infiltram de maneira progressiva no tecido necrótico.
  - **3 a 7 dias:** os miócitos mortos são digeridos por macrófagos invasores.
  - **7 a 10 dias:** o tecido de granulação substitui de maneira progressiva o tecido necrótico.
  - **>2 semanas:** o tecido de granulação é progressivamente substituído por cicatriz fibrosa.

Modificação do Infarto por Reperfusão (p. 564)

O refluxo para (*reperfusão*) as células lesadas (p. ex., por intervenção com trombolíticos) pode restaurar a viabilidade, entretanto deixa as células pouco contráteis (*atordoamento*) por um ou dois dias. O miocárdio reperfundido normalmente está hemorrágico em decorrência da lesão vascular isquêmica; os miócitos lesionados de maneira irreversível que são reperfundidos também revelam necrose da banda de contração devido à sobrecarga de cálcio e contração hipertetânica. No fim, é possível que a reperfusão acarrete mais lesão por aumentar o recrutamento de células inflamatórias e pela lesão microvascular induzida pela perfusão com oclusão capilar.

Aspectos Clínicos (p. 566)

O diagnóstico de IM baseia-se nos sintomas (dor no peito, náuseas, diaforese, dispneia), nas alterações no ECG e na elevação sérica de proteínas específicas dos miócitos cardíacos liberadas pela morte das células (p. ex., isoforma MB da creatinoquinase [CK-MB] e várias troponinas cardíacas [cTnT ou cTnI]); CK-MB, cTnT e cTnI são detectáveis no sangue circulante de três a 12 horas depois do infarto, sendo os níveis de pico de CK-MB e cTnT em 24 horas; a CK-MB volta ao normal em 48 a 72 horas, a cTnI em cinco a 10 dias e a cTnT em cinco a 14 dias. Em até 25% dos pacientes (sobretudo os diabéticos e geriátricos), os sintomas estão ausentes ("IM silencioso"), embora as alterações no ECG, em geral, estejam presentes e os biomarcadores elevados.

- Quase todos os IM transmurais afetam o ventrículo esquerdo; 15% também envolvem o ventrículo direito, sobretudo os infartos do ventrículo esquerdo póstero-inferior. Apenas 1% a 3% dos casos constitui infarto isolado do ventrículo direito.
- Metade das mortes associadas a IM acontece na primeira hora, a maioria antes de chegar ao hospital. A mortalidade geral é de 30% no primeiro ano depois de um IM, com 3% a 4% de mortalidade por ano depois disso.
- As terapias no cenário agudo incluem anticoagulação, oxigênio, nitratos, bloqueadores β-adrenérgicos, inibidores da enzima conversora de angiotensina e fibrinolíticos; angioplastia de coronária, colocação de *stent* ou cirurgia de revascularização também podem ser realizadas.

358 Patologia Sistêmica: Doenças dos Sistemas Orgânicos

Consequências e Complicações do Infarto do Miocárdio (p. 566)

As consequências e complicações dependem do tamanho e da localização da lesão, bem como das reservas funcionais do miocárdio. Metade das mortes por IM ocorre na primeira hora, caracteristicamente devido à arritmia; a maioria não chega ao hospital. A taxa de morte associada a IM que ocorre no hospital é de cerca de 5%; gênero feminino, diabetes e IM prévio conferem um prognóstico ruim.

As terapias incluem:

- Morfina para dor e dispneia.
- Reperfusão para salvar o miocárdio.
- Agentes antiplaquetários.
- Terapia anticoagulante.
- Nitratos para induzir a vasodilatação.
- β-bloqueadores para reduzir a demanda de oxigênio do miocárdio e diminuir o risco de arritmia.
- Antiarrítmicos.
- Inibidores da enzima conversora de angiotensina para limitar a dilatação vascular.
- Suplementação com oxigênio.

As complicações incluem:

- Disfunção contrátil, aproximadamente na proporção da extensão do infarto; os efeitos incluem hipotensão sistêmica e edema pulmonar (como ICC). A falência grave da bomba ("choque cardiogênico") ocorre em 10% a 15% dos pacientes, em geral com perda de ≥ 40% da massa ventricular esquerda. O choque cardiogênico revela taxa de mortalidade de 70%.
- Arritmias.
- Ruptura ventricular (1% a 2% dos IM transmurais), tipicamente nos primeiros 10 dias (média entre o quarto e o quinto dia). A ruptura da parede livre causa tamponamento pericárdico; a ruptura septal produz um *shunt* da esquerda para a direita com sobrecarga de volume no lado direito.
- A disfunção e/ou infarto do músculo papilar (+/- ruptura) causa regurgitação mitral.
- A pericardite fibrinosa (síndrome de Dressler) é comum em dois ou três dias depois do IM.
- A trombose mural adjacente a uma área não contrátil pode causar embolização periférica.
- A cicatrização do estiramento de uma grande área de infarto transmural (*expansão*) pode originar um *aneurisma ventricular*; ambos estão propensos à trombose mural.
- Infarto adjacente a um IM existente (*extensão*).

Depois de um infarto, o miocárdio não infartado sofre hipertrofia e dilatação (*remodelamento ventricular*). Embora a princípio sejam hemodinamicamente benéficas, essas alterações podem se tornar substrato para aneurismas ou áreas de isquemia secundária e arritmia. O prognóstico em longo prazo depende, sobretudo, da função ventricular esquerda residual e da extensão das obstruções vasculares nos vasos que perfundem o restante do miocárdio viável. A mortalidade geral no primeiro ano pode ser elevada, em torno de 30%; a cada ano adiciona-se 3% a 4% na mortalidade.

Cardiopatia Isquêmica Crônica (p. 568)

CI refere-se à insuficiência cardíaca progressiva decorrente de dano isquêmico ao miocárdio; pode resultar da descompensação cardíaca pós-infarto ou da lenta degeneração isquêmica dos miócitos.

- Invariavelmente, existe algum grau de aterosclerose coronária obstrutiva, muitas vezes com evidência de infartos prévios. Do ponto de vista microscópico, há hipertrofia de

O Coração · 359

miócitos e vacuolização difusa de miócitos subendocárdicos, além de fibrose intersticial e de substituição.

- Os pacientes não podem ter diagnóstico prévio de IM; o diagnóstico depende da exclusão de outras causas de CI.

Arritmias (p. 569)

A condução anormal pode ser sustentada ou esporádica (*paroxística*) e começar em qualquer ponto do sistema de condução; as arritmias atriais são designadas *supraventriculares* a fim de diferenciar daquelas de origem ventricular. *Taquicardia* é a aceleração anormal da frequência cardíaca e *bradicardia* é o retardamento anormal da frequência cardíaca; as arritmias englobam ritmo irregular com contração ventricular normal, despolarização caótica sem contração ventricular funcional (*fibrilação ventricular*) e ausência de atividade elétrica total (*assístole*). *Lesão isquêmica é a causa mais comum dos distúrbios do ritmo.*

- Nos casos de dano ao nodo SA (*p. ex., síndrome do nó sinoatrial*), outras fibras, ou até mesmo o nodo AV, assumem a função de marca-passo, em geral a uma frequência intrínseca muito mais lenta (causando bradicardia).
- Os miócitos atriais que despolarizam de maneira esporádica (*fibrilação atrial*, com frequência associada à dilatação atrial) tornam a transmissão pelo nodo AV variável e a frequência cardíaca "irregularmente irregular".
- Nodos AV disfuncionais causam *bloqueios cardíacos,* os quais variam desde prolongamento do intervalo P-R no ECG (*bloqueio cardíaco de primeiro grau*), transmissão intermitente de sinal (*bloqueio cardíaco de segundo grau*) até insuficiência completa (*bloqueio cardíaco de terceiro grau*).

As arritmias podem ser causadas por:

- Anormalidades na distribuição espacial ou estrutura da junção comunicante (ocorrendo, p. ex., na CI e MCD).
- Isquemia, hipertrofia miocítica e inflamação (como miocardite ou sarcoidose).
- Deposição de material não conducente (p. ex., amiloide) ou pequenas áreas de cicatriz.
- Condições hereditárias. Algumas são associadas a anormalidades anatômicas macroscópicas (como anomalias congênitas, miocardiopatia hipertrófica [MCH], PVM). Outras são tipicamente diagnosticadas por testes genéticos. Essas, então chamadas, anormalidades elétricas (Tabela 12-4) englobam diversas (em geral, autossômica dominante) *canalopatias* – mutações em genes que codificam componentes dos canais de Na^+, K^+ ou Ca^{2+}.

Morte Cardíaca Súbita (p. 570)

A MCS é mais comumente definida como *morte cardíaca inesperada, que ocorre na primeira hora após o início dos sintomas.* Todos os anos são constatados 300.000 a 400.000 casos nos Estados Unidos. A maioria decorre de arritmia letal, tendo a CI como causa dominante. Embora 80% a 90% dos pacientes tenham estenose aterosclerótica significativa, apenas 10% a 20% apresentam ruptura aguda de placa e somente 10% a 20% desenvolvem de fato IM (presumindo que são ressuscitados com sucesso da "morte súbita"), indicando que uma arritmia fatal (como assistolia ou fibrilação ventricular) é a causa de base da morte. Acredita-se que cicatrizes no sistema de condução, lesão isquêmica aguda ou instabilidade elétrica resultante de um foco isquêmico desencadeiam as arritmias. As MCS também podem ser consequência de hipertrofia miocárdica (p. ex., decorrente da estenose valvular aórtica ou MCH), anormalidades no sistema de condução hereditárias ou adquiridas, desarranjos eletrolíticos, PVM, deposições miocárdicas ou miocardite.

Patologia Sistêmica: Doenças dos Sistemas Orgânicos

TABELA 12-4	Exemplos Selecionados de Genes Causais nas Doenças Arritmogênicas Hereditárias*	
Distúrbio	**Gene**	**Função**
Síndrome do QT longo[†]	*KCNQ1*	Canal de K+ (PDF)
	KCNH2	Canal de K+ (PDF)
	SCN5A	Canal de Na+ (GDF)
	CAV3	Caveolina, corrente de Na+ (GDF)
Síndrome do QT curto	*KCNQ1*	Canal de K+ (GDF)
	KCNH2	Canal de K+ (GDF)
Síndrome de Brugada	*SCN5A*	Canal de Na+ (PDF)
	CACNB2b	Canal de Ca+ (PDF)
	SCN1b	Canal de Na+ (PDF)*
Síndrome TVPC	*RYR2*	Liberação diastólica de Ca2+ (GDF)
	CASQ2	Liberação diastólica de Ca2+ (PDF)

PDF, mutações de perda de função; *GDF*, mutações de ganho de função; *TVPC*, taquicardia ventricular polimórfica catecolaminérgica.

*Diferentes mutações podem causar a mesma síndrome geral e algumas mutações em determinados genes podem causar múltiplos fenótipos diferentes; assim, as mutações de *perda de função* (PDF) podem causar intervalos QT longos, enquanto as mutações de *ganho de função* (GDF) resultam em intervalos curtos de repolarização.

†**A síndrome do QT longo** se manifesta com arritmias associadas ao prolongamento excessivo da repolarização cardíaca; os pacientes muitas vezes apresentam síncope induzida por estresse ou MCS e algumas formas são associadas à natação. Os pacientes portadores da **síndrome do QT curto** demonstram arritmias associadas a intervalos de repolarização abreviados; podem se apresentar com palpitações, síncope e MCS. A **síndrome de Brugada** se manifesta com anormalidades no ECG (elevações do segmento ST e bloqueio de ramo direito) na ausência de cardiopatia estrutural; os pacientes classicamente se apresentam com síncope ou MCS durante o repouso, sono ou após grandes refeições. A TVPC não revela alterações características no ECG; não raro, os pacientes apresentam na infância arritmias potencialmente fatais decorrentes da estimulação adrenérgica (relacionadas ao estresse).

Modificado de Cerrone M, Priori SG: Genetics of sudden death: focus on inherited channelpathies. *Eur Heart J* 32: 2109-2118,2011.

Cardiopatia Hipertensiva (p. 571)

Cardiopatia Hipertensiva Sistêmica (Esquerda) (p. 571)

A hipertrofia do coração é uma resposta adaptativa às pressões cronicamente elevadas; o resultado da continuidade da sobrecarga pode ser disfunção, dilatação, ICC ou MCS. Os critérios mínimos para o diagnóstico de cardiopatia hipertensiva sistêmica englobam história ou evidências patológicas de hipertensão e hipertrofia ventricular esquerda (em geral, concêntrica) na ausência de outras lesões que promovem a hipertrofia cardíaca (como estenose de valva aórtica, coarctação da aorta).

- A hipertrofia miocítica aumenta o conteúdo das proteínas contráteis. Entretanto, o miocárdio mais espesso diminui a complacência ventricular esquerda, prejudicando o enchimento diastólico ao mesmo tempo em que aumenta a demanda de oxigênio. De modo geral, a hipertrofia também vem acompanhada de fibrose intersticial, a qual também reduz a complacência.
- Dependendo da gravidade e da duração da hipertensão de base (e adequação da terapia), os pacientes podem ter longevidade normal, desenvolver CI em consequência dos efeitos potencializadores da hipertensão e aterosclerose, sofrer as complicações renais e cerebrovasculares da hipertensão, desenvolver ICC progressiva ou até mesmo sofrer MCS.

Cardiopatia Hipertensiva Pulmonar (Direita)
(*Cor Pulmonale*) (p. 572)

Cor pulmonale é a contraparte no lado direito da cardiopatia hipertensiva sistêmica; os distúrbios que afetam a estrutura ou a função pulmonar (p. ex., enfisema ou hipertensão

O Coração 361

pulmonar primária) podem causar hipertensão vascular pulmonar, resultando em hipertrofia, dilatação e/ou insuficiência ventricular direita. Não se pode esquecer que a causa mais comum de hipertensão venosa pulmonar é doença cardíaca esquerda.

- A *cor pulmonale aguda* com dilatação ventricular direita ocorre depois da embolização pulmonar maciça.
- A *cor pulmonale crônica* resulta da sobrecarga de pressão crônica no ventrículo direito (p. ex., CI ou doença pulmonar primária).

Cardiopatia Valvular (p. 573)

As causas de cardiopatia valvular cardíaca adquirida (em oposição à congênita, discutida previamente) são:

- Degeneração (p. ex., estenose aórtica calcificada, calcificação do anel mitral, PVP).
- Processos inflamatórios (p. ex., CR).
- Infecção (p. ex., EI).
- Alterações secundárias à doença miocárdica (p. ex., CI causando *regurgitação mitral isquêmica*).

As consequências clínicas dependem da válvula envolvida, do grau de comprometimento, se a lesão é estenótica (sobrecarga de pressão) ou regurgitante (sobrecarga de volume), do tempo do surgimento, de alterações compensatórias e de qualquer comorbidade.

Degeneração Valvar por Calcificação (p. 573)

Estenose Aórtica Calcificada (p. 573)

A estenose aórtica calcificada é uma lesão degenerativa comum, relacionada à idade (1% a 2% da população), que tipicamente se manifesta em indivíduos > 70 anos de idade. Embora "uso e desgaste" tenham sido citados como etiologia, dados novos implicam lesão crônica decorrente de hipertensão, hiperlipidemia e inflamação.

As VAB congênitas são observadas em cerca de 1% da população, porém são responsáveis por quase metade das estenoses de valva aórtica em adultos; a etiologia da VAB é desconhecida, embora as mutações de perda de função em NOTCH1 sejam descritas em algumas famílias. A estenose sintomática acontece mais cedo (50 a 60 anos) em pacientes com VAB. Não raro, anormalidades estruturais da parede aórtica produzindo dilatação ou dissecção acompanham a VAB, mesmo quando a valva é hemodinamicamente normal.

Morfologia (p. 574)

- A *esclerose* (fibrose valva) é o estágio inicial hemodinamicamente insignificante.
- Massas subendoteliais calcificadas, rígidas e nodulares na superfície da via de saída da valva impedem a mobilidade e o fluxo de saída da aorta.
- Nas valvas com três cúspides não há fusão das comissuras e o espessamento poupa as margens livres das cúspides; nas valvas bicúspides, há duas cúspides, em geral desiguais no tamanho, com a maior exibindo uma *rafe* na linha média, resultante da separação incompleta das comissuras; o padrão da esclerose e calcificação é comparável às valvas de três cúspides.
- A hipertrofia ventricular esquerda concêntrica é comum devido à sobrecarga crônica de pressão.

Aspectos Clínicos (p. 574)

A estenose valvular promove a hipertrofia miocárdica compensatória; a descompensação subsequente é anunciada por angina (redução da perfusão no miocárdio hipertrofiado), síncope (com aumento do risco de MCS) ou ICC; se não tratada, a taxa de mortalidade é de 50% em 2 a 5 anos. A substituição cirúrgica da valva aumenta a sobrevida.

Calcificação do Anel Mitral (p. 575)

A calcificação do anel mitral é consequência dos depósitos calcificados degenerativos e não inflamatórios, mais comumente em mulheres com mais de 60 anos de idade ou indivíduos com PVM (será visto mais adiante). Embora insignificante na maioria das vezes, a calcificação do anel pode causar:

- Regurgitação decorrente da fraca contração sistólica do anel da valva mitral.
- Estenose causada pela excursão inadequada de folheto sobre os depósitos volumosos.
- Impactação nas vias de condução, causando arritmias.
- Foco de EI, raramente.

Prolapso da Valva Mitral (Degeneração Mixomatosa da Valva Mitral) (p. 575)

No prolapso da valva mitral, um ou os dois folhetos da valva estão aumentados, redundantes, mixomatosos e frouxos; os folhetos sofrem prolapso para o átrio esquerdo durante a sístole. O PVM afeta 3% da população dos Estados Unidos, mulheres jovens (a razão entre homens e mulheres é de 7:1) com mais frequência. A etiologia é incerta; a alta frequência na síndrome de Marfan sugere síntese anormal de matriz extracelular potencialmente relacionada à desregulação na sinalização do fator transformador do crescimento (TGF)-β.

Morfologia (p. 575)

- Macroscopicamente, observa-se abaulamento e redundância das cúspides, com cordas tendíneas alongadas, enfraquecidas e eventualmente rompidas.
- Microscopicamente, a camada *fibrosa* (da qual depende a força do folheto) demonstra adelgaçamento e degeneração com expansão mixomatosa da camada *esponjosa*.
- As alterações secundárias incluem espessamento fibroso dos folhetos da valva nos pontos de contato e do endocárdio ventricular em locais de contato com os folhetos em prolapso, ocorrendo trombose atrial atrás das cúspides abauladas.

Aspectos Clínicos (p. 575)

Alguns pacientes também apresentam degeneração mixomatosa da valva pulmonar, tricúspide ou aórtica. O PVM é *geralmente assintomático* e descoberto pela ausculta de um clique mesossistólico; os casos mais graves também podem exibir regurgitação mitral. É importante ressaltar que 3% dos pacientes desenvolverão complicações secundárias à:

- EI.
- Insuficiência mitral resultando em ICC.
- Arritmias e/ou MCS.
- Embolização de trombos atriais ou dos folhetos.

Febre Reumática e Cardiopatia Reumática (p. 577)

A febre reumática (FR) é uma doença inflamatória aguda que, classicamente, acomete crianças após a infecção por estreptococo do grupo A (em geral, faringite). É atribuída a anticorpos antiestreptococos e/ou células T do hospedeiro, que fazem reação cruzada com antígenos cardíacos. As respostas da célula e do anticorpo, por sua vez, causam danos progressivos na valva com fibrose (CR). Em 65% a 70% dos casos, o envolvimento é somente mitral, com acometimentos aórtico e mitral combinados em 20% a 25%; as valvas tricúspide e pulmonar são afetadas com menos frequência. A CR é praticamente a única causa de estenose adquirida da valva mitral.

Morfologia *(p. 577; Fig. 12-7)*

- Fase aguda:

  - Os *corpúsculos de Aschoff* são patognomônicos de FR; consistem em focos miocárdicos, pericárdicos ou endocárdicos de necrose fibrinoide circundados por células inflamatórias mononucleares. Os macrófagos ativados nessas lesões (então chamadas células de Anitschkow) apresentam agregação ondular de cromatina característica, sendo designados como células "em forma de lagarta".
  - A valvulite inflamatória é caracterizada por pequenas vegetações fibrinosas (*verrugas*) ao longo das linhas de fechamento da valva.
  - Os focos inflamatórios são, por fim, substituídos por cicatriz.

- Fase crônica (ou curada):

  - Espessamento fibroso difuso dos folhetos valva, com fusão fibrosa das comissuras gerando estenoses em "boca de peixe" ou "casa de botão".
  - Cordas encurtadas, fundidas e espessadas.
  - A fibrose subendocárdica, muitas vezes no átrio esquerdo (talvez por conta de jatos valvulares de regurgitação), constitui *placas de MacCallum*.

Aspectos Clínicos *(p. 578)*

O diagnóstico de FR é baseado na história clínica e em uma constelação de achados (os então chamados *critérios de Jones*), que incluem *eritema marginado* (uma erupção cutânea), *coreia de Sydenham* (um distúrbio neurológico com movimentos rápidos, involuntários e sem propósito), *cardite* (envolvendo miocárdio, endocárdio ou pericárdio), *nódulos subcutâneos* e/ou *poliartrite migratória de grandes articulações*. A morte (mais frequentemente secundária à *miocardite*) é rara na FR aguda. De modo geral, a miocardite e a artrite são transitórias e se resolvem sem complicações; entretanto, o envolvimento valvular pode deformar e formar cicatriz na valva, causando disfunção permanente (CR) e subsequente ICC. A CR é mais provável quando o primeiro ataque ocorre no início da infância, é particularmente grave e quando há recorrência dos ataques. As alterações secundárias à estenose mitral são:

- Hipertrofia e aumento do átrio esquerdo, ocasionalmente com trombos murais.
- Fibrilação atrial secundária à dilatação atrial.
- ICC com alterações congestivas pulmonares crônicas.
- Aumento do risco de EI.

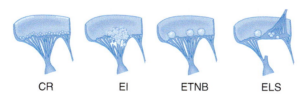

Figura 12-7 Comparação das quatro principais formas de endocardite vegetante. A fase da FR da CR caracteriza-se por pequenas vegetações verrucosas ao longo das linhas de fechamento dos folhetos das valvas. A EI é caracterizada por grandes massas irregulares nas cúspides das valvas, que podem se estender para as cordas. A ETNB tipicamente exibe uma ou múltiplas vegetações amolecidas, em geral fixadas na linha de fechamento. A endocardite de Libman-Sacks (ELS) apresenta vegetações de tamanho que varia de pequeno a médio em um ou nos dois lados dos folhetos das valvas.

Endocardite Infecciosa (p. 578)

EI é a infecção microbiana das valvas, produzindo vegetações friáveis compostas de organismos e fragmentos trombóticos, muitas vezes com dano da valva. Tradicionalmente, é classificada em forma aguda ou subaguda:

- A *EI aguda* é causada por organismos altamente virulentos (como *Staphylococcus aureus*), acometendo, em geral, uma valva previamente normal e produzindo infecções necrosantes, ulcerativas e invasivas. Do ponto de vista clínico, há rápido desenvolvimento de febre com calafrios, mal-estar e fraqueza. Vegetações maiores podem causar complicações embólicas.
- A *EI subaguda* é causada por organismos de virulência moderada a baixa (como *Streptococcus viridans*), que acometem uma valva anormal ou previamente lesionada; há menos destruição da valva do que na EI aguda. Esse padrão ocorre de maneira insidiosa com mal-estar não específico, febre baixa, perda de peso e síndromes similares a gripe. As vegetações tendem a ser pequenas, de forma que as complicações embólicas ocorrem com menos frequência. A doença tende a ter um curso longo mesmo sem tratamento e apresenta taxa de mortalidade menor que a EI aguda.

Patogênese (p. 579)

A EI é causada por organismos transmitidos pelo sangue, em geral bactérias, as quais derivam de infecções em outros locais no corpo, abuso de drogas intravenosas, procedimentos cirúrgicos ou dentários e de lesões triviais no intestino, trato urinário, orofaringe ou pele. Neutropenia e imunossupressão são condições que contribuem para a EI.

- Embora a endocardite possa acometer valvas normais, a infecção é mais provável nos casos de patologia prévia de valva (como CC [sobretudo *shunts* apertados e estenoses com correntes de jato], CR, PVM, estenoses calcificadas degenerativas, VABs ou valvas artificiais).
- A EI em pessoas que abusam de drogas intravenosas é mais comumente causada por *S. aureus*, que infecta uma valva normal; as valvas do lado direito são envolvidas com mais frequência do que as do lado esquerdo.
- Além do *S. viridans* (50% a 60% dos casos), os organismos de baixa virulência englobam os enterococos e o grupo HACEK de comensais orais (*Hemophilus, Actinobacillus, Cardiobacterium, Eikenella* e *Kingella*).
- A EI em próteses valvares é causada mais frequentemente por *Staphylococcus epidermidis*; os abscessos nos anéis da costura cirúrgica são uma característica comum.
- Em 10% das EI, nenhum organismo é identificado ("cultura negativa").

Morfologia (p. 579; Fig. 12-7)

- A EI aguda é tipicamente caracterizada por vegetações volumosas associadas à destruição da valva subjacente; a invasão do miocárdio adjacente ou da aorta pode produzir abscessos. É possível que ocorra embolização distal com infartos sépticos ou aneurismas micóticos.
- A EI subaguda demonstra vegetações menores com menos destruição valvular.

Aspectos Clínicos (p. 579)

- Dano valvular e do miocárdio de acordo com o descrito anteriormente.
- Complicações embólicas conforme descritas previamente.
- Lesão renal, incluindo infecção ou infarto embólico e glomerulonefrite mediada por complexo antígeno-anticorpo (com síndrome nefrótica, insuficiência renal ou ambos).
- Os critérios de Duke confirmam o diagnóstico (Tabela 12-5); as culturas sanguíneas são essenciais para o direcionamento da terapia.

O Coração · 365

TABELA 12-5	Critérios Diagnósticos de Endocardite Infecciosa*

Critérios Patológicos

Microrganismos demonstrados por cultura ou exame histológico em uma vegetação, êmbolo de uma vegetação ou abscesso intracardíaco
Confirmação histológica de endocardite ativa em vegetação ou abscesso intracardíaco

Critérios Clínicos

Maiores

Cultura(s) sanguínea(s) positiva(s) de um organismo característico ou persistentemente positivo para um organismo incomum
Identificação ecocardiográfica de uma massa ou abscesso relacionado à valva ou implante ou separação parcial de valva artificial
Nova regurgitação valvular

Menores

Lesão cardíaca predisponente ou uso de droga intravenosa
Febre
Lesões vasculares, incluindo petéquias arteriais, hemorragias subungueais, êmbolos, infartos sépticos, aneurisma micótico, hemorragia intracraniana, lesões de Janeway[†]
Fenômenos imunológicos, incluindo glomerulonefrite, nódulos de Osler[‡], manchas de Roth[§], fator reumatoide
Evidências microbiológicas, incluindo uma única cultura positiva para um organismo incomum
Achados ecocardiográficos consistentes com endocardite, porém não diagnóstico da doença, incluindo piora ou mudança de um sopro preexistente

---

*O diagnóstico por essas diretrizes, muitas vezes chamadas de Critérios de Duke, requer critérios clínicos ou patológicos; se os critérios clínicos forem usados, 2 maiores, 1 maior + 3 menores ou 5 critérios menores são necessários para o diagnóstico.
†As lesões de Janeway constituem pequenas máculas eritematosas ou hemorrágicas e insensíveis nas palmas e solas, sendo consequência de eventos embólicos sépticos.
‡Os nódulos de Osler são pequenos nódulos subcutâneos dolorosos que se desenvolvem na polpa digital, às vezes mais proximalmente nos dedos, que persistem por horas a alguns dias.
§As manchas de Roth são hemorragias ovais na retina com centros pálidos.
Modificado de Durack DT, Lukes AS, Bright DK: New criteria for diagnosis of infective endocarditis: utilization of specific echocardiographic findings. Am J Med 96:200, 1994 and Karchmer AW: Infective endocarditis. In Braunwald E, Zipes DP, Libby P (eds): Heart Disease. A Textbook of Cardiovascular Medicine, 6th ed. Philadelphia, PA: Saunders, 2001, p. 1.723.

Vegetações não infectadas (p. 580)

Endocardite Trombótica Não Bacteriana (p. 580; Fig. 12-7)

A *endocardite trombótica não bacteriana* (ETNB), também chamada de *endocardite marântica*, ocorre caracteristicamente em cenários de câncer (sobretudo adenocarcinoma) ou de doenças debilitantes prolongadas (como insuficiência renal e sepse crônica) com coagulação intravascular disseminada e outros estados de hipercoagulação.

- Pequenos trombos (1 a 5 milímetros) moles e estéreis de plaquetas e de fibrina encontram-se frouxamente aderidos aos folhetos da valva ao longo das linhas de fechamento, sem inflamação ou dano da valva importante.
- As vegetações podem embolizar sistemicamente.

Endocardite do Lúpus Eritematoso Sistêmico (Doença de Libman-Sacks) (p. 581; Fig. 12-7)

A endocardite do lúpus eritematoso sistêmico (doença de Libman-Sacks) ocorre nos casos de lúpus eritematoso sistêmico e síndrome antifosfolipídica, supostamente devido à deposição de complexo imune. Os achados incluem pequenas vegetações estéreis e fibrinosas nos *dois* lados dos folhetos valvulares, com inflamação e necrose fibrinoide

Patologia Sistêmica: Doenças dos Sistemas Orgânicos

associada. A consequência pode ser formação de cicatriz e deformação da valva, lembrando CR; pode haver necessidade de cirurgia.

Cardiopatia Carcinoide (p. 581)

Tumores carcinoides (Cap. 17) produzem produtos bioativos (como serotonina, calicreína, bradicininas, histamina, prostaglandinas e taquicininas P e K). A *síndrome carcinoide* é um distúrbio sistêmico marcado por vermelhidão, diarreia, dermatite e broncoconstrição, causado pelos mediadores liberados; *cardiopatia carcinoide* refere-se às manifestações cardíacas observadas em aproximadamente metade dos pacientes com síndrome carcinoide. O agente preciso responsável é incerto, embora se suponha que seja rapidamente metabolizado no pulmão e no fígado, pois as lesões cardíacas não ocorrem até que haja extensa disseminação metastática hepática e, mesmo assim, as lesões cardíacas no lado direito (valvular e endocárdicas) predominam.

Morfologia (p. 581)

- As lesões são caracterizadas por espessamento da íntima parecido com uma placa (composto de células musculares lisas e matriz extracelular associada) das valvas tricúspide e pulmonar, além da via de saída do ventrículo direito; as lesões no lado esquerdo são incomuns, exceto nos carcinoides pulmonares primários.
- As consequências valvulares típicas são insuficiência tricúspide e estenose pulmonar.
- Lesões similares são observadas com fármacos que exercem efeitos serotonérgicos (p. ex., metisergida, ergotamina, alguns medicamentos antiparkinsonianos e fenfluramina [parte da combinação fen-fen de supressores do apetite com a fentermina]).

Complicações das Valvas Artificiais (p. 582)

As valvas artificiais são mecânicas (rígidas, sintéticas) ou teciduais (valvas humanas criopreservadas ou de tecidos animais quimicamente fixados). Cerca de 60% dos receptores de valvas desenvolvem uma complicação importante relacionada à valva nos primeiros 10 anos da implantação cirúrgica.

- *Complicações tromboembólicas*; a obstrução por um trombo local ou a embolização distal são as principais complicações das valvas mecânicas; essa complicação requer anticoagulação de longo prazo, com riscos de AVC hemorrágico e outras complicações hemorrágicas.
- *EI*; a infecção no anel de fixação da valva muitas vezes produz abscessos anelares e regurgitação paravalvular.
- *Deterioração estrutural;* incomum nas valvas mecânicas, porém a calcificação valvular e as lacerações degenerativas muitas vezes causam insuficiência da valva bioprotética.
- *Obstrução* decorrente de crescimento tecidual excessivo, *hemólise* intravascular causada pelas altas forças de cisalhamento e *vazamento paravalvular* resultante da má cicatrização.

Miocardiopatias (p. 583)

Embora a disfunção do miocárdio possa ocorrer de maneira secundária a cardiopatias isquêmicas, valvulares e hipertensivas e também a outras doenças cardíacas, o termo *miocardiopatia* quer dizer disfunção cardíaca fundamental. As causas dessa doença miocárdica podem ser *primárias* (afetando o coração de maneira predominante) ou *secundárias* (parte de um distúrbio sistêmico maior), genéticas ou adquiridas; cada vez mais uma base genética é identificada para as miocardiopatias antes classificadas como idiopáticas.

- Infecções (p. ex., viral, bacteriana, fúngica, protozoária).
- Exposição a agentes tóxicos (como álcool, cobalto, agentes quimioterapêuticos).
- Distúrbios metabólicos (como hipertireoidismo, deficiência nutricional).

- Anormalidades genéticas nos miócitos cardíacos (p. ex., distúrbios de armazenamento, distrofias musculares).
- Lesões infiltrativas (como sarcoidose, carcinoma, fibrose induzida por radiação).
- Imunológica (como miocardite autoimune, rejeição).

A miocardiopatia é dividida em três padrões fisiopatológicos e funcionais principais: *dilatada, hipertrófica* e *restritiva* (Fig. 12-8 e Tabela 12-6). A MCD é a mais comum (90% dos casos) e a miocardiopatia restritiva é a menos frequente; cada padrão possui um espectro de gravidade e os aspectos clínicos podem se sobrepor.

Miocardiopatia Dilatada (p. 585)

A MCD caracteriza-se por hipertrofia e dilatação gradual das quatro câmaras; há disfunção sistólica com hipocontração. Tipicamente, apresenta forma de ICC progressiva e indolor, com mortalidade anual em fase terminal de 10% a 50%. Embora não raro a etiologia seja desconhecida (*MCD idiopática*), determinados mecanismos patológicos podem contribuir (Fig. 12-9).

- *Influências genéticas*: 20% a 50% das MCD são familiares; a herança autossômica dominante é mais comum. Com frequência, anormalidades genéticas conhecidas envolvem proteínas citoesqueléticas (como distrofina na miocardiopatia relacionada ao X [distrofia muscular de Duchenne e Becker]). Outras envolvem mutações de

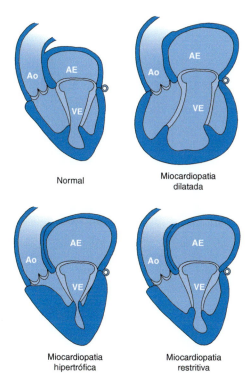

Figura 12-8 Os três principais padrões morfológicos de miocardiopatia. A MCD leva principalmente à disfunção sistólica, enquanto as miocardiopatias restritivas e hipertróficas resultam em disfunção diastólica. Observe as alterações nas espessuras das paredes e/ou dimensões luminais atriais e/ou ventriculares. *Ao,* aorta; *AE,* átrio esquerdo; *VE,* ventrículo esquerdo.

TABELA 12-6   Miocardiopatia e Disfunção Indireta do Miocárdio: Causas e Padrões Funcionais

Padrão Funcional	Fração de Ejeção Ventricular Esquerda*	Mecanismos de Insuficiência Cardíaca	Causas	Disfunção Indireta do Miocárdio (Não Miocardiopatia)
Dilatada	< 40%	Comprometimento da contratilidade (disfunção sistólica)	Idiopática; álcool; periparto; genética; miocardite; hemocromatose; anemia crônica; doxorrubicina (adriamicina); sarcoidose	CI; cardiopatia valvular; cardiopatia hipertensiva; CC
Hipertrófica	50% - 80%	Comprometimento da complacência (disfunção diastólica)	Genética; ataxia de Friedreich; doenças do armazenamento; bebês de mães diabéticas	Cardiopatia hipertensiva; estenose aórtica
Restritiva	45% - 90%	Comprometimento da complacência (disfunção diastólica)	Idiopática; amiloidose; fibrose induzida por radiação	Constrição pericárdica

*Normal, aproximadamente 50% a 65%.

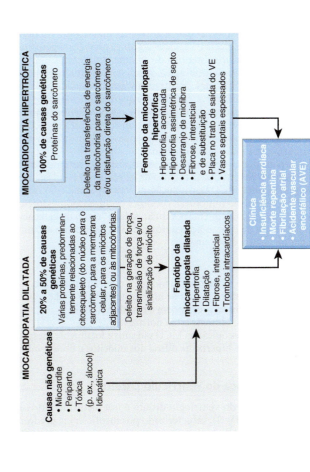

Figura 12-9 Causas e consequências da MCD e MCH. Algumas MCD e praticamente todas as MCH têm origem genética. As causas genéticas de MCD envolvem mutações em qualquer gene de uma ampla gama de genes. Estes codificam proteínas predominantemente do citoesqueleto, mas também do sarcômero, mitocôndria e envelope nuclear. Em contraste, todos os genes que sofreram mutação que causam MCH codificam proteínas do sarcômero. Embora essas duas formas de miocardiopatia difiram fortemente do ponto de vista subcelular e dos fenótipos morfológicos, compartilham um conjunto comum de complicações clínicas. *VE*, ventrículo esquerdo.

enzimas envolvidas na β-oxidação de ácidos graxos ou deleções de genes mitocondriais, causando fosforilação oxidativa anormal.

- *Miocardite* (discussão posterior): mesmo depois da resolução da infecção, a lesão relacionada à miocardite pode progredir para MCD.
- *Álcool e outras toxinas*: a MCD pode ser causada pela toxicidade direta do álcool ou de algum metabólito (especialmente acetaldeído). Nenhuma característica morfológica distingue o dano cardíaco induzido pelo álcool da deficiência nutricional associada ao álcool (como tiamina inadequada) da MCD idiopática. Inibidores da tirosina quinase e doxorrubicina, usados em quimioterapia, também podem produzir MCD, assim como o cobalto e – idiossincraticamente – substâncias como lítio, fenotiazinas e cloroquina.
- A *miocardiopatia periparto* é uma MCD que se apresenta meses antes ou depois do parto. Embora o mecanismo seja incerto, a associação com a gravidez sugere um papel potencial para hipertensão crônica, sobrecarga de volume, deficiências nutricionais, transtorno metabólico e resposta imunológica. A miocardiopatia periparto pode também resultar de um desequilíbrio angiogênico microvascular causado por proteínas antiangiogênicas derivadas da placenta, o que leva à isquemia funcional.
- A *sobrecarga de ferro* pode causar MCD; o excesso de ferro pode ser secundário à hemocromatose hereditária (Cap. 18) ou a múltiplas transfusões; atribui-se a lesão do miocárdio à interferência nos sistemas de enzimas dependentes de metal ou à produção mediada por ferro de espécies reativas de oxigênio.
- O *estresse suprafisiológico* (p. ex., decorrente de taquicardia persistente ou hipertireoidismo) pode progredir para MCD. O excesso de catecolaminas (p. ex., devido a feocromocitomas) pode causar MCD por indução do vasoespasmo, com necrose da banda de contração do miocárdio multifocal; cocaína e agentes vasopressores, como dopamina, podem ocasionar consequências similares. Esse "efeito da catecolamina" também ocorre em cenário de estimulação autônoma intensa (como secundária a lesões intracranianas ou coação emocional).

Morfologia (p. 587)

- Macroscopicamente, o coração é flácido e demonstra cardiomegalia (até 900g); a espessura da parede pode não refletir o grau de hipertrofia devido à dilatação.
- Estase e função contrátil inadequada predispõem a trombos murais.
- As valvas e artérias coronárias geralmente estão normais.
- Muitas vezes, as alterações microscópicas na MCD são sutis e totalmente inespecíficas; com mais frequência, observa-se hipertrofia difusa dos miócitos e fibrose intersticial variável.

Miocardiopatia Arritmogênica do Ventrículo Direito (p. 588)

A miocardiopatia arritmogênica do ventrículo direito é um distúrbio autossômico dominante (com penetrância variável), caracterizado por insuficiência predominante do lado direito e arritmia. O defeito é mais comumente causado por moléculas de adesão defeituosas nos desmossomas. Do ponto de vista morfológico, a parede ventricular direita encontra-se gravemente adelgaçada, com perda de miócitos e profunda infiltração gordurosa. A morte ocorre de maneira secundária à ICC progressiva ou por arritmias fatais.

Miocardiopatia Hipertrófica (p. 588)

A MCH é uma cardiopatia genética comum (um em cada 500 indivíduos da população, em geral), clinicamente heterogênea e caracterizada por corações pesados, musculares, *hipercontráteis* e pouco complacentes, com baixo relaxamento diastólico; em um terço dos casos também há obstrução do fluxo de saída ventricular.

Patogênese *(p. 588)*

- A MCH é causada por mutações em proteínas do sarcômero (mutações na β-miosina de cadeia pesada são as mais comuns); a maioria é de mutações autossômicas dominantes com penetrância variável.
- O prognóstico varia muito, dependendo das mutações específicas.
- A sequência patogênica desde as mutações específicas às manifestações da doença não é conhecida (Fig. 12-9). Diferentes mutações no mesmo gene podem dar origem à MCD ou MCH.

Morfologia *(p. 589)*

- Classicamente, há espessamento desproporcional do septo interventricular (hipertrofia septal assimétrica), embora 10% apresente hipertrofia concêntrica.
- A cavidade ventricular esquerda encontra-se comprimida em uma *configuração similar a uma banana* devido ao aumento assimétrico do septo.
- O espessamento septal na altura da valva mitral compromete o trato de saída sistólico do ventrículo esquerdo pelo contato do folheto mitral anterior com o septo (*movimento sistólico anterior*); isso causa *miocardiopatia obstrutiva hipertrófica*, constatada por uma placa fibrosa no septo.
- *Microscopicamente,* há hipertrofia acentuada das miofibras, classicamente com desarranjo muito confuso dos miócitos, acompanhado por desorganização do miofilamento no interior das células musculares, mais proeminente no septo interventricular. Há, também, fibrose de substituição e intersticial.

Aspectos Clínicos *(p. 589)*

A principal característica é a redução do volume sistólico decorrente da combinação do enchimento diastólico prejudicado e obstrução da via de saída do ventrículo esquerdo.

- Devido ao aumento das pressões ventriculares, é comum observar hipertrofia maciça dos miócitos, diminuição do volume sistólico, arteríolas intramiocárdicas anormais e isquemia miocárdica focal.
- A MCH pode ser totalmente assintomática. Em geral, os sintomas manifestam-se em adultos jovens na forma de dispneia, angina e/ou pré-síncope.
- O curso clínico pode variar muito; as principais complicações são fibrilação atrial com trombo mural e embolização, EI, ICC e MCS. De fato, a MCH é uma das causas mais usuais de morte repentina sem explicação em atletas jovens.

Miocardiopatia Restritiva *(p. 589)*

Relativamente rara e com etiologias múltiplas, a miocardiopatia restritiva caracteriza-se pela restrição do enchimento ventricular, que acarreta a redução do débito cardíaco. Na maioria das vezes, não existem problemas na função contrátil. O tamanho do ventrículo é normal, embora tipicamente haja dilatação biatrial. Em geral, há presença de fibrose miocárdica intersticial não específica, porém a biópsia revela etiologia específica com frequência. As causas incluem:

- A *fibrose endomiocárdica* é uma doença que acomete principalmente adultos jovens e crianças africanas; a causa é desconhecida. Caracteriza-se por densa fibrose subendocárdica ventricular, que se estende do ápice para cima, muitas vezes com organização sobreposta de trombo mural. A fisiologia restritiva resulta em redução do volume da câmara ventricular e fibrose endocárdica.
- A *endomiocardite de Loeffler* é similar à fibrose endomiocárdica do ponto de vista morfológico, porém é classicamente associada à eosinofilia periférica e infiltração eosinofílica de múltiplos órgãos (sobretudo o coração). É provável que as altera-

372 Patologia Sistêmica: Doenças dos Sistemas Orgânicos

ções cardíacas sejam decorrentes dos produtos tóxicos dos eosinófilos e o curso pode ser rapidamente fatal. Um subgrupo desses pacientes apresenta distúrbio mieloproliferativo com eosinofilia, associado a rearranjos cromossômicos de genes receptores de PDGF; os inibidores da quinase são eficazes na indução da remissão hematológica.

- A *fibroelastose endocárdica* é um distúrbio incomum, de etiologia obscura (e possivelmente o ponto final de diferentes lesões), caracterizado por espessamento *fibroelástico* focal a difuso do endocárdio, com ventrículo esquerdo maior que o direito. Ocorre em todas as idades, porém é mais comum em pacientes ≤2 anos. Dois terços dos casos revelam presença de CC.

Miocardite (p. 590)

Etiologias infecciosas e respostas autoimunes primárias ocultam a miocardite.

- O espectro clínico é amplo, variando desde totalmente assintomático a início repentino de arritmia, ICC ou MCS; a maioria dos pacientes se recupera rápido e sem sequelas, embora MCD possa se desenvolver (discussão anterior).
- A maior parte dos casos nos Estados Unidos tem origem viral (p. ex., vírus coxsackie A e B, echovírus). O envolvimento cardíaco acontece em um período que varia de dias a semanas após a infecção viral primária; o acometimento cardíaco pode ser decorrente de uma infecção direta ou secundária à reatividade cruzada imunológica entre patógeno e miocárdio.
- O *Trypanosoma cruzi* (organismo causador da *doença de Chagas*) produz miocardite na maioria dos indivíduos infectados, sendo que 10% morre de forma aguda e os outros progridem para insuficiência cardíaca ao longo de 10 a 20 anos.
- A toxina liberada pela *Corynebacterium diptheriae* é responsável pela lesão miocárdica na difteria.
- A miocardite se desenvolve em 5% dos pacientes com doença de Lyme (*Borrelia burgdorferi*). A miocardite de Lyme é normalmente leve e reversível, porém, às vezes, requer marca-passo temporário para bloqueio AV.
- A miocardite dos portadores da síndrome da imunodeficiência adquirida (AIDS) resulta da inflamação e do dano sem agente etiológico claro ou causados diretamente pelo *vírus da imunodeficiência humana* (HIV) ou alguns outros patógenos oportunistas.
- A miocardite não infecciosa pode ser imunomediada (p. ex., associada a FR, lúpus eritematoso sistêmico e alergias a medicamentos).
- Em alguns casos, a causa é desconhecida (como sarcoidose, miocardite de células gigantes) ou o microrganismo não é identificável.

Morfologia (p. 591)

As manifestações macroscópicas incluem um coração flácido, muitas vezes com dilatação das quatro câmaras e mosqueamento hemorrágico focal.

- Trombos murais podem se formar nas câmaras dilatadas.
- Em geral, o endocárdio e as valvas não são afetados.
- O remodelamento de longo prazo pode levar à dilatação ou hipertrofia.

Microscopicamente, há infiltrado inflamatório miocárdico com necrose ou degeneração de miócitos associada. Algumas vezes, as lesões são focais (e podem passar despercebidas na biópsia rotineira do endomiocárdio). As lesões inflamatórias tipicamente se resolvem em dias ou semanas, não deixando resíduos nem fibrose de substituição ou intersticial variável.

- Na *doença de Chagas*, os tripanossomas parasitam os miócitos e produzem inflamação aguda e crônica, incluindo eosinófilos.
- A *miocardite de hipersensibilidade* é caracterizada por infiltrados eosinofílicos e mononucleares perivasculares; essa variante é, muitas vezes, induzida por drogas terapêuticas.

O Coração 373

- Na *miocardite de células gigantes* há necrose de miócitos focal a ocasionalmente extensiva, associada a células gigantes multinucleadas. O prognóstico dessa variante da miocardite é ruim.

Outras Causas de Doença Miocárdica (p. 591)

A *amiloidose* consiste em depósitos de proteína hialina perivascular/intersticial ou nodular focal; a natureza amiloide da proteína é confirmada pela coloração vermelho Congo, exibindo birrefringência verde-maçã característica à luz polarizada. O amiloide cardíaco pode ser secundário à amiloidose sistêmica (Cap. 6) ou isolado (como *amiloidose cardíaca senil*, decorrente da deposição de transtirretina [uma proteína sérica normal envolvida no *trans*porte de *ti*roxina e *ret*inol]). Formas mutantes da transtirretina (mais comum em afro-americanos) podem acelerar a amiloidose cardíaca e sistêmica. A amiloide atrial isolada (de importância clínica incerta) é consequência da deposição de peptídeo natriurético atrial. O acúmulo de amiloide tipicamente produz uma fisiologia restritiva, embora possa ser observado o desenvolvimento de MCD, arritmias ou sintomas de ICC que mimetizam CI.

Doença Pericárdica (p. 593)

Em geral, a doença do pericárdio é secundária a doenças das estruturas adjacentes ou faz parte de um distúrbio sistêmico; a doença isolada não é comum.

Derrame Pericárdico e Hemopericárdio (p. 593)

O saco pericárdico normal contém de 30 a 50 mL de líquido seroso e *não inflamatório*. O acúmulo lento de líquido (como derrames serosos) pode ser bem tolerado, resultando em coleções crônicas superiores a 500 mL; o acúmulo rápido de líquidos (como nos casos de hemorragia) pode causar *tamponamento* fatal com 200 mL.

Pericardite (p. 593)

Em geral, a pericardite é secundária a distúrbios que envolvem o coração ou as estruturas do mediastino (p. ex., depois de IM, cirurgia, trauma, radiação, tumores, infecções); também pode ser decorrente de anormalidades sistêmicas (como uremia e doenças autoimunes). A pericardite aguda primária tem origem basicamente viral. A pericardite crônica também se desenvolve de maneira secundária à tuberculose e infecções fúngicas.

Pericardite Aguda (p. 593)

- *Pericardite serosa*: embora a etiologia seja, com frequência, desconhecida, caracteristicamente não é bacteriana (p. ex., FR, lúpus eritematoso sistêmico, tumores, uremia e infecções virais primárias). Do ponto de vista microscópico, observa-se escasso infiltrado inflamatório agudo e crônico limitada do pericárdio (em especial, linfócitos).
- *Pericardite fibrinosa e serofibrinosa*: são as formas mais comuns de pericardite, apresentando-se com líquido seroso misturado a um exsudato fibrinoso; classicamente, os pacientes exibem um alto atrito pericárdico, dor e febre. As causas englobam IM agudo, síndrome pós-infarto (*Dressler*), cirurgia cardíaca, uremia, irradiação, FR, LES e trauma. Os exsudatos podem ser completamente resolvidos ou se organizarem, deixando aderências fibrosas.
- *Pericardite purulenta (supurativa)*: normalmente significa infecção bacteriana, fúngica ou parasitária, que alcança o pericárdio por extensão direta, disseminação hematogênica ou linfática ou durante cardiotomia. Em geral, a pericardite purulenta é composta por 400 a 500 mL de pus líquido a cremoso, com inflamação acentuada e superfícies serosas eritematosas e granulares. Manifesta-se com febres elevadas, rigores e atrito pericárdico. Além disso, pode se organizar para produzir *mediastinopericardite* ou *pericardite constritiva* (ver discussão posterior).

Patologia Sistêmica: Doenças dos Sistemas Orgânicos

- *Pericardite hemorrágica:* refere-se a um exsudato de sangue misturado com derrame fibrinoso a supurativo. Mais comumente, acompanha cirurgia cardíaca ou é associada à tuberculose ou malignidade.
- *Pericardite caseosa:* decorrente de tuberculose (tipicamente por extensão direta dos linfonodos vizinhos) ou, com menos frequência, de infecção micótica. Esse padrão é o antecedente mais usual de pericardite constritiva fibrocalcificada.

Pericardite Crônica ou Cicatrizada (p. 594)

A cicatrização de lesões agudas pode ocasionar a resolução ou produzir fibrose pericárdica, a qual varia desde uma espessa placa epicárdica perolada não aderente ("placa do soldado"), passando por finas e delicadas aderências à fibrose maciça.

- A *mediastinopericardite adesiva* oblitera o saco pericárdico e a camada parietal está fixada ao tecido mediastinal. Dessa maneira, o coração se contrai contra todas as estruturas fixadas circunjacentes, ocorrendo subsequente hipertrofia e dilatação.
- A *pericardite constritiva* é marcada por obliteração fibrosa espessa (até 1 centímetro) e densa, muitas vezes com calcificação do saco pericárdico, que envolve o coração, limitando a expansão diastólica e restringindo o débito cardíaco.

Cardiopatia Associada a Distúrbios Reumatológicos (p. 594)

A artrite reumatoide acomete o coração em 20% a 40% dos casos crônicos graves. A pericardite fibrinosa é mais comum; pode se organizar para formar aderências densas, fibrosas e potencialmente restritivas. Com menos frequência, nódulos reumatoides granulomatosos envolvem o miocárdio, o endocárdio, a raiz aórtica ou valvas, onde são particularmente danosos. A valvulite reumatoide pode produzir alterações similares às observadas na CR.

Tumores do Coração (p. 595)

As metástases cardíacas ocorrem com *muito* mais frequência que os tumores cardíacos primários; essas podem envolver o pericárdio (com ou sem derrames) ou penetrar no miocárdio.

Tumores Cardíacos Primários (p. 595)

- *Os mixomas são os tumores cardíacos primários mais comuns em adultos.* Em geral, são isolados e 90% deles têm origem no átrio esquerdo na região da fossa oval. Cerca de 10% dos pacientes com mixomas apresenta *síndrome de Carney* autossômica dominante, com mixomas cardíacos e extracardíacos, lesões de pele pigmentadas e hiperatividade endócrina.
  - *Macroscopicamente,* os mixomas apresentam tamanho de um a > 10 centímetros; são massas sésseis ou pedunculadas, que variam de globular e rígida à papilar e mixoide. Podem causar sintomas por obstrução física, trauma nas valvas AV ou embolização periférica.
  - *Microscopicamente* são compostos por células multipotenciais do mixoma mesenquimal em forma de estrela, encrustadas em uma matriz de mucopolissacarídeo ácido, com estruturas similares a glândulas e vasos.
- *Lipomas* são acúmulos benignos bem circunscritos de tecido adiposo, mais comumente no ventrículo esquerdo, átrio direito ou septo. Os sintomas dependem da localização e do acometimento da função da valva ou das vias de condução.
- *Fibroelastomas papilares* são lesões similares a uma anêmona-do-mar, com filamentos de centímetros de comprimento, que irradiam para fora de um núcleo central; são

caracteristicamente encontrados nas valvas e podem causar êmbolos, porém, em geral, são achados acidentais na autópsia. A microscopia dos filamentos revela um núcleo de tecido conjuntivo mixoide com fibras elásticas concêntricas, todos cobertos por endotélio.

- Os *rabdomiomas* constituem o tumor cardíaco primário mais comum em crianças; podem causar obstrução do trato de saída e valvular. Cerca da metade dos casos está associada à esclerose tuberosa (o restante são mutações espontâneas), causada por defeitos nos genes supressores de tumor *TSC1* e *TSC2*. Microscopicamente, são compostos por grandes células redondas ou poligonais ricas em glicogênio e contendo miofibrilas. A fixação e o processamento histológico deixam faixas de citoplasma características, que se estendem do núcleo central à membrana plasmática, formando as chamadas *células em forma de aranha*.
- *Angiossarcomas* e *rabdomiossarcomas* são neoplasias malignas que se assemelham às suas contrapartes em outras localidades.

Efeitos Cardíacos das Neoplasias Não Cardíacas (p. 596)

O coração também pode ser *indiretamente* afetado por tumores em outros locais.

- Metástases ou extensão direta; 5% dos pacientes que morrem de malignidade revelam envolvimento cardíaco.
- Estados de hipercoagulação que levam à ETNB.
- Doença cardíaca carcinoide.
- Amiloidose associada a mieloma.
- Cardiopatia associada à feocromocitomas (catecolamina).
- Efeitos da terapia tumoral (p. ex., radiação ou agentes cardiotóxicos).

Transplante Cardíaco (p. 596)

O transplante cardíaco (cerca de 3.000 casos anuais no mundo todo) é realizado mais comumente nos casos de MCD e CI. A taxa de sobrevida de 1 ano é de 90% e as taxas de sobrevida de 5 anos ≥ 60%. A rejeição do aloenxerto é caracterizada por inflamação linfocítica intersticial, com dano miocítico associado semelhante à miocardite; a rejeição severa é acompanhada por edema intersticial e lesão vascular, levando à necrose de miócitos. A rejeição mediada por anticorpos resulta da produção de anticorpos doador-específicos direcionados contra as proteínas do complexo principal de histocompatibilidade, que promovem a ativação do complemento e o recrutamento de células com receptor de Fc. Atualmente a principal limitação do transplante cardíaco é a proliferação progressiva e difusa da íntima das artérias coronárias (*arteriosclerose do enxerto*), a qual acarreta isquemia miocárdica; 50% dos pacientes apresentarão doença importante por volta do quinto ano do transplante. Outras complicações nos receptores de transplante imunossuprimidos incluem infecções oportunistas e malignidades, sobretudo linfomas de células B (devido ao vírus Epstein-Barr).

13 Doenças de Leucócitos, Linfonodos, Baço e Timo

Desenvolvimento e Manutenção de Tecidos Hematopoiéticos (p. 599)

- O sistema hematopoiético é tradicionalmente (mas de forma um tanto artificial) dividido em *tecidos mieloides*, que incluem a medula óssea e as células dela derivadas– eritrócitos, plaquetas, granulócitos e monócitos–, e *tecidos linfoides*, que consistem em timo, linfonodos e baço.
- Os elementos sanguíneos formados têm uma origem comum nas *células-tronco hematopoiéticas* (CTHs); as características das CTHs são sua *pluripotência* (capacidade que uma célula tem de produzir todas as linhagens) e *capacidade de autorrenovação.*
- As CTHs dão origem a vários tipos de células progenitoras iniciais com uma diferenciação restrita potencial – essencialmente produzindo células mieloides ou linfoides. Essas progenitoras iniciais, por sua vez, dão "à luz" a progenitoras, que são mais compelidas à diferenciação, juntamente com determinadas linhagens. Algumas dessas células são referidas como *unidades formadoras de colônias* (UFCs) (Fig. 13-1).
- As divisões autorrenovadoras das CTHs ocorrem em nichos especializados da medula, onde as células estromais e os fatores secretados mantêm o meio apropriado. Sob condições de estresse, outros tecidos (p. ex., fígado e baço) podem proporcionar o ambiente de nicho necessário, levando à *hematopoiese extramedular.*
- As respostas da medula às necessidades fisiológicas são reguladas por fatores de crescimento hematopoiéticos específicos de linhagem, que agem nas células progenitoras comprometidas. Alguns fatores de crescimento (p. ex., fator de célula-tronco) podem agir em progenitoras multipotentes comprometidas muito precocemente, enquanto outros (p. ex., eritropoietina, *fator estimulador de colônias de granulócitos-macrófagos* [GM-CSF]) agem nas progenitoras comprometidas com potencial mais restrito. Os circuitos de *feedback* mediados pela produção de fator de crescimento mantêm os números de elementos sanguíneos formados dentro das variações apropriadas (Tabela 13-1).
- Tumores de origem hematopoiética são tipicamente associados a mutações que bloqueiam a maturação da célula progenitora ou anulam sua dependência dos fatores de crescimento.

Distúrbios dos Leucócitos (p. 602)

Os distúrbios dos leucócitos são amplamente classificados como deficiência (*leucopenia*) ou proliferação (*leucocitose*); a última pode ser reativa ou neoplásica.

Doenças de Leucócitos, Linfonodos, Baço e Timo

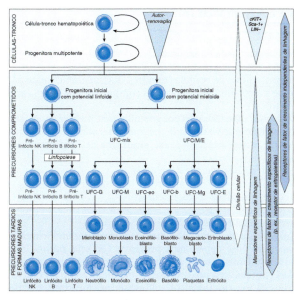

Figura 13-1 Diferenciação de células sanguíneas. Negativa para marcadores específicos de linhagem.

TABELA 13-1 Variações de Referência para Células Sanguíneas*

Tipo Celular	
Leucócitos ($\times 10^3/\mu L$)	4,8-10,8
Granulócitos (%)	40-70
Neutrófilos ($\times 10^3/\mu L$)	1,4-6,5
Linfócitos ($\times 10^3/\mu L$)	1,2-3,4
Monócitos ($\times 10^3/\mu L$)	0,1-0,6
Eosinófilos ($\times 10^3/\mu L$)	0-0,5
Basófilos ($\times 10^3/\mu L$)	0-0,2
Eritrócitos ($\times 10^6/\mu L$)	4,3-5, homens; 3,5-5, mulheres
Plaquetas ($\times 10^3/\mu L$)	150-450

*As variações de referência diferem entre os laboratórios. Devem-se sempre usar as variações de referência do laboratório que fornece o resultado.

Leucopenia (p. 602)

A leucopenia pode refletir números diminuídos de quaisquer tipos específicos de leucócito, envolvendo, com mais frequência, neutrófilos (*neutropenia*, granulocitopenia). A *linfopenia* é menos comum; além das doenças congênitas da imunodeficiência, pode ocorrer com o *vírus da imunodeficiência humana* (HIV) ou outras infecções virais, glicocorticoide ou terapia com medicação citotóxica, distúrbios autoimunes ou desnutrição.

Neutropenia e Agranulocitose (p. 602)

Patogênese (p. 602)

- Granulopoiese inadequada ou ineficaz.
  - Supressão de CTH, como na anemia aplástica (Cap. 14).
  - Distúrbios infiltrativos da medula (tumores, doença granulomatosa).
  - Supressão de precursores granulocíticos comprometidos (p. ex., após exposição a medicamento).
  - Estados de doença caracterizados por granulopoiese ineficaz (p. ex., anemias megaloblásticas [deficiência de vitamina B_{12}] e *síndromes mielodisplásicas* [SMDs]).
  - Condições raras hereditárias (p. ex., síndrome de Kostmann) prejudicando a diferenciação.
- Remoção ou destruição acelerada de neutrófilos.
  - Lesão neutrofílica causada por distúrbios imunológicos (p. ex., lúpus eritematoso sistêmico) ou exposições a medicamentos.
  - Sequestro esplênico.
  - Uso periférico aumentado em infecções devastadoras.
- A *toxicidade medicamentosa* é a causa mais comum de agranulocitose. Alguns agentes atuam de maneira dose-dependente previsível (ou seja, muitos quimioterápicos, como agentes alquilantes e antimetabólitos), outros agem de maneira *idiossincrática e imprevisível* em relação a polimorfismos metabólicos ou ao desenvolvimento de autoanticorpos (p. ex., cloranfenicol, sulfonamidas, clorpromazina, tiouracil e fenilbutazona).

Morfologia (p. 603)

As alterações anatômicas da medula dependem da causa de base. A *hipocelularidade* ocorre com os agentes que suprimem o crescimento e a sobrevivência das células progenitoras de granulócitos; estas podem ser específicas do granulócito ou potencialmente afetar os progenitores eritroides e megacariocíticos, levando a pancitopenia e anemia aplástica (medula vazia). A *hipercelularidade* ocorre em condições com granulopoiese ineficaz (SMDs) ou quando há maior destruição periférica de neutrófilos.

Características Clínicas (p. 603)

Sintomas e sinais relacionam-se com infecções intercorrentes e incluem mal-estar, calafrios e febre, geralmente com fraqueza acentuada e fatigabilidade. As infecções sérias são mais prováveis quando a contagem de neutrófilos é ≤ 500 células/mm^3. Lesões necrotizantes ulcerativas da gengiva, mucosa bucal ou faringe são características. Infecções bacterianas ou fúngicas invasivas graves, potencialmente fatais, podem ocorrer nos pulmões, rins ou trato urinário; os pacientes neutropênicos estão em alto risco de infecções profundas por *Candida* ou *Aspergillus*.

Geralmente, as infecções são fulminantes; os pacientes neutropênicos, portanto, são tratados com antibióticos de amplo espectro ao primeiro sinal de infecção. A terapia com fator estimulador de colônia de granulócitos diminui a duração e a gravidade do nível mais baixo de neutrófilos causado por quimioterápicos.

Proliferações Reativas de Leucócitos e Linfonodos (p. 603)

Leucocitose (p. 603)

A leucocitose ocorre geralmente em uma variedade de estados inflamatórios (Tabela 13-2). A contagem de leucócitos periféricos decorre: (1) do tamanho dos *pools* de precursores na medula, circulação e tecidos periféricos; (2) da taxa de liberação de precursor; (3) da proporção de células aderidas à parede celular; e (4) da taxa de extravasamento nos

TABELA 13-2 Causas de Leucocitose

Tipo de Leucocitose	Causas
Leucocitose neutrofílica	Infecções bacterianas agudas, especialmente aquelas causadas por organismos piogênicos; inflamação estéril causada por, p. ex., necrose tecidual (infarto do miocárdio, queimaduras)
Leucocitose eosinofílica (eosinofilia)	Distúrbios alérgicos como asma, febre do feno, infestações parasitárias; reações medicamentosas; certas malignidades (p. ex., LH e alguns LNH); distúrbios autoimunes (p. ex., pênfigo, dermatite herpetiforme) e algumas vasculites; doença ateroembólica (transitória)
Leucocitose basofílica (basofilia)	Rara, geralmente indicativa de uma doença mieloproliferativa (p. ex., LMC)
Monocitose	Infecções crônicas (p. ex., tuberculose), endocardite bacteriana, rickettsiose e malária; distúrbios autoimunes (p. ex., lúpus eritematoso sistêmico); doenças intestinais inflamatórias (p. ex., colite ulcerativa)
Linfocitose	Acompanha a monocitose em muitos distúrbios associados à estimulação imunológica crônica (p. ex., tuberculose, brucelose); infecções virais (p. ex., hepatite A, citomegalovírus, EBV); infecção por *B. pertussis*

tecidos. A infecção é a principal força impulsionadora para a leucocitose; citocinas inflamatórias não apenas expandem a saída da medula, mas também aumentam a proliferação e diferenciação de precursores comprometidos. Os fatores de crescimento, preferencialmente, podem estimular linhagens selecionadas ou, de forma mais ampla, induzir a várias linhagens diferentes de leucócitos.

- A *leucocitose polimorfonuclear* acompanha a inflamação aguda associada a infecção ou necrose tecidual. Sepse ou graves distúrbios inflamatórios fazem que os neutrófilos desenvolvam *granulações tóxicas* (grânulos citoplasmáticos escuros, grosseiros) e/ou *corpúsculos de Döhle* (retículo endoplasmático azul-claro, dilatado).
- A *leucocitose eosinofílica* (eosinofilia) pode ocorrer com distúrbios alérgicos, infestações parasitárias, reações medicamentosas, linfomas e algumas vasculites.
- A *leucocitose basofílica* (basofilia) é rara e sugere uma doença mieloproliferativa de base (p. ex., leucemia mieloide crônica [LMC]).
- A *monocitose* ocorre nas infecções crônicas (p. ex., tuberculose, endocardite bacteriana e malária), doenças vasculares do colágeno (p. ex., lúpus eritematoso sistêmico) e doenças intestinais inflamatórias (p. ex., colite ulcerativa).
- A *linfocitose* acompanha a monocitose em muitos distúrbios associados à estimulação imunológica crônica (p. ex., tuberculose, brucelose), infecções virais (p. ex., hepatite A, citomegalovírus, vírus Epstein-Barr [EBV]) e infecções por *Bordetella pertussis*.
- Nas infecções virais agudas da infância, linfócitos atípicos podem aparecer no sangue ou na medula óssea e simular uma neoplasia linfoide. Em outras ocasiões, particularmente nas infecções graves, podem surgir abundantes granulócitos imaturos no sangue e simular leucemia mieloide (a chamada *reação leucemoide*).

Linfadenite (p. 604)

A ativação das células imunes residentes nos linfonodos e baço leva a alterações morfológicas na arquitetura linfoide. Depois da estimulação antigênica, os folículos primários aumentam e se transformam em *centros germinativos*, estruturas altamente dinâmicas em que os linfócitos (ou células) B desenvolvem a capacidade de produzir

Patologia Sistêmica: Doenças dos Sistemas Orgânicos

anticorpos de alta afinidade; linfócitos (ou células) T paracorticais podem, também, ser hiperplásicos.

Linfadenite Inespecífica Aguda (p. 604)

A linfadenite inespecífica aguda pode ser localizada ou sistêmica.

- A forma *localizada* geralmente é causada por drenagem microbiológica direta, com mais frequência na área cervical, associada a infecções dentárias ou tonsilares.
- A forma *sistêmica* está associada a bacteremia e infecções virais, particularmente em crianças.

Os linfonodos afetados estão aumentados, sensíveis (com extensa formação de abscesso) e flutuantes. Histologicamente, existem grandes centros germinativos com numerosas figuras mitóticas. Quando há organismos piogênicos, ocorre um infiltrado neutrofílico e os centros foliculares podem sofrer necrose. A pele subjacente frequentemente está hiperêmica; a penetração da infecção na superfície cutânea produz seios de drenagem. Com o controle da infecção, os linfonodos podem retornar à sua aparência normal, porém é comum a formação cicatricial após reações supurativas.

Linfadenite Inespecífica Crônica (p. 605)

A linfadenite inespecífica crônica é comum nos linfonodos axilares e inguinais e caracteristicamente não é dolorida (em razão do lento aumento de tamanho).

Morfologia (p. 605)

- A *hiperplasia folicular* é causada por processos inflamatórios que ativam os linfócitos B; estes processos incluem artrite reumatoide, toxoplasmose e estágios iniciais da infecção por HIV. A hiperplasia folicular se distingue pelos centros germinativos grandes e proeminentes (folículos secundários) circundados por uma margem de células B *naïve* em repouso (*a zona do manto*).
  - As zonas escuras nos centros germinativos contêm linfócitos B proliferantes do tipo blastos (*centroblastos*).
  - As zonas claras no centro germinativo são compostas por linfócitos B com contornos nucleares irregulares ou clivados (*centrócitos*).
  - Intercaladas são células dendríticas e *macrófagos de corpo tingível* contendo os detritos nucleares de linfócitos B apoptóticos que falharam em gerar afinidades de anticorpo suficientemente altas.
- Embora a hiperplasia folicular possa ser confundida morfologicamente com linfomas foliculares, as características que favorecem um processo reativo incluem o seguinte:
  - Preservação da arquitetura do linfonodo.
  - Acentuada variação de formato e tamanho foliculares.
  - Figuras mitóticas frequentes, macrófagos fagocíticos e zonas claras e escuras reconhecíveis.
- A *hiperplasia paracortical* é causada por estímulos que desencadeiam respostas mediadas por linfócitos T, como as infecções virais agudas (p. ex., mononucleose infecciosa). A hiperplasia paracortical caracteriza-se por alterações reativas dentro das regiões de linfócitos T do linfonodo.
  - Imunoblastos T parafoliculares ativados (3 a 4 vezes maiores que os linfócitos em repouso) proliferam e destroem em parte os folículos de linfócitos B.

A *histiocitose sinusal (hiperplasia reticular)* é inespecífica, mas geralmente é observada nos linfonodos que drenam os tecidos envolvidos por cânceres epiteliais. A histiocitose sinusal caracteriza-se por proeminentes sinusoides linfáticos distendidos, sendo causada por acentuada hipertrofia das células do revestimento endotelial e infiltração de macrófagos (histiócitos).

Doenças de Leucócitos, Linfonodos, Baço e Timo | 381

Linfo-histiocitose hemofagocítica (p. 605)

A linfo-histiocitose hemofagocítica (LHH) é uma condição reativa marcada por citopenias e inflamação sistêmica relacionadas com a ativação dos macrófagos (e linfócito T CD8+ citotóxico), sendo também chamada de *síndrome de ativação dos macrófagos*. A LHH pode ser familiar ou esporádica.

Patogênese (p. 606)

Macrófagos ativados fagocitam células progenitoras e elementos sanguíneos formados na LHH. Ao mesmo tempo, macrófagos e linfócitos liberam mediadores (interferon-γ, *fator de necrose tumoral* alfa [TNF-α], interleucina 6 [IL]-6 e IL-12, assim como receptor solúvel de IL-2) que suprimem a hematopoiese e produzem sintomas inflamatórios sistêmicos, levando a citopenias e a um quadro semelhante ao choque.

A LHH familiar – e alguns casos esporádicos – associa-se a mutações que afetam a formação ou liberação de grânulos citotóxicos de linfócitos T CD8+ e células *natural killer* (NK). O gatilho mais comum da LHH é a infecção, particularmente por EBV.

Características Clínicas (p. 606)

A maioria dos pacientes com hepatoesplenomegalia está febril. A hemofagocitose pode ser visualizada no exame da medula óssea, mas não é necessária nem suficiente para o diagnóstico. A anemia e a trombocitopenia são características, com ferritina e receptor solúvel de IL-2 plasmáticos elevados, compatíveis com grave inflamação. Níveis elevados de enzimas hepáticas e triglicérides refletem hepatite associada, podendo haver evidência de coagulação intravascular disseminada. Os pacientes não tratados podem progredir rapidamente para falência de múltiplos órgãos, choque e morte; na LHH familiar, a sobrevida pode ser inferior a 2 meses. O tratamento inclui imunossupressão e quimioterapia. A doença familiar e/ou persistente ou resistente pode exigir transplante de CTH.

Proliferações Neoplásicas de Leucócitos (p. 606)

As malignidades dos leucócitos enquadram-se em três amplas categorias:

- *Neoplasias linfoides*, abrangendo tumores originários de linfócitos B, T ou NK.
- *Neoplasias mieloides*, originárias de progenitores hematopoiéticos iniciais.
  - *Leucemias mieloides agudas (LMAs):* acúmulo de progenitores imaturos na medula.
  - *SMDs:* Hematopoiese ineficaz.
  - *Distúrbios mieloproliferativos (DMPs) crônicos:* produção aumentada de um ou mais elementos mieloides submetidos à diferenciação terminal.
- *Histiocitoses*, representando lesões proliferativas de macrófagos ("histiócitos") e células dendríticas.

Fatores Etiológicos e Patogenéticos na Neoplasia de Leucócitos: Visão Geral (p. 606)

Translocações cromossômicas e outras mutações adquiridas (p. 606). Anormalidades cariotípicas não aleatórias, mais frequentemente translocações, estão presentes na maioria das neoplasias de leucócitos. Podem causar expressão inadequada de proteínas normais ou síntese de novas oncoproteínas de fusão.

- Os genes alterados geralmente têm papéis cruciais no desenvolvimento, crescimento ou sobrevida da contraparte normal da célula maligna; estes podem ser mutações dominantes negativas com perda de função ou aumento das alterações de atividade por ganho de função.

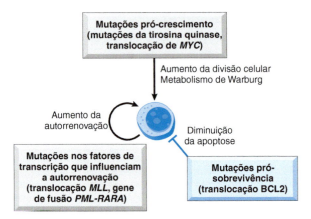

Figura 13-2 Patogênese das malignidades de leucócitos. Vários tumores contêm mutações que efetivam principalmente a maturação ou aumentam a autorrenovação, promovem o crescimento ou impedem a apoptose. Exemplos exemplares de cada tipo de mutação são listados; os detalhes são apresentados nos tipos específicos de tumor.

- As oncoproteínas geradas por aberrações genômicas geralmente bloqueiam a maturação normal, ativam as vias de sinalização pró-crescimento ou protegem as células contra apoptose (Fig. 13-2).
- Os proto-oncogenes geralmente são ativados por erros, que ocorrem durante o rearranjo e diversificação do receptor de antígeno. Entre as células linfoides, com mais frequência ocorrem mutações oncogênicas nos linfócitos B do centro germinativo durante a tentativa de diversificação do anticorpo. Assim, depois da estimulação do antígeno, os linfócitos B do centro germinativo procedem à regulação ascendente da *citosina desaminase induzida por ativação* (AID), a enzima modificadora de DNA que permite a mudança de classe da imunoglobulina (Ig) (p. ex., IgM para IgG) e hipermutação somática para aumentar as afinidades do anticorpo. É digno de nota que a mesma enzima AID também pode induzir translocações c-*MYC*/*Ig* capazes de colocar a expressão do oncogene c-*MYC* sob o controle de uma Ig promotora (*promoter*), além de ativar outros proto-oncogenes, como *BCL6*, um fator de transcrição importante em muitas malignidades de linfócitos B. A instabilidade genômica também pode ser gerada pelas atividades da V(D) J recombinase, responsável pela variação do receptor de antígeno.

Fatores Genéticos Hereditários (p. 607)

As doenças genéticas que promovem instabilidade genômica (p. ex., síndrome de Bloom, anemia de Fanconi e ataxia-telangiectasia) aumentam o risco de leucemia. A síndrome de Down (trissomia do 21) e a neurofibromatose tipo I também estão associadas a aumento da incidência.

Vírus (p. 607)

Três vírus, o *vírus de leucemia/linfotrópico da célula T humana tipo* I (HTLV-1), o EBV e o *herpesvírus humano* (HHV-8) estão implicados (Cap. 7 – mecanismos). O EBV é encontrado em subgrupo do linfoma de Burkitt (LB), 30% a 40% do linfoma de Hodgkin (LH), muitos linfomas de linfócitos B, que ocorrem no quadro de imunodeficiência de linfócitos T, e linfomas de linfócitos NK. O HTLV-1 está associado à leucemia de linfócitos T do adulto, enquanto o HHV-8 é encontrado em linfomas raros de linfócitos B de grandes células que se apresentam como efusões linfomatosas.

Inflamação Crônica *(p. 607)*

Agentes ambientais que causam estimulação imune crônica podem predispor à neoplasia linfoide. As associações mais evidentes são a infecção por *Helicobacter pylori* com linfoma gástrico de linfócitos B e enteropatia sensível ao glúten com linfoma intestinal de linfócitos T. A desregulação de linfócitos T induzida por HIV também leva à hiperplasia precoce de linfócitos B do centro germinativo, que eventualmente leva a maior risco de linfoma de células B, que surgem em praticamente qualquer órgão.

Fatores Iatrogênicos e Tabagismo *(p. 607)*

Radioterapia e muitas quimioterapias para câncer aumentam o risco de neoplasias mieloides e linfoides decorrentes de efeitos mutagênicos desses tratamentos em células progenitoras. A incidência de LMA aumenta de 1,3 a 2 vezes em fumantes, presumivelmente devido a carcinógenos, como o benzeno, na fumaça do cigarro.

Neoplasias Linfoides *(p. 608)*

Definições e Classificações *(p. 608)*

- *Leucemia:* neoplasia com envolvimento disseminado da medula óssea e geralmente (mas nem sempre) do sangue periférico.
- *Linfomas:* proliferações que surgem como massas teciduais discretas (p. ex., dentro dos linfonodos, baço ou tecidos extranodais). Entre os *linfomas*, duas categorias amplas são reconhecidas:
  - *LH*, com importantes distinções clínicas e histológicas.
  - *Linfoma não Hodgkin* (LNH), compreendendo todas as formas, além do LH.
- As *neoplasias de plasmócitos*, outro grupo importante de tumores linfoides, surgem tipicamente na medula (envolvendo os linfonodos com pouca frequência) e são compostos por linfócitos B com diferenciação terminal.

A designação de uma neoplasia em particular como "leucemia" ou "linfoma" se baseia na distribuição *usual* do tecido. Assim, entidades formalmente classificadas como "linfomas" podem ter apresentações leucêmicas ou evoluir para leucemias; da mesma forma, os tumores classificados como leucemias podem surgir ocasionalmente como massas de tecido mole sem o envolvimento da medula.

Como conclusão dessa classificação, os linfomas caracteristicamente se apresentam como linfonodos não sensíveis aumentados, enquanto as leucemias chamam a atenção devido aos sinais e sintomas relacionados com a supressão da hematopoiese normal (p. ex., infecção, sangramento e/ou anemia). A neoplasia mais comum de plasmócitos (*mieloma múltiplo*) causa destruição óssea e geralmente se apresenta com dor e/ou fraturas patológicas.

O esquema de classificação da *Organização Mundial da Saúde (OMS)* distribui as várias neoplasias linfoides em cinco categorias amplas baseadas nas características clínicas, morfológicas, imunofenotípicas e genotípicas:

- Neoplasias de linfócitos B precursores (pré-B) (linfócitos B imaturos).
- Neoplasias periféricas de linfócitos B (linfócitos B maduros).
- Neoplasias de linfócitos T precursores (pré-T) (linfócitos T imaturos).
- Neoplasias periféricas de linfócitos T e NK (linfócitos T e NK maduros).
- LH (neoplasias de células de Reed-Sternberg [RS]).

Importantes princípios referentes às neoplasias linfoides são como se segue:

- O diagnóstico requer o exame histológico de linfonodos ou outros tecidos envolvidos.
- Na maioria das neoplasias linfoides, o rearranjo do gene receptor de antígenos precede a transformação; portanto todas as células-filhas compartilham a mesma sequência de receptor de antígeno e sintetizam proteínas idênticas (imunoglobulinas ou receptores

Patologia Sistêmica: Doenças dos Sistemas Orgânicos

de linfócitos T). Em contraste, as respostas imunes normais são policlonais. Assim, as análises de clonalidade de populações linfoides podem distinguir proliferações neoplásicas *versus* reativas. Além disso, um único rearranjo de receptor de antígeno pode ser usado como marcador clonal altamente específico para detectar pequenos números de células malignas.

- A maioria das neoplasias linfoides (85% a 90%) tem origem nos linfócitos B, sendo a maior parte dos restantes tumores de linfócitos T; somente os tumores raros são de origem histiocítica ou de linfócitos NK. A maioria das neoplasias linfoides assemelha-se a algum estágio reconhecível do desenvolvimento dos linfócitos B ou T, uma característica usada em sua classificação (Fig. 13-3).
- As neoplasias linfoides tendem a romper mecanismos regulatórios imunes normais, levando frequentemente à disfunção imunológica.
- Os linfócitos B e T neoplásicos circulam amplamente, mas tendem a se estabelecer e crescer em áreas onde residem suas contrapartes normais.
- Embora a disseminação do LNH seja ampla e de forma um tanto imprevisível no início de seu curso, o LH dissemina-se de maneira ordenada; portanto o estadiamento do LH é de substancial utilidade para guiar a terapia.
- As características proeminentes (incluindo alterações genéticas) dos principais tipos de leucemias linfoides, LNH e tumores de plasmócitos estão resumidas na Tabela 13-3.

Neoplasias de Linfócitos B e T Precursores (p. 610)

Leucemia ou Linfomas Linfoblásticos Agudos (p. 610)

A leucemia ou linfomas linfoblásticos agudos (LLAs) são neoplasias de pré-linfócitos B ou T imaturos (*linfoblastos*). Estes constituem os cânceres mais comuns da infância.

- A maioria (aproximadamente 85%) é composta por tumores pré-B que se manifestam como leucemias agudas da infância com extenso envolvimento da medula e do sangue periférico.
- LLAs pré-T tendem a se apresentar em meninos adolescentes como "linfomas" tímicos (50% a 70% dos casos).

Patogênese *(p. 610)*. Aproximadamente 90% dos LLAs apresentam alterações cromossômicas. Muitas das aberrações cromossômicas desregulam a expressão ou a função dos fatores de transcrição que controlam o desenvolvimento dos linfócitos B e T normais e levam à interrupção da maturação. LLAs pré-B e pré-T (LLA-B e LLA-T, respectivamente) exibem diferentes aberrações genéticas indicando que diferentes mecanismos moleculares estão subjacentes à sua patogênese. As alterações características incluem o seguinte:

- *Hiperploidia* (> 50 cromossomos) é mais comum, embora também ocorram hipoploidia e translocações equilibradas. Hiperdiploidia e hipoploidia ocorrem somente em LLA-B.
- Setenta por cento de LLAs-T apresentam mutações com ganho de função em *NOTCH1*, um gene essencial para o desenvolvimento dos linfócitos T.
- Muitos LLAs-B apresentam mutações com perda de função em *PAX5*, *E2A* ou *EBF* – os genes envolvidos no desenvolvimento no linfócito B; podem também apresentar t(12;21) translocações equilibradas envolvendo genes que são importantes nos precursores hematopoiéticos iniciais.
- É importante notar que *mutações únicas não são suficientes para causar LLA*; em vez disso, mutações complementares adicionais – que aumentam tipicamente a proliferação ou a sobrevivência – são necessárias para converter um clone pré-leucêmico em malignidade manifesta.

Morfologia *(p. 611)*. Nas apresentações leucêmicas, a medula é hipercelular e envolvida por linfoblastos que exibem alta atividade mitótica; as células tumorais possuem escasso

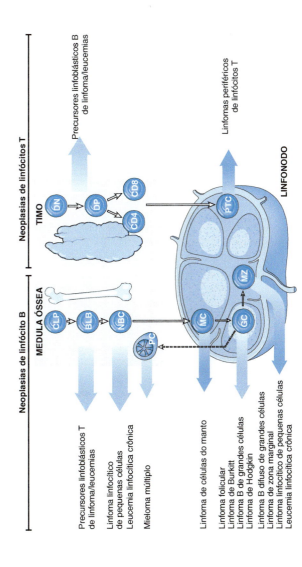

Figura 13-3 Origem das neoplasias linfoides. São mostrados os estágios de diferenciação de linfócitos B e T, dos quais emergem tumores linfoides específicos. *CLP*, precursor linfoide comum; *BLB*, pré-linfoblasto B; *DN*, pré-linfócito T CD4/CD8 duplo-negativo; *DP*, pré-linfócito T CD4/CD8 duplo-positivo; *GC*, linfócito B de centro germinativo; *MC*, linfócito B do manto; *MZ*, linfócito B da zona marginal; *NBC*, célula B *naive*; *PTC*, linfócito T periférico.

TABELA 13-3 — Sumário dos Principais Tipos de Leucemia Linfoide e LNH

Diagnóstico	Célula de Origem	Genótipo	Características Clínicas Proeminentes
Neoplasias de Linfócitos T e B Imaturos			
LLA* de linfócitos B	Pré-linfócito B de medula óssea	Diversas translocações cromossômicas; t(12; 21) envolvendo *RUNX1* e *ETV6* presente em 25%	Predominantemente crianças; sintomas relacionados com substituição da medula e pancitopenia; agressiva
LLA de linfócitos T	Pré-linfócito T (geralmente, de origem tímica)	Diversas translocações cromossômicas, mutações *NOTCH1* (50%-70%)	Predominantemente adolescentes do sexo masculino; massas tímicas e envolvimento variável da medula óssea; agressivo
Neoplasias de Linfócitos B Maduros			
LB*	Linfócito B do centro germinativo	Translocações envolvendo *MYC* e lócus de Ig, geralmente t(8; 14); associada a subgrupo EBV	Adolescentes ou adultos jovens com massas extranodais; raramente apresenta-se como "leucemia"; agressiva
LDGCB†	Linfócito B de pós-centro germinativo	Diversos rearranjos cromossômicos, geralmente de *BCL6* (30%), *BCL2* (10%) ou *MYC* (5%)	Pode surgir em todas as idades, porém é mais comum em idosos; geralmente, aparece como uma massa de rápido crescimento; 30% extranodais; agressivo
Linfoma de zona marginal extranodal	Linfócito B de memória	t(11;18), t(1;14) e t(14; 18) criando *MALT1-IAP2*, *BCLIO-IgH* e *MALT1-IgH* – genes de fusão, respectivamente	Surge em locais extranodais em adultos com doenças inflamatórias crônicas; pode permanecer localizado; indolente
Linfoma folicular†	Linfócito B de centro germinativo	t(14; 18) criando gene de fusão *BCL2-IgH*	Idosos com linfadenopatia generalizada e envolvimento medular; indolente
Leucemia de células pilosas	Linfócito B de memória	Ativação de mutações *BRAF*	Idosos com pancitopenia e esplenomegalia; indolente
Linfoma de células do manto	NBC	t(11; 14) criando o gene de fusão *CyclinD1-IgH*	Idosos com doença disseminada; moderadamente agressivo
Mieloma múltiplo/plasmocitoma solitário†	Medula óssea e centro germinativo que abriga plasmócito	Diversos rearranjos envolvendo *IgH*; deleções de 13q	Mieloma: idosos com lesões ósseas líticas, fraturas patológicas, hipercalcemia e insuficiência renal; moderadamente agressivo. Plasmacitoma: massas isoladas de plasmócitos no osso ou tecido mole; indolente
LLPC/LLC	NBC ou linfócito B de memória	Trissomia do 12, deleções de 11q, 13q e 17p	Idosos com doença de medula óssea, linfonodo, baço e fígado; hemólise autoimune e trombocitopenia em uma minoria; indolente

Neoplasias de Linfócitos T ou NK Maduros

Leucemia/linfoma de linfócito T do adulto	Linfócito T auxiliar	Provírus HTLV-1 presente em células tumorais	Adultos com lesões cutâneas, envolvimento da medula e hipercalcemia; ocorre principalmente no Japão, na África Ocidental e no Caribe; agressiva
Linfoma de linfócito T periférico não específico	Linfócito T auxiliar ou citotóxico	Nenhuma anormalidade cromossômica específica	Principalmente idosos; geralmente se apresenta com linfadenopatia; agressivo
Linfoma anaplásico de grandes células	Linfócito T citotóxico	Rearranjos de *ALK* (quinase de linfoma anaplásico de células grandes) em um subgrupo	Crianças e adultos jovens, geralmente com doença de linfonodo e tecido mole; agressivo
Linfoma extranodal de linfócitos NK/T	Linfócito NK (comum) ou T citotóxico (raro)	Associado a EBV; nenhuma anormalidade cromossômica específica	Adultos com massas extranodais destrutivas, com mais frequência sinonasais; agressivo
Micose fungoide/ síndrome de Sezary	Linfócito T auxiliar	Nenhuma anormalidade cromossômica específica	Pacientes adultos com placas cutâneas, infecções, nódulos ou eritema generalizado; indolente
Leucemia de grandes linfócitos granulares*	Dois tipos: linfócitos T citotóxicos e NK	Mutações pontuais em *STAT3*	Pacientes adultos com esplenomegalia, neutropenia e anemia, algumas vezes acompanhada de doença autoimune

*Tumor mais comum em crianças.
†Tumor mais comum em adultos.

388   Patologia Sistêmica: Doenças dos Sistemas Orgânicos

citoplasma basofílico com núcleos ligeiramente maiores do que os pequenos linfócitos que exibem cromatina com pontilhado fino e nucléolos discretos; a membrana nuclear exibe tipicamente uma aparência convoluta. Linfoblastos pré-B e pré-T são morfologicamente idênticos.

***Imunofenótipo** (p. 612)*. A *deoxitransferase terminal* (TdT), a DNA polimerase expressa somente por linfoblastos pré-B e pré-T, está presente em > 95% dos casos.

- As células em LLA pré-B são interrompidas nos estágios que precedem a expressão da Ig de superfície; a maioria dos linfoblastos expressa o antígeno pan-B CD19 e o fator de transcrição PAX5, assim como CD10.
- As células em LLA pré-T são interrompidas nos estágios intratímicos iniciais da maturação; os linfoblastos geralmente expressam CD1, CD2, CD5 e CD7.

***Características Clínicas** (p. 612)*. Aproximadamente 2.500 novos casos de LLA são diagnosticados a cada ano nos Estado Unidos. A incidência de pico do LLA B é aos 3 anos de idade, e o pico de LLA-T é na adolescência; tanto LLA-B como LLA-T ocorrem com menos frequências em adultos. As características clínicas de LLA originam-se do acúmulo de células blásticas neoplásicas na medula:

- *Início intenso e abrupto* dentro de dias a semanas do começo dos sintomas.
- *Sintomas relacionados com a função deprimida da medula* (p. ex., fadiga devido à anemia, febre decorrente de infecções no quadro de neutropenia e sangramento decorrente de trombocitopenia).
- *Dor e sensibilidade óssea* devidas a expansão da medula e infiltração do subperiósteo pelos blastos.
- *Linfadenopatia generalizada, esplenomegalia, hepatomegalia* e *aumento testicular* devidos à infiltração neoplásica. LLA pré-T com envolvimento tímico pode causar compressão de vasos mediastinais e vias aéreas, sendo também comum em LLA.
- *Manifestações do sistema nervoso central* (p. ex., cefaleia, vômito e paralisias nervosas) devidas à disseminação meníngea.

***Prognóstico** (p. 612)*. Com quimioterapia agressiva, 95% das crianças com LLA alcançam remissão completa e 75% a 85% são curadas; no entanto, em crianças, LLA é a principal causa de mortes por câncer. Aproximadamente 35% a 40% dos adultos são curados.

- As características de pior prognóstico são as seguintes:
  - Idade < 2 anos (principalmente devido a translocações envolvendo o gene *MLL*).
  - Idade > 10 anos.
  - Contagens de blastos periféricos > 100.000 μL.
  - Presença de t(9;22) (cromossomo Filadélfia; discussão adiante).
- As características de melhor prognóstico incluem hiperploidia, trissomia dos cromossomos 4, 7 e 10 e a translocação t(12;21).

Neoplasias de Linfócitos B Periféricos (p. 613)

Leucemia Linfocítica Crônica e Linfoma Linfocítico de Pequenas Células (p. 613)

A leucemia linfocítica crônica (LLC) e o linfoma linfocítico de pequenas células (LLPC) são morfológica, fenotípica e genotipicamente indistinguíveis, diferindo apenas no grau de linfocitose do sangue periférico.

***Patogênese** (p. 613)*. As translocações cromossômicas são raras em LLC e LLPC Os achados mais comuns são trissomia de 12q e deleções de 13q12-14 (relacionadas com a perda de dois microRNAs), 11q ou 17p; mutações com ganho de função no receptor NOTCH1 ocorrem em 10% a18% das LLCs. Os genes Ig de várias LLC/LLPC são

Doenças de Leucócitos, Linfonodos, Baço e Timo 389

somaticamente hipermutados, sugerindo que a célula de origem nesses casos pode ser o linfócito B de memória pós-centro germinativo; outras LLC e LLPC sem essa hipermutação de Ig podem derivar de células B *naïve* e tendem a ter um comportamento mais agressivo. O crescimento tumoral confina-se principalmente aos centros de proliferação, onde as células tumorais recebem indícios críticos do microambiente circundante (p. ex., por meio da ligação do receptor de antígeno do linfócito B [Ig ligada à membrana]); os fatores que induzem à produção do fator de transcrição NF-κB também promovem o crescimento e a sobrevivência de células neoplásicas. A sinalização por meio do receptor de linfócito B é transduzida pelas quinases intracelulares, incluindo a *tirosina quinase de Bruton* (BTK); os inibidores de BTK são promissores clinicamente nessa doença.

Morfologia *(p. 613).* A arquitetura do linfonodo está difusamente destruída por linfócitos pequenos com núcleos redondos, ligeiramente irregulares; estes se misturam a números variáveis de células maiores em divisão (*pró-linfócitos*). Em geral, as células são mitoticamente ativas comumente em agregados soltos (*centros de proliferação*) que são patognomônicos para LLC e LLPC Na LLC, esfregaços periféricos contêm números aumentados de pequenos linfócitos, alguns dos quais estão rotos, produzindo as chamadas *células manchadas*. O envolvimento de medula, baço e fígado é comum.

Imunofenótipo *(p. 613).* As células de LLC e LLPC expressam marcadores pan-B (CD19 e CD20), assim como CD5, um marcador encontrado em um pequeno subgrupo de células B normais. A expressão de um baixo nível de Ig de superfície (geralmente IgM) é típica.

Características Clínicas *(p. 613).* A LCC (definida como contagem absoluta de linfócito > 4.000 células/μL) é a leucemia mais comum do adulto no mundo ocidental; 15.000 novos casos surgem a cada ano nos Estados Unidos, com uma média etária de 60 anos e uma predominância masculina de 2:1. Uma minoria de casos não apresenta linfocitose e se classifica como LLPC (constituindo 4% dos LNHs). As principais características incluem o seguinte:

- Sintomas inespecífico (fadiga fácil, perda de peso e anorexia).
- Linfadenopatia generalizada e hepatoesplenomegalia (50% a 60%).
- Linfocitose na LLC, até 200.000/μL.
- Anormalidades imunes, incluindo hipogamaglobulinemia (comum, levando a maior suscetibilidade às infecções bacterianas) e autoanticorpos contra eritrócitos ou plaquetas (10% a 15%).

O prognóstico é extremamente variável, dependendo primariamente do estágio clínico. A sobrevida média é 4 a 6 anos, mas os pacientes com carga tumoral mínima geralmente sobrevivem > 10 anos. Os piores resultados estão associados ao seguinte:

- Deleções de 11q ou 17p.
- Ausência de hipermutação somática.
- Expressão de ZAP-70, uma proteína que aumenta a atividade sinalizadora do receptor de Ig.

A *transformação* de LLC ou LLPC em um tipo histológico mais agressivo é um evento fatal comum; a maioria dos pacientes sobrevive menos de 1 ano. As duas formas a seguir são vistas:

- *Transformação pró-linfocítica* (15% a 30%) é prenunciada pelo agravamento das citopenias, aumentando a esplenomegalia, e por grandes números de *pró-linfócitos* na circulação.

Patologia Sistêmica: Doenças dos Sistemas Orgânicos

- *Transformação em linfoma difuso de grandes células B* (LDGCB) (*síndrome de Richter*) ocorre em 5% a 10% dos pacientes e apresenta-se como uma massa de crescimento rápido dentro de um linfonodo ou do baço.

Linfoma Folicular (p. 614)

O *linfoma folicular*, que é a forma mais comum de LNH nos Estados Unidos (15.000 a 20.000 casos por ano), surge de células do centro germinativo e está fortemente associado a translocações envolvendo *BCL2*.

Patogênese *(p. 614)*. Uma translocação característica t(14;18) se justapõe ao lócus *IgH* no cromossomo 14 e ao lócus *BCL2* no cromossomo 18, levando à superexpressão da proteína BCL2, a qual impede a apoptose e promove a sobrevivência da célula tumoral. As mutações no gene *MLL2* (que codifica uma histona metiltransferase que regula a expressão do gene) também estão presentes em aproximadamente 90% dos casos.

Morfologia *(p. 615)*. Nos linfonodos, as proliferações foliculares (nodulares) e difusas são compostas por dois tipos celulares principais: centrócitos – pequenas células com contornos nucleares clivados e citoplasma escasso – e *centroblastos* – grandes células com cromatina nuclear aberta, vários nucléolos e modestas quantidades de citoplasma. Os centrócitos predominam na maioria dos tumores. O envolvimento de baço, fígado e medula é comum, e o do sangue periférico ocorre em 10% dos pacientes.

Imunofenótipo *(p. 615)*. As células neoplásicas assemelham-se aos linfócitos B normais do centro folicular (CD19 + , CD20 + , CD10 + , BCL6 + , Ig+ de superfície). Mais de 90% das células tumorais também expressam a proteína BCL2 (linfócitos B normais do centro folicular são BCL2 negativos).

Características Clínicas *(p. 615)*. O linfoma folicular apresenta-se caracteristicamente como linfadenopatia indolor, generalizada, em adultos de meia-idade. Não é curável, mas tipicamente segue um curso indolente crescente-decrescente com uma sobrevida média de 7 a 9 anos. A transformação histológica para LDGCB ocorre em 30% a 50% dos casos; após a transformação, a sobrevida média é < 1 ano.

Linfoma Difuso de Grandes Células B (p. 616)

O LDGCB é a forma mais comum de LNH, com 25.000 novos casos anualmente nos Estados Unidos.

Patogênese *(p. 616)*. LDGCB é um grupo heterogêneo de linfomas, no entanto dois rearranjos cromossômicos são relativamente comuns:

- Trinta por cento têm *translocações envolvendo o lócus BCL6*, o que sugere se tratar de uma consequência inadvertida de hipermutação somática. *BLC6* codifica um fator de transcrição *zinc-finger* ("dedo de zinco"), que regula o desenvolvimento e o crescimento dos linfócitos B do centro germinativo; a superexpressão inclui células em um estado relativamente indiferenciado e proliferativo. Mutações somáticas no promotor BCL6 também podem levar à expressão aberrante de BCL6.
- De 10% a 20% apresentam uma translocação t(14;18), levando à superexpressão do gene *BCL2* antiapoptótico, e podem surgir da transformação e de linfomas foliculares previamente não reconhecidos. Nos tumores com rearranjos *BCL2* tipicamente também estão ausentes os rearranjos *BCL6*, sugerindo que estes constituem classes moleculares distintas de LDGCB.
- Mutações nas histonas acetiltransferases (que alteram a expressão do gene pela modificação da estrutura da cromatina) são comuns no LDGCB, e aproximadamente 5%

desse tumores estão associados a translocações *MYC* (geralmente seguindo um curso mais agressivo).

Morfologia *(p. 616)*. As características comuns são o tamanho celular relativamente grande (4 a 5 vezes o diâmetro de linfócitos pequenos) e o padrão difuso de crescimento obliterando a arquitetura subjacente. O formato nuclear é variável e de aparência vesicular, com dois a três nucléolos; o citoplasma é moderadamente abundante e pode ser pálido ou basofílico.

Imunofenótipo *(p. 616)*. Esses tumores de linfócitos B maduros expressam os marcadores pan-B CD19 e CD20, com variável expressão dos marcadores de linfócito B de centro germinativo, como CD10 e BCL6; a maioria possui Ig de superfície.

Os subtipos especiais associados a herpesvírus oncogênicos (p. 616) são os seguintes:

- *Linfomas de grandes células B associados à imunodeficiência* ocorrem no quadro de imunodeficiência grave de linfócitos T (p. ex., HIV e transplante de medula óssea). Geralmente, as células neoplásicas são infectadas por EBV de forma latente, que tem um importante papel patogênico. A restauração da imunidade do linfócito T pode levar à regressão das proliferações.
- *Linfomas de efusão primária* surgem como efusões pleurais ou ascíticas malignas, principalmente na infecção avançada por HIV ou em idosos. As células tumorais são anaplásicas e estão ausentes os marcadores de linfócitos T ou B, mas há rearranjos de gene de cadeia pesada (H) de Ig clonal. As células tumorais estão infectadas por KSV/ HHV-8 humanos, tendo ambos um papel etiológico.

Características Clínicas *(p. 617)*. O LDGCB ocorre com mais frequência em idosos (média etária de 60 anos) como uma massa sintomática de crescimento rápido em um único local nodal ou extranodal (p. ex., trato gastrointestinal, pele, osso ou cérebro). Pode ocorrer envolvimento do fígado, baço e medula, mas normalmente na fase tardia de seu curso.

Os LDGCBs são tumores agressivos e rapidamente fatais se não tratados. Com quimioterapia intensiva, a remissão completa é alcançada em 60% a 80% dos pacientes, e 40% a 50% são curados; a imunoterapia anti-CD20 melhora as respostas iniciais e os resultados gerais. Os pacientes com doença limitada respondem melhor do que aqueles com doença disseminada ou uma massa tumoral grande e volumosa.

Linfoma de Burkitt (p. 617)

Existem três diferentes tipos de LB, os quais, embora sejam histologicamente idênticos, têm características clínicas, genotípicas e virológicas distintas:

- LB africano (endêmico).
- LB esporádico (não endêmico).
- Um subgrupo de linfomas agressivos que ocorre em pacientes infectados por HIV.

Patogênese *(p. 617)*. O LB é associado a translocações do gene *c-MYC* (cromossomo 8); o parceiro é geralmente o lócus IgH (t[8;14]), mas podem ser os lócus de cadeia leve (L) Ig κ (t[2;8]) ou λ (t[8;22]). O resultado é *c-MYC* posicionado adjacente a uma forte Ig intensificadora (*enhancer*) e a elementos promotores que aumentam a expressão *de c-MYC*. Inativações de mutações p53 também são comuns.

Praticamente todos os tumores africanos (endêmicos) estão infectados de forma latente por EBV; o EBV também está presente em 25% dos tumores associados ao HIV e em 15% a 20% dos casos esporádicos. A análise molecular mostra que a configuração do DNA viral é idêntica em todas as células tumorais em um determinado caso, indicando que a infecção precede a transformação celular.

392 Patologia Sistêmica: Doenças dos Sistemas Orgânicos

Morfologia *(p. 617)*. Os tecidos envolvidos estão difusamente destruídos pelas células tumorais de tamanho intermediário com núcleos redondos-ovais, cromatina grosseira, vários nucléolos e citoplasma moderado. Um alto índice mitótico e numerosas células apoptóticas são típicos; as células apoptóticas ingeridas pelos macrófagos disseminados, com citoplasma claro e abundante, produzem uma característica aparência de "céu estrelado".

Imunofenótipo *(p. 618)*. Os tumores compreendem células B relativamente maduras que expressam IgM, CD19, CD20, CD10 e BCL6 de superfície, compatível com uma origem de linfócito B de centro germinativo; BCL2 raramente é expresso.

Características Clínicas *(p. 618)*. Tanto o LB endêmico como o esporádico ocorrem principalmente em crianças ou adultos jovens; nos Estados Unidos, o LB é responsável por 30% dos LNHs da infância. A maioria dos tumores surge em locais extranodais como massas de crescimento rápido; o LB endêmico geralmente se apresenta na mandíbula (com predileção por rins, ovários e adrenais), enquanto o LB esporádico ocorre com mais frequência como uma massa ileocecal ou peritoneal. É raro o envolvimento medular e periférico.

O LB é agressivo, mas responde bem à quimioterapia intensiva; a maioria das crianças e adultos jovens pode ser curada, enquanto o resultado em idosos é mais reservado.

Neoplasias de Plasmócitos e Alterações Relacionadas (p. 618)

As *neoplasias de plasmócitos e alterações* relacionadas são neoplasias de linfócitos com diferenciação terminal e representam a expansão de um único clone de plasmócitos secretores de Ig, com resultantes elevações séricas em uma única Ig homogênea ou em seus fragmentos. Esses tumores causam 15% das mortes devido a neoplasias linfoides; 15.000 casos de mielomas múltiplos (a forma mais comum e letal) ocorrem anualmente nos Estados Unidos.

Uma Ig monoclonal identificada no sangue é chamada de componente M. Em muitos casos, células neoplásicas secretam excesso de cadeias leves ou pesadas livres; ocasionalmente, apenas cadeias leves ou pesadas são produzidas. Devido ao seu pequeno tamanho, as cadeias leves livres são excretadas na urina (as chamadas *proteínas de Bence Jones*). Os termos que descrevem Ig anormal incluem gamopatia monoclonal, disproteinemia e paraproteinemia.

Existem várias entidades clinicopatológicas diferentes associadas a gamopatias monoclonais:

- **Mieloma múltiplo** é a neoplasia de plasmócitos mais importante, apresentando-se geralmente como massas esqueléticas multifocais; as variantes incluem *mieloma solitário* e *mieloma latente*.
- A *macroglobulinemia de Waldenstrom* é uma síndrome em que altos níveis de IgM levam à hiperviscosidade do sangue.
- A *doença da cadeia pesada* (caracterizada pela secreção de fragmentos de cadeia pesada livre) é uma gamopatia monoclonal rara vista, por exemplo, em associação a linfoma linfoplasmocítico ou linfomas da zona marginal do intestino delgado em populações desnutridas (o chamado *linfoma do Mediterrâneo*).
- A *amiloidose associada a imunócitos* resulta de proliferações de plasmócitos monoclonais que secretam cadeias leves. Alguns pacientes têm mieloma múltiplo, enquanto outros têm apenas uma população menor de plasmócitos clonais.
- *Gamopatia monoclonal de significado indeterminado (GMSI)* é a designação de pacientes assintomáticos com espículas M na eletroforese da proteína.

Mieloma Múltiplo (p. 619)

O mieloma múltiplo, uma neoplasia de plasmócitos com um pico de incidência nas idades de 65 a 70 anos, caracteriza-se por lesões ósseas destrutivas multifocais.

Doenças de Leucócitos, Linfonodos, Baço e Timo   393

Patogênese *(p. 619)*
- Os genes da Ig mostram hipermutação somática, indicando que a célula de origem é um linfócito B de pós-centro germinativo que migrou para a medula e se diferenciou em plasmócito.
- A proliferação e a sobrevivência são dependentes das células tumorais e citocinas das células estromais, particularmente IL-6.
- Os fatores produzidos pelas células tumorais (p. ex., MIP1α, que promove a produção de células estromais do *ativador do receptor do ligante NF-κB* [RANKL]) levam à ativação de osteoclastos e à inativação de osteoblastos, resultando em reabsorção óssea com hipercalcemia e fraturas patológicas.
- Translocações do gene da cadeia pesada de Ig são comuns; os parceiros de translocação incluem o gene do receptor *FGFR3* e genes reguladores do ciclo celular das ciclinas D1 e D3. Deleções do cromossomo 17p (envolvendo *TP53*) e rearranjos envolvendo MYC estão associados a um curso mais agressivo e precário.

Morfologia *(p. 619)*
- O envolvimento ósseo por tumores destrutivos de plasmócitos (plasmocitomas) é mais comum em coluna vertebral, costelas, crânio, pelve e fêmur. As lesões cranianas têm uma aparência radiológica em saca-bocados com definição nítida; osteoporose generalizada também pode ser vista.
- Longe das massas observáveis, a medula óssea mostra números aumentados de plasmócitos (> 30% das células totais), geralmente com características anormais. As células podem se infiltrar difusamente ou ocorrer como massas em lâminas que substituem completamente os elementos normais.
- Níveis altos de proteínas M provocam a adesão mútua dos eritrócitos nos esfregaços periféricos em séries lineares, chamadas de *formações tubulares (rouleaux)*.
- A proteinúria de Bence Jones leva ao *rim do mieloma* (Cap. 20).

Imunofenótipo *(p. 620)*. Os tumores de plasmócitos são positivos para a molécula de adesão CD138 (sindecano 1) e geralmente expressam CD56.

Características Clínicas *(p. 620)*. As características clínicas derivam da infiltração do órgão (particularmente os ossos) por plasmócitos neoplásicos, excesso de produção de Ig (geralmente tendo propriedades físico-químicas anormais) e supressão da imunidade humoral normal.

- *Infiltração óssea, dor óssea e fraturas patológicas* se devem à reabsorção óssea. A hipercalcemia secundária contribui para a doença renal e a poliúria e pode causar manifestações neurológicas, incluindo confusão, fraqueza, letargia e constipação.
- *Infecções bacterianas recorrentes* resultam da diminuição da produção de imunoglobulinas normais.
- *Síndrome da hiperviscosidade* (discussão adiante).
- A *insuficiência renal* (até 50% dos pacientes) é multifatorial; notavelmente as cadeias leves são tóxicas para as células epiteliais tubulares.
- Certas cadeias leves são propensas a causar *amiloidose* do tipo cadeia leve do amiloide (AL) (Cap. 6).

Em 99% dos pacientes, a eletroforese revela aumento de Ig monoclonal sanguínea (proteína M) e/ou proteinúria de Bence Jones. A IgG (55%) e a IgA (25%) são as proteínas M comuns. Em 20% dos pacientes, a proteinúria de Bence Jones é um achado isolado, e 1% dos mielomas é não secretor.

O prognóstico é variável, mas geralmente precário, com sobrevida média de 4 a 6 anos. Se não tratados, os pacientes com múltiplas lesões ósseas sobrevivem de 6 a 12 meses apenas. As translocações de ciclina D1 são associadas a melhores resultados; deleções de 13q ou 17q ou t(4;14) prenunciam um curso mais agressivo. A quimioterapia induz a

Patologia Sistêmica: Doenças dos Sistemas Orgânicos

remissão em 50% a 70%, e os inibidores de proteassomos estão demostrando eficácia contra as células do mieloma; a eficácia da talidomida consiste no bloqueio das interações tumor-estroma e na inibição da angiogênese. A infecção e a insuficiência renal são as causas mais comuns de morte.

- **Mielomas solitários (plasmocitomas) (p. 621).** Representam de 3% a 5% das neoplasias plasmocitárias. Modestas elevações das proteínas M séricas ou urinárias ocorrem em uma minoria de casos. Lesões ósseas solitárias quase inevitavelmente progridem para mieloma múltiplo, mas pode levar dez a 20 anos para que isso ocorra. Lesões extraósseas geralmente se localizam em pulmão, seios nasais ou oronasofaringe, raramente se disseminando, e podem ser curadas por ressecção local.
- **Mieloma indolente (p. 621).** Representa o meio-termo entre mieloma múltiplo e GMSI; os plasmócitos compreendem de 10% a 30% da celularidade da medula, e a proteína M sérica é > 3 g/dL, mas os pacientes são assintomáticos. Quase 75% progredirão para mieloma dentro de 15 anos.

Gamopatia Monoclonal de Significado Indeterminado (p. 621)

A GMSI é a discrasia de plasmócitos mais comum. Por definição, os pacientes são assintomáticos, no entanto as proteínas M séricas (< 3 g/dL) são detectadas em 3% das pessoas > 50 anos e 5% das pessoas > 70 anos de idade. A maioria dos pacientes segue um curso clínico completamente benigno, entretanto 1% anualmente progride para uma gamopatia monoclonal sintomática, tipicamente mieloma múltiplo.

Linfoma Linfoplasmocítico (p. 621)

O *linfoma linfoplasmocítico* é uma neoplasia de células B de idosos (sexta à sétima década) que tipicamente secreta IgM monoclonal, geralmente em quantidades suficientes para causar a síndrome da hiperviscosidade chamada de *macroglobulinemia de Waldenstrom*. Ao contrário do mieloma múltiplo, a síntese de cadeias pesadas e leves é equilibrada, de modo que as complicações de excesso de cadeias leves (p. ex., amiloidose ou insuficiência renal) são raras. A destruição óssea também não é observada.

Patogênese (p. 622). Praticamente todos os casos são associados a mutações em *MYD88*, que codifica uma proteína adaptadora envolvida na sinalização pelas vias do receptor de NF-κB e B.

Morfologia (p. 622). Observam-se infiltrados difusos na medula dos linfócitos neoplásicos, plasmócitos e linfócitos plasmocitoides, misturados com mastócitos reativos. Na doença disseminada, infiltrados polimorfos similares podem ocorrer em linfonodos, baço ou fígado.

Imunofenótipo (p. 622). As células linfoides expressam CD20 e Ig de membrana; os plasmócitos secretam a mesma Ig, como se observa nas células linfoides.

Características Clínicas (p. 622). Os pacientes apresentam fraqueza, fadiga e perda de peso; em 50% dos casos ocorrerão linfadenopatia, hepatomegalia e esplenomegalia.

- A infiltração da medula causa anemia, a qual pode ser exacerbada por hemólise autoimune devido a aglutininas frias do tipo IgM (10% dos pacientes).
- A secreção de IgM frequentemente resulta em síndrome da hiperviscosidade:
  - *Comprometimento visual* devido à congestão venosa; há evidente tortuosidade e distensão das veias retinianas, geralmente com hemorragias e exsudatos.
  - *Problemas neurológicos:* cefaleias, vertigem, surdez e estupor são atribuíveis a um fluxo sanguíneo indolente e lodoso.
  - O *sangramento* relaciona-se com a formação de complexos contendo macroglobulinas e fatores de coagulação, assim como a interferência na função plaquetária.

Doenças de Leucócitos, Linfonodos, Baço e Timo · 395

- *Crioglobulinemia* resultante da precipitação de macroglobulinas a baixas temperaturas; os sintomas incluem fenômeno de Raynaud e urticária fria.

O linfoma linfoplasmocítico é uma doença incurável, progressiva com sobrevida média de quatro anos. Os sintomas relacionados com a IgM (como hiperviscosidade e hemólise) podem ser tratados com plasmaférese.

Linfoma de Células do Manto (p. 623)

O linfoma de células do manto é responsável por aproximadamente 2,5% dos LNHs nos Estados Unidos e por 7% a 9% na Europa.

Patogênese *(p. 623)*. Uma translocação t(11;14) característica, detectada em mais de 70% dos casos resulta na justaposição de lócus de ciclina D1 e IgH e leva à superexpressão de ciclina D1, que promove progressão do ciclo celular da fase G1 para S.

Morfologia *(p. 623)*. As células tumorais assemelham-se estreitamente às células B normais da zona do manto que circunda os centros germinativos; elas são pequenos linfócitos com núcleos irregulares ou fendidos, cromatina nuclear condensada, nucléolos discretos e citoplasma escasso. A expansão dessas células em linfonodos pode produzir uma aparência nodular ou a destruição da arquitetura normal.

Imunofenótipo *(p. 623)*. As células tumorais caracteristicamente superexpressam ciclina D1; a maioria também expressa CD19, CD20, CD5 e moderada Ig de superfície. Os genes da IgH não apresentam hipermutação somática, compatível com uma origem em célula B *naïve*.

Características Clínicas *(p. 623)*. Os homens são mais afetados que as mulheres e a idade típica de início é da quinta à sexta década. Os pacientes apresentam linfadenopatia generalizada e o envolvimento do sangue periférico ocorre em 20% a 40% deles. A doença extranodal é relativamente comum; o envolvimento esplênico e da medula (50% dos pacientes) não é raro e, com frequência, há envolvimento mucoso multifocal do intestino delgado e cólon (polipose linfomatoide). O prognóstico é pobre, com sobrevida média de 3 a 4 anos; os pacientes sucumbem às complicações da disfunção do órgão devido à infiltração tumoral.

Linfomas da Zona Marginal (p. 623)

Os linfomas da zona marginal são um grupo heterogêneo de tumores de células B que surge em linfonodos, baço ou tecidos extranodais. Como a mucosa é um sítio extranodal típico, estes linfomas também são chamados de tumores linfoides associados à mucosa (ou MALTomas). Embora as células exibam diferentes estágios de diferenciação linfoide B, *a população predominante assemelha-se a linfócitos B normais da zona marginal*; há evidência de hipermutação somática de Ig, sugerindo que se originam de linfócitos B de memória.

As características notáveis nos linfomas da zona marginal extranodal são as seguintes:

- Tendência a ocorrer em locais de *reações imunes ou inflamatórias crônicas* (p. ex., glândulas salivares na doença de Sjögren, tireoide na tireoidite de Hashimoto, estômago na infecção por *H. pylori*).
- Os linfomas permanecem localizados nos sítios de origem por longos períodos, disseminando-se sistemicamente apenas na fase tardia de seu curso.
- Os tumores podem regredir se o estímulo incitador (p. ex., *Helicobacter*) for erradicado.

Essas características sugerem que os linfomas da zona marginal se situam em uma sequência contínua entre hiperplasia reativa e linfoma manifesto. Após uma resposta imune policlonal reativa, emerge uma neoplasia monoclonal de linfócitos B, provavelmente

Patologia Sistêmica: Doenças dos Sistemas Orgânicos

devido a alterações genéticas adquiridas; no entanto, o crescimento celular ainda é dependente de fatores locais (p. ex., fatores produzidos por linfócitos T auxiliares reativos) para crescimento e sobrevivência. Em aberrações genéticas adicionais, a neoplasia se torna independente de fator; as translocações (11;18), (1;14) ou (11; 14) são relativamente específicas e levam à regulação ascendente de BCL10 ou proteínas MALT1 – que ativam a via de NF-κB e promovem o crescimento e a sobrevivência dos linfócitos B. Com a evolução clonal adicional, podem ocorrer disseminação à distância e transformação em LDGCB.

Leucemia de Células Pilosas (p. 623)

A leucemia de células pilosas constitui aproximadamente 2% de todas as leucemias, afetando predominantemente homens brancos de meia-idade (proporção homem:mulher de 5:1).

Patogênese *(p. 624).* Mais de 90% dos casos estão associados à ativação de mutações pontuais de serina/treonina quinase BRAF.

Morfologia *(p. 624).* O nome deriva das projeções finas, pilosas, nas células tumorais; esfregaços sanguíneos de rotina revelam núcleos de formatos variáveis e modestas quantidades de citoplasma azul-pálido com extensões filiformes ou bolhosas. Como as células tumorais estão presas na matriz extracelular (MEC), geralmente não podem ser recuperadas dos aspirados (chamados de "torneira seca") e são visualizadas apenas em biópsias da medula. Com frequência, a polpa vermelha esplênica está fortemente infiltrada, levando à obliteração da polpa branca e a uma aparência vermelho-carne grosseira.

Imunofenótipo *(p. 624).* As células tipicamente expressam marcadores pan-B (CD19 e CD20), Ig de superfície, CD11c, CD25 e CD103. A maioria dos tumores possui genes Ig hipermutados, sugerindo uma origem em linfócitos B de memória pós-centro germinativo.

Características Clínicas *(p. 624).* As características clínicas resultam da infiltração de medula, fígado ou esplênica. A *esplenomegalia*, geralmente maciça, é o achado físico mais comum e às vezes o único anormal. A *hepatomegalia* é menos comum e não é tão acentuada, sendo rara a linfadenopatia. A *pancitopenia*, resultante de infiltração da medula e sequestro esplênico, ocorre em mais de 50% dos casos. As *infecções* são a característica de apresentação em um terço dos casos. A monocitopenia pode contribuir para a alta incidência de infecções micobacterianas atípicas, sendo um distúrbio indolente com bom prognóstico. É estranhamente sensível a certas quimioterapias, tipicamente produzindo remissões de longa duração; os inibidores de BRAF são eficazes para tumores em que as terapias convencionais falham.

Neoplasias de Células T e Células NK (p. 624)

As neoplasias periféricas de células T e NK são um grupo heterogêneo unido pelos fenótipos semelhantes aos das células T ou NK maduras normais. Os tumores de células T periféricos respondem por 5% a 10% dos LNHs nos Estados Unidos e na Europa, enquanto os tumores de linfócitos NK são raros. Ambos os tipos são mais comuns na Ásia.

Linfomas Periféricos de Células T Não Específicos. (p. 624)

Os *linfomas periféricos de células T não específicos* são categorizados como uma "cesta de lixo" de tumores que não se enquadram em outro critério da OMS. Nenhuma característica morfológica é patognomônica, mas certos achados são característicos:

- As células tumorais destroem difusamente os linfonodos e geralmente são compostos por uma mistura pleomórfica de linfócitos T malignos de tamanhos variáveis.

- Os infiltrados de células reativas (p. ex., eosinófilos e macrófagos) são comuns, assim como sua rápida angiogênese.
- Por definição, todos têm um fenótipo de linfócitos T maduros, expressam marcadores pan-T (p. ex., CD2, CD3, CD5) e apresentam rearranjos clonais do receptor de linfócito T.

A maioria dos pacientes apresenta linfadenopatia generalizada, algumas vezes com eosinofilia, prurido, febre e perda de peso. Embora sejam relatadas curas, o prognóstico é pior em comparação com as neoplasias agressivas de linfócitos maduros (p. ex., LDGCB).

Linfoma de Grandes Células Anaplásicas (ALK-positivo) (p. 625)

O linfoma anaplásico de grandes células é uma entidade definida por rearranjos cromossômicos envolvendo o gene *ALK* no cromossomo 2p23. Esses rearranjos criam genes de fusão *ALK* que codificam constitutivamente formas ativas de ALK – uma tirosina quinase a montante das vias de sinalização JAK/STAT.

As células tumorais são grandes, com núcleos reniformes, embrioides ou em forma de ferradura e com um citoplasma volumoso.

Esses tumores ocorrem com mais frequência em crianças e adultos jovens, envolvendo, geralmente, os tecidos moles e sugerindo um prognóstico muito bom, cujas taxas de cura se aproximam dos 80%. A maioria dos tumores expressa CD30, um membro da família do receptor de TNF; os anticorpos para CD30 são promissores em termos clínicos. Os tumores morfologicamente similares sem rearranjos de *ALK* surgem geralmente em idosos e têm mau prognóstico, similar ao do linfoma periférico de células T não específicos.

Leucemia ou Linfoma de Células T do Adulto (p. 625)

A *leucemia ou linfoma de células T do adulto* ocorre em pacientes infectados pelo *retrovírus da leucemia de células T humano tipo 1 (HTLV-1)*, sendo mais comum em locais onde o HTLV-1 é endêmico (sul do Japão, África Ocidental e bacia do Caribe). As células tumorais contêm o provírus HTLV-1 clonal, sugerindo um papel patogênico; curiosamente, o HTLV-1 codifica uma proteína Tax que ativa NF-κB e, assim, aumenta o crescimento e a sobrevida do linfócito. As células tumorais com núcleos multilobulados (folha de trevo) são características. Os achados clínicos incluem envolvimento da pele, linfadenopatia generalizada, hepatoesplenomegalia, linfocitose de sangue periférico e hipercalcemia. Esta é uma doença rapidamente fatal, geralmente com ocorrência de morte dentro de um ano, apesar de quimioterapia agressiva.

Micose Fungoide e Síndrome de Sézary (p. 626)

Micose fungoide e síndrome de Sézary são diferentes manifestações cutâneas do tumor de linfócitos T auxiliares CD4+. As células tumorais caracteristicamente expressam a molécula de adesão CLA, assim como os receptores de quimiocina CC4 e CCR10; todas essas moléculas de superfície contribuem para a localização cutânea das células tumorais.

- A *micose fungoide* progride de uma fase pré-micótica inflamatória por meio de uma *fase de placa* até uma *fase tumoral*. Histologicamente, a epiderme e a derme superior são infiltradas por linfócitos T neoplásicos com núcleos *cerebriformes* (membrana nuclear acentuadamente convoluta). A progressão da doença envolve a disseminação extracutânea, sendo mais comum para os linfonodos e a medula.
- A *síndrome de Sézary* é uma variante em que o envolvimento da pele se manifesta como eritrodermia esfoliativa generalizada com leucemia de células de *Sézary* associada (também com núcleos cerebriformes).

Geralmente esses tumores são indolentes, com médias de sobrevida de 8 a 9 anos; a transformação para linfoma de células T agressivo pode ser um evento terminal.

Leucemia de Grandes Linfócitos Granulares (p. 626)

A *leucemia de grandes linfócitos granulares* é uma neoplasia rara que ocorre principalmente em adultos. Entre 30% e 40% dos casos ocorrem mutações adquiridas no fator de transcrição STAT3, que normalmente funciona a jusante dos receptores de citocina, resultando na ativação de STAT3 independente da citocina.

- As células tumorais são linfócitos grandes, com citoplasma azul abundante contendo grânulos azurófilos grosseiros disseminados. Em geral, o envolvimento da medula é esparso e infiltrados hepáticos e esplênicos comumente estão presentes.
- Duas variantes são identificadas: tumores de células T CD3$^+$ e CD56$^+$ e tumores de células NK.
- Apesar do escasso envolvimento medular, a *neutropenia* (com interrupção da maturação dos elementos mieloides na medula) e a *anemia* predominam no quadro clínico, raramente ocorrendo *aplasia pura de hemácias*.
- Há também maior incidência de *distúrbios reumatológicos*; alguns pacientes apresentam a síndrome de Felty, caracterizada pela tríade artrite reumatoide, esplenomegalia e neutropenia.
- O curso é variável, sendo principalmente dependente da gravidade das citopenias.

Linfoma Extranodal de Células T ou NK (p. 627)

O linfoma extranodal de células T ou NK é raro nos Estados Unidos e na Europa, mas constitui 3% dos LNHs asiáticos.

- Apresenta-se com mais frequência como uma massa nasofaríngea destrutiva, sendo menos comum na pele e nos testículos. As células tumorais se infiltram nos pequenos vasos, levando a extensa necrose isquêmica.
- A aparência histológica é variável; as células tumorais podem conter *grânulos* azurófilos grandes semelhantes aos das células NK normais.
- Esse linfoma está altamente associado ao EBV; as células tumorais em um determinado paciente contêm epissomos idênticos de EBV, indicando origem em uma única célula infectada por EBV. A maioria dos tumores expressa marcadores de célula NK e não apresentam rearranjos de receptor de linfócito T, o que apoia sua origem em célula NK.
- Estas são neoplasias altamente agressivas que respondem bem à radioterapia, mas são resistentes à quimioterapia.

Linfoma de Hodgkin (p. 627)

O LH responde por 0,7% de todos os novos cânceres nos Estados Unidos; a média etária ao diagnóstico é de 32 anos. Ao contrário do LNH, que geralmente ocorre em sítios extranodais e se espalha de maneira imprevisível, no LH tipicamente ocorre o seguinte:

- Surge em um único linfonodo ou cadeia e se dissemina de maneira previsível para o tecido linfoide anatomicamente contíguo.
- Caracteriza-se pela presença de células neoplásicas gigantes distintivas chamadas de células *RS*, derivadas primariamente de linfócitos B do centro germinativo ou pós-centro germinativo. Essas células liberam fatores que induzem ao acúmulo de linfócitos, macrófagos e granulócitos reativos que constituem > 90% da celularidade do tumor.

Classificação (p. 627)

Patogênese (p. 627). Na maioria dos casos, os genes da Ig das células RS submeteram-se a recombinação V(D)J e hipermutação somática, estabelecendo uma origem a partir de células do centro germinativo ou pós-centro germinativo. No entanto, por razões pouco claras, as células RS do LH clássico não expressam a maior parte dos genes específicos dos linfócitos B (incluindo Ig).

- A ativação do fator de transcrição NF-κB é um evento comum no LH clássico, seja por infecção por EBV ou por outros mecanismos, o que promove a sobrevivência e proliferação do linfócito.
- Os diferentes tipos de reação tecidual observados nos vários subtipos de LH são em parte devidos às citocinas e quimiocinas secretadas pelas células RS e células reativas de fundo. Por sua vez, as citocinas produzidas pelas células reativas podem apoiar o crescimento e a sobrevivência das células tumorais (Fig. 13-4).
- As células RS são aneuploides com diversas aberrações cromossômicas clonais. Em particular, são comuns os ganhos em número de cópias no proto-oncogene *c-REL* no cromossomo 2p e podem contribuir para o aumento da atividade de NF-κB.

***Morfologia** (p. 628).* As células RS e suas variantes são os elementos neoplásicos, sendo essencial a sua identificação para o diagnóstico histológico:

- As *células RS diagnósticas clássicas* são grandes (≥ 45 μm), com núcleo multilobulado ou múltiplos núcleos, cada qual com um nucléolo grande, do tipo inclusão, com o tamanho aproximado de um pequeno linfócito (5 a 7 μm de diâmetro); o citoplasma é abundante.
- As *variantes mononucleares* contêm apenas um núcleo redondo ou oblongo, com um grande nucléolo do tipo inclusão.
- As *células lacunares* têm núcleos multilobulados mais delicados, enovelados ou circundados por citoplasma pálido abundante que se retrai durante o processamento tecidual, deixando o núcleo em um buraco vazio (a lacuna).
- As *variantes linfo-histiocíticas* (células L&H) têm núcleos polipoides semelhantes a uma pipoca, nucléolos discretos e citoplasma moderadamente abundante.

As células RS "clássicas" expressam PAX5 (um fator de transcrição de linfócito B) e CD45. As variantes de L&H expressam marcadores de linfócitos B típicos de linfócitos B do centro germinativo (p. ex., CD20 e BCL6) e são negativas para CD15 e CD30.

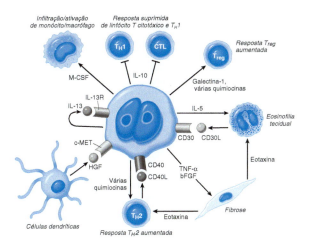

Figura 13-4 Sinais mediadores de "linha cruzada" entre células RS e células normais circundantes nas formas clássicas de LH. *CD30L*, ligante CD30; *bFGF*, fator de crescimento de fibroblastos básico; *M-CSF*, fator estimulador de colônia de macrófagos; *HGF*, fator de crescimento de hepatócitos (liga-se ao receptor c-MET); *CTL*, linfócito T CD8+ citotóxico; T_H1 e T_H2, subgrupos de linfócitos T CD4+ auxiliares; *Treg*, linfócito T regulador.

Células com aparência similar ou idêntica à das células RS ocorrem em outras condições (p. ex., mononucleose infecciosa, cânceres de tecido sólido e LNH). Assim, as células RS devem estar presentes em um cenário apropriado de inflamação não neoplásica reativa para que se faça o diagnóstico.

Existem cinco subtipos de LH no esquema de classificação padrão da OMS, cada qual com um diagnóstico e/ou características clínicas um tanto singulares (Tabela 13-4):

1. **O tipo esclerose nodular** é a forma mais comum de LH, constituindo 65% a 75% dos casos; tende a envolver os linfonodos cervicais inferiores, supraclaviculares e mediastinais. Esse tipo caracteriza-se pela presença da *variante lacunar* das células RS e *bandas de colágeno* que dividem o tecido linfoide em nódulos circunscritos. Não raro está associada ao EBV. O prognóstico é excelente.

2. O **tipo celularidade mista** constitui 20% a 25% dos casos. É mais provável que esteja associado à idade avançada, os chamados sintomas B (febre e perda de peso) e a estágio tumoral avançado. As células RS clássicas e as variantes mononucleares geralmente são abundantes e infectadas por EBV em 70% dos casos. O prognóstico geral é bom.

3. O **tipo rico em linfócitos** é uma variante incomum. Os linfócitos reativos compõem a maioria da porção não neoplásica do infiltrado, enquanto as variantes mononucleares e as células RS diagnósticas com um imunofenótipo clássico são razoavelmente comuns. Essa forma está associada ao EBV em aproximadamente 40% dos casos. O prognóstico é de muito bom a excelente.

TABELA 13-4	Subtipos de Linfoma de Hodgkin	
Subtipo	**Morfologia e Imunofenótipo**	**Características Clínicas Típicas**
Esclerose nodular	Células lacunares frequentes e diagnóstico ocasional de células RS; infiltrado de fundo composto de linfócitos T, eosinófilos, macrófagos e plasmócitos; bandas fibrosas dividindo áreas celulares em nódulos. Células RS CD15 +, CD30 +; geralmente, EBV−	Subtipo mais comum; geralmente doença em estágio I ou II; frequente envolvimento mediastinal; ocorrência igual em homens e mulheres, a maioria em pacientes adultos jovens
Celularidade mista	Frequente diagnóstico de células mononucleares e RS; infiltrado de fundo rico em linfócitos T, eosinófilos, macrófagos, plasmócitos; células RS CD15 +, CD30 +; 70% EBV+	Mais de 50% presentes na doença em estágio III ou IV; ocorre mais em homens do que em mulheres; incidência bifásica, pico em adultos jovens e, novamente, em adultos acima de 55 anos
Rico em linfócitos	Diagnóstico frequente de células mononucleares e RS; infiltrado de fundo rico em linfócitos T; células RS CD15 +, CD30 +; 40% EBV+	Raro; ocorre mais em homens do que em mulheres; tende a ser observada em idosos
Depleção linfocitária	Variante reticular: diagnóstico frequente de células RS e variantes e escassez de células reativas de fundo; células RS CD15 +, CD30 +; a maioria é EBV+	Rara; mais comum em homens idosos, indivíduos infectados por HIV e em países em desenvolvimento; geralmente presente na doença avançada
Predominância linfocitária	Frequentes variantes L&H (célula em grãos de milho) em um fundo de células dendríticas foliculares e linfócitos B reativos; células RS CD20 +, CD15-,C30-; EBV-	Rara; homens jovens com linfadenopatia cervical ou axilar; mediastinal

Doenças de Leucócitos, Linfonodos, Baço e Timo 401

4. O **tipo depleção linfocitária** é a forma menos comum de LH ($\leq$ 5%) e seu prognóstico é um pouco pior que o de outros subtipos. As células RS e variantes são frequentes, e as células reativas são relativamente esparsas; as células RS são infectadas por EBV em mais de 90% dos casos. O estágio avançado e os sintomas sistêmicos são comuns, e o prognóstico geral é um pouco pior do que o das outras variedades.

5. O **tipo predominância linfocitária** responde por aproximadamente 5% de todos os casos, e tipicamente se apresenta com linfadenopatia axilar ou cervical. Caracteriza-se por destruição linfonodal devida a infiltrados nodulares de pequenos linfócitos misturados com números variáveis de macrófagos benignos e *variantes L&H das células RS* (é extremamente difícil de encontrar células RS clássicas). Não há associação com EBV e o prognóstico geral é excelente.

Características Clínicas *(p. 631)*. O LH tipicamente apresenta-se com linfadenopatia indolor. Os pacientes mais jovens com tipos histológicos mais favoráveis tendem a se apresentar nos estágios clínicos I ou II sem manifestações sistêmicas. Aqueles com doença disseminada (estágios III e IV) e celularidade mista ou o tipo depleção linfocitária têm mais probabilidade de apresentar sintomas B. A anergia cutânea se deve à diminuição da imunidade mediada por células (atribuída a fatores liberados das células RS que suprimem as respostas T_H1) e é comum.

Como o LH se dissemina de modo previsível de seu local de origem para grupos linfoides contíguos e, então, para baço, fígado e medula, o estadiamento não apenas é importante em termos prognósticos, mas também orienta a terapia; os pacientes com doença limitada podem ser curados com radioterapia local. O estadiamento envolve um cuidadoso exame físico e vários procedimentos investigativos, incluindo tomografia computadorizada de abdome e pelve, radiografia de tórax e biópsia da medula.

A carga tumoral (ou seja, o estágio), e não o tipo histológico, é a variável prognóstica mais importante. A taxa de sobrevida em 5 anos para a doença em estágios I ou IIA aproxima-se dos 90%, sendo provável que muitos pacientes sejam curados. Mesmo com a doença avançada (estágios IVA ou IVB), é comum uma taxa de sobrevida livre de doença de 60% a 70% em 5 anos.

Os sobreviventes de um LH em longo prazo tratados com quimioterapia alquilante e radioterapia têm um risco maior de desenvolver cânceres hematológicos secundários (SMDs, leucemia mieloide aguda, LNH) ou cânceres sólidos de pulmão, mama, estômago, pele ou partes moles. Complicações não neoplásicas de radioterapia incluem fibrose pulmonar e aterosclerose acelerada.

Neoplasias Mieloides (p. 632)

A característica comum dessas neoplasias é originar-se de células progenitoras hematopoiéticas. As neoplasias mieloides envolvem primariamente a medula com um menor envolvimento de órgãos hematopoiéticos secundários (baço, fígado e linfonodos); as apresentações clínicas relacionam-se com hematopoiese alterada. Existem três categorias amplas:

- As *LMAs* caracterizam-se pelo acúmulo de células mieloides imaturas (blastos) na medula, as quais suprimem a hematopoiese normal.
- *SMDs* em que a hematopoiese ineficaz leva a citopenias.
- *DMPs* caracterizam-se por aumento na produção de um ou mais tipos de células sanguíneas.

Leucemia Mieloide Aguda (p. 632)

A LMA é um tumor de progenitores hematopoiéticos causado por mutações oncogênicas adquiridas que impedem a diferenciação, levando ao acúmulo de blastos mieloides imaturos.

402 ● Patologia Sistêmica: Doenças dos Sistemas Orgânicos

***Classificação** (p. 632)*. A LMA é bastante heterogênea, refletindo as complexidades da diferenciação celular mieloide. Um novo sistema da OMS leva em consideração as lesões moleculares que causam LMA e está ganhando a preferência principalmente por predizer o resultado clínico de forma mais confiável. Nessa classificação (Tabela 13-5), a LMA é dividida em quatro categorias com base na presença ou ausência de anormalidades citogenéticas características, presença de displasia, exposição anterior a medicamentos conhecidos por induzir a LMA, além do tipo e do grau de diferenciação.

***Patogênese** (p. 632)*. A maioria das aberrações genéticas na LMA interfere nos fatores de transcrição necessários para a diferenciação das células mieloides normais. Os rearranjos cromossômicos mais comuns, t(8;21) e inv(16), rompem os genes *RUNX1* e *CBFB*, respectivamente – que codificam polipeptídeos que se ligam para formar o complexo de fator de transcrição necessário para a hematopoiese normal. Na leucemia promielocítica aguda (LPMA), a translocação t(15;17) resulta na fusão do gene do receptor α (*RARα*) do ácido retinoico no cromossomo 17 com o gene *PML* (da *leucemia promielocítica*) no cromossomo 15. O produto da fusão codifica um receptor anormal do ácido retinoico, que interage com repressores transcricionais e, assim, bloqueia a diferenciação das células mieloides.

Alguns dos genes mais frequentemente mutados na LMA codificam proteínas que influenciam a metilação do DNA ou modificações da histona. Outros 15% dos tumores apresentam mutações envolvendo os genes que codificam os componentes do complexo coesina, proteínas que regulam a estrutura tridimensional de cromatina.

Mutações nos genes que promovem a proliferação e a sobrevivência (p. ex., nas tirosina quinases) também provavelmente se sinergizam com as mutações do fator de transcrição

TABELA 13-5 Principais Subtipos de LMA na Classificação da OMS		
Classe	**Prognóstico**	**Subtipo FAB**
I. LMA com Aberrações Genéticas		
LMA com t(8;21)(q22;q22); gene de fusão *CBFα/ETO*	Favorável	M2
LMA com inv(16)(p13;q22); gene de fusão *CBFβ/MYH11*	Favorável	M4eo
LMA com t(15;17)(q22;11-12); gene de fusão *RARα/PML*	Intermediário	M3, M3v
LMA com t(11q23;v); diversos genes de fusão *MLL*	Pobre	M4, M5
LMA com NPM citogenética normal e mutada	Favorável	Variável
II. LMA com Características do Tipo SMD		
Com SMD anterior	Pobre	Variável
LMA com displasia de múltiplas linhagens	Pobre	Variável
LMA com aberrações citogenéticas do tipo SMD	Pobre	Variável
III. LMA, Terapia Relacionada	Muito pobre	Variável
IV. LMA, Não Especificado de Outra Forma	Tg5	
LMA, minimamente diferenciada	Intermediário	M0
LMA sem maturação	Intermediário	M1
LMA com maturação mielocítica	Intermediário	M2
LMA com maturação mielomonocítica	Intermediário	M4
LMA com maturação monocítica	Intermediário	M5a, M5b
LMA com maturação eritroide	Intermediário	M6a, M6b
LMA com maturação megacariocítica	Intermediário	M7

FAB, French-American-British; SMD, síndrome mielodisplásica; NPM, nucleofosmina.

Doenças de Leucócitos, Linfonodos, Baço e Timo · 403

para causar LMA manifesta. Assim, a LMA com a translocação t(15;17), geralmente, também apresenta mutações ativadoras em FLT3, uma tirosina quinase receptora que promove o crescimento celular e inibe a apoptose.

A t(15;17) não apenas tem um significado patogênico, mas também guia a terapia. Assim, os tumores com essa translocação respondem a altas doses do ácido *all--trans*-retinoico (ATRA), o qual se liga à proteína de fusão PML-RARα e antagoniza seus efeitos inibidores na transcrição do gene.

Morfologia *(p. 634).* O número de células leucêmicas na circulação é altamente variável: > 100.000 células/μL em alguns, mas < 10.000 células/μL em 50% dos pacientes. Ocasionalmente, o esfregaço periférico não contém quaisquer blastos (leucemia aleucêmica) e a biópsia da medula é necessária para o diagnóstico. Os blastos mieloides *versus* linfoides se distinguem por imuno-histoquímica específica para marcadores de superfície únicos.

O diagnóstico de LMA baseia-se em > 20% blastos mieloides na medula, os quais terão diferentes características morfológicas, dependendo do tipo de LMA.

- Os *mieloblastos* possuem delicada cromatina nuclear, dois a quatro nucléolos e citoplasma volumoso contendo grânulos finos, azurófilos, peroxidase-positivos ou estruturas distintivas de coloração vermelha, peroxidase-positivas, do tipo agulha, chamadas de bastões de Auer.
- Os *monoblastos* têm núcleos convolutos ou lobulados, não possuem bastões de Auer e, geralmente, não expressam peroxidase, mas podem ser identificados por coloração para esterase inespecífica.

Imunofenótipo *(p. 635).* A LMA é confirmada com marcadores de linhagem mieloide, sendo a maioria geralmente de células imaturas, como CD33.

Citogenética *(p. 635).* A combinação de técnicas citogenéticas padrão com modalidades de bandeamento de alta resolução revela anormalidades cromossômicas em 90% dos casos. Várias associações emergiram:

- A LMA que surge *de novo* em pacientes sem fatores de risco geralmente está associada a translocações cromossômicas equilibradas (p. ex., t(8;21), inv(16) e t(15;17)).
- As LMAs que se seguem a uma SMD ou ocorrem após exposição a agentes que danificam o DNA (p. ex., quimioterapia ou radioterapia), geralmente, não possuem translocações cromossômicas; em vez disso, é comum se associarem a deleções ou monossomias envolvendo os cromossomos 5 e 7.
- As LMAs que ocorrem após o tratamento com medicamentos que inibem a enzima topoisomerase II geralmente estão associadas a translocações envolvendo o gene *MLL* no cromossomo 11 na banda q23.

Características Clínicas *(p. 635).* Embora a LMA constitua 20% das leucemias da infância, afeta primariamente os adultos, com elevação da incidência ao longo da vida e atingindo um pico após os 60 anos de idade.

- A maioria dos pacientes apresenta achados relacionados com anemia, neutropenia e *trombocitopenia*, mais notavelmente fadiga, febre e sangramentos mucoso e cutâneo espontâneos.
- A *diátese hemorrágica* causada por trombocitopenia geralmente é a característica clínica mais marcante, além de petéquias cutâneas e equimoses, assim como hemorragias nos revestimentos serosos, gengiva e tratos gastrointestinal e urinário.
- Os *pró-coagulantes* liberados pelas células leucêmicas, especialmente na LPMA, podem causar *coagulação intravascular disseminada*.
- A *neutropenia leva a infecções (frequentemente oportunista [p. ex., fungos])*, particularmente em cavidade oral, pele, pulmões, rins, bexiga e cólon.

- Na LMA com diferenciação monocítica, podem ocorrer infiltrações gengival e cutânea (*leucemia cutis*).
- A disseminação para o sistema nervoso central é menos comum que em LLA.
- Raramente, os pacientes apresentam massas localizadas compostas de mieloblastos (os chamados *mieloblastomas* ou *cloromas*). Sem o tratamento sistêmico, estas progridem tipicamente para LMA típica.

***Prognóstico** (p. 635).* O prognóstico é variável, dependendo da patogênese molecular de base. Em geral, 60% alcançam remissão completa com quimioterapia, mas somente 15% a 30% permanecem livres de doença por 5 anos. A LMA com t(15;17) é curável em 80% dos pacientes que usam ATRA e sais de arsênico. A LMA que surge de SMD (seção a seguir) ou após quimioterapia prévia tem mau prognóstico, porque é provável que nesses pacientes as CTHs *normais* tenham sido danificadas.

Síndromes Mielodisplásicas (p. 635)

As *SMDs* são um grupo de distúrbios de células-tronco clonais caracterizadas por defeitos de maturação associados a hematopoiese ineficaz e a alto risco de transformação para LMA. A medula é substituída, em parte ou totalmente, pela progênie clonal de uma célula-tronco multipotente mutante que mantém a capacidade de se diferenciar, mas de maneira ineficaz e desordenada. A medula geralmente é hipercelular ou normocelular, porém o sangue periférico mostra pancitopenia; os mieloblastos constituem < 10% dos leucócitos periféricos.

A SMD pode ser *idiopática* ou *primária* – desenvolvendo-se insidiosamente em pacientes acima de 50 anos – ou ser secundária a quimioterapia mielossupressiva ou radioterapia prévias (aparecendo geralmente em 2 a 8 anos após o tratamento). Todas as formas de SMD podem se transformar em LMA; a transformação ocorre de forma mais rápida e com mais frequência em pacientes com SMD relacionada com a terapia.

***Patogênese** (p. 635).* Embora a patogênese em grande parte seja desconhecida, a SMD está associada a uma série de genes mutados de modo recorrente:

- *Fatores epigenéticos* (similares à LMA) que regulam a metilação do DNA e modificações da histona.
- *Fatores de splicing do RNA.*
- Fatores de transcrição necessários para a mielopoiese normal.
- As *mutações com perda de função no gene supressor tumoral TP53* ocorrem em 10% dos casos de SMD e se correlacionam com maus resultados clínicos.

Os progenitores sofrem taxas aumentadas de apoptose, uma característica da hematopoiese ineficaz. A análise citogenética pode ajudar a confirmar um diagnóstico de SMD porque certas aberrações cromossômicas são características. Assim, a SMD primária e a relacionada com a terapia estão associadas a monossomias do 5 e do 7, deleções de 5q e 7q, trissomia do 8 e deleções de 20q.

***Morfologia** (p. 636).* O achado mais característico é a diferenciação desordenada (displásica) afetando as três linhagens (eritroide, mieloide e megacariocítica).

- Os efeitos na linhagem eritroide são os seguintes:
  - Sideroblastos em anel, eritroblastos com mitocôndrias carregadas de ferro, que são visíveis como grânulos perinucleares na coloração azul da Prússia.
  - Maturação megaloblastoide, semelhante à observada na deficiência de vitamina ou folato.
  - Anormalidades do brotamento nuclear, que produzem núcleos deformados, geralmente com contornos polipoides.

Doenças de Leucócitos, Linfonodos, Baço e Timo **405**

- Os efeitos na linhagem granulocítica são os seguintes:
- Neutrófilos com números reduzidos de grânulos secundários, granulações tóxicas ou corpúsculos de Döhle.
- Células pseudo-Pelger-Huet (neutrófilos com dois lobos nucleares somente).
- Os mieloblastos podem estar aumentados, mas constituem < 20% da celularidade geral da medula.
- Efeitos na linhagem megacariocítica: megacariócitos com lobos nucleares únicos ou múltiplos núcleos separados (megacariócitos *pawn ball*).

Características Clínicas *(p. 637)*. A média etária do início é 70 anos; 50% dos pacientes são assintomáticos e a SMD é descoberta apenas incidentalmente no exame de sangue de rotina. Os sintomas originam-se da pancitopenia. A sobrevida média varia de 9 a 29 meses (4 a 8 meses no caso de SMD relacionada com a terapia), mas os indivíduos em grupos de bom prognóstico podem viver > 5 anos. A morte é relacionada com infecções e complicações hemorrágicas. A progressão para LMA ocorre em 10% a 40% dos indivíduos, acompanhada pela aparência de alterações citogenéticas clonais adicionais. Em pacientes idosos, a terapia é principalmente de suporte (antibióticos e transfusão); em pacientes jovens, o transplante de CTHs oferece grande esperança de sobrevida em longo prazo.

Distúrbios Mieloproliferativos (p. 637)

A característica patogênica comum desses distúrbios é a presença de tirosina quinases mutadas, constitutivamente ativas. Estas tirosina quinases evitam as vias normais de controle proliferativo que regulam a hematopoiese e levam à proliferação independente do fator de crescimento e à sobrevivência de progenitores da medula. Esses distúrbios são classificados com base em critérios clínicos, laboratoriais e moleculares. As características clínicas comuns incluem o seguinte:

- Aumento do impulso proliferativo na medula.
- Estabelecimento de CTHs em locais fora da medula, causando hematopoiese extramedular.
- Transformação variável para uma fase "gasta" caracterizada por fibrose da medula e citopenia periférica.
- Transformação variável para leucemia aguda.

Leucemia Mieloide Crônica (p. 637)

A LMC é uma neoplasia de CTHs pluripotentes que leva à proliferação preferencial de progenitores granulocíticos. Distingue-se de outros DMPs pela presença de uma *tirosina quinase BCR-ABL quimérica constitutivamente ativa.*

Patogênese *(p. 637)*. Em > 90% das LMCs, o gene de fusão *BCR-ABL* é gerado por translocação t(9;22) recíproca designada de cromossomo Filadélfia. Nos casos remanescentes, o gene de fusão é criado por rearranjos citogeneticamente complexos.

- A t(9;22) leva à fusão de porções do gene *BCR* (cromossomo 22) e do gene *ABL* (cromossomo 9).
- O gene resultante da fusão *BCR-ABL* direciona a síntese de uma proteína de fusão de 210 quilodáltons com atividade de tirosina quinase constitutiva. A porção BCR fornece um domínio de dimerização, levando à ativação da quinase *ABL*; a ABL fosforila os alvos posteriores para promover a proliferação e a sobrevivência.

Morfologia *(p. 638)*. Na LMC, as amostras de medula são acentuadamente hipercelulares, e a maior parte da celularidade aumentada é constituída por precursores granulocíticos em maturação. O sangue periférico mostra leucocitose, geralmente

406 Patologia Sistêmica: Doenças dos Sistemas Orgânicos

mais de 100.000 células/μL. Uma mistura de neutrófilos, metamielócitos e mielócitos com menos de 10% de mieloblastos é típica. Eosinofilia, basofilia e trombocitose de sangue periférico também são comuns. A hematopoiese extramedular dentro da polpa vermelha esplênica produz acentuada esplenomegalia, geralmente complicada por infarto focal.

Características Clínicas *(p. 638)*. A LMC ocorre primariamente em adultos com um pico de incidência dos 50 aos 60 anos de idade. O início é insidioso; os sintomas iniciais (fatigabilidade, fraqueza, perda de peso e anorexia) decorrem de anemia e hipermetabolismo devido à renovação celular aumentada. Outras apresentações se relacionam com esplenomegalia ou infarto esplênico.

- Depois de um período médio variável da *fase estável* de 3 anos, 50% dos pacientes entram em *fase acelerada* marcada por agravamento da anemia e trombocitopenia, basofilia aumentada e refratariedade ao tratamento. Anormalidades citogenéticas clonais adicionais (p. ex., trissomia do 8, isocromossomo 17q ou duplicação do cromossomo Filadélfia) podem aparecer.
- Dentro de 6 a 12 meses, a fase acelerada termina em leucemia aguda (*crise blástica*).
- Nos restantes 50%, as crises blásticas ocorrem abruptamente sem uma fase acelerada intermediária.
- Em 70% dos pacientes, os blastos têm as características morfológicas e citoquímicas dos mieloblastos; em aproximadamente 30%, os blastos são de origem em pré-linfócito B (crise blástica linfoide).

A LMC é curável em 75% dos pacientes por transplante alogênico de medula óssea durante a fase estável. Imatinibe, um inibidor da quinase BCR-ABL, diminui acentuadamente (mas não elimina) o número de células BCR-ABL-positivas e produz remissões hematológicas sustentadas em 90% dos pacientes. Também diminui substancialmente o risco de transformação para a fase acelerada e crise blástica; uma vez estando na fase acelerada ou em crise blástica, a LMC é principalmente resistente à terapia com inibidor de quinase.

Policitemia Vera (PCV) (p. 639)

A PCV caracteriza-se por aumento da produção medular de eritrócitos, granulócitos e plaquetas. No entanto, o aumento absoluto da massa de hemácias é responsável pela maioria dos sintomas clínicos. A PCV é fortemente associada à ativação de mutações pontuais na tirosina quinase JAK2 que participa das vias de sinalização JAK-STAT.

Patogênese *(p. 639)*. Devido à sinalização constitutiva de JAK2, células progenitoras na PCV têm necessidades reduzidas de eritropoietina e outros fatores hematopoiéticos de crescimento, levando a substancial proliferação em curso.

Morfologia *(p. 640)*. Há medula hipercelular envolvendo as três linhagens; em 10% dos pacientes ocorre aumento das fibras de reticulina da medula. O sangue periférico exibe basofilia e plaquetas anormalmente grandes. Na fase avançada da doença, de 15% a 20% dos pacientes com PCV progridem para a fase "gasta" com fibrose medular substancial que desloca as células hematopoiéticas. Isto por sua vez leva à *hematopoiese extramedular* no baço e fígado, produzindo organomegalia proeminente. A transformação para LMA ocorre em apenas 1% dos pacientes.

Características Clínicas *(p. 640)*. A PCV aparece de maneira insidiosa, geralmente na fase avançada da meia-idade:

- A *eritrocitose* torna os pacientes pletóricos e cianóticos devido à estagnação vascular e à desoxigenação. Cefaleia, vertigem e hipertensão são os achados comuns.

Doenças de Leucócitos, Linfonodos, Baço e Timo

- A *basofilia* com liberação de histamina pode ser subjacente a sintomas gastrointestinais, com maior tendência a ulceração péptica e intenso prurido.
- A *elevada renovação celular* causa hiperuricemia e gota sintomática em 5% a 10% dos casos.
- A *disfunção plaquetária*, juntamente com o fluxo sanguíneo anormal, leva a importante aumento do risco de sangramento e eventos trombóticos. Aproximadamente 25% dos pacientes procuram a atenção médica pela primeira vez com trombose; ocorrem hemorragias potencialmente fatais em 5% a 10% dos casos.

Sem tratamento, a morte por trombose ocorre em poucos meses. A flebotomia simples para normalizar o hematócrito resulta em uma sobrevida média de aproximadamente 10 anos. Os inibidores de JAK2 estão sob estudos clínicos.

Trombocitose Essencial (TE) (p. 641)

A TE é um DMP que surge em células-tronco multipotentes, mas o aumento da proliferação e produção confina-se principalmente aos elementos megacariocíticos. *A TE está associada a mutações pontuais ativadoras em JAK2 (50% dos casos) ou MPL (5% a 10% dos casos), uma tirosina quinase que normalmente é ativada por trombopoetina.* Essas mutações tornam os progenitores da linhagem megacariocítica independentes da trombopoetina, levando à hiperproliferação. Não se compreende por que alguns pacientes com mutações *JAK2* desenvolvem PCV e outros, TE.

Geralmente a celularidade da medula está apenas ligeiramente aumentada, porém muitas vezes há aumento acentuado dos megacariócitos e, inclusive, formas anormalmente grandes. Os esfregaços periféricos revelam trombocitose e plaquetas anormalmente grandes acompanhadas de leucocitose leve. A hematopoiese extramedular neoplásica pode produzir organomegalia leve (50% dos cases). Raramente a TE pode evoluir para uma fase "gasta" de fibrose medular ou se transformar em LMA.

Anormalidades qualitativas e quantitativas nas plaquetas são subjacentes a importantes manifestações clínicas de trombose e hemorragia. *A eritromelalgia*, a pulsação e a hipertermia de mãos e pés causadas pela oclusão de pequenas arteríolas por agregados plaquetários é um sintoma característico.

A TE tem um curso indolente; longos períodos assintomáticos são pontuados por crises trombóticas ou hemorrágicas. O tempo de sobrevida média é de 12 a 15 anos.

Mielofibrose Primária (p. 641)

A mielofibrose primária caracteriza-se pelo desenvolvimento de fibrose obliterativa da medula, que, por sua vez, leva a diminuição da hematopoiese, citopenias e extensa hematopoiese extramedular (os baços podem pesar > 4.000 g). *As mutações JAK2 ativadoras estão presentes em 50% a 60% dos casos e as mutações MPL ativadoras, em 1% a 5%.* A resultante fibrose medular e a obliteração podem ser secundárias à liberação de fatores fibrogênicos dos megacariócitos neoplásicos; tanto o fator de crescimento derivado de plaquetas quanto o TGF-β estão implicados. Com o deslocamento de elementos hematopoiéticos para sítios extramedulares (p. ex., baço, fígado e, algumas vezes, linfonodos), a resultante produção de células sanguíneas geralmente é prejudicada.

Morfologia (p. 642)

- Inicialmente, a medula em geral é hipercelular e contém megacariócitos grandes, displásicos e em agregações anormais. Com a progressão, a fibrose difusa desloca os elementos hematopoiéticos. Na fase tardia do curso, o espaço da medula fibrótica pode estar em grande parte convertido em osso (osteosclerose).
- Os progenitores eritroides nucleados e granulócitos iniciais são inadequadamente liberados da medula fibrótica e locais de hematopoiese extramedular; sua aparência na circulação é denominada *leucoeritroblastose*. Outros achados frequentes no sangue

Patologia Sistêmica: Doenças dos Sistemas Orgânicos

periférico incluem eritrócitos em forma de lágrima, aumento de basófilos e plaquetas anormalmente grandes.

- A anemia normocítica normocrômica, moderada a grave, é comum. O leucograma geralmente é normal ou está reduzido, mas pode estar acentuadamente elevado (80.000 a 100.000 células/µL) durante a fase inicial da medula celular. A trombocitopenia, geralmente grave, aparece com a progressão da doença.

***Características Clínicas** (p. 642).* A mielofibrose primária tipicamente ocorre em pacientes > 60 anos de idade, sendo menos comum que a PCV ou TE. Geralmente, apresenta-se com anemia ou acentuado aumento esplênico. Sintomas inespecíficos (p. ex., fadiga, perda de peso e sudorese noturna) resultam de metabolismo aumentado associado a massa expandida de células hematopoiéticas. Devido à alta renovação celular, hiperuricemia e gota secundárias podem complicar o quadro. O prognóstico é variável, com períodos de sobrevida média de 3 a 5 anos. As causas de morte incluem infecções, episódios trombóticos ou sangramento relacionado com anormalidades plaquetárias e transformação em LMA (5% a 20% dos casos). A inibição de JAK2 é uma abordagem terapêutica que reduz os sintomas constitucionais (p. ex., febre e fadiga), mesmo em pacientes sem mutações JAK2 – sugerindo que esses sintomas podem resultar da sinalização de citocina via JAK-STAT em células não transformadas.

Histiocitose de Células de Langerhans (p. 643)

Existem três tipos de *histiocitose* (um termo arcaico para proliferações de células dendríticas e macrófagos):

- Linfomas histiocíticos verdadeiros (raros).
- Histiocitose reativa benigna.
- Histiocitoses de células de Langerhans, as quais representam proliferações neoplásicas monoclonais de uma população de células dendríticas imaturas; a mutação mais comum é uma substituição que ativa valina para glutamato no resíduo 600 em BRAF, presente em 55% a 60% dos casos.

Neste último grupo, as células de Langerhans proliferativas têm citoplasma abundante, geralmente vacuolados, com núcleos vesiculares ovalados a endentados; a expressão de HLA-DR, S100 e CD1a é característica. A microscopia eletrônica também revela estruturas citoplasmáticas chamadas *grânulos de Birbeck*, que são túbulos pentalaminares semelhantes a raquetes de tênis e contendo a proteína langerina. O estabelecimento das células de Langerhans neoplásicas depende de sua expressão de CCR6 e CCR7.

A histiocitose de Langerhans apresenta-se como várias entidades clinicopatológicas diferentes:

- ***Histiocitose de células de Langerhans multissistêmica multifocal (doença de Letterer-Siwe)*** é um distúrbio sistêmico agressivo em que as células de Langerhans se infiltram e proliferam em pele (ali se assemelhando a erupção seborreica), baço, fígado, pulmão e medula óssea, também sendo observadas anemia e lesões ósseas destrutivas. Geralmente, ocorre antes dos 2 anos de idade, e a doença de Letterer-Siwe, se não tratada, é rapidamente fatal. Quimioterapia intensiva produz taxas de aproximadamente 50% de sobrevida em 5 anos.
- ***Histiocitose de células de Langerhans unissistêmica unifocal e multifocal (granuloma eosinofílico)*** geralmente afeta o esqueleto como um acúmulo expansivo, erosivo de células de Langerhans (quase sempre misturadas com linfócitos, células plasmáticas, neutrófilos e, especialmente, eosinófilos) dentro da calvária, costelas ou fêmur; pode também ocorrer em pele, pulmões ou estômago. As lesões podem ser assintomáticas ou dolorosas, podem ocorrer fraturas patológicas e algumas vezes as lesões se expan-

Doenças de Leucócitos, Linfonodos, Baço e Timo **409**

dem para os tecidos moles adjacentes. O envolvimento do hipotálamo posterior causa diabetes insípido em 50% dos pacientes. A tríade de defeitos ósseos da calvária, diabetes insípido e exoftalmia é chamada de *síndrome de Hand-Schuller-Christian*. As lesões podem entrar em remissão espontânea ou ser curadas por excisão ou irradiação local.

- A *histiocitose de células de Langerhans pulmonar* ocorre tipicamente em fumantes adultos e pode representar uma hiperplasia reativa, e não uma neoplasia verdadeira, podendo regredir espontaneamente com a cessação do tabagismo.

Baço (p. 644)

O baço tem quatro funções que impactam os estados de doença:
1. Fagocitose de células sanguíneas e matéria particulada.
2. Produção de anticorpos.
3. Hematopoiese.
4. Sequestro de elementos sanguíneos formados.

Esplenomegalia (p. 645)

Esplenomegalia é uma característica comum dos distúrbios hematolinfoides, porém os baços podem estar aumentados em uma ampla variedade de condições não neoplásicas (Tabela 13-6). O *hiperesplenismo* é uma síndrome passível de ocorrer com aumento de tamanho esplênico; caracteriza-se pela redução de um ou mais elementos celulares do sangue (devido ao aumento do sequestro e à lise de macrófagos esplênicos). As citopenias tipicamente se resolvem após esplenectomia.

Esplenite Aguda Inespecífica (p. 645)

O aumento de tamanho esplênico pode ocorrer com qualquer infecção transmitida pelo sangue, devendo-se principalmente aos próprios micróbios, assim como à proliferação induzida por citocina. Macroscopicamente, o baço é vermelho e extremamente mole. Microscopicamente, há congestão da polpa com destruição folicular linfoide, algumas vezes com necrose folicular da polpa branca.

Esplenomegalia Congestiva (p. 646)

A congestão venosa crônica passiva e o aumento de tamanho podem resultar do seguinte:

- Congestão sistêmica, encontrada na insuficiência cardíaca do lado direito.
- Desordem intra-hepática da drenagem venosa portal (p. ex., devido à cirrose).
- Obstrução da veia porta extra-hepática (p. ex., trombose espontânea da veia porta); envolvimento inflamatório da veia porta (*pileflebite*), com infecções intraperitoneais e trombose da veia esplênica.

Há aumento esplênico moderado a acentuado (1.000 a 5.000 g), com uma cápsula fibrosa e espessa. Microscopicamente, a polpa vermelha encontra-se agudamente congestionada, porém se torna cada vez mais fibrosa e celular com o tempo, levando a estase vascular e depuração aumentada de macrófagos.

Infartos Esplênicos (p. 646)

Infartos embólicos ocorrem na endocardite e aterosclerose grave. Infarto por aumento e comprometimento do fluxo sanguíneo intraesplênico pode ocorrer em praticamente qualquer condição que cause esplenomegalia significativa (Tabela 13-5). Os infartos macroscópicos têm formato em cunha e são subcapsulares. Os infartos recentes são hemorrágicos e vermelhos; os infartos antigos são amarelo-acinzentados e fibróticos.

Patologia Sistêmica: Doenças dos Sistemas Orgânicos

TABELA 13-6 Distúrbios Associados à Esplenomegalia

I. Infecções

Esplenite inespecífica de várias infecções transmitidas pelo sangue (particularmente, endocardite infecciosa)
Mononucleose infecciosa
Tuberculose
Febre tifoide
Brucelose
Citomegalovírus
Sífilis
Malária
Histoplasmose
Toxoplasmose
Calazar
Tripanossomíase
Esquistossomose
Leishmaniose
Equinococose

II. Estados Congestivos Relacionados com Hipertensão Portal

Cirrose hepática
Trombose portal ou de veia esplênica
Insuficiência cardíaca

III. Distúrbios linfo-hematogênicos

LH
LNH e leucemias linfocíticas
Mieloma múltiplo
DMPs
Anemias hemolíticas
Púrpura trombocitopênica

IV. Condições Inflamatórias Imunológicas

Artrite reumatoide
Lúpus eritematoso sistêmico

V. Doenças do Armazenamento

Doença de Gaucher
Doença de Niemann-Pick
Mucopolissacaridoses

VI. Miscelânea

Amiloidose
Neoplasias primárias e cistos
Neoplasias secundárias

Neoplasias (p. 646)

O envolvimento neoplásico do baço é raro, exceto em casos de tumores mieloides e linfoides. Os tumores esplênicos benignos incluem fibromas, osteomas, condromas, linfangiomas e hemangiomas.

Anomalias Congênitas (p. 646)

A ausência completa do baço é rara e geralmente é associada a outras anomalias congênitas, como o *situs inversus*; a hipoplasia é consideravelmente mais comum. *Baços acessórios* são razoavelmente comuns (até um terço dos indivíduos) e podem ser encontrados em qualquer lugar da cavidade abdominal.

Ruptura (p. 647)

A ruptura esplênica é tipicamente uma sequela de trauma por força bruta; as chamadas "rupturas espontâneas" sem lesão antecedente, em geral, resultam de alguma agressão física menor ao baço, que já está fragilizado devido a um distúrbio subjacente (p. ex., mononucleose infecciosa, outras infecções ou neoplasias esplênicas). A ruptura leva à hemorragia intraperitoneal significativa e que deve ser tratada com imediata esplenectomia para prevenir a exsanguinação. É interessante notar que baços com aumento crônico geralmente exibem fibrose capsular reativa resistente à ruptura.

Timo (p. 647)

Distúrbios do Desenvolvimento (p. 647)

- A *hipoplasia ou aplasia tímica* é acompanhada por aplasia paratireóidea e defeitos variáveis envolvendo o coração e os grandes vasos; essas alterações ocorrem na síndrome de DiGeorge (Cap. 5).
- Os *cistos tímicos* são lesões raras revestidas por epitélio estratificado ou colunar, originam-se durante o desenvolvimento e são de pouco significado clínico. Ocasionalmente, os cistos tímicos prenunciam neoplasia tímica adjacente, especialmente linfoma ou timoma.

Hiperplasia Tímica (p. 647)

A *hiperplasia tímica* refere-se à aparência dos folículos linfoides de linfócitos B reativos dentro do timo. É vista nos estados inflamatório crônico e imunológico, particularmente na miastenia grave (65% a 75% dos casos).

Timomas (p. 648)

Timomas são neoplasias derivadas de *células epiteliais tímicas*. Podem ser: (1) citologicamente benignos e não invasivos; (2) citologicamente benignos, mas invasivos ou metastáticos; ou (3) citologicamente malignos (*carcinoma tímico*).

Morfologia (p. 648)

- *Macroscopicamente:* Os timomas geralmente são massas branco-acinzentadas, firmes, lobuladas, de até 15 a 20 cm e que podem exibir necrose cística focal e calcificação. A maioria é encapsulada, mas em 20% a 25% dos casos as estruturas adjacentes são invadidas; os tumores benignos são tipicamente bem encapsulados.
- *Microscopicamente:*

  - Os *timomas não invasivos* são compostos de células epiteliais medulares (fusiformes) e/ou cortical ("rechonchudas" com núcleos vesiculares arredondados), geralmente com um infiltrado timocítico esparso.
  - Os *timomas invasivos* exibem com mais frequência células epiteliais do tipo cortical e timócitos mais numerosos. Ocasionalmente, células neoplásicas apresentam atipia, pressagiando um fenótipo mais agressivo. Os *timomas invasivos* – por definição – atravessam a cápsula no interior de estruturas circundantes.
  - O *carcinoma tímico*, que representa 5% dos timomas, apresenta-se como massas carnosas, invasivas, que, com mais frequência, são *carcinomas de células escamosas*. A segunda variante mais comum é o *carcinoma do tipo linfoepitelioma*, que microscopicamente se assemelha aos carcinomas nasofaríngeos e, em 50% dos casos, contém genomas monoclonais de EBV.

412 Patologia Sistêmica: Doenças dos Sistemas Orgânicos

Características Clínicas (p. 649)

Trata-se de tumores primariamente de adultos > 40 anos de idade; aproximadamente 40% apresentam-se com sintomas atribuíveis à compressão das estruturas mediastinais e os 30% a 45% adicionais apresentam-se com *miastenia grave*. Os timomas são associados a outras síndromes paraneoplásicas (p. ex., hipogamaglobulinemia adquirida, aplasia pura de hemácias, doença de Graves, anemia perniciosa, dermatomiosite e polimiosite e síndrome de Cushing). No caso de lesões minimamente invasivas, a excisão completa resulta em > 90% de sobrevida em 5 anos; invasão mais extensa está associada a sobrevida em 5 anos < 50%.

Distúrbios Eritrocitários e Hemorrágicos

14

Anemias (p. 651)

Anemia é a redução da massa eritrocitária total circulante abaixo dos limites normais; suas consequências são redução da capacidade de transporte de oxigênio e hipóxia tecidual. Os pacientes apresentam palidez, fraqueza e fadiga com facilidade. A anemia é formalmente diagnosticada com base na redução do valor do hematócrito e/ou da concentração de hemoglobina (Tabela 14-1). Em geral, a classificação das anemias baseia-se no mecanicismo, conforme destacado na Tabela 14-2; a especificidade da morfologia dos eritrócitos (tamanho, forma e hemoglobinização – conforme refletido na cor do eritrócito) muitas vezes oferece pistas etiológicas. Assim, anemias microcíticas e hipocrômicas sugerem distúrbios na síntese da hemoglobina (na maioria das vezes, deficiência de ferro), enquanto as anemias macrocíticas indicam anormalidades na maturação do precursor eritroide na medula óssea; as anemias normocrômicas e normocíticas possuem inúmeras etiologias.

Anemias por Perda de Sangue (p. 653)

Os aspectos clínicos dependem da velocidade da hemorragia e se é externa ou interna; o sangramento intersticial permite a recaptura de ferro da hemácia, porém o sangramento no intestino ou externamente pode ocasionar deficiência de ferro e atrapalhar a restauração da contagem normal de eritrócitos.

- *Perda sanguínea aguda (p. 653)*: todos os efeitos clínicos são decorrentes principalmente da perda de volume intravascular; a consequência pode ser choque e/ou morte.

TABELA 14-1 Faixas de Referência para Adultos de Eritrócitos*		
Medida (Unidades)	**Homem**	**Mulheres**
Hemoglobina (g/dL)	13,6-17,2	12,0-15,0
Hematócrito (%)	39-49	33-43
Contagem de eritrócitos ($10^6/\mu L$)	4,3-5,9	3,5-5,0
Contagem de reticulócitos (%)	0,5-1,5	
Volume celular médio (fL)	82-96	
Hemoglobina corpuscular média (pg)	27-33	
Concentração de hemoglobina corpuscular média (g/dL)	33-37	
Extensão da distribuição de eritrócito (expressando o grau de anisocitose)	11,5 – 14,5	

*As referências variam entre os vários laboratórios. As faixas de referência do laboratório que forneceu os resultados devem sempre ser usadas na interpretação do exame.

TABELA 14-2 Classificação de Anemia de Acordo Com o Mecanismo de Base

Mecanismo	Exemplos Específicos
Perda de Sangue	
Perda de sangue aguda	Trauma
Perda de sangue crônica	Lesões no trato GI, distúrbios ginecológicos*
Aumento da Destruição dos Eritrócitos (Hemólise)	
Defeitos genéticos hereditários	
Distúrbios de membrana eritrocitária	EH, eliptocitose hereditária
Deficiências enzimáticas	
Deficiências na via hexose-monofosfato	Deficiência de G6PD, deficiência de glutationa sintetase
Deficiências de enzimas glicolíticas	Deficiência de piruvato cinase, deficiência de hexoquinase
Anormalidades da hemoglobina	
Síntese deficiente de globina	Síndromes talassêmicas
Globinas estruturalmente anormais (hemoglobinopatias)	Anemia falciforme, hemoglobinas instáveis
Defeitos genéticos adquiridos	
Deficiência de glicoproteínas ligadas ao fosfatidilinositol	HPN
Destruição mediada por anticorpo	Doença hemolítica do recém-nascido (doença de Rh), reações de transfusão, distúrbios imunes, induzidos por fármacos
Trauma Mecânico	
Anemias hemolíticas microangiopáticas	Síndrome hemolítico-urêmica, CID, púrpura trombocitopênica trombótica
Hemólise traumática cardíaca	Defeito nas valvas cardíacas
Trauma físico repetido	Tocar tambor, corrida de maratona, golpes de karatê
Infecções de eritrócitos	Malária, babesiose
Lesão química ou tóxica	Sepse clostrídica, veneno de cobra, envenenamento por chumbo
Anormalidades da membrana lipídica	Abetalipoproteinemia, doença hepatocelular grave
Sequestro	Hiperesplenismo
Diminuição da Produção de Eritrócitos	
Defeitos genéticos hereditários	
Defeitos que levam à depleção de célula-tronco	Anemia de Fanconi, defeitos na telomerase
Defeitos que afetam a maturação dos eritroblastos	Síndromes talassêmicas
Deficiências nutricionais	
Deficiências que afetam a síntese de DNA	Deficiências de folato e vitamina B_{12}
Deficiências que afetam a síntese de hemoglobina	Anemia por deficiência de ferro
Deficiência de eritropoetina	Insuficiência renal, anemia de doença crônica
Lesão de progenitores imunomediada	Anemia aplásica, aplasia eritrocitária pura
Sequestro de ferro mediado por inflamação	Anemia de doença crônica
Neoplasias hematopoiéticas primárias	Leucemia aguda, mielodisplasia, distúrbios mieloproliferativos (Cap. 13)
Lesões com efeito de massa na medula	Neoplasias metastáticas, doença granulomatosa
Infecções dos progenitores de eritrócitos	Infecção por parvovírus B19
Mecanismos desconhecidos	Distúrbios endócrinos, doença hepatocelular

*Na maioria das vezes, a causa da anemia é deficiência de ferro e não o sangramento em si.

Se o paciente sobreviver, os desvios de líquido proveniente do interstício restauram o volume de sangue com rapidez. No entanto, haverá hemodiluição e redução do hematócrito; a redução resultante da capacidade de transporte de oxigênio desencadeia a produção renal de eritropoetina com mais proliferação de progenitores eritroides. A liberação de novos eritrócitos começa no quinto dia; é anunciada pelos números mais elevados de reticulócitos (hemácias imaturas e grandes), chegando ao pico de 10% a 15% da contagem periférica de eritrócitos por volta do sétimo dia. O sangramento importante (com hipotensão) também desencadeia uma resposta adrenérgica que mobiliza os granulócitos da reserva marginal intravascular (causando leucocitose); trombocitose também se desenvolve em decorrência da produção mais alta de plaquetas.

- *Perda de sangue crônica (p. 653)*: a anemia vai acontecer apenas se a taxa de perda exceder a capacidade regenerativa da medula ou quando as reservas de ferro se esgotarem.

Anemias Hemolíticas (p. 653)

As anemias hemolíticas revelam destruição de eritrócitos prematuros (menos que a duração da vida normal, de 120 dias), elevação da eritropoetina com intensificação da eritropoiese e aumento dos catabólitos de hemoglobina (como bilirrubina); os níveis finais da hiperbilirrubinemia dependem da capacidade funcional do fígado e da taxa de hemólise; em fígados normais, a icterícia raramente é grave.

A hemólise pode ocorrer em locais extra ou intravasculares.

- A *hemólise extravascular* ocorre nos macrófagos do baço (e outros órgãos). Lesão da membrana eritrocitária, redução da deformabilidade e opsonização são fatores predisponentes. Os principais aspectos clínicos são anemia, esplenomegalia e icterícia; reduções modestas na haptoglobina (uma proteína sérica que se liga à hemoglobina) também são observadas.
- *Hemólise intravascular*: os eritrócitos podem sofrer ruptura por lesão mecânica (p. ex., valvas cardíacas mecânicas), fixação de complemento (p. ex., transfusão sanguínea incongruente), parasitas intracelulares (como malária) ou toxinas extracelulares (como enzimas clostrídicas). Os pacientes exibem anemia, hemoglobinemia, hemoglobinúria, hemossiderinúria e icterícia; há acentuada redução da haptoglobina sérica. A hemoglobina livre pode ser oxidada em metemoglobina. Ambas as formas da proteína são excretadas na urina (conferindo a cor marrom) ou são absorvidas pelos túbulos proximais renais; o ferro liberado da hemoglobina pode se acumular nas células tubulares (hemossiderose renal).

Esferocitose Hereditária (p. 654)

A esferocitose hereditária (EH) é decorrente de defeitos na proteína da membrana ou citoesqueleto que confere o aspecto esferoidal e menos deformável aos eritrócitos e, desse modo, ficam mais vulneráveis ao sequestro esplênico e destruição; é autossômica dominante em 75% dos pacientes.

Patogênese (p. 654)

A insuficiência em diversas proteínas diferentes (espectrina, ancirina, banda 3 ou banda 4,2) pode causar EH; todas ocasionam redução da densidade dos componentes esqueléticos da membrana, que, por sua vez, causa diminuição da estabilidade da bicamada lipídica e perda de fragmentos da membrana conforme os eritrócitos vão envelhecendo. A heterozigosidade composta para dois alelos defeituosos tipicamente produz um fenótipo mais grave. A redução da área superficial faz com que os eritrócitos assumam um formato esferoidal, com diminuição da deformabilidade e propensão a aprisionamento e destruição por macrófagos esplênicos.

416 Patologia Sistêmica: Doenças dos Sistemas Orgânicos

Morfologia (p. 655)

Os eritrócitos esféricos são pequenos e não revelam palidez central; há reticulocitose e hiperplasia eritroide de medula. Observa-se congestão esplênica acentuada com eritrofagocitose proeminente nos cordões de Billroth.

Aspectos clínicos (p. 655)

O diagnóstico depende da história familiar, dos achados hematológicos e da fragilidade osmótica dos eritrócitos aumentada; a concentração média de hemoglobina no eritrócito está elevada devido à desidratação celular. Anemia, esplenomegalia moderada e icterícia são características. Embora o curso clínico seja tipicamente estável devido às elevações compensatórias na eritropoiese a intensificação do *turnover* eritrocitário ou a diminuição da eritropoiese pode ser problemática. Desse modo, a *crise aplásica* ocorre quando o parvovírus induz supressão transitória da eritropoiese; eventos que aumentam a destruição esplênica de eritrócitos (como mononucleose infecciosa) desencadeiam a *crise hemolítica*. Metade dos adultos desenvolve cálculos biliares decorrentes da hiperbilirrubinemia crônica.

Doença Hemolítica Decorrente de Defeitos Enzimáticos dos Eritrócitos: Deficiência de Glicose-6-Fosfato Desidrogenase (p. 656)

A glicose-6-fosfato desidrogenase (G6PD) é uma enzima no *shunt* a hexose monofosfato, que reduz a nicotinamida adenina dinucleotídeo fosfato reduzida (NAPD) a NADPH; por sua vez, a NADPH reduz a glutationa eritrocitária – conferindo proteção contra lesão oxidativa do eritrócito. Nas células com deficiência de G6PD, o estresse oxidativo (p. ex., decorrente de inflamação, drogas ou alimentos, como feijão fava) promove a ligação cruzada de sulfidrila hemoglobina e desnaturação de proteína. A hemoglobina alterada se precipita como corpúsculos de Heinz, o que pode causar hemólise direta; além disso, a hemoglobina precipitada pode se fixar à membrana celular interna, reduzir a deformabilidade e aumentar a suscetibilidade à destruição por macrófago esplênico.

A deficiência de G6PD é um distúrbio ligado ao X; embora existam diversas variantes de G6PD, apenas duas – G6PD⁻ e G6PD mediterrânea – ocasionam hemólise clinicamente significativa. A G6PD⁻ está presente em cerca de 10% dos negros americanos; dobras anormais na proteína acarretam aumento da degradação proteolítica e, desse modo, perda progressiva de G6PD nos eritrócitos mais velhos. Uma vez que os eritrócitos mais jovens não são afetados, os episódios hemolíticos são autolimitados na maioria das vezes. Na forma mediterrânea, os níveis de G6PD são muito menores e os episódios hemolíticos são mais graves.

Anemia falciforme (p. 657)

A anemia falciforme é uma hemoglobinopatia hereditária, consequência da substituição por valina do ácido glutâmico na sexta posição da cadeia de β-globina; a hemoglobina S mutante resultante (HbS) substitui o monômero normal da β-globina no tetrâmero $\alpha_2\beta_2$ da hemoglobina (HbA). Trata-se de um distúrbio autossômico recessivo; 8% a 10% dos afro-americanos são heterozigotos para HbS (*trato falciforme*, o qual é bastante assintomático), enquanto 70.000 indivíduos nos Estados Unidos são homozigotos para o alelo mutante ($\alpha_2\beta^s_2$) e apresentam *anemia falciforme*.

Patogênese (p. 657)

Quando desoxigenada, a HbS polimeriza em cadeias longas e rígidas que deformam (afoiçamento) os eritrócitos. Isso, por sua vez, produz hemólise crônica, oclusão microvascular e dano tecidual. Inúmeras variáveis afetam a taxa e o grau de afoiçamento.

- *Interação de HbS com os outros tipos de hemoglobina no interior do eritrócito*: nos heterozigotos, a HbS constitui apenas 40% da hemoglobina, sendo o restante HbA;

a HbA interfere na polimerização da HbS. Consequentemente, nos heterozigotos, o afoiçamento ocorre apenas com hipóxia profunda. As cadeias de β-globina que não da HbA também influenciam o afoiçamento. Assim, a hemoglobina fetal (HbF, com cadeias de γ-globina) também interfere na polimerização de HbS e os recém-nascidos não manifestam complicações da doença até os 5 ou 6 meses de idade quando o conteúdo de HbF do eritrócito reduz-se aos níveis do adulto. Para o fortunado paciente adulto que apresenta persistência hereditária de HbF, a anemia falciforme é consideravelmente menos grave. Outra hemoglobina variante é a HbC (substituindo por lisina o ácido glutâmico na sexta posição da cadeia β); nos pacientes com HbSC, a HbS constitui 50% da hemoglobina e as células HbSC possuem a tendência a perder sal e água, tornando-se desidratadas – o que eleva as concentrações intracelulares de HbS. Ambos os fatores exacerbam a tendência da HbS a polimerizar e, com isso, os pacientes HbSC apresentam distúrbio de afoiçamento sintomático (embora mais leve) chamado de *doença da HbSC.*

- *Concentração de hemoglobina corpuscularmédia (CHCM)*: concentrações mais altas de HbS aumentam a probabilidade de interação entre as moléculas individuais de HbS. Assim, a desidratação – que aumenta a CHCM – facilita o afoiçamento. Em contrapartida, doenças concomitantes que reduzem a CHCM (como α-talassemia) amenizam a gravidade do afoiçamento.
- *pH intracelular*: o pH reduzido diminui a afinidade por oxigênio da hemoglobina, aumentando, desse modo, a proporção de HbS desoxigenada e a propensão à polimerização.
- *Tempo de trânsito microvascular*: em geral, a velocidade do trânsito capilar é suficientemente elevada para que uma desoxigenação importante (e, portanto, afoiçamento) aconteça. Consequentemente, o afoiçamento fica confinado aos tecidos com fluxo sanguíneo intrinsicamente lento (p. ex., baço, medula óssea) ou naqueles envolvidos em inflamação, onde as velocidades de trânsito são mais lentas.

Embora a reoxigenação polimerize a HbS, os ciclos repetidos de afoiçamento resultam, por fim, em dano eritrocitário irreversível. Isso acontece porque a HbS polimerizada faz protrusão pelo esqueleto da membrana embainhada apenas por uma bicamada lipídica; esses desarranjos graves de membrana causam influxo de Ca^{2+}, ligação cruzada de proteína e efluxo de potássio e água. Com a repetição dos episódios, os eritrócitos tornam-se cada vez mais desidratados, densos e rígidos, e as células mais danificadas tornam-se eritrócitos não deformáveis, que retêm a forma falciforme mesmo quando totalmente oxigenados. As células não deformáveis são propensas a sequestro e destruição por macrófago, além de serem intrinsicamente mais frágeis do ponto de vista mecânico, sofrendo hemólise intravascular.

A *oclusão microvascular* com resultante hipóxia tecidual e infarto é o aspecto clínico mais importante da anemia falciforme. A propensão a ocluir vasos pequenos não é estritamente dependente da porcentagem de células falciformes irreversíveis no sangue; em vez disso, é uma função da adesividade dos eritrócitos (eritrócitos falciformes expressam níveis elevados de moléculas de adesão), inflamação local e agregação plaquetária. A estagnação dos eritrócitos nos leitos vasculares inflamados provavelmente ocasiona um ciclo vicioso de afoiçamento, obstrução, hipóxia e mais inflamação. Além disso, a hemoglobina livre liberada do eritrócito rompido se liga ao óxido nítrico (NO) inativado – aumentando o tônus vascular e a agregação de plaquetas.

Morfologia (p. 659)

- O sangue periférico demonstra quantidades variáveis de células irreversivelmente falciformes, reticulocitose e células em alvo decorrentes da desidratação eritrocitária.
- Na infância, há *esplenomegalia* decorrente do aprisionamento de células falciformes nos cordões esplênicos. Quando a idade adulta é alcançada, os episódios repetidos de vaso-oclusão já causaram fibrose progressiva e encolhimento (*autoesplenectomia*).

418 Patologia Sistêmica: Doenças dos Sistemas Orgânicos

- A *medula óssea* revela hiperplasia normoblástica. Quando a hiperplasia é grave, a expansão da medula pode causar reabsorção óssea; pode ocorrer hematopoiese extramedular.
- As *oclusões microvasculares* promovem dano e infarto em vários tecidos.

Aspectos Clínicos (p. 660)

- A anemia hemolítica crônica (hematócrito de 18% a 30%) é associada à hiperbilirrubinemia crônica e propensão a cálculos biliares. A hipóxia crônica ocasiona comprometimento generalizado de crescimento e desenvolvimento.
- As *crises vaso-oclusivas* se manifestam como episódios dolorosos de necrose isquêmica, envolvendo ossos, pulmões, fígado, cérebro, pênis e baço com mais frequência. A obstrução vascular na retina pode causar perda da acuidade visual e, até mesmo, cegueira. A *síndrome torácica aguda* é uma crise vaso-oclusiva particularmente grave, causada por inflamação pulmonar que impede o fluxo vascular pulmonar; o afoiçamento e a oclusão comprometem a função pulmonar e potencialmente levam a um ciclo fatal de piora da hipóxia pulmonar e sistêmica. O priapismo afeta metade dos homens depois da puberdade, com forte associação a lesão hipóxica e disfunção erétil.
- A *crise aplásica* decorrente da supressão transitória da eritropoiese é desencadeada por infecções causadas pelo parvovírus. As *crises de sequestro* ocorrem em crianças com baços intactos; o aprisionamento maciço de eritrócitos falciformes promove o rápido aumento do baço, hipovolemia e, por fim, choque.
- A fibrose esplênica progressiva e o comprometimento da via alternativa do complemento predispõem a infecções, sobretudo aquelas causadas por organismos encapsulados, como *Streptococcus pneumoniae* e *Haemophilus influenzae*.

O diagnóstico baseia-se em achados clínicos, presença de células falciformes no esfregaço de sangue periférico e detecção de HbS pela eletroforese de hemoglobina. A detecção pré-natal é possível por meio de análise do DNA fetal. A hidroxiureia é o pilar terapêutico: aumenta os níveis de HbF e também reduz a produção de leucócitos (reduzindo a inflamação). Cerca de 90% dos pacientes sobrevivem até os 20 anos e mais da metade chega aos 60.

Síndromes Talassêmicas (p. 660)

As síndromes talassêmicas constituem um *grupo heterogêneo de distúrbios hereditários causados por mutações que reduzem a síntese da cadeia α- ou β-globina* (Tabela 14-3). As cadeias β são codificadas por um único gene no cromossomo 11 (produzindo duas cópias); as cadeias α são codificadas por dois genes intimamente ligados no cromossoma 16 (produzindo quatro cópias). A síntese menor de uma cadeia tem consequências patológicas decorrentes de: (1) baixa hemoglobina intracelular (hipocromia) e (2) efeitos relacionados com o excesso relativo da outra cadeia. As síndromes são mais comuns nos países mediterrâneos, em partes da África e sudoeste da Ásia.

β-talassemias (p. 661)

As *β-talassemias* são caracterizadas pela síntese deficiente de β-globina:

- As mutações β^0 abolem a síntese da cadeia β-globina; mais comumente envolvem mutações na terminação da cadeia que cria códons de parada prematura.
- As mutações β^+ levam à redução (porém detectável) da síntese de β-globina; mais frequentemente envolvem *splicing* de RNA aberrante, embora algumas sejam mutações na região promotora.

***Patogênese molecular** (p. 661)*. Com a diminuição da síntese de β-globina, há produção menor de HbA; os eritrócitos "sub-hemoglobinizados" são hipocrômicos e microcíticos

TABELA 14-3 Classificação Clínica e Genética das Talassemias

Síndromes Clínicas	Genótipo	Aspectos Clínicos	Genética Molecular
β-talassemias			
β-talassemia maior	β-talassemia homozigota (β^0/β^0, β^+/β^+, β^0/β^+)	Grave, requer transfusões de sangue	Principalmente mutações pontuais que causam defeitos na transcrição, *splicing* ou translação de β-globina mRNA
β-talassemia intermédia	Variável (β^0/β^+, β^+/β^+, β^0/β, β^+/β)	Grave, porém não requer transfusões sanguíneas regulares	
Iβ-talassemia menor	β-talassemia heterozigota (β^0/β, β^+/β)	Assintomática, com anemia leve ou ausente; anormalidades eritrocitárias são observadas	
α-talassemias			
Portador silencioso	$-/\alpha\alpha/\alpha$	Assintomático; sem anormalidade eritrocitária	Principalmente deleções genéticas
Traço α-talassemia	$-/\alpha/\alpha$ (asiáticos) $-/\alpha-/\alpha$ (negros africanos, asiáticos)	Assintomático, como a β-talassemia menor	
Doença de HbH	$-/--/\alpha$	Grave; assemelha-se a β-talassemia intermédia	
Hidropisia fetal	$-/- -/-$	Letal no útero sem transfusões	

e revelam redução da capacidade de transportar oxigênio. Além disso, o excesso de cadeias α não ligadas forma agregados altamente instáveis que causam danos na membrana celular; isso promove a destruição de precursor na medula (eritropoiese ineficaz) e sequestro esplênico de eritrócitos maduros. A anemia grave causa acentuada expansão compensatória da medula eritropoietica, invadindo, por fim, o osso cortical e produzindo anormalidades esqueléticas nas crianças em crescimento. A eritropoiese ineficaz também é associada à absorção excessiva de ferro da dieta; juntamente com repetidas transfusões de sangue, ocasiona sobrecarga grave de ferro.

Síndromes clínicas (p. 662). A classificação da β-talassemia baseia-se na gravidade da anemia; a gravidade é fundamentada no defeito genético (β^0 ou β$^+$), bem como na dosagem do gene (homozigoto ou heterozigoto).

- *β-talassemia maior (p. 662):* os pacientes com dois alelos de β-talassemia (β$^+$/β$^+$, β$^+$/β^0, β^0/β^0) tipicamente apresentam anemia grave e dependente de transfusão; as manifestações começam 6 a 9 meses depois do nascimento, conforme a síntese de hemoglobina muda de HbF para HbA.
  - O sangue periférico demonstra anisocitose acentuada (variabilidade no tamanho da célula), com muitos eritrócitos hipocrômicos e microcíticos, células em alvo e fragmentos de eritrócitos; precursores de eritrócitos mal hemoglobinizados (normoblastos) também são comuns.
  - Há expansão proeminente da medula hematopoiética, com erosão do osso cortical existente e subsequente formação de osso novo. A hematopoiese extramedular é usual com esplenomegalia.
  - Sem transfusões, a morte ocorre precocemente em decorrência de anemia profunda. As transfusões de sangue amenizam a anemia e suprimem as deformidades ósseas secundárias. Em pacientes multiplamente transfundidos, a morbidade e a fatalidade são relacionadas com insuficiência cardíaca resultante da sobrecarga progressiva de ferro e hemocromatose secundária; a quelação de ferro pode retardar (mas não evitar) essas complicações. O transplante de medula óssea é a única terapia curativa.
- *β-talassemia menor (p. 663):* os heterozigotos são normalmente assintomáticos por causa da síntese suficiente de β-globina.
  - O sangue periférico demonstra pequenas alterações, incluindo hipocromia, microcitose, pontilhado basófilo e células em alvo. A eletroforese de hemoglobina revela aumento de HbA2 (hemoglobinaα$_2$δ$_2$) decorrente das razões aumentadas entre δ-globina e β-globina.
  - O reconhecimento do traço β-talassêmico é importante para o aconselhamento genético.
- *Talassemia intermédia:* As consequências clínicas e a gravidade encontram-se em posição intermediária entre as formas maior e menor. Esses pacientes são geneticamente heterogêneos.

α-Talassemias (p. 663)

As *α-talassemias* são decorrentes de defeitos hereditários que reduzem a síntese de α-globina; a deleção genética é a causa mais comum. As consequências clínicas advêm da síntese desequilibrada das cadeias α e não α (cadeias γ na infância, cadeias β e δ depois de 6 meses de idade). Os tetrâmeros de cadeia β livres (hemoglobina H [HbH]) demonstram afinidade extremamente alta com O$_2$ e, desse modo, causam hipóxia tecidual desproporcional aos níveis de hemoglobina. Além disso, a HbH é propensa à oxidação, levando à precipitação de agregados proteicos intracelulares que promovem o sequestro eritrocitário por macrófagos. As cadeias γ livres formam tetrâmeros estáveis (HbBart) que também se ligam ao O$_2$ com avidez excessiva, resultando em hipóxia tecidual.

Distúrbios Eritrocitários e Hemorrágicos   421

Síndromes Clínicas *(p. 664)*

- *Estado de portador silencioso (p. 664)*: completamente assintomático, resultante da deleção de um único gene da α-globina; as alterações na síntese total da cadeia α-globina são pouco detectáveis.
- *Traço α-talassêmico (p. 664)*: um dos dois cromossomas apresenta ambos os genes da α-globina ou cada cromossoma apresenta uma deleção de um gene; o quadro clínico é comparável ao da β-talassemia menor. Embora esses dois genótipos sejam clinicamente idênticos, diferem no fato de os descendentes estarem em risco ou não de α-talassemia grave ($\geq$ três cadeias α deletadas).
- *Doença da HbH (p. 664)*: a deleção de três genes da α-globina causa acentuada supressão da síntese da cadeia α e formação de tetrâmeros HbH instáveis; clinicamente, assemelha-se à β-talassemia intermédia.
- *Hidropisia fetal (p. 664)*: deleção de todos os quatro genes da α-globina. O desenvolvimento fetal inicial é permitido pela síntese da cadeia ζ-globina embrionária; entretanto, conforme a síntese de ζ-globina cessa e os tetrâmeros fetais $\zeta_2\gamma_2$ são substituídos por tetrâmeros de γ-globina (HbBart), a alta afinidade com o oxigênio da recém sintetizada hemoglobina evita a liberação de O_2 para os tecidos, o que não é compatível com a vida. Transfusões intrauterinas (e depois permanentes) podem salvar a vida do bebê.

Hemoglobinúria Paroxística Noturna *(p. 664)*

A hemoglobinúria paroxística noturna (HPN) é uma doença hemolítica rara ligada ao X, resultante de mutações adquiridas no gene *fosfaditilinositolglicano do grupo A* (PIGA); as mutações em PIGA levam à expressão deficiente de uma família de proteínas normalmente ancorada na membrana celular via *glicosilfosfatidilinositol* (GFI, GPI). Entre as proteínas ligadas ao GPI afetadas estão várias que regulam a inativação do complemento; fator de aceleração de decaimento (CD55), inibidor da lise reativa de membrana (CD59) e proteína de ligação C8. Sua deficiência confere hipersensibilidade dos eritrócitos ao complemento, que é ativado de maneira espontânea nas situações de taxas baixas. As proteínas dos granulócitos e das plaquetas ancoradas no GPI também são afetadas, promovendo uma predisposição à trombose, sobretudo nas veias porta, cerebral e hepática. A hemólise é intravascular, porém é paroxística e noturna em apenas 25% dos casos. Um anticorpo monoclonal (eculizumabe) que evita a conversão do complemento C5 a C5a reduz de maneira dramática a hemólise, bem como o risco de trombose intravascular.

A HPN pode surgir em decorrência de uma resposta autoimune às proteínas ligadas ao GPI nas células-tronco hematopoiéticas. Nesse cenário, clones raros que ancoram um gene PIGA mutante demonstram uma vantagem seletiva e, eventualmente, "controlam" a medula. Essa base patogênica explica a associação de HPN com anemia aplásica, uma síndrome de insuficiência medular com patogênese autoimune. Em 5% a 10% dos pacientes, a HPNse transforma em leucemia mieloide aguda ou síndrome mielodisplásica. O transplante de célula-tronco hematopoiética pode ser curativo.

Anemia Imuno-Hemolítica *(p. 665)*

A anemia imuno-hemolítica é causada por anticorpos que se ligam aos eritrócitos e promovem sua destruição prematura; a classificação é baseada nas características do anticorpo responsável (mais adiante). O diagnóstico requer detecção de anticorpos e/ou complemento nos eritrócitos, o que é feito pelo *teste de Coombs direto*; os eritrócitos do paciente são misturados aos anticorpos direcionados contra imunoglobulina humana (Ig) ou complemento; o teste positivo se dá com a aglutinação de eritrócitos. No *teste de Coombs indireto*, o soro de um paciente é analisado quanto à capacidade de aglutinar eritrócitos que expressam antígenos de superfície específicos.

O *tipo anticorpo quente* (p. 666) consiste na anemia imuno-hemolítica mais comum; metade dos casos é idiopática (*primária*), com o restante associado a outros distúrbios

Patologia Sistêmica: Doenças dos Sistemas Orgânicos

autoimunes (p. ex., lúpus), neoplasias linfoides ou hipersensibilidade a fármacos. Em geral, anticorpos IgG e antieritrócitos (anti-Rh na maioria dos casos idiopáticos) cobrem os eritrócitos e atuam como opsoninas; os eritrócitos se tornam esféricos devido à fagocitose parcial por macrófago, sendo, por fim, completamente destruídos no baço. A esplenomegalia é característica. As anemias hemolíticas induzidas por fármacos ocorrem por meio de dois mecanismos:

- *Fármacos antigênicos*: os fármacos (p. ex., penicilina, cefalosporinas, quinidina) ligam-se à superfície eritrocitária; os anticorpos, então, interagem com o fármacos ou com um complexo eritrócito- fármacos.
- *Fármacos que quebram a tolerância*: fármacos (p. ex., metildopa) induzem anticorpos contra antígenos eritrocitários intrínsecos.

A anemia do *tipo de aglutinina fria* (p. 666) é causada por anticorpos IgM que se aglutinam nos eritrócitos sob baixas temperaturas; é responsável por 15% a 30% das anemias imuno-hemolíticas.

- A hemólise *aguda* ocorre durante a recuperação de certas infecções (como *Mycoplasma*, Epstein-Barr ou vírus da imunodeficiência humana [HIV]). Em geral, é autolimitada e raramente induz hemólise importante.
- A hemólise *crônica* pode ser idiopática ou ocorrer em cenário de neoplasias de célula B. Os sintomas clínicos resultam da aglutinação eritrocitária e da fixação de complemento nos leitos vasculares em temperaturas $\leq 30°C$; embora ocorra hemólise mediada por complemento mínima, as células cobertas são prontamente fagocitadas no baço, fígado e medula óssea. A anemia hemolítica tem gravidade variável; a obstrução vascular em áreas expostas a temperaturas baixas produz palidez, cianose e fenômeno de Raynaud.

A anemia do *tipo hemolisina fria* (p. 666) ocorre na *hemoglobinúria fria paroxística*, capaz de causar hemólise intravascular substancial (fatal, às vezes). Os autoanticorpos são IgG que se liga ao antígeno do grupo sanguíneo P em baixas temperaturas e fixa complemento; quando a temperatura é elevada, ocorre hemólise. A maioria dos casos é observada em crianças após infecções virais e são transitórias.

Anemia Hemolítica Resultante de Trauma Eritrocitário (p. 666)

O fluxo turbulento e as forças de cisalhamento aumentadas promovem fragmentação de eritrócitos e hemólise intravascular; o sangue periférico revela eritrócitos fragmentados (esquizócitos). As causas são:

- Valvas cardíacas artificiais (mecânica > bioprotéticas).
- Anemia hemolítica microangiopática com estreitamento microvascular difuso devido à deposição de fibrina ou plaquetas (p. ex., coagulação intravascular disseminada [CID], púrpura trombocitopênica trombótica [PTT], síndrome hemolítico-urêmica [SHU]).

Anemias por Diminuição da Eritropoiese (p. 667)

O comprometimento da produção de eritrócitos pode ocorrer por deficiência de eritropoetina ou algum nutriente vital (ferro, vitamina B_{12}, folato), defeitos hereditários, neoplasia ou falha das células-tronco.

Anemias Megaloblásticas (p. 667)

As anemias megaloblásticas são mais comumente decorrentes dos níveis inadequados de vitamina B_{12} ou folato; múltiplas vias podem levar a essas deficiências (Tabela 14-4). O folato e a vitamina B_{12} são coenzimas necessárias para a síntese de timidina (e também estão envolvidos na síntese normal de metionina); na sua ausência, a síntese inadequada

Distúrbios Eritrocitários e Hemorrágicos · 423

TABELA 14-4 Causas de Anemia Megaloblástica

Deficiência de Vitamina B12

Diminuição da Ingestão

Dieta inadequada, vegetarianismo

Comprometimento da absorção

Deficiência de FI
    Anemia perniciosa
    Gastrectomia
    Estados de má absorção
Doença intestinal difusa (p. ex., linfoma, esclerose sistêmica)
Ressecção do íleo, ileíte
    Captação parasitária competitiva
    Infestação por tênia do peixe
    Supercrescimento bacteriano nas alças e divertículos do intestino

Deficiência de Ácido Fólico

Diminuição da Ingestão

Dieta inadequada, alcoolismo, infância
Comprometimento da absorção
Estados de má absorção
Doença intestinal intrínseca
Anticonvulcivantes, contraceptivos orais

Intensificação da Perda

Hemodiálise

Aumento da Demanda

Gravidez, infância, câncer disseminado, acentuado aumento da hematopoiese

Comprometimento da Utilização

Antagonistas do ácido fólico

Irresponsividade à Terapia com Vitamina B_{12} ou Folato

Inibidores metabólicos da síntese de DNA e/ou metabolismo do folato (p. ex., metotrexato)

Modificado de Beck WS: Megaloblastic anemias. In Wyngaarden JB, Smith LH (eds): *Cecil Textbook of Medicine*, 18th ed. Philadelphia, PA: Saunders, 1988, p 900.

de DNA promove a maturação nuclear defeituosa de células em rápida proliferação. O bloqueio resultante na divisão celular ocasiona precursores eritroides (megaloblastos) e eritrócitos anormalmente grandes, além de afetar a maturação dos granulócitos. As complicações neurológicas da deficiência de vitamina B_{12} (mais adiante) são atribuídas à degradação anormal de mielina.

Morfologia (p. 668)

- Anisocitose proeminente no sangue periférico com eritrócitos anormalmente grandes e ovais (macro-ovalócitos).
- Na medula, a maturação nuclear de precursor eritroide atrasa a maturação citoplasmática; a eritropoiese ineficaz reflete-se na apoptose mais intensa com hiperplasia megaloblástica compensatória.
- Granulopoiese anormal com metamielócitos gigantes na medula e neutrófilos hipersegmentados no sangue periférico.

Metabolismo Normal da Vitamina B12 (p. 668; Fig. 14-1)

Microrganismos são a principal fonte de vitamina B12 (cobalamina); plantas e vegetais contêm pouca cobalamina e a maior parte da cobalamina da dieta é oriunda de produtos animais.

- A digestão péptica libera a vitamina B_{12} da dieta; a vitamina liga-se a proteínas salivares chamadas de *ligantes R*.
- Os complexos $R-B_{12}$ são digeridos no duodeno por proteases pancreáticas; a vitamina B_{12} liberada se liga ao fator intrínseco (FI), uma proteína secretada por células parietais do fundo gástrico.
- Os complexos $FI-B_{12}$ ligam-se aos receptores de FI no epitélio distal do íleo; a vitamina B_{12} absorvida forma um complexo com a transcobalamina II, o qual é transportado para os tecidos.
- Da vitamina B_{12} ingerida, 1% pode ser absorvido por uma via alternativa independente de FI ou íleo terminal.

Exceto nos casos dos vegetarianos rigorosos ou de alcoolismo crônico, a maioria das dietas contêm cobalamina adequada. Desse modo, a maioria das deficiências de vitamina B_{12} é consequência do comprometimento da absorção:

- A acloridria (em indivíduos idosos) compromete a liberação de vitamina B_{12} dos ligantes R.
- Gastrectomia causa perda de FI.
- Anemia perniciosa (ver discussão posterior).
- Ressecção do íleo distal evita a absorção de $FI-B_{12}$.
- Síndromes de má absorção.
- Aumento de demanda (como na gravidez).

Anemias por Deficiência de Vitamina B12: Anemia Perniciosa (p. 668)

A anemia perniciosa é uma forma específica de anemia megaloblástica causada por gastrite autoimune e perda concomitante da produção de FI. A lesão gástrica é provavelmente iniciada por células T autorreativas; autoanticorpos secundários contra as proteínas envolvidas na captação de vitamina B_{12} não são a causa primária da doença, mas podem exacerbar o processo.

- Os anticorpos do tipo I (presentes em 75% dos pacientes) bloqueiam a ligação da vitamina B_{12} ao FI.
- Os anticorpos do tipo II bloqueiam o FI ou a ligação de $FI-B_{12}$ ao receptor no íleo.
- Anticorpos do tipo III (85% a 90% dos pacientes) direcionados contra as proteínas da bomba de prótons parietal afetam a secreção ácida.

Morfologia (p. 671)

- A medula óssea revela hiperplasia eritroide megaloblástica, metamielócitos e mielócitos gigantes, neutrófilos hipersegmentados e núcleos multilobados e grandes nos megacariócitos.
- Glossite atrófica; a língua é brilhosa, lisa e vermelha.
- Atrofia do fundo gástrico com ausência virtual de células parietais e substituição por células caliciformes secretoras de muco ("intestinalização").
- As lesões do sistema nervoso central ocorrem em 75% dos casos, caracterizadas por desmielinização dos tratos espinais dorsal e lateral.

Aspectos Clínicos (p. 671).

O início é insidioso, com sintomas decorrentes de anemia e envolvimento do trato espinal posterolateral, incluindo paresia espástica e ataxia sensorial. O diagnóstico baseia-se na presença de anemia megaloblástica, leucopenia com neutrófilos hipersegmentados, baixos níveis séricos de vitamina B_{12} e elevação da

Distúrbios Eritrocitários e Hemorrágicos 425

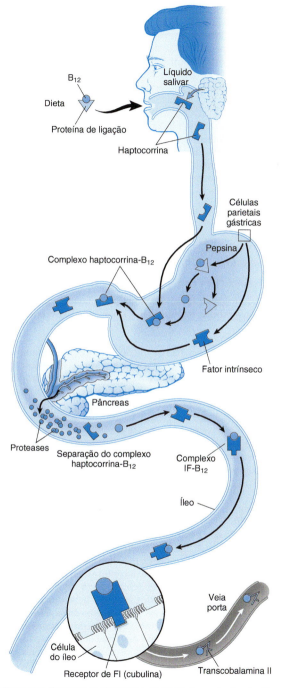

Figura 14-1 Esquema da absorção e do metabolismo da vitamina B_{12}.

homocisteína e do ácido metilmalônico (consequências da diminuição da síntese de timidina e metionina). O diagnóstico é confirmado por reticulocitose profunda após administração parenteral de vitamina B_{12}; anticorpos séricos anti-FI são altamente específicos para anemia perniciosa. Existe uma associação importante entre anemia perniciosa e outros distúrbios autoimunes das glândulas suprarrenais e tireoide; os pacientes com anemia perniciosa também apresentam risco mais elevado de desenvolver câncer gástrico.

Anemia por Deficiência de Folato (p. 671)

O folato está envolvido nas transferências de carbono simples em diversas vias bioquímicas. As deficiências induzem anemia megaloblástica clínica e hematologicamente indistinguível daquela observada na deficiência de vitamina B_{12}; é importante observar, no entanto, que a atrofia gástrica e as sequelas neurológicas da deficiência de vitamina B_{12} não estão presentes. O diagnóstico de deficiência de folato requer demonstração da redução dos níveis séricos e eritrocitários de folato. A deficiência ocorre quando há:

- Ingestão inadequada (como alcoólicos crônicos, muito idosos ou indigentes).
- Síndromes de má absorção (como espru) ou doença infiltrativa difusa do intestino (p. ex., linfoma).
- Aumento de demanda (como na gravidez, infância ou câncer disseminado).
- Antagonistas do folato (p. ex., metotrexato para quimioterapia).

Anemia por Deficiência de Ferro (p. 672)

A deficiência de ferro é o distúrbio nutricional mais comum no mundo, com sinais e sintomas relacionados, primeiramente, com a síntese inadequada de hemoglobina.

Metabolismo do Ferro (p. 672)

A dieta ocidental normal contém 10 a 20 mg de ferro diários, a maioria na forma heme encontrada em produtos animais (o restante é de ferro inorgânico proveniente de vegetais); em geral, a ingestão é suficiente para equilibrar as perdas diárias de 1 a 2 mg decorrentes da descamação das células epiteliais gastrointestinais e da pele. Cerca de 15% a 20% do ferro corporal total encontram-se na *forma armazenada* ligada à hemossiderina ou ferritina; o nível sérico de ferritina é um bom indicador dos estoques de ferro totais. O resto do ferro do corpo encontra-se em complexos com inúmeras proteínas funcionais; a hemoglobina contém 80% e o resto está contido na mioglobina, catalase e citocromos. O excesso de ferro pode ser altamente tóxico, de forma que a ingestão precisa ser regulada com cuidado.

O equilíbrio de ferro é mantido por meio da regulação da absorção do ferro proveniente da dieta pelo epitélio duodenal (Fig. 14-2). O ferro heme entra nas células mucosas de maneira direta (aproximadamente 20% é absorvível), enquanto o ferro não heme é primeiramente reduzido ao estado ferroso (através do citocromo b) antes do transporte; apenas 1% a 2% do ferro não heme é absorvido. O ferro absorvido é transportado pela membrana basolateral, onde se liga à transferrina no plasma para ser distribuído pelo corpo; esse transporte basolateral requer ferroportina, um transportador de membrana, e hefaestina para reoxidar o ferro reduzido. O ferro intracelular restante liga-se à ferritina e subsequentemente se perde quando o epitélio se solta durante o *turnover* normal. A homeostase do ferro é regulada em grande parte pela hepcidina, um peptídeo hepático que bloqueia a captação de ferro duodenal pela indução da degradação da ferroportina. Conforme os níveis de hepcidina diminuem (p. ex., com estoques de ferro reduzidos ou eritropoiese mais intensa), a expressão de ferroportina aumenta e o transporte de ferro para a corrente sanguínea cresce. De modo contrário, conforme os estoques vão se esgotando, os níveis de hepcidina se elevam, a ferroportina é degradada e o transporte de ferro para a corrente sanguínea é bloqueado. A hepcidina também bloqueia a liberação de ferro dos macrófagos, uma importante fonte de ferro para a síntese de heme na

Distúrbios Eritrocitários e Hemorrágicos 427

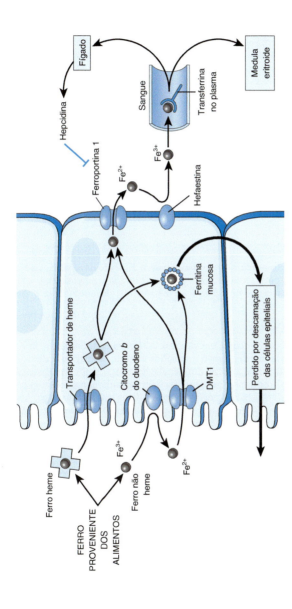

Figura 14-2 Regulação da absorção de ferro no duodeno; captação de ferro heme e não heme pelas células epiteliais. Quando os locais de armazenamento do corpo estão repletos de ferro e a atividade eritropoiética está normal, os níveis plasmáticos de hepcidina estão elevados. Isso promove a infrarregulação da ferroportina e o aprisionamento da maioria do ferro absorvido dentro das células epiteliais, que se perde quando as células epiteliais duodenais são descamadas no intestino. Contrariamente, quando os estoques de ferro diminuem ou quando a eritropoiese é estimulada, os níveis de hepcidina caem e a expressão de ferroportina sobe, possibilitando que uma fração maior do ferro absorvido seja transferida para a transferrina no plasma. *DMT1*, transportador de metal divalente 1.

428 Patologia Sistêmica: Doenças dos Sistemas Orgânicos

eritropoiese. Alterações nos níveis de hepcidina ocasionam distúrbios no metabolismo do ferro, os quais variam de algumas formas de anemia à *hemocromatose* (sobrecarga sistêmica de ferro).

Etiologia (p. 674)

O equilíbrio negativo de ferro pode ser consequência da: (1) baixa ingestão dietética (rara nos Estados Unidos); (2) má absorção; (3) demanda excessiva (infância ou gravidez); ou (4) perda de sangue crônica. A perda sanguínea crônica constitui a causa mais importante de anemia por deficiência de ferro no mundo ocidental; a perda acontece pelo trato gastrointestinal (p. ex., úlceras pépticas, câncer colônico, hemorroidas) ou trato genital feminino (p. ex., menstruação).

Patogênese (p. 675)

A anemia se desenvolve quando as reservas de ferro são esgotadas; é acompanhada por baixos níveis séricos de ferro, ferritina e transferrina.

Morfologia (p. 675)

Independente da causa, a deficiência de ferro produz uma anemia hipocrômica e microcítica, com aumento da palidez central dos eritrócitos e poiquilocitose. A medula exibe hiperplasia eritroide leve a moderada, com perda de ferro passível de coloração nos macrófagos medulares.

Aspectos Clínicos (p. 675)

Além da fadiga e palidez que acompanham a anemia, a depleção de enzimas essenciais que contêm ferro causa alopecia, coiloníquia e atrofia da língua e mucosa gástrica. A *tríade de Plummer-Vinson* de anemia hipocrômica e microcítica, glossite atrófica e membrana esofágica pode ser observada.

Anemia de Doença Crônica (p. 675)

A anemia de doença crônica ocorre em situações crônicas de inflamação, infecções ou neoplasias; a elevação da interleucina-6 intensifica a produção hepática de hepcidina e reduz a exportação de ferro do epitélio duodenal e dos macrófagos (ver discussão anterior). A produção de eritropoetina também está inapropriadamente baixa, exacerbando a anemia. O ferro sérico está baixo, porém os níveis de ferritina estão altos. A anemia é normocítica, normocrômica, microcítica ou hipocrômica. O sucesso do tratamento da condição de base corrige a anemia; a terapia com eritropoetina é parcialmente eficaz.

Anemia Aplásica (p. 676)

A anemia aplásica é uma síndrome de insuficiência hematopoiética primária crônica; a consequência é pancitopenia que afeta todas as linhagens.

Patogênese (p. 677)

As causas conhecidas são classificadas em três categorias principais:

- Exposições tóxicas.
  - Irradiação total do corpo.
  - Fármacos e agentes químicos são as causas mais comuns de anemia aplásica secundária; a supressão da medula óssea pode ter relação com a dose, ser previsível e reversível (benzeno, agentes alquilantes e antimetabólitos, como vincristina) ou idiossincrática, afetando apenas alguns indivíduos expostos de maneira imprevisível (cloranfenicol, clorpromazina e estreptomicina).
- Infecções virais (mais comumente hepatite não A, não B, não C e não G).
- Doenças hereditárias (como anemia de Fanconi, defeitos na atividade da telomerase).

Distúrbios Eritrocitários e Hemorrágicos **429**

Nos casos idiopáticos (65% das anemias aplásicas), a falha na célula-tronco pode ser decorrente de:

- Defeito primário na quantidade ou função das células-tronco, em alguns casos por exposição mutagênica; às vezes, células-tronco geneticamente danificadas se transformam em neoplasias mieloides.
- Supressão de células-tronco antigenicamente alteradas por mecanismos imunes mediados por células T.

Morfologia (p. 677)

Medula hipocelular (células hematopoiéticas substituídas por células de gordura), com efeitos secundários decorrentes de granulocitopenia (infecções) e trombocitopenia (sangramento).

Aspectos Clínicos (p. 677)

O início é insidioso, com sintomas relacionados com pancitopenia; esplenomegalia está ausente. A remoção do potencial agente incitador, muitas vezes, leva à recuperação; com mais frequência, há necessidade de transplante de medula óssea ou imunossupressão.

Aplasia Eritrocitária Pura (p. 678)

A aplasia eritrocitária pura é uma forma de insuficiência medular decorrente da supressão de precursor eritroide. Fora os casos associados às infecções causadas pelo parvovírus B19 (que infectam e destroem os precursores eritrocitários), a etiologia é provavelmente autoimune; pode desenvolver-se em associação a exposições a drogas, doenças autoimunes e neoplasias (como leucemia de linfócitos grandes granulares ou timoma). Nesses cenários, é possível ceder a anemia com imunossupressão, plasmaférese ou ressecção do timoma.

Outras Formas de Insuficiência Medular (p. 678)

- *Anemia mieloftísica*: as lesões com efeito de massa (p. ex., câncer metastático ou doença granulomatosa) destroem e/ou distorcem a arquitetura da medula óssea e deprimem a hematopoiese; observa-se pancitopenia, muitas vezes com precursores imaturos no sangue periférico.
- *Insuficiência renal crônica*: quase que invariavelmente associada à anemia. Embora multifatorial, a produção insuficiente de eritropoetina é mais importante; a eritropoetina recombinante em geral é eficaz.
- *Doença hepatocelular* (tóxica, infecciosa ou cirrótica): a anemia é primariamente consequente à insuficiência da medula óssea, muitas vezes exacerbada por sangramento (varicoso) e deficiência de ferro e/ou folato.
- *Distúrbios endócrinos*, especialmente hipotireoidismo.

Policitemia (p. 679)

Policitemia refere-se à contagem de eritrócitos anormalmente alta, em geral, com elevação associada do nível de hemoglobina. Aumentos *relativos* podem ser causados por hemoconcentração decorrente de desidratação (como privação de água, vômitos, diarreia) ou por policitemia de estresse (também chamada de síndrome de Gaisböck). Os *aumentos absolutos* podem ser:

- *Primários,* em decorrência de *policitemia vera,* um distúrbio mieloproliferativo no qual os precursores eritrocitários se proliferam de maneira independente da eritropoetina As mutações no receptor de eritropoetina também podem tornar sua atividade independente da eritropoetina.

430 • Patologia Sistêmica: Doenças dos Sistemas Orgânicos

- *Secundários,* em consequência da elevação da eritropoetina a qual pode ser fisiológica (doença pulmonar, vida em altas altitudes, doença cardíaca cianótica) ou fisiopatológica (tumores secretores de eritropoetina como carcinomas hepatocelulares ou de célula renal).

Distúrbios Hemorrágicos: Diátese Hemorrágica (p. 679)

O sangramento excessivo pode resultar de fragilidade do vaso sanguíneo, distúrbios das plaquetas e/ou defeitos de coagulação. A avaliação requer investigação laboratorial: os tempos de protrombina e da tromboplastina parcial (e níveis de fatores de coagulação e anticoagulantes específicos) avaliam os componentes proteicos, enquanto a quantidade de plaquetas e as análises funcionais (como tempo de sangramento) testam os aspectos celulares.

Distúrbios Hemorrágicos Causados por Anormalidades na Parede do Vaso (p. 680)

Esses distúrbios são relativamente comuns, mas, em geral, causam apenas petéquias e púrpura sem sangramento sério. A contagem de plaquetas e os tempos de coagulação e sangramento estão normais na maioria das vezes. As causas incluem:

- *Infecções* (como meningococos e riquétsias): os mecanismos de base são dano microvascular (vasculite) ou CID.
- *Reações a fármacos*: atribuídas à deposição de complexo imune com vasculite por hipersensibilidade resultante.
- *Suporte vascular inadequado*: síntese anormal de colágeno (como escorbuto ou síndrome de Ehlers-Danlos), perda do tecido de sustentação perivascular (como síndrome de Cushing) ou depósito amiloide na parede vascular.
- *Púrpura de Henoch-Schönlein*: é uma resposta de hipersensibilidade sistêmica decorrente da deposição de complexo imune e caracterizada por erupção púrpura, dor abdominal, poliartralgia e glomerulonefrite aguda.
- *Telangiectasia hemorrágica hereditária (síndrome de Osler-Weber-Rendu)*: é um distúrbio autossômico dominante, que pode ser causado por mutações em, pelo menos, cinco genes diferentes, sendo que a maioria deles modula a sinalização do *fator transformador do crescimento β* (TGF-β). Caracteriza-se por vasos dilatados com paredes delgadas (muitas vezes, nas membranas mucosas do nariz e do trato GI).
- *Amiloidose perivascular (muitas vezes, associada à amiloidose de cadeia leve amiloide)*: capaz de enfraquecer as paredes dos vasos; tipicamente se manifesta na forma de petéquias mucocutâneas.

Sangramento Relacionado com a Redução no Número de Plaquetas: Trombocitopenia (p. 680)

A trombocitopenia é definida como contagens $\leq 100.000/\mu L$, porém o sangramento espontâneo não ocorre até que a contagem de plaquetas esteja $\leq 2 0.000/\mu L$; as contagens entre 20.000 e 50.000/μL podem exacerbar hemorragias pós-traumáticas. A maioria dos sangramentos espontâneos envolve vasos pequenos da pele e membranas mucosas. As causas de trombocitopenia são:

- *Diminuição da produção* decorrente de megacariopoiese ineficaz (p. ex., HIV, síndromes mielodisplásicas) ou doença da medula generalizada, que também compromete a quantidade de megacariócitos (como anemia aplásica, câncer disseminado).
- *Diminuição da sobrevida* resultante do consumo maior (como CID) ou da destruição de plaquetas imunomediada, a qual é secundária a anticorpos antiplaquetários ou deposição de complexos imunes nas plaquetas.

Distúrbios Eritrocitários e Hemorrágicos 431

- *Sequestro* na polpa vermelha de baços aumentados.
- *Diluição* promovida por grandes transfusões. O armazenamento prolongado de sangue total resulta em subsequente pronto sequestro de plaquetas. Assim, embora o volume de plasma e a massa eritrocitária sejam reconstituídos pela transfusão, a quantidade de plaquetas circulantes encontra-se relativamente reduzida.

Púrpura Trombocitopênica Imune Crônica (p. 681)

A púrpura trombocitopênica imune (PTI) crônica é causada por autoanticorpos contra as plaquetas, os quais podem ser primários ou surgir no cenário de determinadas exposições ou condições preexistentes (como lúpus, neoplasias de células B ou HIV).

Patogênese (p. 681)

Os autoanticorpos contra plaquetas são normalmente direcionados contra um ou dois antígenos plaquetários – os complexos IIb-IIIa e Ib-IX de glicoproteína da membrana plaquetária. A destruição de plaquetas cobertas por anticorpos ocorre no baço e a esplenectomia pode ser benéfica.

Morfologia (p. 682)

O baço apresenta tamanho normal, porém revela congestão sinusoidal e proeminentes centros germinativos. As quantidades de megacariócitos de medula óssea estão elevadas.

Aspectos Clínicos (p. 682)

A PTI crônica é classicamente uma doença da mulher com < 40 anos de idade; muitas vezes, há história longa de epistaxe e hematomas fáceis. Não raro, o sangramento cutâneo toma a forma de petéquias. As manifestações iniciais podem ser melena, hematúria ou menstruações exuberantes; hemorragias subaracnóideas ou intracerebrais são raras, porém graves. O tempo de sangramento está prolongado, enquanto os de protrombina e tromboplastina parcial estão normais; os exames para anticorpos antiplaquetários não são confiáveis. A maioria dos pacientes responde a glicocorticoides (inibindo a função dos macrófagos), entretanto alguns requerem esplenectomia ou imunomodulação (p. ex., anticorpo anti-CD20).

Púrpura Trombocitopênica Imune Aguda (p. 682)

A PTI aguda é um distúrbio autolimitado observado, na maioria das vezes, em crianças depois de uma infecção viral; a destruição das plaquetas é consequência da produção transitória de autoanticorpos antiplaquetários.

Trombocitopenia Induzida por Fármacos (p. 682)

A trombocitopenia induzida por fármacos é observada quando estes atuam como haptenos nas proteínas plaquetárias ou participam da formação de complexos imunes que se depositam nas superfícies das plaquetas; os anticorpos contra os substâncias ou as moléculas plaquetárias modificadas promovem a remoção através do macrófago.

A *trombocitopenia induzida por heparina (TIH)* exibe uma patogênese distinta. A trombocitopenia *do tipo I* ocorre rapidamente após a administração do fármaco e decorre do efeito direito de agregação de plaquetas exercido pela heparina; em geral, tem pouca importância clínica e se resolve de maneira espontânea. A trombocitopenia do *tipo II*, embora menos comum, tem significativo potencial para causar consequências clínicas adversas. Ocorre 5 a 14 dias depois da terapia e é causada por autoanticorpos direcionados contra um complexo de heparina e fator plaquetário 4 que ativa as plaquetas. Esse complexo, por sua vez, produz trombos nas artérias e veias – mesmo nos cenários de trombocitopenia – que podem constituir uma ameaça para o membro e até mesmo para a vida (p. ex., embolismo pulmonar de tromboses venosas profundas). A terapia requer descontinuação da heparina e alternância da administração de anticoagulação.

432 • Patologia Sistêmica: Doenças dos Sistemas Orgânicos

Trombocitopenia Associada ao Vírus da Imunodeficiência Humana (p. 683)

A trombocitopenia associada ao HIV é decorrente da produção mais baixa de plaquetas e do aumento da sua destruição. Os megacariócitos expressam CXCR4 e CD4 e, dessa forma, podem ser diretamente infectados pelo HIV; as células infectadas estão propensas à apoptose e produção defeituosa de plaquetas. A desregulação mediada pelo HIV das células B produz autoanticorpos antiplaquetários que causam sua destruição prematura.

Microangiopatias Trombóticas: Púrpura Trombocitopênica Trombótica e Síndrome Hemolítico-Urêmica (p. 683)

A PTT e a SHU são distúrbios relacionados que integram o espectro das *microangiopatias trombóticas*; caracterizam-se por trombocitopenia, anemia hemolítica microangiopática, febre, déficits neurológicos transitórios (na PTT) ou insuficiência renal (na SHU). Embora clinicamente similar à CID, a ativação do sistema de coagulação não é uma característica proeminente nas microangiopatias trombóticas; tanto SHU quanto PTT são causadas por ativação excessiva das plaquetas. A maioria das manifestações clínicas é proveniente dos *microtrombos hialinos espalhados* nas arteríolas e capilares compostos de agregados densos de plaquetas e fibrina.

- A *PTT* é associada a deficiências adquiridas e hereditárias em ADAMTS13, uma metaloprotease sérica que limita o tamanho dos multímeros do fator de von Willebrand no plasma. Em sua ausência, multímeros de peso molecular muito alto se acumulam, sendo capazes de promover agregação plaquetária pela microcirculação. No caso de PTT adquirida, os pacientes muitas vezes apresentam anticorpos contra ADAMTS13.
- A *SHU* "típica" (epidêmica) mais comumente acompanha as infecções no TGI por *Escherichia coli* produtora de verotoxina; a verotoxina lesa as células endoteliais e, portanto, promove a desregulação da ativação e da agregação de plaquetas. Não raro, essa forma acomete crianças e idosos durante surtos de envenenamentos alimentares.

A SHU "atípica" é associada a defeitos em proteínas que evitam a ativação excessiva da via alternativa do complemento (p. ex., fator H do complemento, proteína cofator de membrana ou fator I). As deficiências podem ser causadas por defeitos hereditários ou adquiridos.

A imunossupressão e plasmaférese são eficazes tanto na PTT quanto na SHU atípica, provavelmente por conta da redução do nível de anticorpos causais. A SHU típica é tratada com suporte, porém alguns pacientes desenvolvem lesão renal permanente. A lesão endotelial mediada por outras etiologias (como drogas tóxicas, radiação) pode dar origem a formas crônicas de SHU de difícil tratamento.

Distúrbios Hemorrágicos Relacionados com a Função Defeituosa das Plaquetas (p. 684)

Esses distúrbios são caracterizados por tempo de sangramento prolongado associado à contagem normal das plaquetas.

Os defeitos congênitos são:

- *Adesão plaquetária defeituosa* (como síndrome autossômica recessiva de Bernard-Soulier, causada por complexo de glicoproteína de membrana plaquetária GpIb-IX [receptor plaquetário para wWF, necessário para a adesão plaquetária de colágeno]).
- *Agregação defeituosa de plaquetas* (p. ex., trombastenia de Glanzmann, um distúrbio autossômico recessivo causado por uma deficiência da glicoproteína de membrana plaquetária GpIIb-IIIa [envolvida na ligação com fibrinogênio]).

- *Distúrbios da secreção plaquetária* de prostaglandinas e/ou adenosina difosfato (ADP) ligado ao grânulo que promove mais agregação.

Os defeitos adquiridos são:

- A *aspirina* irreversivelmente inibe a ciclo-oxigenase e suprime a síntese de tromboxano A_2, necessário para a agregação de plaquetas.
- A *uremia* ocasiona defeitos na adesão de plaquetas, secreção de grânulos e agregação.

Diáteses Hemorrágicas Relacionadas com Anormalidades nos Fatores de Coagulação (p. 684)

O sangramento associado a alterações em fator de coagulação difere daquele observado nas deficiências plaquetárias.

- Púrpura ou petéquia espontânea é incomum; com mais frequência, o sangramento se manifesta na forma de grandes equimoses ou hematomas depois de lesão ou na forma de sangramento prolongado depois de laceração ou cirurgia.
- O sangramento nos tratos GI e urinário e, particularmente, nas articulações que sustentam peso (*hemartrose*) é comum.

As anormalidades de coagulação podem ser adquiridas ou hereditárias. As *deficiências adquiridas* são normalmente associadas a múltiplos problemas de coagulação. Desse modo, a deficiência de vitamina K resulta em depressão da síntese dos fatores II, VII, IX, X e da proteína C, e a insuficiência hepática de qualquer etiologia pode ocasionar deficiência na síntese de diversos fatores de coagulação. A CID também acarreta problemas em vários fatores de coagulação.

Tipicamente, as *deficiências hereditárias* afetam um único fator de coagulação. Os distúrbios hereditários mais comuns são hemofilia (A e B) e doença de von Willebrand.

Complexo do Fator VIII-Fator von Willebrand (p. 685)

O complexo do fator VIII-fator vWF é um complexo composto por duas proteínas separadas – fator VIII e fator vWF; o fator circulante VIII é estabilizado por ligação ao vWF e, portanto, níveis deficientes de vWF acarretam reduções proporcionais de fator VIII (Fig. 14-3).

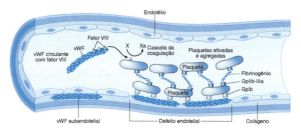

Figura 14-3 Estrutura e função do complexo fator VIII-vWF. O fator VIII é sintetizado no fígado e nos rins; e o fator vWF nas células endoteliais e megacariócitos. Os dois se associam para formar um complexo na circulação. vWF também está presente na matriz subendotelial de vasos sanguíneos normais e nos grânulos plaquetários α. A exposição de vWF subendotelial depois de lesão endotelial promove a adesão de plaquetas por meio do receptor de plaqueta glicoproteína b (Gplb). O vWF circulante e o vWF liberado dos grânulos plaquetários α também se ligam à matriz subendotelial exposta e contribuem para a adesão e ativação plaquetária. Plaquetas ativadas formam agregados hemostáticos; o fibrinogênio participa da agregação por meio de interações com a glicoproteína IIb-IIIa (GpIIb-IIIa). O fator VIII faz parte da cascata de coagulação como um cofator na ativação do fator X na superfície de plaquetas ativadas.

O fator VIII é um cofator essencial para o fator IX na ativação do fator X (Cap. 4); a deficiência de fator VIII causa hemofilia clássica (*hemofilia A*, ver adiante). Conforme descrito na Figura 14-3, os vWF circulantes existem na forma de grandes multímeros. Além do fator VIII, esses multímeros interagem com outras proteínas hemostáticas; o mais importante é que vWF medeia a adesão de plaquetas na matriz subendotelial fazendo uma ponte com o colágeno e a glicoproteína Ib-IX plaquetária. vWF também promove a agregação de plaquetas por meio da ligação com o fator IIb-IIIa, sobretudo sob altas forças de cisalhamento.

Doença de von Willebrand *(p. 686)*

A doença de von Willebrand é o distúrbio hemorrágico hereditário mais comum, afetando 1% da população dos Estados Unidos. É molecularmente heterogêneo, com centenas de variantes (embora apenas um punhado seja causador de doença); a maioria é autossômica dominante. Na maioria dos casos, os sintomas são leves (epistaxe, excesso de sangramento de feridas etc.), porém podem ser mais graves. A terapia inclui desmopressina (estimulando a liberação de vWF) ou infusões de concentrados de plasma contendo o fator faltante.

- As *doenças de von Willebrand dos tipso 1 e 3* são associadas a níveis mais baixos de vWF. O tipo 1 é autossômico dominante, com deficiência leve a moderada de vWF sendo mais comum; em geral, associa-se com mutações pontuais que afetam a maturação de vWF ou resultam em rápida depuração do plasma. O tipo 3 é uma variante autossômica recessiva, relacionada com a deficiência marcante de vWF decorrente de deleções genéticas ou mutações da fase de leitura nos dois alelos.
- O *tipo 2* é a forma autossômica dominante causada por defeitos qualitativos em vWF. O tipo 2A (autossômico dominante) é mais frequente; os níveis de vWF estão normais, porém a capacidade de formar os multímeros de alto peso molecular mais ativos demonstra problemas, levando a um déficit funcional. Os pacientes apresentam sangramento leve a moderado.

Hemofilia A (deficiência do fator VIII) *(p. 686)*

A hemofilia A é a doença hereditária mais comum associada à hemorragia potencialmente fatal. É um distúrbio recessivo ligado ao X (afetando, desse modo, sobretudo as mulheres), caracterizado por redução da quantidade e/ou atividade do fator VIII; a diátese hemorrágica resultante reflete a importância do complexo fator VIIIa-IX na ativação do fator X *in vivo*. A doença grave se desenvolve quando os níveis de fator VIII estão < 1% do normal; os pacientes com 2% a 5% dos níveis normais apresentam doença moderadamente grave e aqueles com 6% a 50% dos níveis normais tipicamente revelam fenótipo leve. A deficiência variável no fator VIII resulta dos diferentes tipos de mutações genéticas. A petéquia está caracteristicamente ausente; em lugar disso, os pacientes sintomáticos exibem:

- Hemorragia maciça depois de trauma ou procedimentos operatórios.
- Hemorragias espontâneas em regiões do corpo normalmente sujeitas a trauma (como articulações); isso pode ocasionar deformidades incapacitantes progressivas.

O tempo de tromboplastina parcial está prolongado (defeito de via intrínseca) e o diagnóstico específico é feito pela análise do fator VIII. O tratamento consiste em terapia de reposição com fator VIII recombinante ou concentrados de fator VIII.

Hemofilia B (Doença de Christmas, Deficiência do Fator IX) *(p. 687)*

A hemofilia B é uma doença recessiva ligada ao X causada por deficiência no fator IX; é clinicamente indistinguível da hemofilia A. A identificação da hemofilia A requer análise dos níveis do fator IX; o tratamento envolve infusões de fator IX recombinante.

Distúrbios Eritrocitários e Hemorrágicos **435**

Coagulação Intravascular Disseminada (p. 687)

A CID é um distúrbio trombo-hemorrágico caracterizado pela ativação excessiva da coagulação, levando à formação de trombos na microvasculatura. Trata-se de uma complicação secundária a diversas doenças; os sintomas de CID surgem da isquemia tecidual (decorrente de trombose) e/ou do sangramento causado pelo consumo exuberante de fatores de coagulação ou ativação das vias fibrinolíticas.

Etiologia e Patogênese (p. 687)

A CID é desencadeada por dois mecanismos principais: (1) liberação de fator tecidual ou substâncias tromboplásicas na circulação ou (2) lesão de célula endotelial disseminada (Fig. 14-4).

- As *substâncias tromboplásicas* derivam de inúmeras fontes: placenta ou líquido amniótico nas complicações obstétricas; tecidos danificados após grandes traumas, queimaduras ou cirurgia; grânulos de células leucêmicas na leucemia promielocítica aguda; ou muco liberado de determinadas adenocarcinomas. Na sepse, as endotoxinas bacterianas ativam os monócitos a liberar fator α de necrose tumoral, aumentando, desse modo, a expressão do fator tecidual nas membranas das células endoteliais ao mesmo tempo em que reduzem a expressão de trombomodulina. Isso resulta tanto em ativação do sistema de coagulação quanto em inibição do controle da coagulação.
- A *lesão endotelial* inicia a CID, provocando a liberação de fator tecidual das células endoteliais, promovendo a agregação de plaquetas e ativando a via de coagulação intrínseca pela exposição do tecido conjuntivo subendotelial. A lesão endotelial disseminada acontece por meio de deposição de complexo antígeno-anticorpo (p. ex., lúpus eritematoso sistêmico), hipoxia, acidose, extremos de temperatura (como termoplegia, queimaduras) ou infecções (como meningococos e riquétsias).

Morfologia (p. 688)

Microtrombos com infartos e, em alguns casos, hemorragias, são encontrados em muitos órgãos e tecidos. Nos pulmões, os microtrombos capilares alveolares podem ser associados à histologia semelhante à síndrome da angústia respiratória aguda. Nas suprarrenais, hemorragias maciças decorrentes de CID dão origem à síndrome de Waterhouse-Friderichsen, a qual é observada na meningococcemia. Hemangiomas gigantes podem ser associados à CID pela formação relacionada com estase de trombos e trauma de vaso sanguíneo recorrentes (*síndrome de Kasabach-Merritt*).

Aspectos Clínicos (p. 688)

Aproximadamente 50% das CID ocorrem em pacientes obstétricas com complicações na gravidez; 33% se desenvolvem em cenário de carcinomatose, e a maioria dos casos restantes é de responsabilidade de sepse e trauma. Nas situações de trauma ou complicações obstétricas, a hemorragia é a complicação dominante, enquanto trombose é a principal manifestação na malignidade. O início pode ser fulminante, como no choque endotóxico ou embolismo de líquido amniótico, ou insidioso, como nos casos de carcinomatose ou retenção de feto morto. As manifestações clínicas incluem:

- Anemia hemolítica microangiopática.
- Sintomas respiratórios (como dispneia e cianose).
- Sinais e sintomas neurológicos, incluindo convulsões e coma.
- Oligúria e insuficiência renal aguda.
- Insuficiência circulatória e choque.

O prognóstico é bastante variável e depende fortemente da doença de base; o único tratamento definitivo consiste na remoção da causa incitante. Dependendo do quadro

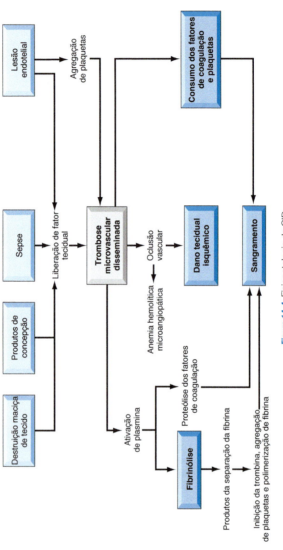

Figura 14-4 Fisiopatologia da CID.

Distúrbios Eritrocitários e Hemorrágicos 437

clínico, anticoagulantes (p. ex., heparina) ou pró-coagulantes (plasma fresco congelado) podem ser administrados.

Complicações da Transfusão (p. 689)

A maioria das complicações das transfusões é mínima e transitória. A mais comum – *reação febril não hemolítica* – produz febre e calafrios em 6 horas após uma transfusão de hemácias ou plaquetas. Atribuídos à liberação de mediadores inflamatórios dos leucócitos do doador, os sintomas respondem a antipiréticos. O armazenamento mais longo de produtos sanguíneos ocasiona reações mais frequentes; a frequência dessas reações é reduzida pela limitação da contaminação do leucócito do doador.

Reações Alérgicas (p. 689)

As reações alérgicas acontecem quando produtos sanguíneos contendo determinados antígenos são oferecidos a recipientes previamente sensibilizados. As mais comuns (1% a 3% das transfusões) são as *reações alérgicas de urticária*, as quais se desenvolvem quando um alérgeno em um produto sanguíneo doado é reconhecido pelos anticorpos IgE do recipiente; em geral, são reações leves e a maioria responde a anti-histaminas. Reações alérgicas potencialmente fatais podem ocorrer em pacientes com deficiência de IgA (frequência de 1:300 a 1:500 pessoas), na qual os anticorpos IgG do recipiente reconhecem IgA no produto sanguíneo infundido.

Reações Hemolíticas Agudas (p. 690)

As reações hemolíticas agudas normalmente são consequência dos anticorpos IgM pré-formados no recipiente. O cenário mais comum envolve um erro que resulta na aplicação de sangue ABO incompatível com o paciente. Os anticorpos IgM de alta afinidade do recipiente contra os antígenos polissacarídeos do grupo sanguíneo A ou B promovem hemólise intravascular e hemoglobinúria, associada a febre, calafrios e dor no flanco. Casos graves podem progredir para CID, choque, insuficiência renal aguda e morte.

Reações Hemolíticas Tardias (p. 690)

As reações hemolíticas tardias são causadas por anticorpos IgG contra antígenos de hemácias aos quais o recipiente foi previamente sensibilizado (p. ex., por transfusão prévia); Rh, Kell e Kidd podem causar reações graves, potencialmente fatais, idênticas àquelas resultantes de incongruências ABO. Outros anticorpos que não fixam complemento, em vez disso, causam opsonização de eritrócitos, hemólise extravascular e esferocitose, com sinais e sintomas relativamente menores.

Lesão Pulmonar Aguda Relacionada à Transfusão (p. 690)

A *lesão pulmonar aguda relacionada à transfusão* (LPART) é uma complicação rara (< 1 em 10.000), grave e frequentemente fatal, causada pela ativação de neutrófilos na microvasculatura pulmonar. Propõe-se que a patogênese seja o sequestro inicial e a sensibilização de neutrófilos na microvasculatura do pulmão, decorrente da ativação endotelial promovida por mediadores inflamatórios, seguidos por ativação neutrofílica potencial via anticorpos, que reconhecem antígenos expressos nos neutrófilos (p. ex., antígenos do complexo de histocompatibilidade maior, os quais são observados com mais frequência em mulheres multíparas).

Os pacientes com LPART manifestam dramática falência respiratória de início rápido, febre, hipotensão e hipoxemia durante ou logo depois de uma transfusão; a imagem do tórax revela infiltrados pulmonares difusos bilaterais. O tratamento é de suporte e o resultado é aguardado; a mortalidade é de 5% nos casos sem complicação e de até 67% naqueles com doença grave.

438 Patologia Sistêmica: Doenças dos Sistemas Orgânicos

Complicações Infecciosas (p. 690)

A maioria das *infecções bacterianas* é causada pela flora cutânea, indicando contaminação durante o processo de doação de sangue. A contaminação bacteriana importante ocorre com mais frequência nas preparações de plaquetas (1 em 5.000 transfusões) porque estas (diferente das hemácias) precisam ser armazenadas em temperatura ambiente – condições que favorecem o crescimento bacteriano. Os pacientes se apresentam com febre, calafrios e hipotensão (similar às reações de transfusão); pode haver necessidade de administração de antibióticos enquanto os resultados laboratoriais são aguardados.

A maioria das *infecções virais* pode ser evitada por seleção meticulosa dos doadores e exames. Entretanto, a transmissão relacionada com transfusão de HIV, hepatite C e hepatite B pode ocorrer algumas raras vezes quando o doador é agudamente infectado, não sendo possível detectar o vírus pelas tecnologias de teste de ácido nucleico. As taxas de transmissão de HIV, hepatite C e hepatite B são estimadas em 1 a cada 2 milhões, 1 a cada 1 milhão e 1 a cada 500.000 transfusões, respectivamente. Agentes infecciosos "exóticos", como vírus do Nilo ocidental, tripanossomíase e babesiose também podem ser raramente transmitidos.

O Pulmão

15

Anomalias Congênitas (p. 694)

- A *hipoplasia pulmonar* (pulmões pequenos) reflete um defeito de desenvolvimento com diminuição de peso, volume e quantidade de ácinos. É causada por anormalidades que comprimem o pulmão ou impedem sua expansão normal no útero (p. ex., hérnia diafragmática congênita ou oligo-hidrâmnio).
- Os *cistos no intestino anterior* se formam quando o intestino anterior primitivo se solta de maneira anormal; em geral, localizam-se no hilo ou no mediastino médio. Cistos broncogênicos, revestidos por epitélio do tipo brônquico, são mais comuns.
- *Sequestro pulmonar* é a falta de conexão entre o tecido pulmonar (lobos ou segmentos) e o sistema de vias aéreas; o suprimento vascular normalmente deriva da aorta ou dos seus ramos (mais do que da artéria pulmonar).

  - Os *sequestros extralobares* são externos aos pulmões e ocorrem em qualquer local no tórax ou do mediastino; comumente encontrados em bebês como massas teciduais, estão, muitas vezes, associados a outras anomalias congênitas.
  - Os *sequestros intralobares* acontecem dentro do parênquima pulmonar; tipicamente se apresentam em crianças mais velhas, associados a infecções localizadas recorrentes ou bronquiectasia.

Atelectasia (Colapso) (p. 694)

Atelectasia é a expansão pulmonar neonatal incompleta ou o colapso de um pulmão previamente inflado. Atelectasias importantes reduzem a oxigenação e predispõem à infecção. A atelectasia adquirida é classificada como:

- *Atelectasia por reabsorção* ocorre após obstrução completa das vias aéreas e reabsorção de oxigênio nos alvéolos dependentes. As causas incluem secreções excessivas (tampões de muco), aspiração de corpo estranho e neoplasias brônquicas. O mediastino desvia na direção do pulmão atelectásico.
- *Atelectasia compressiva*, quando os espaços pleurais se expandem por conta de líquido (p. ex., derrames decorrentes de insuficiência cardíaca ou neoplasias, sangue proveniente da ruptura de aneurismas) ou ar (*pneumotórax*). O mediastino desvia para o lado oposto ao do pulmão atelectásico.
- *Atelectasia por contração*, quando alterações fibróticas generalizadas ou locais no pulmão ou na pleura impedem a expansão total.

Edema Pulmonar (p. 695)

O edema pulmonar é consequência da *elevação da pressão hidrostática ou do aumento da permeabilidade capilar* (decorrente de lesão da parede alveolar ou endotelial); a terapia

TABELA 15-1 Classificação e Causas do Edema Pulmonar

Edema Hemodinâmico

Pressão Hidrostática Elevada (Aumento da Pressão Venosa Pulmonar)

Insuficiência cardíaca esquerda (comum)
Sobrecarga de volume
Obstrução de veia pulmonar

Pressão Oncótica Diminuída (Menos Comum)

Hipoalbuminemia
Síndrome nefrótica
Doença hepática
Enteropatias perdedoras de proteínas

Obstrução Linfática (Rara)

Edema Decorrente de Lesão da Parede Alveolar (Lesão Epitelial ou Microvascular)

Lesão Direta

Infecções: pneumonia bacteriana
Gases inalados: alta concentração de oxigênio, tabagismo
Aspiração de líquido: conteúdos gástricos, quase afogamento
Radiação

Lesão Indireta

Septicemia
Relacionada com transfusão de sangue
Queimaduras
Fármacos e agentes químicos: agentes quimioterápicos (bleomicina), outros medicamentos (metadona, anfotericina B), heroína, cocaína, querosene, paraquat
Choque, trauma

Edema de Origem Indeterminada

Alta altitude
Neurogênico (trauma no sistema nervoso central)

---

e os resultados dependem da etiologia de base (Tabela 15-1). Independente da causa, os pulmões tornam-se pesados e úmidos, com acúmulo de líquido. Histologicamente, os capilares encontram-se ingurgitados e os espaços alveolares exibem precipitados granulares rosados. Com a congestão crônica, os pulmões tornam-se marrons e firmes (*induração parda*) em razão de fibrose intersticial e macrófagos com hemossiderina (células de "insuficiência cardíaca"). Além do comprometimento da função respiratória normal, o edema predispõe à infecção.

Lesão Pulmonar Aguda e Síndrome da Angústia Respiratória Aguda (Dano Alveolar Difuso) (p. 696)

Lesão Pulmonar Aguda

A *lesão pulmonar aguda* (LPA) caracteriza-se por hipoxemia abrupta e infiltrados pulmonares difusos na ausência de insuficiência cardíaca; a *síndrome da angústia respiratória aguda* (SARA) encontra-se no grave final do espectro da LPA. Tanto a LPA quanto a SARA demonstram elevações associadas à inflamação da permeabilidade vascular pulmonar, relacionadas com morte celular epitelial e endotelial; as manifestações histológicas são chamadas de *dano alveolar difuso (DAD)*. As causas podem estar localizadas nos pulmões

TABELA 15-2	Condições Associadas ao Desenvolvimento de SARA

Infecção

Sepse*
Infecções pulmonares difusas*
Pneumonia viral, por *Mycoplasma* e *Pneumocystis*; tuberculose miliar
Aspiração gástrica*

Física/Lesão

Trauma mecânico, inclusive lesões na cabeça*
Contusões pulmonares
Quase afogamento
Fraturas com embolismo gorduroso
Queimaduras
Radiação ionizante

Irritantes Inalados

Toxicidade por oxigênio
Tabagismo
Agentes químicos e gases irritantes

Lesão Química

Overdose de metadona ou heroína
Ácido acetilsalicílico
Overdose de barbitúricos
Paraquat

Condições Hematológicas

Lesão pulmonar associada à transfusão (LPAT)
Coagulação intravascular disseminada

Pancreatite

Uremia

Desvio Cardiopulmonar

Reações de Hipersensibilidade

Solventes orgânicos
Drogas

*Mais de 50% dos casos de SARA são associados a essas quatro condições.

ou ser sistêmicas; incluem infecção, trauma, exposições tóxicas, pancreatite, uremia e reações imunes (Tabela 15-2). Na ausência de etiologia, alterações patológicas similares são designadas de *pneumonia intersticial aguda* (PIA, ver depois).

Patogênese (p. 696; Fig. 15-1)

A integridade da interface ar-parede alveolar está comprometida pelo dano ao endotélio capilar e/ou epitélio alveolar.

- A *ativação endotelial* é um importante evento inicial e pode ocorrer por meio de mediadores inflamatórios circulantes (resultando de sepse ou lesão tecidual grave). Alternativamente, a lesão pneumocítica de vários tipos é percebida pelos macrófagos alveolares residentes, que respondem secretando mediadores (p. ex., *fator de necrose tumoral* [TNF]) que atuam no endotélio circunjacente.
- A adesão e o extravasamento de neutrófilos são acompanhados por desgranulação e liberação de mediador inflamatório, incluindo proteases, espécies reativas de oxigênio e citocinas. O *fator inibidor da migração de macrófagos* (MIF) sustenta a resposta

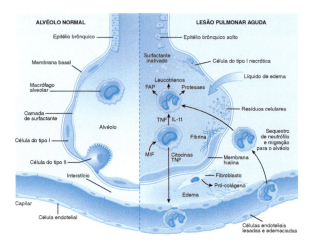

Figura 15-1 O alvéolo normal (lado esquerdo) comparado com o alvéolo lesionado na fase inicial de LPA e SARA. *IL-1*, interleucina-1; *MIF*, fator inibidor da migração; *PAF*, fator de ativação de plaquetas; *TNF*, fator de necrose tumoral. (*Modificado com permissão de Matthay MA, Ware LB, Zimmerman GA: The acute respiratory distress syndrome.* J Clin Invest *122:2731, 2012.*)

pró-inflamatória em andamento. O ciclo da inflamação e o dano endotelial são centrais para o desenvolvimento de LPA e SARA.

- As *membranas hialinas* são um aspecto característico de LPA e SARA; são resultado da combinação do líquido intra-alveolar acumulado proveniente de vasos impermeáveis, bem como de dano e necrose dos pneumócitos alveolares do tipo II, que causam anormalidades no surfactante.
- A resolução da lesão é impedida por necrose epitelial e dano inflamatório. No final, com a diminuição do estímulo inflamatório, os macrófagos removem resíduos intra-alveolares e liberam citocinas fibrinogênicas, como o *fator transformador do crescimento* (TGF-β) e o *fator de crescimento derivado de plaquetas* (FCDP, PDGF). Esses fatores estimulam a deposição de colágeno e o crescimento de fibroblastos, levando à fibrose das paredes alveolares.

Morfologia (p. 697)

- *Aguda*: os pulmões se encontram difusamente firmes, avermelhados, pegajosos e pesados; à microscopia, há edema, membranas hialinas (compostas de resíduos epiteliais necróticos e proteínas exsudadas) e inflamação aguda.
- *Organização*: há tecido de granulação em resposta às membranas hialinas, com hiperplasia de pneumócitos do tipo II; isso pode se resolver ou progredir para fibrose intersticial. Os casos fatais muitas vezes apresentam sobreposição de infecções bacterianas.

Curso Clínico (p. 697)

Dispneia e taquipneia anunciam a LPA, acompanhadas de cianose, hipoxemia e insuficiência respiratória refratária à oxigenoterapia; as radiografias torácicas revelam infiltrados bilaterais difusos. As anormalidades funcionais não estão uniformemente distribuídas; regiões normais de complacência e ventilação são intercaladas com consolidação e atelectasia. As regiões pouco aeradas continuam a ser perfundidas, ocasionando incongruência entre ventilação e perfusão e hipoxemia. A terapia envolve ventilação mecânica e tratamento da causa de base (como infecção); a taxa de mortalidade geral é de 40%, principalmente secundária à sepse ou falência multiorgânica. A maioria dos sobreviventes recupera a função pulmonar, porém, em uma minoria, destruição tecidual difusa e organização do exsudato levam à formação de cicatriz, fibrose intersticial e doença pulmonar crônica.

Pneumonia Intersticial Aguda (p. 698)

PIA é clinicopatologicamente usada para descrever LPA disseminada de etiologia desconhecida, muitas vezes com curso agressivo. A mortalidade é de 50%, em geral nos primeiros 2 meses; os sobreviventes estão propensos à recorrência e doença intersticial crônica.

Doenças Pulmonares Obstrutivas e Restritivas (p. 698)

A doença pulmonar difusa, não infecciosa e crônica é fisiologicamente classificada como:

- *Doença obstrutiva*: resistência maior ao fluxo de ar em qualquer nível da traqueia até os alvéolos.
- *Doença restritiva*: redução da expansão do parênquima pulmonar com diminuição da capacidade pulmonar total, que geralmente ocorre em duas categorias gerais:
  - Distúrbios da parede torácica (doença neuromuscular, obesidade, doença pleural etc.).
  - Doenças infiltrativas e intersticiais crônicas.

A distinção dessas duas doenças é baseada, primeiramente, nos testes de função pulmonar. As *doenças obstrutivas* são associadas à diminuição da taxa de fluxo aéreo máximo durante a expiração forçada – o volume expiratório forçado em 1 segundo (VEF1) dividido pela capacidade vital forçada (CVF) será ≤ 0,7. As *doenças restritivas* são relacionadas com a redução da capacidade pulmonar total associada a VEF1 reduzido, de forma que a razão entre VEF1 e CVF é normal.

Doenças Pulmonares Obstrutivas (p. 698)

As doenças relevantes – enfisema, bronquite crônica, asma e bronquiectasia – apresentam características distintas (Tabela 15-3), mas também compartilham alguns elementos comuns. O enfisema e a bronquite crônica são tipicamente agrupados em *doença pulmonar obstrutiva crônica* (DPOC), pois muitos pacientes demonstram características sobrepostas de dano (previsível, uma vez que o tabagismo é muitas vezes um denominador comum). Em geral, a asma é distinguida do enfisema e da bronquite crônica pela presença de broncoespasmo reversível; no entanto, pacientes asmáticos podem desenvolver um componente irreversível. Em contrapartida, a DPOC típica também pode ter características reversíveis.

Enfisema (p. 699)

O enfisema é caracterizado pelo aumento irreversível dos espaços aéreos distais aos bronquíolos terminais, acompanhado por destruição da parede alveolar e fibrose mínima. A fibrose das vias aéreas pequenas também contribui para a obstrução do fluxo aéreo. O enfisema é classificado de acordo com sua distribuição anatômica (Fig. 15-2).

- Enfisema centroacinar (centrolobular) (p. 699).
  - Destruição e aumento das partes centrais ou proximais da unidade respiratória – o ácino, poupando os alvéolos distais.
  - Envolvimento predominante dos ápices e lobos superiores.
  - Observado, sobretudo, em fumantes pesados, muitas vezes associado à bronquite crônica.

TABELA 15-3	Distúrbios Associados à Obstrução do Fluxo de Ar: O Espectro da DPOC			
Termo Clínico	**Local Anatômico**	**Principais Alterações Patológicas**	**Etiologia**	**Sinais/Sintomas**
Bronquite crônica	Brônquio	Hiperplasia de glândulas mucosas, hipersecreção	Tabagismo, poluentes do ar	Tosse, produção de catarro
Bronquiectasia	Brônquio	Dilatação e cicatriz da via aérea	Infecções graves ou persistentes	Tosse, catarro purulento, febre
Asma	Brônquio	Hiperplasia de músculo liso, excesso de muco, inflamação	Causas imunológicas ou indefinidas	Tosse sibilante episódica, dispneia
Enfisema	Ácino	Aumento do espaço aéreo, destruição da parede	Tabagismo	Dispneia
Doença das vias aéreas pequenas, bronquiolite	Bronquíolo	Obliteração/cicatrização inflamatória	Tabagismo, poluentes do ar, outros	Tosse, dispneia

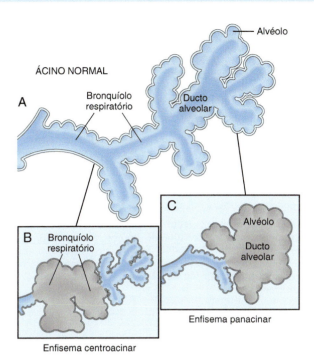

Figura 15-2 Padrões clinicamente importantes do enfisema. A, Estrutura do ácino normal. O bronquíolo terminal (*não mostrado*) encontra-se imediatamente proximal ao bronquíolo respiratório. **B**, *Enfisema centroacinar* com dilatação que, no início, afeta os bronquíolos respiratórios. **C**, *Enfisema panacinar* com distensão inicial dos alvéolos e ductos alveolares; a doença, posteriormente, se estende para afetar os bronquíolos respiratórios.

- Enfisema panacinar (panlobular) (p. 699).
  - Aumento e destruição uniforme do ácino.
  - Predominância nas zonas basais inferiores.
  - Forte associação com deficiência de α1-antitripsina (Cap. 18).
- Enfisema acinar distal (parasseptal) (p. 699).
  - Envolve a maior parte do ácino distal.
  - Tipicamente, perto da pleura e adjacente à fibrose ou cicatrizes.
  - Com frequência é a lesão de base no pneumotórax espontâneo.
- Aumento do espaço aéreo com fibrose (enfisema irregular) (p. 700).
  - Envolvimento acinar irregular associado à cicatriz.
  - A maioria dos casos é assintomática e clinicamente insignificante.

Patogênese *(p. 700)*

O tabagismo e/ou a inalação de outras substâncias tóxicas causa dano pulmonar e inflamação, levando à destruição de parênquima no enfisema. Os fatores que influenciam o processo são:

- *Leucócitos e mediadores inflamatórios*, incluindo leucotrieno B4, interleucina (IL)-8 e TNF: são liberados por macrófagos e células epiteliais residentes; essas recrutam

446 Patologia Sistêmica: Doenças dos Sistemas Orgânicos

células inflamatórias, exacerbam o processo inflamatório e induzem a alterações estruturais (p. ex., por fatores de crescimento).

- *Desequilíbrio entre protease e antiprotease*: as proteases liberadas pelas células inflamatórias e pelo epitélio podem degradar tecidos conjuntivos. A deficiência relativa de antiproteases protetoras – algumas delas hereditárias – pode estar por trás do desenvolvimento do enfisema. Assim, os indivíduos com deficiência hereditária do principal inibidor de protease, α1-antitripsina, apresentam uma grande propensão, combinada com o tabagismo, ao desenvolvimento de enfisema; 1% de todos os pacientes com enfisema possui esse defeito.
- *Estresse oxidativo* (do tabagismo, dano alveolar e células inflamatórias): também estimula o dano tecidual e a inflamação. Os genes que percebem ou regulam o estresse oxidante são associados à doença pulmonar relacionada com o tabagismo em humanos.
- *Infecção*: embora a infecção não inicie a destruição tecidual, infecções virais e/ou bacterianas podem exacerbar a inflamação associada.

A perda de tecido elástico alveolar reduz a tração radial e causa colapso do bronquíolo respiratório durante a expiração, resultando em obstrução funcional. Além disso, a inflamação (incluindo linfócitos T e B) das vias aéreas pequenas (bronquíolos < 2 mm) promove a metaplasia de célula caliciforme com tampão mucoso, espessamento da parede bronquiolar decorrente de fibrose e hiperplasia de músculo liso – aumentando a obstrução da via aérea.

Morfologia (p. 701)

Com a doença difusa, os pulmões se tornam volumosos e se sobrepõem ao coração. Microscopicamente, os espaços alveolares estão maiores, separados por septos finos; os capilares septais estão comprimidos e sem sangue. A ruptura da parede alveolar pode produzir espaços aéreos muito grandes (bolhas).

Curso Clínico (p. 701)

Os sintomas (dispneia, sibilos, tosse) manifestam-se quando um terço do parênquima pulmonar já foi perdido; também é possível observar perda de peso substancial. Os pacientes classicamente apresentam tórax em barril com expiração prolongada óbvia; a espirometria é uma ferramenta diagnóstica chave. Na apresentação clássica, os pacientes hiperventilam para compensar a perda de parênquima e, em geral, são bem oxigenados quando em repouso, sendo, então, chamados de *sopradores rosados* (*pink puffers*). O desenvolvimento de *hipertensão pulmonar* (HP) com insuficiência cardíaca tem prognóstico ruim; a morte nos casos de enfisema grave é consequência de: (1) acidose respiratória; (2) insuficiência cardíaca direita; ou (3) pneumotórax importante.

Outras Formas de Enfisema (p. 702)

- *Hiperinflação compensatória* do restante do pulmão após perda do parênquima pulmonar (p. ex., lobectomia cirúrgica) sem destruição da parede septal.
- *Hiperinsuflação obstrutiva* decorrente da obstrução subtotal de uma via aérea; isso cria uma valva esférica que admite ar na inspiração, porém o aprisiona na expiração.
- *Enfisema bolhoso* é um termo usado para designar bolhas subpleurais grandes (espaços com mais de um centímetro de diâmetro no estado distendido), as quais podem ocorrer em qualquer forma de enfisema, podendo, às vezes, romper e acarretar pneumotórax.
- *Enfisema intersticial* consiste na entrada de ar no tecido conjuntivo do pulmão, mediastino ou tecidos subcutâneos, em geral cusado por lacerações alveolares depois da rápida elevação das pressões intra-alveolares (p. ex., com tosse no cenário de obstrução bronquiolar).

O Pulmão 447

Bronquite Crônica (p. 702)

A bronquite crônica é definida como tosse persistente com produção de catarro por, pelo menos, 3 meses em 2 anos consecutivos no mínimo, na ausência de qualquer outra causa identificável. Encontra-se na extremidade oposta ao enfisema no espectro da DPOC, a maioria dos pacientes se encaixa em algum ponto entre essas condições, apresentando características de ambas. A bronquite crônica de longo prazo pode levar ao declínio agudo da função pulmonar, *cor pulmonale* e insuficiência cardíaca ou, ainda, causar displasia epitelial pulmonar com transformação maligna.

Patogênese (p. 702)

A irritação crônica das vias aéreas por substâncias inaladas – especialmente tabagismo – é o mecanismo patogênico dominante. Além de danificar o epitélio, o tabagismo (e outros inalantes) interfere na ação ciliar do epitélio respiratório, impedindo a depuração de muco e agentes infecciosos. Os irritantes causam:

- *Hipersecreção de muco* com hipertrofia de glândulas mucosas; estimulada por mediadores inflamatórios como histamina e IL-13. A metaplasia de célula caliciforme no epitélio bronquiolar contribui para a produção de muco e obstrução de vias aéreas pequenas.
- *Inflamação*, tanto aguda quanto crônica, é provocada por inalantes que induzem à bronquite crônica. Inflamação de longa duração e fibrose acompanhante promovem a obstrução das vias aéreas.
- *Infecções* podem exacerbar a lesão iniciada por inalantes.

Morfologia (p. 703)

- Hiperemia e edema das membranas mucosas do pulmão.
- Secreções mucinosas enchendo as vias aéreas.
- Hiperplasia de glândulas mucosas.
- Inflamação e fibrose bronquiolar.
- Displasia e metaplasia escamosa do epitélio brônquico.

Aspectos Clínicos (p. 703)

Além da importante tosse e produção de catarro, às vezes, ocorre o desenvolvimento de dispneia ao esforço. Nos casos clássicos, os pacientes são hipóxicos, cianóticos e hipercapneicos (retêm CO_2), sendo, então, chamados de *pletóricos azuis* (*blue bloaters*). Muitas vezes, a doença de longa duração progride para *cor pulmonale* com insuficiência cardíaca; a morte também pode ser uma consequência de infecções.

Asma (p. 703)

Esse distúrbio inflamatório recorrente crônico caracteriza-se por broncoespasmo reversível paroxístico decorrente da hiper-reatividade da musculatura lisa; a produção de muco mais intensa também é uma característica. A incidência aumentou de maneira significativa nas últimas quatro décadas no mundo ocidental. A asma pode ser assim classificada:

- *Asma atópica (alérgica)*, a mais comum. É causada por uma reação clássica de hipersensibilidade mediada por imunoglobulina E [IgE] do tipo I, disparada por antígenos ambientais (como poeira, pólen, determinados alimentos [Cap. 6]); histórico familiar de atopia é frequente.
- *Asma não atópica*, que pode ser desencadeada por infecções no trato respiratório, irritantes químicos ou fármacos, normalmente sem história familiar. A hiperirritabilidade das vias aéreas é atribuída à inflamação induzida quimicamente ou por infecção viral, a qual reduz o limiar de estimulação vagal por outros irritantes menores.
- *Asma induzida por fármaco*, que pode ocorrer com vários agentes farmacológicos. Por exemplo, em alguns pacientes, a aspirina (e outros medicamentos anti-inflamatórios

Patologia Sistêmica: Doenças dos Sistemas Orgânicos

não esteroides) pode inibir a ciclo-oxigenase (sem afetar a atividade da lipoxigenase) e inclinar o equilíbrio do metabolismo do ácido araquidônico na direção dos leucotrienos broncoconstritores.

- *Asma ocupacional*, que pode ser desencadeada por fumaças (resinas epóxis, plásticos), poeiras orgânicas e químicas (algodão, madeira, platina), gases (tolueno) e outros agentes químicos (formaldeído, produtos de penicilina). Os mecanismos de base variam de acordo com o estímulo e englobam reações alérgicas verdadeiras, liberação direta de substâncias broncoconstritoras e respostas de hipersensibilidade de origem desconhecida.

Patogênese *(p. 704; Fig. 15-3)*

Respostas de T_H2, IgE e inflamação: a diferenciação de célula T é distorcida para produzir em excesso células do tipo T_H2 (Cap. 6), com subsequentes respostas imunes dominadas por eosinófilos e IgE; nos pacientes pré-sensibilizados, a exposição repetida a um antígeno causa:

- *Fase aguda*: a ligação do antígeno aos mastócitos cobertos por IgE promove a liberação de mediadores primários (como leucotrienos) e secundários (como citocina). Os mediadores de fase aguda causam broncoespasmo, edema, secreção de muco e recrutamento de leucócitos.
- *Fase tardia*: mediada por leucócitos recrutados (como eosinófilos, linfócitos, neutrófilos, monócitos) e caracterizada por edema e broncoespasmo persistente, infiltração leucocítica, dano e perda epitelial.

A repetição dos ataques promove o *remodelamento das vias aéreas* com hiperplasia e hipertrofia de glândulas mucosas e músculo liso brônquico, aumento da vascularização e deposição de colágeno subepitelial.

Suscetibilidade Genética *(p. 704)*

Múltiplos locos de suscetibilidade interagem com os fatores ambientais para produzir a asma; os genes implicados podem afetar as respostas imunes primárias ou secundárias, o remodelamento tecidual ou, até mesmo, a resposta do paciente à terapia. As associações genéticas mais fortes foram feitas com determinados alelos do *antígeno leucocitário humano* (HLA) e polimorfismos em IL-13, CD14 (o receptor do monócito de endotoxina), ADAM-33 (uma metaloproteinase de matriz que influencia a proliferação de músculo liso e fibroblasto), receptor α2-adrenérgico (influenciando a reatividade das vias aéreas) e receptor IL-4.

Fatores Ambientais *(p. 706)*

A asma ocorre em frequência mais alta em sociedades industrializadas, nas quais a maioria das pessoas vive em cidades: (1) ambientes industrializados contêm muitos poluentes transmitidos pelo ar, que podem atuar como alérgenos para iniciar a resposta de T_H2 e (2) a vida urbana tende a limitar a exposição de crianças muito pequenas a determinados antígenos, sobretudo antígenos microbianos. Esse aparente efeito protetor da exposição microbiana precoce é resumido como a *hipótese da higiene*; os mecanismos de base são incertos.

Morfologia *(p. 706)*

Os pulmões encontram-se hiperinflados, com atelectasias difusas e tamponamento mucoso das vias aéreas. *Microscopicamente*, os pulmões exibem edema, infiltrados inflamatórios bronquiolares com inúmeros eosinófilos, fibrose subepitelial e hipertrofia de glândulas mucosas e células musculares lisas da parede brônquica. Há depósito de tampões de muco espiralados (*espirais de Curschmann*) e resíduos granulares de eosinófilos cristaloides (*cristais de Charcot-Leyden*) nas vias aéreas.

O Pulmão 449

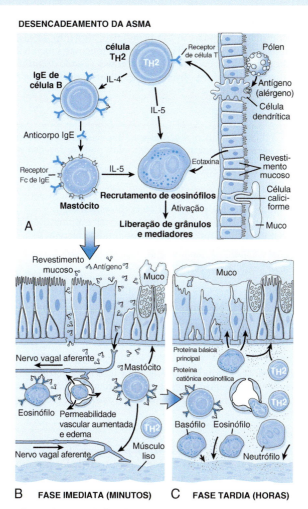

Figura 15-3 Patogênese da asma. A, Os alérgenos inalados (antígeno) provocam uma resposta dominada por TH2, a qual favorece a produção de IgE e o recrutamento de eosinófilos. **B,** Na reexposição ao antígeno (Ag), a reação imediata é desencadeada pela ligação cruzada induzida por Ag de IgE ligado aos receptores Fc nos mastócitos; estes, por sua vez, liberam mediadores pré-formados que, de maneira direta ou por meio de reflexos neuronais, induzem o broncoespasmo, aumentam a permeabilidade vascular, a produção de muco e o recrutamento de leucócitos. **C,** Os leucócitos recrutados para o local da reação (neutrófilos, eosinófilos e basófilos; linfócitos e monócitos) liberam mediadores adicionais, que iniciam a fase tardia da asma. Diversos fatores liberados dos eosinófilos (como proteína básica principal e proteína catiônica eosinofílica) também causam danos ao epitélio.

Curso Clínico *(p. 706)*

Os ataques clássicos duram até algumas horas; os sintomas incluem opressão torácica, sibilos, dispneia e tosse. O diagnóstico baseia-se na demonstração do aumento da obstrução de fluxo aéreo e expiração prolongada (reduzindo a VEF1). Ao longo do tempo, a repetição dos ataques frente à exposição ao alérgeno e as reações imunes ocasionam alterações estruturais na parede brônquica, o que é chamado de "remodelamento das

450　Patologia Sistêmica: Doenças dos Sistemas Orgânicos

vias aéreas". Esse processo causa declínio permanente da função pulmonar, que envolve hipertrofia e hiperplasia de músculo liso brônquico, aumento da vascularidade das vias aéreas, exacerbação da hipertrofia de glândulas mucosas subepitelial e deposição de colágeno subepitelial. Nos episódios agudos graves (*estado asmático*), os sintomas persistem por dias a semanas e a obstrução significativa do fluxo de ar pode causar cianose e até mesmo a morte.

Bronquiectasia (p. 707)

Bronquiectasia é a dilatação anormal *permanente* das vias aéreas decorrente de infecção destrutiva e necrosante dos brônquios e bronquíolos; pode se desenvolver em:

- Condições congênitas ou hereditárias (p. ex., fibrose cística, síndrome de Kartagener ou sequestro pulmonar).
- Após infecção (p. ex., depois de pneumonia fúngica, viral ou bacteriana necrosante).
- Obstrução brônquica (p. ex., por tumor ou corpo estranho).
- Outros estados inflamatórios crônicos (como artrite reumatoide, doença crônica enxerto *versus* hospedeiro, aspergilose broncopulmonar alérgica).

A *bronquiectasia idiopática* é diagnosticada quando as outras causas são excluídas; é responsável por 25% a 50% dos casos.

Patogênese (p. 707)

Obstrução e infecção são as principais etiologias e ambas provavelmente são necessárias para a bronquiectasia total. Assim, a obstrução brônquica impede a depuração normal, de forma que as infecções e inflamações podem ocorrer e, por fim, causar a destruição tecidual.

Morfologia (p. 707)

A maioria das alterações graves ocorre nos lobos inferiores periféricos; as vias aéreas são capazes de dilatar até quatro vezes seu tamanho normal. A histologia mostra um espectro de inflamação crônica e aguda leve a necrosante das vias aéreas maiores com fibrose bronquiolar.

Curso Clínico (p. 708)

A apresentação é marcada por tosse severa e persistente, febre e catarro purulento abundante. Os sintomas podem ser episódicos e precipitados por infecção no trato respiratório superior; alternativamente, a tosse pode ter relação com o amanhecer e alterações posicionais, que drenam pus e secreções nos brônquios. As complicações incluem *cor pulmonale*, abscessos cerebrais e amiloidose.

Doenças Intersticiais Difusas e Crônicas (Restritivas) (p. 708)

As doenças pulmonares restritivas compreendem duas condições gerais:

- *Doenças infiltrativas e intersticiais crônicas*, como pneumoconiose e fibrose intersticial de etiologia desconhecida.
- *Distúrbios da parede torácica* (p. ex., doenças neuromusculares, como poliomielite, obesidade grave, doenças pleurais e cifoescoliose), os quais não são discutidos aqui.

As doenças pulmonares intersticiais crônicas são um grupo heterogêneo de distúrbios caracterizados por *inflamação e fibrose intersticial pulmonar*, envolvendo, sobretudo, as paredes alveolares; muitos não têm causa conhecida (Tabela 15-4). As alterações clínicas e funcionais são aquelas das *doenças pulmonares restritivas*; a capacidade de difusão, os volumes pulmonares e a complacência estão comprometidos, sem evidências de obstrução de via aérea. *Cor pulmonale* e HP secundárias são sequelas de longo prazo. Embora

TABELA 15-4 — Principais Categorias de Doença Pulmonar Intersticial Crônica

Fibrosante

FPI (fibrose pulmonar idiopática)
PINE
PCO
Associada à doença de tecido conjuntivo
Pneumoconiose
Relacionada com fármacos
Pneumonite por radiação

Granulomatosa

Sarcoidose
Pneumonite por hipersensibilidade

Eosinofílica

Relacionada com Tabagismo

PID
Doença pulmonar intersticial associada à bronquiolite respiratória

Outras

Histiocitose de células de Langerhans
PAP
Pneumonia intersticial linfoide

---

os estágios iniciais das diferentes condições possam, muitas vezes, ser distinguidos histologicamente, há substancial sobreposição morfológica e a maioria demonstra estágio terminal comum marcado por destruição parenquimatosa e cicatrização, determinando o, então chamado, *pulmão em favo de mel.*

Doenças Fibrosantes (p. 708)

Fibrose Pulmonar Idiopática (p. 708)

A fibrose pulmonar idiopática é um distúrbio de causa desconhecida, *caracterizado por fibrose intersticial pulmonar progressiva.*

Patogênese (p. 709)

O tabagismo e a exposição a várias toxinas e irritantes ambientais produzem ciclos recorrentes de lesão/ativação epitelial. Essa lesão desencadeia a "cicatrização de feridas" anormal no hospedeiro suscetível, com proliferação excessiva de fibroblastos; o encurtamento anormal do telômero (p. ex., devido a mutações perda de função na linhagem germinativa em genes que codificam componentes da telomerase) é implicado em até 25% dos casos. O epitélio lesado pode liberar TGF-β1, induzindo tanto fibroses quanto mais apoptose de célula epitelial.

Morfologia (p. 710)

O padrão patológico de fibrose é referido como *pneumonia intersticial usual (PIU)*; não é específico e também pode ser visto em distúrbios do tecido conjuntivo, na pneumonia por hipersensibilidade crônica e na asbestose.

- A fibrose intersticial irregular apresenta uma distribuição septal interlobular e subpleural característica e predominância no lobo inferior.
- Há heterogeneidade nas alterações histológicas; *focos fibroblásticos* novos com moderada inflamação coexistem com áreas mais densamente fibróticas antigas.

452 Patologia Sistêmica: Doenças dos Sistemas Orgânicos

- A destruição da arquitetura alveolar produz o *pulmão em favo de mel* com densa fibrose e espaços císticos revestidos por epitélio bronquiolar ou pneumócitos hiperplásicos do tipo II; alterações hipertensivas arteriolares estão presentes com frequência.

Curso Clínico (p. 710)

Tipicamente, a doença tem início insidioso entre os 55 e 75 anos de idade, marcado por dispneia ao esforço e tosse seca. A progressão do curso é imprevisível em qualquer paciente, porém a maioria revela deterioração gradativa com hipoxemia e cianose, apesar das terapias anti-inflamatórias e antiproliferativas. A sobrevida média é de ≤ 3 anos; o transplante de pulmão é a única terapia definitiva.

Pneumonia Intersticial Inespecífica (p. 710)

A pneumonia intersticial inespecífica (PINE) é uma doença fibrosante difusa de etiologia desconhecida, apresentando-se com tosse e dispneia crônica. O padrão histológico revela inflamação intersticial moderada ou fibrose intersticial sem a heterogeneidade temporal vista na PIU. O prognóstico da PINE é melhor que o da PIU.

Pneumonia Criptogênica em Organização (p. 711)

Antes chamada de *bronquiolite obliterante com pneumonia em organização (BOPO)*, a pneumonia criptogênica em organização (PCO) tem etiologia desconhecida. Os pacientes manifestam tosse e dispneia, com consolidação peribrônquica ou subpleural irregular. *Histologicamente*, há tampões (*plugs*) de tecido fibroso frouxo (corpos de Masson) dentro de bronquíolos, ductos alveolares e alvéolos, mas sem fibrose intersticial ou faveolamento. Os pacientes podem se recuperar de maneira espontânea, embora a maioria requeira terapia com esteroides. É importante observar que as mesmas alterações morfológicas são vistas na resposta a infecções ou lesão pulmonar inflamatória.

Envolvimento Pulmonar nas Doenças Autoimunes (p. 711)

O envolvimento pulmonar nas doenças autoimunes (p. ex., lúpus eritematoso sistêmico, artrite reumatoide e esclerodermia) é comum; os padrões incluem PINE, PIU, esclerose vascular, pneumonia em organização e bronquiolite. O prognóstico é variável (dependendo da doença de base), porém é melhor do que o da PIU idiopática.

Pneumoconioses (p. 711)

Pneumoconiose consiste na resposta pulmonar não neoplásica a aerossóis inalados, incluindo poeiras minerais, poeiras orgânicas e vapores (Tabela 15-5). Em geral, apenas uma pequena porcentagem da população exposta desenvolve doença respiratória, sugerindo predisposição genética naqueles afetados.

Patogênese (p. 712)

O desenvolvimento da pneumoconiose depende de:

- *Quantidade de poeira retida*, propriamente uma função da concentração original, duração da exposição e eficácia dos mecanismos de depuração.
- *Tamanho, forma e flutuabilidade da partícula*: as partículas de 1 a 5 µm são as mais perigosas porque podem chegar aos alvéolos terminais e repousar em seus revestimentos.
- *Reatividade físico-química (toxicidade) e solubilidade da partícula*: as partículas altamente solúveis podem causar toxicidade com rapidez; as insolúveis podem persistir e causar fibrose crônica.
- *Efeitos adicionais de outros irritantes* (como tabagismo).

Certos tipos de partículas produzem patologia por meio da *estimulação da ativação do inflamassoma* (Cap. 6) depois da fagocitose por macrófagos pulmonares.

O Pulmão 453

TABELA 15-5	Doenças Pulmonares Causadas por Poluentes do Ar	
Agente	**Doença**	**Exposição**
Poeiras Minerais		
Poeira de carvão	Antracose	Mineração de carvão
	Máculas	(sobretudo carvão duro)
	FMP	
	Síndrome de Caplan	
Sílica	Silicose	Trabalho de fundição, jato de
	Síndrome de Caplan	areia, mineração de pedra
		dura, corte de pedra, outros
Asbestos	Asbestose	Mineração, fresagem,
	Placas pleurais	fabricação, instalação e
	Síndrome de Caplan	remoção de isolantes
	Mesotelioma	
	Carcinoma de pulmão, laringe,	
	estômago, colo	
	Beriliose aguda	
Berílio	Granulomatose por berílio	Mineração, fabricação
	Carcinoma pulmonar	
	Siderose	
Óxido de ferro	Baritose	Soldagem
Sulfato de bário	Estanhose	Mineração
Óxido de estanho		Mineração
Poeiras Orgânicas que Induzem à Pneumonite por Hipersensibilidade		
Feno mofado	Pulmão do fazendeiro	Agricultura
Bagaço	Bagaçose	Fabricação de gesso, papel
Excremento de pássaros	Pulmão do criador de pássaro	Manuseio de pássaro
Poeiras Orgânicas que Induzem Asma		
Algodão, linho, cânhamo	Bissinose	Fabricação têxtil
Poeira de cedro vermelho	Asma	Serragem, carpintaria
Vapores e Fumaças Químicas		
Óxido nitroso, dióxido	Bronquite, asma	Exposição ocupacional e
de enxofre, amônia,	Edema pulmonar	acidental
benzenos, inseticidas	SARA	
	Lesão da mucosa	
	Envenenamento fulminante	

Pneumoconiose dos mineradores de carvão *(p. 713).* O espectro dos efeitos pulmonares da poeira de carbono varia de: (1) *antracose* assintomática; (2) *pneumoconiose dos mineradores de carvão (PMC)* simples, sem disfunção pulmonar importante; (3) PMC complicada até *fibrose maciça progressiva (FMP)*, com comprometimento da função pulmonar. Os fatores subjacentes da progressão da PMC simples para FMP não são compreendidos; as possibilidades incluem a duração e a magnitude da exposição, contaminantes no carbono (como silicatos) e propensão dos macrófagos cobertos por poeira de carvão do indivíduo a produzir citocinas fibrogênicas.

Morfologia (p. 713)

- Na *antracnose*, o carbono inalado é captado pelos macrófagos alveolares e intersticiais, os quais se acumulam nos tecidos linfáticos e linfoides.
- Na PMC *simples*, *máculas de carvão* de 1 a 2 milímetros são compostas por macrófagos cheios de poeira; *nódulos de carvão* ligeiramente maiores também contêm redes delicadas de colágeno. Localizam-se adjacentes aos bronquíolos respiratórios.

Patologia Sistêmica: Doenças dos Sistemas Orgânicos

- Na FMP, grandes cicatrizes colagênicas escuras (muitas vezes com necrose isquêmica central) substituem porções substanciais do pulmão.

Curso Clínico (p. 713)

A PMC normalmente ocasiona pouco declínio funcional; a FMP irá se desenvolver em < 10%, com HP e insuficiência respiratória associada, podendo ser progressiva mesmo sem mais exposições.

Silicose *(p. 714)*. A inalação prolongada de partículas de sílica produz uma fibrose nodular, crônica e progressiva.

Patogênese (p. 714)

As formas cristalinas da sílica (*versus* as formas amorfas) são as mais fibrogênicas; sua ingestão pelos macrófagos provoca a ativação do inflamassoma, com liberação de oxidantes, citocinas (IL-1 e TNF) e fatores de crescimento que, por fim, promovem a proliferação de fibroblastos e a deposição de colágeno. O interessante é que a sílica misturada com outros minerais (ferro, por exemplo) é menos fibrogênica.

Morfologia (p. 714)

Os nódulos colagenosos começam na parte superior do pulmão, tornando-se maiores e mais difusos com a progressão da doença. A coalescência da lesão forma áreas grandes de cicatriz densa. Muitas vezes, ocorre calcificação ou escurecimento concomitante pela poeira do carvão. Microscopicamente, observam-se espirais de colágeno hialinizado com inflamação esparsa. A luz polarizada revela partículas de sílica birrefringentes.

Curso Clínico (p. 714)

A dispneia nem sempre está presente até que a FMP tenha se desenvolvido; a doença pode progredir mesmo depois de cessada a exposição. A silicose é associada a maior suscetibilidade à tuberculose, provavelmente pela diminuição da imunidade mediada por células.

Doenças relativas ao asbesto *(p. 715)*. Asbesto é uma família de silicatos fibrosos; as exposições ocupacionais estão ligadas a:

- Derrames e placas pleurais localizadas ou raramente fibrose pleural difusa.
- Fibrose intersticial parenquimatosa (*asbestose*).
- Carcinoma pulmonar, mesotelioma maligno e neoplasias laríngeas e outras extrapulmonares.

Patogênese (p. 715)

Diferentes formas de asbesto ocasionam consequências clínicas distintas. Os anfibólios rígidos e retos alcançam o pulmão profundo mais prontamente que as fibras *serpentinas* curvas e flexíveis, justificando sua maior patogenicidade; as fibras serpentinas também são mais solúveis que os anfibólios e, assim, são dissolvidas dos tecidos de maneira gradual.

- Os macrófagos alveolares ingerem as fibras inaladas, levando à ativação do inflamassoma e produção de mediadores (p. ex., citocinas fibrogênicas e fatores de crescimento).
- As fibras do asbesto podem atuar como iniciadores e promotores de tumor. Alguns efeitos oncogênicos são relacionados com a geração de radical livre, enquanto a absorção de substâncias potencialmente tóxicas (como carcinógenos do tabagismo) nas fibras também contribui para sua tumorigenicidade.

Morfologia (p. 715)

- *Placas pleurais* são placas bem circunscritas de colágeno denso; embora não contenham corpos de asbesto (ver adiante), apenas raramente ocorrem na ausência de exposições prévias ao asbesto.

O Pulmão 455

- A *asbestose* é caracterizada por fibrose intersticial difusa indistinguível das lesões similares causadas por outros distúrbios (p. ex., PIU), *exceto* pela presença de *corpos de asbesto*; estes são fibras ingeridas cobertas por material proteináceo, que contém ferro para formar fibras características em forma de halter. Ocorrem no processo de tentativa de endocitose do macrófago; incrustação de ferro similar pode ocorrer com outros particulados inorgânicos e são chamados de *corpos ferruginosos*.

Curso Clínico (p. 716)

As placas são tipicamente assintomáticas. Em geral, dispneia é a primeira manifestação da asbestose, muitas vezes acompanhada por tosse produtiva; na maioria das vezes, esses sintomas se manifestam 10 a 20 anos depois da exposição. Com a pneumoconiose avançada, faveolamento se desenvolve e o curso pode ser estático ou progredir para insuficiência respiratória ou *cor pulmonale*. O prognóstico da asbestose complicada por malignidade pulmonar ou pleural é terrível.

Complicações das Terapias (p. 716)

- As *doenças pulmonares induzidas por fármacos* (p. 716) variam de broncoespasmo agudo (aspirina), tosse (inibidores da enzima conversora de angiotensina), pneumonite (amiodarona) à fibrose (bleomicina). O abuso de drogas intravenosas pode ocasionar infecções pulmonares, bem como respostas granulomatosas e fibrosantes.
- A *doença pulmonar induzida por radiação* (p. 716) ocorre em 3% a 44% dos pacientes, começando com *pneumonite por radiação aguda* e DAD1, seis meses depois da exposição; muitos casos se resolvem (sobretudo com terapia com esteroide), porém alguns progridem para *pneumonite por radiação crônica* (fibrose pulmonar).

Doenças Granulomatosas (p. 717)

Sarcoidose (p. 717)

Sarcoidose é uma doença sistêmica de etiologia desconhecida, caracterizada por granulomas não caseosos em praticamente todos os tecidos; 90% dos casos envolvem linfonodos hilares ou pulmão. As mulheres são acometidas com mais frequência que os homens, sendo os negros americanos afetados 10 vezes mais que os brancos.

Patogênese (p. 717)

A sarcoidose é provavelmente uma doença de resposta imune desorganizada em indivíduos geneticamente predispostos a certos agentes ambientais.

- Associação com genótipos HLA específicos (p. ex., HLA-A1 e HLA-B8).
- Acúmulo de células T CD4+ ativadas oligoclonais.
- Aumento da produção de citocina T_H1 (IL-2 e interferon-γ), causando expansão de célula T e ativação de macrófago.
- Intensificação da produção dos macrófagos de TNF, levando à formação de granuloma.
- Comprometimento da função de célula dendrítica.
- Anergia cutânea a antígenos comuns (p. ex., tuberculina ou *Candida*).
- Hipergamaglobulinemia policlonal.

Morfologia (p. 717)

Caracteristicamente, os granulomas são não caseosos, com histiócitos epitelioides bem agrupados e células gigantes multinucleadas frequentes. *Corpos de Schaumann* (concreções proteináceas calcificadas e laminadas) e *corpos asteroides* (inclusões estelares dentro das células gigantes) são observados com frequência, mas não são patognomônicos.

456 Patologia Sistêmica: Doenças dos Sistemas Orgânicos

- Os *pulmões exibem* granulomas dispersos e difusos, formando um padrão reticulonodular nas radiografias. As lesões pulmonares tendem a cicatrizar e apenas cicatrizes hialinizadas residuais podem ser vistas.
- Os *linfonodos* praticamente sempre estão envolvidos, com mais frequência nas regiões hilar e mediastinal; as tonsilas estão acometidas em 25% a 33% dos casos.
- O *baço e o fígado* revelam-se microscopicamente afetados em 75% dos pacientes, embora esplenomegalia e hepatomegalia macroscópica ocorram em < 20%.
- O envolvimento da *medula óssea* é observado em 20%; as lesões radiologicamente visíveis mostram predileção pelas falanges.
- O envolvimento da *pele* ocorre em 33% a 50% dos pacientes na forma de nódulos subcutâneos discretos ou máculas ou placas eritematosas descamativas; lesões em mucosa também se desenvolvem.
- Os *olhos* são afetados em 20% a 50% dos casos, incluindo irite, iridociclite ou retinite coroide, muitas vezes com inflamação de glândula lacrimal e redução da lacrimação. O sistema nervoso central está envolvido em 5% a 15% dos pacientes.
- O envolvimento bilateral das *glândulas salivares* constitui a *síndrome de Mikulicz.*

Curso Clínico (p. 718)

Por conta da gravidade variante e dos diferentes padrões de envolvimento orgânico, a sarcoidose pode ser totalmente assintomática e descoberta apenas por acidente ou se manifestar na forma de lesões isoladas cutâneas ou oculares, linfadenopatia periférica ou hepatoesplenomegalia. É mais comum os pacientes apresentarem início insidioso de dificuldades respiratórias ou sintomas constitucionais (febre, sudorese noturna, perda de peso).

O diagnóstico é estabelecido por biópsia que demonstra granulomas não caseosos; outras doenças com a mesma histologia (p. ex., tuberculose e infecções fúngicas) são descartadas por cultura ou colorações especiais. *A sarcoidose é um diagnóstico de exclusão.*

A sarcoidose segue um curso imprevisível, podendo ser lentamente progressiva, remitente e recorrente (com ou sem terapia com esteroide) ou se resolver de maneira espontânea. A maioria dos pacientes (65% a 70%) se recupera com nenhum ou apenas resíduos mínimos; 20% exibem disfunção ocular ou pulmonar permanente; e 10% a 15% dos pacientes sucumbem, muitas vezes, para fibrose pulmonar progressiva.

Pneumonite por Hipersensibilidade (p. 718)

A pneumonite por hipersensibilidade é um espectro de distúrbios intersticiais imunologicamente mediados causados por antígenos ou poeiras inaladas; em oposição à asma, esses distúrbios afetam os alvéolos primeiro ("alveolite alérgica").

- *Pulmão do fazendeiro*: esporos de *actinomicetos* no feno.
- *Pulmão do criador de pombo*: proteínas da excreção ou pena do pássaro.
- *Pulmão do umidificador ou ar condicionado*: bactérias em reservatórios de água quente.

Morfologia (p. 719)

As alterações histológicas incluem pneumonite intersticial e fibrose centrada nos bronquíolos e (em dois terços dos pacientes) granulomas não caseosos. A interrupção precoce da exposição ao agente causal evita a progressão para fibrose crônica sérica e faveolamento.

Aspectos Clínicos (p. 719)

As manifestações clínicas são variadas e incluem tosse, dispneia, febre, densidades radiográficas nodulares e difusas e um padrão restritivo de disfunção pulmonar.

Eosinofilia Pulmonar (p.719)

Existem diversas condições clinicopatológicas caracterizadas por infiltrados eosinofílicos alveolares ou intersticiais:

- *Pneumonia eosinofílica aguda com insuficiência respiratória*: etiologia desconhecida; surgimento rápido de febre, dispneia e hipóxia; pronta resposta aos corticosteroides.
- *Eosinofilia secundária*: associada a infecções, hipersensibilidade, asma, aspergilose broncopulmonar alérgica ou vasculite (*síndrome de Churg-Strauss*).
- *Pneumonia eosinofílica crônica idiopática*: etiologia desconhecida; manifesta-se com consolidação pulmonar focal com extensa infiltração de eosinófilos e linfócitos, bem como fibrose intersticial; responde a esteroide.

Doenças Intersticiais Relacionadas com o Tabagismo (p.719)

Pneumonia Intersticial Descamativa (p.719)

A *pneumonia intersticial descamativa* (PID) é caracterizada por início insidioso de dispneia e tosse seca; a histologia revela abundantes macrófagos *intra-alveolares* de cor amarronzada, com leve inflamação intersticial e fibrose mínima. O enfisema está, muitas vezes, presente. Terapia com esteroide e interrupção do tabagismo promovem melhora.

Doença Pulmonar Intersticial Associada à Bronquiolite Respiratória (p.720)

A doença pulmonar intersticial associada à bronquiolite respiratória causa tosse e dispneia leve normalmente gradativa; a histologia revela acúmulos bronquiolares irregulares de macrófagos do fumante, com inflamação peribronquiolar e fibrose leve. A interrupção do tabagismo promove melhora.

Histiocitose de Células de Langerhans Pulmonar (p.720)

Uma doença rara, caracterizada por coleções focais de células de Langerhans (células dendríticas imaturas) que causam fibrose progressiva; a cicatriz é associada à destruição das vias aéreas e dano alveolar, produzindo espaços císticos irregulares. Mais de 95% dos pacientes afetados são tabagistas adultos jovens; parar de fumar promove a melhora na maioria das vezes. Entretanto, em outros casos, as células de Langerhans apresentam mutações de ativação adquiridas na serina-treonina quinase do BRAF, ocasionando a progressão da doença.

Proteinose Alveolar Pulmonar (p.720)

A *proteinose alveolar pulmonar* (PAP) é uma doença rara, caracterizada por defeitos relacionados com o *fator estimulador de colônia de granulócitos e macrófagos* (FEC-GM) ou com a disfunção dos macrófagos pulmonares, que se acarreta no acúmulo de surfactante nos alvéolos e bronquíolos; existem três classes patogênicas distintas, todas com histologia similar.

- A *PAP autoimune* é responsável por 90% dos casos. Os autoanticorpos contra o GM-CSF causam deficiência funcional de FEC-GM e comprometimento da depuração de surfactante pelos macrófagos pulmonares.
- A *PAP secundária* acompanha a exposição a agentes químicos ou poeiras irritantes, ou ocorre em indivíduos imunocomprometidos, prejudicando de alguma forma a maturação ou a função dos macrófagos.
- A *PAP hereditária* é observada em recém-nascidos e causada por mutações envolvidas na sinalização ou produção de FEC-GM.

A PAP é caracterizada *clinicamente* por dificuldade respiratória, tosse e catarro abundante, muitas vezes, contendo nacos de material gelatinoso.

Patologia Sistêmica: Doenças dos Sistemas Orgânicos

Histologicamente, observam-se densos exsudatos de proteínas cobertas de lipídios amorfos e positivos para *ácido periódico Schiff* (PAS) enchendo os espaços alveolares. Os pacientes se encontram sob o risco de desenvolver infecções secundárias. O lavado do pulmão todo confere benefícios independentemente da etiologia; a terapia com FEC-GM é eficaz em metade dos pacientes com PAP autoimune.

Distúrbios de Disfunção do Surfactante (p. 721)

Os distúrbios de disfunção do surfactante são causados por mutações em proteínas envolvidas no tráfego ou na secreção de surfactante.

- As mutações na *proteína cassete ligante de ATP A3 (ABCA3)* são as mais comuns; resultam em um distúrbio autossômico recessivo, normalmente se apresentando logo depois do nascimento, com insuficiência respiratória progressiva rápida e morte.
- As mutações na *proteína C do surfactante* são a segunda mais comum; causam distúrbio autossômico dominante com penetrância e gravidade variável.
- As mutações na *proteína B do surfactante* são as menos comuns; causam doença autossômica recessiva com rápida angústia respiratória progressiva logo depois do nascimento e morte em 3 a 6 meses.

Doenças de Origem Vascular (p. 721)

Embolia Pulmonar e Infarto (p. 721; ver Cap. 4)

As oclusões da artéria pulmonar são quase sempre embólicas; tromboses *in situ* são raras e podem ocorrer com HP, aterosclerose pulmonar e insuficiência cardíaca. As veias profundas do membro inferior são a fonte de mais de 95% dos êmbolos pulmonares (EP) e a prevalência de EP se correlaciona com predisposição à trombose de membro inferior.

A resposta fisiopatológica e a importância clínica do EP dependem da extensão da obstrução da artéria pulmonar, do tamanho do vaso obstruído, da quantidade de êmbolos, do estado geral do sistema cardiovascular e da liberação de fatores vasoativos das plaquetas no local da trombose. Os êmbolos causam *comprometimento respiratório* por falta de perfusão do pulmão ventilado e *comprometimento hemodinâmico* pelo aumento da resistência arterial pulmonar.

Curso Clínico (p. 722)

Êmbolos grandes colidem nas principais artérias pulmonares ou se prendem na bifurcação da artéria pulmonar (êmbolo em sela ou a cavaleiro), podendo causar morte repentina decorrente de *dissociação eletromecânica* (ausência de sangue na circulação pulmonar) ou *cor pulmonale* agudo (insuficiência cardíaca direita). Êmbolos múltiplos ou recorrentes de tamanho pequeno a médio podem exercer o mesmo efeito, embora o mais comum é que sejam clinicamente silenciosos ou apenas produzam dor torácica transitória e/ou hemoptise de hemorragia pulmonar. Apenas 10% dos EP causam infarto; ocorre em pacientes com comprometimento da circulação pulmonar (insuficiência cardíaca) e se manifesta como áreas hemorrágicas de necrose periférica em forma de cunha. Incomumente, pequenos EP múltiplos produzem HP, esclerose vascular e *cor pulmonale* crônica.

Hipertensão Pulmonar (p. 723)

HP é definida como pressão arterial pulmonar média $\geq$ 25 mm Hg em repouso; existem cinco mecanismos gerais:

- Múltiplas etiologias, que afetam primariamente o tônus da artéria muscular pulmonar (pode incluir doenças autoimunes, como esclerose sistêmica).

O Pulmão 459

- Secundária à insuficiência cardíaca esquerda (isquêmica, valvular, congênita etc.).
- Hipóxia ou doença do parênquima pulmonar (pode incluir apneia do sono obstrutiva).
- Doença tromboembólica pulmonar crônica.
- Multifatorial.

A HP é chamada de idiopática quando todas as outras causas são excluídas; 80% apresentam base genética.

Patogênese (p. 723)

Aproximadamente 75% dos casos familiares (e 25% dos casos esporádicos) de HP são causados por mutações na via de sinalização do *receptor de proteína morfogenética do osso tipo 2(RPMO2)*. Nas células musculares lisas (CML) vasculares, a sinalização de RPMO2 inibe a proliferação e favorece a apoptose; a sinalização defeituosa, portanto, resulta em hiperplasia de CML e aumento da resistência vascular. Apenas 10% a 20% dos pacientes com as mutações desenvolvem HP, sugerindo que o fenótipo é influenciado por desencadeadores ambientais ou genes modificadores que afetam o tônus vascular (como endotelina, prostaciclina, óxido nítrico e atividades da enzima conversora de angiotensina).

Morfologia (p. 724)

- Aterosclerose na artéria pulmonar e principais ramos.
- Hipertrofia medial das artérias elásticas e musculares.
- Hipertrofia ventricular direita.
- As *lesões plexiformes* (tufos dentro dos canais capilares criando um plexo vascular) representam o fim severo do espectro das alterações; mais proeminente na HP primária e com algumas anomalias cardiovasculares congênitas.
- Inúmeros trombos organizados sugerem etiologia de tromboembolismo pulmonar recorrente.

Curso Clínico (p. 724)

Os sinais e sintomas clínicos de todas as formas de HP se tornam evidentes apenas na doença avançada. A *HP idiopática* acomete mulheres com idade entre 20 e 40 anos com mais frequência; em geral, progride para insuficiência respiratória grave, *cor pulmonale* descompensada (muitas vezes com sobreposição de pneumonia e tromboembolismo) e morte em 2 a 5 anos. A terapia inclui vasodilatadores e transplante de pulmão.

Síndromes Hemorrágicas Pulmonares Difusas (p. 725)

Síndrome de Goodpasture (p. 725)

A síndrome de Goodpasture é causada por autoanticorpos direcionados contra o domínio não colagênico da cadeia α3 do colágeno IV; promovem a destruição da membrana basal nos glomérulos renais e alvéolos pulmonares, dando origem a glomerulonefrite rapidamente progressiva (Cap. 20) e pneumonite intersticial hemorrágica necrosante. A maioria dos casos ocorre em adolescentes ou pessoas na faixa dos 20 anos com predominância masculina; a grande maioria é de tabagistas. A histologia do pulmão revela necrose focal da parede alveolar com hemorragia intra-alveolar e macrófagos cobertos de hemossiderina; a imunofluorescência mostra deposição linear de imunoglobulina ao longo das membranas basais septais. A hemoptise é um aspecto tipicamente presente, acompanhada pelos sintomas de glomerulonefrite; uremia é o motivo da morte mais usual. A terapia envolve plasmaférese e imunossupressão.

460 Patologia Sistêmica: Doenças dos Sistemas Orgânicos

Hemossiderose Pulmonar Idiopática *(p. 725)*

A hemossiderose pulmonar idiopática é uma doença rara de crianças caracterizada por hemorragia alveolar difusa intermitente; apresenta-se com tosse e hemoptise. Responde à imunossupressão, sugerindo base imunológica.

Poliangiite com Granulomatose *(p. 726)*

Anteriormente chamada de *granulomatose de Wegener*, a poliangiite com granulomatose é uma doença autoimune que se manifesta com hemoptise, na maioria das vezes (Cap. 11); capilarite e granulomas malformados espalhados são aspectos diagnósticos importantes.

Infecções Pulmonares *(p. 726)*

As infecções pulmonares se desenvolvem quando as defesas sistêmicas ou pulmonares estão comprometidas. Estas englobam os mecanismos nasais, traqueobrônquicos e alveolares que filtram, neutralizam e limpam partículas e organismos inalados. Podem ser comprometidos por:

- Diminuição do reflexo da tosse que leva à aspiração (p. ex., coma, anestesia, distúrbios neuromusculares).
- Lesão do aparato mucociliar (como tabagismo, infecção viral, defeitos genéticos).
- Acúmulo de secreção (p. ex., fibrose cística, bronquite crônica).
- Redução da função bactericida ou fagocitária dos macrófagos alveolares (como tabagismo, toxicidade por oxigênio).
- Edema ou congestão (insuficiência cardíaca congestiva).
- Imunidade inata inadequada (p. ex., por defeitos no complemento e nos neutrófilos), mutações na linhagem germinativa em MyD88 (proteína adaptadora que liga receptores do tipo *toll* à ativação de NF-κB), imunodeficiência humoral ou defeitos imunes mediados por células adquiridos ou congênitos.

As pneumonias são amplamente definidas como qualquer infecção do parênquima pulmonar; são classificadas por agente etiológico específico ou cenário clínico (Tabela 15-6). Quando nenhum patógeno pode ser isolado (50% dos casos), a pneumonia é classificada de acordo com o cenário clínico em que ocorre (p. ex., adquirida na comunidade, associada a serviço de saúde), o que ajuda a estreitar os possíveis organismos e, portanto, a direcionar a terapia. Outros pontos a serem considerados:

- Muitas vezes, um tipo de pneumonia (p. ex., viral) predispõe outro tipo (p. ex., bacteriana) devido ao comprometimento das defesas pulmonares específicas ou sistêmicas.
- Embora a maioria das pneumonias penetre pelo trato respiratório, a disseminação hematogênica proveniente de outros locais pode acontecer.
- Muitos pacientes com doenças crônicas desenvolvem infecções terminais quando hospitalizados (*infecções nosocomiais*) em decorrência da combinação de resistência a antibiótico, procedimentos invasivos, contaminação de equipamentos e chance maior de exposição.

Pneumonias Bacterianas Adquiridas na Comunidade *(p. 726)*

Extremos de idade, doença crônica (p. ex., DPOC), deficiências imunes e falta da função esplênica são condições predisponentes. Os biomarcadores de infecções bacterianas incluem os reagentes hepáticos de fase aguda, como proteína C-reativa (PCR) e procalcitonina.

- *Streptococcus pneumoniae* ou *pneumococcus* (p. 726) é a causa mais comum de pneumonia adquirida na comunidade.

TABELA 15-6 Síndromes da Pneumonia

Pneumonia Aguda Adquirida na Comunidade

S. pneumoniae
H. influenzae
M. catarrhalis
S. aureus
L. pneumophila
Enterobacteriacea (K. pneumoniae) e *Pseudomonas spp.*
M. pneumoniae
Chlamydia spp. (Chlamydophila pneumoniae, Chlamydophila psittaci, Chlamydia trachomatis)
Coxiella burnetii (febre Q)
Vírus: vírus sincicial respiratório, vírus parainfluenza e MPV humano (crianças); influenza A e B (adultos); adenovírus (militares)

Pneumonia Associada a Serviço de Saúde

S. aureus, sensível à meticilina
S. aureus, resistente à meticilina
P. aeruginosa
S. pneumoniae

Pneumonia Nosocomial

Bastonetes Gram-negativos, *Enterobacteriaceae (Klebsiella spp., Serratia marcescens, Escherichia coli)* e *Pseudomonas spp.*
S. aureus (geralmente, resistente à meticilina)

Pneumonia por Aspiração

Flora anaeróbica oral (*Bacteroides, Prevotella, Fusobacterium, Peptostreptococcus*), junto com bactérias aeróbicas (*S. pneumoniae, S. aureus, H. influenzae, P. aeruginosa*)

Pneumonia Crônica

Nocardia
Actinomyces
Granulomatosa: *Mycobacterium tuberculosis* e micobactérias atípicas, *H. capsulatum, C. immitis, B. dermatitidis*

Pneumonia Necrosante e Abscessos Pulmonares

Bactérias anaeróbicas (extremamente comuns), com ou seminfecção aeróbica
S. aureus, K. pneumoniae, Streptococcus pyogenes, e pneumococos tipo 3 (incomum)

Pneumonia no Hospedeiro Imunocomprometido

Citomegalovírus
Pneumocystis jiroveci
M. avium-intracellulare
Aspergilose invasiva
Candidíase invasiva
Organismos fúngicos, virais e bacterianos "usuais" (listados anteriormente)

- *Haemophilus influenzae* (p. 727) pode causar meningites e infecções potencialmente fatais no trato respiratório inferior de crianças e é uma causa comum de pneumonia em adultos, sobretudo aqueles com DPOC. É um organismo pleomórfico Gram-negativo que coloniza a faringe, ocorrendo nas formas encapsulada e não encapsulada; o tipo B (de sorotipos a-f) é o agente encapsulado mais usual de doença invasiva grave. Os fatores de virulência incluem pelos adesivos, um fator que desregula o batimento ciliar e uma protease que degrada IgA.
- *Moraxella catarrhalis* (p. 727) causa pneumonia bacteriana, especialmente em idosos; exacerba a DPOC e é uma etiologia comum de otite média pediátrica.

462 — Patologia Sistêmica: Doenças dos Sistemas Orgânicos

- Muitas vezes, o *Staphylococcus aureus* (p. 727) complica doenças virais e confere um alto risco de formação de abscessos e empiema. Pessoas que abusam de drogas intravenosas encontram-se sob risco mais elevado de desenvolvimento de pneumonia estafilocócica associada à endocardite.
- *Klebsiella pneumoniae* (p. 727) é a causa mais comum de pneumonia Gram-negativa; acomete indivíduos debilitados, sobretudo alcoólicos crônicos.
- *Pseudomonas aeruginosa* (p. 727) é uma causa frequente de infecções nosocomiais, com propensão a invadir os vasos sanguíneos e se disseminar sistemicamente; é, também, comum na fibrose cística e em pacientes com neutropenia.
- *Legionella pneumophila* (p. 728) é o agente da doença dos legionários e da febre de Pontiac. Floresce em ambientes aquáticos artificiais, como torres de resfriamento de água, e se dissemina por aerossolização; a infecção produz forte pneumonia no paciente imunocomprometido.
- As infecções causadas por *Mycoplasma pneumoniae* (p. 728) são usuais em crianças e adultos jovens; ocorrem de maneira esporádica como epidemias locais (como em colégios, campos militares ou prisões).

Morfologia (p. 728)

As infecções bacterianas – causadas por vários organismos Gram-negativos e Gram-positivos – ocorrem em padrões morfológicos sobrepostos: *broncopneumonia* e *pneumonia lobar*. Dependendo da virulência bacteriana e da resistência do hospedeiro, o mesmo organismo pode causar broncopneumonia, pneumonia lobar ou algo intermediário.

- *A pneumonia lobar envolve essencialmente um lobo inteiro.* Quatro estágios da resposta inflamatória são classicamente descritos: depois da *congestão* inicial decorrente do ingurgitamento vascular e transudatos alveolares, a *hepatização vermelha* marca um estágio de grande exsudação neutrofílica com hemorragia (grosseiramente lembrando o fígado). Em seguida, vem a *hepatização cinzenta*, caracterizada por desintegração de célula vermelha, mas persistência de exsudatos fibrinopurulentos. O estágio final de *resolução* é marcado por digestão enzimática progressiva dos exsudatos e reabsorção pelos macrófagos de resíduos ou encolhimento dos fibroblastos. Em geral, a resolução do exsudato restaura a estrutura e a função pulmonar normal, porém pode ocorrer organização com formação de cicatriz fibrosa.
- *A broncopneumonia é marcada por consolidação exsudativa irregular do parênquima pulmonar.* Macroscopicamente, os pulmões exibem áreas focais de consolidação palpável. Do ponto de vista histológico, há exsudação supurativa aguda (neutrofílica) preenchendo os brônquios, bronquíolos e alvéolos; no fim, observa-se a resolução.
- O envolvimento da pleura (*pleurite*) pode se resolver ou resultar em espessamento fibroso e aderências. A expansão da infecção para o espaço pleural causa *empiema* fibrinopurulento.

Curso Clínico (p. 729)

Os sintomas incluem febre alta, rigores e tosse produtiva, ocasionalmente com hemoptise; um ruído de atrito e dor torácica pleurítica anunciam o envolvimento pleural. O quadro clínico é bastante alterado pela administração de antibióticos. As complicações incluem formação de abscessos e disseminação sistêmica causando endocardite, meningite, artrite supurativa ou abscessos metastáticos.

Pneumonia Viral Adquirida na Comunidade (p. 729)

As infecções virais comuns são ocasionadas pelos tipos A e B do vírus influenza, vírus sincicial respiratório, *metapneumovírus humano* (MPV), adenovírus, rinovírus, rubéola e varicela. As manifestações variam desde envolvimentos do trato respiratório superior relativamente leves (p. ex., o resfriado comum) à doença grave do trato

O Pulmão   463

respiratório inferior. A fixação dos organismos às células epiteliais, seguida de necrose celular e inflamação é o mecanismo patogênico. Nos alvéolos, isso pode causar transudação de líquidos; nas vias aéreas superiores, a perda da depuração mucociliar normal do epitélio respiratório predispõe à infecção bacteriana secundária.

Infecções por Influenza *(p. 730)*

Influenza é um vírus de RNA de fita simples, composto de oito segmentos ligados por uma nucleoproteína, que determina o tipo do vírus (A, B ou C). O vírus influenza do tipo A infecta humanos, porcos, cavalos e pássaros e são a principal causa de epidemias de influenza por meio de mutações virais. Os tipos B e C não sofrem mutação; consequentemente, as infecções na infância proporcionam uma proteção mediada por anticorpo para o resto da vida contra doença futura.

A superfície do vírus influenza é uma bicamada lipídica coberta por hemaglutinina viral (nos vírus trópicos humanos esses são o H1, H2 ou H3) e neuraminidase viral (N1 ou N2), que determina o subtipo do vírus; anticorpos contra essas moléculas evitam infecções futuras causadas pela cepa do vírus em particular. A depuração de uma infecção estabelecida requer células T citotóxicas e respostas imunes inatas (uma proteína anti-influenza do macrófago Mx1).

As epidemias acontecem quando os vírus adquirem mutações na hemaglutinina ou nas proteínas da neuraminidase, que permite que escapem da maioria dos anticorpos do hospedeiro (*desvio antigênico*). As pandemias ocorrem quando essas proteínas são substituídas, todas juntas, por recombinação de segmentos de RNA com aqueles dos vírus animais (*mudança antigênica*).

Metapneumovírus Humano *(p. 731)*

O MPV humano é um paramixovírus descoberto em 2001; causa bronquiolite e pneumonia nos muitos jovens, muito velhos e imunocomprometidos; é responsável por 5% a 10% das hospitalizações e até 20% das consultas ambulatoriais pediátricas por conta de infecções agudas no trato respiratório.

Síndrome Respiratória Aguda Severa *(p. 731)*

A síndrome respiratória aguda severa (SRAS) é causada por um coronavírus identificado primeiro na China, em novembro de 2002. Quase 30% das infecções de trato respiratório superior são decorrentes de coronavírus, porém a SRAS difere em sua capacidade de infectar a árvore respiratória inferior e de se espalhar sistemicamente. Desde 2004, o vírus sumiu de maneira misteriosa.

Morfologia (p. 731)

Todas as infecções virais produzem alterações morfológicas similares:

- Áreas lobares ou irregulares de congestão *sem* consolidação de pneumonias bacterianas (daí o termo *pneumonia atípica*).
- Pneumonite intersticial predominante, com paredes alveolares edemaciadas e ampliadas e inflamação mononuclear; alguns vírus (como herpes simples, varicela) podem ser associados à necrose epitelial e inflamação aguda.
- As *membranas hialinas* refletem DAD.
- Em algumas infecções virais, ocorrem alterações citopáticas características (Cap. 8).
- Infecções bacterianas secundárias modificam a aparência por sobreposição de bronquite ulcerativa, bronquiolite e pneumonia bacteriana.

Curso Clínico (p. 731)

As manifestações clínicas são extremamente variadas, desde infecções graves no trato respiratório superior a doença sistêmica não localizada com mialgias e febres. Edema e exsudatos podem causar incongruências entre ventilação e perfusão, que evocam dispneia fora de proporção dos achados físicos. A maioria das doenças virais é leve e se resolve de maneira espontânea.

Pneumonias Associadas à Assistência de Saúde (p. 731)

Trata-se de uma doença clínica associada à hospitalização recente de ≥ 2 dias, residência em unidade de cuidado de longo prazo, idas a hospital ou clínica de hemodiálise, terapia antibiótica intravenosa recente, quimioterapia ou cuidado de ferida. Os organismos mais comuns são *P. aeruginosa* e *S. aureus*, resistentes à meticilina; os pacientes exibem mortalidade mais elevada do que nos casos de pneumonia adquirida na comunidade.

Pneumonia Hospitalar (p. 732)

É definida como pneumonia adquirida durante uma estadia hospitalar, tipicamente associada à doença de base grave, imunossupressão, terapia antibiótica prolongada e dispositivos invasivos; a ventilação mecânica confere alto risco. Essas infecções são graves, muitas vezes com complicações potencialmente fatais, e incluem cocos Gram-positivos (sobretudo *S. aureus* e *S. pneumoniae*) e bacilos Gram-negativos (enterobactérias e espécies de *Pseudomonas*).

Pneumonia por Aspiração (p. 732)

A pneumonia por aspiração ocorre em pacientes muito debilitados ou inconscientes; resulta em pneumonia parcialmente química (ácido gástrico) e parcialmente bacteriana (flora oral mista). Muitas vezes, a pneumonia é necrosante e demonstra curso fulminante; abscessos pulmonares são uma complicação comum. Em contraste, a *microaspiração* acontece com frequência em quase todas as pessoas, sobretudo com doença do refluxo gastresofágico. Em geral, não traz consequências e produz pequenos granulomas necrosantes malformados.

Abscesso Pulmonar (p. 732)

Trata-se de uma infecção marcada por necrose supurativa localizada do tecido pulmonar.

Etiologia e Patogênese (p. 732)

Estafilococos, estreptococos, inúmeras espécies Gram-negativas e anaeróbios estão envolvidos com frequência. As infecções mistas são comuns, refletindo a aspiração de conteúdos orais como etiologia usual. Os abscessos podem ser decorrentes de:

- Aspiração de material infectado (p. ex., procedimentos orofaríngeos ou secundários à consciência diminuída). A aspiração de abscessos é mais comum à direita, refletindo o brônquio direito mais vertical.
- Infecção bacteriana primária antecedente.
- Êmbolos sépticos de trombos infectados ou endocardite no lado direito.
- Tumores obstrutivos (10% a 15% dos abscessos).
- Punções traumáticas diretas ou disseminação de infecção oriunda de órgãos adjacentes.

Morfologia (p. 733)

Os abscessos podem ser únicos ou múltiplos e variam de microscópicos a grandes cavidades. Contêm misturas variáveis de pus e ar, dependendo da drenagem disponível pelas vias aéreas. Os abscessos crônicos são, muitas vezes, circundados por uma parede fibrosa reativa.

O Pulmão 465

Curso Clínico (p. 733)

As complicações incluem extensão para a cavidade pleural, hemorragia, embolização séptica e amiloidose secundária.

Pneumonia Crônica (p. 733)

A pneumonia crônica é uma inflamação granulomatosa localizada em pacientes imunocompetentes, com ou sem envolvimento de linfonodos regionais. Nos pacientes imunocomprometidos, a infecção pode se tornar disseminada. A tuberculose está descrita no Capítulo 8; aqui, as causas fúngicas. A maioria é assintomática e resulta apenas em doença granulomatosa limitada; entretanto, o imunocomprometimento pode causar disseminação fulminante.

Histoplasmose (p. 733)

Histoplasmose é uma parasita intracelular de macrófagos; é endêmico ao longo dos rios Ohio e Mississippi e no Caribe. A infecção por *Histoplasma capsulatum* produz granulomas com necrose coagulativa, que subsequentemente sofre fibrose e calcificação concêntrica. A coloração pela prata identifica o cisto de 3 a 5 µm e parede delgada do fungo, o qual pode persistir por anos.

Blastomicose (p. 734)

A blastomicose ocorre no centro e sudeste dos Estados Unidos, Canadá, México, Oriente Médio, África e Índia. Pode apresentar-se pelas formas pulmonar, disseminada e raramente cutânea primária. *Blastomyces dermatitidis* é uma levedura de parede espessa de 5 a 15 µm, que se divide por brotamento com base larga; produz granulomas supurativos.

Coccidioidomicose (p. 735)

A coccidioidomicose é endêmica no sudeste e oeste dos Estados Unidos e México, onde > 80% da população apresentarão uma resposta de hipersensibilidade do tipo tardia ao organismo. O *coccidioides immitis* causa lesões que variam de piogênicas a granulomatosa; as colorações com prata demonstram esférulas de 20 a 60 µm com parede espessa contendo pequenos endósporos.

Pneumonia no Hospedeiro Imunocomprometido (p. 735)

As infecções oportunistas raramente causam infecção em hospedeiros normais, entretanto são capazes de ocasionar pneumonias potencialmente fatais no imunocomprometido. Muitas vezes, mais de um agente está envolvido. *Pseudomonas*, micobactérias, *Legionella* e *Listeria* são os agentes bacterianos mais comuns; o citomegalovírus (CMV) e herpesvírus são os vírus mais frequentes; e *Pneumocystis*, *Cândida* e *Aspergillus* são os fungos mais usuais.

Doença Pulmonar na Infecção pelo Vírus da Imunodeficiência Humana (p. 735)

As infecções pulmonares são responsáveis por 30% a 40% das hospitalizações dos indivíduos infectados pelo vírus da imunodeficiência humana (HIV).

- Nesses pacientes, a doença pulmonar pode ser decorrente de mais de uma causa e os sintomas podem ser atípicos.
- A contagem absoluta de células T CD4+ pode definir o risco de infecção por organismos específicos:

  - > 200/µL: bactérias, inclusive tuberculose.
  - 50 a 200/µL: *Pneumocystis*.
  - < 50/µL: CMV e complexo *Mycobacterium avium*.

Patologia Sistêmica: Doenças dos Sistemas Orgânicos

- Além das infecções oportunistas, patógenos bacterianos "comuns" também podem provocar doença grave.
- Malignidades (sarcoma de Kaposi, linfoma, câncer pulmonar) também causam doença pulmonar.

Transplante de Pulmão (p. 736)

O transplante de pulmão é tipicamente realizado por conta de enfisema, fibrose pulmonar idiopática, fibrose cística e HP primária, entretanto, com o paciente saudável sob outros aspectos; na maioria dos casos, são realizados transplantes de um único pulmão. As complicações incluem:

- Infecções (similar àquelas que acometem outros pacientes imunocomprometidos).
- Rejeição aguda (infiltrados de células mononucleares nas vias aéreas e vasos).
- A rejeição crônica com oclusão fibrótica variável das vias aéreas pequenas (*bronquiolite obliterante*) é significativa em 50% dos pacientes, em 3 a 5 anos depois do transplante.

As taxas de sobrevida em 1, 5 e 10 anos são de 79%, 53% e 30%, respectivamente.

Tumores (p. 736)

Carcinomas (p. 737)

Os carcinomas constituem 90% a 95% dos tumores pulmonares; o câncer de pulmão é o mais frequentemente diagnosticado no mundo (excluindo cânceres de pele) e a causa mais comum de morte por câncer em todo o mundo.

Etiologia e Patogênese (p. 737)

A etiologia e a patogênese envolvem um acúmulo gradual de anormalidades genéticas; 10 a 20 mutações já ocorreram no momento em que o tumor passa a ser clinicamente aparente. Os fatores contribuintes são:

- O *tabagismo* é o fator etiológico mais importante. Existe uma correlação com quantidade e duração do vício; 80% dos cânceres de pulmão se desenvolvem em tabagistas ativos ou naqueles que pararam de fumar recentemente. O risco se torna 60 vezes maior nos tabagistas habituais (dois maços por dia por 20 anos), embora apenas 11% dos tabagistas pesados desenvolvam câncer pulmonar. O efeito mutagênico dos pró-carcinógenos do cigarro é modificado por variantes genéticas (p. ex., eficácia de reparo do DNA ou polimorfismos do P-450, que influenciam a conversão para carcinógenos). As mulheres demonstram mais suscetibilidade aos carcinógenos do tabaco do que os homens. Parar de fumar reduz o risco depois de 10 anos, mas nunca para níveis de controle. O tabagismo passivo causa 3.000 casos de câncer pulmonar por ano.
- As *exposições ambientais* englobam radiação (como radônio, urânio), poluição do ar (particulados) e substâncias ocupacionais inaladas (níquel, cromatos, arsênico). Asbestos aumentam o risco de câncer em cinco vezes (com uma latência de 10 a 30 anos); quando combinado com tabagismo, o risco é 55 vezes maior.
- *Genética molecular*: os carcinomas pulmonares relacionados com o tabagismo originam-se por conta do acúmulo gradual de mutações "desencadeadoras" oncogênicas. Algumas podem ser encontradas no epitélio brônquico "benigno" de tabagistas sem câncer de pulmão, sugerindo que grandes áreas estão mutagenizadas ("efeito de campo"); nesse solo fértil, células ocasionais acumulam outras mutações desencadeadoras complementares para se tornarem malignas (Cap. 7).

O Pulmão   467

- O *carcinoma de células escamosas* é altamente associado à exposição ao tabaco; apresenta diversas aberrações genéticas, muitas envolvendo deleções nos *loci* supressores de tumor (p. ex., 3p, 9p [local do gene CDKN2A] e 17p [local do gene TP53]). A superexpressão da proteína p53 é um marcador de mutações em TP53 e ocorre em 10% a 50% das displasias escamosas e em 60% a 90% dos carcinomas de célula escamosa *in situ*. A perda do supressor de tumor retinoblastoma (Rb) acontece em 15% dos carcinomas de células escamosas. CDKN2A é inativado e seu produto proteico, p16, está perdido em 65% dos tumores.
- O *carcinoma de pequenas células* é o que tem associação mais forte com o tabagismo; compartilha muitas características moleculares com o carcinoma de célula escamosa, inclusive mutações de perda de função em *TP53* (75% a 90% dos tumores), *Rb* (quase 100%) e amplificação do gene da família *MYC*.
- Os *adenocarcinomas* comumente apresentam mutações ou ganho de função nas vias de sinalização do receptor do fator de crescimento, incluindo receptores tirosina-quinase, como EGFR, ALK, ROS, MET e RET. Outros tumores muitas vezes apresentam mutações em KRAS que codificam uma proteína, que repousa nos receptores tirosina quinase em várias vias de sinalização.

Câncer de pulmão em nunca fumantes (p. 737). Um quarto dos cânceres de pulmão do mundo todo acomete pessoas que nunca fumaram, mais comumente mulheres, sendo os adenocarcinomas mais frequentes. Esses cânceres são mais propensos a mutações em EGFR e quase nunca apresentam mutações em KRAS.

Lesões Precursoras (Pré-Invasivas)

É interessante observar que não necessariamente essas lesões progridem para malignidade.

- Displasia escamosa e carcinoma *in situ*.
- Hiperplasia adenomatosa atípica.
- Adenocarcinoma *in situ*.
- Hiperplasia de célula neuroendócrina pulmonar idiopática difusa.

Classificação (p. 738)

Os carcinomas pulmonares são classificados de acordo com sua aparência histológica predominante. Entretanto, o grupamento terapêutico e clínico mais relevante é o dos *carcinomas de pequenas células* (quase sempre metastático, alta resposta inicial à radiação e quimioterapia) contra o dos *carcinomas de células não pequenas* (metastático com menos frequência e menos responsivo).

Morfologia (p. 739)

- O *adenocarcinoma* é o mais comum dos cânceres de pulmão (38% dos cânceres de pulmão). Tipicamente, apresenta-se como uma massa periférica, com formação característica de glândulas microscópicas – produzindo mucina, em geral – e uma resposta desmoplásica adjacente. Crescem mais lentamente que os carcinomas de células escamosas, porém tendem à metástase mais cedo.
- O *carcinoma de célula escamosa* (20% dos cânceres pulmonares) demonstra a correlação mais próxima com o tabagismo. A maioria surge no hilo pulmonar ou perto dele. Microscopicamente, variam de neoplasias queratinizantes bem diferenciados a tumores muito anaplásicos.
- O *carcinoma de pequenas células* (14% dos cânceres pulmonares) é o mais maligno dos cânceres de pulmão e, em geral, apresenta um tumor hilar ou central. É fortemente associado ao tabagismo. Os aspectos microscópicos característicos incluem ninhos ou grupos de pequenas células *similares a grãos de aveia ("oat cell" carcinoma)*, com pouco citoplasma e sem diferenciação glandular ou escamosa. Ultraestruturalmente, as células cancerosas exibem grânulos neurossecretores, e, na maioria dos casos, as colorações

468 ● Patologia Sistêmica: Doenças dos Sistemas Orgânicos

imuno-histoquímicas revelam marcadores neuroendócrinos. Esses tumores, na maior parte das vezes, produzem *síndromes paraneoplásicas* (posteriormente).

- O *carcinoma de células grandes* (3% dos cânceres pulmonares) provavelmente representa os adenocarcinomas ou carcinomas de células escamosas mal diferenciados.
- Cerca de 10% dos cânceres pulmonares exibem histologia combinada, que compreende dois ou mais tipos descritos anteriormente.

Curso Clínico *(p. 742)*

Os sintomas apresentados no carcinoma de pulmão incluem tosse, perda de peso, dor no tórax e dispneia. Suprarrenais, cérebro, fígado e ossos são os locais favoritos de metástase. Os resultados dependem do tipo de câncer pulmonar e estágio à apresentação. A taxa de sobrevida em 5 anos é 16%, porém é de 52% para os casos de metástase detectada antes, de 22% para os casos com metástases apenas regionais e de 4% para os casos com disseminação metastática distante. Terapia direcionada para pacientes com adenocarcinoma e ativação de mutações EGFR (15% dos pacientes) prolonga a sobrevida. A ativação de mutações em KRAS está relacionada com prognóstico pior. Se não tratado, o carcinoma de pequenas células revela uma taxa média de sobrevida de 6 a 17 semanas. Entretanto, em geral é sensível à radiação e quimioterapia e 15% a 25% dos pacientes com doença limitada são curados. Todavia, o carcinoma de pequenas células quase sempre já apresenta metástase no momento do diagnóstico e a sobrevida média é de 1 ano.

Patologias secundárias relacionadas com neoplasia pulmonar incluem: (1) obstrução parcial com enfisema distal e/ou pneumonia pós-obstrutiva e bronquiectasia; (2) obstrução total com atelectasia; e (3) obstrução da veia cava superior com comprometimento da drenagem da cabeça e do membro superior (síndrome da veia cava superior). Os tumores também podem invadir estruturas neurais ao redor da traqueia, inclusive o plexo simpático cervical, para dar origem à *síndrome de Horner* (ptose, miose e anidrose), com os, então chamados, *tumores de Pancoast*.

As *síndromes paraneoplásicas* (p. 743) associadas ao carcinoma pulmonar (1% a 10% dos tumores) resultam da liberação de:

- Hormônio antidiurético (síndrome da secreção inapropriada do hormônio antidiurético)
- Hormônio adrenocorticotrófico (ACTH; síndrome de Cushing).
- Paratormônio, peptídeo relacionado com hormônio da paratireoide ou prostaglandina E (hipercalcemia).
- Calcitonina (hipocalcemia).
- Gonadotrofinas (ginecomastia).
- Serotonina (síndrome carcinoide).

Síndrome miastênica de Lambert-Eaton (decorrente da formação de autoanticorpo), neuropatia periférica, *acantose nigricans* e osteoartropatia pulmonar hipertrófica (baqueteamento digital) são outras síndromes paraneoplásicas.

Proliferações e Tumores Neuroendócrinos *(p. 744)*

Um distúrbio raro chamado de *hiperplasia de célula neuroendócrina pulmonar idiopática difusa* parece ser um precursor do desenvolvimento de múltiplos pequenos tumores e carcinoides típicos ou atípicos. *Tumorlets* são pequenos ninhos hiperplásicos benignos de células neuroendócrinas, tipicamente observados adjacentes à inflamação crônica ou cicatriz.

Tumores Carcinoides *(p. 744)*

Os tumores carcinoides, que exibem diferenciação neuroendócrina, constituem 1% a 5% de todos os tumores pulmonares; 20% a 40% dos pacientes afetados não são fumantes. Esses tumores são neoplasias malígnas de baixo grau, subclassificados como típicos ou atípicos; os atípicos são associados a taxas mitóticas mais altas, necrose focal, aumento do pleomorfismo e invasão linfática.

Morfologia (p. 744)

Macroscopicamente, os tumores são massas polipoides, em geral intrabrônquicas, altamente vasculares, com menos de 3 ou 4 centímetros. Microscopicamente, há ninhos e cordões de pequenas células uniformes e redondas, que se assemelham aos carcinoides intestinais. Grânulos neurossecretores são observados ultraestruturalmente e a diferenciação neuroendócrina é confirmada por imunocoloração para enolase neurônio-específica, serotonina, calcitonina ou bombesina.

Aspectos Clínicos (p. 744)

As manifestações têm relação com a obstrução intrabrônquica, capacidade de metástase e produção de aminas vasoativas (causando rubor, diarreia e cianose). A maioria segue um curso relativamente benigno, com sobrevida em 5 anos de 95% para carcinoides típicos e de 70% para carcinoides atípicos.

Tumores Diversos (p. 745)

Hamartomas

Hamartomas são neoplasias nodulares, benignos e relativamente comuns, compostos de cartilagem e outros tecidos mesenquimatosos (como gordura, vasos sanguíneos e tecido fibroso).

Tumores do Mediastino

Os tumores mediastinais têm origem em estruturas locais ou podem representar doença metastática (Tabela 15-7); podem invadir ou comprimir os pulmões. São discutidos nos capítulos apropriados.

Tumores Metastáticos (p. 745)

O envolvimento secundário do pulmão por tumor metastático é comum, podendo ocorrer por extensão direta de órgãos contíguos ou por rota linfática ou hematogênica. Os padrões de doença incluem massas ou nódulos discretos e crescimento dentro dos linfáticos peribrônquicos.

TABELA 15-7 Tumores Mediastinais e Outras Massas
Mediastino Anterior
Timoma
Teratoma
Linfoma
Lesões da tireoide
Tumores da paratireoide
Carcinoma metastático
Mediastino Posterior
Tumores neurogênicos (schwannoma, neurofibroma)
Linfoma
Tumor metastático (a maioria vem do pulmão)
Cisto broncogênico
Hérnia gastroentérica
Mediastino Médio
Cisto broncogênico
Cisto pericárdico
Linfoma

Pleura (p. 746)

A maioria das lesões pleurais é secundária à doença pulmonar de base.

Derrame Pleural (p. 746)

Os acúmulos de transudato (hidrotórax) ou exsudato seroso podem ocorrer nos casos de:

- Elevação da pressão hidrostática (p. ex., insuficiência cardíaca).
- Aumento da permeabilidade vascular (p. ex., pneumonia).
- Redução da pressão oncótica (p. ex., síndrome nefrótica).
- Elevação da pressão intrapleural negativa (como na atelectasia).
- Diminuição da drenagem linfática (p. ex., carcinomatose).

Derrames pleurais inflamatórios (p. 746)

- A *pleurite serofibrinosa* reflete inflamação pulmonar (p. ex., tuberculose, pneumonia, infartos, abscessos) ou doenças sistêmicas (como artrite reumatoide e uremia).
- A *pleurite supurativa* (empiema) normalmente reflete infecção no espaço pleural, que ocasiona o acúmulo de pus.
- A *pleurite hemorrágica* ocorre em distúrbios hemorrágicos, envolvimento neoplásico e determinadas doenças riquetsiais.

A organização desses exsudatos com densas aderências fibrosas pode afetar a expansão do pulmão.

Derrames Pleurais Não Inflamatórios (p. 747)

Hidrotórax (mais comumente decorrente de insuficiência cardíaca, mas também de insuficiência hepática ou renal), *hemotórax* (uma complicação fatal do aneurisma aórtico rompido) e *quilotórax* (uma coleção de líquido linfático leitoso, em geral decorrente de obstrução linfática neoplásica) constituem outros acúmulos de líquido pleural.

Pneumotórax (p. 747)

Pneumotórax se refere à presença de ar ou gás na cavidade pleural, normalmente com deflação pulmonar ipsolateral associada; pode ser traumático (p. ex., depois de fraturas costais que perfuram o pulmão) ou espontâneo, ocorrendo depois do rompimento de uma bolha apical periférica. O *pneumotórax hipertensivo* se desenvolve quando um defeito entre as vias aéreas e a pleura atua como valva unidirecional, que admite ar durante a inspiração, mas não o libera na expiração. A pressão pleural progressivamente crescente comprime o pulmão contralateral e as estruturas do mediastino e é uma complicação séria, potencialmente fatal.

Tumores Pleurais (p. 747)

Os tumores pleurais mais comuns constituem metástases do pulmão, mama, ovários e outros órgãos. Não raro, os derrames malignos contêm células tumorais citologicamente detectáveis.

Tumor Fibroso Solitário (p. 747)

Esses tumores não invasivos, fibrosantes e raramente malignos são compostos de células espirais que parecem fibroblastos; também ocorrem em outros locais e não têm relação com a exposição a asbesto. Os tumores são associados à inversão do cromossoma 12, criando um gene de fusão NAB2-STAT6 que codifica um fator de transcrição quimérica, o qual estimula o desenvolvimento de tumor. Em geral, a ressecção é curativa.

O Pulmão 471

Mesotelioma Maligno (p. 748)

Esse tumor incomum de células mesoteliais ocorre com mais frequência na pleura (menos comumente no peritônio ou outros locais). É associado à exposição a asbestos em 90% dos casos; o risco de desenvolvimento desse tumor ao longo da vida de indivíduos fortemente expostos é de 7% a 10%, com um período de latência entre exposição e desenvolvimento do tumor de 25 a 45 anos. A anormalidade citogenética (80% dos casos) mais comum é a deleção homozigótica do gene supressor de tumor *CDKN2A/INK4a*, que ocorre em cerca de 80% dos mesoteliomas. É importante observar que, entre os indivíduos que trabalham com asbestos, o *carcinoma pulmonar continua sendo o tumor pulmonar mais comum.*

Morfologia (p. 748)

O tumor se espalha de maneira difusa ao longo da superfície e das fissuras pulmonares, formando uma bainha envoltória. Os padrões microscópicos são de tumores *epitelioides* (60%), *sarcomatoides* (20%) e misto (*bifásico*) (20%).

- O *padrão epitelioide* revela células tipo epiteliais formando túbulos e projeções papilares semelhantes a adenocarcinomas. Aspectos antigênicos (calretinina, WT-1 e positividade para CK5/6) e ultraestruturais (microvilosidades delgadas e longas) permitem a distinção dos adenocarcinomas (positividade para MOC31 e BG8 e microvilosidades curtas e roliças).
- O *padrão sarcomatoide* revela células espirais malignas, que se assemelham a fibrossarcoma.

Curso Clínico (p. 749)

Os pacientes manifestam dor no tórax, dispneia e derrames pleurais recorrentes. Os mesoteliomas são tumores altamente malignos que invadem o pulmão e são capazes de ampla metástase. Poucos pacientes sobrevivem mais de 2 anos.

16

Cabeça e Pescoço

CAVIDADE ORAL (p. 751)

Doenças dos Dentes e das Estruturas de Sustentação (p. 751)

Cáries (Decomposição Dentária) (p. 751)

Cáries são a degradação dentária focal decorrente da deterioração mineral, que ocorre por conta da liberação de ácidos pelas bactérias orais durante a fermentação do açúcar. As cáries são a razão mais comum de perda de dente antes dos 35 anos de idade.

Gengivite (p. 751)

Gengivite consiste em inflamação de partes moles da mucosa escamosa e dos tecidos moles que circundam os dentes, com eritema, edema, sangramento e degeneração gengival. A higiene oral inadequada ocasiona o acúmulo de *placa dentária* (um biofilme de bactérias, proteínas salivares e células epiteliais descamadas), com subsequente desmineralização (*tártaro*); as bactérias da placa causam cáries e a formação de placa abaixo da linha gengival leva à gengivite.

Periodontite (p. 752)

Periodontite é a inflamação das estruturas de sustentação dos dentes (p. ex., ligamentos periodontais, osso alveolar e cemento), que pode progredir para a destruição total do ligamento periodontal e do osso alveolar, com perda dentária. Ao contrário da colonização Gram-positiva facultativa da placa típica, a periodontite associada à placa contém flora Gram-negativa microaerofílica e anaeróbica. Embora tipicamente presente de maneira isolada, a doença periodontal também pode ocorrer em diversas condições sistêmicas, sobretudo aquelas que afetam a função imunológica. As infecções periodontais também podem levar a doenças sistêmicas (como endocardite infecciosa e abscessos cerebrais).

Lesões Inflamatórias e Reativas (p. 752)

Úlcera Aftosa (Estomatite Aftosa) (p. 752)

As *úlceras aftosas* afetam cerca de 40% da população dos Estados Unidos, podendo haver predileção familiar; a recorrência das úlceras pode ser associada a espru, doença intestinal inflamatória e doença de Behçet. As lesões consistem em ulcerações dolorosas, superficiais e hiperêmicas, inicialmente infiltradas por células inflamatórias mononucleares; a infecção bacteriana secundária recruta neutrófilos.

Lesões Proliferativas Fibrosas (p. 752)

São lesões reativas benignas, em geral curadas por excisão cirúrgica.

- Em geral, os *fibromas irritativos* ocorrem ao longo da "linha da mordida"; são nódulos de tecido fibroso cobertos por mucosa escamosa.
- Os *granulomas piogênicos* são lesões altamente vascularizadas, de rápido crescimento, similares a tecido de granulação. Comum em crianças ou durante a gestação, podem regredir (em especial depois da gravidez), sofrer maturação fibrosa ou se desenvolver em fibromas ossificantes periféricos.
- Os *fibromas ossificantes periféricos* podem ter origem nos granulomas piogênicos, embora a maioria apresente etiologia desconhecida. Com taxa de recorrência de 15% a 20%, a excisão cirúrgica até o periósteo é o tratamento de escolha.
- Os *granulomas periféricos de células gigantes* são compostos por células gigantes multinucleadas de corpo estranho, separadas por estroma fibroangiomatoso.

Infecções (p. 753)

A mucosa oral normal resiste a infecções por meio da supressão competitiva por organismos comensais de baixa virulência, altos níveis de imunoglobulina A (IgA), propriedades antibacterianas da saliva e diluição por bebidas e alimentos ingeridos. A alteração dessas defesas (como em decorrência de terapia antibiótica ou imunodeficiência) contribui para infecções.

Infecções pelo Vírus Herpes Simples (p. 753)

As infecções pelo *vírus herpes simples* (HSV-1 e 2) classicamente causam feridas com mínima morbidade; 10% a 20% das infecções primárias se apresentam como *gengivoestomatite herpética aguda*, com ulcerações e vesículas orais difusas, linfadenopatia e febre.

Morfologia (p. 753)

As lesões consistem em vesículas ou bolhas grandes ou úlceras superficiais. Histologicamente, verificam-se edema intracelular e intercelular (*acantólise*), inclusões eosinofílicas intranucleares e células gigantes multinucleadas (visualizadas por exame microscópico do líquido vesicular, o chamado *teste de Tzanck*). As vesículas desaparecem de maneira espontânea em três ou quatro semanas, porém o vírus percorre os nervos regionais e se torna dormente em gânglios locais; a reativação (estimulada, por exemplo, por um trauma, infecção ou imunossupressão) ocorre com grupos de pequenas vesículas, que somem em 4 a 6 dias.

Candidíase Oral (Sapinho) (p. 753)

O fungo *Candida albicans* faz parte da flora oral normal de metade da população e causa a infecção fúngica mais comum da cavidade oral. A candidíase oral pode se apresentar com lesões eritematosas ou hiperplásicas, porém, no modo clássico, manifesta-se na forma de membranas inflamatórias superficiais de cor branca-acinzentada, compostas de exsudatos fibrinossupurativos que contêm fungo. A candidíase oral acontece nas situações de uso de antibióticos de largo espectro, diabetes, neutropenia ou imunodeficiência.

Infecções Fúngicas Profundas (p. 754)

Determinadas infecções fúngicas profundas – histoplasmose, blastomicose, coccidioidomicose, criptococose, zigomicose e aspergilose – demonstram predileção pela cavidade oral e pela região da cabeça e do pescoço. O imunocomprometimento aumenta o risco.

Manifestações Orais de Doença Sistêmica (p. 754)

Algumas das mais comuns se encontram destacadas na Tabela 16-1.

Leucoplasia Pilosa (p. 754)

A leucoplasia pilosa é uma lesão oral distinta causada pelo vírus Epstein-Barr (EBV), observada em pacientes imunocomprometidos (80% são infectados pelo vírus da imunodeficiência humana [HIV]). As lesões consistem em placas brancas de hiperceratose nas bordas laterais da língua; infecções por *Candida* sobrepostas podem aumentar a "pilosidade".

Lesões Cancerosas e Pré-cancerosas (p. 755)

Leucoplasia e Eritroplasia (p. 755)

O tabagismo é o antecedente mais comum.

- *Leucoplasia* consiste na presença de uma placa branca na mucosa oral, que não pode ser removida por fricção nem classificada como outra doença. As lesões variam desde espessamentos epiteliais benignos até displasia altamente atípica parecendo carcinoma *in situ*. A leucoplasia ocorre em 3% dos indivíduos; 5% a 25% são pré-malignas. Sendo assim, até que provado o contrário, deve ser considerada pré-cancerosa.
- *Eritroplasia* é uma lesão eritematosa, aveludada e relativamente plana; é menos comum que a leucoplasia, porém mais assustadora porque o epitélio é bastante atípico e apresenta risco mais elevado de transformação maligna.

Carcinoma de Célula Escamosa (p. 755)

O *carcinoma de célula escamosa* (CCE) compreende 95% dos cânceres orais, com 45.000 novos casos anuais nos Estados Unidos; em geral, a taxa de sobrevida em 5 anos é de 50%, dependendo do estágio (estágio inicial = 80%; estágio avançado = 20%). A elevada taxa de segundos tumores primários (3% a 7% por ano) sugere "cancerização de campo" decorrente da exposição difusa da mucosa a carcinógenos.

A patogênese do CCE é multifatorial. Tabaco e álcool são associações comuns – especialmente na cavidade oral, embora até 70% dos cânceres orofaríngeos mostrem variantes oncogênicas do papilomavírus humano (HPV), sobretudo HPV-16. A incidência de CCE orofaríngeo associado ao HPV aumentou mais de duas vezes desde os anos 1990. Pacientes com tumores HPV-positivos demonstram resultados melhores. Os outros fatores de risco são:

- Associações familiares relacionadas com a instabilidade genômica.
- Radiação.
- Mastigação de bétel e *paan* (Índia e Ásia).

Biologia Molecular do CCE (p. 756)

O desenvolvimento de malignidade é um processo que ocorre em vários estágios; embora heterogênea, a via geral é:

- A inativação de *p16* ocasiona a perda de um inibidor da quinase dependente de ciclina e progressão para hiperplasia/hiperceratose; mais comum nos CCEs associados ao HPV.
- As mutações em *p53* levam à progressão para displasia e podem ocorrer tanto no CCE associado ao HPV quanto no relacionado com o tabagismo.
- Deleções e/ou alterações genômicas evidentes (4q, 6p, 8p, 11q, 13q ou 14q); em geral, ocorrem tardiamente na progressão para malignidade.
- A superexpressão de ciclina D1 causa progressão do ciclo celular essencialmente ativo e, na maioria das vezes, ocorre tardiamente na progressão para o câncer.

TABELA 16-1 Manifestações Orais de Algumas Doenças Sistêmicas

Doença Sistêmica	Alterações Orais Associadas
Doenças Infecciosas	
Escarlatina	Língua vermelho-fogo com papilas proeminentes (língua em framboesa); língua com uma cobertura esbranquiçada pelas quais as papilas hiperêmicas se projetam (língua em morango)
Sarampo	Manchas enantematosas na cavidade oral, muitas vezes precedem a erupção cutânea; as ulcerações na mucosa bucal próximas ao ducto de Stensen produzem as manchas de Koplik
Mononucleose infecciosa	Tonsilite e faringite aguda, que podem originar uma membrana exsudativa cinza-esbranquiçada; aumento dos linfonodos no pescoço e petéquias no palato
Difteria	Membrana inflamatória, rígida, fibrinossupurativa e esbranquiçada característica sobre as tonsilas e a retrofaringe
HIV	Predisposição a infecções orais oportunistas, sobretudo por HSV, *Candida* e outros fungos; lesões orais do sarcoma de Kaposi e leucoplasia pilosa (descrito no texto)
Condições Dermatológicas*	
Líquen plano	Lesões ceratóticas esbranquiçadas, reticuladas, semelhantes a estrias, que muitas vezes sofrem ulceração e raramente formam bolhas; observado em mais de 50% dos pacientes com líquen plano cutâneo; raras vezes é a manifestação única
Pênfigo	Vesículas e bolhas propensas a ruptura, deixando lesões hiperêmicas cobertas com exsudatos
Penfigoide bolhoso	Lesões orais (penfigoide de mucosa) que lembram as do pênfigo, podendo, porém, ser diferenciadas histologicamente
Eritema multiforme	Erupção maculopapular e vesiculobolhosa, que muitas vezes acompanha infecção em outro local, ingestão de drogas, desenvolvimento de câncer ou doença do colágeno vascular; quando há envolvimento disseminado de pele e mucosa, é chamado de síndrome de Stevens-Johnson
Distúrbios Hematológicos	
Pancitopenia (agranulocitose, anemia aplásica)	Infecções orais graves na forma de gengivite, faringite, tonsilite; pode se estender e produzir celulite do pescoço (angina de Ludwig)
Leucemia	Com a depleção dos neutrófilos em funcionamento, as lesões orais podem aparecer como na pancitopenia
Leucemia monocítica	Infiltração leucêmica e aumento das gengivas, muitas vezes com periodontite associada
Miscelânea	
Pigmentação melânica	Pode aparecer na doença de Addison, hemocromatose, displasia fibrosa do osso (síndrome de Albright) e síndrome de Peutz-Jeghers (polipose gastrointestinal)
Ingestão de fenitoína (dilantina)	Aumento fibroso marcante das gengivas
Gravidez	Um granuloma piogênico, vermelho e friável, que se projeta da gengiva ("tumor da gravidez" ou "epulis gravídico")
Síndrome de Rendu-Osler-Weber	Distúrbio autossômico dominante com múltiplas telangiectasias aneurismáticas congênitas abaixo das superfícies mucosas dos lábios e da cavidade oral

*Capítulo 25.

476 Patologia Sistêmica: Doenças dos Sistemas Orgânicos

Morfologia *(p. 757)*

É mais comum o desenvolvimento dos tumores na região ventral da língua, no assoalho da boca, no lábio inferior, no palato mole e na gengiva; as lesões podem ser altas, firmes, ulceradas ou verrucosas. Do ponto de vista histológico, são carcinomas escamosos típicos de diferenciação variável; o grau de diferenciação não antecipa o comportamento clínico. Não é preciso que os tumores progridam para CCE de espessura total *in situ* antes de invadirem o estroma subjacente. A infiltração local precede metástase; os locais favoritos são os linfonodos cervicais, pulmões, fígado e ossos.

Cistos e Tumores Odontogênicos *(p. 758)*

Os *cistos com revestimento epitelial* na mandíbula e maxila derivam de remanescentes odontogênicos; podem ser de desenvolvimento ou inflamatórios.

- Os *cistos dentígeros* se originam perto das coroas de dentes irrompidos e podem resultar da degeneração do folículo dental. Na maioria das vezes, são associados a terceiros molares impactados. Esses cistos são lesões uniloculares revestidas por epitélio escamoso estratificado, com inflamação crônica associada. A remoção total é curativa.
- O *ceratocisto odontogênico* é potencialmente agressivo; o tratamento requer ressecção total (taxas de recorrência de 60% para ressecção parcial). É mais frequente na mandíbula posterior de homens com 10 a 40 anos de idade e constitui lesões uniloculares ou multiloculares, em geral revestidas por epitélio escamoso estratificado paraqueratinizado. Os pacientes com múltiplos ceratocistos odontogênicos devem ser submetidos à avaliação para síndrome do carcinoma nevoide de células basais (*síndrome de Gorlin*), relacionada com mutações no gene supressor de tumor PTCH (Cap. 25).
- Os *cistos periapicais* são lesões inflamatórias encontradas nos ápices dentários que se desenvolvem a partir de pulpites de longa duração decorrentes de cáries ou trauma dentário. A inflamação crônica persistente leva a tecido de granulação e proliferação de restos quiescentes de epitélio odontogênico.

Tumores Odontogênicos (Tabela 16-2)

Os tumores odontogênicos demonstram diversos comportamentos histológicos e clínicos. Alguns são neoplasias verdadeiras (tanto benignas quanto malignas); outros são hamartomas.

- O *ameloblastoma* é uma neoplasia verdadeira que tem origem no epitélio odontogênico e não demonstra diferenciação ectomesenquimal. Em geral, é cístico, de crescimento lento e localmente invasivo, porém, muitas vezes o curso é indolor.
- O *odontoma*, o tumor odontogênico mais comum, é provavelmente um hamartoma, emergindo do epitélio com extensa deposição de dentina e esmalte.

■ VIAS AÉREAS SUPERIORES *(p. 759)*

Incluem o nariz, a faringe e a laringe; a maioria dos distúrbios é mais incômoda do que ameaçadora.

Nariz *(p. 759)*

Inflamações *(p. 759)*

- A *rinite infecciosa* (p. 759) (ou "resfriado comum") é causada por adenovírus, echovírus e rinovírus. Observa-se mucosa nasal eritematosa e edematosa, com secreção catarral profusa; a superinfecção bacteriana pode produzir exsudatos mucopurulentos.

TABELA 16-2 Classificação Histológica dos Tumores Odontogênicos

Tumores do Epitélio Odontogênico

Benigno

Ameloblastoma
Tumor odontogênico epitelial calcificante (tumor de Pindborg)
Tumor odontogênico escamoso
Tumor odontogênico adenomatoide

Maligno

Carcinoma ameloblásico
Ameloblastoma maligno
Carcinoma odontogênico de células claras
Carcinoma odontogênico de células fantasmas
CCE intraósseo primário

Tumores do Ectomesênquima Odontogênico

Fibroma odontogênico
Mixoma odontogênico
Cementoblastoma

Tumores do Epitélio e Ectomesênquima Odontogênico

Benigno

Fibroma ameloblásico
Fibro-odontoma ameloblásico
Tumor odontogênico adenomatoide
Odontoameloblastoma
Odontoma complexo
Odontoma composto
Tumor odontogênico cístico calcificante (cisto odontogênico calcificante)
Tumor odontogênico de células-fantasma

Maligno

Fibrossarcoma ameloblásico

- A *rinite alérgica* (p. 759) (ou "febre do feno") afeta 20% dos indivíduos; trata-se de uma reação imune mediada por IgE (Cap. 6), com eritema e edema mucoso, além de infiltrados ricos em eosinófilos.
- Os *pólipos nasais* (p. 759) se desenvolvem nas situações de rinite recorrente e consistem em mucosa edematosa infiltrada por neutrófilos, eosinófilos e plasmócitos. Quando múltiplos ou grandes, obstruem a via aérea e comprometem a drenagem sinusal, sendo necessária a remoção. A maioria não decorre de atopia e apenas 0,5% dos pacientes atópicos desenvolve pólipos.
- A *rinite crônica* (p. 759) é a sequela da rinite aguda crônica. Observa-se ulceração da mucosa superficial com infiltrados inflamatórios variados, que podem se estender para os seios.
- Em geral, a *sinusite* (p. 760) é precedida por rinite crônica ou aguda (o edema prejudica a drenagem do seio); a sinusite maxilar pode ocorrer por extensão de uma infecção dentária periapical. A *síndrome de Kartagener* consiste numa tríade de *sinusite, bronquiectasia* e *situs inversus*, decorrente da ação ciliar congenitamente defeituosa. Os organismos ofensores são os comensais orais, embora os diabéticos possam desenvolver sinusite fúngica (como mucormicose). Embora sejam mais desconfortáveis do que graves na maioria das vezes, as infecções podem se disseminar para a órbita ou o osso circunjacente e causar osteomielite ou tromboflebite de seio venoso dural.

Patologia Sistêmica: Doenças dos Sistemas Orgânicos

Lesões Necrosantes do Nariz e das Vias Aéreas Superiores (p. 760)

- Disseminação de infecções fúngicas.
- Granulomatose de Wegener (Cap. 11).
- O *granuloma letal de linha média* é um linfoma das células *natural killer* (NK/T) infectadas por EBV (Cap. 13), muitas vezes complicado por ulcerações e superinfecção bacteriana. Homens asiáticos e latino-americanos com idade entre 50 e 60 anos constituem a demografia típica. A radioterapia pode controlar a doença localizada, porém a disseminação para a calota craniana ou a necrose com infecção e sepse podem ser fatais.

Nasofaringe (p. 760)

Inflamações (p. 760)

A *faringite* e a *tonsilite* são aspectos concomitantes frequentes das infecções respiratórias virais altas, nas quais se observam eritema e edema da mucosa com hiperplasia linfoide reativa. A superinfecção bacteriana exacerba o processo, sobretudo em indivíduos imunocomprometidos ou crianças sem imunidade protetora.

Tumores de Nariz, Seios da Face e Nasofaringe (p. 761)

- O *angiofibroma nasofaríngeo* (p. 761) é um tumor benigno altamente vascularizado, que acomete meninos adolescentes; uma hemorragia grave pode complicar a ressecção cirúrgica. A taxa de recorrência é de 20% e em 9% dos casos ocorre morte resultante da hemorragia e extensão intracranianas.
- Os *papilomas nasossinusais (schneideriano)* (p. 761) são neoplasias benignas mais comumente observadas em homens com idade entre 30 e 60 anos, ocorrendo de três formas básicas: exofítica (mais usual), endofítica (benigna, porém localmente agressiva) e cilíndrica. As lesões endofíticas e exofíticas são associadas aos tipos 6 e 11 do HPV. A excisão completa das lesões endofíticas é necessária para evitar a recorrência com potencial invasão da órbita ou calota craniana; a transformação maligna pode acontecer em 10% dos casos.
- O *neuroblastoma olfatório (estesioneuroblastoma)* (p. 761) é um tumor altamente maligno e incomum, composto de células neuroendócrinas.
- O carcinoma de linha média com reordenamento de gene NUT (p. 761) é um tumor incomum – muitas vezes confundido com CCE, que ocorre na nasofaringe, nas glândulas salivares ou em outras estruturas toracoabdominais da linha média e é extremamente agressivo e resistente à terapia convencional. A maioria dos pacientes sobrevive menos de um ano. Tem associação com translocações, criando genes de fusão que codificam proteínas quiméricas entre NUT (um regulador da cromatina) e uma proteína que "lê a cromatina", em geral BRD4.
- O *carcinoma nasofaríngeo* (p. 761) é caracterizado por distribuição geográfica distinta, relação anatômica próxima ao tecido linfoide e associação com a infecção por EBV, sendo classicamente observado na África (em crianças) e no sul da China (em adultos). Os tumores podem ser CCEs queratinizantes ou não queratinizantes ou carcinomas não diferenciados com infiltrado linfocítico abundante. Não raro, as lesões permanecem clinicamente ocultas por longos períodos; 70% exibem metástase nodal na apresentação inicial. A maioria é sensível à radioterapia, com 50% a 70% de taxa de sobrevida em 3 anos.

Laringe (p. 762)

Inflamações (p. 762)

A *laringite* pode ser causada por lesão alérgica, viral, bacteriana ou química. Nas crianças, a laringoepiglotite por *Haemophilus influenzae* é potencialmente fatal devido à obstrução das vias aéreas decorrente do grave edema de mucosa de rápida instalação; o estridor inspiratório produzido é chamado de *crupe*. A forma mais comum de laringite adulta é causada pelo tabagismo intenso e predispõe o carcinoma e a metaplasia epitelial escamosa.

Nódulos Reativos (Pólipos e Nódulos nas Pregas Vocais) (p. 763)

Na maioria dos casos, os nódulos reativos aparecem em tabagistas pesados (unilateral) ou cantores (*nódulos do cantor*; bilateral); são pequenas (milímetros) excrescências lisas e arredondadas, encontradas nas pregas vocais verdadeiras. Trata-se de tecido conjuntivo mixoide, às vezes vascular, coberto por epitélio escamoso (ocasionalmente hiperplásico). Embora cause rouquidão progressiva, raras vezes se transforma em maligno.

Papiloma Escamoso e Papilomatose (p. 763)

Os *papilomas escamosos* são lesões ≤ 1 cm, benignas e revestidas por epitélio escamoso, em geral nas pregas vocais verdadeiras; nas crianças, podem ser múltiplos (*papilomatose laríngea juvenil*), podendo regredir de maneira espontânea na puberdade. As lesões são causadas pelos tipos 6 e 11 do HPV; a recorrência é frequente, porém a transformação para câncer é rara.

Carcinoma da Laringe (p. 763)

O CCE é responsável por 95% dos cânceres de laringe, sendo mais comum em homens na sexta década de vida. Não raro, acomete as pregas vocais, podendo, também, se desenvolver na epiglote ou seios piriformes. O CCE laríngeo se apresenta com rouquidão persistente, podendo posteriormente produzir dor, disfagia e hemoptise. O tabagismo é a principal causa, embora o álcool também seja um fator de risco; até chegar à malignidade, as alterações tipicamente regridem depois de cessado o tabagismo. HPV, radiação e exposição a asbesto também podem contribuir. O tratamento envolve cirurgia e radiação.

Morfologia (p. 764)

As alterações epiteliais variam de *hiperplasia* e *hiperplasia atípica* até *displasia*, carcinoma *in situ* e câncer invasivo. A probabilidade de desenvolvimento de carcinoma evidente é proporcional à atipicidade observada no primeiro diagnóstico.

■ OUVIDOS (p. 764)

Os distúrbios mais comuns nos ouvidos (em ordem descendente de frequência) são:

- *Otite* crônica e aguda (na maioria das vezes mastoide e orelha média), às vezes levando a *colesteatoma*.
- *Otosclerose* sintomática.
- *Pólipos*.
- *Labirintite*.
- *Carcinomas* (principalmente no ouvido externo).
- *Paragangliomas* (sobretudo ouvido médio).

Lesões Inflamatórias (p. 764)

- A *otite média aguda* é, na maioria das vezes, observada em bebês e crianças. Em geral, são virais com exsudatos serosos, entretanto, pode haver infecções bacterianas sobrepostas com supuração; os organismos típicos são *Streptococcus pneumoniae, H. influenzae* e estreptococos beta-hemolíticos. Normalmente, a doença crônica é causada por *Pseudomonas, Staphylococcus* ou fungo. A otite média em diabéticos causada pelo

480 • Patologia Sistêmica: Doenças dos Sistemas Orgânicos

Pseudomonas aeruginosa é especialmente agressiva e pode causar lesões necrosantes destrutivas.

- Os *colesteatomas* são associados à otite média crônica; são lesões císticas de 1 a 4cm, com inflamação crônica circunjacente, revestidas por epitélio escamoso queratinizante e preenchidas por detritos amorfos, contendo, algumas vezes, espículas de colesterol.

Otosclerose (p. 765)

Otosclerose é a *deposição óssea anormal* no ouvido que impede a mobilidade da base do estribo. O crescimento ósseo acontece por conta de uma desregulação entre a formação e a reabsorção normal, embora a causa seja obscura; a maioria dos casos é familiar, com predileção autossômica dominante e penetrância variável. O processo é lento e progressivo, causando, eventualmente, acentuada perda auditiva.

▊ PESCOÇO (p. 765)

Cisto Branquial (Cisto Linfoepitelial Cervical) (p. 765)

Os cistos branquiais são lesões benignas de 2 a 5 cm, com paredes fibrosas revestidas por epitélio colunar pseudoestratificado ou escamoso estratificado acompanhadas por infiltrados linfocíticos ou tecido linfoide reativo. Originam-se na região anterolateral do pescoço a partir de remanescentes do arco branquial; lesões similares podem ocorrer na glândula parótida ou embaixo da língua.

Cisto do Ducto Tireoglosso (p. 765)

Esses cistos têm origem nos remanescentes dos primórdios da glândula tireoide embrionária; assim, podem ocorrer em qualquer lugar desde a base da língua até a região anterior do pescoço. Os cistos apresentam 1 a 4 cm, são revestidos por epitélio escamoso ou respiratório e as paredes podem exibir folículos linfoides e/ou tecido tireóideo.

Paraganglioma (Tumor do Corpo Carotídeo) (p. 765)

Paragangliomas são tumores de crescimento lento que, tipicamente, se desenvolvem em indivíduos com idade entre 50 e 70 anos; originam-se nos paragânglios extra-adrenais ou paravertebrais ou, mais comumente, ao redor dos grandes vasos, incluindo os *corpos carotídeos*. Os paragangliomas são ninhos (*zellballen*) de células neuroendócrinas poligonais encerradas por trabéculas fibrosas e células sustentaculares alongadas. Em geral, as formas esporádicas são únicas e as formas familiares (isto é, na síndrome da neoplasia endócrina múltipla do tipo 2 [Cap. 24]), múltiplas e bilaterais. A recorrência dos paragangliomas de corpo carotídeo depois da excisão ocorre em metade dos casos e pode ser fatal devido ao crescimento infiltrativo.

▊ GLÂNDULAS SALIVARES (p. 767)

Xerostomia (p. 767)

A *xerostomia* (boca seca) é decorrente da falta de secreções salivares e sua incidência é elevada: 70% dos indivíduos com mais de 70 anos de idade. Pode ocorrer em situações de inflamação autoimune e fibrose (p. ex., *síndrome de Sjögren* [Cap. 6]) ou pode ser uma complicação da radioterapia ou de uma ampla variedade de agentes farmacológicos.

As apresentações variam desde secura oral a fissuras e ulcerações na língua com atrofia papilar a aumento da glândula salivar inflamatória concomitante (síndrome de Sjögren). As complicações incluem aumento das cáries, candidíase e dificuldades de deglutição e fala.

Inflamação (Sialadenite) (p. 767)

A sialadenite pode ser traumática, viral (*caxumba* é mais comum), bacteriana ou autoimune (p. ex., *síndrome de Sjögren*; Cap. 6).

Mucocele (p. 767), a lesão de glândula salivar mais frequente, é resultado do bloqueio ou da ruptura de ducto com vazamento de saliva no estroma circunjacente. Na maioria das vezes é observada no lábio inferior, sendo normalmente consequência de trauma; as lesões variam de tamanho, em particular associadas às refeições. A excisão incompleta pode ocasionar recorrência. *Rânula* se refere à mucocele específica da glândula sublingual.

Sialolitíase (p. 767) consiste na obstrução do ducto da glândula salivar causada por cálculos (decorrente de edema e/ou resíduos de alimentos impactados); a obstrução do ducto é tipicamente acompanhada por *sialadenite não específica* (p. 767), com crescimento doloroso da glândula salivar e secreção purulenta. Desidratação e diminuição da função secretória predispõem à infecção por *Staphylococcus aureus* ou *Streptococcus viridans*.

Neoplasias (p. 768)

Existem 30 tumores benignos e malignos das glândulas salivares (Tabela 16-3). As parótidas contabilizam 65% a 80% (15% a 30% são malignos); 10% ocorrem nas glândulas submandibulares (40% são malignos) e o restante acomete as glândulas salivares menores (70% a 90% são malignos).

Adenomas Pleomórficos (p. 768)

Trata-se de tumores benignos, que exibem diferenciação epitelial e mesenquimal mista, constituindo 60% de todos os tumores paratireóideos e porcentagens menores nas outras glândulas salivares. Os tumores são massas discretas indolores, móveis e de crescimento

TABELA 16-3	Classificação Histológica e Incidência Aproximada de Tumores Benignos e Malignos das Glândulas Salivares	
Benigno	**Maligno**
Adenoma pleomórfico (50%) (tumor misto)	Carcinoma mucoepidermoide (15%)
Tumor de Warthin (5%-10%)	Adenocarcinoma (NOS) (10%)
Oncocitoma (1%)	Carcinoma de célula acinar (5%)
Outros adenomas (5%-10%)	Carcinoma adenóide cístico (5%)
Adenoma de célula basal	Tumor misto maligno (3%-5%)
Adenoma canalicular	CCE (1%)
Papilomas ductais	Outros carcinomas (2%)

NOS, sem especificação.
Dados de Ellis GL, Auclair PL: Tumors of the Salivary Glands. Atlas of Tumor Pathology, Third Series.
Washington, DC: Armed Forces Institute of Pathology, 1996.

Patologia Sistêmica: Doenças dos Sistemas Orgânicos

lento, com ninhos epiteliais dispersos em uma matriz variável de diferenciação mixoide, hialina, condroide ou óssea.

As taxas de recorrência chegam a 25% se não forem bem excisados. A transformação maligna (normalmente em adenocarcinoma ou carcinoma não diferenciado) ocorre em 10% dos tumores com mais de 15 anos de duração. A transformação maligna é associada à mortalidade em 5 anos em 30% a 50% dos casos.

Tumor de Warthin (Cistadenoma Papilar Linfomatoso) (p. 770)

O tumor de Warthin, benigno e de histogênese desconhecida, é encontrado quase que exclusivamente na parótida; 10% são multifocais e 10%, bilaterais. O tumor é 8 vezes mais comum em tabagistas. É bem encapsulado, composto por espaços glandulares revestidos por uma dupla camada de células epiteliais em cima de um estroma linfoide denso.

Carcinoma Mucoepidermoide (p. 770)

O carcinoma mucoepidermoide é o tumor salivar primário maligno mais comum, sendo responsável por 15% de todas as neoplasias de glândula salivar. Com até 8 cm de tamanho, não apresenta cápsulas bem definidas. Histologicamente, os carcinomas mucoepidermoides são cordões, lençóis ou arranjos císticos de células escamosas, mucosas ou intermediárias com vacúolos cheios de muco. Os tumores de grau baixo podem promover invasão local com 15% de taxa de recorrência; os de grau alto revelam taxas de recorrência de 25% e de sobrevida em 5 anos de 50%.

Outros Tumores de Glândulas Salivares (p. 771)

- O *carcinoma adenoide cístico* é relativamente incomum e metade ocorre nas glândulas salivares menores. Do ponto de vista histológico, as células tumorais são pequenas e com citoplasma insuficiente; são organizadas em padrões tubulares ou cribriformes, com os espaços intercelulares preenchidos por excessivo material similar à membrana basal. Embora o crescimento seja lento, é recorrente, invasivo e, algumas vezes, metastático. As taxas de sobrevida em 5 anos são de 60% a 70%.

- Os *tumores de células acinares* constituem 2% a 3% de todos os tumores de glândulas salivares e têm origem mais comumente nas glândulas parótidas; as células tumorais lembram células acinares serosas salivares normais. O comportamento clínico depende do pleomorfismo celular; 10% a 15% se metastizam para os linfonodos e a taxa de sobrevida em 5 anos é de 90%.

O Trato Gastrointestinal

17

■ ANORMALIDADES CONGÊNITAS (p. 774)

Atresia, Fístulas e Duplicações (p. 774)

Quando presentes no esôfago, estas geralmente se apresentam logo após o nascimento, com regurgitação durante a alimentação; é importante a imediata correção cirúrgica. A atresia esofágica também está associada a defeitos cardíacos congênitos, malformações geniturinárias e distúrbios neurológicos.

- *Atresia:* na atresia esofágica, uma porção do conduto é substituída por um fino cordão não canalizado, com bolsas de fundo cego acima e abaixo do segmento atrésico. O *ânus imperfurado* é a forma mais comum de atresia intestinal congênita causada por falha na involução da membrana cloacal.
- *Fístula:* Uma conexão entre o esôfago e a traqueia ou um brônquio principal; material deglutido ou fluidos gástricos podem entrar no trato respiratório.
- *Estenose* é uma forma incompleta de atresia; o lúmen está reduzido por uma parede fibrosa espessada; esta pode ser congênita ou resultar de cicatrização inflamatória (p. ex., devido a refluxo crônico, irradiação ou esclerodermia).
- *Cistos de duplicação congênita* são massas císticas com redundantes camadas de músculo liso; podem ocorrer em todo o trato gastrointestinal (GI).

Hérnia Diafragmática, Onfalocele e Gastrosquise (p. 774)

- A hérnia *diafragmática* ocorre quando a formação incompleta do diafragma permite o deslocamento das vísceras abdominais em direção cranial; quando substancial, subsequente hipoplasia pulmonar é incompatível com a vida pós-natal.
- A *onfalocele* ocorre quando a musculatura abdominal está incompleta e as vísceras tornam-se herniadas no saco ventral membranoso; 40% estão associados a outros defeitos de nascimento.
- *Gastroquise* é similar à onfalocele, exceto que todas as camadas da parede abdominal (do peritônio para a pele) falham em se desenvolver.

Ectopia (p. 774)

Os tecidos ectópicos teciduais são comuns no trato GI. O local mais comum de *ectopia da mucosa gástrica* é o esôfago proximal, levando à disfagia e esofagite; pode, também, ocorrer no intestino delgado ou no cólon, apresentando perda de sangue oculto ou ulceração péptica. A *heterotopia pancreática* ocorre no esôfago e no estômago; no piloro pode causar inflamação, formação cicatricial e obstrução.

Divertículo de Meckel (p. 775)

O *divertículo verdadeiro* é uma bolsa cega conduzindo para fora do trato alimentar, revestido por mucosa e incluindo as três camadas da parede intestinal: *mucosa, submucosa* e *muscular própria*. O divertículo de Meckel – o mais comum dos divertículos verdadeiros (2% da população) – resulta da persistência do ducto vitelino (conectando a vesícula vitelina e o lúmen intestinal), levando a uma dilatação sacular solitária dentro de 85 cm da válvula ileocecal; a razão homem-mulher é 2:1. Podem estar presentes mucosa gástrica heterotópica ou tecido pancreático e causar ulceração péptica.

Estenose Pilórica (p. 775)

A *estenose pilórica hipertrófica congênita* ocorre em aproximadamente 1:500 nascimentos, com uma razão homem-mulher de 4:1; há uma herança poligênica complexa e associações com síndrome de Turner e trissomia do 18. A exposição à eritromicina ou seus análogos nas primeiras 2 semanas de vida também está ligada a aumento da incidência da doença. Os pacientes apresentam-se, classicamente, com regurgitação e vômitos em jato dentro de 3 semanas do nascimento; há peristaltismo externamente visível e uma massa ovoide firme palpável. A incisão para divisão muscular em espessura total (*miotomia*) é curativa.

A *estenose pilórica adquirida* é uma complicação da gastrite antral crônica, úlceras pépticas próximas ao piloro e malignidade.

Doença de Hirschsprung (p. 775)

Também conhecida como megacólon aganglionar congênito, esse distúrbio resulta da interrupção da migração das células da crista neural para o interior do intestino, produzindo um segmento aganglionar sem contrações peristálticas; há obstrução funcional e dilatação proximal, dilatação progressiva e hipertrofia do cólon proximal não afetado. Ocorre em aproximadamente 1 em 5.000 nascimentos vivos. O reto sempre é afetado; o envolvimento proximal é mais variável.

Patogênese (p. 775)

Há um componente genético na maioria dos casos. Mutações heterozigóticas com perda de função no receptor RET da tirosina quinase respondem por 15% dos casos esporádicos e a maioria dos casos familiares; foram identificados mais de sete outros genes envolvidos no neurodesenvolvimento entérico. A penetrância é incompleta, influenciada por fatores ligados ao sexo (homens são afetados com uma frequência 4 vezes maior) e outros modificadores genéticos e ambientais.

Aspectos Clínicos (p. 776)

A doença de Hirschsprung apresenta-se com falha neonatal na eliminação de mecônio ou distensão abdominal com distensão grave de *megacólon* (até vários cm de diâmetro); os pacientes estão em risco de perfuração, sepse ou enterocolite com distúrbio dos fluidos.

Megacólon adquirido pode ocorrer na doença de Chagas, obstrução intestinal, *doença intestinal inflamatória* (DII) e distúrbios psicossomáticos; somente na doença de Chagas os gânglios efetivamente desaparecem.

ESÔFAGO (p. 777)

Obstrução Esofágica (p. 777)

Uma série de lesões esofágicas pode causar disfagia (dificuldade na deglutição), especialmente com alimentos sólidos. A estenose foi descrita anteriormente.

- O *espasmo* pode ser breve ou prolongado e focal ou difuso; o *espasmo esofágico difuso* causa obstrução funcional, enquanto o aumento do estresse de parede pode causar a formação de divertículos.
- Os *divertículos* podem conter uma ou mais camadas de parede; se forem grandes o bastante, podem acumular alimento suficiente para que se apresentem como uma massa com regurgitação alimentar.
  • O divertículo de Zenker (faringeoesofágico) ocorre imediatamente acima do esfíncter esofágico superior.
  • O *divertículo de tração* ocorre no ponto médio esofágico.
  • O *divertículo epifrênico* ocorre imediatamente acima do *esfíncter esofágico inferior* (EEI).
- *Membranas esofágicas* são protrusões, do tipo saliência, de tecido fibrovascular e epitélio sobrejacente; são mais comuns no esôfago superior e ocorrem tipicamente em mulheres com mais de 40 anos. Membranas abundantes, anemia ferropriva, glossite e queilose são chamadas de *síndrome de Plummer-Vinson* (também chamada de *síndrome de Paterson-Brown Kelly*).
- *Anéis esofágicos* (*anéis de Schatzki*) são similares a teias, mas são circunferenciais e mais grossos; incluem mucosa, submucosa e, ocasionalmente, muscular própria hipertrófica. Acima da junção gastroesofágica (GE), são chamados de *anéis A* e possuem epitélio escamoso; quando localizados na junção escamocolunar, são *anéis B* e podem ter mucosa gástrica do tipo cárdia.

Acalasia (p. 777)

Acalasia é uma tríade de relaxamento incompleto do EEI, aumento de tônus do EEI (devido à sinalização colinérgica) e aperistaltismo esofágico. A *acalasia primária* é idiopática e resulta de falha na indução do relaxamento do EEI pelos neurônios esofágicos distais durante a deglutição (normalmente impulsionado pelo óxido nítrico e sinalização do peptídeo intestinal vasoativo); pode, também, acontecer em casos de alterações degenerativas na inervação neural. A *acalasia secundária* pode ocorrer com doença de Chagas (*Trypanosoma cruzi*), distúrbios dos núcleos motores dorsais vagais (pólio, ablação cirúrgica), neuropatia diabética autonômica em associação com síndrome de Down e distúrbios infiltrativos (malignidade, amiloidose, sarcoidose). A *síndrome de Allgrove* (*triplo "A"*) é um distúrbio autossômico recessivo caracterizado por acalasia, alacrimia e insuficiência adrenal resistente ao hormônio adrenocorticotrófico.

O tratamento da acalasia envolve miotomia, dilatação com balão e/ou injeção de toxina botulínica para inibir os neurônios colinérgicos do EEI.

Esofagite (p. 778)

Lacerações (p. 778)

As *lacerações de Mallory-Weiss* são lacerações longitudinais (milímetros a centímetros de comprimento) na *junção gastroesofágica* (JGE), associadas a vômito excessivo – geralmente na situação de intoxicação por álcool. Normalmente, um relaxamento reflexo do

EEI precede a onda antiperistáltica associada ao vômito; com vômito prolongado, esse relaxamento falha, resultando em estiramento esofágico e laceração. Os pacientes tipicamente se apresentam com hematêmese e até 10% do sangramento do GI superior está associado a essas lacerações. As lacerações de Mallory-Weiss, geralmente, não são fatais; a cicatrização tende a ser imediata, normalmente sem cirurgia. Em contraste, a *síndrome de Boerhaave* é muito menos comum, porém mais séria; envolve a ruptura transmural do esôfago distal com grave mediastinite; tipicamente, é necessária a intervenção cirúrgica.

Esofagite Química e Infecciosa (p. 778)

O epitélio esofágico pode ser danificado por vários agentes, incluindo álcool, ácidos corrosivos ou álcalis, fluidos excessivamente quentes e tabagismo pesado. Pílulas que se alojam e se dissolvem no esôfago também podem causar esofagite; irradiação, quimioterapia ou *doença do enxerto versus hospedeiro* (DEVH) são etiologias iatrogênicas. Ocasionalmente, o esôfago é acometido por distúrbios descamativos sistêmicos (penfigoide, epidermólise bolhosa) ou *doença de Crohn* (DC). Infecções ocorrem com mais frequência em hospedeiros imunocomprometidos; estes incluem o vírus *herpes simplex, citomegalovírus* (CMV) ou organismos fúngicos (mais comumente *Candida*).

Dor e disfagia (dor à deglutição) são os principais sintomas; em casos graves e/ou crônicos, podem resultar em hemorragia, estritura ou perfuração.

Morfologia (p. 778)

A morfologia depende da etiologia.

- Infiltrados neutrofílicos densos são mais comuns, embora a lesão química possa inicialmente causar necrose total sem inflamação.
- Qualquer ulceração epitelial é acompanhada por tecido de granulação e, eventualmente, fibrose.
- *Candidíase* – quando grave – está associada a *pseudomembranas* aderentes branco-acinzentadas compostas por hifas fúngicas densamente emaranhadas e células inflamatórias.
- Herpesvírus tipicamente causa úlceras em saca-bocados, enquanto o CMV apresenta-se com ulcerações mais rasas com inclusões virais características.
- As lesões associadas a DEVH esofágica ou distúrbios bolhosos assemelham-se às suas contrapartes cutâneas (Cap. 25).

Esofagite de Refluxo (p. 779)

O *refluxo dos conteúdos gástricos* é a principal causa de esofagite; a condição clínica é chamada de *doença do refluxo gastroesofágico* (DRGE).

Patogênese (p. 779)

O refluxo de sucos gástricos é a principal fonte de lesão mucosa; em casos graves, o refluxo biliar duodenal pode exacerbar o dano. O refluxo é causado pela diminuição do tônus do EEI e/ou aumento da pressão abdominal e pode ser causado por álcool, tabagismo, obesidade, depressores do sistema nervoso central (SNC), gravidez, esvaziamento gástrico retardado ou aumento do volume gástrico. A *hérnia de hiato* também é uma causa de DRGE; ocorre quando as cruras diafragmáticas estão separadas e o estômago se protrai no interior do tórax. As hérnias de hiato podem ser congênitas ou adquiridas; <10% são sintomáticas.

Morfologia (p. 779)

- Hiperemia e edema.
- Hiperplasia da zona basal (excedendo 20% do epitélio) e afinamento das camadas epiteliais superficiais.
- Infiltração de neutrófilo e/ou eosinófilo.

Aspectos Clínicos (p. 779)

A DRGE é mais comum em adultos com mais de 40 anos; os sintomas incluem disfagia, azia e regurgitação dos conteúdos gástricos dentro da boca. As complicações do refluxo de longa duração incluem ulceração, hematêmese, melena, estritura ou esôfago de Barrett. O alívio sintomático (com reduzido dano à mucosa) é obtido com inibidores da bomba de prótons e/ou antagonistas do receptor de histamina H_2.

Esofagite Eosinofílica (p. 780)

Os adultos apresentam impactação alimentar e disfagia; enquanto as crianças apresentam intolerância alimentar e sintomas do tipo DRGE. A característica histológica é o grande número de eosinófilos intraepiteliais. A maioria dos pacientes tem um de vários distúrbios atópicos (p. ex., dermatite atópica, asma) e a terapia para o seu respectivo distúrbio esofágico envolve restrição dietética e/ou esteroides.

Varizes Esofágicas (p. 780)

Patogênese (p. 780)

A hipertensão portal grave induz a canais de desvio colateral entre as circulações portal e caval (Cap. 18). Estes levam à congestão de veias subepiteliais e submucosas no esôfago distal (*varizes*). Nas sociedades ocidentais, a cirrose alcoólica é a causa mais comum (90% dos pacientes cirróticos desenvolvem varizes); no mundo todo, a esquistossomose hepática é a segunda causa mais comum.

Morfologia (p. 780)

Veias tortuosas, dilatadas, estão presentes na submucosa esofágica distal e gástrica proximal; há protrusão luminal irregular da mucosa sobrejacente, com ulceração superficial, inflamação ou coágulos sanguíneos aderentes.

Aspectos Clínicos (p. 780)

As varizes estão presentes em quase metade dos pacientes com cirrose; são clinicamente silenciosas até a sua ruptura com hematêmese (50% a 80% dos pacientes com varizes). As causas de ruptura incluem erosão inflamatória, elevações das pressões venosa e hidrostática associadas a vômito. O sangramento pode ser tratado com escleroterapia, tamponamento de balão ou ligadura elástica. Até metade dos pacientes vai a óbito em seu primeiro sangramento ou em decorrência de exsanguinações ou após coma hepático; nos sobreviventes há uma chance de 50% de recorrência dentro de 1 ano, com a mesma taxa de mortalidade.

Esôfago de Barrett (p. 781)

Esôfago de Barrett é uma complicação da DRGE crônica, caracterizado por *metaplasia intestinal dentro da mucosa escamosa esofágica*. Estima-se que ocorra em 10% dos indivíduos com DRGE crônica; o paciente típico é homem branco entre 40 e 60 anos. O esôfago de Barrett confere um risco aumentado de adenocarcinoma esofágico; a *displasia* pré-invasiva é detectada em 0,2% a 2% dos pacientes com esôfago de Barrett anualmente.

Morfologia (p. 781)

- *Macroscópica:* placas vermelhas, aveludadas na mucosa estão presentes acima da junção GE.
- *Microscópica:* tipicamente é necessário um epitélio colunar tipo intestinal, particularmente de células caliciformes secretoras de mucina para fazer o diagnóstico; um

488 Patologia Sistêmica: Doenças dos Sistemas Orgânicos

epitélio gástrico tipo cárdia, que esteja presente acima da junção GE, também pode ser aceitável para o diagnóstico. Quando presente, a *displasia* é classificada como de grau baixo ou alto. O carcinoma intramucoso caracteriza-se pela invasão de células neoplásicas dentro da lâmina própria.

Aspectos Clínicos (p. 781)

O diagnóstico requer confirmação macroscópica (endoscópica) e por biopsia; depois de identificado, a endoscopia por vigilância periódica é realizada para a busca de displasia ou malignidade manifesta. A displasia multifocal de alto grau (com alto risco de progressão) ou o carcinoma tipicamente requerem esofagectomia, embora também sejam usadas modalidades mais recentes (ablação a *laser*, terapia fotodinâmica).

Tumores Esofágicos (p. 782)

Adenocarcinoma (p. 782)

Os adenocarcinomas esofágicos evoluem principalmente a partir de alterações displásicas na mucosa de Barrett; ocorrem com mais frequência em homens brancos (razão homem-mulher de 7:1) e respondem pela metade de todos os cânceres esofágicos dos Estados Unidos.

Patogênese (p. 782)

Ocorre um acúmulo gradual de alterações genéticas e epigenéticas do esôfago de Barrett para o adenocarcinoma. Anormalidades cromossômicas e de p53 ocorrem precocemente; alterações adicionais incluem amplificação de *c-ERB-B2* e *ciclina D1* e *genes E* e mutações em *Rb* e no inibidor de quinase dependente de ciclina *p16/INK4a*.

Morfologia (p. 782)

- *Macroscopicamente*, as lesões vão desde nódulos exofíticos até massas escavadas e profundamente infiltrativas, principalmente no terço distal do esôfago.
- *Microscopicamente*, os tumores produzem tipicamente mucina e formam glândulas, em geral com morfologia do tipo intestinal; os tumores em anel de sinete, difusamente infiltrativos, são menos comuns, e raramente a histologia revela tumores adenoescamosos ou de células pequenas pouco diferenciadas.

Aspectos Clínicos (p. 782)

Embora encontrados ocasionalmente durante a avaliação para DRGE ou vigilância de esôfago de Barrett, os adenocarcinomas esofágicos apresentam-se tipicamente com disfagia, perda de peso, hematêmese, dor torácica ou vômito. Como a maioria dos tumores é detectada em estágios avançados, a taxa de sobrevida em 5 anos é inferior a 25%.

Carcinoma de Células Escamosas (p. 783)

Nos Estados Unidos, o carcinoma esofágico de células escamosas ocorre tipicamente em adultos com mais de 45 anos, com uma frequência 4 vezes maior em homens do que em mulheres e 6 vezes maior em negros do que em brancos. Os fatores de risco incluem uso de álcool e tabagismo, lesão esofágica cáustica, radiação mediastinal anterior, acalasia, síndrome de Plummer-Vinson e consumo frequente de bebidas quentes. Existe considerável variabilidade geográfica, com maiores incidências no Irã, China Central, Hong Kong, Brasil e África do Sul.

Patogênese (p. 783)

A patogênese é multifatorial; o ambiente e a dieta contribuem de modo sinergístico e é modificada pelos fatores genéticos. Álcool e fumo em sinergia aumentam o risco, contribuindo para a maioria dos cânceres nos Estados Unidos. As deficiências nutricionais, assim como hidrocarbonetos policíclicos, nitrosaminas, outros compostos mutagênicos (p. ex., de contaminantes fúngicos) e papilomavírus humano (HPV), todos estes contribuem para a variação geográfica da incidência. As anormalidades genéticas recorrentes incluem a amplificação do gene do fator de transcrição *SOX2*, superexpressão de ciclina D1 e mutações com perda de função em *TP53*, *E-caderina* e *NOTCH1*.

Morfologia (p. 783)

Metade dos cânceres esofágicos de células escamosas ocorre no terço médio do esôfago.

- Tipicamente, iniciam como espessamentos da mucosa do tipo placa cinza-esbranquiçados.
- As lesões se expandem subsequentemente como lesões exofíticas, tornam-se ulceradas ou difusamente infiltrativas com espessamento da parede e estenose luminal.
- Uma rica rede linfática submucosa promove a disseminação circunferencial e longitudinal. Os tumores podem invadir profundamente as estruturas mediastinais adjacentes.
- A maioria dos tumores é moderadamente bem diferenciada; as variantes menos comuns são os carcinomas verrucosos de células fusiformes e células escamosas basaloides.

Aspectos Clínicos (p. 784)

O início é insidioso e os sintomas começam tardiamente; os pacientes desenvolvem disfagia, obstrução, perda de peso, hemorragia, anemia ferropriva, sepse secundária à ulceração ou fístulas respiratórias com aspiração. Os carcinomas superficiais têm uma taxa de sobrevida em 5 anos de 75%, mas a taxa geral de sobrevida em 5 anos é < 20%.

ESTÔMAGO (p. 784)

Gastropatia e Gastrite Aguda (p. 784)

A gastrite aguda é um processo inflamatório mucoso transitório; quando algumas células inflamatórias estão presentes (p. ex., com agentes anti-inflamatórios não esteroides, álcool, bile ou lesão induzida por estresse) aplica-se o termo *gastropatia*. Gastropatia *hipertrófica* é a denominação usada para descrever a doença de Ménétrier ou síndrome de Zollinger-Ellison. Gastropatia e gastrite podem ser assintomáticas ou causar graus variáveis de dor, náusea e vômito. Vários casos exibem ulceração com hemorragia, que se apresenta como hematêmese ou melena.

Patogênese (p. 785)

Gastropatia e gastrite aguda podem ocorrer quando um ou mais dos mecanismos protetores da mucosa gástrica do ambiente ácido estão sobrecarregados ou defeituosos (Fig. 17-1). A produção aumentada de ácido com difusão retrógrada, diminuição de bicarbonato ou produção de mucina, ou dano direto à mucosa podem todos ser patogênicos. Assim, o uso crônico de *anti-inflamatórios não esteroides* (NSAIDs) reduz a produção de bicarbonato e interfere na ação citoprotetora das prostaglandinas (estes inibem a produção de ácido, promovem a síntese de mucina e aumentam a perfusão vascular); o consumo excessivo de álcool e o tabagismo pesado podem ser diretamente tóxicos e a hipoxia (p. ex., em grandes altitudes), a isquemia e o choque podem lesionar a mucosa secundariamente. Pode ocorrer lesão gástrica decorrente de uremia ou de

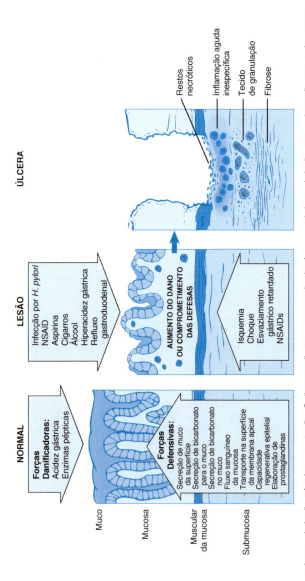

Figura 17-1 Mecanismos de lesão gástrica e proteção. O diagrama ilustra a progressão das formas mais leves da lesão para a ulceração que pode ocorrer com a gastrite aguda ou crônica. As úlceras incluem camadas de necrose (N), inflamação (I) e tecido de granulação (G), mas uma cicatriz fibrótica (S), que demora a se desenvolver, está presente somente em lesões crônicas.

Helicobacter pylori secretora de urease pela inibição de íons amônio dos transportadores de bicarbonato gástrico.

Morfologia (p. 786)

- *Macroscopicamente,* há edema moderado e hiperemia, algumas vezes com hemorragia (gastrite erosiva hemorrágica aguda).
- *Microscopicamente,* os neutrófilos invadem o epitélio, com descamação epitelial superficial (*erosão*) e um exsudato luminal fibrinoso.

Doença da Mucosa Relacionada com Estresse (p. 786)

Esta se refere aos defeitos focais, agudos, da mucosa, tipicamente como uma complicação do uso de NSAID ou consequência de grave estresse fisiológico.

- As úlceras do estresse ocorrem após choque, sepse ou trauma grave.
- As úlceras de Curling ocorrem no duodeno proximal e estão associadas a queimaduras ou trauma.
- As úlceras de Cushing são úlceras gástricas, duodenais e esofágicas, que surgem em pacientes com doença intracraniana; apresentam alto risco de perfuração.

Patogênese (p. 786)

Hipotensão, hipoxia ou vasoconstrição esplâncnica induzidas por estresse podem causar isquemia local que, secundariamente, levam dano à mucosa gástrica. As lesões associadas a dano cerebral são atribuídas à estimulação vagal direta, que causa hipersecreção de ácido gástrico. A acidose sistêmica pode diminuir o pH intracelular das células mucosas.

Morfologia (p. 786)

As úlceras geralmente têm menos de 1 cm de diâmetro, são múltiplas e rasas; podem ser encontradas em qualquer lugar no estômago. A base da úlcera é marrom (sangue), enquanto a mucosa adjacente é normal.

Aspectos Clínicos (p. 786)

A maioria dos pacientes em estado crítico tem alguma evidência de lesão à mucosa gástrica; 1% a 4% mostrarão uma perda de sangue suficiente para justificar a transfusão. Após a remoção dos fatores lesivos, a norma é a cicatrização com reepitelialização completa. O único determinante mais importante do resultado é a capacidade de corrigir as condições de base.

Outras causas não relacionadas ao estresse do sangramento gástrico incluem o seguinte:

- *Lesões de Dieulafoy* (mais comuns na pequena curvatura próxima à JGE); são causadas por ramificação vascular anormal, levando a uma grande artéria subepitelial que pode sangrar com uma erosão menor da mucosa.
- *Ectasia vascular antral gástrica (EVAG)* é uma lesão predominantemente idiopática, observada por endoscopia como listras longitudinais da mucosa edematosa e eritematosa atribuídas a vasos ectáticos da mucosa. Histologicamente, a mucosa antral exibe gastropatia reativa em que capilares dilatados contêm trombos de fibrina.

Gastrite Crônica (p. 787)

A gastrite crônica caracteriza-se por inflamação contínua da mucosa, com atrofia da mesma; fornece um substrato em que a displasia (e o carcinoma) pode surgir. Os sintomas, comparados com os da gastrite aguda, geralmente são menos graves, porém mais persistentes. As causas incluem infecção por *H. pylori* (mais comum), gastrite autoimune (10%

Patologia Sistêmica: Doenças dos Sistemas Orgânicos

dos casos; segunda mais comum), radiação, refluxo biliar, lesão mecânica (sonda nasogástrica de demora) e acometimento por distúrbios sistêmicos, como amiloide ou DC.

Gastrite por *Helicobacter pylori* (p. 787)

Epidemiologia (p. 787)

Embora *H. pylori* cause uma infecção gástrica amplamente prevalente (taxas de colonização de 10% a 80% da população), uma porcentagem muito menor dos infectados realmente desenvolve gastrite. No entanto, a infecção por *H. pylori* é a causa mais comum de gastrite crônica; os organismos estão presentes em até 90% dos indivíduos com a doença. Os humanos são o único hospedeiro – a disseminação se dá pelas vias fecal-oral, oral-oral ou ambiental; consequentemente, um *status* socioeconômico mais baixo e aglomerações levam a taxas mais altas de colonização.

Patogênese (p. 787)

H. pylori induz predominantemente a uma gastrite antral, caracterizada por maior produção de ácido e ruptura dos mecanismos normais de proteção da mucosa (Fig. 17-1). Os fatores de virulência nas infecções por *H. pylori* incluem o seguinte:

- *Motilidade* via flagelos.
- *Produção de urease* gerando amônia que eleva o pH local, aumenta a sobrevivência bacteriana e inibe o transporte de bicarbonato gástrico.
- *Adesinas* bacterianas para se ligar às células epiteliais de superfície.
- *Toxinas* (p. ex., citotoxinas cagA e vacA).

Com o tempo, a gastrite antral inicial progride para gastrite atrófica multifocal (ou seja, atrofia da mucosa com reduzida produção de ácido) e metaplasia intestinal. As interações hospedeiro-patógeno serão influentes se a gastrite resultar da infecção inicial (p. ex., polimorfismos nos genes da interleucina [IL]-1β e fator de necrose tumoral [TNF] correlacionam-se com o desenvolvimento de doença crônica).

Morfologia (p. 787)

- *Macroscopicamente*, a mucosa infectada é eritematosa e varia de grosseira a nodular.
- *Microscopicamente*, *H. pylori* é encontrada tipicamente no antro; a biopsia gástrica geralmente demonstra organismos concentrados no muco superficial sobrejacente ao epitélio de superfície e foveolar. Há números variáveis de neutrófilos intraepiteliais e luminais (formando *abscessos de cripta*), e a lâmina própria contém abundantes plasmócitos, macrófagos e linfócitos.
- A gastrite de longa duração está associada à atrofia difusa da mucosa, com metaplasia intestinal e proeminentes agregados linfoides ocasionalmente com centros germinativos.

Aspectos Clínicos (p. 788)

H. pylori pode ser diagnosticada por teste sorológico para anticorpos, teste respiratório com ureia marcada, cultura bacteriana, visualização bacteriana direta na biopsia gástrica ou testes baseados em DNA. A infecção por *H. pylori* é um fator de risco para *doença ulcerosa péptica* (DUP), adenocarcinoma gástrico e linfoma gástrico.

Gastrite Autoimune (p. 788)

Esta forma de gastrite tipicamente poupa o antro e é associada à *hipergastrinemia*.

Patogênese (p. 789)

A destruição autoimune mediada por linfócitos T CD4$^+$ das células parietais é o principal mecanismo patogênico; há, também, anticorpos circulantes e gástricos secretados para as

O Trato Gastrointestinal 493

células parietais e fator intrínseco, mas é provável que estes sejam apenas manifestações secundárias da doença e não a causa. A citotoxicidade das células parietais, por sua vez, leva à secreção defeituosa de ácido gástrico (*acloridria*), que deflagra hipergastrinemia e hiperplasia antral de células G. A reduzida produção de fator intrínseco impede a absorção de vitamina B_{12} e causa anemia perniciosa. O dano secundário às células principais reduz a produção de pepsinogênio I.

Morfologia (p. 789)

As dobras rugais se perdem e há dano difuso à mucosa das células parietais produtoras de ácido primariamente no corpo e fundo. O infiltrado inflamatório é predominantemente constituído de linfócitos, macrófagos e plasmócitos e agregados linfoides podem estar presentes.

Aspectos Clínicos (p. 789)

Autoanticorpos são detectados no início do curso; a progressão para atrofia gástrica ocorre durante 20 a 30 anos. Os pacientes apresentam-se com sintomas atribuíveis à anemia; a deficiência de vitamina B_{12} pode também manifestar glossite atrófica, má absorção, neuropatia periférica, lesões na medula espinal e disfunção cerebral. Uma forte base genética é sugerida pela observação de que a gastrite autoimune, em geral, está associada a outras doenças autoimunes, como a tireoidite de Hashimoto, diabetes *mellittus* tipo 1 e doença de Addison; 20% dos parentes dos pacientes afetados também terão gastrite autoimune.

Formas Raras de Gastrite (p. 790)

- A *gastrite eosinofílica* (p. 766) caracteriza-se por forte infiltração eosinofílica da mucosa ou submucosa; pode ser infecciosa, devido à alergia ao material ingerido ou parte de uma doença vascular colágeno sistêmica (p. ex., esclerodermia).
- A *gastrite linfocítica* (p. 766) é um distúrbio idiopático que afeta predominantemente mulheres; 40% dos casos estão associados à doença celíaca (ver mais adiante). Há um acúmulo acentuado de linfócitos T CD8$^+$ intraepiteliais.
- A *gastrite granulomatosa* (p. 766) é um grupo diverso de doenças que partilha a presença de granulomas; sarcoide, DC e as infecções são as causas.

Complicações da Gastrite Crônica (p. 790)

Doença Ulcerosa Péptica (p. 790)

A DUP é a ulceração crônica da mucosa que afeta o duodeno ou o estômago. A forma mais comum ocorre no antro gástrico ou no duodeno, associada à infecção por *H. pylori*. A DUP no fundo ou no corpo gástrico geralmente é acompanhada de atrofia da mucosa (em consequência de *H. pylori* ou gastrite crônica autoimune).

Epidemiologia (p. 790)

Quase todas as úlceras pépticas estão associadas à infecção por *H. pylori*, NSAIDs (incluindo aspirina em baixa dose para benefícios cardiovasculares) ou tabagismo; o risco da NSAID é maior com qualquer infecção concomitante por *H. pylori*. Outros fatores de risco para DUP incluem doença pulmonar obstrutiva crônica (DPOC), drogas ilícitas (que reduzem o fluxo sanguíneo da mucosa), cirrose alcoólica, estresse psicológico, síndrome de Zollinger-Ellison e certas infecções virais (CMV, herpes simples).

494 Patologia Sistêmica: Doenças dos Sistemas Orgânicos

Patogênese (p. 790)

A DUP resulta dos desequilíbrios no dano à mucosa e às defesas (Fig. 17-1). A hiperacidez na DUP pode ser causada por infecção, hiperplasia de células parietais, excessiva resposta secretória ou aumento da produção de gastrina (p. ex., secundária à hipercalcemia ou produzida por um tumor). As NSAIDs e os esteroides bloqueiam os efeitos citoprotetores normais da prostaglandina e o tabagismo (e doença cardiovascular) compromete o fluxo sanguíneo da mucosa.

Morfologia (p. 790)

A maioria das úlceras é solitária.

- *Macroscopicamente*, há um nítido defeito em saca-bocados com margens mucosas protuberantes e bases ulcerosas lisas e limpas.
- *Microscopicamente*, há finas camadas de restos fibrinoides com inflamação de base fundindo-se ao tecido de granulação além de formação cicatricial profunda. A mucosa circundante geralmente exibe gastrite crônica.

Aspectos Clínicos (p. 791)

Os sintomas clássicos incluem dor epigástrica lacerante, em queimação ou persistente, pioram à noite e de 1 a 3 horas após as refeições. Podem também ocorrer náusea, vômito, inchaço, arrotos e perda de peso. As complicações incluem anemia, hemorragia, perfuração e obstrução. A transformação maligna é rara e relacionada com gastrite de base. O foco do tratamento é a erradicação de *H. pylori*, a remoção dos agentes agressores (p. ex., NSAIDs) e a neutralização ou produção reduzida de ácido gástrico.

Atrofia da Mucosa e Metaplasia Intestinal (p. 792)

A gastrite crônica de longa duração pode levar à perda de células parietais, associada à metaplasia intestinal, e ao aumento do risco de adenocarcinoma gástrico; o risco de malignidade é maior na gastrite autoimune. A acloridria por deficiência de células parietais pode predispor ao câncer por possibilitar o supercrescimento bacteriano com produção de nitrosaminas carcinogênicas.

Displasia (p. 792)

A gastrite crônica de longa duração expõe o epitélio ao dano por radicais livres relacionados com inflamação e estímulos proliferativos. Com o tempo, a combinação pode levar ao acúmulo de alterações genéticas resultando em carcinoma; lesões pré-invasivas, *in situ*, podem ser identificadas por histologia como *displasia*.

Gastrite Cística (p. 792)

Esta é uma proliferação epitelial reativa exuberante, com cistos capturados revestidos por epitélio que podem exibir alterações reativas simulando o adenocarcinoma invasivo. A gastrite cística é associada a gastrite crônica e gastrectomia parcial.

Gastropatias Hipertróficas (p. 792)

Estas são condições incomuns que caracterizam o aumento gigante das dobras rugais gástricas por hiperplasia epitelial; estão ligadas à produção excessiva de fator de crescimento.

Doença de Ménétrier (p. 792)

Há hiperplasia difusa das células foveolares, com uma enteropatia perdedora de proteínas que causa hipoproteneimia sistêmica. É causada pela superexpressão do *fator transformador de crescimento* α (TGF-α). O risco de adenocarcinoma gástrico é maior.

Síndrome de Zollinger-Ellison (p. 793)

Esta síndrome é causada por tumores secretores de gastrina (*gastrinomas*), tipicamente no intestino delgado ou pâncreas. Os pacientes classicamente se apresentam com múltiplas úlceras duodenais e/ou diarreia crônica. Níveis elevados de gastrina induzem acentuado aumento (até cinco vezes) nas células parietais gástricas, assim como aumentos mais modestos das células mucosas do colo glandular e células endócrinas gástricas. Os gastrinomas são esporádicos em 75% dos pacientes; nos demais, são associados a neoplasias endócrinas múltiplas, tipo I (NEM I). Aproximadamente 60% a 90% dos gastrinomas são malignos.

Pólipos e Tumores Gástricos (p. 793)

Pólipos são nódulos ou massas que se projetam acima do nível da mucosa circundante; podem resultar de hiperplasia epitelial ou estromal, inflamação, ectopia ou neoplasia.

Pólipos Inflamatórios e Hiperplásicos (p. 794)

Constituem 75% dos pólipos gástricos; sua incidência depende em parte da prevalência de infecções locais por *H. pylori*. São mais comuns entre 50 e 60 anos e surgem tipicamente em associação com gastrite crônica. A maioria tem < 1 cm e muitas vezes são múltiplos; têm tipicamente uma superfície lisa, algumas vezes com erosões superficiais e histologicamente mostram glândulas irregulares, com dilatações císticas e alongadas mostrando quantidades variáveis de inflamação aguda e crônica. O risco de displasia aumenta com o tamanho; os pólipos > 1,5 cm devem ser ressecados.

Pólipos de Glândula Fúndica (p. 794)

Os *pólipos de glândulas fúndicas* ocorrem esporadicamente (tipicamente em mulheres com mais de 50 anos) ou no quadro de *polipose adenomatosa familiar* (FAP, PAF); sua incidência também é aumentada pelos inibidores da bomba de prótons e consequente aumento da secreção de gastrina. São lesões únicas ou múltiplas, lisas, bem circunscritas, compostas de glândulas irregulares, com dilatações císticas e mínima inflamação.

Adenoma Gástrico (p. 794)

Os *adenomas gástricos* compreendem 10% dos pólipos gástricos. Estes quase sempre ocorrem no cenário de (FAP, PAF) ou gastrite crônica com atrofia e metaplasia intestinal; a razão homens-mulheres é de 3:1 e a incidência aumenta com a idade. Geralmente solitários < 2 cm, todos os adenomas gástricos mostram algum grau de displasia; 30% podem abrigar um carcinoma e lesões > 2 cm são particularmente preocupantes.

Adenocarcinoma Gástrico (p. 795)

Mais de 90% de malignidades gástricas são adenocarcinomas; se dividem em formas *intestinal* e *difusas* com diferentes fatores de risco, perturbações genéticas e apresentações clínicas e patológicas (ver mais adiante).

Epidemiologia (p. 795)

A distribuição em todo o mundo é amplamente variável; a incidência no Japão, Chile, Costa Rica e Europa Oriental é 20 vezes maior do que na América do Norte e no norte da Europa. A incidência nos EUA diminuiu 85% no século XX (principalmente por causa das diminuições na forma intestinal que está associada à gastrite atrófica); o carcinoma

496 Patologia Sistêmica: Doenças dos Sistemas Orgânicos

gástrico constitui atualmente < 2,5% de todas as mortes por câncer nos Estados Unidos. A epidemiologia sugere um papel para os fatores ambientais (p. ex., infecções por *H. pylori*). A dieta também influencia o risco; assim a redução do consumo de carcinógenos (p. ex., compostos N-nitroso e benzo[a]pireno, associado a algumas formas de preservação alimentar) e a ingestão aumentada de antioxidantes vegetais folhosos verdes e frutas reduzem a incidência de câncer gástrico. Por outro lado, a *gastrectomia parcial* (p. ex., para DUP) aumenta o risco por permitir o refluxo biliar e o desenvolvimento de gastrite crônica.

Patogênese (p. 795)

A perda de adesão intercelular é uma etapa-chave na oncogênese, particularmente do *câncer gástrico difuso*. Assim, mutações germinativas no gene CDH1 que codifica E-caderina estão associadas aos carcinomas gástricos familiares e também ocorrem em 50% das lesões esporádicas. Os cânceres gástricos do tipo intestinal são associados a (FAP, PAF), mutações nas proteínas que se associam à E-caderina (p. ex., β-catenina), instabilidade de microssatélite e hipermetilação de *TGFβRII, BAX, IGFRII* e *p16/INK4α*. Em ambos os tipos de câncer gástrico associado a infecções por *H. pylori*, polimorfismo de gene da resposta imune influenciam o risco; as mutações em *p53* também estão presentes na maioria dos cânceres esporádicos de ambos os tipos.

Morfologia (p. 796)

Os cânceres gástricos envolvem o antro > curvatura menor > curvatura maior.

- Tumores com *morfologia intestinal* tendem a formar tumores exofíticos volumosos compostos de estruturas glandulares. Estes se desenvolvem a partir de lesões precursoras, incluindo a displasia plana e adenomas.
- Os tumores com um padrão de crescimento *infiltrativo difuso* tendem a ser compostos de *células em anel de sinete* (vacúolos de mucina intracelular empurram o núcleo para a periferia), que são não coesas e não formam glândulas; estes tumores também tendem a induzir uma resposta desmoplásica fibrosa. Não existem lesões precursoras identificadas. A correlação aproximada com esses tumores é uma parede gástrica espessada e rígida denominada *linite plástica* (literalmente "garrafa de couro").

Aspectos Clínicos (p. 796)

O carcinoma gástrico é uma doença insidiosa; os sintomas iniciais assemelham-se aos da gastrite crônica (disfagia, dispepsia e náusea). Os estágios avançados são prenunciados por perda de peso, anorexia, hábitos intestinais alterados, anemia e hemorragia. O prognóstico depende criticamente da *profundidade da invasão* e da *extensão das metástases nodais ou distantes*. Após a ressecção cirúrgica, a sobrevida em 5 anos do câncer gástrico inicial é > 90%, mesmo com a disseminação nodal; em comparação, no câncer gástrico avançado a sobrevida em 5 anos é < 20%. A sobrevida geral em 5 anos nos Estados Unidos é 30%.

Linfoma (p. 797)

Os linfomas extranodais podem surgir em qualquer tecido, mas ocorrem com mais frequência no trato GI e especialmente no estômago. Os pacientes tipicamente se apresentam com dispepsia e dor epigástrica; podem também ocorrer hematêmese, melena ou perda de peso. Os *linfomas GI* (também conhecidos como *tecidos linfoides associados à mucosa* ou *MALTomas*) constituem 5% das malignidades gástricas; a maioria são linfomas de células B da zona marginal. Uma fração menor de linfomas GI primários são linfomas de grandes células B.

Patogênese (p. 797)

Os linfomas de células B marginais extranodais surgem nos locais de inflamação crônica. No estômago, isto é tipicamente associado à infecção crônica por *H. pylori*;

é interessante notar que o tratamento com antibióticos e a erradicação de *H. pylori* podem induzir a regressão duradoura do tumor. Os tumores resistentes a antibióticos geralmente abrigam uma translocação t(11;18); as translocações t(1;14) e t(14;18) são menos comuns, mas são preditivas de falha na resposta. A translocação t(11;18) liga o gene inibidor 2 da apoptose (*API2* no cromossomo 11) com a "mutação no gene do linfoma MALT" (*MLT* no cromossomo 18); a translocação t(14;18) aumenta MLT, enquanto t(1:14) aumenta a expressão de BCL-10. Cada uma das translocações leva à ativação do fator de transcrição NF-κB constitutivo, promovendo o crescimento e a sobrevivência das células B. Com o tempo, esses MALTomas podem se transformar em linfomas mais agressivos de grandes células B, geralmente associados à inativação de *p53* e/ou genes supressores tumorais *p16*.

Morfologia *(p. 797)*

Microscopicamente, há um denso infiltrado dos linfócitos atípicos na lâmina própria; a invasão focal do epitélio mucoso forma *lesões linfoepiteliais* diagnósticas. Os marcadores são conforme os descritos para outros tumores maduros de células B (Cap. 13).

Tumor Carcinoide *(p. 797)*

Os tumores carcinoides (*semelhantes a carcinoma*) surgem de células endócrinas de distribuição difusa; atualmente são referidos de maneira adequada como *tumores neuroendócrinos bem diferenciados*. A maioria surge no intestino (os pulmões são os segundos em frequência), 40% no intestino delgado; as células de origem no trato GI são responsáveis pela secreção de hormônio que coordena a função intestinal (Tabela 17-1). Os tumores carcinoides gástricos podem estar associados à hiperplasia de células endócrinas, gastrite atrófica autoimune crônica, NEM I e síndrome de Zollinger-Ellison; a hiperplasia endócrina de células gástricas tem sido ligada à terapia com inibidor da bomba de prótons. A maioria dos tumores carcinoides segue um curso mais indolente do que os carcinomas.

Morfologia *(p. 798)*

- *Macroscopicamente*, os carcinoides são massas intramurais ou submucosas que formam pequenas lesões polipoides. Uma intensa resposta desmoplásica os torna firmes e podem causar obstrução intestinal.
- *Microscopicamente*, os tumores vão de ilhas até lâminas de células coesas, uniformes, com citoplasma granular escasso e oval, núcleos pontilhados; as células são tipicamente positivas para os marcadores neuroendócrinos (p. ex., cromogranina A e sinaptofisina).

Aspectos Clínicos *(p. 798)*

A incidência de pico ocorre na sexta década de vida. Geralmente, os carcinoides são malignidades indolentes, de crescimento lento e os sintomas ocorrem principalmente em função dos hormônios produzidos (Tabela 17-1). Os tumores ileais secretam sistemicamente produtos vasoativos que se manifestam com rubor cutâneo, broncoespasmo, maior motilidade intestinal e espessamento da valva cardíaca do lado direito, chamada de *síndrome carcinoide*. A síndrome carcinoide ocorre em ≤10% das pacientes com carcinoide GI devido ao metabolismo hepático dos produtos secretados; a presença da síndrome, portanto, geralmente é associada à doença hepática metastática volumosa.

O fator prognóstico mais importante para o carcinoide GI é o local primário do tumor.

- Os tumores de intestino anterior (esôfago, estômago e duodeno) raramente metastatizam e são curados por ressecção.
- Os carcinoides do intestino médio (jejuno e íleo) geralmente são múltiplos e agressivos.

TABELA 17-1	Características dos Tumores Carcinoides GI					
Característica	**Esôfago**	**Estômago**	**Duodeno Proximal**	**Jejuno e Íleo**	**Apêndice**	**Colorreto**
Fração dos carcinoides GI	< 1%	< 10%	< 10%	> 40%	< 25%	< 25%
Idade média do paciente (ano)	Raro	55	50	65	Todas as idades	60
Localização	Distal	Corpo e fundo	Proximal terceiro, periampular	Por toda parte	Ponta	Reto > ceco
Tamanho	Dados limitados	1-2 cm, múltiplos; > 2 cm, solitário	0,5-2 cm	< 3,5 cm	0,2-1 cm	> 5 cm (ceco); < 1 cm (reto)
Produto(s) secretado(s)	Dados limitados	Histamina, somatostatina, serotonina	Gastrina, somatostatina, colecistocinina	Serotonina, substância P, polipeptídeo YY	Serotonina, polipeptídeo YY	Serotonina, polipeptídeo YY
Sintomas	Disfagia, perda de peso, refluxo	Gastrite, úlcera, incidental	Úlcera péptica, obstrução biliar, dor abdominal	Assintomático, obstrução, doença metastática	Assintomático, incidental	Dor abdominal, perda de peso, incidental
Comportamento	Dados limitados	Variável	Variável	Agressivo	Benigno	Variável
Associações com doença	Nenhuma	Gastrite atrófica, NEM-I	Síndrome de Zollinger-Ellison, NF-1, esporádicas	Nenhuma	Nenhuma	Nenhuma

- Os tumores de intestino posterior (apêndice e cólon) geralmente são encontrados casualmente.
- Os *carcinoides do apêndice* geralmente são encontrados na ponta, têm < 2 cm e, normalmente, são benignos.
- Os *carcinoides colônicos* podem ser grandes e lançar metástases.
- Os carcinoides retais podem secretar hormônios polipeptídicos e/ou causar dor, porém geralmente não metastatizam.

Tumor Estromal Gastrointestinal (p. 799)

O *tumor estromal gastrointestinal* (GIST) é o mais comum tumor GI mesenquimal; mais da metade se encontra no estômago.

Epidemiologia (p. 799)

A idade de pico do diagnóstico de GIST é a sexta década; a incidência é maior em pacientes com neurofibromatose tipo I (NF-1) e em crianças (geralmente mulheres) com a *tríade de Carney*, uma síndrome não hereditária com GIST, paragangliomas e condromas pulmonares.

Patogênese (p. 799)

Os GISTs parecem surgir das células de Cajal intersticiais (marca-passos para peristaltismo intestinal) na muscular própria. Aproximadamente 75% a 80% de todos os GISTs contêm *mutações oncogênicas com ganho de função no gene codificador de tirosina quinase c-KIT* (c-KIT é o receptor do fator de células-tronco); 8% têm mutações *ativadoras do receptor do fator de crescimento derivado de plaquetas α* (FCDP, PDGF). A atividade da tirosina quinase constitutiva leva à ativação posterior das vias de RAS e PI3K/AKT, promovendo a proliferação e sobrevivência das células tumorais. Os GISTs sem c-KIT mutado ou PDGFRA apresentar mutações em outros genes que funcionam nessas vias (*NF1, BRAF, HRAS* ou *NRAS*). No entanto, mutações mais comuns ocorrem nos genes que codificam proteínas do complexo mitocondrial *succinato desidrogenase* (SDH); estes podem causar acúmulo de succinato que desregula o fator indutor de hipoxia 1α (HIF-1α), aumentando assim a transcrição dos genes do *fator de crescimento endotelial vascular* (FCEV, VEGF) e *fator de crescimento semelhante à insulina 1* (IGF1R).

Morfologia (p. 800)

- *Macroscopicamente*, os GISTs, em geral, são massas carnosas solitárias, bem-circunscritas; podem crescer chegando a 30 cm.
- *Microscopicamente*, os tumores são classificados como epitelioides (células "rechonchudas" e coesas) ou *tipo fusiforme*; a expressão de c-KIT é o marcador diagnóstico mais útil.

Aspectos Clínicos (p. 800)

Os sintomas geralmente se relacionam aos efeitos de massa ou à perda sanguínea. A ressecção cirúrgica é o tratamento primário para o GIST gástrico localizado. As metástases são raras quando os tumores têm < 5 cm, mais comuns quando > 10 cm. Estas tipicamente assumem a forma de nódulos serosos peritoneais ou implantes no fígado; a disseminação fora do abdome é rara. Os tumores não tratáveis por ressecção podem ser tratados com *imatinibe*, o inibidor da tirosina quinase que inibe c-KIT e PDGFRA.

■ INTESTINO DELGADO E CÓLON (p. 801)

Devido a seus papéis no transporte de nutrientes e água e sua interface com diversos antígenos alimentares e microbianos, não surpreende que os intestinos sejam envolvidos por uma série de processos de má absorção, infecciosos, inflamatórios e neoplásticos.

Obstrução Intestinal (p. 801)

Tumores, infartos e estrangulamentos (como, p. ex., a DC) respondem por 10% a 15% das obstruções; 80% são atribuíveis às quatro entidades a seguir (Fig. 17-2).

Hérnias (p. 801)

Os defeitos de parede peritoneal permitem a protrusão do saco peritoneal (*saco herniário*) em que segmentos intestinais podem ser encarcerados (*herniação externa*). A subsequente estase vascular e edema levam ao encarceramento; o comprometimento vascular leva ao *estrangulamento*. As localizações incluem os canais femorais e inguinais, umbigo e cicatrizações cirúrgicas; há um risco vitalício de 5%. As hérnias são a causa mais comum de obstrução intestinal em todo o mundo, sendo a terceira causa mais comum nos Estados Unidos.

Aderências (p. 801)

Aderências são resíduos de inflamação peritoneal localizada (*peritonite*) após cirurgia, infecção, endometriose ou radiação; a cicatrização leva à união fibrosa entre as vísceras. Raramente também ocorrem adesões congênitas. As adesões são a causa mais comum de obstrução intestinal nos Estados Unidos. As complicações incluem *herniação interna* (dentro da cavidade peritoneal), obstrução e estrangulamento.

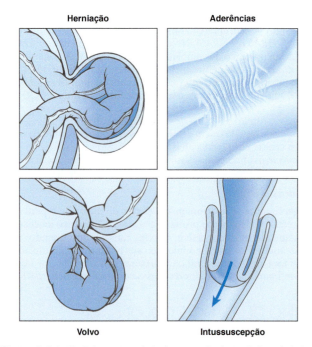

Figura 17-2 Obstrução intestinal. As quatro principais causas de obstrução intestinal são: (1) herniação de um segmento nas regiões umbilical ou inguinal; (2) adesão entre alças intestinais; (3) volvo; e (4) intussuscepção.

Volvo (p. 802)

O volvo é a torção completa de uma alça intestinal em torno de sua base vascular mesentérica, levando à obstrução vascular e luminal com infarto. Ocorre com mais frequência em alças redundantes de cólon sigmoide, seguido pelo ceco e intestino delgado.

Intussuscepção (p. 802)

A intussuscepção ocorre quando um segmento intestinal (geralmente o intestino delgado) encurta dobrando-se no segmento distal imediato. O peristaltismo empurra o segmento invaginado, juntamente com seu mesentério fixado, e o resultado potencial é a obstrução, compressão do vaso e infarto. Em *bebês* e *crianças*, a intussuscepção geralmente é espontânea ou pode estar associada à infecção por rotavírus. Em indivíduos idosos, o ponto de tração geralmente é um tumor. Em crianças, com menos de 2 anos, a intussuscepção é a causa mais comum de obstrução intestinal.

Doença Intestinal Isquêmica (p. 802)

O abundante suprimento colateral por grande parte do trato GI permite que normalmente o intestino tolere a perda lentamente progressiva de suprimento sanguíneo. Em comparação, o comprometimento abrupto de qualquer vaso importante pode causar infarto de vários metros de intestino. As *zonas divisórias* entre os principais ramos dos vasos (p. ex., a flexura esplênica entre as circulações da artéria mesentérica superior e inferior) são mais vulneráveis. O dano vai desde infarto mucoso até infarto transmural. Como se encontram no final da rede capilar, as células epiteliais nas pontas das vilosidades são mais suscetíveis à isquemia do que as células epiteliais da cripta.

Causas importantes de isquemia são: aterosclerose, aneurisma aórtico, estados hipercoaguláveis, embolização e vasculite; a hipoperfusão também pode estar associada a insuficiência cardíaca, choque, desidratação ou medicamentos vasoconstritivos. A obstrução venosa mesentérica ou trombose, em razão de hipercoagulabilidade, massas ou cirrose, também pode causar doença isquêmica.

Patogênese (p. 803)

Uma *lesão hipóxica* inicial ocorre no início do comprometimento vascular, embora o epitélio intestinal seja relativamente resistente à hipóxia transitória. No entanto, a reperfusão subsequente leva ao influxo de células e mediadores inflamatórios (Cap. 2) causando a maior parte dos danos.

Morfologia (p. 803)

- *Infarto mucoso:* hemorragia irregular na mucosa, mas com serosa normal.
- *Infarto mural:* necrose completa da mucosa, com necrose variável da submucosa e muscular própria. A distribuição é tipicamente segmentar, sem serosite.
- *Infarto transmural:* os segmentos intestinais envolvidos geralmente são hemorrágicos e há serosite associada. A necrose coagulativa da muscular própria com perfuração desenvolve-se dentro de 1 a 4 dias.
- *Microscopicamente,* há atrofia e descamação do epitélio de superfície, porém criptas preservadas podem ser hiperproliferativas. A extensão de inflamação e edema depende da duração da lesão. A infecção bacteriana sobreposta pode induzir a formação de pseudomembrana.
- A insuficiência vascular crônica resulta em fibrose da lâmina própria e ocasionalmente formação de estenose.

502 Patologia Sistêmica: Doenças dos Sistemas Orgânicos

Aspectos Clínicos (p. 803)

Ocorrendo tipicamente em indivíduos idosos com doença cardíaca ou vascular coexistente, o intestino isquêmico apresenta dor abdominal intensa, diarreia sanguinolenta ou melena macroscópica, rigidez abdominal, náusea e vômito. A doença colônica do lado direito tipicamente tem um curso mais grave, e a DPOC coexistente é um indicador de mau prognóstico. A cirurgia é indicada em até 10% dos casos; com o tratamento apropriado, a mortalidade em 30 dias é aproximadamente de 10% a 20%.

Angiodisplasia (p. 804)

As lesões de *angiodisplasia* são dilatações tortuosas, ectásicas, das veias da mucosa ou submucosa que ocorrem em aproximadamente 1% da população; mais comuns no ceco ou no cólon ascendente (geralmente após os 60 anos), a angiodisplasia responde por 20% dos principais episódios de sangramento do GI inferior. As lesões são atribuídas à oclusão venosa parcial, intermitente; a predileção cecal ou colônica direita deriva da maior tensão de parede nessas localizações por causa do seu maior diâmetro.

Má Absorção e Diarreia (p. 805)

A *má absorção* caracteriza-se pela absorção defeituosa de gorduras, vitaminas lipo e hidrossolúveis, proteínas, carboidratos, eletrólitos, minerais e água. Os sintomas gerais são diarreia, flatos, dor abdominal e consunção muscular; uma característica clássica é a *esteatorreia*, caracterizada por excessiva gordura e oleosidade fecal, além de fezes com mau odor. As consequências clínicas (devido a várias deficiências) incluem o seguinte:

- Anemia e mucosite (piridoxina, folato ou vitamina B_{12}).
- Sangramento (vitamina K).
- Osteopenia e tétano (cálcio, magnésio, vitamina D).
- Neuropatia periférica (vitaminas A ou B_{12}).

As causas mais comuns de má absorção nos Estados Unidos são a doença celíaca, insuficiência pancreática e DC (Tabela 17-2). A patogênese envolve distúrbio(s) no seguinte:

- *Digestão intraluminal:* emulsificação e degradação enzimática inicial.
- *Digestão terminal:* hidrólise dentro da borda em escova dos enterócitos.
- *Transporte transepitelial* através dos enterócitos.
- *Transporte linfático* dos lipídios absorvidos.

Diarreia é definida como aumento, frequência ou fluidez da massa fecal, geralmente excedendo 200 g/dia. Os casos graves podem exceder 14 L/dia e serem fatais sem a restauração dos fluidos. A diarreia dolorosa, sanguinolenta, de pequeno volume é chamada de *disenteria*. As categorias gerais são como segue:

- *Secretora:* isotônica com plasma e persiste durante o jejum.
- *Osmótica:* solutos luminais não absorvidos (p. ex., devido à deficiência de lactase) aumentam a força osmótica do fluido; as fezes têm hiperosmolaridade ≥ 50 mOsm com relação ao plasma e se reduzem com o jejum.
- *Má absortiva:* como descrito anteriormente; diminui com o jejum.
- *Exsudativa:* causada por doença inflamatória; fezes sanguinolentas e purulentas, que persistem durante jejum.

Fibrose Cística (p. 805)

A má absorção associada à fibrose cística deve-se à ausência do *regulador da condutância transmembrana da fibrose cística epitelial* (RCTFC); isto causa secreção defeituosa de

TABELA 17-2 Defeitos na Doença de Má Absorção e Diarreica

Doença	Digestão Intraluminal	Digestão Terminal	Transporte Transepitelial	Transporte linfático
Doença celíaca		+	+	
Espru tropical		+	+	
Pancreatite crônica	+			
Fibrose cística	+			
Má absorção primária de ácido biliar	+		+	
Síndrome carcinoide			+	
Enteropatia autoimune		+	+	
Deficiência de dissacaridase		+		
Doença de Whipple				+
Abetalipoproteínemia			+	
Gastroenterite viral		+	+	
Gastroenterite bacteriana		+	+	
Gastroenterite parasitária		+	+	
DII	+	+	+	

+ indica que o processo é anormal na doença indicada. Outros processos não são afetados.

bicarbonato, sódio e água e acaba por resultar em hidratação luminal defeituosa. Algumas vezes causa obstrução intestinal, porém é mais comum (80% dos pacientes) que resulte na formação de concreções intraductais pancreáticas e – por sua vez – causa obstrução do ducto pancreático, autodigestão crônica de grau baixo do pâncreas, com eventual insuficiência pancreática exócrina. A resultante falha de absorção de nutrientes pode ser tratada com suplementação oral de enzimas.

Doença Celíaca (p. 806)

Também chamada de *enteropatia sensível ao glúten* ou *espru celíaco*, a doença celíaca é um distúrbio diarreico imunomediado desencadeado pela ingestão de alimentos que contêm glúten (p. ex., derivados de trigo, aveia, centeio ou cevada) em indivíduos geneticamente predispostos. A incidência no mundo todo é de 0,6% a 1%.

Patogênese (p. 806)

O espru resulta de hipersensibilidade do tipo retardado mediada por glúten – especificamente a um polipeptídeo contendo 33 aminoácidos, α-*gliadina*, resistente às enzimas digestivas (Fig. 17-3).

- A gliadina induz à expressão de IL-15 epitelial com ativação local e proliferação de células CD8[+] citotóxicas que podem promover a apoptose dos enterócitos.
- O acesso da gliadina ao tecido subjacente permite o aumento da desaminação pela transglutaminase.

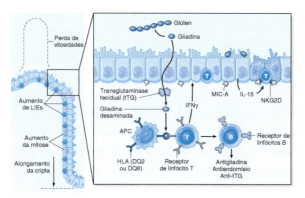

Figura 17-3 Patogênese e manifestações da doença celíaca. *À esquerda:* As alterações morfológicas na doença celíaca, incluindo atrofia vilosa, números aumentados de linfócitos intraepiteliais (LIEs) e proliferação epitelial com alongamento da cripta. *À direita:* um modelo da patogênese da doença celíaca. Tanto os mecanismos imunes de linfócitos T inatos (células T CD8+ intraepiteliais, ativados por meio de IL-15) como os adaptativos (células T CD4+ e células B de sensibilização à gliadina) estão envolvidos nas respostas teciduais à gliadina. *NKG2D*, um marcador de células *natural killers* e receptor de MIC-A.

- O peptídeo desaminado liga-se ao MHC específico nas células apresentadora de antígenos em indivíduos suscetíveis (expressando antígeno leucocitário humano [HLA]-DQ2 ou HLA-DQ8), levando à ativação de linfócito T CD4+ e dano epitelial mediado por citocina.
- Os fatores adicionais que influenciam a suscetibilidade à doença incluem polimorfismos dos genes que afetam a regulação imune e a polaridade epitelial.

Morfologia (p. 806)

As vilosidades difusamente achatadas (atróficas) e criptas regenerativas alongadas estão associadas a linfócitos T CD8+ intraepiteliais e exuberante inflamação crônica da lâmina própria. A gravidade é maior no intestino mais proximal.

Aspectos Clínicos (p. 807)

A doença celíaca ocorre desde em bebês até a meia-idade e se apresenta com diarreia, flatulência, perda de peso e os efeitos da anemia. O teste sorológico mais sensível avalia a presença de anticorpos contra a imunoglobulina A (IgA) para transglutaminase tecidual ou IgA ou IgG para gliadina desaminada.

- A doença celíaca geralmente (10% dos pacientes) está associada ao distúrbio cutâneo pruriginoso, bolhoso, *dermatite herpetiforme*. A gastrite linfocítica ou colite também é mais comum.
- Além das deficiências de ferro e vitamina, há aumento de risco de *linfoma de células T associado à enteropatia* e adenocarcinoma do intestino delgado.
- A doença celíaca geralmente é responsiva à retirada do glúten.

Enteropatia Ambiental (p. 807)

Também chamada de *enteropatia tropical* ou *espru tropical*, esta é uma síndrome de má absorção e desnutrição que ocorre em áreas com falta de saneamento; afeta até 150 milhões de crianças no mundo todo. A histologia é similar à da doença celíaca grave. Uma etiologia infecciosa está implicada, com função defeituosa da barreira intestinal; em crianças em desenvolvimento pode estar associada a perdas irreversíveis em desenvolvimento físico e cognição. Mesmo com antibióticos orais e suplementação nutricional, os déficits podem não ser corrigidos.

O Trato Gastrointestinal 505

Enteropatia Autoimune (p. 808)

Este é um distúrbio ligado ao X de crianças, que se caracteriza por diarreia persistente autoimune. Uma forma familiar grave (IPEX, desregulação imune, poliendocrinopatia, enteropatia e ligada ao X) deve-se a mutações germinativas no gene *FOXP3*, a transcrição de fatores responsáveis para a diferenciação de linfócitos T CD4+. Os autoanticorpos para uma variedade de células epiteliais GI podem estar presentes.

Deficiência de Lactase (Dissacaridase) (p. 808)

A lactase é uma dissacaridase de membrana apical de células absortivas de superfície. Com a *deficiência de lactase*, a lactose não digerida e não absorvida exerce uma força osmótica, causando diarreia e má absorção; a fermentação bacteriana de lactose pode também causar distensão abdominal e flatos. Histologicamente, a mucosa apresenta-se normal.

- Uma forma autossômica recessiva congênita rara deve-se a mutações no gene da lactase.
- A forma adquirida é causada pela regulação descendente da expressão do gene da lactase; é comum em populações de nativos americanos, afro-americanas e chinesas.

Abetalipoproteinemia (p. 808)

A *abetalipoproteinemia* é uma doença autossômica recessiva rara causada pela incapacidade de saída dos lipídios das células epiteliais absortivas. O defeito de base é uma mutação na *proteína de transferência microssomal de triglicérides (MTP)* responsável por transferir lipídios para a apolipoproteína B dentro do *retículo endoplasmático* (RE) rugoso; assim a MTP impacta a exportação de lipoproteína e ácido graxo das células mucosas. Os bebês afetados apresentam dificuldade em se desenvolver, diarreia e esteatorreia, assim como a ausência completa de todas as lipoproteínas que contêm apolipoproteína B (embora o gene da apolipoproteína B não seja afetado). A falha na absorção de ácidos graxos essenciais leva a deficiências de vitaminas lipossolúveis assim como a defeitos de lipídios de membrana.

- Reservas aumentadas de triglicérides nos enterócitos manifestam-se como *vacuolização lipídica*.
- As alterações nos lipídios das membranas dos eritrócitos manifestam-se como *acantócitos* (*células crenadas*).

Enterocolite Infecciosa (p. 809)

Os sintomas de enterocolite vão desde a urgência evacuatória na diarreia à incontinência e do desconforto perianal à dor abdominal; os resultados podem incluir desidratação, má absorção ou hemorragia (Tabela 17-3). Metade de todas as mortes no mundo todo, antes dos 5 anos, deve-se à enterocolite infecciosa; nos países em desenvolvimento, 2.000 crianças morrem *diariamente* em consequência. As infecções bacterianas são frequentemente as responsáveis, porém os patógenos mais comuns variam com a geografia, idade, nutrição e estado imune do hospedeiro (ver mais adiante); a diarreia infecciosa pediátrica geralmente é causada pelos vírus entéricos.

Cólera (p. 809)

A cólera é causada pela bactéria Gram-negativa *Vibrio cholerae*, tipicamente transmitida ao beber água contaminada; humanos, mariscos e plânctons são os únicos reservatórios.

	TABELA 17-3	Características das Enterocolites Bacterianas					
Tipo Infecção	Geografia	Reservatório	Transmissão	Epidemiologia	Locais GI Afetados	Sintomas	Complicações
Cólera	Índia, África	Frutos do mar	Fecal-oral, água	Esporádica, endêmica, epidêmica	Intestino delgado	Diarreia aquosa intensa	Desidratação, desequilíbrios eletrolíticos
Campylobacter spp.	Países desenvolvidos	Galinhas, ovelhas, suínos, gado bovino	Aves domésticas, leite, outros alimentos	Esporádica; crianças, viajantes	Cólon	Diarreia aquosa ou sanguinolenta	Artrite, síndrome de Guillain-Barré
Shigellose	No mundo todo, endêmica em países em desenvolvimento	Humanos	Fecal-oral, alimento, água	Crianças, trabalhadores migrantes, viajantes, casas de repouso	Cólon esquerdo, íleo	Diarreia sanguinolenta	Artrite reativa, uretrite, conjuntivite, síndrome hemolítico-urêmica
Salmonellose	No mundo todo	Aves domésticas, animais de fazenda, répteis	Carne, aves domésticas, ovos, leite	Crianças, idosos	Cólon e intestino delgado	Diarreia aquosa ou sanguinolenta	Sepse, abscesso
Febre entérica (tifoide)	Índia, México, Filipinas	Humanos	Fecal-oral, água	Crianças, adolescentes, viajantes	Intestino delgado	Diarreia sanguinolenta, febre	Infecção crônica, estado de portador, encefalopatia, miocardite, perfuração intestinal

Yersinia spp.	Norte da Europa e Europa central	Suínos, vacas, cães, gatos	Suínos, leite, água	Casos agrupados	Íleo, apêndice, cólon direito	Dor abdominal, febre, diarreia	Artrite reativa, eritema nodoso
E. coli							
ECET	Países em desenvolvimento	Desconhecido	Alimento ou fecal-oral	Bebês, adolescentes, viajantes	Intestino delgado	Diarreia aquosa intensa	Desidratação, desequilíbrios eletrolíticos
ECEP	No mundo todo	Humanos	Fecal-oral	Bebês	Intestino Delgado	Desidratação, desequilíbrios eletrolíticos	Desidratação, desequilíbrios eletrolíticos
ECEH	No mundo todo	Disseminada, inclui o gado bovino	Carne bovina, leite, produção agrícolas	Esporádica e epidêmica	Cólon	Diarreia sanguinolenta	Síndrome hemolítico-urêmica
ECEI	Países em desenvolvimento	Desconhecido	Queijo, outros alimentos, água	Crianças pequenas	Cólon	Diarreia sanguinolenta	Desconhecido
EAEC	No mundo todo	Desconhecido	Desconhecida	Crianças, adultos, viajantes	Cólon	Diarreia não aquosa, afebril	Mal definidas
CPM (*C. difficile*)	No mundo todo	Humanos, hospitais	Antibióticos permitem o surgimento	Imunodeprimidos tratados com antibióticos	Cólon	Diarreia aquosa, febre	Recaída, megacólon tóxico
Doença de Whipple	Rural > urbana	Desconhecido	Desconhecida	Rara	Intestino Delgado	Má absorção	Artrite, doença do SNC
Infecção micobacteriana	No mundo todo	Desconhecido	Desconhecida	Imunodeprimidos, endêmica	Intestino delgado	Má absorção	Pneumonia, infecção em outros locais

508 Patologia Sistêmica: Doenças dos Sistemas Orgânicos

Patogênese (p. 809)

Os organismos *Vibrio* não são invasivos, embora as proteínas flagelares sejam importantes para a fixação epitelial e colonização bacteriana eficiente; as biopsias da mucosa mostram histologia normal. *V. cholerae* causa diarreia pela produção de uma *toxina da cólera* que é internalizada após ligação dos gangliosídeos GM1 da superfície do enterócito (Fig. 17-4):

- A *subunidade A da toxina* é processada no RE a um fragmento que entra o citosol.
- O fragmento A da toxina interage com fatores de ribosilação com a *adenosina difosfato (ADP)* para ativar a proteína G $G_{s\alpha}$.
- A $G_{s\alpha}$ ativada estimula a *adenilato ciclase* (AC).
- O aumento resultante na *adenosina monofosfato citosólica* (cAMP) abre o regulador de condutância de fibrose cística, RCTFC, e libera íons cloreto dentro do lúmen.
- O cloreto luminal causa a secreção de bicarbonato e sódio, com água obrigatória levando à diarreia massiva.

Aspectos Clínicos (p. 809)

Somente uma minoria de pacientes desenvolve diarreia intensa; nos indivíduos desafortunados, pode ser produzido até um litro por hora de fezes semelhantes à "água de arroz". Sem tratamento, a mortalidade é 50% devida a desidratação, hipotensão e choque; no entanto, a maioria pode se salvar com a reidratação oportuna.

Enterocolite por *Campylobacter* (p. 810)

Campylobacter jejuni é um organismo Gram-negativo; é o patógeno entérico bacteriano mais comum nos países desenvolvidos e uma causa importante de "diarreia do viajante." A transmissão geralmente ocorre pela ingestão de frango malcozido, mas pode ocorrer contaminação da água ou leite.

Patogênese (p. 810)

Os principais fatores de virulência são a motilidade flagelar, moléculas de adesão para facilitar a colonização, citotoxinas e enterotoxina semelhante à toxina da cólera. As infecções também podem resultar em complicações extraintestinais, como artrite reativa e eritema nodoso; 40% dos casos da síndrome de Guillain-Barré estão associados à infecção por *Campylobacter* em 1 a 2 semanas precedentes.

Aspectos Clínicos (p. 811)

O diagnóstico é feito primariamente por meio de culturas de fezes; as biopsias mostram somente colite neutrofílica inespecífica com dano epitelial variável. A diarreia é tipicamente aquosa; a disenteria, associada a cepas invasivas, ocorre em 15% dos casos. A antibioticoterapia geralmente não é necessária; os pacientes podem expelir bactérias por 1 mês após a resolução dos sintomas.

Shigellose (p. 811)

Shigella são bacilos Gram-negativos não encapsulados; são anaeróbios facultativos e uma das causas mais comuns da diarreia sanguinolenta. Os humanos são o único reservatório; a transmissão fecal-oral se realiza com algo como várias centenas de micróbios. A maioria das infecções e mortes ocorre em crianças com menos de 5 anos; em áreas endêmicas, *Shigella* causa 10% das diarreias pediátricas e 75% das mortes relacionadas com diarreia.

Patogênese (p. 811)

Os organismos são altamente resistentes à acidez gástrica; são capturados pelas células M intestinais, escapam para o interior da lâmina própria e são ingeridos pelos macrófagos,

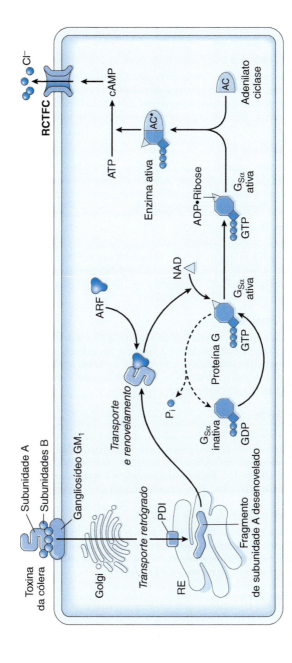

Figura 17-4 Transporte e sinalização da toxina da cólera. Após o transporte da toxina retrógrada para o retículo endoplasmático (RE), a subunidade A é liberada pela ação da proteína dissulfeto isomerase (PDI) e, então, é capaz de acessar o citoplasma das células epiteliais. Em concordância com o fator de ribosilação do ADP (ARF), a subunidade A, então ADP, ribosila $G_{s\alpha}$, o que a trava no estado ativo ligado a GTP. Isto leva à ativação de AC e a cAMP produzida abre RCTFC para impulsionar a secreção de cloreto e diarreia. *ATP*, Adenosina trifosfato; *GDP*, guanosina difosfato; *NAD*, nicotina adenina dinucleotídeo.

Patologia Sistêmica: Doenças dos Sistemas Orgânicos

que então sofrem apoptose. A subsequente inflamação e a liberação da toxina Shiga causam dano epitelial que facilita acesso bacteriano ainda maior.

Morfologia (p. 812)

A mucosa está hemorrágica e ulcerada, geralmente com pseudomembranas.

Aspectos Clínicos (p. 812)

A diarreia por *Shigella* é tipicamente autolimitada a aproximadamente 6 dias. Inicialmente, a diarreia aquosa se torna disentérica em metade dos pacientes; febre e dor abdominal podem persistir após cessar a diarreia. O diagnóstico requer culturas de fezes; os antibióticos podem abreviar o curso clínico e reduzir a duração da emissão de bactérias.

Salmonella (p. 812)

Salmonella é um bacilo Gram-negativo; *Salmonella typhi* e *Salmonella paratyphi* causam *febre tifoide* (próxima seção), enquanto a infecção por *Salmonella* não tifoide geralmente se deve a *S. enteritides*. A transmissão ocorre por meio de alimento contaminado; crianças e idosos são afetados com mais frequência.

Patogênese (p. 812)

Os fatores de virulência incluem um sistema de secreção tipo III que transfere proteínas bacterianas para dentro das células M intestinais e facilita a captura bacteriana e o crescimento em fagossomos; algumas cepas também expressam um fator de virulência que impede a ativação de TLR4. As respostas de T_H17 da mucosa limitam a infecção ao cólon, mas podem causar uma lesão secundária.

Aspectos Clínicos (p. 813)

Os sintomas e aparências patológicas são similares aos de outros patógenos entéricos; o diagnóstico requer culturas fecais. A maioria das infecções é autolimitada (as exceções são os hospedeiros imunocomprometidos) e duram aproximadamente 1 semana; os antibióticos não são recomendados por prolongarem o estado de portador e por não abreviarem a duração da diarreia.

Febre Tifoide (p. 813)

Em áreas endêmicas, crianças e adolescentes são mais afetados; a infecção também se relaciona fortemente com viagens para Índia, México, Filipinas e países menos desenvolvidos. Os humanos são o único reservatório e a transmissão ocorre com mais frequência por meio de alimento e água contaminados. A colonização da vesícula biliar pode estar associada a cálculos biliares e ao estado de portador crônico.

Patogênese (p. 813)

Os organismos são resistentes ao ácido gástrico; invadem as células M e subsequentemente são ingeridos pelas células mononucleares nos tecidos linfoides mucosos. As bactérias, então, se disseminam amplamente através dos vasos linfáticos e sanguíneos, causando hiperplasia sistêmica de macrófagos e linfonodos.

Morfologia (p. 813)

- A infecção causa acentuada expansão das placas de Peyer e de linfonodos drenantes.
- O recrutamento agudo e crônico de células inflamatórias para a lâmina própria está associado a restos necróticos e ulceração da mucosa sobrejacente.
- O fígado exibe necrose focal de hepatócitos com agregados de macrófagos chamados *nódulos tifoides*.

O Trato Gastrointestinal 511

Aspectos Clínicos (p. 813)

Uma disenteria inicial é seguida de bacteremia (90% dos pacientes), febre e dor abdominal que pode persistir por 2 semanas sem tratamento com antibióticos (*febre tifoide*). A disseminação sistêmica pode causar complicações extraintestinais, incluindo encefalopatia, meningite, endocardite, miocardite, pneumonia e colecistite. Os pacientes com doença falciforme são propensos à osteomielite.

Yersinia (p. 813)

As infecções do GI por *Yersinia* são causadas pelas espécies *Yersinia enterocolitica* e *Yersinia pseudotuberculosis* e ocorrem tipicamente pela ingestão de carne suína, leite ou água contaminados; *Yersinia pestis*, o agente da peste bubônica, é descrita no Capítulo 8.

Patogênese (p. 813)

Yersinia invade as células M, usando *adesões* bacterianas para se ligar às integrinas β_1 das células do hospedeiro. O sistema de captação de ferro bacteriano aumenta a virulência e a disseminação sistêmica de *Yersinia*; portanto é mais provável ocorrer sepse e morte dos pacientes com anemia hemolítica ou hemocromatose.

Morfologia (p. 813)

Yersinia preferencialmente invade o íleo, o apêndice e o cólon direito; os organismos proliferam nos linfonodos, resultando em hiperplasia linfonodal regional, e a mucosa sobrejacente pode se tornar hemorrágica e ulcerada.

Aspectos Clínicos (p. 814)

Dor abdominal, febre e diarreia podem ocorrer (mimetizando apendicite). As manifestações extraintestinais (faringite, artralgia e eritema nodoso) são comuns e complicações pós-infecciosas incluem artrite estéril, síndrome de Reiter, miocardite, glomerulonefrite e tireoidite.

Escherichia coli (p. 814)

E. coli são bacilos Gram-negativos que colonizam o trato GI normal; a maioria é não patogênica, mas um subgrupo (classificado pela morfologia, características *in vitro* e patogênese) causa doença.

- *E. coli enterotoxigênica (ECET)* (p. 814) dissemina-se pelo alimento ou água contaminados e é a principal causa da diarreia do viajante. Produzem uma toxina termoestável que aumenta a guanosina monofosfato cíclica (cGMP) intracelular ou uma toxina termolábil do tipo cólera que aumenta a cAMP intracelular; ambas causam secreção de cloreto e água, e inibem a absorção de fluido epitelial, levando à diarreia aquosa não inflamatória.
- *E. coli enteropatogênica (ECEP)* (p.814).
- *E. coli êntero-hemorrágica (ECEH)* (p. 814) dissemina-se na carne, leite e vegetais contaminados e produz uma toxina tipo Shiga; os sintomas clínicos e a morfologia assemelham-se às infecções por *Shigella dysenteriae*. Existem dois sorotipos principais: O157:H7 e não O157:H7; o primeiro mais provavelmente causa grandes surtos, disenteria e síndrome hemolítico-urêmica.
- *E. coli enteroinvasiva (ECEI)* (p. 814) é bacteriologicamente semelhante à *Shigella*. Embora não produtora de toxina, invade as células epiteliais e causa colite aguda autolimitada.
- *E. coli enteroagregativa (ECEA)* (p. 814) fixa-se ao epitélio por meio de fímbrias de aderência, auxiliada por uma *dispersina* bacteriana que neutraliza a carga negativa de superfície de lipopolissacarídeo. Produz uma toxina do tipo Shiga, mas tipicamente causa apenas uma diarreia não sanguinolenta.

Colite Pseudomembranosa (p. 814)

A colite pseudomembranosa (CPM) caracteriza-se pela formação de locais de pseudomembranas aderentes inflamatórias sobrejacentes de lesão mucosa; é classicamente causada por supercrescimento – e produção de toxina – por Clostridium difficile depois que os organismos intestinais competidores tenham sido eliminados por antibióticos; Salmonella, Clostridium perfringens ou Staphylococcus aureus também pode causar (CPM).

Morfologia (p. 815)

Há desnudamento epitelial com adesão do tipo placa de restos fibrinopurulentos necróticos, amarelo-acinzentados e muco. A pseudomembrana não é específica e pode se formar com qualquer lesão mucosa grave (p. ex., isquemia ou infecções necrosantes).

Aspectos Clínicos (p. 815)

C. difficile é prevalente em hospitais; 30% dos pacientes hospitalizados podem ser colonizados (versus 3% da população geral). Os pacientes apresentam febre, leucocitose, dor abdominal espasmódica e diarreia aquosa; detecção de toxina nas fezes produz o diagnóstico definitivo e metronidazol ou vancomicina geralmente são terapias efetivas. Há uma incidência de 40% de infecção recorrente após tratamento.

Doença de Whipple (p. 815)

Esta é uma condição sistêmica rara, causada pelo actinomiceto Gram-positivo *Tropheryma whipplei*. Os pacientes apresentam *diarreia, perda de peso e má absorção*. As manifestações extraintestinais (devido à disseminação bacteriana) incluem artrite, febre, linfadenopatia e doenças neurológicas, cardíacas ou pulmonares.

Morfologia (p. 815)

- *Macroscopicamente*, há acentuada expansão vilosa no intestino delgado, conferindo uma aparência felpuda à superfície mucosa.
- *Microscopicamente*, a característica principal é o acúmulo denso de macrófagos espumosos distendidos na lâmina própria do intestino delgado; essas células são repletas de bactérias positivas para *ácido periódico de Schiff* (PAS) dentro dos lisossomos.
- Da mesma forma, macrófagos carregados estão presentes nos vasos linfáticos, linfonodos, articulações e cérebro.
- Inflamação ativa está, sobretudo, ausente.

Gastroenterite Viral (p. 816)

Norovírus (p. 816)

Anteriormente chamado de *vírus do tipo Norwalk*, este é um vírus de RNA de fita única; é responsável pela metade de todos os surtos de gastroenterite no mundo todo. Os surtos locais se devem a alimento ou água contaminados, mas a transmissão pessoa a pessoa é subjacente à maioria dos casos esporádicos. Os pacientes imunocompetentes desenvolvem uma diarreia aquosa autolimitada, geralmente com dor abdominal, náusea e vômito. A morfologia em biopsia é inespecífica.

Rotavírus (p. 816)

Um vírus de RNA segmentado, encapsulado, de dupla fita, o rotavírus é a causa mais comum de diarreia grave da infância (infectando 140 milhões e causando 1 milhão de mortes em todo o mundo anualmente). Dissemina-se prontamente entre os indivíduos; o inóculo mínimo infeccioso é 10 partículas. O rotavírus infecta seletivamente e destrói os enterócitos maduros do intestino delgado e o epitélio é repopulado com células

O Trato Gastrointestinal 513

secretoras imaturas; assim, a secreção líquida de água e eletrólitos é composta pela má absorção e diarreia osmótica.

Adenovírus (p. 817)

O adenovírus é a segunda causa mais comum de diarreia pediátrica; os pacientes apresentam uma diarreia autolimitada, vômito e dor abdominal. Os achados histológicos são inespecíficos.

Enterocolite Parasitária (p. 817)

As infecções parasitárias e protozoarianas afetam coletivamente mais da metade da população mundial em base crônica ou recorrente. Os organismos comuns incluem o seguinte:

- *Ascaris lumbricoides* (p. 817) infecta mais de um bilhão de indivíduos no mundo todo; a transmissão fecal-oral é seguida de um ciclo vital em intestino-fígado-pulmão-intestino. As larvas sistemicamente disseminadas podem causar abscessos hepáticos ou pneumonite; massas de vermes adultos induzem uma inflamação rica em eosinófilos, que podem obstruir fisicamente o intestino ou o trato biliar. O diagnóstico é feito pela detecção de ovos nas fezes.
- As larvas de *Strongyloides* (p. 818) em detritos contaminados com fezes penetram na pele íntegra, migram para os pulmões (onde causam inflamação) e, então, maturam em vermes adultos no trato GI. Os ovos liberados podem eclodir no intestino e as larvas luminais podem penetrar a mucosa, causando autoinfecção. *Strongyloides* tipicamente incitam fortes respostas eosinofílicas.
- *Necator duodenale* e *Ancylostoma duodenale* (tênias) (p. 818) infectam mais de um bilhão de pessoas em todo o mundo. O ciclo vital inicia com a penetração larval através da pele e subsequente maturação no pulmão; após migração para a traqueia, são deglutidos. Os vermes, então, se fixam à mucosa duodenal e extraem sangue, causando dano mucoso e anemia por deficiência de ferro.
- A transmissão de *Enterobius vermicularis (lombrigas)* (p. 818) é principalmente fecal-oral. Como as lombrigas não invadem os tecidos do hospedeiro e seu ciclo vital inteiro ocorre no intestinal lúmen, raramente causam doença séria. Classicamente, os vermes adultos migram à noite para o orifício anal, onde os ovos são depositados, causando intensa irritação e prurido.
- *Trichuris trichiura (tricocéfalos)* (p. 818) infectam primariamente crianças. Embora não haja invasão tecidual, infestações pesadas podem causar diarreia sanguinolenta e prolapso retal.
- Os vermes adultos de *Schistosoma* (p. 818) podem residir nas veias mesentéricas; os ovos capturados na mucosa e submucosa induzem uma resposta granulomatosa com sangramento e obstrução.
- As infecções por *cestódeos intestinais (cestódeos)* (p. 818) ocorrem pela ingestão de carne suína, peixe cru ou malcozido ou de outras carnes contaminadas. Os parasitas residem no lúmen sem invasão tecidual; um escólex fixa-se na mucosa e as proglótides contêm ovos que são expelidos nas fezes. Ocasionalmente *Diphyllobothrium latum* (tênia do peixe) compete pela vitamina B_{12} na dieta do hospedeiro e, portanto, causam deficiência de B_{12} com anemia megaloblástica.
- A transmissão de *Entamoeba histolytica* (p. 818) é fecal-oral. A infecção ocorre pela ingestão de cistos acidorresistentes; os trofozoítos liberados colonizam o epitélio colônico e se reproduzem sob condições anaeróbicas. A disenteria resulta quando amebas induzem apoptose epitelial colônica, invadem a lâmina própria e atraem neutrófilos. O dano subsequente produz uma úlcera clássica em forma de frasco com um colo estreito e base ampla. As amebas podem também embolizar no fígado, produzindo abscessos em mais de 40% dos indivíduos infectados. A terapia com metronidazol visa à enzima piruvato oxidorredutase específica do organismo.

- *Giardia lamblia* (p. 818) é um protozoário flagelado e a infecção parasitária patogênica mais comum em humanos. Os cistos de *Giardia* são ingeridos na água ou em alimento contaminados com fezes; trofozoítos duodenais exibem morfologia característica (em formato de pera e binucleados). *Giardias* não invadem o tecido, mas secretam produtos que danificam a borda em escova das microvilosidades e causam má absorção. A IgA secretória e a IL-6 mucosa são importantes para a depuração (*clearance*); assim, indivíduos imunocomprometidos geralmente são afetados de forma grave. *Giardia* também pode persistir por tempo prolongado em hospedeiros imunocompetentes por meio de modificação contínua de seu principal antígeno de superfície.
- *Cryptosporidium* (p. 819) causa diarreia autolimitada em hospedeiros imunocompetentes, mas pode causar diarreia crônica em indivíduos imunocomprometidos. A água para beber contaminada é o meio mais comum de transmissão. Apenas 10 ovócitos encistados podem causar doença; o ácido do estômago ativa as proteases que liberam esporozoítos móveis, que subsequentemente são internalizados pelos enterócitos absortivos. A má absorção de sódio, a secreção de cloreto e o aumento da permeabilidade epitelial são responsáveis pela diarreia aquosa subsequente.

Síndrome do Intestino Irritável (p. 819)

A *síndrome do intestino irritável* (SII) caracteriza-se por dor abdominal crônica, recorrente, inchaço e alterações na frequência ou no formato fecal; é mais comum em mulheres, dos 20 aos 40 anos. A SII resulta da interação entre fatores de estresse psicológicos, dieta e motilidade GI anormal, talvez via interrupção da sinalização no eixo cérebro-intestino.

Doença Intestinal Inflamatória (p. 820)

A DII resulta de respostas imunes inapropriadas da mucosa à flora intestinal normal; compreende dois distúrbios (Tabela 17-4):

- *Colite ulcerativa (UC)* – inflamação ulcerativa grave, que se estende para o interior da mucosa e da submucosa, e limitada ao cólon e ao reto.
- *Doença de Crohn (DC)* (também chamada de *enterite regional*) – inflamação tipicamente transmural, que ocorre em qualquer lugar no trato GI.

Epidemiologia (p. 820)

A DII é mais comum em mulheres, tipicamente na adolescência e aos 20 e poucos anos. Também é mais comum em países desenvolvidos, levando à *hipótese da higiene*: frequência reduzida de infecções entéricas resulta no desenvolvimento inadequado da regulação imune da mucosa.

Patogênese (p. 820)

A DII resulta da combinação de defeitos nas interações do hospedeiro com a flora GI, disfunção epitelial intestinal e imunidade aberrante da mucosa. O modelo corrente atual é que o fluxo transepitelial dos micróbios ativa as respostas imunes inatas e adaptativas. Em um hospedeiro suscetível, a subsequente liberação de TNF e outros sinais inflamatórios aumentam a permeabilidade da junção apertada. Esses eventos estabelecem um ciclo autoamplificado do influxo microbiano e das respostas imunes do hospedeiro que acabam por culminar em DII (Fig. 17-5).

- *Genética:* mais de 160 genes associados à DII foram identificados, a maioria compartilhada entre UC e DC. Há um agrupamento familiar e a concordância de gêmeos

TABELA 17-4 Características que Diferem entre Doença de Crohn e Colite Ulcerativa

Característica	DC	UC
Macroscópica		
Região intestinal	Íleo ± cólon	Cólon somente
Distribuição	Lesões salteadas	Difusa
Estrangulamento	Sim	Rara
Aparência da parede	Espessa	Fina
Microscópica		
Inflamação	Transmural	Limitada à mucosa
Pseudopólipos	Moderados	Marcados
Úlceras	Profundas, do tipo faca	Superficial, de base ampla
Reação linfoide	Acentuada	Moderada
Fibrose	Acentuada	De leve a nenhuma
Serosite	Acentuada	De leve a nenhuma
Granulomas	Sim (aproximadamente 35%)	Não
Fistulas e seios	Sim	Não
Clínica		
Fístula perianal	Sim (na doença colônica)	Não
Má absorção de gordura e vitamina	Sim	Não
Potencial maligno	Com envolvimento colônico	Sim
Recorrência após cirurgia	Comum	Não
Megacólon tóxico	Não	Sim

Nota: Todas as características podem não estar presentes em um único caso.

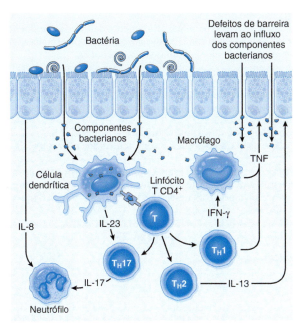

Figura 17-5 **Um modelo da patogênese da DII.** Aspectos de DC e UC são mostrados (detalhes no texto).

516 ● Patologia Sistêmica: Doenças dos Sistemas Orgânicos

monozigóticos é 50% para DC e 15% para UC. Os polimorfismos *NOD2* (domínio de oligomerização ligante de nucleotídeo 2) estão ligados à DC (ainda que não de forma absolutamente); o gene codifica uma proteína que se liga aos peptidoglicanos bacterianos intracelulares e subsequentemente ativa NF-κB. As variantes *NOD2* associada à doença são menos eficazes em reconhecer e combater micróbios, que, então, entram na lâmina própria e desencadeiam respostas inflamatórias maiores. Genes adicionais descobertos por estudos de associação genômica ampla também estão relacionados com a identificação de micróbios e/ou a regulação das respostas imunes subsequentes.

- *Respostas imunes da mucosa:* Na DC, linfócitos T auxiliares são polarizados para produzir citocinas de T_H1 (Cap. 6); células T_H17 podem também ser contribuintes, e os polimorfismos no receptor IL-23 (regulador do desenvolvimento de célula T_H17) podem ser protetoras. Citocinas pró-inflamatórias, como TNF, interferon-γ (IFN-γ) e IL-13, assim como moléculas imunorreguladoras, como a IL-10 e o TGF-β, também contribuem para a patogênese da DII. As mutações autossômicas recessivas dos genes dos receptores de IL-10 e IL-10 estão ligadas à DII grave de início precoce.
- *Defeitos epiteliais:* a disfunção de barreira, incluindo os defeitos nas *junções apertadas* epiteliais, genes transportadores e polimorfismos nas proteínas da matriz extracelular ou metaloproteinases, está associada à DII.
- *Microbiota:* a composição da flora GI e, em especial, aqueles organismos que povoam a camada de muco intestinal, pode influenciar a patogênese por afetar respostas imunes inatas e adaptativas; os antibióticos podem ser úteis no tratamento da DII.

Doença de Crohn (p. 822; Tabela 17-2)

Morfologia (p. 822)

A DC envolve o intestino delgado somente em 40% dos casos, o intestino delgado e o cólon em 30% e o cólon somente em 30%; outras áreas do trato GI raramente estão envolvidas.

- A morfologia macroscópica inclui o seguinte:
  - *Lesões salteadas* – áreas separadas, nitidamente delineadas de doença com serosa granular e inflamada, assim como gordura mesentérica deformada aderente; a parede intestinal é espessa e elástica e, muitas vezes, estenótica.
  - Úlceras *aftosas* em saca-bocados da mucosa que coalescem em úlceras serpenteantes com orientação axial.
  - Poupar a mucosa entremeada pode conferir uma *aparência em paralelepípedo*, com tecido doente deprimido com relação à mucosa normal; as fissuras e ostratos fistulosos também são comuns.
- A morfologia microscópica inclui o seguinte:
  - A inflamação e ulceração da mucosa com neutrófilos intraepiteliais e abscessos da cripta.
  - O dano crônico à mucosa com embotamento das vilosidades, atrofia, metaplasia pseudopilórica ou de células de Paneth, bem como desordem na arquitetura
  - A inflamação transmural com agregados linfoides na submucosa, parede muscular e gordura subserosa.
  - Granulomas não caseosos se apresentam por todo o intestino, mesmo em segmentos não envolvidos (mas são vistos somente em 35% dos pacientes).

Aspectos Clínicos (p. 823)

Os pacientes apresentam crises intermitentes de diarreia, febre e dor abdominal; períodos assintomáticos podem durar de semanas a meses.

- Dependendo do segmento afetado, a DC extensa pode levar à má absorção e desnutrição, perda de albumina (enteropatia perdedora de proteínas), anemia por deficiência de ferro e/ou deficiência de vitamina B_{12}.

- Estrangulamentos fibróticos ou fístulas adjacentes às vísceras, à pele abdominal e perineal, bexiga ou vagina tipicamente requerem ressecção cirúrgica; a doença geralmente recorre na anastomose, com 40% dos pacientes exigindo cirurgia adicional dentro de uma década.
- As manifestações extraintestinais incluem a poliartrite migratória, sacroileíte, espondilite anquilosante, eritema nodoso, uveíte, colangite e amiloidose.
- Há um risco aumentado de adenocarcinoma colônico em pacientes com envolvimento do cólon de longa duração.
- Anticorpos anti-TNF são uma potente opção terapêutica.

Colite Ulcerativa (p. 824)

Morfologia (p. 824)

A CU é uma doença de continuidade sem lesões salteadas, envolvendo o reto e estendendo-se proximalmente de maneira retrógrada para envolver todo o cólon (pancolite); o íleo distal também pode mostrar alguma inflamação (*ileíte por retrolavagem*).

- *Macroscópica:* a mucosa se encontra hiperêmica, granular e friável, com pseudopólipos inflamatórios e sangramento fácil; pode haver extensa ulceração ou mucosa atrófica e achatada.
- *Microscópica:* a inflamação da mucosa é similar à da DC, mas geralmente é limitada à mucosa; existem abscessos de cripta, ulceração, dano crônico à mucosa, distorção arquitetural glandular e atrofia, mas sem fissuras, úlceras aftosas ou granulomas.

Aspectos Clínicos (p. 824)

Os pacientes apresentam crises intermitentes de diarreia mucoide sanguinolenta e dor abdominal que podem persistir por dias a meses antes de ceder. Embora metade dos pacientes tenha doença clinicamente leve, a maioria terá recidiva em 10 anos e até 30% necessitarão de colectomia dentro de 3 anos para controlar os sintomas.

- As *manifestações extraintestinais* incluem poliartrite migratória, sacroileíte, espondilite anquilosante, uveíte, colangite e colangite esclerosante primária (até 7,5% dos pacientes) e lesões cutâneas.
- Há aumento de risco de adenocarcinoma colônico (ver mais adiante).

Neoplasia Associada à Colite (p. 825)

O risco de malignidade na DII:

- Aumenta de forma aguda em 8 a 10 anos após o início da doença.
- É maior com a pancolite *versus* doença do lado esquerdo somente.
- Aumenta com a gravidade e duração da inflamação ativa.
- Os pacientes com doença prolongada são seguidos por vigilância por biopsia; a displasia é classificada histologicamente como de grau baixo ou alto e pode ser multifocal.

Outras Causas da Colite Crônica (p. 826)

Colite por Desvio (p. 826)

A colite por desvio ocorre no segmento colônico cego distal criado depois que uma cirurgia desvia a corrente fecal para um local de ostomia. A ausência de ácidos graxos de cadeia curta e outros nutrientes e alterações na flora do segmento estão implicados. Há eritema da mucosa e friabilidade com inflamação linfoplasmocítica e a hiperplasia folicular linfoide característica.

Colite Microscópica (p. 826)

Os pacientes (tipicamente mulheres de meia-idade) apresentam diarreia aquosa crônica com dor abdominal. Os achados endoscópicos são macroscopicamente normais, daí a designação "colite microscópica". Existem duas formas:

- A *colite colagenosa* é caracterizada pelo colágeno denso submucoso do tipo banda com inflamação mista na lâmina própria.
- A *colite linfocítica* caracteriza-se por um infiltrado intraepitelial proeminente de linfócitos sem o colágeno tipo banda; está associada a doenças autoimunes e espru.

Doença do Enxerto versus Hospedeiro (p. 826)

A DEVH ocorre após o transplante de células-tronco hematopoiéticas, devido a linfócitos T de doador direcionado a antígenos nos receptores das células epiteliais GI. Tipicamente, apresenta-se como diarreia aquosa, mas pode se tornar sanguinolenta em casos graves. O intestino delgado e o cólon são envolvidos na maioria dos casos. A apoptose epitelial, particularmente das células das criptas, é o achado histológico mais comum.

Doença Diverticular Sigmoide (p. 827)

Dilatações saculares pseudodiverticulares colônicas adquiridas (diverticulose) são raras em pacientes com menos de 30 anos, mas ocorrem em 50% das populações ocidentais com mais de 60 anos.

Patogênese (p. 827)

A *fraqueza focal da parede intestinal* (nos locais de vasos sanguíneos penetrantes) permite a dilatação sacular da mucosa quando ocorre *aumento de pressão intraluminal* (p. ex., com constipação e contrações peristálticas exageradas).

Morfologia (p. 827)

Multiplas dilatações saculares semelhantes a *flashes*, de 0,5 a 1 cm de diâmetro, são mais comuns no cólon distal.

- Estas ocorrem quando a vasculatura penetra a camada circular interna da muscular própria nas tênias cólicas (*taeniae coli*).
- A parede do divertículo é revestida por mucosa e submucosa sem significativa muscular própria, embora a muscular entre os divertículos seja hipertrófica.
- A obstrução dos divertículos leva à inflamação produzindo *diverticulite*; com dano tecidual e aumento de pressão, estes podem ser perfurados.

Aspectos Clínicos (p. 827)

A doença diverticular geralmente é assintomática, mas pode estar associada a cólicas, desconforto abdominal e constipação. A diverticulite pode resultar em abscessos pericólicos, tratos sinusais e peritonite. Mesmo sem perfuração, pode causar espessamento fibrótico e estrangulamento.

Pólipos (p. 828)

As massas que se protraem para dentro do lúmen intestinal podem ser pediculadas ou sésseis, não neoplásicas ou neoplásicas.

O Trato Gastrointestinal   519

Pólipos Hiperplásicos (p. 828)

Estes pólipos resultam de renovação epitelial diminuída com expulsão retardada; não têm potencial maligno. Geralmente, têm menos de cinco mm e são compostos de glândulas maduras bem formadas, embora amontoadas.

Pólipos Inflamatórios (p. 828)

Resultam de ciclos recorrentes de lesão e cura; há hiperplasia fibromuscular da lâmina própria, infiltrados mistos de células inflamatórias e erosão mucosa e/ou hiperplasia.

Pólipos Hamartomatosos (p. 829)

Os *pólipos hamartomatosos* (crescimento do tipo tumoral de tecidos normalmente presentes no local) são importantes na identificação porque, em geral, ocorrem no quadro de várias síndromes genéticas ou adquiridas (Tabela 17-5).

- *Pólipos juvenis* (p. 829) são malformações hamartomatosas focais da mucosa do intestino delgado e cólon; a maioria ocorre em crianças < 5 anos e envolve o reto (Tabela 17-5). As mutações nos genes *SMAD4* e *BMPR1A* envolvidos na sinalização de TGF-β estão implicados em alguns casos. Os pólipos são tipicamente únicos, grandes (1 a 3 cm), arredondados e pediculados, com glândulas com dilatação cística e lâmina própria abundante.
- A *síndrome da polipose juvenil* é um distúrbio autossômico dominante raro, caracterizado por até 100 pólipos hamartomatosos. Os pacientes podem necessitar de colectomia para limitar o sangramento devido à ulceração do pólipo e as malformações arteriovenosas pulmonares são uma conhecida manifestação extraintestinal. Há, também, um risco maior de malignidade intestinal; 30% a 50% dos pacientes desenvolverão adenocarcinoma colônica por volta dos 45 anos.
- A *síndrome de Peutz-Jeghers* (p. 830) é uma síndrome autossômica dominante rara (idade média do início é 11 anos) associada a múltiplos pólipos hamartomatosos GI e hiperpigmentação mucocutânea. Em metade dos pacientes, há uma mutação heterozigota de perda de função no gene LKB1/STK11, que codifica uma quinase que regula a polarização e o crescimento celulares.

Os pólipos (intestino delgado > cólon e estômago) são grandes, pediculados e lobulados com musculatura lisa arborizante circundando glândulas abundantes normais; podem iniciar a intussuscepção. A hiperpigmentação assume a forma de máculas ao redor da boca, olhos, narinas, mucosa bucal, palmas das mãos e regiões genital e perianal. O reconhecimento da síndrome é importante porque esses pacientes têm risco aumentado de vários cânceres, incluindo cólon, pâncreas, mama, pulmão, gônadas e útero.

Pólipos Neoplásicos (p. 831)

Os adenomas colônicos são pólipos precursores benignos da maioria dos carcinomas colorretais; caracterizam-se pela presença de displasia epitelial. A incidência de adenomas aproxima-se de 50% aos 50 anos, mas deve-se enfatizar que a maioria não progride para malignidade. A maior parte é clinicamente silenciosa, embora grandes espécimes possam causar anemia, por causa do sangramento oculto, ou raramente a perda de proteína e potássio, causando hipocalemia hipoproteinêmica.

O *risco de malignidade* correlaciona-se ao tamanho (pólipos > 4 cm têm um risco de 40% de abrigar um câncer) e gravidade da displasia.

TABELA 17-5	Síndromes Polipoides Gastrointestinais			
Síndrome	**Média Etária à Apresentação (Anos)**	**Gene(s) Mutados; Via**	**Lesões GI**	**Manifestações Selecionadas Extra-GI**
Polipose juvenil	< 5	*SMAD4, BMPR1A*; via de sinalização de TGF-β	Pólipos juvenis; risco de adenocarcinoma gástrico, intestino delgado, colônico e pancreático	Malformações congênitas, baqueteamento digital
Síndrome de Peutz-Jeghers	10 – 15	*STK11*; vias relacionadas à AMP quinase	Pólipos arborizantes; adenocarcinoma colônico; intestino delgado > cólon > estômago	Máculas pigmentadas; risco de câncer de cólon, mama, pulmão, pancreático e tireóideo
Síndrome de Cowden, síndrome de Bannayan-Ruvalcaba-Riley*	<15	*PTEN*: Via *PI3K/AKT*	Pólipos intestinais hamartomatosos ou inflamatórios, lipomas, ganglioneuromas	Tumores benignos da pele e malignos da tireoide e lesões da mama; nenhum aumento nos cânceres GI
Síndrome de Cronkhite-Canadá	> 50	Causa não hereditária desconhecida	Pólipos hamartomatosos de estômago, intestino delgado, cólon; anormalidades na mucosa não polipoide	Atrofia da unha, pigmentação anormal da pele, caquexia e anemia. Fatal em até 50%
Esclerose tuberosa		*TSC1* (hamartina), *TSG2* (tuberina); via mTOR	Pólipos hamartomatosos	Retardo mental, epilepsia, angiofibroma facial, tuberosidades corticais (SNC), angiomioglioma renal
PAF				
PAF clássica	10 – 15	*APC*	Adenomas múltiplos	Hipertrofia congênita do RPE
PAF atenuada	40 – 50	*APC*	Adenomas múltiplos	
Síndrome de Gardner	10 –15	*APC*	Adenomas múltiplos	Osteomas, tumores da tireoide e desmoides, cistos cutâneos
Síndrome de Turcot	10 – 15	*APC*	Adenomas múltiplos	Meduloblastoma, glioblastoma
Polipose associada a *MW*	30 – 50	*MYH*	Adenomas múltiplos	

mTOR, proteína-alvo da rapamicina em mamíferos; RPE, epitélio pigmentado da retina.
*Também chamada de síndrome tumor hamartoma (PTEN).

Morfologia (p. 832)

Os adenomas vão de 0,3 a 10 cm e podem ser pediculados ou sésseis. As alterações displásicas incluem hiperplasia, hipercromasia nuclear e perda de polaridade. Os adenomas são classificados com base na arquitetura (*tubular, tubuloviloso* e *viloso*), embora tenham pouco significado clínico.

- Em *adenomas serrilhados sésseis*, o tamanho total da glândula exibe arquitetura serrilhada; apesar do potencial maligno, *não* apresentam alterações displásicas típicas vistas em outros adenomas.
- O *carcinoma intramucoso* ocorre quando células displásicas invadem a lâmina própria ou a mucosa muscular. Esses pólipos terão pouco potencial metastático porque a mucosa colônica não possui canais linfáticos.
- Os pólipos com *adenocarcinoma invasivo* são malignos e têm potencial metastático porque cruzam a submucosa e podem ter acesso aos vasos linfáticos.

Várias síndromes caracterizadas por pólipos colônicos e taxas aumentadas de câncer de cólon também podem informar para a compreensão da patogênese dos cânceres esporádicos de cólon (Tabela 17-6).

Polipose Adenomatosa (p. 833)

PAF é um distúrbio autossômico dominante causado por mutações do gene da *polipose adenomatosa coli (APC)*; 75% dos casos são herdados, enquanto o restante representa mutações *de novo*. Os pacientes desenvolvem caracteristicamente > 100 pólipos adenomatosos colônicos na adolescência e, se estes não forem tratados, desenvolve-se o carcinoma colorretal em 100% dos indivíduos aos 30 anos. Embora a colectomia profilática elimine o risco de câncer de cólon, estes pacientes também desenvolvem adenomas no estômago e ampola de Vater. Há variantes de PAF:

- A *síndrome de Gardner* exibe múltiplos osteomas (mandíbula, crânio, ossos longos), cistos epidérmicos, fibromatose (tumores desmoides), dentição anormal (dentes impactados) e incidência aumentada de cânceres duodenais e tireóideos.
- A *síndrome de Turcot* é mais rara; além dos adenomas, os pacientes desenvolvem meduloblastomas.

Alguns pacientes com PAF sem perda de *APC* têm mutações no gene de reparo por excisão da base *MUTYH*. Além disso, algumas mutações *APC* e *MUTYH* dão origem a formas atenuadas de PAF, caracterizadas pelo desenvolvimento retardado de pólipo e a aparência do carcinoma de cólon após os 50 anos de idade.

Câncer Colorretal não Polipoide Hereditário (p. 834)

Também conhecido como *síndrome de Lynch*, o *câncer colorretal não polipoide hereditário* (CCNPH) é causado por mutações nos genes codificadores de proteínas responsáveis pela detecção, excisão e reparo de erros de replicação do DNA (Cap. 7); responde por 2% a 4% dos cânceres de cólon. A maioria envolve genes de reparo de erro de pareamento de *MSH2* e *MLH1*; os pacientes herdam uma cópia defeituosa e, quando o segundo é perdido pela mutação ou silenciamento epigenético, as mutações se acumulam a taxas de até 1.000 vezes o normal, principalmente em regiões de repetições de microssatélite (levando à *instabilidade de microssatélite*).

Adenocarcinoma (p. 834)

O adenocarcinoma colônico é a malignidade GI mais comum e constitui 15% de todas as mortes relacionadas com câncer nos Estados Unidos; é a principal causa de morbidade e mortalidade em todo o mundo, com 1,2 milhão de novos casos e 600.000 mortes associadas a cada ano.

TABELA 17-6 Padrões Comuns de Neoplasia Colorretal Esporádica e Familiar

Etiologia	Defeito Molecular	Gene(s)-alvo	Transmissão	Local(is) Predominantes	Histologia
PAF	Via APC/WNT	*APC*	Autossômica dominante	Nenhum	Adenocarcinoma típico, tubular, viloso
Polipose associada a *MYH*	Reparo de erro de pareamento de DNA	*MYH*	Autossômica recessiva	Nenhum	Adenoma serrilhado séssil; adenocarcinoma
Câncer colorretal não polipoide hereditário	Reparo de erro de pareamento de DNA	*MSH2, MLH1*	Autossômica dominante	Lado direito	Adenoma serrilhado séssil; adenocarcinoma mucinoso
Câncer de cólon esporádico (70% – 80%)	Via APC/WNT	*APC*	Nenhuma	Lado esquerdo	Adenocarcinoma típico, tubular, viloso
Câncer de cólon esporádico (10% – 15%)	Reparo de erro de pareamento	*MSH2, MLH1*	Nenhuma	Lado direito	Adenoma serrilhado séssil; adenocarcinoma mucinoso
Câncer de cólon esporádico (5% – 10%)	Hipermetilação	*MLH1, BRAF*	Nenhuma	Lado direito	Adenoma serrilhado séssil; adenocarcinoma mucinoso

Epidemiologia (p. 834)

Os fatores dietéticos influenciam o risco; taxas aumentadas de câncer colorretal são vistas com a reduzida ingestão de fibras vegetais e níveis elevados de carboidratos refinados e gordura. Estes podem influenciar a composição da flora GI, assim como a síntese de subprodutos carcinogênicos que permanecem em contato prolongado com a mucosa intestinal decorrente do volume fecal diminuído. Antioxidantes diminuídos (p. ex., vitaminas A, C e E) também podem influenciar o potencial maligno. NSAIDs também têm um efeito protetor – potencialmente relacionado com a inibição da formação de prostaglandina E_2, que promove a proliferação epitelial.

Patogênese (p. 835)

Múltiplos eventos genéticos e epigenéticos contribuem para a carcinogênese colorretal em uma sequência adenoma-carcinoma "clássica", que responde por 80% de casos esporádicos (Fig. 17-6). O evento único ou a sequência de eventos não são um requisito, mas parece estar operante um mecanismo genético de múltiplos eventos.

- *Via APC/β-catenina* associada a Wnt e à clássica sequência adenoma-carcinoma. *APC é um regulador-chave negativo de β-catenina*; a proteína APC normalmente liga-se a e promove degradação da β-catenina. Com a perda de APC, a β-catenina acumula-se e transloca-se para o núcleo, onde ativa um cassete gênico que promove a proliferação.
- Em pacientes com deficiência de reparo de erro de pareamento de DNA, as mutações se acumulam em repetições de microssatélites, a condição referida como instabilidade de microssatélite (MSI). Algumas sequências de microssatélites estão localizadas nas regiões codificadoras ou promotoras de genes envolvidas na regulação do crescimento celular, como aquelas que codificam o receptor tipo II de TGF-β e a proteína pró-apoptótica BAX (Fig. 17-7). Como o TGF-β inibe a proliferação de células epiteliais colônicas, a mutação do receptor tipo II de TGF-β pode contribuir para o crescimento celular descontrolado, enquanto a perda de *BAX* pode aumentar a sobrevivência de clones geneticamente anormais.
- Um subgrupo de cânceres de cólon por microssatélites instáveis sem mutações nas enzimas de reparo de erro de pareamento de DNA apresentam hipermetilação da ilha de CpG. Nesses tumores, a região promotora *MLH1* é tipicamente hipermetilada, reduzindo a expressão de MLH1 e sua função de reparo. As mutações ativadoras no oncogene *BRAF* são comuns nesses cânceres. Assim, a combinação de instabilidade de microssatélite, a mutação ativadora de *BRAF* e metilação de alvos específicos, como *MLH1*, é a "assinatura" dessa via da carcinogênese.
- Mutações tardias em *KRAS* e *p53* promovem o crescimento e previnem a apoptose.
- Mutações SMAD reduzem a sinalização de TGF-β e, assim, promovem a progressão do ciclo celular.
- A reativação da *telomerase* evita a senescência celular.

Morfologia (p. 836)

Os tumores são distribuídos de maneira aproximadamente equivalente ao longo do cólon.

- *Macroscopicamente:* massas exofíticas polipoides são características no ceco e no cólon direito; massas anulares com obstrução em "argola de guardanapo" são características do cólon distal. Ambas as formas penetram na parede intestinal ao longo de muitos anos.
- *Microscopicamente,* os tumores são tipicamente compostos por células colunares altas semelhantes ao epitélio neoplásico adenomatoso, mas com a invasão da submucosa, muscular própria ou além; uma minoria produz copiosa mucina extracelular.

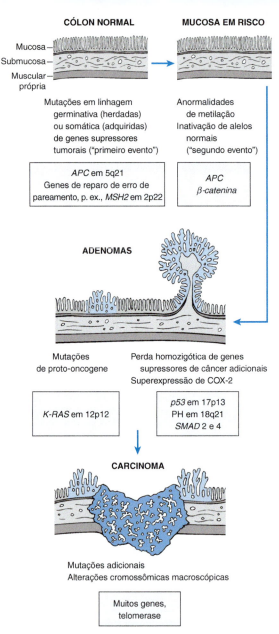

Figura 17-6 Alterações morfológicas e moleculares na sequência adenoma-carcinoma. A perda de uma cópia normal do gene supressor do tumor *APC* ocorre precocemente. Os indivíduos que nascem com um alelo mutante estão, portanto, em maior risco de desenvolver câncer de cólon. Alternativamente, a inativação de APC no epitélio colônico pode ocorrer em fase tardia da vida. Este é o "primeiro evento", segundo a hipótese de Knudson (Cap. 7). A perda da segunda cópia intacta de *APC* é subsequente ("segundo evento"). Outras alterações, incluindo mutação de *KRAS*, perdas em 18q21 envolvendo *SMAD2* e *SMAD4*, e inativação do gene supressor tumoral *TP53*, levam ao surgimento do carcinoma, em que ocorrem mais mutações. Embora pareça haver uma sequência temporal de alterações, o acúmulo de mutações, em vez de sua ocorrência em uma ordem específica, é mais crítico.

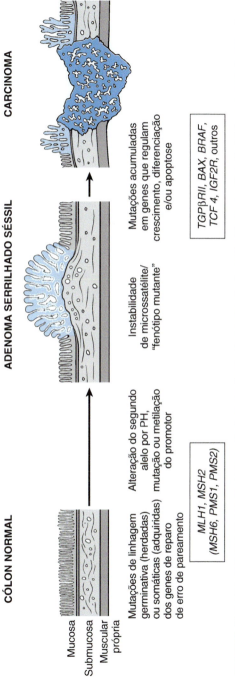

Figura 17-7 Alterações morfológicas e moleculares na via de reparo de erro de pareamento da carcinogênese do cólon. Os defeitos nos genes de reparo do erro de pareamento resultam em MSI e permitem o acúmulo de mutações em numerosos genes. Se essas mutações afetarem os genes envolvidos na sobrevivência e na proliferação celular, o câncer pode se desenvolver. *PH*, perda de heterozigosidade.

Patologia Sistêmica: Doenças dos Sistemas Orgânicos

- Os carcinomas também podem ser tumores sólidos mal diferenciados, sem a formação de glândula. Com menos frequência, ocorrem os focos de diferenciação neuroendócrina, característicos em anel de sinete, ou a diferenciação escamosa.
- Os tumores invasivos caracteristicamente incitam uma forte *resposta desmoplásica*.

Aspectos Clínicos (p. 837)

O carcinoma colorretal desenvolve-se insidiosamente e pode não ser detectado por muito tempo. Fadiga, fraqueza, anemia por deficiência de ferro, desconforto abdominal, obstrução intestinal progressiva e aumento de tamanho do fígado (metástases) ocorrem eventualmente. *O prognóstico varia com o estágio da doença ao diagnóstico*; taxas de sobrevida em 5 anos estão relacionadas com a profundidade de penetração tumoral e o envolvimento linfonodal e variam de quase 100% nas lesões limitadas à mucosa a 40% nos tumores extensamente invasivos; metástase distal reduz significativamente em 5 anos. A sobrevida geral em 5 anos nos EUA é 65%. Atualmente, somente a cirurgia pode ser curativa.

Hemorroidas (p. 839)

As hemorroidas são dilatações varicosas dos plexos venosos submucosos anal e perianal; afetam 5% dos adultos. As hemorroidas são associadas causalmente à constipação (esforço à defecação), estase venosa durante a gravidez e cirrose (hipertensão portal). As *hemorroidas externas* ocorrem com a ectasia do plexo hemorroidário inferior abaixo da linha anorretal; *hemorroidas internas* se devem à ectasia do plexo hemorroidário superior acima da linha anorretal. Pode ocorrer trombose secundária (com a recanalização), estrangulamento ou ulceração com formação de fissura.

Apendicite Aguda (p. 839)

A apendicite aguda é a condição abdominal aguda mais comum que requer cirurgia; o risco durante a vida é 7%.

Patogênese (p. 840)

Aproximadamente 50% a 80% dos casos de apendicite estão associados à obstrução do lúmen apendicular por um fecálito, tumor ou vermes (*Oxyuriasis vermicularis*), causando aumento da pressão intraluminal. A isto se seguem a isquemia – exacerbada por edema e exsudato – e a invasão bacteriana.

Morfologia (p. 840)

- A *apendicite aguda precoce* exibe um escasso exsudato neutrofílico apendicular com congestão subserosa e emigração de neutrófilos perivasculares; a serosa está opaca, granular e hiperêmica.
- *Apendicite aguda avançada (apendicite aguda supurativa)* envolve infiltração neutrofílica mais grave com exsudato seroso fibrinopurulento, formação de abscesso luminal, ulceração e necrose supurativa. Pode progredir para *apendicite gangrenosa aguda*, seguida de perfuração.

Aspectos Clínicos (p. 840)

A apendicite aguda pode ocorrer em qualquer idade, mas afeta principalmente adolescentes e adultos jovens. Classicamente, há dor periumbilical que migra para o quadrante inferior direito, náusea ou vômito, sensibilidade abdominal, febre leve e leucocitose. Outras condições que mimetizam a apendicite incluem enterocolite, linfadenite mesentérica, infecção viral sistêmica, salpingite aguda, gravidez ectópica, *mittelschmerz* ("dor no meio do ciclo") e diverticulite de Meckel. As complicações incluem pieloflebite, trombose da veia portal, abscesso hepático e bacteremia.

Tumores do Apêndice (p. 840)

- *Carcinoide* é o tumor mais comum do apêndice (discutido anteriormente).
- *Mucocele* reflete a dilatação do lúmen apendicular por secreções mucinosas; pode se dever a obstrução inócua com muco espessado, adenomas secretores de mucina ou adenocarcinoma.
- O *cistadenocarcinoma mucinoso* é indistinguível dos cistadenomas, exceto no caso da *invasão da parede apendicular pelas células neoplásicas e implantes peritoneais.* O peritônio se torna distendido com células de adenocarcinoma anaplásico produtor de mucina tenaz, semissólida, designado pseudomixoma do peritônio; acaba se tornando fatal.

■ CAVIDADE PERITONEAL (p. 841)

Doença Inflamatória (p. 841)

A *peritonite* pode resultar de infecção bacteriana ou irritação química; a última pode ser causada pelo seguinte:

- Extravasamento de bile ou enzimas pancreáticas (peritonite estéril).
- Perfuração do sistema biliar ou vísceras abdominais geralmente complicada pela superinfecção bacteriana.
- Pancreatite hemorrágica aguda; o dano à parede intestinal pode levar à peritonite bacteriana secundária.
- Material estranho, induzindo granulomas e formação cicatricial.
- Endometriose (implantes endometriais ectópicos) ou cistos dermoides rotos.
- Cistos dermoides rotos que liberam queratinas e induzem intensa reação granulomatosa.
- Perfuração das vísceras abdominais.

Infecção Peritoneal (p. 841)

A peritonite bacteriana é resultante da liberação de bactérias do trato GI na cavidade abdominal – geralmente após perfuração intestinal (p. ex., devido a apendicite, úlcera péptica, colecistite, diverticulite e isquemia intestinal); salpingite aguda, trauma abdominal ou diálise peritoneal são outras fontes bacterianas em potencial.

A *peritonite bacteriana espontânea* se desenvolve sem uma fonte óbvia de contaminação; ocorre no quadro de ascite (p. ex., síndrome nefrótica ou cirrose).

Morfologia (p. 841)

As membranas peritoneais se tornam opacas e cinzentas, seguidas de exsudação e franca supuração; abscessos localizados podem se desenvolver, embora a inflamação tenda a permanecer superficial.

Retroperitonite Esclerosante (p. 841)

Também conhecida como *doença de Ormond*, este distúrbio se caracteriza por uma densa fibrose dos tecidos retroperitoneais; provavelmente um processo inflamatório primário.

Tumores (p. 841)

Os tumores podem ser primários ou secundários; praticamente todos são malignos.

- Os tumores *primários* são raros; incluem o *mesotelioma* (similar aos mesoteliomas pleurais ou pericardiais) e o *tumor desmoplásico de pequenas células redondas*. O último tem uma translocação t(11;22) característica, que produz uma fusão dos genes associados ao sarcoma de Ewing e tumor de Wilms (*EWS-WT1*); o tumor assemelha-se morfologicamente ao sarcoma de Ewing.
- Os tumores *secundários* são comuns e podem derivar de qualquer câncer; os adenocarcinomas ovarianos e pancreáticos são os mais frequentes.

18

Fígado e Vesícula Biliar

O FÍGADO E OS DUCTOS BILIARES (p. 845)

Aspectos Gerais da Doença Hepática (p. 845)

Embora o fígado seja vulnerável a uma série de agressões, as doenças primárias mais comuns nos Estados Unidos são a hepatite viral, a doença hepática relacionada ao álcool, a doença do fígado gorduroso não alcoólica (DFGNA) e o carcinoma hepatocelular (CHC). O fígado também é afetado secundariamente por distúrbios comuns, como a insuficiência cardíaca congestiva e o câncer metastático. Embora a lesão possa ser aparente nos exames laboratoriais (Tabela 18-1), uma enorme reserva hepática funcional tipicamente mascara o impacto clínico do dano inicial. A maioria das doenças hepáticas é insidiosa e o

TABELA 18-1	Avaliação Laboratorial da Doença Hepática
Categoria de Exame	**Medição Sérica***
Integridade do hepatócito	Enzimas hepatocelulares citosólicas[†]
	Aspartato aminotransferase sérica (AST)
	Alanina aminotransferase (ALT)
	Lactato desidrogenase sérica (LDH)
Função excretória biliar	Substâncias normalmente secretadas na bile[†]
	Bilirrubina sérica
	Total: não conjugada mais conjugada
	Direta: conjugada somente
	Delta: covalentemente ligada à albumina
	Bilirrubina urinária
	Ácidos biliares séricos
	Enzimas da membrana plasmática (decorrente de dano ao canalículo biliar[†])
	Fosfatase alcalina sérica
	GGT sérica
	5'-nucleotidase sérica
Função do hepatócito	Proteínas secretadas no sangue
	Albumina sérica[‡]
	Tempo de protrombina (fatores V, VII, X, protrombina, fibrinogênio)
	Metabolismo do hepatócito
	Amônia sérica[†]
	Exame respiratório da aminopirina (desmetilação hepática)[‡]
	Eliminação da galactose (injeção intravenosa)[‡]

*Os exames mais comuns estão em itálico.
[†]Uma elevação implica em doença hepática.
[‡]Uma diminuição implica em doença hepática.

530 Patologia Sistêmica: Doenças dos Sistemas Orgânicos

desenvolvimento dos sintomas de descompensação se dá de semanas a anos; no entanto, a interrupção do fluxo biliar ou a doença progressiva são potencialmente fatais.

Mecanismos de Lesão e Reparo (p. 846)

Respostas Parenquimatosas e dos Hepatócitos (p. 846)

As alterações degenerativas reversíveis incluem o acúmulo de gordura (esteatose) e de bilirrubina (colestase). Quando a lesão não é reversível, os hepatócitos morrem por necrose ou apoptose.

- A *necrose dos hepatócitos* é o modo de morte predominante na lesão isquêmico-hipóxica e nas respostas ao estresse oxidativo: a regulação osmótica defeituosa leva ao inchaço e ruptura celular, caracterizados também pelo acúmulo local de macrófagos.
- A *apoptose dos hepatócitos* é típica da morte celular associada às hepatites aguda e crônica e é marcada por encolhimento do hepatócito, condensação da cromatina nuclear (*picnose*), fragmentação (cariorrexe) e fragmentação celular em *corpos apoptóticos* acidófilos (Cap. 2).

Mesmo nas doenças em que os hepatócitos são os principais alvos de ataque (p. ex., hepatite), agressões vasculares – via inflamação ou trombose – levam a zonas confluentes de necrose parenquimatosa. A cirrose resultante é uma forma comum da doença hepática.

A regeneração dos hepatócitos ocorre primariamente pela proliferação dos hepatócitos adjacentes àqueles que morreram; *a reposição de células-tronco em geral não é a parte significativa do reparo parenquimatoso*. Na lesão hepática grave, o canal de Hering – o nicho primário das células-tronco intra-hepáticas – pode ser ativado, porém não está claro até que ponto essas células contribuem para a cura. Na doença crônica, os hepatócitos podem alcançar a senescência replicativa, um ponto em que a ativação das células-tronco leva à formação de *reações ductulares* passíveis de contribuir significativamente para a restauração parenquimatosa.

Formação e Regressão Cicatricial (p. 847)

A *célula estrelada* hepática, uma célula de armazenamento de lipídios (vitamina A), é primariamente responsável pela deposição cicatricial hepática. Podem ser ativadas por: (1) citocina inflamatória, como o *fator de necrose tumoral* (FNT, TNF), linfotoxina e *interleucina-1β* (IL-1β) e produtos de peroxidação de lipídios; (2) produção de citocina e quimiocina pelas células de Kupffer, células endoteliais, hepatócitos e células epiteliais do ducto biliar; (3) em resposta à ruptura da matriz extracelular (MEC); e (4) estimulação direta das células estreladas pelas toxinas. Essa ativação causa a transformação das células estreladas em miofibroblastos altamente fibrogênicos e contráteis; a subsequente fibrogênese é impulsionada pelas citocinas liberadas pelas células de Kupffer e linfócitos (p. ex., *fator transformador de crescimento β* (FTC-β, TGF-β) e a contração da célula estrelada é estimulada pela *endotelina-1* (ET-1) (Fig. 18-1). Os fibroblastos portais também contribuem para a cicatrização com reações ductulares que levam a ativação e recrutamento dessas células fibrogênicas.

Se a lesão crônica que leva à formação cicatricial for interrompida (p. ex., eliminação da infecção pelo vírus da hepatite, interrupção do uso de álcool), então cessa a ativação das células estreladas e a fibrose poderá ser fragmentada pelas metaloproteinases produzidas pelos hepatócitos. Dessa forma, a fibrose cicatricial pode ser revertida.

Inflamação e Imunidade (p. 848)

Os sistemas imunes inato e adaptativo estão envolvidos na lesão e reparo do fígado. Os receptores do tipo Toll detectam as moléculas derivadas de invasores estranhos, como bactérias e vírus. Esses processos levam à elaboração de citocinas pró-inflamatórias. A imunidade adaptativa tem um papel crítico na hepatite viral, principalmente por destruir os hepatócitos infectados.

Fígado e Vesícula Biliar 531

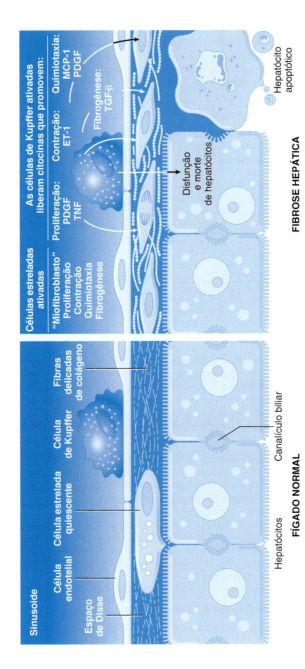

Figura 18-1 Ativação das células estreladas e fibrose hepática. A ativação das células de Kupffer leva à secreção de múltiplas citocinas. O *fator de crescimento derivado de plaquetas* (FCDP, PDGF) e o TNF ativam as células estreladas e a contração destas células ativadas é estimulada por ET-1. A fibrose é estimulada por TGF-β. A quimiotaxia das células estreladas ativadas para as áreas de lesão é promovida por PDGF e *proteína quimiotática de monócitos 1* (MCP-1). Os detalhes são encontrados no texto.

532 Patologia Sistêmica: Doenças dos Sistemas Orgânicos

Insuficiência Hepática (p. 849)

A *insuficiência hepática* ocorre quando uma faixa de 80% a 90% da função hepática se perde; a taxa de mortalidade, sem transplante de fígado, é de 80%. Embora algumas vezes seja causada por destruição maciça aguda (*insuficiência hepática fulminante*), com mais frequência é uma consequência de ondas sucessivas de lesão ou dano crônico progressivo. Os pacientes com função hepática marginal também podem ser propensos à franca insuficiência quando a doença intercorrente impõe maior demanda sobre a função hepática.

Insuficiência Hepática Aguda (p. 849)

A insuficiência hepática aguda é definida como uma doença hepática associada à encefalopatia dentro de 6 meses do diagnóstico inicial; é designada insuficiência hepática fulminante quando a encefalopatia se desenvolve em 2 semanas do início de icterícia. A insuficiência hepática na maioria das vezes é causada por necrose hepática maciça atribuída a fármacos ou toxinas, geralmente composta pela destruição imunomediada dos hepatócitos; a superdosagem de acetaminofeno é responsável por quase metade dos casos nos Estados Unidos, enquanto na Ásia predominam as hepatites B e E. Um mnemônico útil é o seguinte:

- A: Acetaminofeno, hepatite A, hepatite autoimune (HAI).
- B: Hepatite B.
- C: Hepatite C, criptogênica.
- D: Drogas ou toxinas, hepatite D.
- E: Hepatite E, causas obscuras (do inglês, *Esoteric Causes*) (doença de Wilson, doença de Budd-Chiari).
- F: Alteração gordurosa (do inglês, F*atty*) do tipo microvesicular (esteatose hepática da gravidez, valproato, tetraciclina, síndrome de Reye).

Curso Clínico (p. 850)

As manifestações da insuficiência hepática – refletindo a perda de função normal do hepatócito – são as mesmas independentemente da etiologia: náusea, vômito e icterícia, progredindo para encefalopatia e coagulopatia (devido à síntese hepática inadequada dos fatores de coagulação). O fígado inicialmente incha em decorrência de edema e inflamação e as transaminases hepáticas ficam elevadas, o que reflete na destruição dos hepatócitos. Com a destruição contínua, o fígado encolhe expressivamente e os níveis de transaminase declinam porque permanecem alguns hepatócitos viáveis.

- A hipertensão portal pode levar à ascite, que é exacerbada pela síntese reduzida da albumina.
- A *encefalopatia hepática*, um distúrbio potencialmente fatal do sistema nervoso central (SNC), e a transmissão neuromuscular são causadas por *shunt* portossistêmico e perda da função hepatocelular. O resultante excesso de amônia no sangue compromete a função neuronal, causando edema cerebral e levando a distúrbios na consciência (de confusão até coma), rigidez de membros hiper-reflexia e asterixe.
- *Síndrome hepatorrenal*, causando insuficiência renal; a etiologia é a diminuição da pressão de perfusão renal, seguida de vasoconstrição renal, com retenção de sódio e comprometimento da excreção de água livre.
- Insuficiência hepática que não cede leva à falência de múltiplos órgãos e morte.

Insuficiência Hepática Crônica e Cirrose (p. 851)

A *insuficiência hepática crônica* – geralmente (mas não de maneira uniforme) associada à cirrose – é a décima segunda causa principal de morte nos Estados Unidos. As causas mais comuns no mundo todo são o abuso de álcool, hepatite viral e *esteato-hepatite não alcoólica* (EHNA), sendo menos frequentes a doença biliar e a hemocromatose. Em 20% dos casos, não é possível a confirmação de uma etiologia (*cirrose criptogênica*). Há três características morfológicas da cirrose:

Fígado e Vesícula Biliar · 533

- *Fibrose septal*, ligando os tratos portais entre si e com as veias centro-lobulares.
- *Nódulos* parenquimatosos resultantes da regeneração dos hepatócitos quando circundados por fibrose.
- Ruptura da arquitetura parenquimatosa hepática.

Aspectos Clínicos (p. 852)

A cirrose pode ser clinicamente silenciosa até estar muito avançada (40% dos pacientes); o paciente com cirrose acaba por apresentar anorexia, perda de peso, fraqueza e debilitação. A hiperestrogenemia, devido ao metabolismo comprometido do estrógeno, pode se manifestar com eritema palmar, angiomas aracneiformes hipogonadismo e ginecomastia. A insuficiência hepática manifesta pode ser precipitada por infecção intercorrente ou hemorragia gastrointestinal (GI). A morte pode se dar em decorrência de:

- Insuficiência hepática progressiva com encefalopatia e coagulopatia.
- Complicações da hipertensão portal, como o sangramento varicoso (ver mais adiante).
- Infecções bacterianas decorrentes de dano à mucosa intestinal e disfunção das células de Kupffer.
- CHC (discussão adiante).

Hipertensão Portal (p. 852)

A hipertensão portal resulta de uma combinação de fluxo aumentado para a circulação portal e/ou aumento da resistência ao fluxo sanguíneo portal. As causas são as seguintes (Tabela 18-2):

- *Pré-hepática:* Trombose, estreitamento da veia porta, aumento da circulação arterial esplâncnica ou esplenomegalia maciça com maior fluxo sanguíneo da veia esplênica.
- *Intra-hepática:* Cirrose (mais comum), esquistossomose, alteração gordurosa maciça, doença granulomatosa ou hiperplasia nodular regenerativa.
- *Pós-hepática:* Insuficiência cardíaca do lado direito, pericardite constritiva ou obstrução da veia hepática.

As principais consequências clínicas da hipertensão portal são (Fig. 18-2):

- *Ascite* (p. 853), que compreende um acúmulo excessivo de fluido seroso na cavidade peritoneal. Frequentemente, apresenta-se como uma consequência da cirrose e a patogênese envolve o seguinte:

TABELA 18-2   Localização e Causas de Hipertensão Portal
Causas Pré-hepáticas
Trombose obstrutiva da veia porta
Anormalidades estruturais, como o estreitamento da veia porta antes que se ramifique no fígado
Causas Intra-hepáticas
Cirrose de qualquer causa
Hiperplasia nodular regenerativa
CBP (mesmo na ausência de cirrose)
Esquistossomose
Alteração gordurosa maciça
Doença granulomatosa fibrosante difusa (p. ex., sarcoide)
Malignidade infiltrativa, primária ou metastática
Malignidade focal com invasão dentro da veia porta (particularmente CHC)
Amiloidose
Causas Pós-hepáticas
Insuficiência cardíaca grave do lado direito
Pericardite constritiva
Obstrução do fluxo de saída da veia hepática

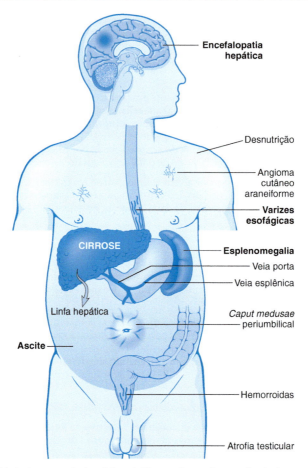

Figura 18-2 Principais consequências clínicas da hipertensão portal no quadro de cirrose, manifestadas em homens. Em mulheres, são frequentes oligomenorreia, amenorreia e esterilidade, como resultado de hipogonadismo. Os achados clinicamente significativos estão em negrito.

- Hipertensão sinusoidal hepática (exacerbada pela hipoalbuminemia).
- Percolação da linfa hepática no interior da cavidade peritoneal.
- A vasodilatação esplâncnica causa hipotensão sistêmica que desencadeia respostas de vasoconstritor (p. ex., renina-angiotensina), com retenção renal de sódio e água, e subsequente transudação capilar intestinal.
- *Shunts portossistêmicos* (p. 854) surgem como pressões portais; o fluxo é revertido da circulação portal para a sistêmica, em que há leitos capilares compartilhados.
  - *Varizes esofagogástricas* são as mais significativas; ocorrem em 40% dos pacientes com cirrose avançada. Essas se rompem e podem causar hematêmese maciça; cada sangramento acarreta mortalidade de 30%.
  - Reto (hemorroidas).
  - Ligamento falciforme e umbigo (*caput medusae*).
- *Esplenomegalia* (p. 854) é causada por congestão de longa duração e provoca trombocitopenia (ou até pancitopenia) devido ao hiperesplenismo.

- A *síndrome hepatopulmonar* ocorre em até um terço dos pacientes com cirrose e hipertensão portal; os pacientes desenvolvem dilatação vascular intrapulmonar (talvez decorrente de maior produção de óxido nítrico [NO]) com fluxo acelerado, que reduz o tempo de difusão do oxigênio e leva à discrepância de ventilação-perfusão e à hipoxia.
- A *hipertensão portopulmonar* resulta de excessiva vasoconstrição pulmonar e remodelagem vascular, talvez devido à inadequada depuração (*clearance*) hepática de ET-1 circulante.

Insuficiência Hepática Crônica Agudizada (p. 854)

A doença hepática crônica avançada pode ser bem compensada, apesar da cirrose com extenso *shunt* vascular. No entanto, fígados com volume aumentado possuem suprimento vascular limítrofe e a sepse ou insuficiência cardíaca podem levar à hipotensão, que inclina a balança para a insuficiência hepática aguda. Da mesma forma, ainda que secundariamente, a sobreposição de fármaco ou a lesão tóxica também podem precipitar a insuficiência. Nesses pacientes, a mortalidade a curto prazo é de aproximadamente 50%.

Os pacientes com infecção crônica da hepatite B que se tornaram superinfectados por hepatite D também podem sofrer descompensação súbita, assim como aqueles clinicamente suprimidos com hepatite B, os quais desenvolvem mutantes virais resistentes.

Malignidade também pode induzir insuficiência aguda em um paciente compensado, seja por meio de metástases hepáticas de um tumor secundário, não relacionado, seja secundário à própria doença hepática, particularmente o CHC ou colangiocarcinoma (CCA).

Distúrbios Infecciosos (p. 855)

Hepatite Viral (p. 855)

Várias infecções virais sistêmicas podem acometer o fígado (p. ex., vírus Epstein-Barr, citomegalovírus e vírus da febre amarela). Com menos frequência – geralmente em crianças e indivíduos imunossuprimidos –, rubéola, adenovírus, enterovírus e herpes-vírus também causam infecções hepáticas. No entanto, a menos que especificado, o termo *hepatite viral refere-se apenas à infecção do fígado pelos vírus hepatotrópicos A, B, C, D ou E.* Todos produzem padrões clínicos e morfológicos similares à hepatite aguda, mas suas vias de transmissão e potencial para induzir doença crônica (Tabela 18-3) são variáveis.

Vírus da Hepatite A (p. 855)

O vírus da hepatite A (HAV) é um vírus do RNA de fita única, que causa uma doença benigna e autolimitada; a hepatite A fulminante é rara (taxa de fatalidade de 0,1% a 0,3%). Não é diretamente citopática; o dano ao hepatócito se deve às respostas dos linfócitos T CD8+. O HAV é responsável por 25% das hepatites agudas em todo o mundo; sua disseminação é por via fecal-oral. A infecção aguda é marcada pela imunoglobulina da classe M (IgM) anti-HAV no soro; a imunoglobulina da classe G (IgG) aparece à medida que a IgM declina (em alguns meses) e persiste por anos, conferindo imunidade a longo prazo. Uma vacina eficaz está disponível.

Vírus da Hepatite B (p. 855)

O vírus da hepatite B (HBV) pode causar (Fig. 18-3):

- Hepatite aguda, autolimitada.
- Hepatite crônica não progressiva.
- Doença crônica progressiva, culminando em cirrose (e maior risco de CHC).
- Hepatite fulminante com necrose hepática maciça.
- Estado de portador assintomático.

TABELA 18-3	Os Vírus da Hepatite				
Vírus	Hepatite A	Hepatite B	Hepatite C	Hepatite D	Hepatite E
Tipo de vírus	ssRNA	Parcialmente dsDNA	ssRNA	ssRNA defetuoso circular	ssRNA
Família viral	Hepatovírus; relacionado com o picornavírus	Hepadnavirus	Flaviviridae	Partícula subviral na família Deltaviridae	Herpesvírus
Via de transmissão	Fecal-oral (alimento ou água contaminada)	Parenteral, contato sexual, perinatal	Parenteral; o uso de cocaína intranasal é um fator de risco	Parenteral	Fecal-oral
Período médio de incubação	2 – 6 semanas	2 – 26 semanas (média de 8 semanas)	4 – 26 semanas (média de 9 semanas)	O mesmo do HBV	4 – 5 semanas
Frequência da doença hepática crônica	Nunca	5% – 10%	>80%	10% (coinfecção); 90% – 100% para superinfecção	Apenas em pacientes imunocomprometidos
Diagnóstico	Detecção de anticorpos IgM sérica	Detecção de HBsAg ou anticorpo para HBcAg; PCR para DNA de HBV	ELISA de terceira geração para detecção de anticorpo; PCR para RNA de HCV	Detecção de IgM anticorpos e IgG; RNA sérico de HDV; HDAg no fígado	Detecção de IgM sérica e anticorpos IgG; PCR para RNA de HEV

dsDNA, DNA de dupla fita; ELISA, ensaio imunoabsorvente ligado à enzima; HBcAg, antígeno core da hepatite B; HDAg, antígeno da hepatite D; IV, intravenoso; PCR, reação em cadeia da polimerase; ssRNA, RNA de fita única.

De Washington K: Inflammatory and infectious diseases of the liver. In Iacobuzio-Donahue CA, Montgomery EA (eds): *Gastrointestinal and Liver Pathology*. Philadelphia, PA, Churchill Livingstone; 2005, p 503.

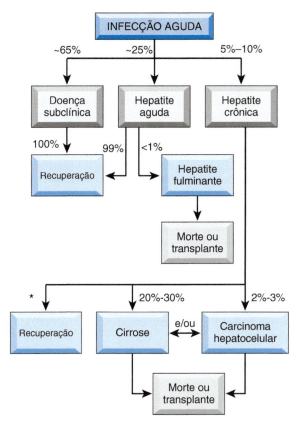

Figura 18-3 Resultados potenciais da infecção da hepatite B em adultos, com suas frequências aproximadas nos Estados Unidos. *Ocorre depuração (*clearance*) espontânea de HBsAg durante a infecção crônica por HBV a uma incidência anual estimada de 1% a 2% nos países ocidentais. Hepatite fulminante e insuficiência hepática aguda são termos usados de forma intercambiável.

A resposta imune do hospedeiro ao vírus é o principal determinante do resultado da infecção. A pouca idade na ocasião da infecção aumenta a probabilidade de cronicidade. A imunidade inata é protetora durante as fases iniciais da infecção e as fortes respostas das células CD4+ e CD8+ produtoras de *interferon* (IFN)-γ específico para vírus estão associadas à resolução. Os anticorpos previnem a reinfecção subsequente, constituindo a base das vacinas eficazes. O HBV não é citopático; em vez disso, o extermínio de hepatócitos é mediado por linfócitos T CD8+ citotóxicos direcionados contra células infectadas pelo vírus. As sequências de DNA viral também podem integrar-se aos genomas hospedeiros, constituindo uma via de desenvolvimento do câncer.

O HBV é um vírus de DNA circular, parcialmente com dupla fita; o vírus maduro existe como uma "partícula de Dane" esférica, com uma proteína de superfície externa e envelope lipídico envolvendo um núcleo eletrodenso. Existem oito genótipos virais com distintas distribuições globais. O genoma do HBV possui quatro fases de leitura aberta:

- Antígeno *core* nucleocapsídico (HBcAg), além de um transcrito polipeptídico mais longo (HBeAg), que é secretado na corrente sanguínea.
- Glicoproteínas do envelope do antígeno de superfície do vírus da hepatite B (HBsAg – grande, médio e pequeno); os hepatócitos infectados podem sintetizar e secretar maciças quantidades de HBsAg não infeccioso (principalmente HBsAg pequeno).

538 • Patologia Sistêmica: Doenças dos Sistemas Orgânicos

- Polimerase com atividade de DNA polimerase e de transcriptase reversa; a replicação viral ocorre por meio de um molde de RNA intermediário: DNA → RNA → DNA.
- Proteína Hbx, um transativador transcricional dos genes do hospedeiro e viral, necessária para a replicação viral.

O HBsAg aparece antes dos sintomas (anorexia, febre, icterícia), atinge um pico durante a doença manifesta e declina ao longo de meses. O HBeAg e o DNA do HBV aparecem logo após o HBsAg e antes do início da doença; o HBeAg é detectável no soro durante a replicação viral, embora algumas cepas mutantes não o produzam. O HBeAg geralmente declina dentro de semanas; a persistência sugere progressão para a doença crônica.

A IgM anti-HBcAg geralmente é o primeiro anticorpo a aparecer, logo seguido por anti-HBeAg e IgG anti-HBcAg. Anti-HBsAg significa o fim da doença aguda e persiste por anos, conferindo imunidade. O portador crônico é definido pela presença de HBsAg no soro por mais de 6 meses.

Mais de 2 bilhões de pessoas em todo o mundo são infectadas e 400 milhões apresentam infecções crônicas; 46.000 novos casos ocorrem anualmente nos Estados Unidos. A doença crônica é difícil de curar devido ao desenvolvimento de cepas mutantes resistentes. O modo de transmissão varia geograficamente; em áreas de alta prevalência (África, Ásia), a transmissão durante o parto é responsável por 90%. Em regiões de prevalência intermediária (sul e leste europeus), a transmissão horizontal na infância através de pequenos cortes ou rupturas nas membranas mucosas é mais comum. Em áreas de baixa prevalência (Estados Unidos e oeste da Europa), o abuso de drogas intravenosas e as relações sexuais sem proteção (heterossexual ou homossexual) são os principais modos de transmissão.

Vírus da Hepatite C (p. 857)

O vírus da hepatite C (HCV) é um vírus de RNA envelopado de fita única. A baixa fidelidade da RNA polimerase do HCV causa substancial variabilidade genômica e constitui o principal obstáculo ao desenvolvimento da vacina; de fato, um determinado indivíduo pode abrigar uma população de *quasispécies* relacionadas, mas divergentes, e a presença de altos títulos de anti-HCV IgG não conferem imunidade efetiva. A replicação viral começa com a tradução de um único polipeptídeo, que é processado em uma proteína do nucleocapsídeo, proteínas do envelope e sete proteínas não estruturais; a proteína E2 do envelope é alvo de vários anticorpos anti-HCV, mas é também a região mais variável do genoma, permitindo o escape de títulos que, de outra forma, são neutralizados. Assim, os anticorpos anti-HCV não conferem proteção e os surtos repetidos de danos são uma importante característica da infecção por HCV. *Ao contrário do HBV, a progressão para a doença crônica ocorre na maioria (80% a 90%) dos pacientes infectados pelo HCV e a cirrose ocorre em 20% deles.* Assim como o HBV, o dano hepatocelular é imunomediado, embora as respostas imunes celulares sejam principalmente incapazes de erradicar completamente as infecções por HCV.

Nos Estados Unidos, 1,3% da população (3,6 milhões de indivíduos) possui anticorpos para HCV e 2,7 milhões de indivíduos exibem a infecção crônica (que responde por metade da carga da doença hepática crônica nos EUA); a incidência tem declinado significativamente como resultado de triagem do suprimento sanguíneo. Os grupos de risco primários são os usuários de drogas intravenosas e os indivíduos com múltiplos parceiros sexuais. O RNA do HCV é detectável no sangue por 1 a 3 semanas durante a infecção ativa, coincidente com elevações da transaminase; os anticorpos anti-HCV ocorrem em 50% a 70% dos pacientes no quadro agudo, embora eventualmente 90% dos pacientes com doença crônica desenvolvam tais anticorpos. A infecção crônica por HCV é potencialmente curável; o tratamento antigo inclui IFN-α e ribovarina,

Fígado e Vesícula Biliar **539**

enquanto os medicamentos recentes direcionados à protease e polimerase virais podem alcançar níveis indetectáveis de vírus na maioria dos pacientes.

Vírus da Hepatite D *(p. 859)*

O vírus da hepatite D (HDV) é um vírus de RNA defeituoso que só tem capacidade de se replicar e causar a infecção quando encapsulado por HBsAg. Assim, *só é possível o desenvolvimento da infecção por HDV quando há infecção concomitante por HBV*. A coinfecção aguda por HDV e HBV leva à hepatite, que varia de leve a fulminante, mas raramente se desenvolve a cronicidade. Em comparação, a *superinfecção* por HDV de um portador não identificado de HBV ou em um paciente com HBV crônico, leva à erupção de hepatite aguda, com frequente conversão para doença crônica e cirrose (Tabela 18-3). Em todo o mundo, 5% de 300 milhões de indivíduos infectados por HBV (15 milhões) estão coinfectados por HDV; há alta prevalência (20% a 40%) na África, Oriente Médio, Itália e bacia amazônica; é rara nos Estados Unidos, sudeste da Ásia e China.

O HDV possui um envelope de HBV; a única proteína produzida pelo vírus é uma montagem polipeptídica interna, denominada *antígeno delta* (HDAg), associada a um pequeno RNA circular de fita única. A replicação viral requer atividade da polimerase do RNA do hospedeiro.

O RNA do HDV aparece no sangue e fígado antes e durante o início da infecção sintomática aguda. A IgM anti-HDV indica recente exposição ao HDV; a IgM anti-HbcAg sugere coinfecção aguda por HBV; enquanto o HBsAg sérico sugere superinfecção. A vacinação contra o HBV pode prevenir a infecção por HDV.

Vírus da Hepatite E *(p. 859)*

O vírus da hepatite E (HEV) é um vírus de RNA não envelopado de fita única; a infecção ocorre pela água e a transmissão é entérica, por meio de vários reservatórios animais (macacos, gatos, porcos e cães). Epidemias de hepatite E ocorreram na Ásia, México e África; o HEV também é endêmico na Índia, onde de 30% a 60% dos casos de hepatite aguda são relacionados ao mesmo. Embora o HEV tipicamente cause uma doença auto-limitante sem tendência à cronicidade, *a taxa de hepatite fulminante fatal em mulheres grávidas é alta (20%)*. O antígeno do HEV é encontrado em hepatócitos durante a infecção ativa, enquanto vírions e RNA podem ser detectados nas fezes e no soro antes do início dos sintomas. O desenvolvimento subsequente de IgG anti-HEV confere proteção prolongada contra a reinfecção.

Síndromes Clínico-patológicas de Hepatite Viral (p. 860; Tabela 18-3)

A infecção por qualquer um dos vírus hepatotrópicos pode ser assintomática ou sintomática; um curso fulminante é incomum. Estudos sorológicos e moleculares são essenciais para o diagnóstico de hepatite viral e para a distinção dos diferentes tipos.

- *Infecção assintomática aguda com recuperação (p. 860):* Os pacientes são identificados somente de maneira incidental com base nas transaminases elevadas ou pelos títulos de anticorpo antiviral. As infecções por HAV e HBV frequentemente são subclínicas.
- *Infecção sintomática aguda com recuperação (p. 860):* Todas as infecções sintomáticas agudas são similares, com um período variável de incubação, fase pré-ictérica assintomática, fase ictérica sintomática e convalescença. O pico da infectividade ocorre durante os últimos dias do período de incubação, em que os pacientes são assintomáticos, e os primeiros dias da apresentação dos sintomas agudos.
- *Insuficiência hepática aguda (p. 860):* A hepatite viral causa 10% dos casos de insuficiência hepática aguda; globalmente, as hepatites A e E são as causas mais habituais, enquanto o HBV é mais comum em países asiáticos e mediterrâneos. A sobrevivência por mais de uma semana pode permitir a replicação residual dos hepatócitos, enquanto a ativação das células-tronco e progenitoras produz proeminentes reações

540 ● Patologia Sistêmica: Doenças dos Sistemas Orgânicos

ductulares; a recuperação depende da restauração do parênquima ausente. Os cuidados são de suporte e, quando a doença não se resolve, o transplante de fígado é a única opção.

- *Hepatite crônica (p. 860):* É definida como evidência bioquímica ou sorológica de doença hepática sintomática (fadiga, mal-estar, icterícia), vigente há mais de 6 meses. A infecção aguda por HCV progride para hepatite crônica em 80% dos casos, um terço dos quais pode desenvolver cirrose. Além da lesão hepática existente e do risco de cirrose e/ou CHC, a doença por imunocomplexos (devido a complexos anticorpo-antígeno circulantes) pode se desenvolver com vasculite e glomerulonefrite; 35% dos pacientes com hepatite C crônica desenvolvem crioglobulinemia.
- *Estado de portador (p. 861):* Um *portador* abriga e pode transmitir hepatite, porém não manifesta sintomas. Isto inclui os pacientes com doença crônica, mas com poucos ou nenhum sintoma, e aqueles com poucos ou nenhum efeitos adversos (*portadores saudáveis*); no caso do HBV, os portadores saudáveis não possuem HBeAg, mas sim o anti-HBeAg, além de níveis séricos normais de aminotransferase, baixo DNA de HBV sérico e biopsia de fígado sem necrose significativa ou inflamação. Nos Estados Unidos, as infecções por HBV em adultos raramente produzem um estado de portador saudável; em contraste, mais de 90% das infecções por HBV adquiridas na fase inicial da vida, em áreas endêmicas, resultam em estados de portador saudável.
- *HIV e hepatite viral crônica (p. 861):* Os modos de transmissão similares e os riscos abrangem coinfecções frequentes por HIV e vírus da hepatite; 10% dos pacientes com HIV estão infectados por HBV e 30% por HCV, muitas vezes resultando em doença hepática mais agressiva. A hepatite crônica é a principal causa de morbidade e mortalidade em pacientes infectados pelo vírus da imunodeficiência humana (HIV) e a doença hepática é a segunda causa mais comum de morte na síndrome da imunodeficiência adquirida (AIDS).

Morfologia das Hepatites Aguda e Crônica (p. 861)

A maioria das alterações morfológicas é compartilhada por todos os vírus hepatotrópicos; essas características são principalmente inespecíficas e podem ser mimetizadas por reações medicamentosas ou doença hepática autoimune. No entanto, algumas alterações histológicas podem sugerir um vírus específico: no HBV, os hepatócitos infectados podem mostrar um citoplasma finamente granular em "vidro fosco", envolvido por HBsAg; no HCV, geralmente há agregados linfoides portais, alterações reativas do ducto biliar e regiões lobulares de esteatose macrovesicular.

- *Hepatite aguda.*
  - Os hepatócitos lesionados são eosinofílicos e arredondados, com núcleos encolhidos, fragmentados (apoptose) ou inchados (degeneração balonizante). Na hepatite grave, o dano confluente causa necrose em ponte entre as regiões portal e central dos lóbulos adjacentes. Pode ocorrer colestase.
  - Há hiperplasia de células de Kupffer e agregados de macrófagos marcam o local de perda de hepatócitos. Os tratos portais exibem inflamação com células mononucleares, com disseminação para dentro do parênquima adjacente associada à apoptose periportal (*hepatite de interface*).

- *Hepatite crônica.*
  - A histologia varia de leve a grave, até cirrose.
  - Na doença leve, infiltrados inflamatórios se limitam aos tratos portais.
  - A doença progressiva caracteriza-se pela extensão da inflamação crônica dos tratos portais com *hepatite de interface*; a ligação das regiões portal-portal e portal-central constitui a necrose em ponte.
  - *A perda contínua de hepatócitos resulta em formação de septo fibroso; a regeneração associada de hepatócitos resulta em cirrose.*

Fígado e Vesícula Biliar · 541

Infecções Bacterianas, Parasitárias e Helmínticas (p. 863)

- Infecções extra-hepáticas (especialmente sepse) podem induzir inflamação hepática e graus variáveis de colestase.
- A obstrução biliar e a proliferação bacteriana intrabiliar podem causar uma grave resposta inflamatória aguda (*colangite ascendente*).
- Infecções parasitárias (p. ex., organismos amebianos, equinocócicos, malariais ou helmínticos) são causas comuns de abscessos hepáticos nos países em desenvolvimento (Cap. 8). Fascíolas hepáticas, mais comuns no sudeste asiático, causam alta taxa de colangelocarcinoma (CCA).
- É rara a ocorrência de abscessos em países desenvolvidos e, geralmente, são causados por bactérias ou por *Candida*; as fontes são intra-abdominais (pela veia portal), sistêmica (via suprimento arterial), árvore biliar, extensão direta e lesões penetrantes. Os abscessos estão associados a febre, dor no quadrante superior direito, hepatomegalia dolorosa e, possivelmente, icterícia. A mortalidade sem drenagem é de 90%; a sobrevivência melhora drasticamente com o tratamento precoce. A ruptura de cistos equinocócicos pode precipitar a disseminação sistêmica do microrganismo com choque imunomediado grave.

Hepatite Autoimune (p. 863)

A hepatite autoimune (HAI) é uma hepatite progressiva crônica, geralmente com forte predisposição genética (em caucasianos, há uma frequente associação com o alelo DRB1). A HAI pode ser desencadeada por infecções virais ou fármacos ou ser um componente de outros distúrbios autoimunes (p. ex., artrite reumatoide, síndrome de Sjögren ou colite ulcerativa). O espectro histológico completo da hepatite pode ser visto na HAI, *mas são característicos os agregados de plasmócitos periportais.*

Há predominância feminina (78%), com níveis séricos elevados de IgG, mas sem qualquer marcador sérico de infecção viral. A HAI é classificada com base nos padrões de autoanticorpos (nos Estados Unidos, o tipo 1 é mais comum).

- A *HAI tipo 1* exibe autoanticorpos para anticorpos nucleares (ANA), musculatura lisa (SMA), actina (AAA) e antígeno hepático solúvel/fígado-pâncreas (SLA-LP); está associada ao haplótipo HLA-DR3.
- A *HAI tipo 2* exibe autoanticorpos direcionados contra os antígenos microssomo fígado/rim 1 (ALKM-1) e citosol hepático 1 (ACL-1).

Ocorre início agudo dos sintomas da insuficiência hepática em 40% dos pacientes; os sintomáticos tendem a mostrar substancial destruição hepática e formação cicatricial no momento do diagnóstico. Se não tratada, a mortalidade em até 6 meses pela doença pode chegar a 40% e, entre os sobreviventes, 40% desenvolverão cirrose. A imunossupressão é o fundamento da terapia, com transplante para a doença em estágio final; a HAI recorre em 20% dos transplantes.

Lesão Hepática Induzida por Fármacos e Toxinas (p. 865)

O dano por toxina ou fármaco deve ser considerado no diagnóstico diferencial de qualquer das formas de doença hepática (*p. ex., necrose dos hepatócitos, hepatite, colestase, fibrose ou início insidioso de disfunção hepática*) (Tabela 18-4). A lesão por fármacos ou toxinas pode ser imediata ou se desenvolver durante semanas a meses; os mecanismos incluem toxicidade direta, conversão hepática para uma toxina ativa ou lesão imunomediada.

Patologia Sistêmica: Doenças dos Sistemas Orgânicos

TABELA 18-4 — Padrões de Lesão Medicamentosa e Hepática Induzida por Toxina

Padrão de Lesão	Achados Morfológicos	Exemplos de Agentes Associados
Colestático	Colestase hepatocelular branda sem inflamação	Contraceptivos e esteroides anabólicos, antibióticos, HAART
Hepatite colestática	Colestase com atividade necroinflamatória lobular; pode mostrar destruição do ducto biliar	Antibióticos, fenotiazinas, estatinas
Necrose hepatocelular	Necrose pontilhada dos hepatócitos Necrose maciça Hepatite crônica	Metildopa, fenitoína Acetaminofeno, halotano Isoniazida
Esteatose hepática	Gotas grandes e pequenas de gordura	Etanol, corticosteroides, metotrexato, nutrição parenteral total
	"Esteatose microvesicular" (gotículas difusas de gordura)	Valproato, tetraciclina, aspirina (síndrome de Reye), HAART
	Esteato-hepatite com corpos de Mallory-Denk	Etanol, amiodarona
Fibrose e cirrose	Fibrose periportal e pericelular	Álcool, metotrexato, enalapril, vitamina A e outros retinoides
Granulomas	Granulomas epitelioides não caseosos Granulomas em anéis de fibrina	Sulfonamidas, amiodarona, isoniazida Alopurinol
Lesões vasculares	SOS (doença veno-occlusiva): obliteração das veias centrais Síndrome de Budd-Chiari Hepatite peliose: cavidades cheias de sangue, não revestidas por células endoteliais	Quimioterapia em alta dose, chá de ervas (*bush tea*) Contraceptivos orais Esteroides anabólicos, tamoxifeno
Neoplasias	Adenoma hepatocelular CHC CCA Angiossarcoma	Contraceptivos orais, esteroides anabólicos Álcool, Thorotrast Thorotrast Thorotrast, cloreto de vinila

HAART, terapia antirretroviral altamente ativa.
Adaptada de Washington K: Metabolic and toxic conditions of the liver. In Iacobuzio-Donahue CA, Montgomery EA (eds): *Gastrointestinal and Liver Pathology*. Philadelphia, PA, Churchill Livingstone; 2005, p. 503.

Alguns compostos são previsivelmente tóxicos, enquanto outros podem causar lesão de maneira idiossincrática. Assim, o *acetaminofeno* em doses muito altas é uniformemente lesivo devido à produção de um metabólito tóxico pelo sistema do citocromo P-450. Por outro lado, a *clorpromazina* causa colestase somente em pacientes com metabolização lenta e o halotano, em determinados indivíduos, pode induzir à HAI fatal.

Doença Hepática Alcoólica (p. 866)

A *doença hepática alcoólica* (DHA) é a principal causa de patologia hepática na maioria dos países ocidentais; em termos globais, é responsável por 3,8% das mortes. Existem três formas (sobrepostas) de DHA.

Morfologia (p. 866)

- *Esteatose hepática (fígado gorduroso)* caracteriza-se por gotículas lipídicas microvesiculares dentro dos hepatócitos e pode ocorrer mesmo com a ingestão moderada de álcool. Com a ingestão crônica de álcool, o lipídio acumula-se em gotículas *macrovesiculares*, deslocando o núcleo. O fígado se torna aumentado, mole, gorduroso e amarelo. Há pouca ou nenhuma fibrose (ao menos inicialmente) e a condição é reversível.

Fígado e Vesícula Biliar | 543

- A *hepatite alcoólica* caracteriza-se por degeneração balonizante e necrose dos hepatócitos. Há, também, formação de *corpos de Mallory-Denk* (agregados eosinofílicos intracelulares de filamentos intermediários), *reação neutrofílica* aos hepatócitos em degeneração, inflamação mononuclear portal e periportal e fibrose.
- *Esteatofibrose alcoólica* muitas vezes se acompanha de ativação de célula estrelada. Nódulos regenerativos podem ser proeminentes ou obliterados por cicatriz fibrosa densa. A cirrose alcoólica em estágio terminal assemelha-se à cirrose com praticamente qualquer outra causa.

Patogênese *(p. 868)*

- Somente 10% a 15% dos alcoólicos desenvolvem cirrose, o que sugere outros fatores no desenvolvimento e gravidade da DHA.
  - *Gênero:* As mulheres são mais suscetíveis ao dano relacionado ao álcool. Isto, em parte, se relaciona à farmacocinética e ao metabolismo de álcool relacionados ao gênero; no entanto, o estrógeno também aumenta a permeabilidade intestinal à endotoxina, com subsequente ativação das células de Kupffer e maior produção de citocinas pró-inflamatórias.
  - *Diferenças étnicas e genéticas:* Afro-americanos apresentam taxas mais altas de cirrose do que os americanos caucasianos, independentemente dos níveis de consumo de álcool. Os polimorfismos na metabolização de enzimas (p. ex., aldeído desidrogenase) ou promotores de citocina estão associados a frequências mais altas da cirrose alcoólica.
  - *Condições comórbidas:* A sobrecarga de ferro ou hepatite viral aumenta a gravidade da DHA.
- A *esteatose* resulta de:
  - Montagem e secreção comprometidas de lipoproteína.
  - Aumento do catabolismo periférico de gordura.
  - Desvio de substratos do catabolismo na direção da biossíntese de lipídios.
- A hepatite alcoólica resulta de:
  - Acetaldeído gerado a partir do catabolismo do álcool, induzindo a peroxidação dos lipídios e a formação de adutos de acetaldeído-proteína.
  - Indução do citocromo P-450, gerando espécies reativas de oxigênio (ERO) e aumentando o catabolismo dos outros fármacos para formar metabólitos potencialmente tóxicos.
  - Metabolismo comprometido da metionina resultando em níveis reduzidos de glutationa, que são protetores contra lesão oxidativa.
  - Álcool que estimula a liberação de endotelina (ET) do endotélio sinusoidal e causando vasoconstrição com diminuição da perfusão hepática.
  - Liberação mediada por álcool de endotoxina bacteriana do trato gastrointestinal, causando respostas inflamatórias cada vez maiores.

Aspectos Clínicos *(p. 869)*

- A *esteatose hepática* está associada a hepatomegalia e leves elevações de bilirrubina sérica e fosfatase alcalina. A abstenção e dieta adequada são tratamentos suficientes.
- A *hepatite alcoólica* geralmente se manifesta de forma aguda após um episódio de alta ingestão de álcool; as manifestações variam de insuficiência hepática mínima a fulminante, e incluem mal-estar, anorexia e hepatomegalia dolorosa. A bilirrubina e a fosfatase alcalina estão elevadas, acompanhadas por leucocitose neutrofílica. Cada episódio provoca mortalidade de 10% a 20% e os incidentes repetidos levam à cirrose em um terço dos pacientes. Tipicamente, nutrição adequada e abstenção levam a uma lenta resolução; ocasionalmente, a hepatite persiste e progride para cirrose.
- A *cirrose alcoólica* é irreversível; suas manifestações são similares a qualquer outra forma de cirrose.

A sobrevida em 5 anos para os pacientes com DHA aproxima-se de 90% para os abstêmios, porém cai para 50% a 60% para aqueles que continuam a ingerir álcool. A morte pode resultar de coma hepático, hemorragia gastrointestinal, infecção intercorrente, síndrome hepatorrenal e/ou CHC.

Doença Hepática Metabólica (p. 869)

Doença do Fígado Gorduroso não alcoólico (p. 869)

A doença do fígado gorduroso não alcoólico (DFGNA) compreende um grupo de condições caracterizadas por esteatose hepática na ausência de forte consumo de álcool. Na extremidade mais patológica desse grupo, EHNA envolve esteatose, além de dano aos hepatócitos e inflamação. A crescente incidência de DFGNA (3% a 5% dos americanos) é atribuída à prevalência cada vez maior da obesidade; a DFGNA é fortemente associada à síndrome metabólica de dislipidemia, hiperinsulinemia e resistência à insulina.

Patogênese (p. 870)

A DFGNA é provavelmente uma consequência do acúmulo de gordura nos hepatócitos e do aumento do estresse oxidativo hepático, levando a maior peroxidação do lipídio e geração de ERO. O aumento de tecido adiposo visceral também se torna disfuncional, com reduzida produção de adiponectina e a maior síntese de citocinas pró-inflamatórias, como TNF-α e IL-6.

Morfologia (p. 870)

Os hepatócitos são preenchidos por vacúolos de gordura na ausência de infiltração inflamatória (esteatose) ou por infiltrados inflamatórios (esteato-hepatite). Graus variáveis de fibrose estão presentes.

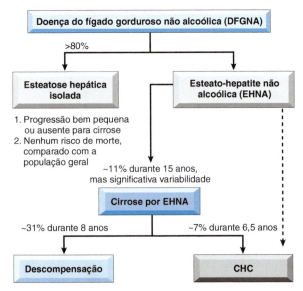

Figura 18-4 História natural dos fenótipos da DFGNA. A doença do fígado gorduroso isolada mostra um risco mínimo de progressão para cirrose ou maior mortalidade; ao passo que a EHNA, um aumento geral da mortalidade, assim como maior risco de cirrose e CHC.

Fígado e Vesícula Biliar 545

Aspectos Clínicos (p. 871; Fig. 18-4)

Os pacientes com esteatose simples geralmente são assintomáticos, com pequeno risco de progressão para cirrose. Na EHNA, os indivíduos podem ser livres de sintomas, embora muitos relatem fadiga, mal-estar e/ou desconforto no quadrante superior direito; os níveis séricos de transaminase estão elevados em 90% dos pacientes e há maior risco de cirrose e CHC. Em razão da associação entre EHNA e síndrome metabólica, a doença cardiovascular é uma causa frequente de morbidade e mortalidade. Portanto, o tratamento é direcionado à correção de obesidade, hiperlipidemia e resistência à insulina associadas.

Hemocromatose (p. 871)

A hemocromatose caracteriza-se por acúmulo excessivo de ferro nas células parenquimtosas de vários órgãos, particularmente fígado e pâncreas.

- *Hemocromatose hereditária (hemocromatose primária)* é um distúrbio recessivo hereditário homozigótico causado por absorção excessiva de ferro.
- *Hemossiderose (hemocromatose secundária)* denota os distúrbios associados à administração parenteral de ferro (p. ex., transfusões repetitivas, eritropoiese ineficaz, aumento da ingestão de ferro ou doença hepática crônica).

Patogênese (p. 872)

O dano tecidual na hemocromatose é atribuído à toxicidade direta do ferro, presumivelmente pela formação de radicais livres com peroxidação de lipídio, estimulação da formação de colágeno pelas células estreladas do hepatócito e/ou interações entre ERO-DNA.

O conteúdo total de ferro corporal é regulado pela absorção intestinal (Cap. 14). A *hepcidina* exerce o maior efeito, mediante o controle da expressão de ferroportina, canal de efluxo de ferro no epitélio intestinal e macrófagos; *a hepcidina diminui o ferro plasmático, enquanto sua deficiência causa sobrecarga de ferro.* Outras proteínas envolvidas no metabolismo do ferro (p. ex., *hemojuvelina* [HJV], *receptor de transferrina 2* [TFR2] e HFE) fazem isto principalmente pela modulação dos níveis de hepcidina (Fig. 18-5).

A forma adulta de hemocromatose quase sempre é causada por mutações do gene *HFE*. Mais de 70% dos pacientes exibem uma substituição de cisteína por tirosina no aminoácido 282 (C282Y), que inativa HFE e reduz a expressão de hepcidina. A frequência de heterozigosidade C282Y é de 11% (a homozigosidade ocorre com uma frequência de 0,45%). No entanto, a penetrância da doença é baixa e a condição genética isoladamente não leva, invariavelmente, à hemocromatose.

Morfologia (p. 873)

O ferro acumula-se como hemossiderina em vários tecidos – em ordem decrescente de gravidade: no fígado, pâncreas, miocárdio, glândulas endócrinas, articulações e pele. Cirrose e fibrose pancreática são as principais alterações morfológicas adicionais.

Aspectos Clínicos (p. 873)

Os casos totalmente desenvolvidos de hemocromatose exibem, de maneira uniforme, a cirrose micronodular; diabetes *mellitus* e pigmentação cutânea ocorrem em 75% a 80% desses indivíduos. O acúmulo de ferro é vitalício, mas a lesão causada por seu excesso é gradual, de forma que os sintomas geralmente aparecem após 40 anos. Predomina em homens (6:1), uma vez que em mulheres ocorre a perda fisiológica de ferro (p. ex., menstruação, gravidez), o que retarda o acúmulo desse elemento.

A morte e o envolvimento cardíaco podem resultar de cirrose (e/ou CHC). A flebotomia regular é um tratamento suficiente; portanto, o diagnóstico precoce pode permitir uma expectativa de vida normal e, desse modo, é importante a triagem dos probandos genéticos.

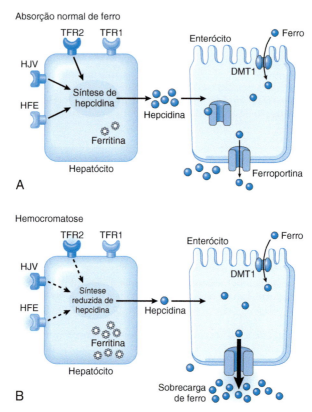

Figura 18-5 A, *Absorção normal de ferro:* HFE (produto proteico do gene HFE), HJV e TFR2 regulam a síntese de hepcidina no hepatócito. A hepcidina, então, se liga à ferroportina nos enterócitos, levando à internalização do complexo e degradação da ferroportina. A degradação da ferroportina reduz o efluxo de ferro dos enterócitos. Por meio dessas interações regulatórias, a absorção normal de ferro é mantida. **B,** *Hemocromatose:* na hemocromatose hereditária, mutações nos genes *HFE*, *HJV* ou *TFR2* levam à redução da síntese da hepcidina. A resultante diminuição da interação hepcidina-ferroportina permite maior atividade da ferroportina e maior efluxo de ferro dos enterócitos, dando origem à sobrecarga sistêmica de ferro. *DMT1*, transportador de metal divalente 1.

Doença de Wilson (p. 874)

Esse distúrbio autossômico recessivo é causado por mutações no gene ATP7B, que codifica para uma ATPase transportadora de cobre canalicular; a absorção de cobre e a entrega para o fígado é normal, porém: (1) a excreção de cobre na bile está reduzida; (2) o cobre não está incorporado à ceruloplasmina; e (3) a secreção de ceruloplasmina no sangue é inibida. Isto causa acúmulo de cobre no fígado, resultando em lesão hepática pela geração de ROS. Além disso, a difusão na circulação do cobre não ligado à ceruloplasmina causa hemólise e patologia em outros locais, especialmente na córnea e no cérebro.

Morfologia (p. 874)

O dano hepático varia de menor a grave e se manifesta por alteração gordurosa, hepatites aguda e crônica (com corpos de Mallory-Denk), cirrose e/ou (raramente) necrose maciça. A toxicidade de SNC afeta predominantemente os gânglios basais, com atrofia e até

Fígado e Vesícula Biliar   547

cavitação. Quase todos os pacientes com envolvimento neurológico desenvolvem lesões oculares, chamadas *anéis de Kayser-Fleischer* – depósitos marrom-esverdeados de cobre na membrana de Descemet do limbo corneano.

Aspectos Clínicos (p. 875)

A idade de início e de apresentação clínica são extremamente variáveis; doença hepática aguda ou crônica antes dos 40 anos é a manifestação inicial mais comum. Distúrbios neuropsiquiátricos também ocorrem, incluindo alterações comportamentais leves, psicose franca e sintomas do tipo Parkinson. O diagnóstico bioquímico baseia-se em ceruloplasmina sérica diminuída, *aumento do conteúdo hepático de cobre* e na excreção de cobre urinário. *Os níveis séricos de cobre não têm valor diagnóstico*. A quelação de cobre é a terapia padrão; pode ser necessário o transplante de fígado.

Deficiência de α_1-Antitripsina (p. 875)

A *deficiência de α_1-antitripsina (α_1-AT)* é um distúrbio autossômico recessivo caracterizado por níveis séricos muito baixos dessa proteína; α_1AT normalmente inibe as proteases neutrofílicas liberadas em locais de inflamação aguda (p. ex., elastase, catepsina G e proteinase 3). A deficiência leva primariamente ao enfisema porque a atividade das proteases destrutivas não é interrompida (Cap. 15), assim como a doença hepática causada pelo acúmulo hepatocelular da proteína é enovelada erroneamente.

Patogênese (p. 875)

A α_1-AT é sintetizada primariamente pelos hepatócitos. O gene é extremamente polimórfico, com mais de 75 isoformas com designação alfabética baseada nas mobilidades de sua migração em gel; o genótipo mais comum (mais de 90% das pessoas) é designado inibidor da protease (Pi) MM. A maioria das mutações resulta em reduções apenas moderadas (ou não há redução) de níveis de a_1-AT e não apresenta manifestações clínicas. Entretanto, homozigotos PiZZ (o genótipo mais comum da doença) têm níveis de α_1-AT circulantes 10% abaixo do normal. Isto ocorre porque PiZ possui um único ácido glutâmico para substituição por lisina, resultando em proteína com enovelamento errôneo e impedindo a saída do retículo endoplasmático (RE). Isto desencadeia a resposta de estresse do RE, incluindo autofagia, disfunção mitocondrial e ativação pró-inflamatória de NF-κB, e todos causam danos aos hepatócitos. Fatores adicionais genéticos ou ambientais modificam a patogênese porque somente 10% a 15% dos homozigotos PiZZ desenvolvem doença hepática manifesta.

Morfologia (p. 875)

A deficiência de α_1-AT caracteriza-se por glóbulos citoplasmáticos (resistentes à diástase) positivos para ácido periódico de Schiff (PAS) nos hepatócitos periportais. As manifestações hepáticas variam de colestase a hepatite e até cirrose.

Aspectos Clínicos (p. 875)

A hepatite neonatal com icterícia colestática ocorre em 10% a 20% dos recém-nascidos com deficiência de α_1-AT; o aparecimento tardio pode ser atribuído a hepatite aguda ou complicações de cirrose. O CHC se desenvolve em 2% a 3% dos homozigotos PiZZ adultos. O tabagismo acentua o dano enfisematoso ao pulmão. O tratamento é o transplante de fígado.

Doenças Colestáticas (p. 876)

A bile serve a duas funções: (1) emulsificação da gordura dietética; e (2) eliminação de bilirrubina, excesso de colesterol e outros produtos residuais hidrofóbicos que não podem ser excretados na urina. O excesso de bilirrubina (o produto final da degradação da heme) leva a *icterícia* e *icterus* (pele amarelada e descoloração da esclera, respectivamente); as causas comuns são superprodução de bilirrubina, hepatite e obstrução da saída da bile. *Colestase* denota retenção sistêmica de todos os solutos biliares, incluindo bilirrubina, sais biliares e colesterol.

Formação de Bilirrubina e Bile *(p. 876)*

A degradação de heme (mais de 85% derivadas de hemoglobina) em todo o corpo progride de biliverdina para bilirrubina; a última é ligada à albumina e liberada para o fígado. Após a ingestão mediada por portador, a bilirrubina é conjugada com 1 a 2 moléculas de ácido glicurônico pela transferase endoplasmática hepática UGT1A1. Os glicuronídeos hidrossolúveis de bilirrubina resultantes são excretados na bile e, subsequentemente, desconjugados pelas bactérias intestinais e degradados em urobilinogênios que, primariamente, são eliminados por via fecal; 20% dos urobilinogênios são reabsorvidos e reciclados para o fígado, com pequena fração excretada na urina.

Os ácidos biliares são modificações hidrossolúveis de colesterol (principalmente ácido cólico e ácido quenodesoxicólico), que agem como detergentes para solubilização de lipídios dietéticos e biliares. Os sais biliares (os ácidos biliares conjugados para taurina ou glicina) constituem dois terços dos compostos biliares orgânicos. Mais de 95% dos ácidos biliares e sais são reabsorvidos a partir do intestino e recirculam de volta para o fígado (*circulação entero-hepática*).

Fisiopatologia da Icterícia *(p. 877)*

A icterícia ocorre quando a produção de bilirrubina excede a captação, conjugação e/ou excreção hepática. A excessiva produção ou captação e/ou conjugação diminuídas causam *hiperbilirrubinemia não conjugada*; a excreção defeituosa (relacionada ao fluxo intra-hepático ou biliar) causa principalmente *hiperbilirrubinemia conjugada*.

- A *bilirrubina não conjugada* é praticamente insolúvel em água; circula normalmente ligada fortemente à albumina e não pode ser excretada na urina. Uma pequena quantidade de bilirrubina não conjugada circula como um ânion livre capaz de se difundir nos tecidos (especialmente no cérebro neonatal) e causa lesão; essa fração não ligada aumenta com a hemólise grave ou quando fármacos deslocam a bilirrubina da albumina.
- A *bilirrubina conjugada* é hidrossolúvel, atóxica e apenas livremente ligada à albumina; o excesso de bilirrubina conjugada pode ser excretado pelos rins.

Icterícia Neonatal (Icterícia Fisiológica do Recém-nascido; p. 877)

Como o mecanismo metabólico hepático não amadurece até aproximadamente 2 semanas de idade, quase todos os recém-nascidos desenvolvem hiperbilirrubinemia não conjugada leve, transitória. Isto pode ser exacerbado pela amamentação devido às enzimas desconjugantes da bilirrubina no leite materno.

Hiperbilirrubinemias Hereditárias *(p. 878)*

- *Hiperbilirrubinemia não conjugada*

  - *Síndrome de Crigler-Najjar tipo I (autossômica recessiva):* A ausência total de UGT1A1 causa icterícia com altos níveis séricos de bilirrubina não conjugada e fígado histologicamente normal. Sem transplante de fígado, sobrevirá dano neurológico irreversível (*kernicterus*).
  - *Síndrome de Crigler-Najjar tipo II (autossômica dominante):* Deficiência menos grave de UGT1A1. Embora possa ocorrer *kernicterus*, a condição geralmente não é ameaçadora à vida do paciente.
  - *Síndrome de Gilbert (autossômica recessiva):* Hiperbilirrubinemia não conjugada flutuante leve, com redução de 30% na atividade de UGT1A1, é atribuída, na maioria dos casos, a uma mutação que afeta a transcrição do gene. Afetando de 6% a 10% da população, a hiperbilirrubinemia (e icterícia) pode ser exacerbada por infecção, exercício extenuante ou jejum.

Fígado e Vesícula Biliar **549**

- *Hiperbilirrubinemia conjugada*

  - *Síndrome de Dubin-Johnson (autossômica recessiva):* Secreção defeituosa dos hepatócitos de conjugados de bilirrubina devido à ausência de proteína de transporte de glicuronídeos na bilirrubina (proteína 2 de resistência a múltiplos fármacos). O fígado encontra-se amarronzado, com acúmulo de grânulos pigmentares (polímeros de metabólitos da epinefrina, e *não* de pigmento de bilirrubina). Os pacientes estão ictéricos, mas sua expectativa de vida é normal.
  - *Síndrome de Rotor (autossômica recessiva):* Captação ou excreção hepatocelular defeituosa de bilirrubina. O fígado não é pigmentado; os pacientes estão ictéricos, com ciclos vitais normais.

Colestase (p. 878)

Colestase denota formação ou fluxo biliar comprometidos, levando ao acúmulo de pigmentos biliares intra-hepáticos. A colestase pode ser extra-hepática (devido à obstrução de ducto) ou intra-hepática (por disfunção hepatocelular ou obstrução canalicular). As consequências incluem icterícia, *prurido* decorrente de retenção de sal biliar, xantomas (acúmulos de colesterol na pele) e má absorção intestinal com deficiências nutricionais decorrente de má captação de vitaminas lipossolúveis (A, D e K). A fosfatase alcalina e a γ-glutamil transpeptidase (GGT) séricas estão caracteristicamente elevadas.

Morfologia (p. 878)

Seja na colestase intra ou extra-hepática, o pigmento biliar se acumula dentro do parênquima hepático, levando à dilatação dos canalículos biliares e degeneração dos hepatócitos.

Obstrução do Ducto Biliar Maior (p. 878)

A obstrução do ducto biliar em adultos se deve com mais frequência à colelitíase extra-hepática (cálculos biliares), seguida por malignidades pancreáticas ou biliares e constrições pós-cirúrgicas. Em crianças, as causas incluem atresia biliar, fibrose cística, cistos de colédoco ou formação insuficiente de ductos biliares intra-hepáticos. As características morfológicas iniciais de colestase são totalmente reversíveis com a correção da obstrução. A obstrução prolongada pode levar à cirrose biliar.

A obstrução subtotal ou intermitente pode provocar colangite ascendente com infecção bacteriana secundária da árvore biliar, que se manifesta com febre, calafrios, dor abdominal e icterícia.

Morfologia (p. 879)

A obstrução, seja intra ou extra-hepática, causa distensão dos ductos biliares anteriores, com proliferação de dúctulos, edema e inflamação aguda. Se não resolvida, a inflamação crônica iniciará fibrose periportal, levando eventualmente a formações cicatriciais hepática e de nódulos regenerativos – cirrose biliar. A colestase pode levar à degeneração plumosa dos hepatócitos periportais, edema de citoplasma com corpos de Mallory-Denk e infartos causados pelos efeitos detergentes da bile extravasada.

Colestase da Sepse (p. 880)

A sepse pode afetar o fígado em razão de:

- Efeitos diretos de infecção intra-hepática (p. ex., formação de abscesso ou colangite).
- Isquemia devido à hipotensão.
- Resposta aos produtos microbianos circulantes.
  - *Colestase canalicular*, com tampões biliares nos canalículos, está associada à ativação das células de Kupffer e leve inflamação portal.
  - *Colestase ductular* é o achado mais ameaçador, com dilatação de canais de Hering e dúctulos biliares, e geralmente acompanha choque séptico.

Patologia Sistêmica: Doenças dos Sistemas Orgânicos

Hepatolitíase Primária (p. 880)

Este é um distúrbio da formação de cálculos biliares intra-hepáticos, causando colangite ascendente recorrente, destruição inflamatória progressiva do parênquima hepático e maior incidência de neoplasia biliar. A doença tem alta prevalência no leste asiático. Os cálculos são pigmentados com bilirrubinato de cálcio.

Colestase Neonatal (p. 881)

A *colestase neonatal* (hiperbilirrubinemia conjugada prolongada) afeta 1 em 2.500 nascimentos vivos; os bebês apresentam icterícia, urina escura, fezes claras e hepatomegalia. As principais causas são as colangiopatias (20% dos casos; primariamente atresia biliar) e uma variedade de distúrbios coletivamente referidos como *hepatite neonatal* (embora nem todos sejam inflamatórios). As infecções neonatais, a deficiência de α_1-AT, as exposições tóxicas e as doenças metabólicas (p. ex., doença de Niemann-Pick) podem ser responsáveis; não foi identificada a causa em 10% a 15% dos casos. O estabelecimento de uma etiologia é importante, uma vez que a atresia biliar requer intervenção cirúrgica.

Atresia Biliar (p. 882)

A atresia biliar causa um terço das colestases neonatais que ocorrem em 1 em 12.000 nascimentos vivos; é definida como obstrução biliar da árvore extra-hepática nos primeiros 3 meses de vida. É a causa mais frequente de morte por doença hepática no início da infância e responsável pela maioria dos encaminhamentos de crianças para transplante de fígado.

Patogênese (p. 882)

- A *forma fetal* precoce grave (20% dos casos) se deve ao desenvolvimento intrauterino aberrante da árvore biliar e frequentemente está associada a outras anomalias.
- A *forma perinatal*, presumida como secundária a infecções virais e/ou autoimunidade, resulta da destruição pós-natal da árvore biliar normal.

Morfologia (p. 882)

Em ambas as formas, há inflamação e constrição fibrosante da árvore biliar extra-hepática, progredindo para o interior do sistema biliar intra-hepático. O fígado mostra características evidentes de obstrução do ducto:

- Acentuada proliferação do ducto biliar.
- Edema do trato portal.
- Fibrose que progride para cirrose em 6 meses.

Aspectos Clínicos (p. 882)

A colestase neonatal é vista no bebê com peso normal ao nascimento, assim como ganho de peso pós-natal normal. Se não tratada (com transplante de fígado), a morte ocorrerá dentro de 2 anos do nascimento.

Colangiopatias Autoimunes (p. 882)

Esta seção discute os dois principais distúrbios autoimunes dos ductos biliares intra-hepáticos: *cirrose biliar primária* (CBP) e *colangite esclerosante primária* (CEP). Esses distúrbios são resumidos na Tabela 18-5.

Cirrose Biliar Primária (p. 882)

A CBP é um distúrbio que causa destruição inflamatória não supurativa dos ductos biliares intra-hepáticos de tamanhos pequeno a médio. É, primariamente, uma doença de

TABELA 18-5 — Principais Características da Cirrose Biliar Primária e Colangite Esclerosante Primária

Parâmetro	CBP	CEP
Idade	Idade média de 50 anos (30 – 70)	Idade média de 30 anos
Gênero	90% mulheres	70% homens
Curso clínico	Progressiva	Imprevisível, mas progressiva
Condições associadas	Síndrome de Sjogren (70%) Esclerodermia (5%) Doença tireoidiana (20%)	Doença intestinal inflamatória (70%) Pancreatite ($< 25\%$) Doenças fibrosantes idiopáticas (fibrose retroperitoneal)
Sorologia	95% AMA-positivos 50% ANA-positivos 40% ANCA-positivos	0% – 5% AMA-positivos (baixos títulos) 6% ANA-positivos 65% ANCA-positivos
Radiologia	Normal	Constrições e formação em contas dos ductos biliares maiores; poda (*pruning*) dos ductos menores
Lesão ductal	Lesões ductais evidentes e perda de ductos pequenos, somente	Destruição inflamatória dos ductos extra-hepáticos e intra-hepáticos grandes; obliteração fibrótica de ductos intra-hepáticos médios e pequenos

AMA, Anticorpo antimitocondrial; *ANA*, anticorpo antinuclear; ANCA, Anticorpo anticitoplasma de neutrófilos.

mulheres na meia-idade e não leva inexoravelmente à cirrose. Acredita-se que a CBP seja um distúrbio autoimune. Anticorpos antimitocondriais que reconhecem o *componente E2 do complexo piruvato desidrogenase* (CPD-E2) ocorrem em 90% a 95% dos pacientes e são o achado laboratorial mais característico; também estão presentes linfócitos T específicos de CPDE2 e anticorpos contra outros componentes celulares (proteínas de poros nucleares e proteínas centroméricas).

Morfologia *(p. 883)*

As lesões exibem graus variáveis de gravidade em todo o fígado.

- A inflamação densa crônica do trato portal com granulomas não caseosos focais está associada à destruição interlobular do ducto biliar e colestase generalizada.
- A obstrução biliar intra-hepática leva a dano secundário progressivo a montante, com proliferação ductular, além de inflamação e necrose dos hepatócitos periportais, muitas vezes com corpos de Mallory-Denk proeminentes.
- No estágio final, a CBP é indistinguível das outras formas de cirrose.

Aspectos Clínicos *(p. 884)*

O início é insidioso, com prurido, hepatomegalia, icterícia e xantomas (em decorrência de colesterol retido); com a progressão para a cirrose, ocorrem sangramento varicoso e encefalopatia. Os níveis de fosfatase alcalina sérica, γ-glutamiltransferase e colesterol estão aumentados. Os pacientes podem apresentar manifestações autoimunes extra-hepáticas (p. ex., síndrome de Sjögren, esclerodermia, tireoidite, fenômeno de Raynaud e glomerulonefrite membranosa). Se não tratados, seguem uma de duas vias para a doença em estágio final – hiperbilirrubinemia ou hipertensão portal. O tratamento da doença em estágio inicial com ácido ursodesoxicólico oral reduz muito a progressão, mediante a presumível alteração da composição bioquímica de bile.

552 • Patologia Sistêmica: Doenças dos Sistemas Orgânicos

Colangite Esclerosante Primária (p. 884)

A CEP é uma doença colestática crônica, que se distingue pela inflamação e fibrose obliterativa da árvore biliar extra e intra-hepática; a dilatação dos segmentos preservados produz uma característica "formação em contas" do material de contraste radiológico injetado. Os pacientes com CEP tipicamente também apresentam colite ulcerativa (70% dos pacientes); essa associação e a presença de autoanticorpos circulantes (ANA, anti-SMA, fator reumatoide e um *anticorpo p anticitoplasma de neutrófilos* [p-ANCA] atípico contra a proteína do envelope nuclear) sugere uma patogênese com mediação autoimune.

Morfologia (p. 885)

Os ductos biliares exibem inflamação periductular e fibrose concêntrica (em casca de cebola) com progressiva atrofia e eventual obliteração luminal; a obstrução culmina em cirrose biliar e insuficiência hepática.

Aspectos Clínicos (p. 885)

A CEP é mais comum em homens na meia-idade. Segue um curso prolongado (de 5 a 15 anos); a doença grave está associada à perda de peso, ascite, sangramento varicoso e encefalopatia. Há maior incidência de pancreatite crônica e CHC; 7% dos pacientes desenvolverão CCA. O transplante de fígado é a terapia definitiva para a doença em estágio final.

Anomalias Estruturais da Árvore Biliar (p. 885)

Cistos de Colédoco (p. 885)

Essas intumescências congênitas do ducto biliar comum estão presentes com mais frequência em crianças com menos de10 anos, com sintomas inespecíficos de icterícia e dor abdominal em cólica recorrente; a razão homem-mulher é de 3:1 a 4:1. Os cistos predispõem à formação de cálculos, estenose e constrição, pancreatite, complicações biliares obstrutivas e carcinoma do ducto biliar no adulto.

Doença Fibropolicística (p. 886)

A doença hepática fibropolicística é um grupo heterogêneo de lesões em que anormalidades primárias são as malformações congênitas da árvore biliar. As lesões podem ser encontradas apenas de forma incidental ou apresentar-se como hepatoesplenomegalia e hipertensão portal. Todas as lesões são relacionadas com o desenvolvimento anormal da árvore biliar, representando *malformações da placa ductal* associadas à persistência da placa ductal periportal fetal. O calibre dos tratos portais envolvidos determina o diferente tamanho, morfologia e distribuições das lesões. A doença hepática fibropolicística geralmente ocorre com doença renal policística autossômica recessiva, envolvendo a proteína policistina (Cap. 20). As pessoas com doença hepática fibropolicística apresentam maior risco de CCA.

- Os *complexos de Von Meyenberg* ("hamartomas de ducto biliar"; p. 886) são pequenos agregados de ductos biliares dilatados ou cistos dentro de um estroma fibroso; são extremamente comuns, mas, em geral, clinicamente insignificantes.
- *Cistos biliares intra ou extra-hepáticos* (p. 886): Isoladamente, podem levar à colangite ascendente, chamada de doença de Caroli. Quando os cistos biliares ocorrem em associação com fibrose hepática congênita, a lesão é chamada de síndrome de Caroli.
- *Fibrose hepática congênita* (p. 886) é causada pela involução incompleta das estruturas ductais embrionárias, com subsequente fibrose do trato portal, que pode causar hipertensão portal.

Distúrbios Circulatórios (p. 887)

Fluxo Sanguíneo Comprometido Dentro do Fígado (p. 887)

Comprometimento da Artéria Hepática (p. 887)

O infarto é raro devido ao suprimento sanguíneo hepático dual. No entanto, trombose ou compressão dos ramos arteriais intra-hepáticos podem resultar raramente em infarto pálido localizado, que algumas vezes se torna hemorrágico pela sufusão sanguínea portal.

Obstrução e Trombose da Veia Porta (p. 887)

As manifestações de obstrução da veia porta extra-hepática podem variar de insidiosa e bem tolerada a catastrófica e potencialmente letal (p. ex., devido a sangramento varicoso). As causas incluem infecção neonatal ou cateterização da veia umbilical, sepse intra-abdominal causando pileflebite na circulação esplâncnica, coagulopatias adquiridas ou hereditárias, trauma e lesões pancreáticas que iniciam tromboses na veia esplênica e cirrose.

Fluxo Sanguíneo Comprometido pelo Fígado (p. 888)

A cirrose é a causa mais importante. A oclusão sinusoidal pode também ser causada por doença falciforme, coagulação intravascular disseminada, eclâmpsia e tumor metastático intrassinusoidal difuso.

Hepatite Peliose (p. 888)

A hepatite peliose é uma dilatação sinusoidal hepática reversível associada a impedimento do efluxo do sangue hepático. Pode ocorrer no quadro de malignidade, tuberculose, imunodeficiência pós-transplante e administração de hormônio sexual (p. ex., esteroides anabólicos, contraceptivos orais, danazol). Espécies de *Bartonella* têm sido vistas nas células endoteliais sinusoidais na peliose associada à AIDS. A etiologia é desconhecida; as lesões tipicamente regridem após correção das causas de base.

Obstrução do Fluxo de Saída Venosa Hepática (p. 888)

Trombose da Veia Hepática (p. 888)

A *síndrome de Budd-Chiari* ocorre quando duas ou mais veias hepáticas importantes são obstruídas; o dano hepático é uma consequência de elevação da pressão sanguínea intra-hepática. A trombose da veia hepática ocorre no quadro de distúrbios mieloproliferativos primários (p. ex., policitemia vera), coagulopatias hereditárias, gravidez, síndrome do anticorpo antifosfolipídico, hemoglobinúria noturna paroxística e cânceres intra-abdominais.

A mortalidade por trombose aguda não tratada da veia hepática é alta; o imediato *shunt* portossistêmico cirúrgico melhora o prognóstico. Os casos subagudos ou crônicos são consideravelmente menos letais, mas pode ocorrer o desenvolvimento de fibrose sobreposta.

Síndrome da Obstrução Sinusoidal (Doença Veno-oclusiva; p. 888)

A *síndrome da obstrução sinusoidal* (SOS) – originalmente descrita em jamaicanos, que ingerem chá de ervas (*bush tea*) contendo alcaloides da pirrolidina – agora ocorre primariamente em consequência de lesão tóxica ao endotélio sinusoidal por quimioterapia; a mortalidade aproxima-se de 30%. Os pacientes apresentam hepatomegalia dolorosa, ascites, ganho de peso e icterícia.

Morfologia (p. 889)

A SOS caracteriza-se pela obliteração em placas das radículas menores da veia hepática mediante inchaço endotelial e deposição de colágeno. A SOS aguda apresenta congestão centrolobular com necrose hepatocelular, enquanto a doença progressiva exibe obliteração de lúmen de vênula com densa fibrose perivenular e deposição de hemossiderina.

Congestão Passiva e Necrose Centrolobular (p. 889)

A *hipoperfusão sistêmica (p. ex., choque)* leva à necrose dos hepatócitos ao redor da veia central (*necrose* centrolobular). Com congestão passiva sobreposta (p. ex., insuficiência cardíaca do lado direito ou pericardite constritiva), também há hemorragia, produzindo *necrose hemorrágica* centrolobular, em que o fígado assume uma aparência pontilhada variegada ("fígado em noz-moscada"). A insuficiência cardíaca prolongada do lado direito causa congestão passiva crônica e fibrose pericentral (*esclerose cardíaca*), eventualmente culminando em cirrose.

Complicações Hepáticas de Transplante de Órgãos ou de Medula Óssea Hematopoética (p. 890)

Doença do Enxerto *versus* Hospedeiro e Rejeição de Transplante Hepático (p. 890)

* A doença do enxerto *versus* hospedeiro (DEVH) ocorre no quadro de medula óssea ou transplante de células-tronco e se caracteriza por *ataque direto de linfócitos às células hepáticas, particularmente o epitélio do ducto biliar.*
  * A *DEVH aguda* caracteriza-se por hepatite (inflamação parenquimatosa e necrose dos hepatócitos), inflamação vascular crônica e proliferação intimal (*endotelialite*) e *destruição do ducto biliar.*
  * A *DEVH crônica* exibe inflamação do trato portal, destruição do ducto biliar (ou perda completa) e fibrose.
* A *rejeição aguda* dos aloenxertos hepáticos exibe inflamação do trato portal (frequentemente incluindo eosinófilos), dano ao ducto biliar e endotelialite. A *rejeição crônica*, que ocorre meses ou anos após um transplante, caracteriza-se por perda do ducto biliar e arteriopatia, com eventual falência do enxerto.

Doença Hepática Associada à Gravidez (p. 890)

Os exames hepáticos anormais ocorrem em 3% a 5% das gravidezes. A hepatite viral é a causa mais comum de icterícia na gravidez; com exceção de HEV (taxas de mortalidade de 20% na gestação), essas infecções tipicamente não são influenciadas pela gravidez. Raramente (0,1%) as gestações causam complicações hepáticas diretas (que, geralmente, não são fatais): esteatose hepática aguda da gravidez (EHAG) e colestase intra-hepática da gravidez (CIHG).

Pré-eclâmpsia e Eclâmpsia (p. 890)

A *pré-eclâmpsia* afeta de 3% a 5% das gestações; caracteriza-se por hipertensão, proteinúria, edema periférico, anormalidades de coagulação e graus variáveis de coagulação intravascular disseminada. Com o início da hiper-reflexia e convulsão, a condição é chamada de *eclâmpsia* e os casos graves podem exigir a interrupção da gravidez. A síndrome HELLP (hemólise, elevação de enzimas hepáticas [hemolysis, elevated liver functions tests and low platelets] e plaquetopenia) pode ser a manifestação primária da pré-eclâmpsia.

Morfologia (p. 891)

Macroscopicamente, há pequenas placas hemorrágicas vermelhas com áreas ocasionais de infarto amarelo-esbranquiçadas. Microscopicamente, há deposição de fibrina sinusoidal

Fígado e Vesícula Biliar 555

periportal, necrose periportal e hemorragia. A coalescência do sangramento pode formar hematomas hepáticos passíveis de ruptura fatal.

Esteatose Hepática Aguda da Gravidez (p. 891)

A EHAG é rara (1 em 13.000 partos) e pode se apresentar ao longo de um espectro de disfunção subclínica dos hepatócitos, chegando até a insuficiência hepática, coma e morte. A disfunção mitocondrial geralmente está implicada; em particular, a deficiência fetal congênita na 3-hidroxiacil coenzima A desidrogenase de cadeia longa resulta em níveis tóxicos de metabólitos fetais passíveis de causar hepatotoxicidade materna. Microscopicamente, há *esteatose microvesicular*; em casos graves, inflamação portal e perda (*dropout*) de hepatócitos, assim como desorganização lobular, podem ocorrer. O tratamento definitivo é a interrupção da gravidez.

Colestase Intra-hepática da Gravidez (p. 891)

A colestase intra-hepática da gravidez (CIHG) é atribuída ao estado hormonal alterado da gravidez; caracteriza-se por prurido e icterícia no terceiro trimestre, com colestase leve. Embora geralmente seja benigna, pode também ocorrer prurido grave, além de cálculos biliares maternos ou má absorção.

Nódulos e Tumores (p. 891)

Hiperplasias Nodulares (p. 891)

As hiperplasias nodulares consistem em nódulos hepatocelulares solitários ou múltiplos benignos na ausência de cirrose; a suposta causa é a obliteração vascular hepática focal, com hipertrofia compensatória de lóbulos adjacentes bem vascularizados.

- A *hiperplasia nodular focal* ocorre da idade adulta à meia-idade e consiste em uma massa irregular, não encapsulada, contendo uma cicatriz fibrosa estrelada central.
- A *hiperplasia regenerativa nodular* é uma transformação nodular difusa do fígado sem fibrose e ocorre como consequência de condições que afetam o fluxo sanguíneo intra-hepático (p. ex., em transplantes de órgão sólido [especialmente rim], transplantes de medula óssea e vasculite).

Neoplasias Benignas (p. 892)

- *Hemangiomas cavernosos* são os tumores hepáticos benignos mais comuns; são idênticos aos tumores de vasos sanguíneos vistos em outros locais (Cap. 11).
- *Adenomas hepatocelulares* (p. 892) são neoplasias benignas dos hepatócitos, com até 30 cm de diâmetro; ocorrem comumente em mulheres jovens e, em geral, são associados ao uso de contraceptivos orais. Três subtipos são descritos com diferentes riscos de transformação maligna:
- *Adenomas hepatocelulares inativados por HNF1-α*: HNF1-α codifica um fator de transcrição, sendo as mutações em linhagem germinativa as responsáveis pelo diabetes autossômico dominante juvenil tipo 3, com início na maturidade. Essas lesões são encontradas com mais frequência em mulheres.
- *Adenomas hepatocelulares ativados por β-catenina*: As mutações ativadoras da β-catenina são consideradas um risco muito alto de transformação maligna e devem ser ressecadas, mesmo quando assintomáticas. Estão associadas ao uso de contraceptivo oral e esteroide anabólico em homens e mulheres.
- *Adenomas hepatocelulares inflamatórios*: Essas lesões são encontradas em homens e mulheres e estão associadas à DFGNA. Apresentam mutações ativadoras em gp130, um correceptor de IL-6, levando à sinalização constitutiva de JAK-STAT e superexpressão de reagentes de fase aguda. Apresentam um pequeno risco de transformação maligna.

Patologia Sistêmica: Doenças dos Sistemas Orgânicos

Tumores Malignos (p. 894)

- Nos Estados Unidos, a maioria dos tumores envolvendo o fígado são *metastáticos*.
- CHC é o câncer *primário* de fígado mais comum; os CCAs são muito menos comuns.

Hepatoblastoma (p. 894)

Hepatoblastoma é o tumor hepático mais comum do início da infância. Uma característica importante é a ativação da via de sinalização Wnt-β-catenina; hepatoblastomas também estão associados à síndrome da polipose familiar e síndrome de Beckwith-Wiedemann.

- O *tipo epitelial* recapitula vagamente o desenvolvimento do fígado.
- O *tipo epitelial e mesenquimal misto* contém focos de diferenciação mesenquimal, incluindo osteoide, cartilagem ou músculo estriado.

Os hepatoblastomas geralmente são fatais, se não tratados, mas ressecção e quimioterapia produzem taxas de sobrevida de 80% em 5 anos.

Carcinoma Hepatocelular (p. 895)

O CHC responde por aproximadamente 5% de todos os cânceres em todo o mundo, com uma predominância masculina de 3:1 a 8:1. Ocorre mais comumente em países em desenvolvimento com altas taxas de infecção por HBV, particularmente quando a infecção começa na lactância e existe uma alta taxa de portador associada. Metade desses casos não se associa à cirrose, mas pode haver uma importante exposição à aflatoxina adjuvante (uma micotoxina produzida por espécies de *Aspergillus*, que contamina alimentos básicos). Nas populações ocidentais, taxas aumentadas de infecção da hepatite C também estão relacionadas com a incidência de CHC.

Patogênese (p. 895)

O CHC geralmente surge no contexto de doença hepática crônica. Os principais fatores etiológicos são uma infecção viral crônica (HBV ou HCV), alcoolismo crônico, EHNA e contaminantes alimentares (p. ex., aflatoxinas); causas menores incluem hemocromatose, tirosinemia e deficiência de α_1-AT. Mutações ativadoras de β-catenina ocorrem em 40% dos CHCs e inativação de p53 está presente em 60% dos CHC. A inflamação crônica está associada aos produtos genotóxicos, produção de citocina e regeneração dos hepatócitos; essas alterações – juntamente com a suscetibilidade genética subjacente – é presumivelmente a base da tumorigênese. A IL-6 pode suprimir a diferenciação dos hepatócitos e promove a proliferação deles mediante a regulação da função do fator de transcrição HNF4-α.

Morfologia (p. 896)

O CHC pode apresentar-se como uma massa solitária, nódulos multifocais ou um câncer difusamente infiltrativo com aumento maciço de tamanho do fígado, geralmente (mas não necessariamente) em consequência de cirrose; a disseminação intra-hepática e a invasão vascular são comuns. Histologicamente, as lesões podem variar de bem diferenciadas a altamente anaplásicas e indiferenciadas.

- Uma variante distintiva é o *carcinoma fibrolamelar*. Constituindo 5% dos CHC, geralmente apresenta-se como um único tumor rígido, fibroso, que ocorre dos 20 aos 40 anos de idade *na ausência de doença hepática crônica*. As células são bem diferenciadas em cordões ou ninhos separados por densos tratos de colágeno lamelar.

Aspectos Clínicos (p. 898)

As características incluem hepatomegalia, dor no quadrante superior direito, perda de peso e α-fetoproteína sérica elevada. O prognóstico depende da ressecabilidade do tumor; a mortalidade é secundária à caquexia, sangramento GI ou de varizes esofágicas, insuficiência hepática com coma hepático ou ruptura tumoral e hemorragia fatal.

Colangiocarcinoma (p. 898)

O CCA surge de elementos da árvore biliar intra e extra-hepática; 50% a 60% são peri-hilares (os chamados tumores de Klatskin), 20% a 30% são distais e 10% são intra-hepáticos. O CCA responde por 3% das mortes por câncer nos EUA e 7,6% em todo o mundo. A perspectiva clínica é pobre porque o CCA raramente é ressecável ao diagnóstico.

Embora a maioria dos casos surja sem aparentes condições antecedentes, inflamação crônica e colestase aumentam o risco. O CCA pode estar associado a CEP, lesões fibro-policísticas congênitas, hepatolitíase, DFGNA e HBV ou HCV. No sudeste asiático, a infecção parasitária prolongada da árvore biliar por *Opisthorchis sinensis* é um importante fator de risco.

Morfologia (p. 899)

O CCA pode se manifestar como uma grande massa única, como nódulos multifocais, ou ser difusamente infiltrativo. Em contraste com o CHC, o CAA é tipicamente pálido porque o epitélio biliar não secreta o pigmento da bilirrubina. Microscopicamente, há elementos variavelmente diferenciados do ducto biliar, semelhantes aos adenocarcinomas em outra parte do trato alimentar; a maioria dos CAA é acentuadamente desmoplásica, com denso estroma colagenoso.

Outros Tumores Malignos Hepáticos Primários (p. 899)

Alguns tumores exibem *CCA e hepatocelular combinados*, sugerindo origem a partir de células-tronco multipotentes. Os angiossarcomas do fígado assemelham-se aos que ocorrem em outra parte e associam-se a exposições ao cloreto de vinila, arsênico ou Thorotrast. Os *linfomas* hepáticos (principalmente linfomas de grandes células B difusas) ocorrem primariamente em homens de meia-idade e podem estar associados a hepatites B e C, HIV e CBP.

Metástase (p. 900)

Qualquer câncer no corpo – incluindo aqueles dos elementos formadores do sangue – pode se disseminar para o fígado, sendo mais comuns os cânceres primários de cólon, mama, pulmão e pâncreas. Tipicamente, múltiplos implantes estão presentes, com maciço aumento do tamanho hepático. Grandes implantes tendem a ter suprimentos vasculares defeituosos e se tornam centralmente necróticos. O envolvimento maciço do fígado geralmente está presente antes do desenvolvimento da insuficiência hepática.

▌VESÍCULA BILIAR (p. 900)

Anomalias Congênitas (p. 900)

A vesícula biliar pode estar congenitamente ausente ou existir em localizações aberrantes (p. ex., incorporada à substância hepática); outras variantes incluem uma vesícula biliar com um fundo dobrado (*barrete frígio*), duplicada ou bilobada. Pode haver agenesia dos ductos biliares comuns ou hepáticos ou estreitamento hipoplásico dos canais biliares.

Colelitíase (Cálculos Biliares) (p. 900)

Mais de 95% das doenças do trato biliar são atribuídas à colelitíase. Os cálculos biliares afetam de 10% a 20% das populações de adultos nos países desenvolvidos; 90% dos cálculos são *cálculos de colesterol* (mais de 50% de monoidrato de colesterol) e os restantes são pigmentados (sais de cálcio e bilirrubina). A maioria dos cálculos permanecem assintomáticos por décadas.

Os *fatores de risco para os cálculos biliares de colesterol* relacionam-se com a maior captação ou síntese de colesterol hepático ou aumento da secreção de colesterol biliar (p. 901).

- Nativos Americanos; prevalência de 75% entre os grupos Hopi, Navajo e Pima.
- Países industrializados.
- Avanço da idade, mais em mulheres do que em homens (razão 2:1).
- Influências estrogênicas, incluindo contracepção oral e gravidez.
- Obesidade, síndromes metabólicas, hipercolesterolemia e rápida perda de peso.
- Estase da vesícula biliar, como na lesão da medula espinal.
- Condições hereditárias relacionadas com o transporte biliar hepático (p. ex., variantes comuns do transportador esterol do cassete de ligação à adenosina trifosfato [ATP] codificadas pelo gene *ABCG8*).

Patogênese

- *Cálculos de colesterol (p. 901):* quando as concentrações de colesterol excedem a capacidade solubilizante dos sais biliares (*supersaturação*), o colesterol gera núcleos em cristais sólidos de monoidrato de colesterol. Quatro condições contribuem para a formação dos cálculos de colesterol:
  - A bile deve estar supersaturada com colesterol.
  - A hipomotilidade da vesícula biliar promove a nucleação do cristal.
  - A nucleação do colesterol na bile acelerada por microprecipitados de sais de cálcio (sais inorgânicos ou de bilirrubina).
  - A hipersecreção de muco na vesícula biliar captura os cristais, permitindo sua agregação em cálculos.
- *Cálculos pigmentares (p. 901):* os cálculos pigmentares se formam no quadro da bilirrubina não conjugada (*mais comumente devido a condições hemolíticas crônicas*) e precipitação de sais de cálcio e bilirrubina. Em países subdesenvolvidos, cálculos pigmentares geralmente se formam porque as infecções biliares (p. ex., por *Escherichia coli*, *Ascaris lumbricoides* ou *O. sinensis*) promovem a desconjugação de glicuronídeos da bilirrubina.

Morfologia (p. 902)

- Os *cálculos de colesterol* surgem exclusivamente na vesícula biliar e classicamente são duros e amarelo-pálidos; os sais de bilirrubina podem conferir-lhes a coloração preta. Quando compostos predominantemente de colesterol, são radiolucentes; a deposição de carbonato de cálcio em 10% a 20% dos cálculos é suficiente para torná-los radiopacos. Os cálculos únicos são ovoides; cálculos múltiplos tendem a ser facetados.
- Os *cálculos pigmentares* podem ser pretos (bile estéril da vesícula biliar) ou marrons (com a infecção); ambos são moles e, geralmente, múltiplos e de 50% a 75% são radiopacos.

Aspectos Clínicos (p. 902)

Aproximadamente 70% a 80% dos pacientes com cálculos biliares permanecem assintomáticos por toda a vida; os pacientes com cálculos se tornam sintomáticos na porcentagem de 1% a 4% ao ano, com diminuição do risco com o tempo. Os sintomas

Fígado e Vesícula Biliar · 559

incluem dor espasmódica, em cólica, devido à passagem dos cálculos nos ductos biliares (os cálculos menores causam sintomas com mais frequência do que os maiores). A inflamação associada da vesícula biliar (*colecistite*) gera dor abdominal superior direita. Complicações mais graves incluem empiema, perfuração, fístulas, inflamação da árvore biliar (*colangite*), colestase obstrutiva ou pancreatite e erosão dos cálculos biliares no intestino adjacente (*íleo biliar*). Secreções mucinosas claras em uma vesícula biliar obstruída provocam sua distensão (*mucocele*). Há, também, um risco maior de carcinoma da vesícula biliar.

Colecistite (p. 902)

Colecistite Aguda (p. 902)

A colecistite aguda é uma inflamação aguda da vesícula biliar precipitada causada mais frequentemente pela obstrução por cálculos biliares. Geralmente, os 10% dos casos sem obstrução por cálculos biliares ocorrem em pacientes em estado crítico.

Patogênese (p. 903)

- A *colecistite calculosa aguda (com* cálculos biliares) é iniciada por irritação química da vesícula biliar pelos ácidos biliares retidos; há uma liberação subsequente dos mediadores inflamatórios (lisolecitina, prostaglandinas) e a vesícula biliar desenvolve dismotilidade. Nos casos graves, a distensão e pressões luminais elevadas comprometem o fluxo sanguíneo da mucosa, causando isquemia; a contaminação bacteriana pode ser uma complicação tardia.
- A *colecistite acalculosa aguda* resulta de isquemia devido a um fluxo diminuído na circulação arterial final da artéria cística; ocorre no quadro de sepse com hipotensão e falência de múltiplos órgãos, imunossupressão, trauma importante ou queimaduras, diabetes *mellitus* ou infecções.

Morfologia (p. 903)

Na colecistite aguda, a vesícula biliar apresenta-se aumentada, contraída, de cor vermelho-brilhante a manchada de preto-esverdeada com um exsudato fibrinoso seroso. Os conteúdos luminais variam de turvos a purulentos. Em casos graves, a vesícula biliar se transforma em um órgão necrótico preto-esverdeado (*colecistite gangrenosa*), com múltiplas perfurações. Nos casos mais leves, há somente edema de parede e hiperemia da vesícula biliar.

Aspectos Clínicos (p. 903)

A colecistite aguda pode ser leve e intermitente ou constituir uma emergência cirúrgica. Os *sintomas* incluem dor no quadrante superior direito ou epigástrico, febre, anorexia, taquicardia, diaforese, assim como náusea e vômito. A icterícia sugere obstrução do ducto biliar comum.

Os ataques autolimitados diminuem durante vários dias; até 25% dos pacientes desenvolvem sintomas mais graves e necessitam de intervenção cirúrgica. Em pacientes gravemente enfermos com colecistite acalculosa, os sintomas podem não ser evidentes em razão das condições mórbidas associadas; nesses casos, a taxa de mortalidade é mais alta.

Colecistite Crônica (p. 903)

A colecistite crônica pode ser uma consequência de episódios repetidos de colecistite aguda, mas com frequência se desenvolve sem crises antecedentes. Embora os cálculos biliares geralmente estejam presentes (90%), podem não ter um papel direto no início da inflamação. Em vez disso, a supersaturação biliar crônica com colesterol permite a sufusão do colesterol da parede da vesícula biliar e o início de sua inflamação e dismotilidade. As populações de pacientes e sintomas são os mesmos da colecistite aguda.

560 Patologia Sistêmica: Doenças dos Sistemas Orgânicos

Morfologia (p. 903)

A vesícula biliar pode estar contraída (em decorrência de fibrose) e com tamanho normal ou aumentado (em decorrência de obstrução). A parede apresenta espessura variável e é branca-acinzentada. A mucosa geralmente está preservada, mas pode estar atrofiada. Macrófagos carregados de colesterol na lâmina própria são comuns (*colesterolose*), e os cálculos biliares são frequentes. A inflamação é variável, com dilatações saculares ocasionais da mucosa (*seios de Rokitansky-Aschoff*). Raramente, há calcificação distrófica mural (*vesícula biliar de porcelana*) ou uma vesícula biliar fibrosada, nodular, com acentuada inflamação histiocítica (*colecistite xantogranulomatosa*).

Aspectos Clínicos (p. 904)

Ocorrem crises recorrentes de dor epigástrica constante ou em cólica no quadrante superior direito. As complicações são as mesmas da colecistite aguda, incluindo superinfecção bacteriana, perfuração e formação de abscesso da vesícula biliar ou peritonite e a formação de fístulas biliares-entéricas.

Carcinoma (p. 904)

O carcinoma da vesícula biliar é ligeiramente mais comum em mulheres e tipicamente se apresenta em pacientes acima dos 70 anos. Os cálculos biliares coexistem em 95% dos pacientes nos EUA; a inflamação crônica da vesícula biliar (com ou sem cálculos) é um fator de risco crítico. Os cálculos biliares são precursores menos comuns nas populações asiáticas, nas quais as doenças piogênicas e parasitárias predominam como causas. Os cânceres da vesícula biliar abrigam alterações moleculares recorrentes: ERBB2 (Her-2/neu) é superexpresso em 30% a 60% dos casos e ocorrem mutações nos genes de remodelagem da cromatina (*PBRM1* e *MLL3*) em 1/4 dos casos.

Morfologia (p. 905)

Os tumores podem ser *infiltrativos*, com espessamento difuso da vesícula biliar e endurecimento, ou *exofíticos* – crescendo dentro do lúmen como uma massa irregular, semelhante à couve-flor. A maioria dos carcinomas da vesícula biliar são adenocarcinomas; a aparência histológica pode variar de papilar a infiltrativa e de moderadamente diferenciada a não diferenciada. Raramente, há variantes escamosas, adenoscamosas, carcinoides ou mesenquimais. Os tumores se disseminam por invasão local do fígado, extensão para ducto cístico e para os linfonodos porto-hepáticos e mediante semeadura metastática do peritônio, vísceras e pulmões.

Aspectos Clínicos (p. 905)

Os sintomas são insidiosos e indistinguíveis daqueles causados pela colelitíase. Quando descobertos, os tumores geralmente são irressecáveis.

19

O Pâncreas

Anomalias Congênitas (p. 907)

Pâncreas Divisum (p. 907)

Esta é a mais comum das anomalias congênitas pancreáticas (incidência de 3% a 10%). A falha na fusão dos sistemas de ductos fetais ventral e dorsal faz com que a maior parte das secreções pancreáticas sejam drenadas através da papila menor (e não pela papila de Vater, de grande calibre); a estenose relativa predispõe à pancreatite crônica.

Pâncreas Anular (p. 907)

Um anel semelhante a uma faixa de tecido pancreático normal circunda completamente a segunda porção do duodeno e pode causar sua obstrução.

Pâncreas Ectópico (p. 907)

O parênquima pancreático em localização anormal é comum (incidência de 2%); essas localizações incluem estômago, duodeno, jejuno, divertículo ileal (de Meckel) e íleo. Estes são tipicamente submucosos, podem ser únicos ou múltiplos e medem de vários milímetros a alguns centímetros. Embora sejam principalmente assintomáticos, podem causar inflamação e dor ou, raramente, sangramento da mucosa.

Agenesia (p. 908)

Alguns casos de ausência congênita do pâncreas estão associados a mutações homozigóticas de linhagem germinativa do gene *PDX1*, o qual codifica um fator de transcrição *homeobox*.

Pancreatite (p. 908)

O pâncreas protege-se contra a autodigestão enzimática por meio dos seguintes mecanismos:

- As enzimas digestivas são sintetizadas como proenzimas inativas (*zimógenos*), acondicionadas dentro dos grânulos secretores.
- Os zimógenos são tipicamente clivados para se tornarem enzimas funcionais pela tripsina, a qual, por si só, não é ativada até o precursor tripsinogênio encontrar a enteropeptidase duodenal (enteroquinase) no intestino delgado.
- Células acinares e ductais secretam inibidores de tripsina, incluindo o inibidor da serina protease, Kazal tipo 1, limitando a ativação da tripsina intrapancreática.
- Um nível baixo de cálcio induz a clivagem e inativação da tripsina.

A pancreatite ocorre quando esses mecanismos protetores estão desequilibrados. Divide-se a pancreatite em duas formas: *aguda* e *crônica*; embora em ambas o início se dê com lesões que causam a autodigestão pancreática, suas características patológicas e clínicas são diferentes.

Pancreatite Aguda (p. 908)

A *pancreatite aguda é o dano parenquimatoso reversível associado à inflamação*; 80% dos casos estão associados à doença do trato biliar (principalmente cálculos biliares) ou ao alcoolismo (Tabela 19-1).

Patogênese (p. 908)

A pancreatite aguda resulta de liberação inapropriada e ativação das enzimas pancreáticas, que digerem parênquima e produzem inflamação; em particular, a ativação prematura do tripsinogênio é um evento-chave deflagrador.

- A pró-elastase e a pró-fosfolipase são ativadas por meio de proteólise e danificam os vasos sanguíneos e o tecido adiposo, respectivamente.
- A tripsina converte pré-calicreína em calicreína, a qual ativa tanto a cinina quanto o fator XII, este último inicia as vias do complemento e da coagulação.
- A inflamação pancreática e a trombose danificam as células acinares e amplificam a ativação da enzima intraparenquimatosa.

Os mecanismos subjacentes à ativação da enzima pancreática são como segue:

- Pode ocorrer *obstrução do ducto pancreático* por cálculos biliares ou sedimentos na ampola hepatopancreática (de Vater), neoplasias periampulares, coledococeles (dilatações císticas congênitas do ducto biliar comum), parasitas (p. ex., *Ascaris lumbricoides*) ou anomalias congênitas, como o pâncreas divisum. Essa obstrução leva ao acúmulo intersticial de um fluido rico em enzimas; a lipase nesse fluido (sintetizada em uma forma ativada) causa necrose gordurosa, com subsequente liberação parenquimatosa de citocinas pró-inflamatórias. A resultante inflamação e o edema intersticial comprometem o fluxo vascular, acrescentando isquemia à lesão parenquimatosa vigente.

TABELA 19-1 Fatores Etiológicos na Pancreatite Aguda
Metabólicos
Alcoolismo
Hiperlipoproteinemia
Hipercalcemia
Medicamentos (p. ex., azatioprina)
Genéticos
Mutações nos genes codificadores de tripsina, reguladores de tripsina ou proteínas que regulam o metabolismo do cálcio
Mecânicos
Cálculos biliares
Trauma
Lesão iatrogênica
Lesão operatória
Procedimentos endoscópicos com injeção de corante
Vasculares
Choque
Ateroembolismo
Vasculite
Infecciosos
Caxumba

O Pâncreas   563

- Pode ocorrer *lesão primária da célula acinar* por meio de estresse oxidativo, levando à geração de fatores de transcrição NF-κB, os quais induzem a citocinas que impulsionam as respostas inflamatórias. Os níveis elevados de cálcio, por meio de qualquer mecanismo, aumentam a ativação da enzima pela anulação da autoinibição da autodigestão de tripsina.
- *Transporte intracelular defeituoso de proenzimas nas células acinares*: Enzimas exócrinas direcionadas erroneamente para os lisossomos, e não para as vias de secreção, resultam em hidrólise lisossomal das proenzimas com ativação e liberação de enzimas.
- O *álcool* tem um efeito tóxico direto sobre as células acinares pancreáticas, além de aumentar o estresse oxidativo. Além disso, pode resultar em obstrução funcional por: (1) contração do esfíncter na ampola de Vater; e (2) aumentar a secreção de proteína pancreática, induzindo a tampões espessos de proteína, que bloqueiam os pequenos ductos.
- Os *distúrbios metabólicos* podem resultar em hipertrigliceridemia e estados hipercalcêmicos (p. ex., devido ao hiperparatireoidismo).
- *Medicamentos:* Agentes que variam de furosemida a estrógenos e agentes quimioterápicos; a maior parte dos mecanismos é desconhecida.
- *Lesão física às células acinares* (p. ex., por trauma fechado abdominal ou durante cirurgia ou colangiopancreatografia retrógrada endoscópica).
- *Lesão isquêmica às células acinares* (p. ex., em decorrência de choque, trombose vascular, embolia ou vasculite).
- As *infecções* (p. ex., caxumba) podem causar lesão direta às células acinares.
- A *fibrose cística* (Cap. 10) está associada à pancreatite, particularmente nos pacientes com mutações concomitantes em *SPINK1*. As mutações no gene regulador da condutância da fibrose cística (CFTR) diminuem a secreção de bicarbonato pelas células do ducto pancreático, promovendo a formação de tampão de proteína e obstrução do ducto.
- A *pancreatite hereditária* (p. 910) caracteriza-se por crises recorrentes de pancreatite, tipicamente com início na infância. A maioria dos casos apresenta mutações autossômicas dominantes com ganho de função no gene do tripsinogênio catiônico (*PRSS1*), tornando a tripsina ativada resistente à sua própria autoinativação. Outros exibem mutações autossômicas recessivas inativadoras em *SPINK1*; as proteínas alteradas falham em inibir a atividade da tripsina. Os pacientes com pancreatite hereditária têm um risco de 40% durante a vida de desenvolver câncer pancreático.

Morfologia (p. 911)

A pancreatite aguda pode variar desde um leve edema intersticial e inflamação até a necrose extensa e hemorragia. As características básicas incluem o seguinte:

- Extravasamento vascular que causa edema.
- Necrose de gordura regional pelas enzimas lipolíticas.
- Inflamação aguda.
- Destruição proteolítica da substância pancreática.
- Lesão vascular com subsequente hemorragia intersticial.

A pancreatite leve (intersticial aguda) exibe apenas as três primeiras dessas características. A *pancreatite necrotizante aguda* exibe necrose parenquimatosa branco-acinzentada e necrose gordurosa branco-giz. Na pancreatite hemorrágica aguda, ocorre hemorragia irregular preto-avermelhada entremeada com necrose gordurosa.

Aspectos Clínicos (p. 911)

Os pacientes tipicamente apresentam dor abdominal, náusea e anorexia, em conjunto com níveis plasmáticos elevados das enzimas pancreáticas (amilase e lipase). A pancreatite aguda completa é uma emergência médica que se apresenta com "abdome agudo" (dor abdominal intensa), colapso vascular periférico e choque de ativação explosiva da resposta inflamatória sistêmica. A morte (5% dos pacientes) pode ocorrer em decorrência de choque, síndrome do desconforto respiratório agudo ou insuficiência renal aguda.

Os achados laboratoriais incluem acentuadas elevações da amilase sérica (e, posteriormente, da lipase); a glicosúria ocorre ocasionalmente. A hipocalcemia resulta da precipitação dos sabões de cálcio na necrose gordurosa. Em aproximadamente metade dos casos, os resíduos necróticos se tornam secundariamente infectados.

O tratamento envolve a restrição da ingestão oral para "descansar" o pâncreas, com analgesia, nutrição e suporte de volume. O pâncreas pode retornar à função normal se houver resolução da pancreatite aguda. As possíveis sequelas incluem os *abscessos pancreáticos* estéreis decorrentes de liquefação tecidual e os *pseudocistos pancreáticos* – acúmulos localizados de material necrótico, hemorrágico, rico em enzimas pancreáticas.

Pancreatite Crônica (p. 912)

A pancreatite crônica é definida como uma inflamação com *destruição e fibrose parenquimatosas irreversíveis*; nos estágios finais, o parênquima endócrino também é destruído. A incidência varia de 0,04% a 5% da população; o paciente típico é do sexo masculino, de meia-idade. Suas causas se sobrepõem às da pancreatite aguda, mas o abuso de álcool a longo prazo é a mais comum; aproximadamente um quarto das pancreatites crônicas tem base genética. A obstrução do ducto pancreático de longa duração (cálculos ou neoplasia) e a lesão autoimune são outras etiologias.

Patogênese (p. 912)

A maioria dos pacientes com crises recorrentes de pancreatite aguda desenvolvem pancreatite crônica.

- A *pancreatite aguda* causa fibrose perilobular, distorção ductal e alteração nas secreções pancreáticas.
- A produção de mediador inflamatório local causa a morte das células acinares; citocinas fibrogênicas (p. ex., o fator transformador do crescimento B [FTC B] e o fator de crescimento derivado de plaquetas [FCDP] promovem a ativação dos fibroblastos periacinares (Fig. 19-1).
- A *pancreatite autoimune* está associada às células plasmáticas secretoras de imunoglobulina G4 (IgG4) e é uma manifestação de doença relacionada à Ig (Cap. 6).

Morfologia (p. 912)

Ocorre a substituição do tecido acinar pancreático por tecido conectivo fibroso, denso, sendo relativamente poupadas as ilhotas de Langerhans até um estágio tardio. O pâncreas se mostra rígido com calcificação focal. A pancreatite crônica associada ao abuso de álcool exibe dilatação ductal com calcificações intraluminais e tampões de proteína. A pancreatite autoimune caracteriza-se por um infiltrado misto de células inflamatórias, venulite e números aumentados de plasmócitos produtores de IgG4.

Aspectos Clínicos (p. 913)

A pancreatite crônica pode ser silenciosa ou prenunciada por crises recorrentes de dor e/ou icterícia. Os episódios podem ser precipitados por abuso de álcool, comida em excesso (aumentando a demanda pancreática) e opiáceos (ou outros fármacos), que aumentam o tônus do músculo esfíncter da ampola hepatopancreática (de Oddi). As complicações tardias relacionam-se primariamente à perda das funções exócrina e endócrina.

- Má absorção.
- Diabetes *mellitus.*
- Pseudocistos.

A perspectiva a longo prazo é pobre, com taxas de mortalidade de 50% dentro de 20 a 25 anos.

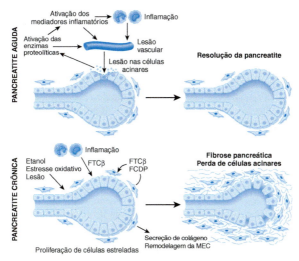

Figura 19-1 Comparação dos mediadores nas pancreatites aguda e crônica. Na *pancreatite aguda* (*acima*), a lesão acinar resulta em liberação de enzimas proteolíticas, levando à ativação da cascata de coagulação, inflamação aguda e crônica, lesão vascular e edema. Na maioria dos casos, a completa resolução ocorre com restauração da massa de células acinares. Na pancreatite crônica (*embaixo*), episódios repetidos de lesão nas células acinares induzem citocinas pró-fibrogênicas, como FTCβ e FCDP. Este impulsiona a proliferação de miofibroblastos, secreção de colágeno e remodelagem da matriz extracelular (MEC). A lesão repetida produz fibrose irreversível, com perda de massa de células acinares e, finalmente, insuficiência pancreática.

Cistos Não Neoplásicos (p. 913)

Cistos Congênitos (p. 913)

Os cistos congênitos são causados pelo desenvolvimento anômalo dos ductos pancreáticos; na *doença policística congênita* (Cap. 20), frequentemente coexistem com cistos renais e hepáticos. Na *doença de von Hippel-Lindau* (Cap. 28), observam-se cistos pancreáticos e angiomas do sistema nervoso central. Geralmente, os cistos são uniloculares e de paredes finas, com um revestimento epitelial cuboide.

Pseudocistos (p. 913)

Os pseudocistos são acúmulos de material necrótico, hemorrágico, rico em enzimas pancreáticas; são formados por áreas compartimentadas de necrose gordurosa e são responsáveis por 75% dos cistos pancreáticos. Não são revestidos por epitélio (daí a denominação de "pseudocistos"), mas são cercados por tecido de granulação fibrosado. Ocorrem após crises de pancreatite aguda ou trauma. Embora muitos pseudocistos tenham resolução espontânea, podem se tornar secundariamente infectados ou causar a compressão das estruturas adjacentes.

Neoplasias (p. 914)

As neoplasias do pâncreas, em termos gerais, são agrupadas em císticas ou sólidas.

Neoplasias Císticas (p. 914)

Somente 5% a 15% dos cistos pancreáticos são neoplasias e os tumores císticos constituem menos de 5% das neoplasias pancreáticas; sua apresentação típica é como massa indolor de crescimento lento.

- *Neoplasias císticas serosas (cistadenomas serosos):* Constituindo 25% de todas as neoplasias císticas, essas são vistas tipicamente em mulheres com mais de 60 anos; geralmente são nódulos solitários, bem-circunscritos, que ocorrem na cauda pancreática com uma cicatriz central estrelada. A inativação do gene supressor tumoral *VHL* é a anormalidade genética mais comum. Estas neoplasias quase sempre são benignas e a ressecção é curativa.
- *Neoplasia cística mucinosa:* Quase 95% ocorrem em mulheres e a maioria surge como massas indolores, de crescimento lento, na cauda pancreática. Estas neoplasias císticas multiloculadas são revestidas por células colunares produtoras de mucina no interior de um denso estroma e os cistos são preenchidos com material mucinoso espesso. Um terço dessas lesões contém um adenocarcinoma invasivo; quando não invasivo, a ressecção cirúrgica é curativa. O oncogene *KRAS* e os genes supressores tumorais *TP53* e *RNF43* geralmente sofreram mutação.
- *Neoplasia mucinosa papilar intraductal (NMPI):* são neoplasias intraductais, produtoras de mucina, mais comuns em homens. A maioria surge na cabeça da glândula e cerca de 10% a 20% são multifocais. Diferem das neoplasias císticas mucinosas pela ausência de um estroma denso associado e por envolverem um ducto pancreático maior, porém têm um potencial maligno similar. Essas neoplasias geralmente estão associadas a mutações de *KRAS, GNAS, TP53, SMAD4* e *RNF43*.
- *Tumor pseudopapilar sólido:* neoplasias arredondadas, bem circunscritas, que possuem regiões sólidas e císticas; ocorrem principalmente em mulheres jovens e causam desconforto abdominal devido ao seu grande tamanho. Esses tumores quase sempre são associados à hiperativação da via de sinalização Wnt decorrente de mutações ativadoras do oncogene *CTNNB1* (β-catenina). Embora alguns mostrem agressividade local, geralmente a ressecção completa é curativa.

Carcinoma Pancreático (p. 916)

O câncer pancreático é um *adenocarcinoma ductal infiltrativo*; é a quarta principal causa de mortes por câncer nos Estados Unidos.

Precursores do Câncer Pancreático (p. 916)

Ocorre a progressão de um epitélio não neoplásico para pequenas lesões ductais não invasivas e chegam até o carcinoma invasivo (Fig. 19-2). As lesões precursoras são chamadas de neoplasias intraepiteliais pancreáticas (NIPanI); estas mostram alterações genéticas e epigenéticas características, assim como o encurtamento dramático do telômero, que pode predispor a aberrações cromossômicas progressivas adicionais.

Patogênese (p. 916)

Múltiplos genes sofreram mutação somática ou foram epigeneticamente silenciados no carcinoma pancreático; os padrões de alterações genéticas no carcinoma pancreático, como um grupo, diferem daqueles observados em outras malignidades (Tabela 19-2).

- *KRAS* (p. 916) é o oncogene alterado com mais frequência no câncer pancreático (90% a 95% dos casos), resultando em uma proteína constitutivamente ativa, bem como em aumento da proliferação e sobrevivência celular por meio da MAP (Mitogen Activated Protein) quinase e das vias PI3 quinase-AKT (Cap. 7).
- *CDKN2A* (p. 917) está inativado em 95% dos casos e o resultado é a perda de um importante ponto de controle do ciclo celular.

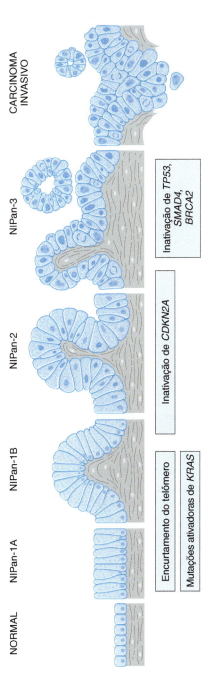

Figura 19-2 Modelo da progressão de um epitélio ductal normal (mais à esquerda) através de NIPans (centro) para carcinoma invasivo (mais à direita). Postula-se que o encurtamento do telômero e as mutações do oncogene KRAS ocorram precocemente, que a inativação do gene supressor tumoral CDKN2A, que codifica o regulador do ciclo celular p16, ocorra em lesões de grau intermediário e que a inativação dos genes supressores tumorais TP53, SMAD4 e BRCA2 ocorra em lesões de grau mais alto (PanIN-3). Embora haja uma sequência geral de alterações temporais, o acúmulo de múltiplas mutações é mais importante do que a ordem específica de seu acúmulo. (Adaptada de Wilentz RE, Iacobuzio-Donahue CA, Argani P, et al: Loss of expression of DPC4 in pancreatic intraepithelial neoplasia: evidence that DPC4 inactivation occurs late in neoplastic progression. Cancer Res 2000;60:2002.)

TABELA 19-2 Alterações Moleculares Somáticas no Adenocarcinoma Pancreático Invasivo

Gene	Região do Cromossomo	Porcentagem de Carcinoma com Alteração Genética	Função do Gene
Oncogenes			
KRAS	12p	90	Transdutor do sinal do fator de crescimento
AKT2	19q	10-20	Transdutor do sinal do fator de crescimento
MYB	6q	10	Fator de transcrição
NCOA3/A1B1	20q	10	Regulador de cromatina
MAP2K4/MKK4	17p	5	Transdutor do sinal do fator de crescimento
Genes Supressores Tumorais e Reparo de DNA			
p16/CDKN2A	9p	95	Regulador negativo do ciclo celular
TP53	17p	50-70	Resposta ao DNA
SMAD4	18q	55	Via de FTCβ
GATA-6	18q	10	Fator de transcrição
RB	13q	5	Regulador negativo de ciclo celular
STK11	19p	5	Regulação do metabolismo celular
ATM	11q	5	Resposta a dano ao DNA
ARID1A	1p	4	Regulador de cromatina
FTCBR1	9q	2	Via do FCTβ
FTCBR1 (TGFBR1)	3p	2	Via do FTCβ

- *SMAD4* (p. 917) é um gene supressor tumoral que está inativado em mais da metade dos cânceres pancreáticos; codifica uma proteína crítica para a transdução do sinal do receptor de FCTβ.
- A inativação de *TP53* (p. 917) ocorre em 70% a 75% dos cânceres pancreáticos; leva à perda de um ponto de controle do ciclo celular e de uma proteína que induz a apoptose e a senescência celular.
- *Anormalidades da metilação do DNA* (p. 917) com hipermetilação (e, portanto, silenciamento) dos vários genes supressores tumorais.

Epidemiologia e Herança (p. 917)

Aproximadamente 80% dos casos ocorrem em indivíduos de 60 a 80 anos e são mais comuns em negros do que em brancos; o tabagismo aumenta o risco em aproximadamente duas vezes. A pancreatite crônica, o consumo de uma dieta rica em gorduras, o histórico familiar do câncer pancreático (as mutações de *BRCA2* respondem por 10% dos cânceres pancreáticos em judeus asquenazes), as mutações na linhagem germinativa em CDKN2A e o diabetes *mellitus* impõem um risco modestamente aumentado.

Morfologia (p. 917)

Aproximadamente 60% dos cânceres pancreáticos surgem na cabeça da glândula, 15% ocorrem no corpo, 5% na cauda e 20% envolvem o órgão de maneira difusa. Estes cânceres, em geral, são altamente invasivos e produzem intensa resposta cicatricial no hospedeiro ("desmoplasia"). A maioria dos carcinomas na cabeça do pâncreas obstrui a bile no ducto biliar comum distal, levando à icterícia; por outro lado, os cânceres de corpo e cauda pancreática podem permanecer clinicamente silenciosos por longos períodos de

O Pâncreas   569

tempo e, geralmente, são grandes ou amplamente metastáticos quando de sua descoberta inicial. São comuns as invasões perineurais e vasculares extensas. Microscopicamente, as células neoplásicas, em geral, formam padrões glandulares, com moderada diferenciação, semelhantes ao epitélio ductal.

Aspectos Clínicos (p. 918)

A perda de peso e a dor são os sintomas típicos de apresentação; desenvolve-se icterícia obstrutiva com os tumores na cabeça da glândula. As metástases são comuns e >80% dos adenocarcinomas pancreáticos são irressecáveis à apresentação; frequentemente se desenvolve metástase hepática maciça. A perspectiva é sombria: a taxa de mortalidade no primeiro ano excede 80% e a taxa de sobrevida em 5 anos é <5%. A tromboflebite migratória (*síndrome de Trousseau*; Cap. 4) pode ocorrer com as neoplasias pancreáticas (assim como outros adenocarcinomas).

Carcinoma de Células Acinares (p. 919)

Estes tumores exibem diferenciação nas células acinares, com grânulos zimógenos e a produção de enzimas exócrinas (p. ex., tripsina; em 15% dos pacientes, a liberação de lipase causa necrose gordurosa metastática).

Pancreatoblastoma (p. 919)

Estes são raros tumores malignos, vistos primariamente na infância; microscopicamente, consistem em ilhas escamosas misturadas às células acinares.

20 | O Rim

Mais de meio milhão de pessoas nos Estados Unidos têm *doença renal em estágio terminal* (DRET); dois terços destes indivíduos precisam de diálise, com custo anual superior a 40 bilhões de dólares. A mortalidade em 1 ano da DRET é superior à da maioria dos cânceres recém-diagnosticados. Em todo o mundo, a lesão renal aguda acomete mais de 2 milhões de pessoas; é o principal fator de risco para o desenvolvimento de *doença renal crônica* (DRC) e DRET.

As doenças renais podem ser categorizadas com base nos quatro compartimentos anatômicos básicos afetados:

- Glomérulos (geralmente por lesão imunomediada).
- Túbulos (geralmente por lesão tóxica ou infecciosa).
- Interstício.
- Vasos sanguíneos.

Muitas doenças afetam mais de uma estrutura; a interdependência anatômica destes compartimentos significa que o dano a um geralmente afeta, de forma secundária, os demais. Qualquer que seja o insulto inicial, todas as formas de *doença renal crônica* acabam por destruir todos os quatro elementos renais, culminando na doença em estágio terminal.

Manifestações Clínicas das Doenças Renais (p. 922)

Dentre os termos importantes, estão incluídos:

- *Azotemia*: elevação dos níveis de ureia e creatinina, em grande parte devido à menor *taxa de filtração glomerular* (TFG).
- A *azotemia pré-renal* ocorre na presença de hipoperfusão renal (por exemplo, quando há insuficiência cardíaca congestiva, choque, depleção volumétrica ou hemorragia).
- A *azotemia pós-renal* ocorre quando o fluxo urinário é obstruído após a saída do rim.
- *Uremia* é a constelação de sinais e sintomas clínicos associados à azotemia; dentre estes, incluem-se efeitos metabólicos, hematológicos, endócrinos, *gastrointestinais* (GI), nervosos e cardiovasculares.

As doenças renais geralmente se manifestam como síndromes clinicamente reconhecidas; muitas — mas não todas — afetam primariamente os glomérulos.

- A *síndrome nefrítica* (hematúria, proteinúria branda a moderada e hipertensão) deve-se à lesão glomerular.
- A *glomerulonefrite rapidamente progressiva (GNRP)* é uma síndrome nefrítica com declínio rápido (horas a dias) da TFG.
- A *síndrome nefrótica* (proteinúria > 3,5 g/dia, hipoalbuminemia, edema, hiperlipidemia e lipidúria) também se deve à lesão glomerular.
- A *hematúria ou proteinúria assintomática* geralmente é uma manifestação de lesão glomerular branda.
- A progressão da função renal normal à DRC sintomática se dá por estágios definidos pelas medidas de creatinina, que permitem a estimativa da TFG.

- A *lesão tubular aguda (LTA)* manifesta-se pelo declínio rápido (horas a dias) da TFG e azotemia resultante; a LTA pode ser decorrente de lesão em qualquer compartimento anatômico renal.
- A *DRC* é caracterizada pela redução significativa da TFG, com duração superior a 3 meses e/ou albuminúria prolongada; é o estágio final de todas as doenças renais crônicas (suas principais causas são o diabetes e a hipertensão) e afeta 11% de todos os adultos nos Estados Unidos.
- *DRET* (< 5% da TFG normal).

Outras formas de lesão renal incluem as seguintes:

- Os *defeitos do túbulo renal* — decorrentes de alterações nos túbulos e/ou interstício — manifestam-se com poliúria e anomalias eletrolíticas.
- A *obstrução do trato urinário* e os *tumores renais* têm manifestações clínicas variadas conforme a localização anatômica específica e a natureza da lesão.
- As *infecções do trato urinário* (ITUs) podem afetar o rim *(pielonefrite)* ou a bexiga *(cistite)*.
- A *nefrolitíase (cálculos renais)* manifesta-se com cólica renal e hematúria.

Doenças Glomerulares (p. 923)

- *Glomerulonefrite (GN) primária:* os glomérulos renais são o principal alvo de lesão.
- *Doença glomerular secundária:* os glomérulos são danificados por uma doença sistêmica (por exemplo, hipertensão, vasculite, diabetes, amiloidose).

As manifestações clínicas e as alterações histológicas glomerulares podem ser similares nas formas primárias e secundárias da lesão.

A Tabela 20-1 lista as formas mais comuns de doenças glomerulares. As manifestações clínicas de tais doenças podem ser organizadas nas cinco principais síndromes glomerulares, resumidas na Tabela 20-2.

Respostas Patológicas do Glomérulo à Lesão (p. 926)

Hipercelularidade: as doenças inflamatórias glomerulares apresentam maior celularidade devido à: (1) proliferação de células mesangiais e endoteliais; (2) infiltração de leucócitos; e (3) proliferação de células epiteliais glomerulares, formando *crescentes.*

Espessamento da Membrana Basal: O espessamento da parede capilar é visualizado à microscopia óptica usando a coloração de ácido periódico-Schiff; a microscopia eletrônica (ME) mostra que este espessamento é composto por depósitos subendoteliais ou subepiteliais de imunocomplexos, fibrina, amiloide e crioglobulinas, além de maior síntese de componentes da membrana basal.

Hialinose e esclerose: a *hialinose* é decorrente da lesão do endotélio e das paredes capilares, que leva à insudação de proteínas plasmáticas nos espaços extravasculares; a *esclerose* reflete o depósito de matriz colagenosa extracelular.

As lesões podem ser *difusas* (com acometimento de todos os glomérulos) ou *focais* (com acometimento de uma parte dos glomérulos). As lesões também podem ser *globais* (com acometimento de todo o glomérulo) ou *segmentares* (com acometimento de apenas uma parte de qualquer glomérulo). Por fim, as lesões podem ser classificadas como *alças capilares* ou *mesangiais,* indicando o acometimento apenas destas estruturas.

Patogênese da Lesão Glomerular (p. 927)

Embora fatores não imunológicos possam iniciar a GN ou influenciar sua progressão, os *mecanismos imunes participam da maioria das formas de lesão glomerular* (Tabela 20-3). Assim, o depósito de imunoglobulinas (Ig) — seja diretamente ou como complexos antígeno-anticorpos — junto com componentes ativados do sistema complemento e/ou

TABELA 20-1 Doenças Glomerulares

Glomerulopatias Primárias

Glomerulonefrite proliferativa aguda
Pós-infecciosa
Outro
Glomerulonefrite de progressão rápida (crescêntica)
Nefropatia membranosa
Doença de lesão mínima
Glomeruloesclerose segmentar focal
Glomerulonefrite membranoproliferativa
Doença de depósitos densos
Nefropatia por IgA
Glomerulonefrite crônica

Doenças Sistêmicas com Acometimento Glomerular

Lúpus eritematoso sistêmico
Diabetes *mellitus*
Amiloidose
Síndrome de Goodpasture
Poliarterite/poliangiite microscópica
Granulomatose de Wegener
Púrpura de Henoch-Schönlein
Endocardite bacteriana

Doenças Hereditárias

Síndrome de Alport
Doença do adelgaçamento da membrana basal
Doença de Fabry

células inflamatórias recrutadas é observado nos glomérulos da maioria dos pacientes com GN (Fig. 20-1).

Doenças Causadas pela Formação In Situ de Imunocomplexos *(p. 927)*

Os anticorpos podem reagir diretamente com antígenos intrínsecos da matriz ou celulares (endoteliais, mesangiais ou epiteliais) ou com antígenos circulantes que ficaram "aprisionados" no glomérulo.

A *nefrite de Heymann* é um modelo experimental de GN em ratos, que envolve a imunização com proteínas do túbulo renal (Fig. 20-1, *D)*; os animais imunizados desenvolvem anticorpos contra o antígeno proteico *megalina*, expresso na superfície basal das células epiteliais viscerais. A ligação do anticorpo à megalina leva à formação localizada de imunocomplexos.

TABELA 20-2 Síndromes Glomerulares

Síndrome	Manifestações
Síndrome nefrítica	Hematúria, azotemia, proteinúria variável, oligúria, edema e hipertensão
Glomerulonefrite de progressão rápida	Nefrite aguda, proteinúria e insuficiência renal aguda
Síndrome nefrótica	Proteinúria > 3,5 g/dia, hipoalbuminemia, hiperlipidemia, lipidúria
Insuficiência renal crônica	Azotemia → uremia com progressão por meses a anos
Anomalias urinárias isoladas	Hematúria glomerular e/ou proteinúria subnefrótica

TABELA 20-3	Mecanismos Imunológicos de Lesão Glomerular

Lesão Mediada por Anticorpos

Depósito *In Situ* de Imunocomplexos

Antígenos teciduais intrínsecos fixos
Antígeno com domínio NC1 de colágeno do tipo IV (nefrite anti-MBG)
Antígeno PLA2R (glomerulopatia membranosa)
Antígenos mesangiais
Outros
Antígenos implantados
Exógenos (agentes infecciosos, fármacos)
Endógenos (DNA, proteínas nucleares, Igs, imunocomplexos, IgA)

Deposição de Imunocomplexos Circulantes

Antígenos endógenos (p. ex., DNA, antígenos tumorais)
Antígenos exógenos (p. ex., produtos infecciosos)

Lesão Mediada por Células Imunes

Ativação da Via Alternativa do Sistema Complemento

Na maioria dos casos de GN membranosa humana, o antígeno que determina um processo similar é o *receptor de fosfolipase A_2 do tipo M (PLA2R);* a ligação do anticorpo ao PLA2R leva à ativação do sistema complemento e à subsequente disseminação de imunocomplexos, que se depositam pelo aspecto subepitelial da membrana basal. Isto se reflete em espessamento da membrana à microscopia óptica, um padrão *granular* de imunofluorescência, com marcação de Ig e componentes ativados do sistema complemento e depósitos eletrodensos subepiteliais à ME.

Os anticorpos contra antígenos implantados (p. 928) causam uma patologia similar. As moléculas circulantes podem localizar o rim por meio da interação com diversos componentes intrínsecos do glomérulo; todas as moléculas catiônicas (DNA, nucleossomos, produtos microbianos, fármacos e proteínas agregadas, inclusive imunocomplexos) têm afinidade pela membrana basal glomerular aniônica (MBG) e podem ser aprisionadas. Os anticorpos que se ligam a estes antígenos implantados geralmente induzem a formação de um discreto padrão granular de Ig e imunofluorescência de componentes do sistema complemento (Fig. 20-1, *B*).

Doenças Causadas por Anticorpos Direcionados Contra Componentes Normais da Membrana Basal Glomerular (p. 929)

A GN induzida por anticorpos anti-MBG é uma doença autoimune, em que os anticorpos são direcionados contra antígenos intrínsecos e fixos da MBG; a clássica doença anti-MBG é a síndrome de Goodpasture, na qual os autoanticorpos se ligam ao domínio não colagenoso da cadeia $\alpha 3$ do colágeno de tipo IV. Tais autoanticorpos geralmente geram um padrão linear à imunofluorescência (Fig. 20-1, *C*).

Glomerulonefrite Decorrente do Depósito de Imunocomplexos Circulantes (p. 929)

A lesão glomerular é causada pelo aprisionamento de complexos antígeno-anticorpos circulantes nos glomérulos, seguido pela ativação do sistema complemento e de células inflamatórias que apresentam receptores Fc. Os antígenos podem ser endógenos (p. ex., DNA dupla fita [dsDNA] no *lúpus eritematoso sistêmico* [LES]) ou exógenos (p. ex., agentes infecciosos), mas, na maioria dos casos, não são conhecidos. Os depósitos de imunocomplexos podem ser subendoteliais, subepiteliais ou mesangiais e a imunofluorescência tem padrão granular (Fig. 20-1, *A*); o sítio de localização no glomérulo depende da carga elétrica e do tamanho dos imunocomplexos, bem como da hemodinâmica glomerular e da função mesangial.

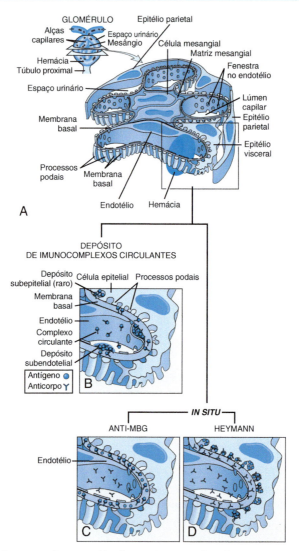

Figura 20-1 A, Representação esquemática de parte de um glomérulo. **B-D,** A lesão glomerular mediada por anticorpos pode ser decorrente do depósito de imunocomplexos circulantes **(B)** ou da formação *in situ* de complexos, como na doença anti-MBG **(C)** ou na nefrite de Heymann **(D)**. *MBG,* membrana basal do glomérulo.

A maioria dos casos de GN mediada por imunocomplexos é causada pela ligação de anticorpos a antígenos adsorvidos, e não pelo depósito de imunocomplexos pré-formados da circulação.

Mecanismos de Lesão Glomerular após a Formação de Imunocomplexos *(p. 929)*

A localização do antígeno, do anticorpo ou dos imunocomplexos no glomérulo é influenciada por sua carga molecular e tamanho. Assim, os antígenos catiônicos tendem a atravessar a MBG e formar complexos subepiteliais, enquanto as macromoléculas aniônicas são aprisionadas no subendotélio; as moléculas com carga neutra tendem a se acumular no mesângio. Complexos grandes geralmente não são nefritogênicos, já que os fagócitos mononucleares os eliminam antes que possam acessar o rim. O padrão de localização também influencia o tipo de lesão subsequente e as características histológicas que são desenvolvidas. Assim, imunocomplexos subendoteliais são acessíveis à circulação e apresentam maior probabilidade de participação de leucócitos. Por outro lado, os imunocomplexos confinados a sítios subepiteliais (onde a membrana basal impede a interação com leucócitos circulantes) geralmente são associados a uma patologia não inflamatória.

Imunidade Celular nas Glomerulonefrites (p. 930)

Embora os mecanismos mediados por anticorpos sejam responsáveis por muitas formas de GN, os linfócitos T sensibilizados podem contribuir para o desenvolvimento da doença (p. ex., a citotoxicidade direta ou as citocinas liberadas podem causar destruição de processos podais ou separação epitelial, provocando proteinúria).

Ativação da Via Alternativa Complemento (p. 930)

A ativação da via alternativa do sistema complemento ocorre na doença de depósitos densos e nas doenças denominadas glomerulopatias C3.

Mediadores da Lesão Glomerular (p. 931)

Os fragmentos ativados do sistema complemento são quimiotáticos e a Ig localizada nos glomérulos se liga a células que possuem receptores Fc; os linfócitos T ativados também secretam diversas quimiocinas, que recrutam efetores celulares. A lesão se dá pelos seguintes mecanismos (Fig. 20-2):

Células (p. 931)

- Os *neutrófilos e monócitos* liberam proteases, radicais livres derivados de oxigênio e metabólitos do ácido araquidônico.
- Os *macrófagos e os linfócitos T* liberam citocinas e fatores de crescimento.
- As *plaquetas* se agregam e liberam eicosanoides e fatores de crescimento.
- As *células glomerulares residentes (principalmente células mesangiais)* produzem citocinas, fatores de crescimento, quimiocinas, radicais livres de oxigênio, eicosanoides e endotelina.

Mediadores Solúveis (p. 931)

- *Ativação do sistema complemento:* o *C5b-C9* (complexo de ataque à membrana) provoca lise celular e induz a ativação de células mesangiais.

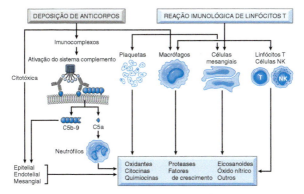

Figura 20-2 Mediadores da lesão glomerular imunológica. *NK, natural killer.*

576 ● Patologia Sistêmica: Doenças dos Sistemas Orgânicos

- Os *eicosanoides*, o *óxido nítrico (NO)*, a *angiotensina* e a *endotelina* afetam o fluxo vascular.
- *Citocinas* (especialmente a *interleucina [IL]-1* e o *fator de necrose tumoral [FNT]*) e as *quimiocinas* (p. ex., *CCL5*) influenciam a adesão e o recrutamento de células inflamatórias.
- *Quimiocinas:* o *fator de crescimento derivado de plaquetas (FCDP)* influencia a proliferação de células mesangiais; o *fator transformador do crescimento-β* e o *fator de crescimento de fibroblastos* afetam o depósito de matriz; e o *fator de crescimento endotelial vascular (FCEV)* mantém a integridade endotelial e regula a permeabilidade capilar.
- As *proteínas da coagulação*, especialmente a fibrina, podem estimular a proliferação de células epiteliais parietais *(formação de crescentes)*.

Lesão das Células Epiteliais *(p. 932)*

Os podócitos têm capacidade de regeneração muito limitada e sua lesão é uma característica comum de praticamente qualquer forma de doença glomerular. Tal *podocitopatia* pode ser causada por anticorpos contra antígenos de podócitos, toxinas, citocinas ou infecções; a princípio, manifesta-se pela perda dos diafragmas normais das fendas e progride à destruição de processos podais, vacuolização e descolamento de podócitos da MBG; funcionalmente, isto causa proteinúria. As mutações em componentes do diafragma da fenda, como a nefrina e a podocina, podem também ser responsáveis por formas hereditárias de síndrome nefrótica sem qualquer dano inflamatório glomerular.

Mecanismos de Progressão nas Doenças Glomerulares *(p. 932)*

Independentemente da etiologia, quando a TFG cai a 30% a 50% do normal, a progressão à insuficiência renal em estágio terminal ocorre em taxa relativamente constante. O dano renal progressivo apresenta duas características principais:

- A *glomeruloesclerose segmentar focal (GESF)* (p. 932) começa como uma *alteração adaptativa* em glomérulos relativamente não afetados de rins doentes. A *hipertrofia compensatória* dos glomérulos remanescentes supostamente preserva a função renal; no entanto, logo há o desenvolvimento de proteinúria e glomeruloesclerose segmentar, seguidas por lesão glomerular total e uremia. A hipertrofia glomerular é determinada por *alterações hemodinâmicas,* incluindo o aumento do fluxo sanguíneo glomerular, da filtração e da pressão transcapilar *(hipertensão glomerular)*, geralmente com hipertensão sistêmica. Nestas circunstâncias, as lesões endotelial e epitelial levam ao acúmulo de proteínas, seguido pelo recrutamento de macrófagos, ativação de células mesangiais e maior síntese de matriz. Além disso, as células epiteliais viscerais maduras (podócitos) não podem se proliferar após a lesão e a perda provoca distensão anormal compensatória das células adjacentes ou desnudamento (com extravasamento) da membrana basal. Por fim, há um ciclo vicioso de lesão glomerular; com a esclerose e perda glomerular, os glomérulos remanescentes sofrem as mesmas alterações compensatórias que, por fim, resultam em *sua* fibrose.
- *Fibrose tubulointersticial* (p. 933). A lesão tubulointersticial é observada em muitas formas de GN aguda e crônica; na verdade, a função renal geralmente é mais bem correlacionada com a extensão do dano tubulointersticial do que à gravidade da lesão glomerular. A lesão tubulointersticial é decorrente da isquemia (menor perfusão no fluxo descendente de glomérulos escleróticos ou capilares danificados) e inflamação no interstício adjacente. A proteinúria também provoca lesão direta e ativação das células tubulares. Por sua vez, as células tubulares ativadas elaboram citocinas pró-inflamatórias e fatores de crescimento que causam fibrose intersticial.

A Tabela 20-4 resume as principais características clínicas e patológicas das formas mais importantes de glomerulonefrites primárias.

| | | Patologia Glomerular | | |
| | | | | | |

Doença	Quadro Clínico Mais Frequente	Patogênese	Microscopia Óptica	Microscopia de Fluorescência	ME
Glomerulonefrite pós-infecciosa	Síndrome nefrítica	Mediada por imunocomplexos; antígenos circulantes ou implantados	Proliferação endocapilar difusa; infiltração leucocitária	IgG e C3 granular na MBG e no mesângio; IgA granular em alguns casos	Primariamente, elevações subepiteliais; depósitos subendoteliais nos primeiros estágios da doença
Síndrome de Goodpasture	GNRP	Antígeno anti-MBG COL4-A3	Proliferação extracapilar com crescentes; necrose	IgG e C3 lineares; fibrina em crescentes	Ausência de depósitos; alterações da MBG; fibrina
Glomerulonefrite crônica	Insuficiência renal crônica	Variável	Glomérulos hialinizados	Granular ou negativa	
Nefropatia membranosa	Síndrome nefrótica	Formação in situ de imunocomplexos; antígeno PLA2R na maioria dos casos de doença primária geralmente desconhecida	Espessamento difuso da parede capilar	IgG e C3 granulares; difusas	Depósitos subepiteliais
Doença de lesão mínima	Síndrome nefrótica	Desconhecida; perda de poliânion glomerular; lesão em podócitos	Normal; lipídios em túbulos	Negativa	Perda de processos podais; ausência de depósitos
Glomeruloesclerose segmentar focal	Síndrome nefrótica; proteinúria não nefrótica	Desconhecida, fator plasmático de nefropatia por ablação (?); lesão em podócitos	Esclerose e hialinose focal e segmentar	Focal; IgM + C3 em muitos casos	Perda de processos podais; desnudamento epitelial

(Continua)

TABELA 20-4 Resumo das Principais Glomerulonefrites Primárias

TABELA 20-4	Resumo das Principais Glomerulonefrites Primárias (*Cont.*)				
Patologia Glomerular					
Doença	**Quadro Clínico Mais Frequente**	**Patogênese**	**Microscopia Óptica**	**Microscopia de Fluorescência**	**ME**
Glomerulonefrite membranoproliferativa do tipo I	Síndrome nefrótica	Imunocomplexo	Padrão proliferativo mesangial ou membranoproliferativo; espessamento da MBG; separação	IgG + C3; C1q + C4	Depósitos subendoteliais
Doença de depósitos densos (glomerulonefrite membranoproliferativa do tipo II)	Hematúria; Insuficiência renal crônica	Autoanticorpo; via alternativa do sistema complemento	Padrão proliferativo mesangial ou membranoproliferativo; espessamento da MBG; separação	C3; no C1q ou C4	Depósitos densos
Nefropatia por IgA	Hematúria ou proteinúria recorrente	Desconhecida	Glomerulonefrite proliferativa mesangial focal; alargamento mesangial	IgA ± IgG, IgM e C3 no mesângio	Depósitos densos mesangiais e paramesangiais

MBG, Membrana basal do glomérulo; *IgA,* imunoglobulina A; *IgG,* imunoglobulina G; *IgM,* imunoglobulina M.

Síndrome Nefrítica (p. 933)

Glomerulonefrite Proliferativa Aguda (Pós-estreptocóccica, Pós-infecciosa) (p. 933)

A GN pós-estreptocóccica (GNPE) (p. 933) é causada por imunocomplexos formados *in situ* pelo depósito de antígenos estreptocóccicos (principalmente a exotoxina piogênica B) e subsequente ligação de anticorpos específicos.

Morfologia (p. 934)

* Há GN *difusa* com hipercelularidade *global* causada por infiltração de neutrófilos e monócitos e proliferação de células endoteliais, mesangiais e epiteliais.
* A imunofluorescência mostra depósito granular de IgG, IgM e C3 no mesângio e na MBG.
* A ME mostra depósitos subepiteliais em *montículos*.

Curso Clínico (p. 935)

Os pacientes apresentam *síndrome nefrítica* 1 a 4 semanas após uma infecção estreptocóccica faríngea ou cutânea (outras infecções também podem ser responsáveis); apenas determinadas cepas (tipos 1, 4 e 12) dos estreptococos β-hemolíticos do grupo A são nefritogênicas, provavelmente pela expressão de certas proteínas catiônicas. Os títulos de anticorpos antiestreptocóccicos são elevados e as concentrações séricas do componente C3 do sistema complemento são baixas. A recuperação é rápida em mais de 95% das crianças; menos de 1% destes pacientes desenvolvem a doença de progressão rápida, enquanto o restante apresenta insuficiência renal crônica. Em adultos com GNPE esporádica, apenas 60% se recuperam rapidamente; os demais desenvolvem a doença rapidamente progressiva ou insuficiência renal crônica ou, ainda, apresentam resolução tardia (mas completa).

Glomerulonefrite Aguda Não Estreptocóccica (Glomerulonefrite Pós-infecciosa) (p. 936)

A GN aguda não estreptocóccica é uma forma similar de GN por imunocomplexos, mas é associada a outras infecções, inclusive bacterianas, virais e parasitárias; ocasionalmente, os depósitos imunes contêm IgA em vez de IgG.

Glomerulonefrite Rapidamente Progressiva (Crescêntica) (p. 936)

A GNRP é clinicamente caracterizada pelo declínio rápido e progressivo da função renal. Esta é dividida em três grupos amplos com base nos achados imunológicos, com um denominador comum de lesão glomerular grave; em cada grupo, as doenças podem ser idiopáticas ou associadas a doenças conhecidas (Tabela 20-5).

Classificação e Patogênese (p. 936)

* A GNRP *de tipo I* (20% das GNRP) *é uma doença anti-MBG* caracterizada por depósitos lineares de IgG (e C3) na MBG. Em alguns casos, os anticorpos anti-MBG reagem de forma cruzada com as membranas basais dos alvéolos pulmonares, causando hemorragias pulmonares *(síndrome de Goodpasture)*. O motivo da formação de autoanticorpo é desconhecido, embora a alta prevalência de determinados haplótipos de HLA sugira uma predileção genética; as exposições a solventes e as infecções virais foram implicadas como desencadeantes em hospedeiros suscetíveis.
* A GNRP *de tipo II* (25% das GNRP) *é uma doença mediada por imunocomplexos*. Pode ser uma complicação de quaisquer das nefrites por imunocomplexos, inclusive da GN pós-infecciosa. À imunofluorescência, observa-se a característica coloração granular; além da formação de crescentes, geralmente há proliferação de células glomerulares.
* A GNRP *de tipo III (tipo pauci-imune)* (> 50% das GNRP) é caracterizada pela ausência de anticorpos anti-MBG ou imunocomplexos. Em vez disso, os pacientes geralmente

TABELA 20-5 Glomerulonefrite Rapidamente Progressiva

GNRP do Tipo I (Anticorpo Anti-MBG)

Limitada aos rins
Síndrome de Goodpasture

GNRP do Tipo II (Imunocomplexo)

Idiopática
Pós-infecciosa
Lúpus eritematoso sistêmico
Púrpura de Henoch-Schönlein (IgA)
Outras causas

GNRP do Tipo III (Pauci-Imune)

Associada à ANCA
Idiopática
Granulomatose de Wegener
Poliarterite nodosa microscópica/poliangeíte microscópica

ANCA, anticorpo anticitoplasma de neutrófilo; *MBG,* membrana basal do glomérulo; *IgA,* imunoglobulina *A; GNRP,* glomerulonefrite rapidamente progressiva.

apresentam *anticorpos anticitoplasma de neutrófilo* ANCA - Anti-neutrophil cytoplasmic antibodies circulantes, associados à vasculite sistêmica (Cap. 11). Em casos idiopáticos, mais de 90% dos pacientes apresentam títulos elevados de ANCA. Ainda não se sabe se estes são responsáveis por quaisquer das GNRP de tipo III.

Morfologia (p. 937)

- A histologia da GNRP é caracterizada por *crescentes* distintos formados por proliferação de células parietais e migração de células inflamatórias no espaço de Bowman. Com o tempo, os crescentes podem sofrer esclerose.
- À imunofluorescência, a coloração linear indica a doença anti-MBG, os depósitos granulares são associados à doença por imunocomplexos e a ausência ou a baixa coloração são observadas na doença pauci-imune.
- À ME, a GNRP classicamente apresenta *rupturas* distintas *na MBG;* os depósitos eletrodensos subepitelias podem também ocorrer na doença de tipo II.

Curso Clínico (p. 937)

Todas formas de GNRP geralmente causam hematúria, cilindros hemáticos, proteinúria moderada e hipertensão e edema variáveis. Na síndrome de Goodpasture, o quadro pode ser dominado por hemoptise recorrente. A detecção sérica de anticorpos anti-MBG, antinucleares e ANCA auxilia o diagnóstico. O acometimento renal geralmente progride em algumas semanas, culminando em oligúria grave. A recuperação funcional pode ocorrer com a plasmaférese intensiva combinada à administração de corticosteroides e agentes citotóxicos.

Síndrome Nefrótica (p. 938)

A síndrome nefrótica é caracterizada pela permeabilidade glomerular excessiva a proteínas plasmáticas (proteinúria > 3,5 g/dia). Dependendo das lesões, a proteinúria pode ser altamente seletiva (p. ex., primariamente proteínas de baixo peso molecular [em especial a albumina]). Com a lesão mais grave, a proteinúria não seletiva inclui proteínas de maior peso molecular, além da albumina. A proteinúria grave provoca hipoalbuminemia, menor pressão osmótica coloide e edema sistêmico. Há, também, *retenção de sódio e água, hiperlipidemia, lipidúria, vulnerabilidade a infecções e complicações trombóticas* (estas últimas decorrentes de perda de anticoagulantes e antiplasminas séricas). As doenças que causam síndrome nefrótica são listadas na Tabela 20-6.

TABELA 20-6 Causas de Síndrome Nefrótica

Causas	Prevalência Aproximada (%)*	
	Crianças	Adultos
Doença Glomerular Primária		
Nefropatia membranosa	3	30
Doença de lesão mínima	75	8
Glomeruloesclerose segmentar focal	10	35
Glomerulonefrite membranoproliferativa e doença de depósitos densos†	10	10
Outras glomerulonefrites proliferativas (focal, "mesangial pura", nefropatia por IgA)†	2	17
Doenças Sistêmicas		
Diabetes *mellitus*		
Amiloidose		
Lúpus eritematoso sistêmico		
Fármacos (anti-inflamatórios não esteroidais, penicilamina, heroína)		
Infecções (malária, sífilis, hepatite B e C, HIV)		
Doença maligna (carcinoma, linfoma)		
Causas diversas (alergia a picada de abelha, nefrite hereditária)		

HIV, vírus da imunodeficiência humana; *IgA*, imunoglobulina A.
*Prevalência aproximada da doença primária = 95% de síndrome nefrótica em crianças, 60% em adultos. Prevalência aproximada da doença sistêmica = 5% em crianças, 40% em adultos.
†As glomerulonefrites membranoproliferativas e outras glomerulonefrites proliferativas podem provocar síndromes mistas nefrótica/nefrítica.

Nefropatia Membranosa (p. 939)

A nefropatia membranosa (GNM) é uma causa comum de síndrome nefrótica em adultos; é primária (idiopática) aparece em 75% dos pacientes, enquanto os demais casos são associados a câncer, LES, exposições a fármaco (p. ex., anti-inflamatórios não esteroidais [AINEs], penicilamina, captopril), infecções ou doenças autoimunes (p. ex., tireoidite).

Patogênese (p. 939)

A GNM é uma forma de doença crônica mediada por imunocomplexos. Os anticorpos podem ser contra autoantígenos (LES), proteínas exógenas (infecções) ou haptenos (fármacos). Dois antígenos endógenos comuns são os seguintes:

- Endopeptidase neutra, uma proteína de membrana reconhecida por anticorpos maternos transferidos pela placenta na GNM neonatal.
- PLA2R, com lesões similares às observadas na nefrite de Heymann.

O extravasamento capilar é decorrente da ativação do sistema complemento que, por sua vez, ativa células epiteliais e mesangiais, que liberam proteases e oxidantes danosos.

Morfologia (p. 939)

- À microscopia óptica, há espessamento difuso da parede capilar (por isso o termo *membranosa)*. As células epiteliais tubulares contêm gotículas de proteína reabsorvida e há inflamação intersticial crônica. Com a progressão da doença, há esclerose de glomérulos.
- A imunofluorescência revela a coloração granular difusa da MBG por Ig e componentes do sistema complemento.

582 • Patologia Sistêmica: Doenças dos Sistemas Orgânicos

- A ME mostra depósitos *subepiteliais* na MBG, que, por fim, se incorporam à MBG e assumem localização intramembranosa.

Aspectos Clínicos (p. 939)

A GNM geralmente se manifesta pelo aparecimento insidioso de síndrome nefrótica; hipertensão e/ou hematúria também ocorrem em 15% a 35% dos casos. A progressão da doença é variável, mas tende a ser indolente. A proteinúria persiste em 60% dos pacientes, mas apenas 10% falecem ou apresentam progressão à insuficiência renal em 10 anos; 40% progridem, por fim, à insuficiência renal. As causas secundárias de GN membranosa devem ser excluídas em qualquer caso novo.

Doença de Lesão Mínima (p. 940)

A doença de lesão mínima (DLM) é a principal causa de síndrome nefrótica em crianças, com pico de incidência entre os 2 e 6 anos de idade. A doença, ocasionalmente, ocorre após uma infecção respiratória ou imunização de rotina, mas também é associada a doenças atópicas e ao linfoma de Hodgkin (e outros linfomas e leucemias).

Etiologia e Patogênese (p. 941)

A atual hipótese preferida é que a DLM é decorrente da disfunção imune e elaboração de citocina(s) circulante(s) que afeta(m) as células epiteliais viscerais; isto causa perda de poliânions glomerulares que compõem a barreira normal de permeabilidade e aumenta o extravasamento.

Morfologia (p. 941)

- A *microscopia óptica* mostra glomérulos normais (por isso, *alteração mínima*).
- A *imunofluorescência* mostra a ausência de depósitos imunes.
- A *ME* revela destruição difusa dos processos podais ("fusão") das células epiteliais viscerais.

Aspectos Clínicos (p. 941)

A principal característica desta doença é a resposta dramática à administração de corticosteroides. Apesar da proteinúria grave (principalmente albumina), o prognóstico em longo prazo é excelente.

Glomeruloesclerose Segmentar Focal (p. 941)

A GESF ocorre das seguintes maneiras:

- Como doença primária (idiopática); esta é a causa mais comum de síndrome nefrótica adulta nos Estados Unidos.
- Secundária a outras doenças conhecidas (p. ex., abuso de heroína, infecção pelo *vírus da imunodeficiência humana* [HIV], anemia falciforme, obesidade).
- Após a necrose glomerular decorrente de outras causas (p. ex., nefropatia por IgA).
- Como uma resposta adaptativa à perda de tecido renal (ver a discussão anterior; p. ex., refluxo crônico, abuso de analgésicos ou agenesia renal unilateral).
- Secundária a mutações de proteínas que mantêm a barreira de filtração glomerular (p. ex., proteínas do podócito, como podocina e α-actinina 4, ou proteínas do diafragma da fenda, como nefrina).

Glomeruloesclerose Segmentar Focal Idiopática

A *GESF idiopática* é responsável por 10% e 35% das síndromes nefróticas pediátricas e adultas, respectivamente. Embora possa cair no espectro da DLM, difere pelo seguinte:

- Maior incidência de hematúria, menor TFG e hipertensão.
- A proteinúria geralmente não é seletiva.
- Má resposta a corticosteroides.

- Maior taxa de progressão à DRET (50% em 10 anos).

Patogênese (p. 942)

Em todas as GESF a lesão glomerular primária é o *dano epitelialvisceral* (destruição ou descolamento) dos segmentos glomerulares afetados. Alguns casos de GESF têm base genética, relacionada com proteínas localizadas no diafragma da fenda ou adjacentes ao citoesqueleto dos podócitos e que regulam a permeabilidade glomerular.

- *Nefrina* ou *podocina* no diafragma da fenda.
- Proteína ligante da actina de podócitos, α-actinina.
- *TRPC6*, uma proteína do podócito que afeta o fluxo de cálcio.

Em outros casos, há participação de citocina(s) circulante(s) ou defeitos genéticos do complexo do diafragma da fenda. A esclerose glomerular e a hialinose resultam do aprisionamento de proteínas plasmáticas e maior síntese de matriz.

Morfologia (p. 943)

- A *microscopia óptica* é caracterizada por *esclerose* de alguns, mas não todos os glomérulos (por isso, *focal*); nos glomérulos afetados, apenas uma parte do tufo capilar é acometida (por isso, *segmentar*).
- A *imunofluorescência* podem mostrar IgM e C3 em áreas escleróticas ou no mesângio.
- A *ME* — nas áreas escleróticas ou não — revela a destruição difusa dos processos podais com descolamento epitelial focal.

Curso Clínico (p. 943)

Além de proteinúria (que é relativamente não seletiva), os pacientes geralmente apresentam hematúria, menor TFG e hipertensão. A GESF idiopática responde a corticosteroides de forma variável e a progressão à insuficiência renal crônica ocorre em mais de 20% dos indivíduos; há recidiva da GESF em 25% a 50% dos receptores de aloenxertos renais; a proteinúria pode ocorrer nas primeiras 24 horas após o transplante, enfatizando o possível papel de fatores circulantes.

Nefropatia Associada ao Vírus da Imunodeficiência Humana (p. 943)

A *nefropatia associada ao HIV* ocorre em 5% a 10% dos indivíduos infectados pelo vírus e geralmente se manifesta como uma grave *variante da glomerulopatia de colapso* da GESF. Há retração e/ou colapso de todo o tufo glomerular e dilatação cística exuberante de segmentos tubulares, além de inflamação e fibrose. A proliferação e a hipertrofia do epitélio visceral glomerular são associadas a *inclusões tubulorreticulares endoteliais* (visualizadas à ME) causadas por alterações induzidas por interferon α no retículo endoplasmático. A causa não é conhecida.

Glomerulonefrite Membranoproliferativa (p. 944)

A glomerulonefrite membranoproliferativa (GNMP) é responsável por 10% dos casos de síndrome nefrótica; pode ser idiopática ou secundária a outra doença ou agente.

Patogênese (p. 944)

A GNMP é categorizada em duas formas:

- O *tipo I* (mais comum) é provavelmente uma consequência do depósito de complexos antígeno-anticorpos e ativação do sistema complemento; os antígenos dos complexos podem ser originários de infecção (p. ex., hepatite B ou C, endocardite, HIV), LES ou câncer, mas, na maioria dos casos, a fonte é desconhecida. A GNMP de tipo I pode também ser associada à deficiência de α_1-antitripsina ou ser idiopática.
- O *tipo II (doença de depósitos densos)* se deve à ativação da via alternativa do sistema complemento; a maioria destes pacientes apresenta *fator nefrítico C3* no soro, um autoanticorpo contra C3 convertase que estabiliza a atividade desta enzima.

Morfologia (p. 944)

- *Tipo I:* A microscopia óptica revela espessamento das alças capilares e proliferação de células glomerulares; os glomérulos têm aparência "lobular" devido à proliferação mesangial. As paredes capilares geralmente apresentam *contorno duplo* devido à interposição de elementos celulares (células mesangiais, endoteliais ou leucócitos) entre as membranas basais capilares reduplicadas. Na GNMP de tipo I, a ME é caracterizada por depósitos eletrodensos subendoteliais; à imunofluorescência, há deposição granular de IgG, C3, C1q e C4.
- *Tipo II:* Há um espectro maior de alterações à microscopia óptica, da proliferação predominantemente mesangial à inflamação com crescentes. A principal característica é o depósito eletrodenso de material desconhecido na MBG; a imunofluorescência glomerular irregular de C3 pode ser observada fora dos depósitos densos.

Aspectos Clínicos (p. 945)

A maioria dos pacientes apresenta, na adolescência ou no início da vida adulta, síndrome nefrótica, ocasionalmente com hematúria. Embora os corticosteroides possam reduzir a velocidade da progressão, aproximadamente 50% de pacientes desenvolvem insuficiência renal crônica em 10 anos. Há uma alta taxa de recidiva em receptores de transplantes, principalmente em pacientes com a doença de tipo II.

Anomalias Glomerulares Isoladas (p. 947)

Nefropatia por IgA (Doença de Berger) (p. 947)

A nefropatia por IgA provavelmente é o tipo mais comum de GN em todo o mundo; é a principal causa de hematúria recorrente.

Patogênese (p. 947)

A nefropatia por IgA é associada a defeitos genéticos ou adquiridos na glicosilação O-ligada da IgA de mucosa (principalmente de isótipos IgA1). Tais alterações qualitativas na molécula de IgA aumentam o depósito no mesângio e podem também levar à liberação de autoanticorpos, que formam imunocomplexos. Os depósitos imunes ativam diretamente as células mesangiais, induzindo proliferação, síntese de matriz e produção de citocinas e fatores de crescimento. Estes depósitos também recrutam células inflamatórias e podem ativar a via alternativa do sistema complemento. A maior síntese de IgA pode ser secundária a exposições respiratórias ou GI a agentes ambientais (vírus, bactérias, proteínas alimentares etc.). A nefropatia por IgA também ocorre com maior frequência em pacientes com *doença celíaca* ou patologia hepática (devido à menor capacidade de depuração de IgA).

Morfologia (p. 948)

À microscopia óptica, os glomérulos podem ter aparência quase normal, apenas com sutil hipercelularidade mesangial, ou apresentar lesões proliferativas ou escleróticas focais. À imunofluorescência, observa-se deposição de IgA, C3 e properdina e, à ME, depósitos eletrodensos mesangiais.

Aspectos Clínicos (p. 948)

Os pacientes geralmente apresentam hematúria macroscópica após uma infecção respiratória, GI ou urinária. A hematúria perdura por vários dias, desaparece e, então, volta a ocorrer. Há desenvolvimento de insuficiência renal crônica em 15% a 40% dos pacientes em um período de 20 anos. A idade maior ao aparecimento, a proteinúria grave, a hipertensão, os crescentes e a esclerose vascular são associados ao prognóstico mau. A recidiva dos depósitos de IgA é comum em aloenxertos e 15% dos pacientes volta a desenvolver a doença clínica.

Nefrite Hereditária (p. 948)

A *nefrite hereditária* é um grupo heterogêneo de doenças renais associadas à lesão glomerular.

O Rim   585

Síndrome de Alport *(p. 948)*

A síndrome de Alport se manifesta com hematúria e progressão à insuficiência renal crônica e está associada à surdez neurológica, deslocamento do cristalino, catarata e distrofia de córnea.

Patogênese *(p. 948)*

Há um defeito na montagem do colágeno de tipo IV na MBG, normalmente composto por um complexo trimérico de subunidades α_3, α_4 e. A forma associada ao cromossomo X (85% dos casos) se deve mutações na cadeia α_5; 90% dos homens acometidos progridem à DRET aos 40 anos de idade. As formas autossômicas são decorrentes de mutações nas subunidades α_3 ou α_4. O colágeno de tipo IV anormal altera a função da MBG, da lente ocular e da cóclea. Uma vez que a cadeia α_3 também inclui o antígeno de Goodpasture, os pacientes com síndrome de Alport em sua forma associada ao cromossomo X não expressam tal molécula.

Morfologia *(p. 948)*

À ME, há alternância de espessamento e adelgaçamento da MBG, com divisão e laminações da lâmina densa, o que gera uma aparência entrelaçada. Com a progressão da doença, há o desenvolvimento de GESF, atrofia tubular e fibrose intersticial.

Nefropatia da Membrana Basal Fina (Hematúria Familiar Benigna) *(p. 949)*

A nefropatia da membrana basal fina é uma doença bastante comum (1% da população), que se manifesta como hematúria assintomática familiar. Embora a proteinúria possa ser observada, a função renal é normal e o prognóstico é excelente; não há anomalias oculares ou perda de audição. A doença é decorrente de mutações nas cadeias α_3 ou α_4 do colágeno de tipo IV, fazendo com que a MBG tenha apenas 150 a 250 nm de espessura (enquanto a espessura normal é de 300 a 400 nm).

Glomerulonefrite Crônica *(p. 949)*

A GN crônica é o estágio terminal comum de diversas doenças. Embora a GNPE raramente progrida à GN crônica (exceto em adultos), a GN crescêntica frequentemente o faz; a GN membranosa, a GNMP, a nefropatia por IgA e a GESF apresentam taxas variáveis de progressão.

Morfologia *(p. 949)*

- *Macroscopicamente,* os rins apresentam contração simétrica, superfícies com granulações difusas e córtex delgado.
- *Microscopicamente,* há obliteração completa dos glomérulos por tecido conjuntivo hialinizado, impossibilitando a identificação da causa da lesão antecedente; há extensa atrofia tubular. A hipertensão associada causa extensa esclerose arteriolar.

Curso Clínico *(p. 949)*

Os pacientes com GN crônica em estágio terminal frequentemente desenvolvem hipertensão; outras manifestações secundárias da uremia incluem pericardite, gastroenterite urêmica e hiperparatireoidismo secundário, com nefrocalcinose e osteodistrofia renal.

Lesões Glomerulares Associadas a Doenças Sistêmicas *(p. 950)*

Púrpura de Henoch-Schönlein *(p. 950)*

A púrpura de Henoch-Schönlein pode ocorrer em qualquer idade, mas geralmente é observada em crianças com 3 a 8 anos de idade; os achados incluem lesões cutâneas de coloração púrpura (decorrentes da vasculite), sintomas abdominais (dor, vômitos, sangramento), artralgia e GN com alguma combinação de hematúria, síndrome nefrítica e/ou síndrome nefrótica. As lesões glomerulares variam de proliferação mesangial focal

Patologia Sistêmica: Doenças dos Sistemas Orgânicos

a GN crescêntica, mas são sempre associadas à *deposição mesangial de IgA*. Embora a progressão seja variável, o prognóstico geral tende a ser excelente; a hematúria recorrente pode persistir por anos.

Glomerulonefrite Associada à Endocardite Bacteriana e Outras Infecções Sistêmicas *(p. 950)*

Esta forma da doença se deve à deposição de imunocomplexos (antígenos bacterianos e anticorpos do hospedeiro). Os pacientes geralmente apresentam hematúria, embora síndrome nefrítica e até mesmo GNRP possam ocorrer. As lesões renais caem no contínuo morfológico entre a GN necrótica focal, a GN difusa e a GN crescêntica; a imunofluorescência e a ME mostram o depósito granular de imunocomplexos.

Nefropatia Diabética *(p. 950)*

A nefropatia diabética é a principal causa de insuficiência renal crônica nos Estados Unidos; a DRET ocorre em 40% dos diabéticos com a doença de tipo 1 e tipo 2 (Cap. 24).

Glomerulonefrite Fibrilar *(p. 950)*

A GN fibrilar é uma variante morfológica da GN, caracterizada por depósitos fibrilares no mesângio e nas paredes capilares glomerulares que lembram o amiloide, mas são ultraestruturalmente distintas. A microscopia de imunofluorescência revela depósito de IgG policlonal (geralmente IgG4), cadeias leves e C3. Os pacientes desenvolvem síndrome nefrótica, hematúria e insuficiência renal progressiva. A doença é recidiva em transplantes renais. A patogênese desta doença é desconhecida.

Outras Doenças Sistêmicas *(p. 951)*

Dentre as outras doenças sistêmicas associadas às lesões glomerulares, incluem-se a *síndrome de Goodpasture* (Cap. 15), a *poliangiite microscópica* e a *granulomatose com poliangiite* (Cap. 11); todas produzem formas similares de GN– da GN necrótica segmentar focal à GN crescêntica. A *crioglobulinemia mista essencial* pode induzir vasculite cutânea, sinovite e GNMP. As *discrasias sanguíneas* podem ser associadas à amiloidose.

Doenças Tubulares e Intersticiais *(p. 951)*

Lesão Tubular Aguda *(p. 951)*

Uma vez que a necrose tubular não é uma característica consistente da lesão tubular, LTA é preferido no lugar do termo antigo, *necrose tubular aguda* (NTA). A LTA é a causa mais comum de insuficiência renal aguda e é responsável por 50% dos casos de insuficiência renal aguda em pacientes hospitalizados. As causas incluem as seguintes:

- *Isquemia:* por exemplo, choque, colapso circulatório, desidratação, hipertensão maligna, vasculite e estados de hipercoagulação.
- *Lesão tóxica direta:* por exemplo, fármacos, radiocontrastes, mioglobina, hemoglobina e radiação.

Patogênese *(p. 951)*

O dano tubular reversível e irreversível e os distúrbios vasculares persistentes e graves são as etiologias da LTA (Fig. 20-3). As células epiteliais tubulares são bastante sensíveis à isquemia (alta demanda metabólica) e a toxinas (sistema de transporte ativo de íons e ácidos orgânicos e capacidade de concentração de fármaco).

- A isquemia provoca uma *perda de polaridade celular* reversível com redistribuição das proteínas de membrana (p. ex., sódio-potássio ATPase) da superfície basolateral à luminal das células tubulares.

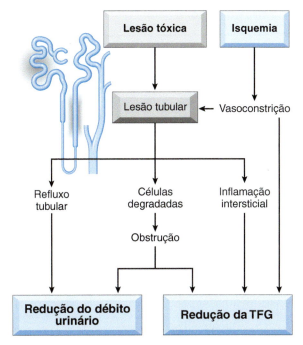

Figura 20-3 Sequência postulada na lesão tubular aguda isquêmica ou tóxica.*TFG*, taxa de filtração glomerular.

- O transporte anormal de íons leva à *maior concentração de sódio nos túbulos distais*, provocando vasoconstrição por meio da ativação do eixo renina-angiotensina.
- A vasoconstrição também é secundária à disfunção endotelial, com maior produção de endotelina e menor síntese de NO e prostaciclina.
- As células tubulares isquêmicas expressam citocinas e moléculas de adesão que recrutam leucócitos.
- As células tubulares danificadas se destacam das membranas basais e provocam *obstrução luminal*, maior pressão intratubular e menor TFG.
- O filtrado glomerular no lúmen dos túbulos danificados retorna ao interstício, causando edema intersticial, maior pressão intersticial e agravando o dano tubular.
- A ultrafiltração glomerular também é diretamente afetada pela isquemia e por toxinas, graças à contração mesangial.

Morfologia (p. 952)

Os achados incluem os seguintes (Fig. 20-4):

- *LTA isquêmica:* áreas de necrose tubular se alternam a graus menores de lesão de células tubulares; os segmentos retos do túbulo proximal (SRTP) e a alça de Henle (AH) espessa ascendente são os mais afetados.
- *LTA nefrotóxica:* graus variáveis de lesão e necrose tubular, principalmente nos túbulos proximais.
- Os túbulos distais e ductos coletores (DCs) contêm cilindros celulares e proteicos e há edema intersticial com infiltrado inflamatório variável. Na fase de recuperação, há regeneração epitelial (ou seja, células tubulares com núcleos hipercromáticos e figuras mitóticas).

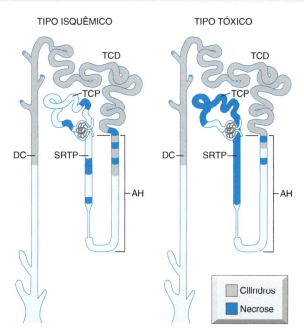

Figura 20-4 Padrões de dano tubular na lesão tubular aguda isquêmica e tóxica. Na isquemia, a necrose tubular é irregular e os *segmentos retos do túbulo proximal* (SRTPs) e membros ascendentes da alça de Henle (AH) são mais vulneráveis. Na lesão tóxica, há necrose extensa ao longo de segmentos do *túbulo convoluto proximal* (TCP) com muitas toxinas (p. ex., mercúrio), mas necrose do túbulo distal, principalmente da AH ascendente, também ocorre. Nos dois tipos, os lúmens dos *túbulos contorcidos distais* (TCD) e os ductos coletores (DCs) contêm cilindros.

Curso Clínico (p. 953)

A progressão clínica da LTA é bastante variável, mas classicamente ocorre em três estágios:

- *Fase inicial (até 36 horas):* dominada pelo evento desencadeante; há um discreto declínio no débito urinário e aumento da concentração de ureia.
- *Fase de manutenção:* marcada por oligúria (40 a 400 mL/dia), sobrecarga de sal e água, hipercalemia, acidose metabólica e aumento da concentração de ureia.
- *Fase de recuperação:* caracterizada por aumento dos volumes urinários (até 3 L/dia), com perdas de água, sódio e especialmente potássio (a hipocalemia é preocupante). Por fim, a função tubular renal é restaurada e há melhora da capacidade de concentração.
- O prognóstico depende, em parte, da causa; é bom (> 95% de sobrevida) na maioria dos casos de LTA nefrotóxica, mas é mau (> 50% de mortalidade) nos casos de LTA secundária por sepse grave ou em outras causas de falência múltipla de órgãos.

Nefrite Tubulointersticial (p. 953)

A *nefrite tubulointersticial* (NTI) pode ser diferenciada das doenças glomerulares primárias pela ausência de síndrome nefrítica ou nefrótica. De modo geral, os pacientes apresentam azotemia, mas podem também ter poliúria (devido à incapacidade de concentração de urina), perda de sal ou alteração na excreção de ácidos (acidose metabólica). A NTI pode ser decorrente da progressão de doenças glomerulares primárias, assim como da isquemia ou de doenças sistêmicas, como a diabetes. Há, também, diversas etiologias primárias (Tabela 20-7).

TABELA 20-7	Causas de Nefrite Tubulointersticial

Infecções

Pielonefrite bacteriana aguda
Pielonefrite crônica (inclusive nefropatia por refluxo)
Outras infecções (p. ex., vírus, parasitas)

Toxinas

Fármacos
Nefrite intersticial aguda por hipersensibilidade
Analgésicos
Metais pesados
Chumbo, cádmio

Doenças Metabólicas

Nefropatia por urato
Nefrocalcinose (nefropatia hipercalcêmica)
Nefropatia aguda por fosfato
Nefropatia hipocalêmica
Nefropatia por oxalato

Fatores Físicos

Obstrução crônica do trato urinário

Neoplasias

Mieloma múltiplo (nefropatia por cilindros de cadeias leves)

Reações Imunológicas

Rejeição a transplantes
Síndrome de Sjögren
Sarcoidose

Doenças Vasculares

Causas Diversas

Nefropatia dos Bálcãs
Doença cística medular do complexo nefronoftíase
Nefrite intersticial "idiopática"

Pielonefrite e Infecção do Trato Urinário (p. 954)

A ITU indica a infecção da bexiga *(cistite)*, da uretra ou ureter, dos rins *(pielonefrite)* ou de todos os órgãos citados. Os microrganismos mais comuns (85% dos casos) são os bacilos gram-negativos, que são habitantes normais do trato GI. As ITUs são muito mais comuns em mulheres, devido à uretra mais curta, às alterações hormonais que afetam a adesão bacteriana à mucosa e a ausência dos compostos antibacterianos do fluido prostático; outros fatores de risco para o desenvolvimento de ITU incluem o cateterismo prolongado, o refluxo vesicouretral, a gestação, o diabetes *mellitus*, a imunossupressão e as obstruções do trato urinário inferior decorrentes de defeitos congênitos, hipertrofia prostática benigna, tumores ou cálculos. A *disseminação hematógena* de bactérias até o parênquima renal é muito menos comum.

Etiologia e Patogênese (p. 954)

Em ambos os sexos, a pielonefrite é comumente o resultado da *infecção ascendente* da bexiga. A sequência típica de eventos é a seguinte:

- Colonização da uretra distal e do introito (em mulheres) através da expressão de moléculas de adesão (*adesinas* em *pili*).

Patologia Sistêmica: Doenças dos Sistemas Orgânicos

- Multiplicação de bactérias na bexiga, facilitada por fatores de virulência associados à adesão e obstrução ou estase do trato urinário.
- Refluxo vesicouretral através de um orifício vesicoureteral incompetente, permitindo a disseminação retrógrada à pelve renal e às papilas renais. O refluxo vesicouretral é geralmente decorrente de defeitos congênitos na porção intravesicular do ureter (1% a 2% dos indivíduos normais) e pode ser acentuado pela cistite.
- Refluxo intrarrenal pelas papilas abertas até o tecido renal.
- As ITUs podem ser clinicamente silentes (ou seja, bacteriúria assintomática com ou sem *piúria* [leucócitos na urina]). De modo geral, as ITUs causam disúria e aumento da frequência urinária e — na pielonefrite (ver mais adiante) — dor lombar, febre e *cilindros* leucocitários na urina.

Pielonefrite Aguda *(p. 955)*

A pielonefrite aguda é caracterizada por áreas de inflamação supurativa, necrose tubular e cilindros neutrofílicos intratubulares.

Morfologia (p. 956)

As alterações mais avançadas incluem abscessos, *necrose papilar* (especialmente na presença de anemia falciforme, em diabéticos e em casos de obstrução), *pionefrose* (preenchimento da pelve por pus), *abscessos perinéfricos* e, por fim, escoriações renais, com deformação fibrótica do córtex e do cálice e da pelve subjacente.

Aspectos Clínicos (p. 957)

A pielonefrite não complicada tem progressão benigna com a antibioticoterapia, mas pode recidivar ou piorar na presença de refluxo vesicouretral, obstrução, imunocomprometimento, diabetes e outras doenças.

O poliomavírus é uma etiologia viral emergente de infecções renais em aloenxertos de rim. As infecções latentes (comuns na população geral) são reativadas em hospedeiros imunossuprimidos, provocando infecções epiteliais tubulares e inflamação associada, que podem levar à falência do aloenxerto em 1% a 5% dos pacientes infectados.

Pielonefrite Crônica e Nefropatia de Refluxo *(p. 957)*

A *pielonefrite crônica* (PNC) é caracterizada por inflamação tubulointersticial, escoriação renal e dilatação e deformação de cálices. A PNC pode ser dividida em duas formas:

- A *nefropatia de refluxo* (p. 957) é a mais comum. Começa na infância, em decorrência de infecções sobrepostas ao refluxo vesicouretral e intrarrenal congênito; pode ser unilateral ou bilateral.
- A *pielonefrite obstrutiva crônica* (p. 958) ocorre quando a obstrução crônica (p. ex., na presença de *hidronefrose)* predispõe o rim a infecções; os efeitos da obstrução crônica também contribuem para a atrofia do parênquima.

Morfologia (p. 958)

Os dois principais tipos de PNC são associados a escoriações extensas, deformação de cálices e inflamação tubulointersticial e fibrose significativas. A GESF secundária (decorrente da perda de massa glomerular) e as alterações hipertensas vasculares podem também ser observadas.

Aspectos Clínicos (p. 958)

As duas formas de PNC podem causar sintomas de pielonefrite aguda ou ter aparecimento silencioso e insidioso, às vezes se manifestando apenas muito tarde em sua progressão com hipertensão ou evidências de disfunção renal na ausência de infecção persistente. O desenvolvimento de proteinúria e GESF é um mau sinal prognóstico.

Nefrite Tubulointersticial Induzida por Fármacos e Toxinas *(p. 959)*

A NTI induzida por fármacos e toxinas é a segunda causa mais comum de LTA (após a pielonefrite); a lesão ocorre por toxicidade direta ou estimulação de uma resposta imunológica.

- A *nefrite intersticial aguda induzida por fármaco* (p. 959) é decorrente de uma reação de hipersensibilidade idiossincrática a diversos fármacos (p. ex., sulfonamidas, penicilinas sintéticas, diuréticos e AINEs); a *nefropatia por analgésico* é geralmente causada pelo consumo excessivo de *misturas* analgésicas contendo fenacetina. A nefrite intersticial induzida por fármaco começa aproximadamente 2 semanas após a exposição ao(s) agente(s) ofensor(es), que age(m) como haptenos imunizantes. Os fármacos se ligam de forma covalente a componentes das células tubulares ou da matriz, tornam-se imunogênicos e induzem reações imunes mediadas por anticorpos (IgE) e linfócitos T.

Morfologia *(p. 960)*

À biópsia, observa-se edema, áreas de necrose tubular e infiltrados tubulointersticiais, com combinações variáveis de linfócitos, histiócitos, eosinófilos, neutrófilos, plasmócitos e, ocasionalmente, granulomas bem-formados.

Aspectos Clínicos *(p. 960)*

O reconhecimento de uma etiologia medicamentosa é importante, já que a interrupção da administração geralmente leva à recuperação completa. Febre, eosinofilia, erupção cutânea, hematúria, proteinúria branda, piúria estéril, azotemia e insuficiência renal aguda podem ser variavelmente observadas. As papilas necróticas excretadas (decorrentes de isquemia por compressão microvascular em consequência de edema intersticial) causam hematúria macroscópica ou cólica renal em virtude de obstrução do ureter.

- A *nefropatia associada a AINEs* (p. 960) ocorre como alguma combinação do seguinte:

Os inibidores de ciclo-oxigenase diminuem a síntese de prostaglandinas vasodilatadoras.

Nefrite intersticial por hipersensibilidade (ver a discussão anterior).

Síntese de citocinas, que leva à destruição dos processos podais dos podócitos (DLM).

GNM de etiologia incerta.

Outras Doenças Tubulointersticiais *(p. 960)*

Nefropatia por Urato *(p. 960)*

A nefropatia por urato pode causar insuficiência renal aguda ou crônica, dependendo do tempo de deposição de ácido úrico.

- A *nefropatia aguda por urato* ocorre quando há precipitação de cristais de ácido úrico cristais nos túbulos e DCs, o que leva à obstrução. Isto pode ser uma consequência da *síndrome de lisetumoral* após a quimioterapia em pacientes com câncer hematológico.
- A *nefropatia crônica por urato* ocorre na presença de hiperuricemia mais prolongada (p. ex., em casos de gota). O ambiente ácido do sistema coletor provoca depósito de urato monossódico, o que acaba por obstruir os túbulos (com atrofia cortical) ou formação de *tofo*, composto por células gigantes do tipo corpo estranho e fibrose.
- *Nefrolitíase:* os cálculos de ácido úrico são observados em 22% dos pacientes com gota e 42% dos pacientes com hiperuricemia secundária.

Hipercalcemia e Nefrocalcinose *(p. 961)*

As doenças associadas à hipercalcemia induzem o depósito renal de cálcio *(nefrocalcinose)* e a formação de cálculos de cálcio. Ambas podem causar insuficiência renal por obstrução

Patologia Sistêmica: Doenças dos Sistemas Orgânicos

tubular; a nefrocalcinose também pode causar insuficiência renal por meio de efeitos diretos sobre o epitélio tubular. O depósito de fosfato de cálcio também pode ser uma consequência do consumo de altas quantidades de soluções de fosfato (p. ex., preparados para colonoscopia).

Nefropatia por Cilindros de Cadeias Leves ("Rim do Mieloma") (p. 961)

A insuficiência renal ocorre em 50% dos pacientes com *mieloma múltiplo*. Diversos fatores contribuem para o desenvolvimento de insuficiência renal.

- *Proteinúria de Bence Jones e nefropatia por cilindros.* Algumas cadeias leves são diretamente tóxicas para as células epiteliais. Além disso, em condições ácidas, as proteínas de Bence Jones se combinam às glicoproteínas urinárias de *Tamm-Horsfall*, formando cilindros extensos que obstruem os lúmens tubulares e induzem uma reação inflamatória peritubular *(nefropatia por cilindros)*. A proteinúria de Bence Jones ocorre em 70% dos pacientes com mieloma.
- A *amiloidose* ocorre em 6% a 24% dos pacientes com mieloma.
- A *doença de deposição de cadeias leves* ocorre quando as cadeias leves se depositam na MBG ou no mesângio, provocando glomerulopatia, ou nas membranas basais tubulares, provocando NTI.
- A *hipercalcemia* e a *hiperuricemia* são características comuns do mieloma.

Nefropatia por Cilindros Biliares (p. 962)

A *síndrome hepatorrenal* é a alteração da função renal em pacientes com insuficiência hepática; a grande elevação da concentração sérica de bilirrubina é associada à formação de cilindros biliares tubulares *(nefrose colêmica)*, que podem ter efeitos tóxicos diretos sobre os túbulos e obstruir o néfron.

Doenças Vasculares (p. 962)

Quase todas as doenças renais e muitas sistêmicas afetam a vasculatura renal de forma secundária. Em particular, a hipertensão afeta os vasos renais; por outro lado, quaisquer alterações vasculares renais tendem a amplificar a hipertensão.

Nefroesclerose (p. 962)

A *nefroesclerose* é uma patologia renal associada à esclerose arteriolar renal. Os lúmens arteriolares são estenosados por causa do espessamento da parede e da hialinização por deposição de proteínas insudadas e pela maior síntese de matriz na membrana basal. As artérias musculares maiores apresentam *hiperplasia fibroelástica*, com espessamento medial e íntimo. As lesões vasculares causam atrofia isquêmica difusa dos néfrons; em decorrência disso, os rins são relativamente pequenos e apresentam superfícies granulares difusas devidas a escoriação e contração de glomérulos.

A nefroesclerose benigna raramente causa insuficiência renal, mas pode provocar proteinúria branda. A gravidade da nefroesclerose é associada à maior idade, ascendência negra em comparação com caucasianos, hipertensão e diabetes; a progressão à insuficiência renal é correlacionada com a gravidade da hipertensão, com a presença de comorbidades (p. ex., diabetes) e com a origem africana.

Nefroesclerose Maligna (p. 963)

A nefroesclerose maligna é associada à hipertensão acelerada. Embora possa ocorrer em pessoas anteriormente normotensas, a maioria dos casos é sobreposta à hipertensão essencial benigna (1% a 5% de tais pacientes), doença renal crônica (principalmente GN ou nefropatia por refluxo) ou esclerodermia preexistente.

O Rim 593

Patogênese (p. 963)

Após o insulto vascular inicial (p. ex., hipertensão benigna prolongada, arterite, coagulopatia), a lesão endotelial, o depósito de plaquetas e a maior permeabilidade vascular provocam *necrose fibrinoide* e trombose intravascular. Isto causa isquemia renal, com estimulação do eixo renina-angiotensina e outros sistemas de vasoconstrição (p. ex., endotelina), assim como retenção de sal (e água) provocada pela aldosterona, perpetuando um ciclo crescente de aumento das pressões arteriais.

Morfologia (p. 963)

As alterações patológicas incluem necrose fibrinoide de arteríolas, arteriopatia hiperplásica (casca de cebola), glomérulos necróticos e microangiopatia trombótica glomerular.

Aspectos Clínicos (p. 964)

Os pacientes apresentam pressões arteriais sistólicas acima de 200 mm Hg e pressões diastólicas acima de 120 mm Hg; também há proteinúria, hematúria, papiledema, encefalopatia, anomalias cardiovasculares e, por fim, insuficiência renal. Os níveis plasmáticos de renina, angiotensina e aldosterona são aumentados. Com a intervenção anti-hipertensiva imediata, 75% dos pacientes sobrevivem por 5 anos e metade recupera a função renal pré-crise.

Estenose da Artéria Renal (p. 964)

A estenose unilateral da artéria renal é responsável por 2% a 5% dos casos de hipertensão renal; o estreitamento vascular induz a secreção excessiva de renina pelo rim acometido. A *placa ateromatosa* obstrutiva na saída da artéria renal é observada em 70% dos casos; os demais são causados por *displasia fibromuscular*. Este último é um grupo heterogêneo de doenças que geralmente ocorre em mulheres jovens (dos 20 aos 40 anos de idade) e caracterizado por hiperplasia *íntima, medial ou adventícia* não arteriosclerótica. Caso realizada antes do desenvolvimento de arteriolosclerose no rim contralateral, a cirurgia de revascularização cura 70% a 80% dos casos.

Microangiopatias Trombóticas (p. 965)

Este grupo de doenças tem manifestações clínicas sobrepostas (p. ex., anemia hemolítica microangiopática, trombocitopenia, insuficiência renal e manifestações de coagulação intravascular [Cap. 14]). A *lesão endotelial* e a *ativação e agregação de plaquetas* são mecanismos patogênicos concomitantes, que aumentam a adesão de leucócito e a produção de endotelina, reduzem a síntese de NO (favorecendo a vasoconstrição) e provocam lise endotelial. A *síndrome urêmica hemolítica* (SUH; p. 965) é, em grande parte, decorrente da lesão endotelial, enquanto a ativação de plaquetas é responsável pela *púrpura trombocitopênica trombótica* (PTT; p. 965).

- A *SUH típica (da infância)* é associada ao consumo de alimentos contaminados por bactérias (p. ex., *Escherichia coli* da cepa O157:H7), que sintetizam toxinas do tipo Shiga.
- A *SUH atípica* é associada a mutações de proteínas reguladoras do sistema complemento, anticorpos antifosfolipídios, contraceptivos, complicações da gestação, determinados fármacos, radiação e escleroderma.
- A *PTT* é causada por deficiências congênitas ou adquiridas de ADAMTS13, uma metaloproteinase plasmática que regula a função do fator de von Willebrand.

Morfologia (p. 967)

Embora possam ter diversas causas, estas doenças são morfologicamente caracterizadas por tromboses nas artérias interlobulares, arteríolas aferentes e glomérulos e associadas a necrose e espessamento das paredes vasculares. As alterações morfológicas são similares

594 • Patologia Sistêmica: Doenças dos Sistemas Orgânicos

às observadas na hipertensão maligna, mas podem preceder o desenvolvimento de hipertensão ou podem ser encontradas em sua ausência.

Outras Doenças Vasculares (p. 967)

Doença Renal Ateroembólica (p. 967)

Os cristais de colesterol e *debris* derivados de placas ateromatosas embolizam após a manipulação de aortas com doença grave (p. ex., durante cateterismo aórtico). Ambos se alojam nos vasos intrarrenais, provocando estreitamento arterial e lesão isquêmica focal. Em raros casos, há comprometimento da função renal.

Nefropatia Falciforme (p. 967)

A nefropatia falciforme ocorre em heterozigotos e homozigotos para a anemia falciforme; a falcização acelerada na medula renal hipertônica e hipóxica provoca oclusão vascular com hematúria, menor capacidade de concentração e até mesmo proteinúria. Áreas de *necrose papilar* com escoriação cortical também podem ser observadas.

Necrose Cortical Difusa (p. 968)

A necrose cortical difusa é uma complicação incomum, mas com risco de vida, emergências obstétricas (p. ex., descolamento de placenta), choque séptico ou cirurgia extensa. Os pacientes desenvolvem microtrombos glomerulares e arteriolares difusos (morfologicamente similares à coagulopatia intravascular disseminada), que levam à necrose renal. A etiologia é desconhecida.

Infartos Renais (p. 968)

Os infartos renais são ocorrências comuns, já que os rins recebem 25% do débito cardíaco (e um número substancial de quaisquer ateroêmbolos sistêmicos) e porque apresentam suprimento de sangue arterial como "órgão final", sem circulação colateral significativa. Os trombos no átrio esquerdo ou na região mural dos ventrículos (secundários à fibrilação atrial ou ao infarto do miocárdio) são as principais fontes de êmbolos, seguidos pelas vegetações valvulares do lado esquerdo, aneurismas aórticos e aterosclerose aórtica. A maioria dos infartos renais é assintomática, mas pode causar dor e/ou hematúria. Infartos extensos de um rim podem causar hipertensão.

Anomalias Congênitas e de Desenvolvimento (p. 968)

Aproximadamente 10% dos neonatos apresentam malformações possivelmente significativas do sistema urinário; as displasias e hipoplasias renais são responsáveis por 20% dos casos de insuficiência renal crônica pediátrica. A maioria destes casos é provocada por defeitos adquiridos do desenvolvimento e não por lesões congênitas.

- *Agenesia do rim* (p. 969). A ausência *bilateral* de desenvolvimento renal é incompatível com a vida. A agenesia *unilateral* é associada à hipertrofia compensatória do rim remanescente; com o tempo, o rim hipertrofiado pode desenvolver glomeruloesclerose e insuficiência renal.
- *Hipoplasia* (p. 969) refere-se ao não desenvolvimento em tamanho normal e é geralmente observada como um defeito unilateral. Um rim verdadeiramente hipoplásico não apresenta cicatrizes e possui número reduzido (≤ 6) de lobos e pirâmides renais.
- Os rins *ectópicos* (p. 969) repousam imediatamente acima da borda pélvica ou, às vezes, no interior da pelve. O dobramento ou tortuosidade dos ureteres pode causar obstrução urinária, predispondo ao desenvolvimento de infecções bacterianas.
- Os *rins em ferradura* (p. 969) são decorrentes da fusão renal — dos polos superiores em 10% dos casos e dos polos inferiores em 90% —, o que produz uma estrutura contínua, em formato de U, pela linha média e anterior à aorta e à veia cava inferior.

Doenças Císticas do Rim (p.969)

A Tabela 20-8 resume a genética, os achados patológicos e as consequências clínicas das diversas doenças císticas.

Doença Renal Policística Autossômica Dominante (do Adulto) (p.970)

A *doença renal policística autossômica dominante* (adulta) (DRPAD) ocorre em 1 de 400 a 1.000 pessoas e é responsável por 5% a 10% dos casos de insuficiência renal crônica; tem alta penetrância e é universalmente bilateral.

Genética e Patogênese (p.970)

A DRPAD é causada, na maioria dos casos, por mutações em um de dois genes.

- As mutações em *PKD1* são responsáveis por cerca de 85% dos casos. *PKD1* codifica a *policistina 1*, uma proteína grande (460 kD) que se localiza nas células epiteliais tubulares e tem domínios que participam das interações célula-célula e célula-matriz.
- As mutações em *PKD2* são responsáveis pela maioria dos demais casos. *PKD2* codifica a *policistina 2*, um canal de cátions; as mutações alteram a regulação do cálcio intracelular.

Acredita-se que a patogênese da DRPAD envolva a percepção e a transdução de sinais mecânicos. Assim, um único cílio primário apical e não móvel nas células epiteliais tubulares atua como sensor mecânico para monitoramento das alterações no fluxo de fluido e estresse por cisalhamento, enquanto os complexos juncionais intercelulares e as adesões focais monitoram as forças entre as células e a matriz extracelular (ECM). Em resposta a forças externas, estes sensores regulam o fluxo de íons que, por sua vez, modula a polaridade e a proliferação celular. A policistina 1 e 2 estão localizadas no cílio primário e podem formar um complexo que regula o cálcio intracelular em resposta ao fluxo de fluido. As proteínas mutantes podem, teoricamente, afetar os segundos mensageiros intracelulares e, assim, influenciar a proliferação, a apoptose, as interações da ECM e a função secretória, levando à formação progressiva de cistos tubulares.

Morfologia (p.971)

Os rins apresentam grande aumento de volume e são compostos quase que inteiramente de cistos com até 3 a 4 cm de diâmetro. Os cistos surgem em qualquer local do néfron e comprimem o parênquima adjacente. Em fases tardias da doença, há inflamação intersticial e fibrose.

Aspectos Clínicos (p.971)

Embora a maioria dos pacientes seja assintomática até o desenvolvimento da insuficiência renal, a dilatação cística ou hemorragia pode causar dor e/ou hematúria e hipertensão; também há poliúria e proteinúria. Nas mutações em *PKD1*, a insuficiência renal é observada em 35% dos indivíduos aos 50 anos de idade, em 70% aos 60 anos e em 95% aos 70 anos; os números correspondentes para as mutações em *PKD2* são 5%, 15% e 45%. A progressão é acentuada na presença de hipertensão. Aproximadamente 40% dos pacientes apresentam cistos biliares hepáticos disseminados *(doença hepática policística)* e o *prolapso da valva mitral* ocorre em 20% a 25% dos indivíduos. Aproximadamente 40% dos pacientes vão a óbito devido à doença hipertensiva ou coronária, 25% por causa de infecções, 15% pelo rompimento de *aneurismas saculares* no círculo de Willis (que causa hemorragias subaracnoides) ou hemorragia cerebral hipertensiva e os demais, por outras causas.

Doença Renal Policística Autossômica Recessiva (da Infância) (p.971)

A *doença renal policística autossômica recessiva* (da infância) (DRPAR) é geneticamente distinta da DRPAD; é categorizada pela idade à apresentação (*perinatal* a *juvenil)* e pela

TABELA 20-8 Resumo das Doenças Císticas Renais

	Herança	Características Patológicas	Características ou Complicações Clínicas	Desfecho Comum	Representação Diagramática
Doença renal policística do adulto	Autossômica dominante	Rins multicísticos e com aumento de volume, cistos hepáticos, aneurismas saculares	Hematúria, dor lombar, ITU, cálculos renais, hipertensão	Insuficiência renal crônica começando entre os 40-60 anos de idade	
Doença renal policística da infância	Autossômica recessiva	Rins císticos e com aumento de volume ao nascimento	Fibrose hepática	Variável, morte na primeira infância ou infância	
Espongiose medular do rim	Não há	Cistos medulares à urografia excretora	Hematúria, ITU, cálculos renais recorrentes	Benigno	
Nefronoftíase juvenil familiar	Autossômica recessiva	Cistos corticomedulares, diminuição do volume dos rins	Perda de sal, poliúria, retardo de crescimento, anemia	Insuficiência renal progressiva, que começa na infância	
Doença cística medular de aparecimento adulto	Autossômica dominante	Cistos corticomedulares, diminuição do volume dos rins	Perda de sal, poliúria	Insuficiência renal crônica, que começa na vida adulta	
Cistos simples	Não há	Cistos únicos ou múltiplos em rins de tamanho normal	Hematúria microscópica	Benigno	
Doença cística renal adquirida	Não há	Degeneração cística na doença renal em estágio terminal	Hemorragia, eritrocitose, neoplasia	Dependência de diálise	

ITU, Infecção do trato urinário.

presença de lesões hepáticas associadas. Na maioria dos casos, a doença é provocada por mutações em *PKHD1* (cromossomo 6p21-p23), que codifica a *fibrocistina,* uma grande proteína transmembrânica localizada no cílio primário das células epiteliais tubulares. Os rins apresentam aumento de volume devido a múltiplos DCs com dilatação cilíndrica e orientados em ângulos retos com relação ao córtex e que preenchem tanto o córtex quanto a medula. O fígado quase sempre apresenta cistos e proliferação de ductos biliares; os pacientes com as formas infantis e juvenis desenvolvem *fibrose hepática congênita.*

Doenças Císticas da Medula Renal (p. 972)

Espongiose Medular do Rim (p. 972)

A espongiose medular do rim, em adultos, provoca múltiplas dilatações císticas nos DCs medulares. Embora, de modo geral, seja uma lesão inócua descoberta de forma incidental em estudos radiográficos, pode predispor ao desenvolvimento de cálculos renais.

Nefronoftíase e Doença Cística Medular com Início do Adulto (p. 972)

Esta é uma família de doenças renais progressivas caracterizadas por pequenos cistos medulares geralmente concentrados na junção corticomedular. Há quatro variantes:

- Esporádica, não familiar (20%).
- Nefronoftíase juvenil familiar (50%); autossômica recessiva.
- Displasia renal-retiniana (15%); autossômica recessiva.
- Doença cística medular de aparecimento no adulto (15%); autossômica dominante.

As crianças acometidas apresentam poliúria, perda de sódio e acidose tubular, seguidas por progressão à insuficiência renal em 5 a 10 anos. Estas doenças devem ser fortemente suspeitas em crianças com insuficiência renal crônica sem outra explicação, histórico familiar positivo e NTI crônica à biopsia.

Genética e Patogênese (p. 972)

Pelo menos 16 *loci* gênicos foram identificados; *NPH1, NPH2 e NPH3* são responsáveis pela forma juvenil de nefronoftíase. Os produtos gênicos de *NPH1* e *NPH3* são chamados *nefrocistinas* e são associados aos cílios primários; o *NHP2* codifica a *inversina,* que medeia o padrão embriológico da direita para a esquerda. A lesão inicial aos túbulos distais, com alteração da membrana basal, provoca atrofia tubular progressiva crônica e fibrose intersticial.

Displasia Renal Multicística (p. 973)

Esta é uma doença esporádica e pode ser unilateral ou bilateral. Os rins acometidos apresentam aumento de volume e são multicísticos, com organização lobar anormal; histologicamente, há ductos imaturos cercados por mesênquima não diferenciado, geralmente com formação de cartilagem. A maioria dos casos é associada a anomalias obstrutivas do ureter e do trato urinário inferior.

Doença Cística Adquirida (Associada à Diálise) (p. 973)

Os rins de pacientes em estágio terminal submetidos à diálise renal prolongada desenvolvem múltiplos cistos corticais e medulares decorrentes de obstrução por cálculos e/ou fibrose intersticial. Os cistos geralmente contêm cristais de oxalato de cálcio e são comumente revestidos por epitélio atípico e hiperplásico, que pode sofrer transformação maligna; 7% dos pacientes desenvolvem carcinoma de células renais em 10 anos.

Cistos Simples (p. 973)

Comumente observados, os cistos únicos ou múltiplos do córtex (raramente da medula) são revestidos por epitélio cuboide baixo e podem ter 1 a 10 cm de tamanho. Têm

598 Patologia Sistêmica: Doenças dos Sistemas Orgânicos

paredes lisas e são preenchidos por fluido seroso claro; ocasionalmente, a hemorragia causa dor lombar e a calcificação com contornos irregulares pode mimetizar o carcinoma renal.

Obstrução do Trato Urinário (Uropatia Obstrutiva) (p. 974)

A obstrução aumenta a suscetibilidade a infecções e formação de cálculos; a obstrução não resolvida quase sempre provoca atrofia renal permanente. *Hidronefrose é o termo usado para descrever a dilatação da pelve e dos cálices associada à atrofia renal progressiva após uma obstrução ao fluxo urinário*. As causas incluem as seguintes:

- Anomalias congênitas (valvas ou estenoses uretrais, estenose de meato, obstrução do colo da bexiga, obstrução da junção ureteropiélica, refluxo vesicouretral grave).
- Cálculos urinários.
- Hipertrofia prostática benigna.
- Tumores de próstata, bexiga, cérvix ou útero.
- Inflamação (prostatite, ureterite, uretrite, fibrose retroperitoneal).
- Papilas degradadas ou coágulos de sangue.
- Gestação normal.
- Prolapso uterino e cistocele.
- Doenças funcionais (bexiga neurogênica).

Morfologia (p. 974)

Quando a obstrução é súbita e completa, a redução da TFG provoca dilatação relativamente modesta da pelve e dos cálices, apenas com branda atrofia do parênquima. Quando a obstrução é subtotal ou intermitente, a TFG não é suprimida e há dilatação progressiva. A obstrução também desencadeia inflamação intersticial e fibrose.

Aspectos Clínicos (p. 975)

Os primeiros sintomas são consequências da obstrução subjacente (p. ex., cólica renal decorrente de um cálculo). A obstrução unilateral pode permanecer silente por longos períodos, já que, de modo geral, o rim não acometido é capaz de compensá-la. Na obstrução bilateral parcial, as manifestações incluem poliúria, acidose tubular distal, perda de sal, cálculos renais, NTI atrofia e hipertensão. A obstrução bilateral completa provoca oligúria ou anúria; a resolução de tal bloqueio é acompanhada por uma rápida diurese pós-obstrutiva.

Urolitíase (Cálculos Renais, Cálculos) (p. 975)

Os cálculos podem surgir em qualquer lugar do trato urinário, embora a maioria se forme no rim. Nos Estados Unidos, há um risco vitalício de 5% a 10% de desenvolvimento de urolitíase, com maior acometimento de homens do que de mulheres e pico de incidência entre 20 e 30 anos de idade. As associações hereditárias são caracterizadas pela produção excessiva ou secreção de substâncias formadoras de cálculo (p. ex., gota, cistinúria e hiperoxalúria primária).

Etiologia e Patogênese (p. 975)

As maiores concentrações de constituintes de cálculos, as alterações no pH urinário, o menor volume de urina e as bactérias atuam na formação do cálculo. Além disso, a *perda de inibidores* da formação de cristais (p. ex., citrato, pirofosfato, glicosaminoglicanos, osteopontina e uma glicoproteína chamada *nefrocalcina*) também pode contribuir.

Há quatro tipos de cálculos; todos também contêm uma matriz orgânica de mucoproteína (1% a 5% do peso).

O Rim 599

- Aproximadamente 70% são *cálculos de cálcio,* compostos por oxalato de cálcio e/ou fosfato de cálcio. Estes são geralmente associados a hipercalcemia ou hipercalciúria (60%); a hiperoxalúria e a hiperuricosúria contribuem em outros casos e, em 15% a 20%, não há uma anomalia metabólica demonstrável.
- Aproximadamente 5% a 10% dos cálculos são de *fosfato triplo* ou *estruvita,* compostos por fosfato amônio de magnésio. Os cálculos de estruvita precipitam na urina alcalina gerada por infecções bacterianas que convertem ureia em amônia (p. ex., *Proteus).* Os *cálculos coraliformes* — que ocupam grandes partes da pelve renal — são cálculos de estruvita, geralmente associados a infecções.
- Aproximadamente 5% a 10% dos cálculos são de *ácido úrico;* mais da metade de tais pacientes não apresenta hiperuricemia ou hiperuricosúria, mas sim urina excepcionalmente ácida (pH < 5,5), levando à precipitação de ácido úrico.
- Entre 1% e 2% dos cálculos compõem-se por *cistina* e são causados por defeitos genéticos na reabsorção renal de aminoácidos.

Aspectos Clínicos (p. 976)

Os cálculos frequentemente causam sintomas clínicos, inclusive obstrução, ulceração, sangramento e dor *(cólica renal);* também predispõem ao desenvolvimento de infecção renal.

Neoplasias do Rim (p. 976)

Neoplasias Benignas (p. 976)

Adenoma Papilar Renal (p. 976)

O adenoma papilar renal é um tumor cortical comum (7% a 22% das necropsias), geralmente pequenos (0,5 cm) e de coloração amarela. Histologicamente, a maioria destes tumores é composta por células epiteliais com vacúolos, que formam túbulos e complexas estruturas papilares ramificadas. Os adenomas são histologicamente indistinguíveis do carcinoma papilar de células renais de baixo grau, com quem compartilha algumas de suas características citogenéticas; o limiar de tamanho que separa os tumores que tendem ou não a metástase é de 3 cm.

Angiomiolipoma (p. 977)

O angiomiolipoma é uma lesão hamartomatosa composta por vasos, músculo liso e tecido adiposo; estas estruturas são encontradas em 25% a 50% dos pacientes com esclerose tuberosa. Os angiomiolipomas têm importância clínica principalmente por sua suscetibilidade à hemorragia espontânea.

Oncocitoma (p. 977)

O oncocitoma é um tumor epitelial composto por células eosinofílicas originárias das células intercaladas do DC à ME, as células são repletas de mitocôndrias. Os oncocitomas são comuns (5% a 15% das neoplasias renais ressectadas) e podem ser extensos (até 12 cm).

Neoplasias Malignas (p. 977)

Carcinoma de Células Renais (Adenocarcinoma do Rim) (p. 977)

O carcinoma de células renais representa 3% de todos os cânceres viscerais e 85% dos cânceres renais em adultos; de modo geral, ocorrem em pacientes com 50 a 70 anos de idade e em preponderância de 2:1 homem. Há aproximadamente 65.000 novos casos a cada ano, com 13.000 mortes anuais. O tabaco é o fator de risco mais significativo, embora a obesidade, a hipertensão, os estrógenos sem oposição progestagênica e as exposições a amianto, produtos à base de petróleo e metais pesados também sejam

600 ● Patologia Sistêmica: Doenças dos Sistemas Orgânicos

implicados. A DRET e a DRC também aumentam o risco. A maioria dos casos de câncer renal é esporádica, mas cânceres familiares autossômicos dominantes são responsáveis por 4% dos casos.

- *Síndrome de von Hippel-Lindau (VHL)*: 50% a 70% dos pacientes com determinadas mutações em *VHL* desenvolvem cistos renais, assim como carcinomas de células renais bilaterais e frequentemente multicêntricos. Diversas mutações no gene *VHL* (ver a seguir) são implicadas na carcinogênese de tumores familiares e esporádicos de células claras; estas mutações não necessariamente induzem as outras manifestações da síndrome.
- A *leiomiomatose hereditária* e a síndrome do câncer de células renais são uma doença autossômica dominante causada por mutações no gene FH, que codifica a fumarato hidratase; os pacientes apresentam leiomiomas cutâneos e uterinos e um tipo agressivo de carcinoma papilar.
- O *carcinoma papilar hereditário* é atribuído a mutações no proto-oncogene *MET*; é uma doença autossômica dominante que se manifesta com múltiplos tumores papilares bilaterais.
- A *síndrome de Birt-Hogg-Dube* é uma doença autossômica dominante causada por mutações no gene *BHD*, que codifica a foliculina. Os pacientes apresentam uma constelação de tumores cutâneos (fibrofoliculomas, tricodiscomas e acrocórdons), pulmonares (cistos ou pústulas) e renais.

Classificação dos Carcinomas de Células Renais: Histologia, Citogenética e Genética

- O *carcinoma (não papilar) de células claras* é o tipo mais comum (70% a 80%); 95% dos casos são esporádicos e, em 98% destes tumores, — sejam *familiares, esporádicos ou associados a VHL* — há uma perda de sequências no cromossomo 3p no *locus* que abriga *VHL*. *VHL* é um gene de supressão tumoral que codifica parte de um complexo de ubiquitina ligase participante da marcação de proteínas para degradação. Em caso de mutação de *VHL*, os níveis de fator indutível por hipóxia 1 continuam altos e esta proteína constitutivamente ativa aumenta a produção de fatores angiogênicos e de crescimento, que promovem a tumorigênese.
- O *carcinoma papilar* é responsável por 10% a 15% dos cânceres de células renais e ocorre em formas familiares e esporádicas. A forma familiar é associada a mutações do proto-oncogene *MET*, que atua como receptor de tirosina quinase para o *fator de crescimento de hepatócitos*.
- O *carcinoma cromófobo* constitui 5% dos cânceres de células renais; estes tumores derivam das células intercaladas do DC. Embora apresentem múltiplas perdas cromossômicas e hipodiploidia extrema, têm prognóstico excelente.
- O *carcinoma por translocação Xp11* ocorre em pacientes jovens; é definido por translocações do gene TFE3 (em Xp11.2), que provocam superexpressão do fator de transcrição TFE3.
- O *carcinoma DC (ducto de Bellini)* é responsável por apenas 1% dos cânceres renais; estes tumores são originários de células medulares do DC.

Morfologia (p. 978)

- Os *carcinomas de células claras* geralmente são massas solitárias, extensas (> 3 cm), esféricas e de cor amarelo-acinzentada brilhante, que distorcem o contorno renal. Estes tumores apresentam grandes áreas de necrose isquêmica opaca, de cor cinza-esbranquiçada, focos de descoloração hemorrágica e áreas amolecidas. Os tumores podem formar protuberâncias nos cálices e na pelve e invadem a veia renal, crescendo como uma coluna sólida de células no interior deste vaso. Histologicamente, podem ser crescimentos sólidos, trabeculares ou tubulares; as células são poligonais, com citoplasma abundante e claro, e há uma vasculatura ramificada e delicada.

- Os *carcinomas papilares* podem ser multifocais e bilaterais. De modo geral, estes tumores são hemorrágicos e císticos. Microscopicamente, são compostos por células cuboides dispostas em formações papilares, geralmente com células esponjosas intersticiais e corpos psammomatosos.
- O *carcinoma cromófobo renal* é composto por células eosinofílicas pálidas, com halos perinucleares dispostos em lâminas ao redor dos vasos sanguíneos.

Aspectos Clínicos (p. 979)

Classicamente (mas apenas 10% das vezes), os pacientes apresentam dor lombar, uma massa palpável e hematúria. É mais comum que os tumores sejam observados em tamanho maior (10 cm), com febre, mal-estar e perda de peso. Os carcinomas de células renais também produzem diversas síndromes paraneoplásicas atribuíveis à produção hormonal: policitemia, hipercalcemia, hipertensão, feminilização ou masculinização, síndrome de Cushing, eosinofilia, reação leucemoide e amiloidose. O *prognóstico* depende do tamanho do tumor e da extensão da disseminação ao diagnóstico. O carcinoma de células renais tende a metastatizar antes do aparecimento dos sintomas; em 25% dos pacientes, há evidências radiográficas de metástases à apresentação. Na ausência de metástases, as sobrevidas em 5 anos são de 70% a 95%.

Carcinoma Urotelial da Pelve Renal (p. 980)

Aproximadamente 5% a 10% dos tumores renais são originários do urotélio da pelve renal; estas neoplasias tendem a se manifestar de forma relativamente precoce, apor causa de hematúria ou obstrução. Seu tipo histológico é o mesmo observado nos tumores uroteliais da bexiga (Cap. 21), de lesões papilares bem diferenciadas a carcinomas anaplásicos e invasivos. Estes tumores geralmente são multifocais e, em 50% dos casos, há um tumor vesical concomitante. A taxa de sobrevida em 5 anos varia de 50% a 100%, na presença de tumores superficiais de baixo grau, a 10%, com tumores infiltrativos de alto grau.

21 | O Trato Urinário Inferior e o Sistema Genital Masculino

O TRATO URINÁRIO INFERIOR (p. 983)

Ureteres (p. 960)

Anomalias Congênitas (p. 984)

As anomalias congênitas são observadas em 2% a 3% das autópsias; a maioria não apresenta importância clínica, embora, às vezes, possa provocar obstrução.

- *Ureteres duplos* são normalmente unilaterais e associados a pelves renais duplas ou ao desenvolvimento anômalo de um rim grande com uma pelve parcialmente bífida. Os ureteres duplos podem chegar à bexiga por caminhos diferentes, mas estão comumente unidos dentro da parede da bexiga.
- A *obstrução da junção ureteropélvica* congênita ou adquirida pode ser uma causa importante de hidronefrose, especialmente em crianças. A obstrução é normalmente secundária ao músculo liso juncional desorganizado ou à matriz estromal excessiva.
- Os *divertículos* são evaginações saculares da parede uretral e o *hidroureter* reflete ureteres tortuosos e dilatados; ambos podem ser congênitos ou adquiridos e levam à estase urinária, que pode ser a causa de infecções recorrentes.

Tumores e Lesões Semelhantes a Tumores (p. 984)

Os tumores ureterais primários são raros. *As neoplasias ureterais benignas* são normalmente mesenquimais; os *pólipos fibroepiteliais* ocorrem como pequenas projeções intraluminais, mais comumente em crianças. *As neoplasias ureterais malignas* são principalmente carcinomas uroteliais, comparáveis a tumores similares na pelve renal e bexiga.

Lesões Obstrutivas (p. 984)

A obstrução ureteral pode ser secundária aos cálculos ou coágulos, estenoses (extrínsecas ou devido ao estreitamento congênito ou pós-inflamatório), tumores ou disfunção neurogênica da bexiga (Tabela 21-1). A dilatação ureteral (hidroureter) é menos importante que a hidronefrose renal secundária e/ou pielonefrite (Cap. 20).

A *fibrose retroperitoneal esclerosante* (p. 985) é uma causa rara de obstrução caracterizada por inflamação retroperitoneal e fibrose envolvendo os ureteres e leva à hidronefrose. Um subconjunto é causado por doença associada à imunoglobulina (Ig)G4 (Cap. 6), mas vários medicamentos, processos inflamatórios e neoplasias também podem ser as causas; a maioria dos casos não tem causa óbvia (doença de Ormond).

TABELA 21-1 Causas Principais de Obstrução Uretral

Tipo de Obstrução	Causa
Extrínseca	
Cálculos	De origem renal, raramente com mais de 5 mm de diâmetro
	Pedras renais maiores não conseguem entrar nos ureteres
	O impacto no *loci* de estreitamento na junção uretral — ureteropiélica, onde os ureteres atravessam os vasos ilíacos e onde entram na bexiga —, causando "cólica renal excruciante"
Estenoses	Côngênitas ou adquiridas (Inflamações)
Tumores	Carcinomas de células transicionais originadas nos ureteres
	Raramente tumores benignos ou pólipos fibroepiteliais
Coágulos sanguíneos	Hematúria maciça de cálculos renais, tumores ou necrose papilar
Neurogênico	Interrupção da via neural à bexiga
Extrínseca	
Gestação	Relaxamento fisiológico do músculo liso ou pressão nos ureteres na margem pélvica devido ao fundo aumentado
Inflamação periureteral	Salpingite, diverticulite, peritonite, fibrose retroperitoneal fibrosante
Endometriose	Com lesões pélvicas, seguidas por fibrose
Tumores	Cânceres de reto, bexiga, próstata, ovários, útero, cérvix, linfomas, sarcomas

Bexiga Urinária (p. 985)

Anomalias Congênitas (p. 985)

- *Refluxo vesicoureteral* (p. 985)é um fator contribuinte principal às infecções renais e fibrose (Cap. 20). As junções congênitas anormais podem levar a fístulas entre a bexiga e a vagina, o reto ou o útero.
- *Divertículos* (p. 985)são evaginações da parede da bexiga que surgem como defeitos congênitos, mas são mais comumente adquiridos devido à obstrução uretral persistente (p. ex., com o aumento prostático). A estase urinária nos divertículos predispõe à infecção e à formação de cálculos, além de refluxo vesicoureteral; os carcinomas que surgem nelas tendem a ser mais avançados devido ao adelgaçamento da parede subjacente.
- *Extrofia* (p. 986) da bexiga ocorre devido à falha de desenvolvimento da parede abdominal anterior; a bexiga se comunica diretamente com a pele sobrejacente ou consiste em um saco exposto. As complicações incluem infecção crônica e aumento da incidência de adenocarcinoma.
- *Fístulas uracais* (p. 986) surgem de tratos reminiscentes persistentes do uraco, entre a bexiga fetal e alantoide. Ocasionalmente, somente a parte central do trato persiste como um *cisto uracal*; esses cistos podem ser sítios para desenvolvimento de carcinoma.

Inflamação (p. 986)

Cistites Agudas e Crônicas (p. 986)

As infecções do trato urinário (ITUs) são amplamente discutidas no Capítulo 20; normalmente se manifestam como inflamação aguda e/ou crônica não específica. Além das causas bacterianas típicas (na maioria, coliformes), a cistite infecciosa pode ser causada por

604 Patologia Sistêmica: Doenças dos Sistemas Orgânicos

Mycobacterium tuberculosis (secundária à tuberculose renal), fungos (principalmente por *Candida*), vírus, Clamídia e Micoplasma; a cistite por esquistossomose é comum no Oriente Médio. A radiação e as quimioterapias também podem precipitar a inflamação da bexiga e/ou hemorragia. Os sintomas da cistite incluem frequência urinária, dor abdominal inferior e disúria (dor ao urinar).

Formas Especiais de Cistite (p. 986)

- *Cistite intersticial* (*síndrome da dor pélvica crônica*) (p. 986) é uma forma de cistite crônica, ocorrendo naturalmente em mulheres e provocando dor e disúria, na ausência de infecção. As hemorragias petequeais se caracterizam por lesões iniciais, que evoluem classicamente para doenças de estágio tardio por ulceração localizada (*úlcera de Hunner*), com inflamação e fibrose transmural. Os mastócitos são caracteristicamente observados, mas com importância indefinida.
- *Malacoplaquia* (p. 987) ocorre na cistite bacteriana crônica (principalmente, devido à *Escherichia coli* ou a espécies de *Proteus*) e é mais comum em pacientes imunossuprimidos. As lesões são caracterizadas por placas mucosas amarelas e macias de 3 a 4 cm, compostas basicamente de macrófagos espumosos cheios de resíduos bacterianos; os macrófagos também apresentam deposições calcificadas intralisossomais, denominadas *corpúsculos de Michaelis-Gutmann*; a presença desses corpúsculos sugere função de degradação ou fagocítica diminuída dos macrófagos.
- *Cistite polipoide* (p. 987) é uma lesão inflamatória causada pela irritação da mucosa da bexiga, mais frequentemente devido a cateteres de demora. O urotélio forma projeções polipoides bulbosas amplas com edema submucoso marcado.

Lesões Metaplásicas (p. 987)

- *Cistite glandular e cistite cística* (p. 987) são lesões comuns na cistite crônica, mas também ocorrem em bexigas normais. São compostas de aglomerados de epitélio transicional (*ninhos de Brunn*) que invaginam na lâmina própria e se transformam em epitélio cuboide (*cistite glandular*, ocasionalmente com metaplasia intestinal) ou células achatadas revestindo cistos preenchidos com fluido (*cistite cística*). Não aumentam o risco de desenvolvimento de adenocarcinoma.
- *Metaplasia escamosa* (p. 987) pode ocorrer como resposta a uma lesão.
- *Adenoma nefrogênico* (p. 987) pode ocorrer quando as células tubulares eliminadas se implantam e proliferam nos locais de urotélio lesionado. Embora possam se estender pelo músculo detrusor superficial e as lesões possam ser dimensionáveis, são benignos.

Neoplasias (p. 988)

Nos Estados Unidos, o câncer de bexiga representa 7% de todas as malignidades e 3% das mortes por câncer; 95% são de origem epitelial e o restante é mesenquimal.

Tumores Uroteliais (p. 988)

Os tumores uroteliais abrangem lesões pequenas e benignas a cânceres agressivos com alta mortalidade; podem ocorrer em qualquer local, da pelve renal à uretra distal, e muitos são multifocais.

As lesões precursoras para malignidade encontram-se em duas categorias.

- *Tumores papilares não invasivos* são os mais comuns, com lesões apresentando uma atipia que pode refletir o comportamento biológico.
- *Carcinoma in situ* (CIS) representa uma lesão de alto grau de células malignas citologicamente presentes dentro de um urotélio achatado; as células frequentemente não são coesivas e são eliminadas na urina (detectável na citologia urinária).

Em metade dos pacientes, o tumor já invadiu a parede da bexiga no momento da manifestação inicial. A ausência de lesões precursores, nesses casos, sugere obliteração por componente invasivo de alto grau. Embora a invasão pela lâmina própria possa piorar o prognóstico, o envolvimento da camada muscular própria (músculo detrusor) é o principal determinante do desfecho; nessa etapa, há 30% de probabilidade de mortalidade em 5 anos.

Epidemiologia e Patogênese (p. 988)

O câncer de bexiga ocorre numa proporção de 3 homens para cada mulher e é mais comum em países industrializados, afetando mais as populações urbanas que as rurais; 80% dos pacientes têm entre 50 e 80 anos de idade. Os fatores de risco incluem:

- O tabagismo, que aumenta de três a sete vezes o risco; 50% a 80% dos cânceres de bexiga nos homens estão associados ao tabagismo.
- Exposição industrial a arilaminas, especialmente a 2-naftilamina.
- Infecções por *Schistosoma haematobium* (70% serão escamosos), provocando inflamação crônica em resposta aos ovos dentro da parede da bexiga.
- Uso crônico de analgésicos.
- Exposição prolongada à ciclofosfamida (provoca cistite hemorrágica).
- Radiação na bexiga.

A citogenética e as alterações moleculares são heterogêneas, mas a maioria dos tumores, mesmo os multicêntricos, é clonal. As deleções do cromossomo 9 ou monossomia são comuns (30% a 60% dos tumores); as deleções do 9p envolvem os genes de supressão dos genes *p16 (INK4a)* e *p15*. Os tumores papilares superficiais de baixo grau são caracterizados por mutações de ganho de função no receptor 3 do *fator de crescimento de fibroblastos* (FCF3), mutações *RAS* e deleções no cromossomo 9; uma minoria pode, então, perder a função do *TP53* e/ou *Rb* e progredir para a invasão. Outras lesões papilares ou planas de alto grau e mais agressivas podem ser iniciadas por mutações *TP53*; com a perda de cromossomos 9 e a aquisição de outras mutações, se tornam invasivas.

Morfologia (p. 989)

A malignidade urotelial varia de papilar a nodular ou plana.

- A maioria das lesões *papilares* são de baixo grau (menos de 10% de risco de invasão); aparecem como excrescências vermelhas de 0,5 a 5 cm de tamanho.
  - *Papilomas exofíticos* (urotélio sobre papilas digiformes com centros fibrovasculares soltos) têm uma incidência extremamente baixa de progressão ou recorrência.
  - *Papilomas invertidos* (urotélio comum estendendo-se pela lâmina própria) são uniformemente benignos.
  - *Neoplasias uroteliais papilares de potencial maligno baixo* são ligeiramente maiores que os papilomas com urotélio mais espesso e núcleo aumentado, mas com mitoses e invasão raras.
  - *Carcinomas uroteliais papilares de baixo grau* apresentam caracteristicamente citologia e arquitetura organizadas, com atipia mínima; podem ser invasivos, mas raramente são lesões fatais.
  - *Cânceres uroteliais papilares de alto grau* contêm células discoesivas com características anaplásicas e arquitetura desorganizada; isso apresenta um alto risco (80%) de progressão e metástase.
- O CIS normalmente aparece como uma área de eritema na mucosa, granularidade ou espessamento, sem produzir massa intraluminal evidente. O CIS é comumente multifocal; se não tratado, 50% a 75% dos casos progridem para câncer invasivo.

Patologia Sistêmica: Doenças dos Sistemas Orgânicos

Outros Tumores Epiteliais da Bexiga (p. 991)

- *Carcinomas de células escamosas* estão associados a infecção e inflamação crônica da bexiga; representam de 3% a 7% dos cânceres de bexiga nos Estados Unidos, mas ocorrem com maior frequência em países com esquistossomose urinária endêmica.
- *Carcinomas uroteliais mistos* com áreas de carcinoma de células escamosas são tumores invasivos, vegetantes e/ou ulcerosos; são mais comuns que os cânceres de bexiga somente de células escamosas.
- *Adenocarcinomas* da bexiga são raros; podem surgir de remanescentes do úraco ou em caso de metaplasia intestinal.

Curso Clínico do Câncer de Bexiga (p. 991)

Os tumores de bexiga classicamente se manifestam por *hematúria indolor*; frequência, urgência e disúria também podem ocorrer. Na apresentação, 60% das neoplasias são únicas e 70% estão localizadas na bexiga. Os pacientes costumam desenvolver novos tumores (ocasionalmente de alto grau) após a excisão do tumor primário; as recorrências podem refletir novos tumores ou (por compartilharem das mesmas alterações genéticas que o tumor inicial) representam a eliminação e a implantação das células tumorais originais.

O prognóstico depende do grau histológico e do estágio do diagnóstico. Os papilomas, as neoplasias uroteliais papilares de baixa malignidade e o câncer urotelial papilar de baixo grau têm uma taxa de sobrevida de 10 anos de 98%, independentemente do número de recorrências. Em contraste, um câncer de alto grau inicial apresenta mortalidade de 25%. Após o diagnóstico inicial, o acompanhamento de rotina envolve as cistoscopias de avaliação para procurar a recorrência do tumor. O exame citológico das células obtidas nas amostras de urina pode usar a hibridização *in situ* por fluorescência (FISH) para detectar anomalias cromossômicas (aneuplodia do cromossomo 3, 7 e 17 e deleções 9p). Uma grande limitação da FISH e da triagem citológica é a sensibilidade baixa na detecção de neoplasias de baixo grau.

A terapia depende do grau e do estágio e se a lesão é plana ou papilar. Para pequenos tumores papilares de baixo grau, a ressecção transuretral primária é suficiente (seguida por cistoscopia periódica por toda a vida e exames citológicos na urina). Após a ressecção primária, os pacientes com lesões de mais alto grau, mas ainda focal, podem receber instilação tópica de uma cepa atenuada do bacilo da tuberculose (bacilo Calmette-Guérin [BCG]), que induz uma resposta inflamatória terapêutica. A cistectomia radical é indicada para o tumor que invade a camada muscular própria, o CIS ou o câncer papilar de alto grau refratário à imunoterapia ou o CIS estendendo-se para a uretra prostática e ductos prostáticos. O câncer de bexiga metastático precisa de quimioterapia.

Tumores Mesenquimais (p. 992)

Os tumores mesenquimais são raros.

Os *tumores benignos* (p. 992) se assemelham aos seus correspondentes em todo os lugares, sendo os *leiomiomas* os mais comuns.

Os *sarcomas* (p. 992)) normalmente produzem massas exofíticas (10 a 15 cm); o *rabdomiossarcoma embrionário* é o mais comum em crianças e o *leiomiossarcoma,* o mais comum em adultos.

Obstrução (p. 993)

A obstrução da saída da bexiga pode, eventualmente, prejudicar a função renal. A hiperplasia nodular da próstata é a causa mais comum em homens; a cistocele da bexiga, por sua vez, é a causa mais comum em mulheres. As causas incomuns incluem estenoses uretrais congênitas, estenoses uretrais inflamatórias, fibrose inflamatória, tumores da bexiga, invasão do colo vesical por tumores adjacentes, obstruções por cálculo ou corpos estranhos e bexiga neurogênica.

Uretra (p. 993)

Inflamação (p. 993)

A uretrite é classicamente classificada como *gonocócica* ou *não gonocócica* e é frequentemente acompanhada por cistite (mulheres) ou prostatite (homens). Os micro-organismos não gonocócicos mais comuns são *E. coli* e outros micro-organismos entéricos; a *Clamídia* é responsável por 25% a 60% da uretrite não gonocócica em homens e 20% em mulheres, sendo o *Micoplasma* a causa menos frequente. A uretrite não infecciosa também pode ser um componente de uma tríade de *artrite reativa*, incluindo a artrite e a conjuntivite.

Tumores e lesões semelhantes a tumores (p. 993)

- As *carúnculas* são lesões inflamatórias pequenas, vermelhas e dolorosas (essencialmente, pólipos de tecido de granulação inflamado) do meato uretral externo em mulheres; são muito friáveis e sangram com facilidade. A excisão é curativa.
- Os *tumores epiteliais benignos* incluem papilomas escamosos e uroteliais, papilomas uroteliais invertidos e condilomas.
- O *carcinoma primário* da uretra é raro; na uretra proximal, são análogos à malignidade urotelial da bexiga, enquanto na uretra distal são mais comumente os carcinomas de célula escamosa.

■ O TRATO GENITAL MASCULINO (p. 994)

Pênis (p. 994)

Anomalias Congênitas (p. 994)

Hipospadias e Epispadias (p. 994)

As malformações do canal uretral podem produzir aberturas aberrantes no aspecto *ventral* do pênis (*hipospadias*) ou na superfície *dorsal* (*epispadias*). Podem estar associadas a malformações urogenitais, incluindo a *criptorquidia*. A constrição predispõe a ITUs e o desvio grave do orifício pode ser a causa de esterilidade.

Fimose (p. 994)

A fimose é a designação para o orifício do prepúcio (pele externa) muito pequeno para permitir a retração normal; pode ser um defeito de desenvolvimento primário, mas é mais frequentemente secundário à inflamação. A fimose predispõe a infecções secundárias e carcinoma, devido ao acúmulo crônico de secreções e outros resíduos (esmegma).

Inflamação (p. 994)

As inflamações caracteristicamente envolvem a glande do pênis e o prepúcio.

- As causas *sexualmente transmissíveis* da inflamação (p. ex., sífilis, gonorreia, cancroide, linfopatia venérea, herpes genital e granuloma inguinal) são discutidas no Capítulo 8.
- *Balanopostite* refere-se a infecção não específica por outros micro-organismos (p. ex., *Candida*, bactérias anaeróbicas ou piogênicas e *Gardnerella*). A maioria é consequência de higiene local inapropriada em homens não circuncisados, devido ao acúmulo de esmegma, e pode levar à fimose.

Patologia Sistêmica: Doenças dos Sistemas Orgânicos

Tumores (p. 994)

Tumores Benignos (p. 994)

- *Condiloma acuminado* (p. 994) é uma proliferação epitelial benigna transmitida sexualmente causada pelo papilomavírus humano (HPV), especialmente os tipos 6 e 11. Após a excisão, costumam reaparecer, mas raramente são malignos.

Morfologia (p. 994)

- *Macroscópica*: excrescências papilares vermelhas pedunculadas ou sésseis, únicas ou múltiplas, com 1 a 5 mm de diâmetro, frequentemente envolvendo o sulco coronal ou o prepúcio interno.
- *Microscópica*: papilas ramificadas recobertas por epitélio escamoso estratificado hiperplásico (porém organizado), apresentando frequentemente hiperqueratose; vacúolos celulares epiteliais (coilocitose) são comuns.
- *Doença de Peyronie* (p. 995) provoca fibrose do corpo cavernoso do pênis, provocando curvatura e dor durante a relação sexual.

Tumores Malignos (p. 995)

- As lesões do CIS (p. 995) estão fortemente associados à infecção pelo HPV, especialmente pelo tipo 16.
  - A *doença de Bowen* pode afetar as genitálias masculina e feminina, geralmente em pacientes acima de 35 anos. Os homens normalmente manifestam uma ou várias placas brilhantes, branco-acinzentadas ou vermelhas e espessas sobre a haste do pênis. A histologia revela atipia epitelial marcada com ausência de maturação organizada, *sem invasão*. Com o passar dos anos, a transição para o carcinoma celular escamoso invasivo ocorre em aproximadamente 10% dos casos.
  - A *papulose bowenoide* manifesta-se como várias lesões papulares pigmentadas na genitália externa em pacientes mais jovens e sexualmente ativos. As lesões são histologicamente indiferenciáveis da doença de Bowen, mas a evolução para carcinoma invasivo é rara e frequentemente apresentam regressão espontânea.
- O *carcinoma invasivo* (p. 995). O carcinoma de célula escamosa peniana representa menos de 1% dos cânceres em homens nos Estados Unidos; a maioria dos casos ocorre entre 40 e 70 anos de idade. A prevalência é mais alta nas regiões em que a circuncisão não é uma prática rotineira e também está relacionada a carcinógenos dentro do esmegma que se acumula no prepúcio, bem como os tipos 16 e 18 do HPV. O tabagismo também aumenta o risco.

Características Clínicas (p. 996)

A evolução clínica é caracterizada por crescimento lento; as metástases podem ocorrer em linfonodos regionais (inguinais e ilíacos), mas as metástases distantes são raras. A taxa de sobrevida de 5 anos é de 66% para lesões confinadas ao pênis e de 27% em caso de envolvimento do linfonodo regional.

Testículo e Epidídimo (p. 996)

Anomalias Congênitas (p. 996)

Criptorquidismo (p. 996)

O criptorquidismo afeta 1% dos meninos com um ano de idade e representa uma falha de decida do testículo; é normalmente uma anomalia unilateral e isolada, porém pode ser bilateral em 25% dos pacientes e ocorre com malformações genitourinárias. Embora os testículos possam ser encontrados em qualquer lugar ao longo do caminho normal do abdômen para a bolsa escrotal, os defeitos na descida transabdominal (controlada pela substância inibidora Mülleriana) são responsáveis por somente 5% a 10% dos casos; a

O Trato Urinário Inferior e o Sistema Genital Masculino **609**

maioria do criptorquidismo envolve anomalias na descida pelo canal inguinal até a bolsa escrotal (controlada por andrógenos) e, na maioria dos pacientes, o testículo criptorquida é palpável no canal inguinal.

Morfologia (p. 996)

As alterações morfológicas dos testículos que não descem para a bolsa escrotal podem se manifestar aos dois anos de idade; incluem o *desenvolvimento diminuído da célula germinativa*, o *espessamento* e a *hialinização* da membrana basal do túbulo seminífero e a *fibrose* intersticial, poupando relativamente as células de Leydig. A deterioração histológica no testículo *descendente* contralateral sugere um defeito intrínseco no desenvolvimento testicular.

Além da esterilidade, o criptorquidismo está associado a *hérnias inguinais* (10% a 20% dos casos) e uma incidência aumentada da *malignidade testicular*. A maioria dos testículos criptorquidas descem espontaneamente no primeiro ano de vida; para os que não descem, a correção cirúrgica (*orquiopexia*) antes do segundo ano de vida melhora (mas não garante) a fertilidade e reduz o risco de câncer.

Alterações Regressivas (p. 997)

Atrofia e Fertilidade Diminuída (p. 997)

A atrofia e a fertilidade diminuída podem ser:

- Primárias, devido a uma anomalia de desenvolvimento (p. ex., *síndrome de Klinefelter*).
- Secundárias ao criptorquidismo, doença vascular (p. ex., ateroesclerose), distúrbios inflamatórios, hipopituitarismo, desnutrição, níveis persistentemente elevados de hormônio estimulante do folículo, hormônios androgênicos exógenos ou antiandrogênicos, radiação e quimioterapia.

As alterações morfológicas são idênticas às observadas no criptorquidismo.

Inflamação (p. 997)

As condições inflamatórias são geralmente mais comuns no epidídimo do que no testículo; a exceção é a sífilis, que começa no testículo e progride secundariamente para o epidídimo.

Epididimite e Orquite Não Específicas (p. 997)

A epididimite e a orquite não específicas resultam de uma ITU primária, que alcança o epidídimo através dos vasos linfáticos do *vas deferens* ou cordão espermático. As causas variam com a idade do paciente.

- A *epididimite na infância* está normalmente associada a anomalias genitourinárias congênitas e às infecções por bacilos Gram-negativos.
- Em homens sexualmente ativos com menos de 35 anos, a *Chlamydia trachomatis* e a *Neisseria gonorrhoeae* são causas comuns.
- Em homens com menos de 35 anos, os agentes de ITU habituais (p. ex., *E. coli* e *Pseudomonas*) são geralmente comuns.

Orquite granulomatosa (autoimune) (p. 998)

A orquite granulomatosa (autoimune) se manifesta na meia-idade como uma massa testicular indolor a moderadamente sensível e de início rápido; a histologia revela granulomas do túbulo espermático. Há suspeita de patogênese autoimune.

Inflamações Específicas (p. 998)

- *Gonorreia* (p. 998): a maioria dos casos representa uma *extensão retrógrada* da infecção da uretra posterior para a próstata, as vesículas seminais e o epidídimo; se não tratada, a infecção pode produzir orquite supurativa.

Patologia Sistêmica: Doenças dos Sistemas Orgânicos

- *Parotidite* (p. 998): a orquite por parotidite é rara em crianças, mas pode aparecer em 20% a 30% dos homens na pós-puberdade infectados pelo vírus da parotidite. A orquite intersticial aguda normalmente se desenvolve após 1 semana do início da inflamação na parótida.
- *Tuberculose* (p. 998): quase sempre começa no *epidídimo*, com envolvimento secundário do testículo; a histologia de granulomas caseosos é idêntica à observada em outros locais.
- *Sífilis* (p. 998): pode ocorrer de forma congênita e adquirida e se manifestar como orquite isolada, sem o envolvimento de estruturas anexiais. Histologicamene, pode haver *goma* nodular ou *inflamação intersticial difusa* com edema, inflamação linfoplasmacítica e endarterite obliterativa.

Distúrbios Vasculares (p. 998)

Torção (p. 998)

A torção do cordão espermático corta a *drenagem venosa* testicular; como as artérias de parede espessa permanecem tipicamente patentes, há um aumento vascular intenso, potencialmente seguido de infarto hemorrágico.

- A *torção neonatal* ocorre no útero ou logo após o nascimento; há ausência de qualquer defeito anatômico associado.
- A *torção no adulto* se manifesta como dor testicular intensa, normalmente na adolescência; está associada ao *defeito anatômico bilateral*, aumentando a mobilidade do testículo (*anomalia em badalo de sino*).

A torção frequentemente ocorre sem qualquer lesão causadora e pode acontecer até mesmo durante o sono. A torção é uma emergência urológica verdadeira; a distorção cirúrgica em até 6 horas após o início pode preservar a viabilidade testicular. Para evitar a recorrência ou destino similar no testículo contralateral, ambos os testículos são cirurgicamente presos ao escroto (*orquiopexia*).

Tumores do Cordão Espermático e Paratesticulares (p. 999)

- Os *lipomas* envolvem mais comumente o cordão espermático proximal; no entanto, em alguns casos, a gordura ao redor do cordão pode representar somente o tecido adiposo retroperitoneal puxado para dentro do canal inguinal com um saco herniário.
- Os *tumores adenomatoides* são as neoplasias paratesticulares benignas mais comuns. São pequenos nódulos de células mesoteliais, normalmente situados perto do polo epididimal superior.
- Dentre os tumores malignos neste local, os *rabdomiossarcomas* são os mais comuns em crianças e os *lipossarcomas*, em adultos.

Tumores Testiculares (p. 999)

Os tumores testiculares são normalmente divididos em duas categorias principais (Tabela 21-2):

- Os *tumores de células germinativas* (95% dos casos) são geralmente malignos; são subdivididos em seminomatosos e não seminomatosos.
- Os *tumores de estroma dos cordões sexuais* são geralmente benignos.

Os *tumores seminomatosos* são compostos de células que se assemelham a células germinativas primordiais ou gonócitos precoces. Os *tumores não seminomatosos* podem se assemelhar a células-tronco embrionárias indiferenciadas (carcinoma embrionário) ou se diferenciarem em outras linhagens, gerando *tumores do saco vitelino, coriocarcinomas* e *teratomas*. Embora os tumores de célula germinativa possam ser compostos de um único componente de tecido, aproximadamente 60% dos casos contêm misturas de componentes seminomatosos e não seminomatosos.

TABELA 21-2 Classificação Patológica dos Tumores Testiculares Comuns

Tumores de Células Germinativas

Tumores seminomatosos
  Seminoma
  Seminoma espermatocítico
Tumores não seminomatosos
  Carcinoma embrionário
  Tumor do saco vitelino (sino endodérmico)
  Coriocarcinoma
Teratoma

Tumores de Célula Estroma dos Cordões Sexuais

Tumor da célula de Leydig
Tumor da célula de Sertoli

Tumores de Células Germinativas (p. 999)

Os tumores de célula germinativa têm uma incidência de 6 em 100.000 nos Estados Unidos e são 5 vezes mais comuns em caucasianos do que em afroamericanos; constituem a malignidade mais comum em homens entre 15 a 34 anos de idade e representam 10% das mortes por câncer nesse grupo.

Patogênese (p. 1000)

Vários fatores de risco estão envolvidos.

- O *criptorquidismo* é o mais importante; está associado a 10% dos casos.
- *Síndrome de disgenesia testicular (SDT)*, incluindo o criptorquidismo, hipospadias e baixa qualidade do esperma; a SDT tem sido relacionada a exposições a pesticidas e ao estrógeno não esteroidal no útero.
- *Fatores genéticos*: há um agrupamento familiar e uma incidência aumentada de carcinoma testicular entre irmãos e filhos de indivíduos afetados; pressupõe-se que muitos dos *loci* de suscetibilidade ao câncer estejam envolvidos no desenvolvimento gonadal.

A maioria dos tumores surge de um foco de *neoplasia de célula germinativa intra-tubular (NCGIT)*, que ocorre no útero, mas permanece latente até a puberdade. Essas células guardam a expressão dos fatores de transcrição *OCT3/4* e *NANOG* associados à totipotencialidade; também compartilham as alterações genéticas encontradas em muitos tumores de célula germinativa (p. ex, cópias adicionais do cromossomo 12p e/ou ativações de mutações de c-KIT). As células NCGIT neoplásicas, então, originam *seminomas* ou se transformam em células neoplásicas totipotentes (p. ex., *carcinoma embrionário*), capazes de mais diferenciações.

Seminoma (p. 1000)

O seminoma representa 50% de todos os tumores de células germinativas intersticiais; tem um pico de incidência em indivíduos entre 30 e 40 anos de idade.

Morfologia (p. 100)

- *Macroscópica*: massa branco-acinzentada homogênea e lobulada, geralmente sem hemorragia ou necrose; a túnica albugínea normalmente permanece intacta.
- *Microscópica*: essa neoplasia de célula germinativa tem a maior probabilidade de exibir um padrão histológico único.
  - A massa é composta de *células de seminoma* grandes e poliédricas, com citoplasma transparente abundante (devido ao glicogênio), núcleos grandes e nucléolo proeminente.

612 • Patologia Sistêmica: Doenças dos Sistemas Orgânicos

- Um estroma fibroso de densidade variável divide as células neoplásicas em *lóbulos* irregulares e há um infiltrado linfocítico (e, ocasionalmente, granulomatoso).
- As células tumorais são difusamente positivas para c-KIT, OCT4 e *fosfatase alcalina placentária* (FAP/PLAP).
- Aproximadamente 15% contêm sinciciotrofoblastos; a *gonadotropina coriônica humana* (hCG) está presente nessas células.

Seminoma Espermatocítico (p. 1001)

O seminoma espermático é uma neoplasia rara (representa de 1% a 2% de todos os tumores de célula germinativa) e normalmente ocorre em pacientes mais velhos (acima de 65 anos de idade). Normalmente, são tumores indolentes com pouca tendência a metastizar; *não* estão associados à NCGIT.

Morfologia (p. 1001)

- *Macroscópica*: superfície macia e cinza, às vezes com cistos mucoides.
- *Microscópica*: as lesões são compostas de uma *mistura* de três populações celulares — pequenas células se assemelhando a espermatócitos secundários, células de tamanho médio com núcleo redondo e citoplasma eosinofílico, bem como células gigantes dispersas.

Carcinoma Embrionário (p. 1001)

O carcinoma embrionário tem uma incidência máxima entre 20 e 30 anos de idade; esses cânceres são mais *agressivos* que os seminomas.

Morfologia (p. 1001)

- *Macroscópica*: a maioria apresenta massas branco-acinzentadas pequenas e pouco demarcadas, pontuadas por hemorragia e/ou necrose. É comum que se estendam pela túnica albugínea e epidídimo ou cordão.
- *Microscópica*: as lesões são compostas de células epiteliais primitivas com margens celulares indiferenciadas, formado camadas irregulares, túbulos, alvéolos e estruturas papilares. As mitoses e as células gigantes são comuns; as células tumorais são positivas para OCT3/4, FAP/PLAP, citoqueratina e CD30, mas são negativas para c-KIT.

Tumor de Saco Vitelino (Tumor do Seio Endodérmico) (p. 1001)

O tumor de saco vitelino é a neoplasia testicular mais comum antes dos 3 anos de idade; o prognóstico é muito bom. A maioria dos casos em adultos ocorre como um componente do carcinoma embrionário.

Morfologia (p. 1001)

- *Macroscópica*: é tipicamente um tumor mucinoso amarelo-esbranquiçado, homogêneo e infiltrativo.
- *Microscópica*: as lesões são compostas de células neoplásicas cuboides dispostas em uma rede (reticular) em forma de laço; áreas sólidas e papilas também podem ser observadas. Estruturas que se assemelham a glomérulos primitivos (*corpos de Schiller-Duval*) são observadas na metade dos casos. Os glóbulos hialinos e eosinofílicos, contendo α-*fetoproteína* (AFP) imunorreativa e $\alpha1$ *antitripsina*, estão associados a células neoplásicas.

Coriocarcinoma (p. 1002)

O coriocarcinoma é uma neoplasia altamente maligna composta de elementos citotrofoblásticos e sincitiotrofoblásticos; inclui menos de 1% de todos os tumores de células germinativas.

O Trato Urinário Inferior e o Sistema Genital Masculino · 613

Morfologia (p. 1002)

- *Microscópica*: a neoplasia é frequentemente pequena, mesmo na presença de metástases sistêmicas disseminadas; varia de uma massa hemorrágica a uma lesão inconspícua substituída por uma cicatriz fibrosa.
- *Microscópica*: as lesões são compostas de células citotrofoblásticas poligonais e comparativamente uniformes, crescendo em camadas e cordões, misturadas com células sincitiotrofoblásticas multinucleadas; a hCG é prontamente demonstrável.

Teratoma (p. 1002)

O teratoma é uma neoplasia que mostra diferenciação ao longo das camadas endodérmicas, mesodérmicas e ectodérmicas; pode ocorrer em qualquer idade. Embora os teratomas puros sejam raros, a frequência de teratomas misturados com outros tumores de célula germinal chega a 50%. Em crianças, os teratomas maduros se comportam como tumores benignos e os pacientes têm excelentes prognósticos. Em homens na pós-puberdade, todos os teratomas são considerados malignos, independentemente da maturidade ou da imaturidade dos vários elementos.

Morfologia (p. 1002)

- *Macroscópica*: os tumores são normalmente grandes (5 a 10 cm), com uma aparência heterogênea; a hemorragia e a necrose sugerem um misto de carcinoma embrionário e/ou coriocarcinoma.
- *Microscópica*: os teratomas são compostos de organizações casuais de elementos *diferenciados* mesodérmicos (p. ex., músculo, cartilagem, tecido adiposo), ectodérmicos (p. ex., tecido nervoso, pele) e endodérmicos (p. ex., intestinos, epitélio brônquico). Os elementos podem ser maduros (semelhantes a tecido adulto) ou imaturos (compartilhando de recursos fisiológicos com tecidos embrionários ou fetais).

O *teratoma com transformação maligna* compreende uma malignidade de célula não germinativa, desenvolvendo-se dentro do teratoma. Quando o componente de célula não germinativa se dissemina para fora do testículo, normalmente não responde à quimioterapia; portanto, a cura depende da capacidade de ressecção do tumor.

Tumores Mistos (p. 1003)

Aspectos Clínicos dos Tumores de Células Germinativas Testiculares (p. 1003)

Em 60% dos casos, os tumores de células germinativas testiculares contêm uma mistura de vários tipos celulares; o prognóstico é uma função do elemento mais agressivo. Embora a maioria dos tumores de célula germinativa sejam capazes de uma disseminação rápida e ampla, normalmente respondem às terapias atuais.

- A maioria dos casos se manifesta com o *aumento indolor do testículo*; a avaliação clínica não distingue os vários tipos de maneira precisa.
- Como a biópsia testicular poderia causar "derramamento do tumor", necessitando de excisão escrotal, *além* da orquiectomia, o tratamento padrão é a orquiectomia radical, com base na presunção de malignidade.
- As metástases linfáticas normalmente envolvem primeiro os linfonodos *paraórticos retroperitoneais*, mas podem se dissmeninar mais amplamente; as metástases *hematógenas* envolvem principalmente o pulmão e, em seguida, o fígado, cérebro e osso. Como essas misturas histológicas estão presentes em muitos desses tumores, as metástases não precisam ser idênticas ao tumor primário e podem conter outros elementos de células germinativas (p. ex., metástases teratomatosas de um carcinoma embrionário "aparente" primário).
- Os *tumores de células germinativas não seminematosos* (TCGNSs) são geralmente mais agressivos que os seminomas e os pacientes tem um prognóstico um pouco pior.

- Os *seminomas* são normalmente radiossensíveis e 70% deles estão presentes com a doença localizada (estágio clínico I). Mais de 95% dos pacientes com a doença no estágio I ou II (extensão dos linfonodos retroperitoneais) são curados.
- Os TCGNSs são relativamente resistentes à radiação e 60% estão presentes com a doença avançada (estágio II ou III = metástases acima do diafragma); 90% podem conseguir a remissão com a quimioterapia.
- *Coriocarcinomas puros* são especialmente agressivos e metástases hematógenas extensas podem estar presentes, mesmo com pequenas lesões primárias. Possuem prognóstico ruim.

Biomarcadores

- As neoplasias de células germinativas frequentemente produzem hormônios ou enzimas que podem ser usadas para diagnóstico e monitoramento.
- *AFP* está marcadamente elevado em tumores de seio endodérmico, mas presentes em níveis menores em outros tumores de célula germinativa.
- Níveis de *hCG* altos são típicos de coriocarcinomas, mas também apresentam níveis inferiores em 15% dos seminomas, bem como em outros TCGNS.
- A Lactato desidrogenase, embora não específica, pode fornecer uma medida aproximada do tamanho do tumor.

Tumores de Estroma Gonadal-Cordão Sexual (p. 1004)

A classificação é baseada na diferenciação celular de Leydig *versus* Sertoli.

Tumores de Células de Leydig (p. 1004)

Os tumores de célula de Leydig representam somente 2% de todos os tumores testiculares; a maioria ocorre entre 20 e 60 anos de idade. Os tumores podem produzir andrógenos, estrógenos e/ou corticosteroides; os pacientes normalmente manifestam uma massa testicular, mas também podem exibir alterações relacionadas à produção hormonal (p. ex., ginecomastia ou precocidade sexual). A maioria é benigna, embora 10% tenha poder de invasão ou metástase.

Tumores de Células de Sertoli (p. 1004)

Os tumores de células de Sertoli normalmente se manifestam como uma massa testicular e são silenciosos, do ponto de vista hormonal; 10% evoluem para a malignidade.

Linfoma Testicular (p. 1004)

Os linfomas testiculares representam 5% de todas as neoplasias testiculares e são os tumores testiculares mais comuns em pacientes com mais de 60 anos. A maioria consiste em linfoma não Hodgkin difuso de grandes células B e se dissemina amplamente, com alta incidência de envolvimento do sistema nervoso central (SNC).

Lesões Diversas da Túnica Vaginal (p. 1004)

- *Hidrocele*: acúmulo de fluido seroso dentro da túnica vaginal mesotelial, normalmente causado por edema generalizado.
- *Hematocele*: acúmulo de sangue secundário ao trauma, torsão ou diátese por sangramento generalizado.
- *Quilocele*: acúmulo de fluido linfático, secundário à obstrução linfática (p. ex, elefantíase).
- *Espermatocele*: acúmulo cístico local de sêmen em dúctulos eferentes dilatados ou rede do testículo.
- *Varicocele*: veia dilatada no cordão espermático; pode ser assintomática e contribuir para a infertilidade.
- *Mesotelioma maligno*: raramente surge na túnica vaginal.

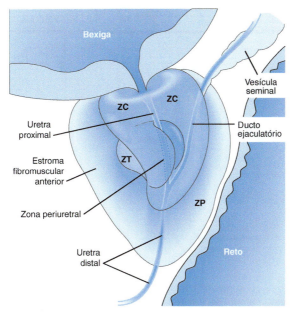

Figura 21-1 Próstata de adulto normal. As quatro zonas incluem uma zona central (ZC), uma zona periférica (ZP), uma zona transicional (ZT) e uma zona periuretral. A maioria dos carcinomas surge na ZP e pode ser palpável durante o exame digital do reto. A hiperplasia nodular surge da ZT situada mais centralmente, normalmente levando à obstrução urinária.

Próstata (p. 1005)

O parênquima prostático pode ser dividido em quatro zonas biologicamente e anatomicamente distintas; as lesões proliferativas são diferentes em cada região (Fig. 21-1).

Inflamação (p. 1005)

- *Prostatite bacteriana aguda* (p. 1005) é normalmente causada por micro-organismos associados à ITU (p. ex., *E. coli*, outros bacilos Gram-negativos, enterococos e estafilococos).
- A infecção prostática ocorre por refluxo urinário ou disseminação linfo-hematógena de locais distantes; também pode ser causada por cateterização ou manipulação cirúrgica.
- Os pacientes têm febre, calafrios, disúria e uma próstata flácida e marcadamente sensível; o diagnóstico é baseado em características clínicas e cultura de urina.
- *Prostatite bacteriana crônica* (p. 1005) é um distúrbio bacteriano que pode ser assintomático ou associado à dor na coluna lombar, desconforto suprapúbico e perineal e disúria. É frequentemente associada ao histórico de *ITU recorrente*, mas sem prostatite aguda anterior; os micro-organismos são os normalmente envolvidos na prostatite aguda.
- Como os antibióticos têm baixa penetração na próstata, a bactéria encontra o abrigo ideal e pode ser recorrentemente eliminada pelo trato urinário.
- O diagnóstico é baseado na descoberta de leucócitos e culturas bacterianas positivas nas secreções prostáticas.
- A *prostatite não bacteriana crônica* (p. 1006) é a forma mais comum de prostatite.

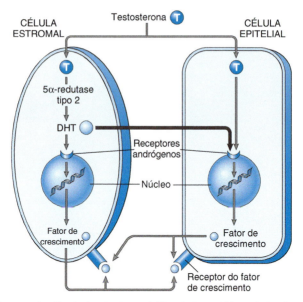

Figura 21-2 Esquema simplificado da patogênese da hiperplasia prostática, enfatizando o papel central das células estromais na geração de DHT; o DHT também pode ser produzido na pele e no fígado pela 5α-redutase tipo 1 e 2.

- As manifestações são similares à prostatite bacteriana crônica, mas *sem* ITUs recorrentes.
- As secreções prostáticas contêm menos de 10 leucócitos por campo de alta potência, mas as culturas são uniformemente negativas.
- *Prostatite granulomatosa* (p. 1006). Nos Estados Unidos, a causa mais comum está relacionada com a instilação de BCG para tratar o câncer de bexiga; neste contexto, os granulomas prostáticos não apresentam importância clínica e não necessitam de tratamento. A prostatite granulomatosa não específica é relativamente comum e representa uma reação a secreções dos ductos prostáticos rompidos e ácino.

Aumento Benigno (p. 1006)

Hiperplasia Prostática Benigna ou Hiperplasia Nodular (p. 1006)

A *hiperplasia prostática benigna* (HPB) é um distúrbio extremamente comum causado pela hiperplasia epitelial e estromal periuretral, que comprime a uretra; os sintomas estão relacionados com a obstrução do fluxo urinário. A evidência histológica de HPB está presente em 20% dos homens de 40 anos de idade, 70% dos homens de 60 anos de idade e 90% dos homens de 70 anos de idade; somente metade terá aumento clinicamente detectável da próstata e somente 50% dessa metade desenvolvem sintomas clínicos. Cerca de 30% dos homens americanos caucasianos acima de 50 anos de idade apresentam sintomas moderados a severos.

Etiologia e Patogênese (p. 1006)

O mediador crítico nesse processo é a *di-hidrotestosterona* (DHT) — sintetizada pelas células estromais da próstata com a testosterona circulante via 5 α -redutase, tipo 2 (Fig. 21-2).

- A DHT se liga ao *receptor nuclear andrógeno* (RA) nas células estromais e epiteliais, ativando a transcrição dos genes dependentes de andrógenos.

- A DHT não é um mitógeno direto, mas aumenta a produção dos fatores de crescimento secundários e seus receptores, especialmente o *fator de crescimento de fibroblastos* FGF-7 pelas células estromais.
- O FGF-7 age de modo parácrino para estimular a *proliferação das células estromais e inibir a apoptose epitelial*.
- A produção aumentada de FGF-1 e 2 e de TGF-β também pode contribuir com a proliferação de fibroblastos.

Morfologia (p. 1007)

- *Macroscópica*: a glândula está aumentada por nódulos, principalmente nas áreas transicionais e periuretrais (Fig. 21-1); a superfície de corte demonstra nódulos bem demarcados, que podem variar de firmes e cinza-claros (predominantemente estromal fibromuscular) a amarelo-rosados e macios (predominantemente glandular).
- *Microscópicos*: os nódulos são compostos de misturas variáveis de glândulas de proliferação e estroma fibromuscular; as glândulas estão revestidas por duas camadas de células — uma camada basal de epitélio cuboide baixo coberto por uma camada de células secretoras colunares. Outras alterações incluem metaplasia escamosa e infartos.

Aspectos Clínicos (p. 1007)

Os sintomas da obstrução do trato urinário inferior são causados pelo aumento da próstata, a compressão extrínseca da uretra e a contração mediada do músculo liso da próstata. Por sua vez, a maior resistência ao fluxo de saída urinário leva à hipertrofia e à distensão da bexiga, com retenção urinária. Os pacientes apresentam o seguinte:

- Frequência urinária, nictúria e dificuldade para iniciar e parar o jato de urina.
- Estase urinária crônica com consequente crescimento bacteriano excessivo e ITUs.
- Divertículo da bexiga urinária e hidronefrose.

A terapia pode incluir α-bloqueadores que inibem os receptores α1-adrenérgicos, mediando o tônus do músculo liso da próstata. Além disso, os inibidores da 5α-redutase podem reduzir o estímulo mediado por DHT subjacente e — para próstatas recalcitrantes — a cirurgia (p. ex., *ressecção transuretral da próstata* [RTUP]) e várias outras abordagens de redução de volume estão disponíveis.

Tumores (p. 1008)

Adenocarcinoma (p. 1008)

O carcinoma prostático é a forma *mais comum* de câncer em homens (29% dos cânceres nos EUA), com um risco de um em seis em toda a vida; é responsável por 9% das mortes por câncer. O carcinoma prostático ocorre predominantemente em homens acima de 50 anos; a incidência aumenta de 20% em homens com até 50 anos de idade para 70% em homens com 70 anos de idade. É raro em asiáticos e mais comum em afro-americanos do que em caucasianos. O comportamento varia de agressivamente letal a indolente e incidental.

Etiologia e Patogênese (p. 1008)

Os dados clínicos e epidemiológicos implicam em idade avançada, raça, influências hormonais, fatores genéticos e ambientais (p. ex., alimentação).

- *Andrógenos*: as células de câncer de próstata dependem das interações dos andrógenos com RA para ativar os genes pró-crescimento e pró-sobrevivência.
  - O gene RA ligado ao X contém uma sequência polimórfica composta de repetições de CAG (glutamina). O RA com repetições de glutamina mais curtas (comum em afro-americanos) são mais sensíveis aos andrógenos, enquanto o RA com menos

618 ● Patologia Sistêmica: Doenças dos Sistemas Orgânicos

repetições (comum em asiáticos) é menos sensível; os caucasianos têm normalmente repetições de comprimento intermediário.

- As terapias de castração e antiandrógenas diminuem a progressão do tumor, embora a maioria dos tumores eventualmente se torne resistente ao bloqueio por andrógeno (p. ex., por meio de mutações que permitam a ativação com andrógenos de baixo nível e ligantes não andrógenos ou que ignoram a necessidade de RA).
- *Genes da linha germinativa*: o risco aumenta com o número de parentes de primeiro grau com câncer de próstata (um parente = risco duas vezes maior; dois parentes = risco cinco vezes maior) e o aparecimento da doença ocorre em idade mais jovem.
  - O risco com as mutações de *BRCA2* aumenta vinte vezes, mas a maioria dos cânceres de próstata familiares está associada ao "*loci*", que pouco afeta o risco.
  - As mutações de *HOXB13* (um gene *homeobox* que codifica um fator de transcrição responsável pela regulação do desenvolvimento da próstata) oferecem risco muito aumentado.
  - Vários "*loci*" de risco estão associados à imunidade inata, sugerindo que a inflamação pode estar por trás do desenvolvimento do câncer de próstata.
- As mutações adquiridas e as alterações epigenéticas incluem o seguinte:
  - Reorganizações cromossômicas que justapõem um gene de fator de transcrição familiar *ETS*, perto de um promotor *TMPRSS2* regulado por andrógeno levam à superexpressão dos fatores de transcrição ETS, que tornam as células epiteliais mais invasivas.
  - A hipermetilação do gene S-transferase da glutationa faz a regulação descendente da expressão e leva ao aumento da suscetibilidade aumentada a uma variedade de carcinógenos normalmente modificados pela enzima.
  - As alterações genéticas comuns no câncer de próstata incluem a amplificação do *locus* 8q24 contendo o oncogene *MYC* e deleções envolvendo o supressor tumoral *PTEN*. Em doença avançada, a perda de *TP53* (por deleção ou mutação) e as deleções envolvendo o *Rb* são comuns, assim como as amplificações do loco do gene RA.
- *Dieta*: o risco está associado ao consumo aumentado de gordura; os produtos alimentares que parecem prevenir, inibir ou retardar a progressão do câncer de próstata são os licopenos (encontrados em tomates), a vitamina D, o selênio e os derivados da soja.
- *Lesões precursoras*: *neoplasia intraepitelial prostática (NIP)* atualmente está identificada como precursor no espectro para o carcinoma prostático; contém muitas das alterações moleculares observadas na malignidade (p. ex., reorganizações de *ETS*).

Morfologia (p. 1010)

A maioria dos casos (70%) surge na zona periférica da próstata, normalmente na próstata posterior.

- *Macroscópicas*: as lesões primárias são caracteristicamente pouco demarcadas, rígidas, granulosas e amarelas. Os casos localmente avançados podem se infiltrar nas vesículas seminais e na bexiga urinária; a invasão do reto é rara.
- *Microscópicas*: a maioria é *adenocarcinoma* bem diferenciado, com pequenas glândulas aglomeradas revestidas por uma única camada de epitélio (*ausência da camada basal externa de células*); os núcleos são grandes e frequentemente exibem nucléolos. A invasão perineural é um sinal de malignidade.
  - A NIP de alto grau, consistindo em arquitetura benigna, mas as células citologicamente ativas estão associadas a 80% dos carcinomas de próstata.
  - O *sistema Gleason* estratifica os cânceres de próstata em cinco graus, com base nos padrões glandulares (1 = mais perto do normal; 5 = sem diferenciação glandular), independentemente das características citológicas. Os escores do grau dominante e do segundo grau mais comum são adicionados (p. ex., grau de Gleason 3 + 4; o tumor

O Trato Urinário Inferior e o Sistema Genital Masculino 619

mais diferenciado tem um escore 2 [1 + 1] e o menos diferenciado tem um escore 10 [5 + 5]). Os escores de Gleason de grau baixo para moderado (2 a 6) sugerem doença tratável, sendo que os escores de mais alto grau têm um prognóstico grave.

Curso Clínico (p. 1012)

- O tratamento e o prognóstico de carcinoma prostático são influenciados principalmente pelo estágio e o grau de Gleason da doença. A doença localizada (estágio clínico T1 ou T2) é tratada principalmente com *cirurgia ou radioterapia*, com uma taxa de sobrevida de 15 anos de 90%.
- Muitos cânceres de próstata têm uma evolução relativamente indolente; portanto, pode demorar 10 anos para que o paciente possa precisar de cirurgia ou radioterapia, sendo o acompanhamento cuidadoso um tratamento apropriado para muitos homens mais velhos (ou com uma comorbidade significativa).
- As *metástases* ocorrem inicialmente nos linfonodos obturadores e depois se disseminam para outros grupos de linfonodos. A *disseminação hematógena* ocorre principalmente no osso, mais frequentemente na forma de *metástases osteoblásticas*.
- A radioterapia por feixe externo pode ser usada para tratar o câncer de próstata localmente avançado demais para ser curado por cirurgia. A terapia hormonal para doença metastática inclui a orquiectomia, a administração de análogos sintéticos de hormônio liberador de hormônio luteinizante ou bloqueio farmacológico de RA; os tumores frequentemente se tornam refratários às terapias antiandrogênicas.

Antígeno Específico da Próstata (p. 1012)

O *antígeno específico da próstata* (PSA) é o teste mais importante usado no diagnóstico e gerenciamento do câncer de próstata. O PSA é um produto do epitélio prostático e é normalmente secretado no sêmen; os níveis séricos são menores na HPB do que no câncer de próstata, embora possa haver sobreposição considerável. Os pontos importantes incluem:

- *O PSA é específico ao órgão, mas não ao câncer.* Outros fatores como a HPB, prostatite, infarto e instrumentação da próstata podem aumentar os níveis de PSA séricos. À medida que os homens envelhecem, a próstata costuma aumentar com HPB, com níveis de PSA também elevado. Além do mais, 20% a 40% dos pacientes com câncer de próstata confinado ao órgão apresentam PSA abaixo dos limites normalmente definidos para detecção de malignidade.
- A *velocidade do PSA (taxa de alteração de PSA)* pode ser uma medição mais útil que somente o valor de PSA. Isso reflete o achado de que os níveis de PSA aumentam mais rápido no câncer de próstata que na hiperplasia relacionada com a idade. Várias medições precisam ser feitas em um período de 1 a 2 anos.
- Em caso de carcinoma prostático conhecido, o monitoramento de PSA é útil na avaliação da resposta à terapia ou à progressão da doença.

Além do PSA, o *PCA3* é um RNA não codificador com superexpressão em 95% dos cânceres de próstata e pode ser quantificado na urina, servindo como biomarcador. A combinação de PCA3 urinário mais fusão de DNA e TMPRSS2-ERG urinário pode ter a sensibilidade e a especificidade aumentada em comparação com a triagem de PSA aumentado.

22

O Trato Genital Feminino

Infecções(p. 1018)

Muitas infecções comuns do trato genital feminino (p. ex., *Candida*, *Trichomonas* e *Gardnerella*) tipicamente causam desconforto, mas não deixam sequelas sérias. Outras (p. ex., *Neisseria gonorrhoeae* e *Chlamydi*a) são as principais causas de infertilidade feminina; as infecções por *Ureaplasma urealyticum* e *Mycoplasma hominis* estão implicadas nos partos pré-termo. Os *vírus do herpes simples* (HSVs) podem causar ulcerações genitais dolorosas, enquanto o *papilomavírus humano* (HPV) está envolvido na patogênese dos cânceres cervical, vaginal e vulvar.

Muitas dessas infecções são sexualmente transmissíveis, incluindo tricomoníase, gonorreia, cancroide, granuloma inguinal, linfogranuloma venéreo, sífilis, *Mycoplasma*, *Chlamydia*, HSV e HPV. A maioria das infecções sexualmente transmissíveis é discutida no Capítulo 8; as seguintes se destacam especificamente por seu papel na patologia do trato genital feminino.

Infecções do Trato Genital Inferior (p. 1019)

- *HSV*: Embora o HSV-1 geralmente cause uma infecção orofaríngea e o HSV-2 tipicamente envolva a mucosa genital e a pele, o vírus pode instigar lesões em ambos os locais.

  Aos 40 anos de idade, 30% das mulheres são soropositivas para anticorpos contra HSV-2. Somente um terço dos indivíduos recém-infectados são sintomáticos. As infecções apresentam-se com pápulas vermelhas em 3 a 7 dias após o contato; estas progridem para vesículas e úlceras dolorosas, coalescentes, associadas a febre, mal-estar e linfadenopatia com sensibilidade. Embora as lesões se curem espontaneamente em 1 a 3 semanas, o HSV estabelece uma infecção latente nos gânglios do nervo lombossacral e pode ser reativada por estresse, trauma, imunossupressão ou alterações hormonais. O diagnóstico é feito com base nos achados clínicos e culturas virais.

  Os agentes antivirais podem abreviar a duração das lesões sintomáticas, mas não eliminam as infecções latentes. A consequência mais importante da infecção por HSV é a transmissão para o neonato durante o parto.

- *Molusco contagioso* é uma infecção da pele e membranas mucosas por poxvírus; dos quatro tipos, o tipo I é o mais comum e o tipo II, na maioria das vezes, é sexualmente transmissível. Após uma incubação de 6 semanas, irrompem lesões cavitárias características, em formato de domo; essas lesões contêm células com inclusões virais intracitoplasmáticas.

- As *infecções fúngicas* (especialmente *candidíase*) são comuns; as leveduras fazem parte da microflora vaginal normal e podem se expandir para causar infecções sintomáticas quando o ecossistema microbiano hospedeiro normal está perturbado (p. ex., por diabetes, antibióticos, gravidez ou imunossupressão).

O Trato Genital Feminino   621

- *Trichomonas vaginalis* é um protozoário flagelado transmitido por contato sexual; as pacientes podem ser assintomáticas ou apresentar leucorreia espumosa amarela, desconforto vulvovaginal, disúria ou dispareunia.
- *Gardnerella vaginalis* é um bacilo Gram-negativo e a principal causa de vaginites bacterianas; as pacientes apresentam leucorreia fina, cinza-esverdeada, com odor de peixe. Tais infecções podem precipitar o parto prematuro.
- As infecções por *Chlamydia trachomatis* assumem principalmente a forma de ceravicite; infecções ocasionais podem ascender para o útero e tubas uterinas, resultando em endometrite e salpingite (e, portanto, são uma causa de doença inflamatória pélvica [DIP]; ver mais adiante).

Infecções Envolvendo o Trato Genital Inferior e Superior (p. 1020)

Doença Inflamatória Pélvica (p. 1020)

A DIP resulta de infecções que surgem na vulva ou vagina e ascendem para envolver outras estruturas do trato genital (p. ex., cérvice, útero, tubas uterinas e ovários); os sintomas incluem dor pélvica, sensibilidade nos anexos, febre e leucorreia. Gonococos são a causa mais comum, seguidos por *Chlamydia* e infecções polimicrobianas pós-aborto ou pós-parto (p. ex., estafilococos, estreptococos, coliformes e/ou *Clostridium perfringens*). Infecções gonocócicas ascendentes tendem a se disseminar através das superfícies mucosas, desencadeando uma reação supurativa aguda; infecções não gonocócicas – após aborto ou outros procedimentos terapêuticos – tipicamente se distribuem nos vasos linfáticos e veias. Peritonite e bacteremia (com semeadura sistêmica) são complicações agudas; sequelas crônicas incluem formação cicatricial e obstrução tubária, infertilidade, risco aumentado de gravidez ectópica, dor pélvica e adesões gastrointestinais (GI) e pélvicas, que podem causar obstrução intestinal.

Vulva (p. 1021)

Cisto de Bartholin (p. 1022)

Os cistos da glândula vestibular maior (de Bartholin) compreendem lesões comuns resultantes da oclusão inflamatória dos ductos de drenagem; são tipicamente revestidos por epitélio achatado e podem ser grandes (3 a 5 cm) e dolorosos. O tratamento envolve a excisão ou abertura permanente (*marsupialização*). As infecções da glândula vestibular maior também podem produzir abscessos que requerem drenagem.

Distúrbios Epiteliais Não Neoplásicos (p. 1022)

Um grupo heterogêneo de lesões – clinicamente designados de leucoplaquia – manifesta-se como espessamentos opacos, esbranquiçados, do tipo placa e, muitas vezes, são acompanhados por prurido e descamação. Deve-se distinguir as etiologias inflamatórias das causas neoplásicas.

Líquen Escleroso (p. 1022)

As lesões começam como pápulas ou máculas, que eventualmente coalescem em áreas lisas, do tipo pergaminho esbranquiçado. Microscopicamente, ocorre afinamento epidérmico, hiperqueratose superficial e fibrose dérmica com um escasso infiltrado perivascular mononuclear. Os lábios podem se tornar atróficos e rígidos, com contração do orifício vaginal. Uma resposta autoimune está implicada.

Hiperplasia de Células Escamosas (p. 1022)

Essa é uma resposta inespecífica à fricção ou coçadura recorrentes para aliviar o prurido; caracteriza-se por placas brancas que histologicamente revelam epitélio espessado,

622 Patologia Sistêmica: Doenças dos Sistemas Orgânicos

hiperqueratose e inflamação dérmica. Embora não haja atipia epitelial e nem maior predisposição à malignidade, a hiperplasia de células escamosas muitas vezes está presente nas margens do carcinoma vulvar.

Lesões Exofíticas Benignas (p. 1022)

Ao contrário do *condiloma acuminado* (devido à infecção por HPV; ver mais adiante) ou condiloma plano (devido à sífilis; Cap. 8), os pólipos fibroepiteliais vulvares (marcas na pele) e o *papiloma escamoso* não se relacionam com qualquer agente infeccioso. O último é caracterizado por proliferações benignas exofíticas revestidas por epitélio escamoso não queratinizante e podem ser únicas ou numerosas (*papilomatose vulvar*).

Condiloma Acuminado (p. 1023)

Há lesões verrucosas na vulva, períneo, vagina e (raramente) cérvice, que são sexualmente transmissíveis por HPV tipos 6 ou 11. Histologicamente, consistem em proliferações epiteliais ramificações sésseis de epitélio escamoso estratificado; as células superficiais maduras exibem um característico clareamento citoplasmático perinuclear com atipia nuclear (atipia coilocitótica). O condiloma acuminado não é considerado pré-canceroso.

Lesões Neoplásicas Escamosas (p. 1023)

Neoplasia Intraepitelial Vulvar e Carcinoma Vulvar (p. 1023)

O carcinoma vulvar é relativamente incomum, representando apenas 3% dos cânceres genitais femininos; a maioria ocorre em mulheres com mais de 60 anos. Um terço dos casos são carcinomas basaloides ou verrucosos, relacionados a infecções por HPV (tipicamente HPV-16); dois terços são carcinomas de células escamosas queratinizantes não relacionadas com o HPV. O prognóstico dos carcinomas vulvares depende de tamanho, profundidade da invasão e estado do linfonodo; as pacientes com lesões menores que 2 cm de diâmetro têm taxa de 90% de sobrevida em 5 anos após vulvectomia e linfadenectomia, enquanto a metástase de linfonodo regional anuncia um mau prognóstico.

- Os *carcinomas basaloides* e *verrucosos* surgem de lesões pré-cancerosas *in situ*, chamadas de *neoplasia intraepitelial vulvar (NIV) clássica* (anteriormente designado carcinoma *in situ* ou doença de Bowen); a maioria desses carcinomas é positiva para HPV-16 e com frequência estão associados a lesões vaginal e/ou cervical relacionadas com o HPV. O risco de câncer aumenta com a idade e a imunossupressão.
- Os *carcinomas de células escamosas queratinizantes* tipicamente surgem no quadro de líquen escleroso de longa duração ou hiperplasia de células escamosas; as lesões imediatamente pré-malignas são chamadas de *NIV diferenciada*, que se distingue por atipia basilar com maturação epitelial superficial e diferenciação aparentemente normal. O risco de desenvolvimento de câncer depende da idade, extensão e estado imune.

Lesões Neoplásicas Glandulares (p. 1025)

Hidradenoma Papilar (p. 1025)

Esse tumor benigno surge das glândulas sudoríparas apócrinas modificadas. Apresenta-se como um nódulo nitidamente circunscrito de ductos tubulares revestido de células colunares não ciliadas no topo de uma camada de células mioepiteliais achatadas.

Doença de Paget Extramamária (p. 1025)

Essa lesão maligna aparece como uma área crostosa vermelha, semelhante a um mapa, e nitidamente demarcada. Histologicamente, há grandes células tumorais anaplásicas, contendo mucina, encontradas isoladamente ou em pequenos agregados dentro da

O Trato Genital Feminino 623

epiderme e seus apêndices; a maioria das lesões está confinada à epiderme e a invasão é rara; porém, mesmo com ampla excisão, há alta taxa de recorrência.

Vagina (p. 1026)

Anomalias do Desenvolvimento (p. 1026)

- *Vagina septada (dupla)* acompanha um útero duplo e surge da falha na fusão completa dos ductos paramesonéfricos (mullerianos). As causas incluem as síndromes genéticas, a exposição ao *dietilestilbestrol* (DES) no útero ou anormalidades de sinalização epitelial-estromal no desenvolvimento fetal.
- *Adenose vaginal* representa manchas vermelhas, granulares, do epitélio colunar remanescente do tipo endocervical, que não sofreram substituição normal por epitélio escamoso característico da mucosa vaginal adulta. Ocorre com baixa frequência em mulheres saudáveis, mas está presente em 35% a 90% das mulheres expostas ao DES no útero; nessa última situação, a adenose vaginal pode ser um substrato para o carcinoma de células claras.
- *Cistos de ductos de Gartner* são lesões relativamente comuns, derivadas de restos do ducto mesonéfrico (wolffiano) e encontradas ao longo das paredes laterais da vagina; são cistos submucosos cheios de fluido e medem entre 1 e 2 cm.

Neoplasias Pré-malignas e Malignas da Vagina (p. 1026)

A maioria dos tumores vaginais *benignos* ocorre em mulheres em idade reprodutiva; estes incluem pólipos estromais, leiomiomas e hemangiomas.

Neoplasia Intraepitelial Vaginal e Células Escamosas do Carcinoma (p. 1026)

Os carcinomas vaginais primários são raros; praticamente todos são *carcinomas de células escamosas* associadas a infecção de alto risco por HPV. Surgem de *neoplasia intraepitelial vaginal*, análogos às lesões precursoras malignas no carcinoma cervical. A vagina póstero-superior é o local afetado com mais frequência.

Rabdomiossarcoma Embrionário (p. 1027)

Trata-se de um tumor vaginal incomum, altamente maligno, que ocorre em bebês e crianças e consiste em rabdomioblastos embrionários. Os tumores são massas polipoides volumosas, com agregados racemosos (daí a denominação alternativa de *sarcoma botrioide*), que podem se protrair da vagina. As células tumorais são pequenas, com núcleos ovais e pequenas protrusões citoplasmáticas excêntricas. Os tumores tendem à invasão local e a causar o óbito, por penetrarem na cavidade peritoneal ou obstruir o trato urinário.

Cérvice (p. 1027)

A cérvice consiste na *ectocérvice* e no canal endocervical; a ectocérvice é coberta por um epitélio escamoso maduro contínuo com a parede vaginal. No *óstio externo*, a ectocérvice converge na endocérvice, revestida por epitélio colunar, secretor de muco. Essa transição é chamada de *junção escamocolunar*; sua posição é variável, mas com o tempo direciona-se para cima, penetrando no canal endocervical. A substituição progressiva do epitélio glandular pelo avanço do epitélio escamoso é chamada de *metaplasia escamosa*. O local onde o epitélio colunar se situa ao lado do epitélio escamoso é denominado "zona de transformação" e constitui um ambiente único, altamente suscetível a infecções por HPV devido à presença de células epiteliais metaplásicas escamosas imaturas; em consequência, é nessa zona que se desenvolvem cânceres e lesões precursoras.

624 Patologia Sistêmica: Doenças dos Sistemas Orgânicos

Inflamações (p. 1027)

Cervicite Aguda e Crônica (p. 1027)

Os lactobacilos predominam no ecossistema microbiano cervical e vaginal; sua produção de ácido láctico (mantendo o pH abaixo de 4,5) e peróxido de hidrogênio suprime principalmente o crescimento de outras espécies saprofíticas e patogênicas. No entanto, o pH alto (associado a banhos de duchas, sangramento ou relações sexuais) pode reduzir a produção de peróxido de hidrogênio e a antibioticoterapia pode dizimar a bactéria, potencialmente levando ao supercrescimento de espécies patogênicas (*cervicite* ou *vaginite aguda*).

A *cervicite crônica* é encontrada em baixo nível em praticamente todas as mulheres e tem pouco significado clínico. No entanto, as infecções por gonococos, clamídias, micoplasmas e HSV podem produzir cervicite aguda e/ou crônica significativa, podendo levar a uma doença do trato genital superior e/ou a complicações da gravidez. A inflamação cervical acentuada produz alterações epiteliais reativas e reparadoras, que podem produzir esfregaços citológicos anormais.

Pólipos Endocervicais (p. 1028)

Os pólipos endocervicais são crescimentos exofíticos benignos; podem se apresentar com um "pontilhado" vaginal irregular. São compostos por um estroma de tecido conectivo flácido com glândulas dilatadas e inflamação, o qual é coberto por epitélio endocervical.

Neoplasias Pré-malignas e Malignas da Cérvice (p. 1028)

No mundo todo, o câncer cervical é a terceira malignidade mais comum em mulheres, com mais de 500.000 novos casos anualmente e uma mortalidade de 50%. Em comparação, embora o câncer cervical fosse a principal causa de mortes por câncer nos Estados Unidos há apenas 50 anos, atualmente ocorrem aproximadamente 12.000 novos casos de carcinoma cervical ao ano, levando a 4.000 mortes. O que faz a diferença é o *exame de Papanicolaou*, indicando que a triagem disseminada permite a detecção e erradicação de lesões pré-invasivas, que podem progredir para o câncer se não forem tratadas.

Patogênese (p. 1028)

Os tipos de HPV de alto risco oncogênico são o fator mais importante na oncogênese cervical (os tipos de baixo risco oncogênico estão associados ao condiloma acuminado); HPV-16 (60% dos casos de câncer cervical) e HPV-18 (10% dos casos) são os mais importantes. Os fatores de risco adicionais relacionam-se com a probabilidade de exposição (p. ex., múltiplos parceiros sexuais) e respostas imunes do hospedeiro. A maioria das infecções por HPV é assintomática e não causa quaisquer alterações teciduais; 50% são eliminadas em 8 meses e 90% em 2 anos. A infecção persistente (como nos tipos de alto risco ou com imunocomprometimento) aumenta o risco de desenvolvimento de malignidade.

Os HPVs são vírus de DNA que infectam apenas as células basais imaturas do epitélio escamoso (por meio de uma ruptura no epitélio) ou células escamosas metaplásicas na junção escamocolunar cervical. No entanto, o HSV se *replica* nas células escamosas não proliferativas em maturação (essa proliferação viral se reflete na alteração coilocitótica das células). Portanto, para que haja a replicação do DNA nessas células, o HSV deve reativar o ciclo mitótico celular; para isso, o vírus primariamente interfere na função dos supressores tumorais p53 e Rb. Assim, as proteínas virais E6 e E7 fazem o seguinte:

- A regulação ascendente da expressão de ciclina E (E7 induz degradação de Rb)
- Interrompem as vias apoptóticas (E6 induz a degradação de p53)
- Induzem a duplicação do centrossomo e instabilidade genômica (E6, E7)
- A regulação ascendente da expressão da telomerase (E6)

O Trato Genital Feminino 625

É importante notar que *todos* os tipos de HPV aumentam a proliferação e o ciclo vital das células infectadas; o risco oncogênico relativo dos diferentes tipos de vírus pode estar relacionado com a integração do DNA viral (cânceres) ou ser epissomal (condilomas e lesões pré-cancerosas), ou, quando o vírus é de alto risco, induzir alterações genéticas adicionais (p. ex., deleções de 3p). As infecções por HPV isoladamente não são suficientes para causar câncer. É provável que o desenvolvimento definitivo de malignidade também dependa dos efeitos relacionados com outras coinfecções, respostas inflamatórias, influências hormonais e exposições carcinogênicas.

Neoplasia Intraepitelial Cervical (Lesões Intraepiteliais Escamosas) (p. 1029)

As alterações histológicas epiteliais cervicais pré-cancerosas são classificadas como *lesões intraepiteliais escamosas de baixo ou alto grau* –LIEBGs e LIEAGs, respectivamente. Mais de 80% das lesões LIEBG e 100% de LIEAG são associadas ao HPV de alto risco; o HPV-16 é o tipo mais comum associado a ambos.

- As *LIEBGs* mostram apenas leve displasia, envolvendo as camadas mais basais do epitélio. Embora associadas à infecção produtiva por HPV, não ocorre alteração significativa do ciclo celular do hospedeiro. Aproximadamente 60% das LIEBGs regridem espontaneamente dentro de 2 anos, enquanto outros 30% persistirão além desse período; somente 10% progridem para LIEAG; as LIEBGs não prosseguem diretamente para carcinoma invasivo. Portanto, não são tratadas como lesões pré-malignas.
- As *LIEAGs* exibem displasia moderada a grave e progressivamente vão envolvendo mais a espessura epitelial; essa categoria também inclui o *carcinoma in situ*. Ocorre, ainda, a desregulação do ciclo vital promovida pelo HPV, com aumento da proliferação e diminuição da maturação epitelial e replicação viral. Aproximadamente 30% das LIEAGs regredirão dentro de 2 anos, 60% persistirão e 10% progredirão para carcinoma em um período de 2 a 10 anos.

Morfologia (p. 1029)

As lesões são classificadas de acordo com a distribuição da atipia celular e nuclear, incluindo aumento de tamanho nuclear, hipercromasia, granularidade da cromatina, variação de tamanho e coilocitose:

- Nas *LIEBGs*, a atipia confina-se ao terço basal do epitélio.
- Nas *LIEAGs*, a atipia estende-se a dois terços (ou mais) da espessura epitelial.

Carcinoma Cervical (p. 1030)

O carcinoma de células escamosas constitui 80% dos cânceres cervicais, enquanto o adenocarcinoma compreende 15%, e os carcinomas adenoescamosos e neuroendócrinos totalizam, conjuntamente, 5%; todos estão associados ao HPV de alto risco. A incidência de pico do câncer cervical invasivo é aos 45 anos de idade; os cânceres cervicais são detectados cada vez mais nos estágios subclínicos por triagem, a partir do exame de Papanicolaou de rotina.

Morfologia (p. 1031)

- *Macroscópica:* As lesões podem ser exofíticas ou infiltrativas.
- *Microscópica:* As lesões escamosas podem ser queratinizantes ou não queratinizantes; os adenocarcinomas tendem a ser glandulares, mas relativamente depletados de mucina; as lesões adenoescamosas são compostas de elementos escamosos e glandulares malignos mistos; os tumores neuroendócrinos assemelham-se à malignidade de células pequenas do pulmão.
- O estadiamento baseia-se na profundidade da invasão, o envolvimento de estruturas adjacentes e/ou disseminação metastática.

626 Patologia Sistêmica: Doenças dos Sistemas Orgânicos

Aspectos Clínicos (p. 1032)

Embora os cânceres precocemente invasivos possam ser tratados por biópsia em cone cervical, a maioria é tratada por histerectomia e dissecção de linfonodo, com irradiação para doença avançada. O prognóstico e a sobrevida dependem mais do estágio do que do grau; a sobrevida em 5 anos para o carcinoma microinvasivo é de 100%, variando para menos de 50% para a maioria das doenças avançadas; os tumores neuroendócrinos têm um prognóstico particularmente desfavorável.

Triagem e Prevenção de Câncer Cervical (p. 1032)

O teste adjuvante para detecção de DNA do HPV pode ser acrescentado à triagem citológica de rotina; a positividade em um indivíduo para os tipos de HPV de alto risco – mesmo com a citologia normal – obriga a testes mais frequentes. Um exame de Papanicolaou anormal tipicamente é seguido por um exame colposcópico, com biópsias selecionadas; o acompanhamento das LIEBGs pode ser feito de maneira conservadora, enquanto a patologia da LIEAG geralmente é tratada por conização cervical e acompanhamento por toda a vida. As vacinas profiláticas direcionadas contra o HPV tipos 6 e 11 (condilomas) e HPV tipos 16 e 18 (70% dos cânceres cervicais) podem reduzir acentuadamente a incidência de LIEAGs, mas não eliminam o risco de câncer de outros tipos de HPV.

Corpo do Útero e Endométrio (p. 1033)

Histologia Endometrial no Ciclo Menstrual (p. 1033)

O endométrio sofre alterações fisiológicas e morfológicas dinâmicas durante o ciclo menstrual em resposta aos hormônios esteroides sexuais ovarianos; o ovário é influenciado pelos hormônios produzidos pela pituitária em resposta às entradas hipotalâmicas. Os hormônios ovarianos afetam o endométrio mediante a ligação aos receptores nucleares. Por exemplo, o estrógeno impulsiona a proliferação glandular e estromal na *fase proliferativa*; é interessante notar que grande parte do efeito sobre a proliferação glandular ocorre por meio de indução estrogênica dos fatores de crescimento das células estromais (p. ex., fator de crescimento semelhante à insulina 1 e fator de crescimento epidérmico), que ligam os receptores expressos nas células epiteliais. Durante a fase secretória, a progesterona faz a regulação descendente da expressão do receptor de estrógeno nas glândulas e no estroma, suprimindo a proliferação endometrial, enquanto a progesterona promove a diferenciação glandular e estromal. As células-tronco endometriais têm um papel central na regeneração endometrial após as menstruações, podendo também contribuir para o desenvolvimento de tecido endometrial ectópico e câncer endometrial.

Distúrbios Endometriais Funcionais (Sangramento Uterino Disfuncional) (p. 1034)

O problema ginecológico mais comum durante a vida reprodutiva ativa é o sangramento excessivo durante ou entre os períodos menstruais. As várias causas diferem, dependendo da idade da paciente (Tabela 22-1). Embora o sangramento possa resultar de uma lesão orgânica bem definida (p. ex., leiomioma submucoso, pólipo endometrial ou endometrite crônica), a etiologia mais comum é o *sangramento uterino disfuncional (SUD)*, definido como *sangramento anormal na ausência de uma lesão orgânica (estrutural)*. Os distúrbios na regulação hormonal fina da proliferação, diferenciação e descamação endometrial são as causas mais comuns.

- *Ciclo anovulatório* (p. 1035): A falta de ovulação causa excesso prolongado de estrógeno sem a fase progestacional de neutralização; os ciclos anovulatórios, em sua maioria,

O Trato Genital Feminino 627

TABELA 22-1	Causas de Sangramento Uterino Anormal por Grupo Etário
Grupo Etário	**Causas**
Pré-puberdade	Puberdade precoce (origem hipotalâmica, pituitária ou ovariana)
Adolescência	Ciclo anovulatório, distúrbios de coagulação
Idade reprodutiva	Complicações da gravidez (aborto, doença trofoblástica, gravidez ectópica)
	Lesões orgânicas (leiomioma, adenomiose, pólipos hiperplasia, endometrial, carcinoma)
	Ciclo anovulatório
	Sangramento ovulatório disfuncional (p. ex., fase lútea inadequada)
Perimenopausa	SUD
	Ciclo anovulatório
	Descamação irregular
	Lesões orgânicas (carcinoma, hiperplasia, pólipos)
Pós-menopausa	Lesões orgânicas (carcinoma, hiperplasia, pólipos)
	Atrofia endometrial

não têm uma explicação óbvia e são atribuídos a desequilíbrios hormonais sutis. A SUD associada à menopausa pode ser relacionada a insuficiência ovariana e ciclos anovulatórios.

- A *fase lútea inadequada* (p. 1036) resulta em baixa produção de progesterona, com menstruações precoces geralmente associadas à infertilidade.

Distúrbios Inflamatórios (p. 1036)

- A *endometrite aguda* (p. 1036) é incomum, geralmente limitada a infecções bacterianas, que ocorrem após o parto ou aborto, e relacionadas com produtos de concepção retidos. Curetagem e antibióticos geralmente são uma terapia suficiente.
- A *endometrite crônica* (p. 1036) pode se apresentar com sangramento anormal, dor, leucorreia e/ou infertilidade; histologicamente, há infiltração endometrial de plasmócitos e macrófagos. Ocorre em pacientes com:
  - DIP crônica (*Chlamydia* é uma causa comum)
  - Tecido gestacional retido pós-aborto ou pós-parto
  - Dispositivos contraceptivos intrauterinos
  - Tuberculose disseminada (rara)
  - Em 5% dos casos, não há uma causa óbvia

Endometriose e Adenomiose (p. 1036)

Endometriose é a presença de tecido endometrial *fora* do útero; envolve (em ordem descendente) ovários, ligamentos uterinos, septo retovaginal, fundo de saco, peritônio pélvico, trato GI, mucosa da cérvice, vagina ou tuba uterina e cicatrizes de laparotomia. Esses focos ectópicos de endométrio estão sob a influência dos hormônios ovarianos e, portanto, sofrem alterações do ciclo menstrual com sangramento periódico, mas não há como ocorrer descamação externa, como a do revestimento endometrial normal.

Propõe-se uma patogênese de endometriose envolvendo: (1) menstruação retrógrada nas tubas uterinas, que permite a semeadura difusa do tecido endometrial; ou (2) metaplasia de epitélio celômico ou a diferenciação de células-tronco derivadas da medula óssea. O tecido endometriótico difere do endométrio normal pela exibição de marcada ativação de cascatas inflamatórias e maior atividade da aromatase estromal (e, portanto, da produção de estrógeno). A superprodução de prostaglandinas e estrógeno (e relativa resistência à progesterona) aumenta a sobrevida e persistência dos focos endometrióticos.

Morfologia (p. 1038)

- *Macroscópica:* A endometriose manifesta-se como nódulos mucosos ou serosos vermelho-azulados a marrom-amarelados. A doença extensa pode ser marcada por hemorragia estabelecida e fibrose. Grandes massas císticas nos ovários podem ser preenchidas com fluido marrom da hemorragia anterior, formando "cistos chocolate" ou endometriomas.
- *Microscópica:* Os focos classicamente exibem glândulas e estroma endometriais, com ou sem hemossiderina.

Aspectos Clínicos (p. 1038)

A endometriose tipicamente se manifesta na terceira e quarta décadas de vida, afetando de 6% a 10% das mulheres; os sintomas incluem infertilidade, *dismenorreia* (menstruação dolorosa), *dispaurenia* (dor nas relações sexuais), dor na defecação (devido ao envolvimento da parede retal), *disúria* (decorrente do envolvimento da parede da bexiga) e dor pélvica (devido a adesões periuterinas). Raramente, a malignidade pode se desenvolver a partir dos focos ectópicos. A *adenomiose* é um distúrbio relacionado caracterizado por ninhos de tecidos endometriais no miométrio uterino. Estes são contínuos com o revestimento endometrial, sugerindo invaginação; 20% das mulheres são afetadas.

Pólipos Endometriais (p. 1038)

Os pólipos endometriais são massas exofíticas de glândulas endometriais e estroma, que se projetam no interior da cavidade endometrial; podem ser associadas a estrógenos elevados ou terapia com tamoxifeno. As células estromais em pólipos endometriais possuem reorganizações cromossômicas similares aos de outros tumores benignos mesenquimais, sugerindo que o estroma do pólipo é neoplásico e que as glândulas associadas são apenas reativas. Assim, estas podem estar hiperplásicas ou atróficas e, ocasionalmente, até demonstrar alterações secretórias (*pólipos funcionais*). Os pólipos endometriais geralmente são benignos e se manifestam primariamente com sangramento anormal, mas algumas vezes podem se transformar em adenocarcinoma.

Hiperplasia Endometrial (p. 1038)

A hiperplasia endometrial – definida como maior proliferação de glândulas endometriais em relação ao estroma – é uma causa importante de sangramento uterino anormal; também é clinicamente importante como lesão precursora na sequência contínua que leva ao carcinoma endometrial. Essa lesão está associada à estimulação prolongada do estrógeno do endométrio; as causas vão da administração exógena até anovulação, obesidade, doença ovariana policística e tumores funcionais produtores de estrógeno. A hiperplasia endometrial geralmente está associada à inativação do gene supressor tumoral *PTEN* (20% dos casos), levando ao aumento da fosforilação de AKT com maior proliferação e redução da apoptose.

Morfologia (p. 1039)

- Na *hiperplasia não atípica*, as glândulas exibem dilatação cística benigna em resposta à estimulação persistente do estrógeno; isso raramente progride para adenocarcinoma.
- A *hiperplasia atípica (neoplasia intraepitelial endometrial)* mostra agrupamento de glândulas e alterações citológicas; ocorre substancial sobreposição ao adenocarcinoma endometrial e de 23% a 48% das pacientes com tais alterações apresentam malignidade concomitante.

A *hiperplasia atípica* é tratada por histerectomia ou terapia com ensaio de progestina e cuidadoso acompanhamento; a não regressão induz à remoção do útero.

Tumores Malignos do Endométrio (p. 1039)

Carcinoma do Endométrio (p. 1039)

O carcinoma endometrial responde por 7% de todos os cânceres invasivos em mulheres, com um pico de incidência dos 55 aos 65 anos; ocorrem mais de 47.000 novos casos anualmente nos Estados Unidos, com mais de 8.000 mortes associadas a cada ano. Duas categorias epidemiológicas e fisiopatológicas são descritas (Tabela 22-2; Fig. 22-1).

Carcinomas Tipo I (Endometrial) (p. 1040)

Os carcinomas tipo I (endometrial) são os mais comuns (80%); estes são bem diferenciados (*carcinoma endometrioide*) e tipicamente surgem no quadro de *hiperplasia endometrial* (com o mesmo risco geral de associações). As mutações *PTEN* são vistas em 30% a 80% dos carcinomas endometrioides; além disso, os tumores geralmente exibem instabilidade microssatelite, assim como mutações envolvendo os componentes do complexo PI3 quinase e os oncogenes *KRAS* e β-catenina. As mutações com perda de função em *ARID1A*, um regulador da estrutura de cromatina, ocorrem em aproximadamente um terço dos tumores. Defeitos envolvendo *genes de reparo de DNA mal combinados* ocorrem em 20% dos tumores esporádicos; estes são particularmente prevalentes em carcinomas endometriais em famílias com carcinoma colorretal não polipoide hereditário. As mutações com perda de função P53 podem ser eventos tardios.

Morfologia (p. 1042)

- *Macroscópica:* Os tumores podem ser polipoides localizados ou lesões difusas.
- *Microscópica:* A maioria (85%) consiste em adenocarcinomas endometrioides com epitélio semelhante ao endométrio normal; a graduação depende da mistura de glândulas bem diferenciadas e tumor sólido mal diferenciado. Focos de diferenciação escamosa são vistos em 20% dos casos.

Carcinomas Tipo II (Serosos) (p. 1043)

Os carcinomas tipo II (serosos) tipicamente surgem uma década depois dos tumores tipo I e ocorrem no quadro da atrofia endometrial; esses tumores são mal diferenciados. O subtipo mais comum é o *carcinoma seroso*, devido a sobreposições biológicas a lesões ovarianas similares; as mutações de p53 estão presentes em pelo menos 90% e parecem ser eventos oncogênicos iniciais. O *carcinoma intraepitelial endometrial* (CIE) sem invasão é um precursor do carcinoma seroso.

Morfologia (p. 1044)

- *Macroscópica:* Os tumores geralmente são grandes e volumosos ou profundamente invasivos.
- *Microscópica:* As lesões invasivas exibem um padrão de crescimento papilar ou glandular caracteristicamente com atipia celular acentuada.

TABELA 22-2 História Natural de Lesões Intraepiteliais Escamosas com Acompanhamento Aproximado de 2 Anos			
Lesão	Regressão	Persistência	Progressão
LIEBG	60%	30%	10% para LIEAG
LIEAG	30%	60%	10% para carcinoma*

*Progressão dentro de 2 a 10 anos.

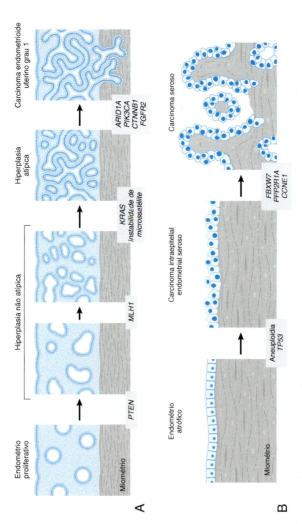

Figura 22-1 A, Esquema representando o desenvolvimento de carcinoma endometrial tipo I, que surge no quadro de hiperplasia. **B**, Diagrama esquemático do desenvolvimento de carcinoma endometrial tipo II. As alterações genéticas moleculares mais comuns são mostradas no momento em que é mais provável sua ocorrência durante a progressão da doença. *CCNE1*, Gene da ciclina E; *CTNNB1*, gene da β-catenina; *PPP2R1A*, gene PP2A.

O Trato Genital Feminino 631

***Aspectos Clínicos** (p. 1044).* As pacientes tipicamente apresentam sangramento uterino ou um exame de Papanicolaou anormal. O prognóstico depende principalmente do estágio e grau da doença; é excelente (90% de sobrevida em 5 anos) quando o câncer se confina ao corpo uterino e é bem diferenciado. No entanto, os tumores serosos são propensos a uma extensa disseminação extrauterina, mesmo quando aparentemente confinados ao endométrio, e as taxas de sobrevida em 5 anos são de 18% a 27%; o carcinoma seroso ocorre mais frequentemente em mulheres negras.

Tumores Mullerianos Malignos Mistos (p. 1044)

O tumor mulleriano maligno misto (TMMM) consiste em adenocarcinomas endometriais associados a alterações estromais malignas concomitantes atribuíveis a um precursor neoplásico comum para ambas as linhagens. O componente estromal tende a se diferenciar em uma variedade de componentes mesodérmicos malignos. As mutações são tipicamente encontradas em *PTEN*, *TP53* e PIK3CA. Os TMMMs são altamente malignos; as taxas de sobrevida em 5 anos ocorre em 25% a 30% dos casos.

Morfologia (p. 1044)

- *Macroscópica:* Os tumores são volumosos, carnosos e polipoides.
- *Microscópica:* As lesões consistem em elementos glandulares e estromais malignos; os elementos sarcomatosos estromais podem exibir músculo, cartilagem e diferenciação osteoide.

Tumores do Estroma Endometrial (p. 1045)

São tumores relativamente incomuns, compreendendo menos de 5% dos cânceres endometriais.

Adenossarcomas (p. 1045)

Ocorrem caracteristicamente na quarta e quinta décadas de vida; são tumores sensíveis ao estrógeno, que exibem *neoplasia estromal com glândulas benignas*. Macroscopicamente, são grandes crescimentos polipoides, geralmente considerados malignidades de grau baixo, embora um quarto dos casos recidive após histerectomia.

Tumores Estromais (p. 1045)

- *Nódulos estromais benignos* são massas discretas de neoplasia estromal dentro do miométrio.
- *Sarcomas estromais endometriais* são lesões compostas de estroma maligno interpostas entre feixes miométricos; distinguem-se por infiltração difusa e/ou invasão linfática. Uma translocação recorrente envolvendo *JAZF1* (que codifica um repressor transcricional) e *SUZ12* (que codifica uma proteína que participa da marcação repressiva de histona) leva à expressão aberrante de oncogenes. A taxa de sobrevida em cinco anos se aproxima de 50%.

Tumores do Miométrio (p. 1045)

Leiomiomas (p. 1045)

Geralmente chamados de "fibromas", esses tumores são *massas benignas de células da musculatura lisa uterina*; são os tumores mais comuns em mulheres. Embora a maioria tenha um cariótipo normal, aproximadamente 40% têm translocação equilibrada t(12;14) ou reorganizações de 6p; estas envolvem genes *HMGIC* e *HMGIY* codificadores de fatores ligantes de DNA, que regulam a estrutura da cromatina. Aproximadamente 70% dos leiomiomas também apresentam mutações em *MED12*, envolvendo um componente do complexo de multiproteico Mediador que estimula a expressão do gene unindo promotores e intensificadores. Os leiomiomas podem ser assintomáticos ou apresentar-se

632 Patologia Sistêmica: Doenças dos Sistemas Orgânicos

com sangramento uterino anormal, dor, distúrbios da bexiga e comprometimento da fertilidade. A transformação maligna é extremamente rara.

Morfologia (p. 1046)

- *Macroscópica:* Os tumores são nódulos nitidamente circunscritos, discretos, redondos, firmes, branco-acinzentados e ocorrem dentro do miométrio (intramural), embaixo da serosa (subserosa) ou logo abaixo do endométrio (submucosa).
- *Microscópica:* As lesões exibem feixes espiralados característicos de células da musculatura lisa relativamente uniformes, com raras mitoses; as variantes podem exibir aumento de celularidade ou células atípicas, aberrantes.

Leiomiossarcomas (p. 1046)

Os leiomiossarcomas são malignidades incomuns formadoras de massas carnosas, volumosas, na parede uterina ou que se projetam para o lúmen. Esses tumores têm cariótipos complexos, altamente variáveis, e um subgrupo expressa mutações em *MED12* semelhantes às observadas nos leiomiomas. As características histológicas que distinguem esses leiomiomas dos benignos incluem números maiores de mitoses (5 a 10 por 10 campos de alta energia), acompanhadas de ampla gama de atipia e/ou necrose celular.

Esses tumores disseminam-se por toda a cavidade abdominal e emitem metástases agressivas. A taxa de sobrevida geral em 5 anos é de 40%, embora os tumores anaplásicos tenham taxas de sobrevida em 5 anos de apenas 10% a 15%.

Tubas Uterinas (p. 1047)

Inflamações (p. 1047)

A *salpingite supurativa* é tipicamente um componente da DIP; as infecções gonocócicas respondem por 60% dos casos, embora qualquer um dos organismos piogênicos possa estar envolvido; *Chlamydia* é um fator com menos frequência. A salpingite tuberculosa é rara nos Estados Unidos, mas é uma causa importante de infertilidade em todo o mundo.

Tumores e Cistos (p. 1047)

- As lesões primárias mais comuns são os *cistos paratubários* benignos – cistos translúcidos de 1 a 2 mm cheios de fluido seroso; versões maiores próximas às fímbrias são chamadas de *hidátides de Morgagni*.
- Neoplasias benignas incluem *tumores adenomatoides*, compreendendo pequenos nódulos de células mesoteliais.
- O *adenocarcinoma* tubário primário é raro. Mesmo os tumores em estágio inicial têm uma mortalidade de 40% em 5 anos; o prognóstico piora nos estágios mais altos.

Ovários (p. 1048)

Cistos Não Neoplásicos e Funcionais (p. 1048)

Cistos Foliculares e Lúteos (p. 1048)

Achados extremamente comuns, esses cistos são tipicamente múltiplos e geralmente medem menos de 2 cm; são revestidos por células foliculares ou luteinizadas, com um fluido claro e seroso. Os cistos derivam de folículos ovarianos vesiculosos (de Graaf) ou de folículos não rompidos resselados após ruptura. Embora tipicamente assintomáticos, podem se romper com subsequente inflamação peritoneal e dor.

O Trato Genital Feminino 633

Ovários Policísticos e Hipertecose Estromal (p. 1048)

A *síndrome do ovário policístico (SOP; síndrome de Stein-Leventhal)* afeta de 6% a 10% de mulheres em idade reprodutiva; apresenta numerosos folículos císticos, em geral com oligomenorreia associada, anovulação persistente, obesidade, hirsutismo e resistência à insulina. Distúrbios na biossíntese de androgênio estão implicados em sua causalidade. Os ovários estão aumentados, com inúmeros cistos subcorticais. Pelos níveis aumentados de estroma, a SOP também aumenta o risco de hiperplasia endometrial e carcinoma.

A *hipertecose estromal* é um distúrbio do estroma ovariano tipicamente em mulheres na pós-menopausa; reflete-se por hipercelularidade estromal e luteinização visível como discretos ninhos de células com citoplasma vacuolado. As manifestações clínicas são similares às da SOP, embora a virilização possa ser profunda.

Tumores Ovarianos (p. 1048)

Os tumores ovarianos podem surgir de epitélio, células germinativas ou estroma do cordão sexual; em geral, 80% são benignos e a maioria ocorre em mulheres de 20 a 45 anos (Tabela 22-3). Os tumores malignos ocorrem tipicamente em mulheres mais velhas (45 a 65 anos) e representam 3% de todos os cânceres femininos; a maioria é detectada somente após a disseminação além do ovário; por isso, são responsáveis por um número grande de mortes por câncer.

Tumores Epiteliais (p. 1049)

A maioria das neoplasias ovarianas primárias é epitelial; *surgem principalmente do epitélio mulleriano.* A classificação baseia-se em extensão da proliferação e tipo de diferenciação; a proliferação aumentada geralmente implica um potencial maligno maior. Os padrões de proliferação são classificados como *benignos, limítrofes* e *malignos*, enquanto os padrões

TABELA 22-3	Frequência dos Principais Tumores Ovarianos	
Tipo	**Porcentagem de Tumores Ovarianos Malignos**	**Porcentagem dos Bilaterais**
Seroso		
Benigno (60%)	47	25
Limítrofe (15%)		30
Maligno (25%)		65
Mucinoso		
Benigno (80%)		5
Limítrofe (10%)	3	10
Maligno (10%)		< 5
Carcinoma endometrioide	20	40
Carcinoma indiferenciado	10	—
Carcinoma de células claras	6	40
Tumor de células da granulosa	5	40
Teratoma		
Benigno (96%)	1	Raro
Maligno (4%)		
Metastático	5	50
Outros	3	—

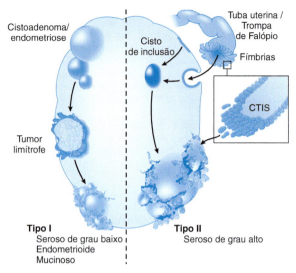

Figura 22-2 Diagrama esquemático da patogênese dos tumores epiteliais ovarianos. Os tumores tipo I progridem de tumores benignos para limítrofes, que podem dar origem a um carcinoma de grau baixo. Incluem os carcinomas serosos, endometrioides e mucinosos de grau baixo. Os tumores tipo II surgem dos cistos de inclusão ou do epitélio da tuba uterina via precursores intraepiteliais que, muitas vezes, não são identificados. Demonstram características de alto grau e, com mais frequência, têm histologia serosa. *CTIS*, Carcinoma tubário intraepitelial seroso.

de diferenciação são *serosos, mucinosos* ou *endometrioides*. As lesões benignas são subclassificadas ainda com base nos componentes tumorais: *císticas (cistadenomas), fibrocísticas (cistadenofibromas)* e predominantemente *fibrosas (adenofibromas)*. Um componente cístico nos tumores malignos pode levar à designação de *cistadenocarcinoma*.

Os carcinomas ovarianos são classificados como mostrado na Figura 22-2. Os *carcinomas tipo I* são tumores de grau baixo que surgem em associação a tumores limítrofes ou endometriose; incluem tumores serosos de grau baixo, endometrioides e mucinosos. Os *carcinomas tipo II*, em geral, são tumores serosos de alto grau que surgem de um carcinoma intraepitelial seroso.

Tumores Serosos (p. 1050)

Os tumores serosos são responsáveis por 30% de todos os tumores ovarianos; 70% são benignos ou limítrofes. Os carcinomas serosos são a malignidade ovariana mais comum (40% do total). O prognóstico está ligado ao estágio e grau do tumor; mesmo com uma disseminação extraovariana extensa, os tumores de grau baixo podem progredir de maneira relativamente lenta. As taxas de sobrevida dos tumores limítrofes e malignos confinados ao ovário são de 100% e 70%, respectivamente; as taxas de sobrevida em 5 anos de tumores similares envolvendo o peritônio são de 90% e 25%.

Patogênese (p. 1050). Nuliparidade, disgenesia gonadal, histórico familiar e mutações herdáveis são importantes fatores de risco. As mutações em *BRCA1* e *BRCA2* acarretam um risco de desenvolvimento de câncer ovariano por volta dos 70 anos de idade em 20% a 60% das pacientes; a maioria será de grau alto. Os tumores de grau baixo tendem a surgir em tumores serosos limítrofes e sofrem mutações em *KRAS* e *BRAF*; por outro lado, os tumores de grau alto têm alta frequência de mutações em *TP53*. Muitos desses tumores parecem surgir da extremidade fimbriada da tuba uterina.

O Trato Genital Feminino 635

Morfologia (p. 1051)

- *Macroscópica:* Consistem tipicamente em grandes massas císticas cheias de fluido seroso; podem ocorrer loculações intracísticas. Os cistadenomas benignos têm um revestimento interno liso e brilhante. Os *cistadenocarcinomas* podem apresentar pequenas nodularidades murais ou projeções papilares. A bilateralidade é comum.
- *As características microscópicas incluem o seguinte:*

  - As lesões benignas são revestidas por uma única camada de células epiteliais ciliadas altas, colunares, que algumas vezes formam papilas microscópicas.
  - Os cistadenocarcinomas francamente malignos têm epitélio em múltiplas camadas, com muitas áreas papilares e grandes massas epiteliais sólidas que invadem focalmente o estroma.
  - Os tumores limítrofes mostram leve atipia com complexa arquitetura epitelial micropapilar sem invasão.

Tumores Mucinosos (p. 1052)

Os tumores mucinosos respondem por aproximadamente 20% a 25% de todas as neoplasias ovarianas. A grande maioria é benigna ou limítrofe; os carcinomas mucinosos primários totalizam apenas 3% de todas as malignidades ovarianas. As mutações em *KRAS* são uma característica comum, mesmo em lesões benignas. Esses tumores podem semear o peritônio com numerosos implantes que produzem extensa ascite mucinosa, chamada de *pseudomixoma peritoneal* (embora, com mais frequência, essa condição seja decorrente de tumores apendiculares primários). As taxas de sobrevida em 10 anos para a doença não invasiva em estágio I são maiores que 95%; os tumores malignos francamente invasivos têm uma taxa de sobrevida em 10 anos em mais de 90% dos casos.

Morfologia (p. 1052)

- *Macroscópica:* Os tumores tendem a produzir grandes massas císticas multiloculadas cheias de fluido gelatinoso e pegajoso. Apenas 5% são bilaterais.
- *As características microscópicas incluem o seguinte:*

  - As lesões benignas são revestidas por epitélio colunar alto, não ciliado, semelhante ao epitélio intestinal ou cervical benigno com mucina apical.
  - Os tumores mucinosos limítrofes exibem crescimento complexo similar ao dos adenomas tubulares ou vilosos no trato GI.
  - Os carcinomas mucinosos geralmente exibem crescimento glandular confluente, representando uma forma de invasão expansiva.

Tumores Ovarianos Endometrioides (p. 1053)

Os carcinomas endometrioides respondem por 10% a 15% de todos os cânceres ovarianos; exibem epitélio semelhante ao endométrio benigno ou maligno. Aproximadamente 15% a 20% dos casos ocorrem no quadro de endometriose concomitante, embora também seja possível a origem diretamente da superfície ovariana. Em 15% a 30% dos casos, também ocorrem carcinomas endometriais independentes. Mutações de *PTEN*, *KRAS* e β-catenina ocorrem frequentemente e mutações de *TP53* são comuns em tumores mal diferenciados. A sobrevida em cinco anos para a doença em estágio I é de 75%.

Morfologia (p. 1053)

- *Macroscópica:* As lesões são uma combinação de massas sólidas e císticas; 40% são bilaterais.
- *Microscópica:* Os padrões glandulares têm grande semelhança com o adenocarcinoma endometrial.

Carcinoma de Células Claras (p. 1054)

O carcinoma de células claras é raro; é considerado uma variante do adenocarcinoma endometrioide. Os tumores podem ser císticos ou sólidos; as grandes células epiteliais contêm abundante citoplasma claro. As pacientes com câncer confinado ao ovário têm uma taxa de 90% de sobrevida em 5 anos. No entanto, a disseminação extraovariana anuncia um mau prognóstico.

Tumores de Células Transicionais (p. 1054)

Também chamados de tumores de Brenner, compreendem 10% dos tumores epiteliais ovarianos. São tumores sólidos (*adenofibroma*), de tamanho variável (1 a 30 cm), caracterizados por estroma fibroso denso e ninhos de epitélio semelhantes ao epitélio transicional urinário ou raramente colunar. Geralmente, são unilaterais; a grande maioria é benigna.

Curso Clínico, Detecção e Prevenção de Tumores Epiteliais Ovarianos (p. 1054)

- Os tumores epiteliais ovarianos tendem a ter manifestações similares: dor abdominal inferior e aumento de volume, com sintomas secundários à compressão intestinal ou vesical. As lesões benignas são prontamente ressecadas; as lesões malignas estão associadas a caquexia progressiva e a disseminação além da cápsula pode causar ascite massiva e/ou salpicado peritoneal difuso. A maioria das pacientes é diagnosticada somente depois que o tumor se tornou grande ou disseminado, levando a uma baixa estatística de sobrevida geral.
- CA-125 é um marcador sérico dos carcinomas ovarianos, mas lhe falta sensibilidade e especificidade. Portanto, é mais útil como ferramenta de monitoramento da progressão da doença do que no diagnóstico primário.
- A triagem para identificar as pacientes em risco (p. ex., as pacientes com mutações de *BRCA*) pode identificar as candidatas à salpingo-ooforectomia profilática.

Tumores de Células Germinativas (p. 1055)

Os tumores de células germinativas representam de 15% a 20% de todos os tumores ovarianos; em sua maioria, são *teratomas císticos benignos*. São similares aos tumores masculinos de células germinativas e surgem da transformação neoplásica de células germinativas totipotentes capazes de se diferenciar em três camadas de células germinativas (Fig. 22-3).

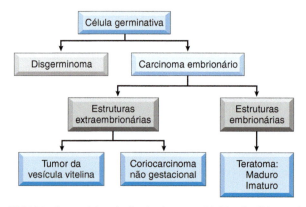

Figura 22-3 Histogênese e inter-relações dos tumores originários da célula germinativa.

O Trato Genital Feminino · 637

Teratomas (p. 1055)

- Os *teratomas maduros (benignos) (cistos dermoides*; p. 1055) surgem tipicamente em mulheres jovens durante seus anos reprodutivos ativos. O cariótipo de praticamente todos os teratomas benignos é 46,XX e, provavelmente, surgem de um óvulo após a primeira divisão meiótica. Os teratomas maduros são caracteristicamente massas císticas revestidas por epitélio escamoso com estruturas anexiais, incluindo folículos pilosos e glândulas sebáceas, estruturas dentárias e, muitas vezes, também podem ser identificados tecidos de outras camadas de células germinativas (p. ex., cartilagem, osso, tireoide tecidos e neurais). Os tumores são bilaterais em 10% a 15% dos casos. A grande maioria é curada por excisão; 1% sofre transformação maligna, geralmente o carcinoma de células escamosas.
- Os *teratomas monodérmicos ou especializados* (p. 1056) diferenciam-se ao longo da linha de um único tecido anormal. O mais comum é o *estroma ovariano*, composto inteiramente de tecido tireóideo maduro; outra variante é o carcinoide ovariano.
- Os *teratomas imaturos (malignos)* (p. 1056) são tumores raros, compostos por elementos embrionários (em vez de adultos) semelhantes aos tecidos fetais imaturos. Ocorrem principalmente em adolescentes e mulheres jovens. Embora cresçam rapidamente e com frequência penetrem na cápsula, o prognóstico dos tumores de grau baixo é excelente e até as malignidades de grau alto podem responder bem à quimioterapia.

Disgerminoma (p. 1056)

Disgerminoma é a contraparte ovariana do seminoma testicular; responde por 2% de todos os cânceres ovarianos, mas por aproximadamente metade dos tumores malignos de células germinativas. A maioria ocorre entre 20 e 40 anos de idade e quase todos não têm função endócrina. A expressão dos fatores de transcrição Oct3, Oct4 e Nanog A pelos disgerminomas mantém a pluripotência; os tumores também expressam o receptor c-KIT de tirosina quinase. Todos os disgerminomas são malignos, mas apenas cerca de um terço é altamente agressivo; por serem quimiossensíveis, a taxa de sobrevida geral excede 80%.

Tumor do Saco Vitelino (p. 1057)

O tumor do saco vitelino (também chamado de *tumor de seio endodérmico*) é uma neoplasia rara resultante da diferenciação das células germinativas em direção às estruturas da vesícula vitelina. Histologicamente, há estruturas do tipo glomérulo com um vaso central envolvido por células germinativas dentro de um espaço cístico revestido por células germinativas adicionais (*corpos de Schiller-Duval*). Gotículas hialinas intra e extracelulares são evidentes e podem conter α-fetoproteína. Os tumores ocorrem em crianças e mulheres jovens e seu crescimento é agressivo, mas são quimiorresponsivos e a taxa de sobrevida é superior a 80%, independente do estágio da doença.

Coriocarcinoma (p. 1057)

O coriocarcinoma é outro exemplo de diferenciação extraembrionária das células germinativas malignas; a maioria desses tumores existe em combinação com outros tumores de células germinativas. Histologicamente, são idênticos às malignidades placentárias e elaboram gonadotrofinas coriônicas. Os coriocarcinomas ovarianos são altamente malignos, suas metástases são amplas e são muito mais resistentes à quimioterapia do que suas contrapartes placentárias.

Tumores Estromais e do Cordão Sexual (p. 1058)

Esses tumores originam-se do estroma ovariano, que, por sua vez, deriva dos cordões sexuais da gônada embrionária. Os tumores frequentemente produzem estrógenos ou androgênios.

638 | Patologia Sistêmica: Doenças dos Sistemas Orgânicos

Tumores de Células da Granulosa (p. 1058)

Os tumores de células da granulosa constituem 5% de todos os tumores ovarianos; são compostos por várias combinações de células da teca e granulosa. Mutações em *FOXL2*, que codifica um fator de transcrição de células da granulosa, estão presentes em praticamente todos os tumores de célula da granulosa em adultos e dois terços dos casos ocorrem em mulheres na pós-menopausa. A inibina produzida pelas células da granulosa pode ser um biomarcador útil para o diagnóstico e monitoramento dos tumores.

- Esses tumores podem acumular grandes quantidades de estrógeno e, assim, induzir desenvolvimento sexual precoce e hiperplasia endometrial; predispõem ao carcinoma endometrial. Ocasionalmente, os tumores de células da granulosa produzem androgênios masculinizantes.
- De 5% a 25% dos tumores de células da granulosa são malignos, porém a maioria tem curso indolente, com taxas de sobrevida, em 10 anos, de 85%. Os tecomas puros são quase sempre benignos.

Morfologia (p. 1058)

- *Macroscópica:* Os tumores são geralmente unilaterais, sólidos, branco-amarelados.
- *Microscópica:* O componente de célula da granulosa consiste em células pequenas cuboides a poligonais, que crescem em cordões, lâminas ou filamentos; pode haver estruturas ocasionais semelhantes a glândulas com material acidófilo (corpúsculos de Call-Exner). Os componentes de células tecais consistem em lâminas de células fusiformes "rechonchudas", que geralmente contêm gotículas de lipídios.

Fibromas, Tecomas e Fibrotecomas (p. 1059)

Fibromas, tecomas e fibrotecomas respondem por 4% de todas as neoplasias ovarianas; a grande maioria é benigna. Geralmente, são massas unilaterais, sólidas, duras, branco-acinzentadas. O componente do fibroma consiste em fibroblastos bem diferenciados e escasso tecido conectivo colagenoso; a porção de tecoma contém células fusiformes "rechonchudas" com gotículas de lipídio.

Curiosamente, 40% dos tumores são associados à ascite e, menos frequentemente, ao hidrotórax do lado direito (*síndrome de Meigs*). Podem, também, ser associados à síndrome do nevo de células basais (Cap. 25).

Tumores de Células de Sertoli-Leydig (p. 1059)

Os tumores de células de Sertoli-Leydig recapitulam as células dos testículos e geralmente produzem masculinização ou desfeminização. Geralmente, são unilaterais e consistem em túbulos compostos de células de Sertoli e/ou de Leydig entremeadas com estroma. Mais de 50% dos casos apresentam mutações em *DICER1*, um gene codificador de uma endonuclease essencial para o processamento de microRNA.

Outros Tumores Estromais e do Cordão Sexual (p. 1059)

- Os *tumores de células do hilo (tumores de células de Leydig puro)* são raros tumores unilaterais formados por células de Leydig; produzem testosterona e causam virilização.
- O *luteoma da gravidez* é um tumor raro semelhante ao do corpo lúteo da gravidez; esses tumores causam virilização em pacientes grávidas e em seus fetos femininos.
- O *gonadoblastoma* é um tumor raro, composto por células germinativas e derivativos estromais e de cordão sexual; ocorre em pacientes com desenvolvimento sexual anormal e nas gônadas de natureza indeterminada (p. ex., homens fenotípicos com testículos não descidos e órgãos internos femininos). Em metade dos casos, também há um disgerminoma.

O Trato Genital Feminino 639

Tumores Metastáticos (p. 1060)

Os tumores metastáticos do ovário frequentemente derivam de tumores de origem mülleriana (p. ex., útero, tuba uterina, ovário contralateral ou peritônio pélvico); as fontes mais comuns das metástases extramullerianas são os carcinomas de mama e trato GI. Os *tumores de Krukenberg* são neoplasias ovarianas (geralmente bilaterais) causadas por células em sinete metastáticas produtoras de mucina, geralmente originárias do estômago.

Distúrbios Gestacionais e Placentários (p. 1060)

Distúrbios do Início da Gravidez (p. 1060)

Aborto Espontâneo (p. 1060)

O aborto espontâneo é definido como perda da gravidez antes de 20 semanas de gestação; 10% a 15% de gravidezes clinicamente reconhecidas (e um número significativo de gestações não identificadas) terminam espontaneamente. As causas podem ser:

- Maternas (p. ex., diabetes, defeitos de fase lútea e outros distúrbios endócrinos)
- Fetais, em que 50% apresentam anormalidades cromossômicas e números adicionais com defeitos genéticos mais sutis
- Defeitos uterinos (p. ex., leiomiomas, pólipos ou malformações)
- Distúrbios sistêmicos afetando a vasculatura materna (p. ex., síndrome do anticorpo antifosfolipídico, coagulopatias ou hipertensão)
- Infecções (p. ex., toxoplasmose, *Mycoplasma*, *Listeria* e vários vírus)

Gravidez Ectópica (p. 1062)

A gravidez ectópica denota implante de embrião em outro local que não o útero – geralmente nas tubas uterinas (90%), mas também no ovário ou na cavidade abdominal; ocorre em 2% das gravidezes. Os fatores predisponentes incluem DIP com formação cicatricial (em 35% a 50% dos pacientes), dispositivos intrauterinos (risco aumentado em duas vezes) e adesões peritubárias relacionadas com a endometriose ou cirurgia anterior; 50% ocorrem em tubas aparentemente normais.

Aspectos Clínicos (p. 1062)

A gravidez tubária tem um de quatro resultados:

- Hemorragia intratubária com a formação de hematossalpinge
- Ruptura tubária com a hemorragia intraperitoneal
- Regressão espontânea com reabsorção dos produtos de concepção
- Extrusão para o interior da cavidade abdominal (aborto tubário)

A ruptura tubária é uma emergência médica caracterizada por abdome agudo e choque; o diagnóstico é sugerido por níveis elevados de gonadotrofina coriônica humana (GTH, hCG), achados ultrassonográficos e uma biópsia endometrial mostrando alterações da decídua e vilos coriônicos ausentes. A gravidez ectópica ainda responde por 4% a 10% das mortes relacionadas com a gravidez.

Distúrbios do Final da Gravidez (p. 1062)

As patologias placentárias podem ter resultados que vão do leve retardo de crescimento intrauterino até a morte fetal e podem, também, precipitar a pré-eclâmpsia maternal.

Placentas Gemelares (p. 1062)

As gestações gemelares surgem da fertilização de dois óvulos (dizigóticos) ou divisão de um óvulo fertilizado (monozigótico). As placentas resultantes podem ser monocoriônicas

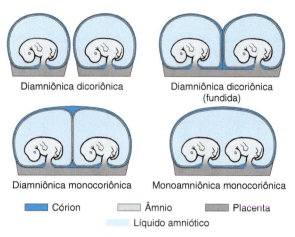

Figura 22-4 Diagrama representando os vários tipos de placentação gemelar e sua relações com a membrana. *(Adaptada de Gersell DJ, Kraus FT: Diseases of the placenta. In Kurman R (ed): Blaustein's Pathology of the Female Genital Tract. New York, NY: Springer, 1994, p. 975-1048.)*

ou dicoriônicas; um único córion indica gêmeos monozigóticos e, dependendo do momento da divisão dele, podem ser monoamnióticas ou diamnióticas. As placentas dicoriônicas são sempre diamnióticas e podem ocorrer com gêmeos monozigóticos ou dizigóticos (Fig. 22-4).

Em gestações gemelares monocoriônicas, anastomoses vasculares podem permitir a partilha das circulações fetais. A *síndrome da transfusão feto-fetal* ocorre se houver um fluxo desequilibrado em um *shunt* arteriovenoso; disparidades subsequentes no volume sanguíneo podem levar à morte de um ou ambos os fetos.

Anormalidades da Implantação Placentária (p. 1063)

- *Placenta prévia* denota um implante placentário no segmento uterino inferior ou na cérvice e associa-se a intenso sangramento no terceiro trimestre. A cobertura completa do óstio cervical requer parto cesáreo para evitar ruptura placentária e exsanguinação materna.
- *Placenta acreta* ocorre quando a decídua está ausente e a placenta adere-se diretamente ao miométrio; no parto, a placenta não consegue se separar e ocorre hemorragia potencialmente fatal.

Infecções da Placenta (p. 1063)

- Infecções ascendentes (geralmente bacterianas) através do canal do parto são mais comuns; podem causar infecção das membranas coriônicas (*corioamnionite aguda*) e causar ruptura prematura da membrana e parto pré-termo. A inflamação envolve o córion-âmnio e os vasos fetais umbilicais e da placa coriônica.
- Infecções hematogênicas podem resultar de septicemia materna, incluindo *Listeria*, estreptococos e organismos TORCH (toxoplasmose, rubéola, citomegalovírus, herpes). Caracterizam-se por inflamação vilosa crônica (vilosite).

Pré-eclâmpsia e Eclâmpsia (p. 1063)

Pré-eclâmpsia é uma síndrome caracterizada por hipertensão, proteinúria e edema; ocorre em 3% a 5% das gestações, geralmente no terceiro trimestre. *Eclâmpsia* é uma forma mais grave associada a convulsões e coma. Os pacientes também podem apresentar hipercoagulabilidade, insuficiência renal e edema pulmonar; 10% desenvolvem síndrome HELLP (Cap. 18) – hemólise, enzimas hepáticas elevadas e baixos níveis de plaquetas.

O Trato Genital Feminino 641

Patogênese (p. 1064)

As síndromes estão associadas à disfunção endotelial sistêmica, vasoconstrição e maior permeabilidade vascular promovida por fatores derivados da placenta.

- *Vasculatura placentária anormal:* Na gravidez normal, células trofoblásticas fetais convertem artérias espirais deciduais maternas de alta resistência em vasos uteroplacentários de alta capacitância, que não possuem uma cobertura de músculo liso. Na pré-eclâmpsia, não ocorre remodelagem e a placenta não pode atender às demandas de perfusão da gravidez tardia. A trombose de vaso placentário ou necrose fibrinoide pode ter um resultado similar.
- *Disfunção endotelial e angiogênese ou desequilíbrio antiangiogênese:* Em resposta à hipóxia, a placenta isquêmica libera quantidades abundantes de fatores antiangiogênicos (sFlt-1 e endoglina), que reduzem o desenvolvimento vascular placentário. A sFlt-1 e a endoglina placentárias na circulação também levam à disseminação da disfunção endotelial materna pela inibição da produção de óxido nítrico e prostaciclina dependente do *fator de crescimento endotelial vascular* (FCEV) e *fator transformador do crescimento ß (FTC-ß)*. (TGF-ß). As consequências incluem hipertensão sistêmica, enquanto a subsequente disfunção endotelial leva a proteinúria, edema e hipercoagulabilidade.
- *Anormalidades de coagulação:* A hipercoagulabilidade provavelmente se relaciona com a reduzida produção endotelial de PGI2 (prostaciclina) e maior liberação de fatores pró-coagulantes, atribuíveis ao antagonismo de FCEV por sFlt-1.

Morfologia (p. 1065)

A placenta exibe numerosos infartos periféricos pequenos, com maturação vilosa acelerada indicativa de isquemia crônica e hematomas retroplacentários.

Aspectos Clínicos (p. 1065)

A pré-eclâmpsia ocorre geralmente após a trigésima quarta semana de gravidez; o início é tipicamente insidioso. O parto é o único tratamento definitivo, porém a doença leve pré-termo pode ser tratada de maneira conservadora, com monitoramento e repouso no leito. Na doença grave, a terapia anti-hipertensiva não afeta o curso ou resultado. Na maioria dos casos, a pré-eclâmpsia não tem sequelas permanentes, embora 20% das pacientes eventualmente desenvolvam hipertensão e microalbuminúria e há um risco duas vezes maior de doença cardíaca ou vascular do sistema nervoso central (SNC).

Doença Trofoblástica Gestacional (p. 1065)

A doença trofoblástica gestacional é um espectro de tumores e condições semelhantes a tumores caracterizados pela proliferação de tecido trofoblástico.

Mola Hidatiforme (p. 1065)

As molas hidatiformes caracterizam-se por edema cístico dos vilos coriônicos, acompanhado de variável proliferação trofoblástica; estas podem ser precursoras de coriocarcinoma. O risco de uma mola é maior em ambos os extremos dos anos reprodutivos; a incidência nos Estados Unidos é de 1 por 1.000 a 2.000 gestações. As molas não invasivas benignas são classificadas como *completas* e *parciais*, com base em estudos histológicos, citogenéticos e citometria de fluxo (Fig. 22-5; Tabela 22-4).

- A *mola completa* (p. 1065) ocorre quando um ovo que perdeu seus cromossomos é fertilizado por um ou dois espermatozoides; todo o material genético, portanto, é derivado do pai. Aproximadamente 90% das molas completas derivam de material genético duplicado de um espermatozoide e são 46,XX; o restante deriva de dois espermatozoides e são 46,XX ou 46,XY. Há um risco de 2,5% para coriocarcinoma e de 15% para mola persistente ou invasiva.

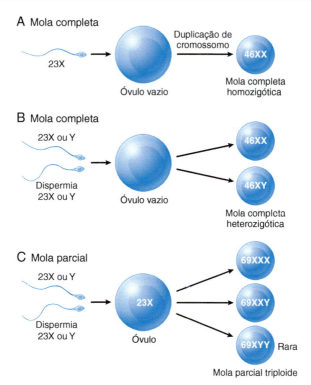

Figura 22-5 Origem das molas hidatidiformes completas e parciais. **A,** Molas completas surgem com mais frequência da fertilização de um óvulo vazio por um único espermatozoide, que sofre duplicação de seus cromossomos. **B,** Com menos frequência, molas completas surgem da dispermia, em que dois espermatozoides fertilizam um óvulo vazio. **C,** Molas parciais surgem de dois espermatozoides que fertilizam um só óvulo.

TABELA 22-4 Características de Mola Hidatiforme Completa *versus* Parcial

Característica	Mola Completa	Mola Parcial
Cariótipo	46,XX (46,XY)	Triploide
Edema viloso	Todos os vilos	Alguns vilos
Proliferação de trofoblasto	Difusa, circunferencial	Focal; leve
Atipia	Geralmente presente	Ausente
GCH sérica	Elevada	Menos elevada
GCH no tecido	++++	+
Comportamento	Coriocarcinoma 2%	Coriocarcinoma raro

GCH (hCG), Gonadotrofina Coriônica humana.

O Trato Genital Feminino **643**

- A *mola parcial* (p. 1066) ocorre quando um óvulo com conteúdo cromossômico normal é fertilizado por dois espermatozoides para obter um complemento triploide de material genético; o cariótipo é 69,XXX ou 69,XXY. Não há aumento de risco para coriocarcinoma.

Morfologia (p. 1066)

- *Macroscópica:* As molas consistem em massas de estruturas císticas translúcidas, do tipo racemoso, de paredes finas. As partes fetais raramente são vistas em molas completas, sendo mais comuns nas molas parciais.
- *Microscópica:* As molas completas mostram edema hidrópico dos vilos, vascularização inadequada dos vilos e significativa proliferação trofoblástica. As molas parciais exibem somente edema focal e proliferação trofoblástica focal e leve.

Aspectos Clínicos (p. 1066)

As molas podem ser diagnosticadas por exame ultrassonográfico e GCH sérica, revelando níveis que excedem aqueles produzidos por uma gravidez normal de idade similar. A curetagem completa é uma terapia adequada para a maioria das molas; o acompanhamento com determinações de GCH pode identificar molas invasivas ou coriocarcinomas em potencial.

Mola Invasiva (p. 1067)

Uma mola invasiva penetra e pode até perfurar a parede uterina, associada a citotrofoblastos proliferantes e sinciciotrofoblastos; os vilos podem embolizar para locais distantes, mas não crescem. As molas invasivas são associadas à GCH persistentemente elevada. O tumor responde bem à quimioterapia.

Coriocarcinoma (p. 1067)

Coriocarcinoma é um tumor maligno que surge em 1:20.000 a 1:30.000 gestações nos Estados Unidos. Metade aparece em molas hidatidiformes, 25% em abortos anteriores, 22% em gestações normais e o restante em gestações ectópicas.

Morfologia (p. 1067)

- *Macroscópica:* Os tumores são grandes massas carnosas, moles, amarelo-esbranquiçadas, com áreas de necrose e hemorragia.
- *Microscópica*: As lesões consistem em proliferações de citotrofoblastos e sinciciotrofoblastos mistos. O tumor invade o endométrio subjacente, penetra os vasos sanguíneos e vasos linfáticos e pode metastatizar amplamente.

Aspectos Clínicos (p. 1067)

Os coriocarcinomas manifestam-se com sangramento vaginal e leucorreia, que podem aparecer no curso de uma gravidez aparentemente normal, após um aborto espontâneo ou curetagem; os títulos de GCH estão elevados, acima dos observados na mola hidatidiforme. As metástases disseminadas, em geral, já estão presentes no momento da descoberta inicial. Os coriocarcinomas gestacionais são altamente sensíveis à quimioterapia, com taxas de remissão de 100% e altas taxas de curas.

Tumor Trofoblástico do Sítio Placentário (p. 1067)

O tumor trofoblástico do sítio placentário (TPSP) compreende menos de 2% dos tumores trofoblásticos gestacionais; representa a proliferação neoplásica de trofoblastos extravilosos (intermediários). A lesão difere do coriocarcinoma porque elementos sinciciotrofoblásticos e citotrofoblásticos estão ausentes e os tumores produzem níveis mais baixos de GCH. A maioria é apenas localmente invasiva, mas de 10% a 15% resultam em metástases e morte.

23
A Mama

A patologia da mama é mais bem compreendida no contexto da anatomia normal (Fig. 23-1). As mamas são compostas de epitélio e estroma especializados, sendo que cada um pode desenvolver lesões benignas ou malignas. É importante observar que dois tipos de células (derivadas das mesmas células-tronco precursoras) revestem os ductos e os lóbulos — *células mioepiteliais* na membrana basal e *células epiteliais* luminais por cima. O estroma também tem duas formas — *estroma interlobular*, composto de entremeado de tecido conectivo fibroso e adiposo, e *estroma intralobular*, ao redor dos ácinos compostos de células semelhantes a fibroblastos, específicas da mama e responsivas a hormônios. As interações entre o estroma e o epitélio promovem a função e a estrutura normal da mama.

Durante a gestação, a arquitetura da mama se torna quase completamente composta de lóbulos, com escassez de estroma. Embora as células epiteliais passem por algum grau de apoptose após a interrupção da lactação, os lóbulos regridem parcialmente e essas mudanças permanentes no tamanho e quantidade de lóbulos podem explicar a redução do risco de câncer de mama observada em mulheres jovens que tiveram filhos.

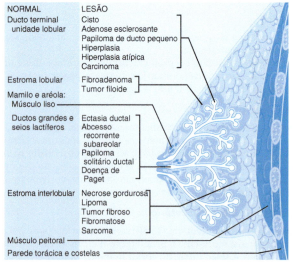

Figura 23-1 Origens anatômicas das lesões de mama comuns.

Distúrbios do Desenvolvimento (p. 1070)

- *Remanescentes da linha mamária* (p. 1070) podem produzir mamilos supranumerários responsivos ao hormônio ou tecido mamário da axila ao períneo. Isso chama atenção principalmente por ser secundário ao inchaço pré-menstrual doloroso.
- *Tecido mamário axilar acessório* (p. 1071): Ocasionalmente, o tecido do ducto normal se estende para o tecido subcutâneo da axila ou da parede torácica. Isso pode estar presente como um nódulo em caso de hiperplasia lactacional ou pode originar o carcinoma fora da mama.
- *Inversão de mamilo congênita* (p. 1071): é comum e geralmente se corrige espontaneamente durante a gestação ou com tração; a *inversão de mamilo adquirida* é preocupante em relação ao carcinoma ou condições inflamatórias da mama.

Apresentação Clínica da Doença Mamária (p. 1071)

- *Dor (mastalgia ou mastodinia)* é um sintoma comum na mama. A dor cíclica difusa pode estar relacionada ao edema pré-menstrual. A dor não cíclica é geralmente localizada e pode ocorrer secundariamente à infecção, trauma ou cistos rompidos. Quase todas as massas dolorosas são benignas, embora 10% dos cânceres de mama se manifestem com dor.
- *Massas palpáveis* medem geralmente mais que 2 cm e são comuns; a mama normal "nodular" deve ser diferenciada de uma massa discreta. A maioria das lesões palpáveis são cistos, fibroadenomas e carcinoma, com a probabilidade de malignidade aumentando com a idade; 10% das massas dominantes em mulheres abaixo de 40 anos caracterizam câncer, enquanto em mulheres acima de 50 anos, 60% são malignas.
- *Secreção pelo mamilo* é menos comum, mas preocupante em relação ao câncer quando for unilateral e espontânea — o câncer associado à secreção ocorre em 7% das malignidades em mulheres abaixo de 60 anos e em 30% dos cânceres em mulheres acima de 60 anos. As secreções sanguinolentas ou serosas são mais comuns devido a cistos ou papilomas intraductais e a secreção sanguinolenta benigna pode ocorrer durante a gestação. A secreção de leite (galactorreia) fora da gestação pode estar relacionada a adenomas hipofisários produtores de prolactina, hipotireoidismo, ciclos anovolutários ou determinadas medicações.
- Os principais *sinais mamográficos* associados ao carcinoma são *densidade* e *calcificações*. A maioria das neoplasias (benignas e malignas) é radiologicamente mais densa que o tecido mamário normal; o valor da mamografia é a capacidade de detectar lesões de 1 cm. As calcificações são formadas em secreções, fragmentos necróticos ou estroma hialinizado, estando associadas a lesões benignas e malignas. As calcificações associadas à malignidade são normalmente pequenas, irregulares, numerosas e agrupadas; o *carcinoma ductal in situ* (CDIS) é mais comumente detectado como calcificações.
- A sensibilidade e a especificidade da mamografia aumentam com a idade, devido à reposição progressiva de tecido mamário radiodenso, fibroso e jovem com estroma adiposo e radiolucente. Aos 40 anos de idade, as lesões mamográficas são somente carcinoma em 10% dos casos; isso aumenta para 25% em pacientes acima de 50 anos. Embora o diagnóstico precoce pela triagem mamográfica de rotina tenha sido responsável por diminuir a mortalidade pelo câncer de mama, os benefícios não são tão bons como previstos. Aproximadamente 10% dos carcinomas invasivos não são detectados pela mamografia. Além disso, 70% a 80% dos cânceres detectados pela mamografia já são invasivos e com metástases. Ironicamente, os cânceres com maior probabilidade de morte são os menos detectados pela mamografia, pois normalmente ocorrem em mulheres jovens, que não fazem exames de triagem rotineiros, ou constituem malignidades que crescem rapidamente entre as mamografias. Finalmente,

Patologia Sistêmica: Doenças dos Sistemas Orgânicos

muitos cânceres detectados pela mamografia (10% a 30%) são clinicamente indolentes e não causam danos à paciente (o que faz lembrar muitos cânceres de próstata).

Distúrbios Inflamatórios (p. 1072)

A inflamação da mama (*mastite*) é rara, exceto durante a lactação. O "carcinoma inflamatório" mimetiza a inflamação ao obstruir os ductos linfáticos dérmicos; deve ser considerado em uma mulher que não está amamentando e apresenta sinais clínicos de mastite.

Mastite Aguda (p. 1072)

Quase todos os casos ocorrem durante o primeiro mês da lactação, quando a mama está vulnerável a infecções bacterianas (*Staphylococcus* e *Streptococcus*) nas rachaduras e nas fissuras do mamilo. A mastite aguda normalmente é curada com antibióticos e amamentação contínua.

Metaplasia Escamosa dos Ductos Lactíferos (p. 1072)

Essa condição resulta em eliminação de queratina e subsequente obstrução dos ductos; a dilatação e a ruptura dos ductos levam à inflamação intensa crônica e granulomatosa, que se manifesta como uma massa subareolar dolorosa em ambos os sexos (termos sinônimos: *abcesso subareolar recorrente, metaplasia escamosa dos ductos lactíferos* e *doença de Zuska*). O tabagismo está associado a 90% dos casos, assim como à deficiência de vitamina A. Pode ocorrer infecção bacteriana secundária e os casos recorrentes podem ser complicados por tratos fistulosos periareolares e/ou inversão de mamilo. O tratamento inclui a excisão cirúrgica dos ductos envolvidos.

Ectasia do Ducto (p. 1072)

A ectasia do ducto mamário normalmente se manifesta como uma massa periareolar indolor e pouco definida, com secreções brancas e viscosas pelo mamilo. Costuma ocorrer em multíparas de 50 a 70 anos de idade; não há associação ao tabagismo. A lesão é caracterizada por espessamento de secreções, dilatação do ducto sem metaplasia escamosa e inflamação periductal, que pode levar à fibrose e à retração de pele.

Necrose Gordurosa (p. 1073)

A necrose gordurosa é uma massa indolor e palpável, com espessamento ou retração de pele e densidade mamográfica e/ou calcificações. Está associada a trauma anterior ou cirurgia. Histologicamente, as lesões evoluem de hemorragia com inflamação aguda e necrose gordurosa liquefativa à inflamação crônica, com células gigantes e hemossiderina no tecido fibroso.

Mastopatia Linfocítica (Lobulite Linfocítica Esclerosante) (p. 1073)

As lesões se manifestam como uma ou várias massas palpáveis, duras como pedra; a histologia revela estroma colagenizado ao redor dos ductos atróficos, com infiltrado linfocítico proeminente. A associação do diabetes mellitus tipo 1 e doença autoimune da tireoide sugere uma etiologia autoimune.

Mastite Granulomatosa (p. 1073)

Pode estar associada a doenças sistêmicas (sarcoidose, granulomatose com poliangite), corpos estranhos (p. ex., *piercings*) ou infecções granulomatosas (p. ex., micobactéria ou fungos). A *mastite lobular granulomatosa* é uma condição rara, que ocorre em mulheres que deram à luz, atribuída a respostas de hipersensibilidade aos antígenos expressos durante a lactação.

A Mama 647

Lesões Epiteliais Benignas (p. 1074)

Essas lesões são categorizadas de acordo com o risco de desenvolvimento de malignidade da mama (Tabela 23-1); na grande maioria dos casos, *não há evolução para câncer de mama.*

Alterações Não Proliferativas nas Mamas (Alterações Fibrocísticas) (p. 1074)

Essas lesões essencialmente não apresentam potencial de malignidade; representam os achados comuns observados em mamas "nodulares".

Morfologia (p. 1074)

- Os *cistos* são formados por dilatação e abertura lobular e podem se unir para formar lesões maiores; são revestidos por epitélio atrófico achatado ou células apócrinas metaplásicas e frequentemente exibem calcificações.
- A *fibrose* ocorre secundariamente à ruptura e à inflamação do cisto.
- A *adenose* é definida como o número aumentado de ácinos por lóbulo; ocorre normalmente durante a gestação e pode ser um achado focal em mamas de não gestantes. Os ácinos estão frequentemente aumentados, mas não distorcidos, além de serem revestidos por epitélio colunar, que pode exibir atipia (como "atipia epitelial plana", uma proliferação clonal associada a deleções no cromossomo 16q); ocasionalmente, há calcificações.

TABELA 23-1 Lesões de Mama Epiteliais e o Risco de Desenvolvimento de Carcinoma Invasivo	
Lesão Patológica	**Risco Relativo (Risco Absoluto Durante a Vida)***
Alterações de Mama Não Proliferativas (Alterações Fibrocísticas) Ectasia do ducto Cistos Alteração apócrina Hiperplasia leve Adenose Fibroadenoma sem características complexas	1 (3%)
Doença Proliferativa Sem Atipia Hiperplasia moderada ou florida Adenose esclerosante Papiloma Lesão esclerosante complexa (cicatriz radial) Fibroadenoma com características complexas	1,5-2 (5%-7%)
Doença Proliferativa Com Atipia HDA HLA	4-5 (13%-17%)
Carcinoma *In Situ* CLIS CDIS	8-10 (25%-30%)

*O risco relativo é o risco analisado em mulheres sem qualquer fator de risco. O risco absoluto durante a vida representa o percentual de risco de pacientes com expectativa de desenvolver o carcinoma invasivo, se não tratado.

648 • Patologia Sistêmica: Doenças dos Sistemas Orgânicos

- *Os adenomas lactacionais* são massas palpáveis em gestantes e lactantes. São tecidos mamários de aparência normal com alterações lactacionais; não são neoplásicos, mas sim uma resposta local exagerada aos hormônios gestacionais.

Doença Mamária Proliferativa Sem Atipia (p. 1074)

Essas lesões são caracterizadas por proliferação epitelial ou estromal, porém sem a atipia citológica ou arquitetural. Não são clonais e não apresentam comumente alterações genéticas, porém estão associadas a um pequeno risco para surgimento de carcinoma.

Morfologia (p. 1075)

- A *hiperplasia epitelial* é definida por mais de duas camadas de células ao redor de ductos e lóbulos.
- A *adenose esclerosante* é representada por números aumentados de ácinos por lóbulo, com distorção e compressão central e dilatação periférica.
- As *lesões esclerosantes complexas* têm componentes de adenose esclerosante, papilomas e hiperplasia epitelial.
- Os *papilomas* refletem o crescimento epitelial e os núcleos fibrovasculares associados dentro de ductos dilatados; mais de 80% dos papilomas de ductos grandes produzem secreções pelo mamilo.

Ginecomastia (p. 1075)

A ginecomastia pode ser unilateral ou bilateral e se manifestar como um aumento subareolar em forma de botão; é significativa principalmente como indicadora de desequilíbrio de estrogênio e androgênio. A ginecomastia pode ocorrer durante a puberdade, na síndrome de Klinefelter, devido a tumores produtores de hormônio, em homens com cirrose ou como efeito colateral de medicamentos. Histologicamente, há hiperplasia do ducto epitelial e hiperplasia estromal; a formação de lóbulo é rara.

Doença Mamária Proliferativa com Atipia (p. 1076)

As lesões são proliferações clonais com algumas — não todas — características histológicas do *carcinoma in situ*. Incluem hiperplasia atípica do ducto e do lóbulo (HLA), ocasionalmente associada a calcificações radiológicas. As aberrações cromossômicas incluem perda de 16q ou ganho de 17p; a HLA também mostra perda da expressão da E-caderina.

Morfologia (p. 1076)

- A *hiperplasia ductal atípica* (HDA) tem as mesmas características morfológicas do CDIS, mas com extensão limitada.
- A *HLA* tem as mesmas características do carcinoma lobular *in situ* (CLIS), mas as células não se distendem a mais de 50% do ácino dentro do lóbulo.

Significado Clínico das Alterações Epiteliais Benignas (p. 1077)

A Tabela 23-1 destaca a relação epidemiológica entre as alterações histológicas benignas e o desenvolvimento subsequente de câncer invasivo:

- Alterações não proliferativas não aumentam o risco de câncer.
- A doença proliferativa está associada a um risco aumentado de 1,5 vez.
- A doença proliferativa com atipia oferece um risco aumentado de 4 a 5 vezes, embora somente 20% dessas mulheres desenvolvam câncer de mama.

Carcinoma da Mama (p. 1077)

O carcinoma de mama é a malignidade mais comum não relacionada à pele em mulheres; uma mulher que vive até 90 anos tem uma em oito chances de desenvolver câncer de mama. No entanto, menos de 20% das mulheres com câncer de mama invasivo morrem devido ao mesmo. A maioria das malignidades da mama são adenocarcinomas; são divididos em três grandes subgrupos biológicos, com diferentes respostas ao tratamento e desfechos:

- Receptor de estrogênio (RE) positivo, HER2 negativo (50% a 65%)
- HER2 positivo (10% a 20%; os tumores podem ser RE positivos ou RE negativos)
- ER negativo, HER2 negativo (10% a 20% dos tumores)

Incidência e Epidemiologia (p. 1078)

O câncer de mama é raro em mulheres com menos de 25 anos; após os 30 anos, a incidência de cânceres do tipo RE positivo aumenta com a idade, enquanto o índice de cânceres RE negativo e HER2 positivo são relativamente constantes (Fig. 23-2). Devido ao rastreamento mamográfico, a incidência de câncer de mama aumentou nos anos 1980; no entanto, isso foi acompanhado por uma tendência decrescente no estágio clínico da apresentação — agora, predominantemente CDIS ou estágio I da doença sem metástases para os linfonodos — e taxas de mortalidade decrescentes. A incidência de câncer de mama é de 4 a 7 vezes maior nos Estados Unidos e na Europa que em outros países. Entretanto, os índices em todo o mundo estão aumentando — atribuídos a gestação tardia, menos gestações e amamentação diminuída — e até 2020, aproximadamente, 70% dos casos devem ocorrer em países em desenvolvimento.

Fatores de Risco

- *Gênero*: somente 1% dos cânceres de mama ocorrem em homens.
- *Mutações na linha germinativa*: 5% a 10% dos cânceres de mama ocorrem em pacientes com mutações na linha germinativa; o risco durante a vida de tais indivíduos ultrapassa 90%.

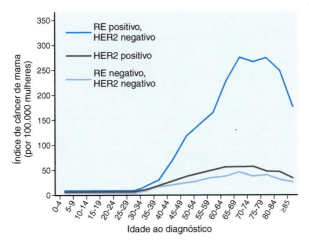

Figura 23-2 Incidência de cânceres de mama RE positivo, RE negativo e HER2 positivo de acordo com a idade; as taxas são por 100.000 mulheres. Os cânceres RE negativos e HER2 positivos têm uma incidência relativamente constante após os 40 anos. Em contraste, os cânceres RE positivos mostram um aumento acentuado de incidência aos 40 anos, com pico em 70 a 80 anos.

Patologia Sistêmica: Doenças dos Sistemas Orgânicos

- *Parentes em primeiro grau com câncer de mama*: 15% a 20% das mulheres com câncer de mama têm um parente de primeiro grau afetado (mãe, irmã ou filha), mas sem uma mutação genética identificada. A maioria desse risco familiar é provavelmente devido à interação de genes suscetíveis de baixo risco e de fatores ambientais compartilhados.

- *Raça ou etnia*: mulheres brancas não hispânicas têm a mais alta incidência, enquanto as mulheres americanas nativas têm as taxas mais baixas de câncer de mama nos Estados Unidos. As afro-americanas costumam ter uma malignidade mais avançada e taxas mais altas de mortalidade, em parte relacionadas à variação nos genes de risco de câncer.

- *Idade*: o risco é maior dos 70 a 80 anos (Fig. 23-2).

- *Idade da menarca*: a menarca precoce (antes dos 11 anos) e a menopausa tardia aumentam o risco.

- *Idade do primeiro filho nascido vivo*: a gestação a termo em idade jovem (antes dos 20 anos) diminui pela metade o risco em relação a nulíparas ou a mulheres que tiveram o primeiro filho após os 35 anos.

- *Doença de mama benigna*: alterações proliferativas ou a hiperplasia atípica aumentam o risco (Tabela 23-1).

- *Exposição ao estrógeno*: a terapia de reposição hormonal na menopausa aumenta o risco, enquanto os contraceptivos orais não aumentam o risco. A redução de estrógenos endógenos por ooforectomia ou bloqueio hormonal diminui o câncer de mama em até 75%.

- *Densidade mamária, exposição à radiação e carcinoma da mama contralateral ou endométrio* (provavelmente refletindo as exposições prolongadas ao estrógeno) aumentam o risco.

- *Dieta*: o consumo excessivo de álcool aumenta o risco, mas o risco de câncer não está associado a qualquer tipo específico de alimento.

- *Obesidade*: a obesidade abaixo dos 40 anos reduz o risco ao aumentar o ciclo anovulatório, enquanto a obesidade na pós-menopausa aumenta o risco por meio da síntese aumentada do estrogênio.

- *Exercício*: a atividade física oferece um efeito protetor pequeno.

- *Amamentação*: quanto maior a duração da amamentação, maior a redução no risco geral; a lactação inibe a ovulação e pode gerar diferenciação das células luminais.

Etiologia e Patogênese (p. 1080)

Os fatores de risco principais para câncer de mama são genéticos e hormonais; portanto, os tumores podem ser divididos em casos hereditários associados a mutações de linha germinativa e casos esporádicos relacionados a exposições hormonais com mutações *de novo*.

Câncer de Mama Familiar (p. 1080)

As mutações da linha germinativa representam 12% dos cânceres de mama; sugere-se uma etiologia hereditária no contexto de vários parentes de primeiro grau afetados, cânceres de pré-menopausa ou familiares com malignidades específicas (ver a seguir) (Tabela 23-2). Os genes de suscetibilidade principais são supressores de tumor com funções no reparo de DNA, no controle do ciclo da célula e na regulação da apoptose. Entretanto, os genes conhecidos para alto risco de câncer de mama representam somente 25% de todos os cânceres de mama familiares.

As mutações *BRCA1* e *BRCA2* representam 80% a 90% das malignidades da mama que podem ser atribuídas a mutações de gene único e aproximadamente 3% dos cânceres de mama. A penetrância varia de 30% a 90%, dependendo da mutação específica, e esses tumores costumam ser inadequadamente diferenciados; a maioria é RE positivo e HER2 negativo. As mutações BRCA também aumentam o risco de cânceres ovarianos, prostáticos e pancreáticos. As mutações em *CHEK2, TP53, PTEN* e *LKB1/STK11* coletivamente representam menos de 10% dos carcinomas de mama hereditários.

TABELA 23-2 Mutações de "Gene Único" Mais Comuns Associadas à Suscetibilidade Hereditária ao Câncer de Mama

Gene (Localização) Síndrome (Incidência)*	1% dos Cânceres Hereditários de "Gene Único"[†]	Risco de Câncer de Mama aos 70 Anos[‡]	Alterações no Câncer de Mama Esporádico	Outros Cânceres Associados	Funções	Comentários
BRCA1 (17q21) Câncer ovariano e de mama familiar (1 em 860)	52% (aproximada-mente 2% dos cânceres de mama)	40%-90%	Mutações são raras; inativados em 50% de alguns subtipos (p. ex., medular e metaplásico) por metilação	Ovariano, câncer de mama em homens (mas menos que o *BRCA2*), próstata, pâncreas, tuba uterina	Supressão do tumor, regulação da transcrição, reparo de rupturas de DNA de fita dupla	Os carcinomas de mama são normalmente pouco diferenciados e triplo-negativos (do tipo basaloide), com mutações no *p53*
BRCA2 (13q12-13) Câncer ovariano e de mama familiar (1 em 740)	32% (aproximada-mente 1% dos cânceres de mama)	30%-90%	As mutações e perdas de expressão são raras	Ovariano, câncer de mama em homens, próstata, pâncreas, estômago, melanoma, vesícula biliar, ducto biliar, faringe	Supressão do tumor, regulação da transcrição, reparo de rupturas de DNA de fita dupla	As mutações de linha germinativa bialélicas causam uma forma rara de anemia de Fanconi (Cap. 7)
P53 (17p13.1) Li-Fraumeni (1 em 5.000)	3% (menos de 1% de todos os cânceres de mama)	Mais de 90%	Mutações em 20%, PH em 30%-42%; mais frequentes em cânceres triplo-negativos	Sarcoma, leucemia, tumores no cérebro, carcinoma adrenocortical, outros	Supressão de tumor com função crítica no controle do ciclo celular, replicação de DNA, reparo de DNA e apoptose	*p53* é o gene que mais comumente sofre mutação em cânceres de mama esporádicos
CHEK2 (22p12.1) Variante de Li-Fraumeni (1 em 100)	5% (aproximada-mente 1% dos cânceres de mama)	10%-20%	As mutações são raras (menos de 5%); perda de expressão da proteína em, pelo menos, um terço dos mecanismos des-conhecidos	Próstata, tireoide, rim, cólon	Quinase de ponto de verificação de ciclo celular, reconheci-mento e reparo de danos de DNA, ativa *BRCA1* e *p53* por fosforilação	Pode aumentar o risco de câncer de mama após a exposição à radiação

PH, perda de heterozigosidade.

*Frequência de heterozigotos na população dos EUA; a incidência de mutação dos genes é mais alta em algumas populações étnicas (p. ex., mutações do *BRCA1* e *BRCA2* ocorrem com alta frequência em judeus Askenazi).

[†]Definido como cânceres de mama familiar, mostrando um padrão hereditário consistente com um grande efeito de um único gene.

[‡]O risco varia com as mutações específicas, que provavelmente são modificadas por outros genes.

652 Patologia Sistêmica: Doenças dos Sistemas Orgânicos

Câncer de Mama Esporádico (p. 1081)

A exposição hormonal é o principal fator de risco para cânceres esporádico; além disso, a maioria desses tumores são RE positivos e ocorrem em mulheres na pós-menopausa. A exposição hormonal aumenta o número de células-alvo ao estimular o crescimento da mama; por gerar proliferação, os hormônios também colocam as células em risco de mutações no DNA. Os metabólitos do estrógeno também podem causar mutações diretas ou gerar radicais livres que danificam o DNA.

Mecanismos Moleculares de Carcinogênese e Progressão do Tumor (p. 1081)

As mutações condutoras mais comuns envolvem *PIK3CA* (fosfoinositídeo 3-quinase codificador, um componente das vias descendentes de sinalização dos receptores do fator de crescimento), *HER2*, *MYC* e *CCND1* (ciclina D1 codificadora), *TP53* (em cânceres familiares), *BRCA1* e *BRCA2*. Três principais vias genéticas estão identificadas no aparecimento da malignidade (Fig. 23-3):

- *Cânceres RE positivos e HER2 negativos* constituem de 50% a 65% dos casos. São frequentemente associados a ganhos de 1q, perdas de 16q e mutações ativadas em *PIK3CA*. Os cânceres RE positivos são denominados "luminais"; se assemelham a células luminais de mama normais em relação aos padrões de expressão de mRNA, com vários genes regulados por estrógeno.
- Os *cânceres HER2 positivos* constituem 20% dos casos; estão associados ao gene HER2 no cromossomo 17q e podem ser RE positivos ou negativos. O padrão de expressão do gene é dominado pelos genes relacionados à proliferação, regulados por vias descendentes da tirosina quinase receptora de HER2.
- Os *cânceres RE negativos* e *HER2 negativos* abrangem 15% dos casos e ocorrem em vias independentes de expressão de gene regulado e amplificações do gene *HER2*. Esse é o tipo de tumor mais comum em pacientes com mutações *BRCA1* da linha germinativa e também podem ocorrer com maior frequência em mulheres afro-americanas. Os tumores esporádicos desse tipo frequentemente têm mutações de perda de função em *TP53*; as mutações no *BRCA1* são raras, mas este pode ser silenciado em tumores esporádicos por meio de mecanismos epigenéticos. Esses tumores têm um padrão "tipo basaloide" de expressão de mRNA, incluindo muitos genes expressados em células mioepiteliais normais.

O desenvolvimento de neoplasia epitelial de mama também depende de interações celulares estromais; as quantidades aumentadas de estroma fibroso caracterizam um marcador de risco e são biologicamente importantes para a gênese tumoral, provavelmente ao criar um microambiente condutivo para o desenvolvimento e crescimento do tumor. A angiogênese e a inflamação associada ao tumor são comumente associadas ao carcinoma, começando no estágio *in situ*.

Tipos de Carcinoma de Mama (p. 1083)

Mais de 95% são adenocarcinomas; podem ser *in situ* (proliferação limitada aos ductos e lóbulos pela membrana basal), mas 70% serão invasivos (penetrando a membrana basal com capacidade metastática) no momento da detecção clínica. Os tipos histológicos diferentes têm características clínica, biológicas e implicações no prognóstico.

Os termos *ductal* e *lobular* descrevem os subconjuntos de carcinomas *in situ* e invasivo, mas os cânceres de mama realmente surgem nas células da unidade lobular do ducto terminal. *Carcinoma in situ* foi originalmente classificado como CDIS ou CLIS, com base na semelhança dos espaços envolvidos para os ductos normais ou lóbulos; entretanto, esses padrões de crescimento não estão relacionados com a célula de origem, mas refletem diferenças na genética e na biologia das células tumorais.

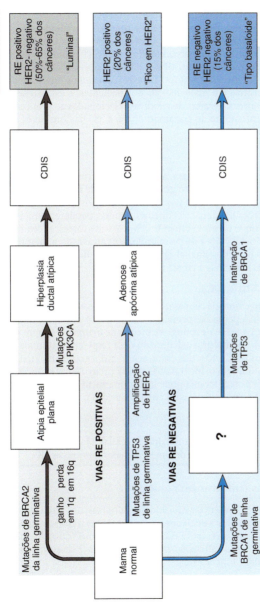

Figura 23-3 Principais vias de desenvolvimento do câncer de mama. A via mais comum (*superior*) leva a carcinomas RE positivos. As lesões precursoras reconhecíveis incluem atipia epitelial plana e hiperplasia atípica. Uma via menos comum (*inferior*) leva a carcinomas negativos para RE e HER2. A caixa com o ponto de interrogação indica que nenhuma lesão precursora foi identificada — talvez porque as lesões progridam rapidamente para carcinoma. A terceira via (*intermediária*) consiste em cânceres HER2 positivos, que podem ser RE positivo ou RE negativo. A amplificação do gene *HER2* também está presente em um subconjunto de lesões apócrinas atípicas, que podem representar uma lesão precursora. Cada subtipo molecular tem um perfil de expressão de gene característico, denominado luminal, rico em HER2 e do tipo basaloide, respectivamente. Consulte o texto para obter outros detalhes.

Carcinoma *In Situ* (p. 1083)

Carcinoma Ductal In Situ (p. 1083)

O CDIS é uma proliferação clonal maligna de células epiteliais limitada aos ductos e lóbulos pela membrana basal; o CDIS pode se disseminar pelo sistema ductal e produzir lesões extensas, que podem envolver toda a área da mama. Atualmente, constitui 15% a 30% de todos os cânceres de mama em populações que passam por triagens regulares; a maioria é detectada por mamografia, apresentando calcificações mais frequentemente do que a fibrose periductal. É bilateral em 10% a 20% dos casos. Caso não seja tratado, o CDIS de baixo grau progredirá para câncer invasivo, em uma proporção de 1% por ano. A mastectomia é curativa em mais de 95% dos pacientes; a excisão seguida pela radiação tem taxas um pouco mais altas de recidivas relacionadas ao grau, ao tamanho e às margens. Independentemente do tratamento, 1% a 3% das mulheres com CDIS morrerão por câncer de mama.

Morfologia (p. 1083)

- *Comedocarcinoma* (comedo CDIS) é caracterizado por ductos e lóbulos dilatados por camadas de células pleomórficas de alto grau, com zonas de necrose central.
- O *CDIS não comedo* consiste em uma população monomórfica de células de vários graus nucleares; os padrões incluem cribriformes, sólidos, papilares e micropapilares.
- A *doença de Paget* do mamilo ocorre raramente (1% a 4% dos casos); as células malignas se estendem do CDIS ductal até a pele do mamilo, sem atravessar a membrana basal. Essas células rompem a barreira epitelial e permitem que o fluido extracelular escape, criando uma erupção eritematosa e crosta escamosa.

Carcinoma Lobular In Situ (p. 1085)

O CLIS é uma proliferação clonal de células dentro dos ductos e lóbulos, que crescem de modo não coeso, atribuído à perda das proteínas do complexo de adesão E-caderina ou catenina. O CLIS abrange 1% a 6% de todos os cânceres de mama e é sempre um achado incidental de biópsia, pois não induz à calcificação ou a respostas estromais visíveis na mamografia; é bilateral em 20% a 40% dos casos, sendo que a grande maioria ocorre em mulheres na pré-menopausa. Se não for tratado, o CLIS progride para câncer invasivo a uma proporção de 1% por ano. A terapia pode incluir mastectomia ou tamoxifeno, mas normalmente envolve um acompanhamento cuidadoso com triagem por mamografia.

Morfologia (p. 1085)

As lesões consistem em uma população uniforme de células não coesas, frequentemente com a mucina formando células em anel de sinete. A maioria expressa ER e PR, mas sem superexpressão do HER2.

Carcinomas Invasivos (Infiltrantes) (p. 1086)

Os carcinomas invasivos têm aparências morfológicas diversas; um terço tem características distintas e são frequentemente associados a comportamentos clinicamente relevantes (ver mais adiante), enquanto o restante está agrupado como "ductal" ou "sem tipo especial" (STE). Os padrões específicos de expressão do gene e de proteína permitem uma classificação molecular (Tabela 23-3):

- RE positivo, HER2 negativo ("luminal", 50% a 65%) é a forma mais comum de câncer de mama invasivo; é dividido em dois subgrupos, com base nas taxas de proliferação:
  - A baixa proliferação (40% a 55%) abrange a maioria dos cânceres de mama em indivíduos mais velhos e é o tipo mais comum detectado pela mamografia. A assinatura de expressão do gene é dominada pelos genes regulados por RE e, da mesma forma,

TABELA 23-3	**Subtipos Moleculares de Câncer de Mama Invasivo**			
Características de Definição	**RE Positivo, HER2 Negativo**		**HER2 Positivo (RE Positivo ou Negativo*)**	**RE Negativo, †HER2 Negativo**
Frequência	Aproximadamente 40%-50% (proliferação baixa)	Aproximadamante 10% (alta proliferação)	Aproximadamente 20%	Aproximadamente 15%
Tipos histológicos especiais incluídos	Lobular, tubular e mucinoso bem ou moderadamente diferenciado	Lobular pouco diferenciado	Apócrino (um pouco)	Medular,‡ adenoide cístico,‡ secretor,‡ metaplásico
Grupos de pacientes típicos	Mulheres mais velhas, homens; cânceres detectados pela triagem mamográfica	Portadores de mutação *BRCA2*	Mulheres jovens, mulheres não caucasianas, portadores de mutação do *TP53* (RE positivo)	Mulheres jovens, portadores de mutação do *BRCA1* e mulheres hispânicas
Padrão metastático	Osso (70%), mais comum que nas vísceras (25%) ou cérebro (menos de 10%)	Osso (80%), mais comum que nas vísceras, (30%) ou cérebro (10%)	Osso (70%), vísceras (45%) e cérebro (30%) são comuns	Osso (40%), vísceras (35%) e cérebro (25%) são comuns
Padrão de recaída	Tardio, mais de 10 anos, sobrevida longa possível com metástases	Intermediário	Normalmente curto, menos de 10 anos de sobrevida com raras metástases	Normalmente curto, menos de 5 anos de sobrevida com raras metástases
Resposta completa à quimioterapia	Menos de 10%	Aproximadamente 10%	RE positivo – 15% RE negativo – mais de 30%	Aproximadamente 30%

*Aproximadamente metade dos cânceres HER2 positivos são RE positivos e metade são RE negativos; os níveis de ER e RP costumam ser baixos neste grupo.
†Este grupo também é conhecido como carcinoma "triplo-negativo".
‡Alguns tipos histológicos especiais têm um prognóstico mais favorável que este grupo como um todo.

656 Patologia Sistêmica: Doenças dos Sistemas Orgânicos

respondem bem à terapia hormonal (sem benefícios substanciais oriundos da quimioterapia associada). Têm a menor incidência de recidiva local, normalmente são curados por cirurgia e raramente apresentam metástase frequente — muitas vezes, após um tempo de dormência longo (mais de 6 anos).

- Os tumores de proliferação alta (10%) são frequentemente associados a mutações na linha germinativa de BRCA2, com um número mais alto associado a aberrações cromossômicas. Diferentemente dos cânceres de baixo grau RE positivos, 10% desses carcinomas mostram uma resposta completa à quimioterapia.
- HER2 positivo (aproximadamente 20% dos cânceres) é a segunda forma mais comum de câncer de mama invasivo; os cânceres HER2 são mais comuns em mulheres jovens e afro-americanas. Metade dos cânceres HER2 positivos também é RE positivo; 50% dos cânceres que surgem no contexto de mutações *TP53* de linhas germinativas (síndrome de Li-Fraumeni são RE positivo e HER2 positivo. Esses cânceres caracteristicamente apresentam translocações intercromossômicas complexas, alto nível de amplificações de *HER2* e uma carga de mutação alta. Mais de um terço desses carcinomas respondem completamente aos anticorpos que bloqueiam a atividade de HER2 (trastuzumabe). A resistência primária ou adquirida a esses anticorpos pode ocorrer por meio da expressão da forma truncada de HER2 — com ausência do sítio de ligação do trastuzumabe, mas retendo a atividade da quinase — ou por meio da regulação ascendente das vias descendentes, como a via da PI-3 quinase. Os cânceres HER2 positivos podem gerar metástases quando pequenos e na fase inicial, frequentemente nas vísceras e no cérebro.
- Os tumores RE negativos, HER2 negativos (carcinoma triplo negativo "do tipo basaloide"; 15% dos cânceres) são o terceiro maior subtipo. Ocorrem, normalmente, em mulheres mais jovens na pré-menopausa, em afro-americanas e em mulheres com mutações *BRCA1*. Devido aos altos índices de proliferação, esses cânceres podem se manifestar como novas massas, ocorrendo no intervalo das triagens mamográficas. Compartilham várias similaridades genéticas com os carcinomas ovarianos serosos, incluindo as mutações *BRCA1* das linhas germinativas. Esses cânceres podem apresentar metástases quando pequenos. No entanto, 30% respondem completamente à quimioterapia. A recidiva local é comum (normalmente em 5 anos), mesmo após a mastectomia. A metástase distante representa um prognóstico desfavorável.

Morfologia (p. 1089)

A aparência mamográfica e macroscópica do carcinoma invasivo varia, dependendo da reação estromal.

- Mais comumente, consiste em massas duras, irregulares, radiodensas devido à desmoplasia.
- Menos comumente, é composto de camadas de células tumorais com reação estromal escassa ou glândulas neoplásicas dispersas ou células de um único tumor se infiltrando no tecido fibroadiposo (difícil de visualizar na mamografia).
- Os carcinomas invasivos que se manifestam na mamografia como calcificações, sem densidade associada, têm normalmente menos de 1 cm de tamanho.

Carcinomas maiores podem invadir o músculo peitoral, a derme e causar rugosidades na pele ou retração de mamilo. A classificação se baseia no *Escore histológico de Nottingham*, avaliando a formação do túbulo, pleomorfismo nuclear e índice mitótico:

- Grau I (bem diferenciado): o padrão tubular com núcleos pequenos e redondos e baixa taxa proliferativa.
- Grau II (moderadamente diferenciado): algumas formações de túbulo, mas aglomerados sólidos ou células infiltrantes únicas também estão presentes, com mitoses e maior pleomorfismo nuclear.

A Mama 657

- Grau III (pouco diferenciado): invade como ninhos amontoados ou camadas sólidas de células com núcleos irregulares, alta taxa proliferativa e áreas de necrose tumoral.
- *Carcinoma RE positivo, HER2 negativo*: muitos padrões morfológicos são possíveis, com graus variando de bem a pouco diferenciados.
- *Carcinoma HER2 positivo*: a maioria é pouco diferenciada e não há padrão morfológico específico.
- *Carcinoma RE negativo, carcinoma HER2 negativo*: quase todos são poucos diferenciados; muitos têm margens com fibrose ou necrose central.

Tipos Histológicos Especiais de Carcinoma Invasivo (p. 1089)

Há vários subtipos de carcinoma invasivo com morfologias distintas e características biológicas relativamente exclusivas; frequentemente têm aberrações genéticas únicas.

O *carcinoma lobular* normalmente se manifesta como massa palpável ou densidade mamográfica; no entanto, em 25% dos casos, o tumor invade com pouca demoplasia, dificultando a detecção. O marco histológico é a presença de células tumorais infiltrantes não coesas (frequentemente com morfologia de anel de sinete), sem formação de túbulo. A maioria dos casos tem perda bialélica de *CDH1* (E-caderina codificadora). As metástases frequentemente envolvem o peritônio e o retroperitônio, leptomeninges (meningite carcinomatosa), trato GI, ovários e útero. As mutações de *CDH1* de linha germinativa também aumentam o risco de carcinoma de célula em anel de sinete gástrico.

Os *carcinomas medulares* são normalmente RE negativos, HER2 negativos, apresentando uma massa bem circunscrita, com mínima desmoplasia. Frequentemente, apresentam características de carcinomas associados ao *BRCA1* (nos cânceres em portadores de *BRCA1*, 13% são do tipo medular e 60% têm recursos medulares [Tabela 23-3]). Embora a maioria dos carcinomas medulares não tenha mutações de *BRCA1* de linha germinativa, dois terços têm hipermetilação promotora de *BRCA1*, levando à expressão reduzida de *BRCA1*. Esse subtipo tem um prognóstico relativamente melhor se comparado aos outros carcinomas pouco diferenciados; os infiltrados de linfócitos dentro do tumor estão associados às taxas de sobrevida mais altas e a uma melhor resposta à quimioterapia.

O *carcinoma inflamatório* refere-se a tumores que se manifestam com uma mama inchada e eritematosa, devido à extensa invasão e destruição linfática; o prognóstico geral é desfavorável.

Câncer de Mama em Homens (p. 1092)

O carcinoma na mama de homens é raro (1% de todos os cânceres de mama). Os fatores de risco e os fatores prognósticos são similares aos da mulher (p. ex., parentes de primeiro grau, exposição aumentada ao estrógeno). O câncer de mama em homens está altamente associado ao *BRCA2* (as mutações do *BRCA2* estão presentes em 60% a 76% das famílias com homens que desenvolvem câncer de mama); as mutações do *BRCA1* estão menos frequentemente associadas. Os mesmos tipos histológicos de câncer de mama são encontrados em homens e mulheres. Devido à quantidade escassa de tecido mamário em homens, os carcinomas costumam invadir a pele e a parede torácica mais cedo e se manifestam em estágios mais altos. No entanto, na correspondência com o estágio, o prognóstico é similar em homens e mulheres.

Fatores Prognósticos e Preditivos (p. 1093)

Os fatores prognósticos incluem a extensão do câncer (estágio do tumor) e a biologia subjacente do câncer. Os cinco estágios (0 a IV) definidos pela American Joint Committee on Cancer (AJCC) e pela Union Contre Le Cancer (UICC) estão altamente correlacionados à sobrevida (Tabela 23-4). A biologia molecular do câncer de mama tem melhorado a previsão do desfecho (Fig. 23-4).

TABELA 23-4 Taxa de Sobrevida por Estágio de Câncer

Estágio*	T: Câncer Primário	N: Linfonodos	M: Metástase Distante	Sobrevida de 10 Anos (%)
0	CDIS ou CLIS	Sem metástase	Ausente	92
I	Carcinoma invasivo ≤2 cm	Sem metástases ou com micrometástases	Ausente	87
II	Carcinoma invasivo >2cm Carcinoma invasivo > 2cm mas ≤ 5 cm	1-3 LNs positivos 0-3 LNs positivos	Ausente	65
III	Carcinoma invasivo >5cm Qualquer carcinoma invasivo Carcinoma invasivo com envolvimento da pele e da parede torácica ou carcinoma inflamatório	LNs positivos ou negativos ≥ 4 LNs positivos LNs positivos ou negativos	Ausente	40
IV	Carcinoma invasivo de qualquer tamanho	LNs positivos ou negativos	Presente	5

Os grupos listados na tabela se baseiam nas características de carcinoma primário e de linfonodos axilares. Para casos raros com envolvimento dos linfonodos mamários internos ou LNs supraclaviculares, há critérios de estadiamento adicionais.
CDIS, Carcinoma ductal *in situ*; *CLIS*, Carcinoma lobular *in situ*; *LN*, linfonodos.
*AJCC Cancer Staging Manual, 7th Edition, C hapter 32, Breast, pp. 347-369, New York, Springer, 2010.

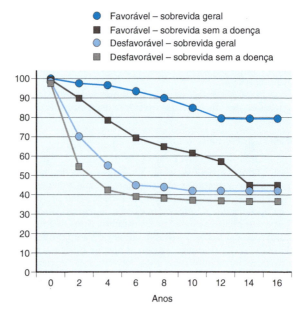

Figura 23-4 O tipo biológico de câncer de mama indica o desfecho. A sobrevida geral e a sobrevida sem a doença são mostradas para o tipo biológico mais favorável (bem diferenciado, RE positivo, HER2 negativo, baixa proliferação) e menos favorável (pouco diferenciado, RE negativo e/ou HER2 positivo).

A Mama

- *Carcinoma invasivo* versus *carcinoma in situ*: por definição, o carcinoma *in situ* não pode apresentar metástases; portanto, o tratamento do CDIS adequado é geralmente curativo. As mortes associadas ao CDIS são atribuídas ao carcinoma invasivo subsequente ou em áreas ocultas de invasão.
- *Metástases distantes*: quando as metástases distantes estiverem presentes, a cura é improvável, porém as remissões em longo prazo e os cuidados paliativos podem ser obtidos.
- *Metástases do linfonodo*: na ausência de metástases distantes, o *status* do linfonodo axilar é o fator prognóstico mais importante. Se os linfonodos não tiverem câncer, a taxa de sobrevida de 10 anos livre da doença é de 70% a 80%; isso cai para 35% a 40% com um a três linfonodos positivos e 10% a 15% com mais de 10 linfonodos positivos. A maioria dos cânceres de mama são drenados para um ou mais "linfonodos sentinelas" na axila ipsilateral, identificáveis por corante ou rastreador radioativo. As mulheres com linfonodos sentinela negativos podem ser poupadas da dissecção axilar total. Notavelmente, de 10% a 20% dos pacientes sem metástases em linfonodos acabam desenvolvendo doença metastática distante, talvez devido à disseminação hematógena ou a metástases em linfonodos mamários internos.
- *Tamanho do tumor*: é um fator prognóstico independente e também indica a probabilidade de metástase. As mulheres com carcinomas, sem acometimento do linfonodo, com mais de 1 cm de tamanho, tem uma taxa de sobrevida de 10 anos acima de 90%; a sobrevida cai para 77% em cânceres com mais de 2 cm.
- *Doença avançada localmente*: os carcinomas que invadem a pele ou o músculo esquelético são geralmente grandes e têm um prognóstico pior.
- *Carcinoma inflamatório*: o envolvimento linfático dérmico tem o prognóstico desfavorável de 3% a 10% de sobrevida em 3 anos.
- *Invasão linfovascular (ILV)*: esse é um fator de prognóstico desfavorável em mulheres sem metástases de linfonodo e um fator de risco para recidiva local.

Outros fatores prognósticos relacionados com a biologia do tumor incluem:

- *Subtipo molecular* com base na proliferação e expressão de RE e HER2.
- *Tipos histológicos especiais*: em geral, os carcinomas classificados como do tipo especial (p. ex., tubular, mucinoso ou medular) apresentam um melhor prognóstico do que os carcinomas STE. O carcinoma metaplásico ou micropapilar tem um prognóstico ainda mais desfavorável.
- *Grau histológico*.
- *Taxa proliferativa*: uma taxa proliferativa alta é um fator de prognóstico desfavorável, embora alguns tumores possam ser mais responsivos à quimioterapia. A proliferação é mais importante para cânceres RE positivo, HER2 negativo, pois os tumores RE negativos e/ou HER2 positivos normalmente têm taxas proliferativas mais altas.
- *Receptores de REs e de progesterona (RPs)*: a expressão do receptor do hormônio indica a capacidade de resposta do hormônio, mas também a falta de sensibilidade à quimioterapia convencional. Inversamente, os tumores com falta de receptores hormonais normalmente não respondem aos hormônios, mas são mais suscetíveis à quimioterapia.
- *Her2/neu*: a superexpressão indica um prognóstico pior, mas também demonstra resposta ao trastuzumabe.

As *abordagens terapêuticas atuais* incluem a combinação de cirurgia (mastectomia ou cirurgia com conservação da mama) e radiação pós-operatória, com tratamento hormonal sistêmico, quimioterapia ou ambos.

Tumores Estromais (p. 1095)

O estroma intralobular específico da mama origina os tumores de mama bifásicos (estroma e epitélio), os fibroadenomas e os tumores filoides; o estroma interlobular origina os mesmos tumores benignos e malignos que ocorrem em outro estroma (p. ex., lipomas e sarcomas).

660 ● Patologia Sistêmica: Doenças dos Sistemas Orgânicos

Fibroadenomas (p. 1095)

Os fibroadenomas são os tumores benignos de mama mais comuns em mulheres, ocorrendo mais frequentemente durante o período reprodutivo e com regressão e calcificação após a menopausa; nenhuma alteração citogênica consistente foi demonstrada. Os fibroadenomas se manifestam clinicamente como massas elásticas, bem circunscritas e palpáveis, densidades mamográficas ovoides ou calcificações mamográficas. O epitélio do fibroadenoma é responsivo a hormônios e os tumores podem crescer durante a gestação. Alguns fibroadenomas são hiperplasias policlonais do estroma lobular, respondendo a estímulos específicos (p. ex., ciclosporina).

Tumores Filoides (p. 1096)

Os tumores filoides ocorrem mais comumente após os 60 anos e, normalmente, se manifestam como massas palpáveis. O estroma frequentemente cresce além do componente epitelial, formando fendas e criando protusões bulbosas; a celularidade aumentada, a atividade mitótica e o crescimento excessivo estromal e as bordas infiltrativas os diferenciam dos fibroadenomas. Os ganhos no cromossomo 1q são as alterações citogenéticas mais comuns; a frequência das alterações cromossômicas e a superexpressão do fator de transcrição de *homeobox* HOXB13 aumenta de acordo com o grau e são normalmente associadas a um comportamento mais agressivo. A maioria dos tumores filoides pode ser curado com excisão local ampla; as metástases distantes para os linfonodos são raras.

Lesões do Estroma Interlobular (p. 1096)

Os tumores do estroma interlobular são compostos de células estromais sem um componente epitelial. Incluem *hiperplasia estromal pseudoangiomatosa* e *fibromatose* (fibroblastos e miofibroblastos), *miofibroblastoma* (miofibroblastos) e lipomas.

Tumores Malignos do Estroma Interlobular (p. 1096)

Os tumores malignos do estroma interlobular são raros; o mais comum é o angiossarcoma, que surge como um tumor primário em mulheres jovens, após radioterapia para câncer de mama. Os angiossarcomas primários são normalmente de alto grau e têm prognóstico desfavorável.

Outros Tumores Malignos da Mama (p. 1097)

Os tumores malignos (idênticos aos seus similares em outros locais do corpo) podem se originar da pele da mama ou estruturas anexiais. A mama pode ser um local primário de linfomas ou pode estar envolvida por um linfoma sistêmico; a maioria é de células B grandes. As metástases na mama são raras e normalmente causadas por um carcinoma de mama contralateral; as metástases não mamárias constituem mais comumente melanomas e cânceres ovarianos.

O Sistema Endócrino

24

A sinalização endócrina ocorre por meio de hormônios secretados, que agem em células-alvo distantes do sítio de síntese; as respostas do tecido-alvo geralmente também incluem a *inibição por feedback* da produção hormonal original.

As doenças endócrinas são decorrentes de um dos seguintes fatores:

- Produção insuficiente ou excessiva de hormônio
- Lesões em massa, que podem ser não funcionais ou associadas a níveis hormonais anormais

Hipófise (p. 1100)

A hipófise — junto com o hipotálamo — desempenha um papel essencial na regulação da maioria das demais glândulas endócrinas. É composta por dois componentes morfológica e funcionalmente distintos:

- *Lobo anterior (adenoipófise; 80% da hipófise):* Os fatores hipotalâmicos carreados à hipófise anterior pela circulação portal, influenciam a produção hormonal pelos seis tipos celulares básicos do lobo anterior (Fig. 24-1).
  - *Somatotróficos: Hormônio do crescimento* HC ou GH.
  - *Mamossomatotróficos:* HC e *prolactina* (PRL)
  - *Lactotróficos:* PRL
  - *Corticotróficos: Hormônio adrenocorticotrópico* HACT ou ACTH *pró-opiomelanocortina* (POMC) e *hormônio estimulador de melanócitos* HEM ou MSH.
  - *Tireotróficos: Hormônio tireoestimulante* HTE ou TSH.
  - *Gonadotróficos: Hormônio folículo-estimulante* HFE ou FSH e *hormônio luteinizante* HL ou LH.
- O *lobo posterior (neuroipófise)* é composto por células da glia modificadas *(pituicitos)* e processos axonais que se estendem do hipotálamo; a ocitocina e a vasopressina (*hormônio antidiurético* HAD ou ADH) sintetizadas pelo hipotálamo são armazenadas nas terminações dos axônios. A ocitocina estimula a contração de células da musculatura lisa no útero gravídico e ao redor dos ductos lactíferos mamários; o ADH participa da regulação de água.

Manifestações Clínicas da Doença Hipofisária (p. 1101)

- O *hiperpituitarismo* (maior produção hormonal) é decorrente de adenomas (mais comuns), hiperplasia ou câncer da hipófise anterior ou da secreção de hormônios por tumores não hipofisários ou causado por doenças hipotalâmicas.
- O *hipopituitarismo* (menor produção hormonal) pode ser causado por lesões isquêmicas, cirurgia, radiação, inflamação ou adenomas não funcionais (mas compressivos) da hipófise.
- Os *efeitos locais de massa* incluem a compressão do nervo óptico, a diplopia e as anomalias do campo visual (classicamente, a *hemianopsia bitemporal)* e a maior pressão intracraniana, com cefaleia, náusea e vômitos. Os efeitos de massa podem surgir

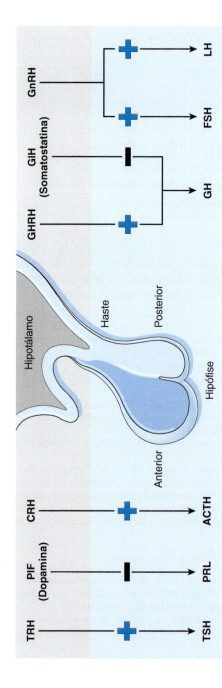

Figura 24-1 Hormônios da hipófise anterior. A adenoipófise (hipófise anterior) libera seis hormônios sob o controle de diversos fatores hipotalâmicos estimuladores e inibidores da liberação: TSH (tireotropina), PRL, ACTH (corticotropina), GH (somatotropina), FSH e LH. Os fatores estimuladores da liberação são TRH, CRH, GHRH e GnRH. As influências hipotalâmicas inibidoras são formadas por PIF e GIH. *ACTH*, Hormônio adrenocorticotrópico; *CRH*, hormônio liberador de corticotropina; *FSH*, hormônio folículo-estimulante; *GH*, hormônio do crescimento; *GHRH*, hormônio liberador do crescimento; *GIH*, fator inibidor de hormônio do crescimento ou somatostatina; *GnRH*, hormônio liberador de gonadotropina; *LH*, hormônio luteinizante; *PIF*, fator inibidor de prolactina ou dopamina; *PRL*, prolactina; *TRH*, hormônio liberador de tireotropina.

de forma gradual ou abrupta; esta última ocorre com aumento de volume devido à hemorragia aguda no interior de um adenoma *(apoplexia hipofisária)*.

- As *lesões da hipófise posterior* geralmente se manifestam devido à elevação ou redução dos níveis de ADH.

Adenomas de Hipófise e Hiperpituitarismo (p. 1101)

Os adenomas funcionais da hipófise geralmente são compostos por um único tipo celular, que produz um hormônio predominante (Tabela 24-1); GH e PRL são a combinação dupla mais comum. Por outro lado, os adenomas de hipófise podem ser não funcionais e causam hipopituitarismo devido à destruição do parênquima normal. Os *microadenomas* têm menos de 1 cm e os *macroadenomas*, mais de 1 cm; os tumores não funcionais geralmente são macroadenomas, que chamam a atenção principalmente devido aos efeitos de massa (por exemplo, anomalias do campo visual ou elevação da pressão intracraniana). A prevalência dos adenomas de hipófise é de 14%, com pico de incidência entre 35 e 60 anos de idade; a vasta maioria dos casos é composta por microadenomas clinicamente silentes.

Patogênese (p. 1103; *Tabela 24-2*)

A maioria dos adenomas envolve mutações esporádicas; 5% são decorrentes de defeitos genéticos congênitos.

- As mutações espontâneas da subunidade α da proteína G estimuladora G_s (codificada pelo gene *GNAS*) ocorrem em 40% dos adenomas somatotróficos (e em uma fração menor dos adenomas corticotróficos); tais mutações resultam na ativação constitutiva de $G_s\alpha$, com geração persistente de *adenosina monofosfato cíclico* (AMPc) e proliferação não verificada. As mutações em *GNAS* não são observadas em adenomas tirotróficos, lactotróficos e gonadotróficos, já que sua proliferação não é determinada por vias dependentes de AMPc.
- As mutações de linhagem germinativa associadas a adenomas familiares incluem as seguintes:

TABELA 24-1	Classificação dos Adenomas de Hipófise	
Tipo Celular da Hipófise	**Hormônio Associado**	**Síndrome***
Corticotrófico	ACTH e outros peptídeos derivados de POMC	Síndrome de Cushing Síndrome de Nelson
Somatotrófico	GH	Gigantismo (crianças) Acromegalia (adultos)
Lactotrófico	PRL	Galactorreia e amenorreia (em mulheres) Disfunção sexual, infertilidade
Mamosomatotrófico	PRL, GH	Características combinadas de excesso de GH e PRL
Tirotrófico	TSH	Hipertireoidismo
Gonadotrófico	FSH, LH	Hipogonadismo, efeitos de massa e hipopituitarismo

ACTH, Hormônio adrenocorticotrópico; *FSH*, hormônio folículo-estimulante; *GH*, hormônio do crescimento; *LH*, hormônio luteinizante; *POMC*, pró-opiomelanocortina; *TSH*, hormônio tireoestimulante.
*Note que os adenomas não funcionais em cada categoria geralmente provocam efeitos de massa acompanhados por hipopituitarismo devido à destruição do parênquima normal.
Adaptado de Ezzat S, Asa SL: Mechanisms of disease: the pathogenesis of pituitary tumors. *Nat Clin Prac Endocrinol Metab* 2:200-230, 2006.

TABELA 24-2	Alterações Genéticas nos Tumores Hipofisários		
Gene	**Função da Proteína**	**Mecanismo de Alteração**	**Tumor Hipofisário Mais Comumente Associado**
Ganho de Função			
GNAS	GNAS codifica a subunidade α da proteína G estimuladora, $G_s\alpha$. A mutação oncogênica de GNAS ativa constitutivamente $G_s\alpha$, levando à regulação positiva da atividade intracelular de AMPc	Mutação ativadora	Adenomas GH
PRKAR1A*	PRKAR1A codifica o regulador negativo de proteína quinase A (PKA), um mediador da cascata descendente da sinalização de AMPc. A perda da regulação por PKA leva à atividade inadequada de AMPc	As mutações inativadoras de linhagem germinativa de PRKAR1A estão presentes no complexo de Carney autossômico dominante	Adenomas GH e PRL
Ciclina D1	Proteína reguladora do ciclo celular; promove a transição G1-S	Superexpressão	Adenomas agressivos
HRAS	Ras regula múltiplas vias oncogênicas, inclusive as de proliferação, sobrevida celular e metabolismo	Mutação ativadora	Carcinomas de hipófise
Perda de Função			
NEM1*	NEM1 codifica a menin, uma proteína com diversos papéis na supressão tumoral, inclusive a repressão do fator de transcrição oncogênica JunD e na modificação de histonas	Mutações inativadoras de linhagem germinativa em NEM1 (NEM, tipo 1)	Adenomas GH, PRL e ACTH
CDKN1B (p27/KIP1)*	A proteína p27 é um regulador negativo do ciclo celular	Mutações inativadoras de linhagem germinativa em CDKN1B (síndrome semelhante a NEM-1)	Adenomas ACTH
Proteína de interação com o receptor de aril hidrocarboneto (AIP)*	Receptor de aril hidrocarbonetos e fator de transcrição ativado por ligante	As mutações de linhagem germinativa em AIP provocam a síndrome de predisposição ao adenoma de hipófise (PAP)	Adenomas GH (especialmente em pacientes com menos de 35 anos de idade)
Rb	A proteína Rb é um regulador negativo do ciclo celular (Cap. 7)	Metilação do promotor do gene Rb	Adenomas agressivos

ACTH, hormônio adrenocorticotrópico; GH, hormônio do crescimento; NEM, neoplasia endócrina múltipla; PRL, prolactina.
*Alterações genéticas associadas à predisposição familiar ao desenvolvimento de adenomas de hipófise.
Parcialmente adaptado de Boikos SA, Stratakis CA: Molecular genetics of the AMPc-dependent protein kinase pathway and of sporadic pituitary tumorigenesis. Hum Mol Genet 16:R80-R87, 2007.

- As mutações em *NEM1* (que afetam a proteína de supressão tumoral *menin*) são responsáveis pela síndrome de neoplasia endócrina múltipla 1 (NEM-1) (ver a seguir).
- *CDKN1B* codifica o regulador do ponto de verificação do ciclo celular p27; as mutações dão origem a uma "síndrome similar à NEM-1".
- *A subunidade 1α da proteína quinase reguladora A (PRKAR1A)* codifica um supressor tumoral que regula a atividade da proteína quinase A, na cascata decorrente da sinalização mediada por AMPc É mutante na *síndrome de Carney,* uma doença autossômica dominante associada a neoplasias de hipófise e outros tumores endócrinos.
- *AIP* codifica o supressor tumoral *proteína de interação com o receptor aril hidrocarboneto*; as mutações geralmente levam ao desenvolvimento de adenomas produtores de GH e acromegalia.

Morfologia *(p. 1103)*

- *Macroscópica:* os tumores geralmente são solitários, formando massas moles discretas no interior da sela túrcica. Os adenomas maiores podem comprimir ou infiltrar estruturas adjacentes *(adenomas invasivos).*
- *Microscópica:* os adenomas geralmente são compostos por populações celulares uniformes e monomórficas, dispostas em lâminas, cordões ou nichos, com matriz extracelular escassa. A imuno-histoquímica pode ser usada para identificação do produto hormonal. Atipia nuclear, necrose e hemorragia podem ocorrer, mas não implicam em câncer; no entanto, um subgrupo de adenomas com maior atividade mitótica (>3%) é associado a mutações em *p53*, superexpressão de ciclina D1 ou silenciamento epigenético de *retinoblastoma (Rb)* e têm maior propensão ao comportamento agressivo.

Adenoma Lactotrófico *(p. 1104)*

Os prolactinomas são os tumores hipofisários funcionais mais comuns (30%). Até mesmo os microadenomas podem secretar quantidades suficientes de PRL para causar hiperprolactinemia; além disso, as concentrações séricas de PRL tendem a ser correlacionadas ao tamanho do adenoma. A hiperprolactinemia pode provocar amenorreia (25% dos casos), galactorreia, perda de libido e infertilidade.

A hiperprolactinemia é normal durante a gestação. Além dos adenomas, a hiperprolactinemia patológica pode ser causada pela *hiperplasia lactotrófica,* que ocorre quando a inibição normal da secreção de PRL pela dopamina é bloqueada. Isto pode ser decorrente do dano a neurônios dopaminérgicos hipotalâmicos, da transecção da haste hipofisária (p. ex., trauma cefálico) ou da administração de fármacos que bloqueiam os receptores de dopamina; qualquer massa supraselar pode alterar as vias inibidoras hipotalâmicas normais. Consequentemente, elevações brandas na concentração de PRL — mesmo na presença de um adenoma de hipófise — não necessariamente indicam a presença de um tumor secretor de PRL.

Adenomas Somatotróficos *(p. 1105)*

Os tumores secretores de GH são o segundo adenoma funcional mais comum. A hipersecreção de GH estimula a produção hepática do *fator de crescimento insulina-símile 1* (IGF-1), que causa muitas das manifestações clínicas; os efeitos dependem da idade do paciente na ocasião do aparecimento do tumor. Caso os adenomas somatotróficos surjam *antes* do fechamento epifisário, os níveis elevados de GH causam *gigantismo,* caracterizado pelo aumento generalizado do tamanho do corpo e braços e pernas desproporcionalmente longos. Se os maiores níveis de GH apareçam *após* o fechamento epifisário, há o desenvolvimento de *acromegalia,* com aumento de volume da cabeça, das mãos, dos pés, da mandíbula, da língua e dos tecidos moles. O excesso de GH também é associado à disfunção gonadal, diabetes *mellitus,* fraqueza muscular, hipertensão, artrite, insuficiência cardíaca congestiva e maior risco de desenvolvimento de cânceres gastrointestinais (GI).

Patologia Sistêmica: Doenças dos Sistemas Orgânicos

O diagnóstico é baseado na documentação da elevação dos níveis séricos de GH e IGF-1; a ausência de supressão da produção de GH com uma dose oral alta de glicose é o exame mais sensível. Os tumores podem ser cirurgicamente removidos ou a secreção de GH pode ser reduzida por meio de terapia medicamentosa com análogos de somatostatina ou antagonistas do receptor de GH. O controle eficaz dos níveis de GH provoca a recessão gradual do crescimento excessivo do tecido e a resolução das anomalias metabólicas.

Adenomas Corticotróficos (p. 1105)

Os adenomas de células corticotróficas geralmente são microadenomas no momento do diagnóstico, já que a produção de ACTH provoca sintomas precoces relacionados ao hipercortisolismo adrenal *(doença de Cushing)*. Além dos adenomas, uma ampla variedade de doenças também pode causar elevação dos níveis de cortisol *(síndrome de Cushing*, discutida na seção sobre patologia adrenal). A remoção cirúrgica das adrenais leva à perda do feedback inibidor dos corticotróficos hipofisários e pode induzir a formação de adenomas extensos e destrutivos *(síndrome de Nelson);* pode, também, causar hiperpigmentação devido aos efeitos de outros produtos do precursor de ACTH sobre os melanócitos.

Outros Adenomas da Hipófise Anterior (p. 1106)

- Os *adenomas gonadotróficos* (10% a 15% dos adenomas da hipófise) geralmente ocorrem em homens e mulheres de meia-idade. Já que produzem hormônios de forma um tanto variável e os produtos secretores não causam sintomas reconhecíveis, a maioria destes tumores é detectada apenas quando seu tamanho é grande suficiente para provocar sintomas neurológicos. A alteração da produção de LH é a deficiência gonadotrófica mais comum; em homens, a resultante diminuição da concentração sérica de testosterona se manifesta como redução da energia e da libido, enquanto em mulheres em pré-menopausa o desfecho é a amenorreia.
- Os *adenomas tirotróficos* (1% dos adenomas da hipófise) são causas raras de hipertireoidismo.
- Os *adenomas não funcionais da hipófise* (25% a 30% dos adenomas da hipófise) incluem as variantes não secretoras ("silentes") dos adenomas funcionais, assim como os adenomas verdadeiros hormônio-negativos; estes últimos são incomuns. Os pacientes com adenomas não funcionais geralmente apresentam efeitos de massa.
- Os *carcinomas de hipófise* são bastante raros (<1%); a maioria é funcional (e, mais comumente, secretam PRL ou ACTH). O diagnóstico de carcinoma requer uma demonstração de metástases.

Hipopituitarismo (p. 1106)

O hipopituitarismo pode ser decorrente das doenças do hipotálamo e/ou da hipófise. A hipofunção ocorre quando há perda de 75% do parênquima. As manifestações dependem do(s) hormônio(s) ausente(s). As causas incluem:

- Os *tumores e outras lesões em massa* na sela (adenomas, metástases ou cistos) podem causar dano por compressão da hipófise normal adjacente.
- *Lesão cerebral traumática* e/ou *hemorragia subaracnoide.*
- *Cirurgia ou radioterapia da hipófise:* a excisão cirúrgica de um adenoma da hipófise pode, inadvertidamente, remover tecido normal suficiente para causar hipopituitarismo; a radioterapia para prevenção do novo crescimento do tumor residual pode danificar o tecido não adenomatoso.
- A *apoplexia hipofisária* pode causar um quadro clínico dramático, com aparecimento súbito de cefaleia excruciante, diplopia e hipopituitarismo; é uma emergência neurocirúrgica, já que, em casos graves, pode precipitar colapso cardiovascular e morte súbita.
- A *síndrome de Sheehan* é decorrente do infarto súbito do lobo anterior que ocorre em casos de hemorragia obstétrica ou choque. Isto ocorre porque a hipófise sofre um aumento de volume, chegando quase ao dobro de seu tamanho normal durante a gestação, mas sem que haja aumento concomitante da perfusão vascular; o

órgão pode, então, apresentar isquemia franca em qualquer perda substancial de sangue ou menor pressão de perfusão. A necrose isquêmica da hipófise pode também ser encontrada em outras doenças, como a coagulação intravascular disseminada ou a anemia falciforme, o aumento da pressão intracraniana, a lesão traumática ou o choque.

- Os *cistos da fenda de Rathke* podem acumular fluido proteináceo e se expandir.
- A *síndrome da sela vazia* pode ocorrer com qualquer doença que destrua, parcial ou totalmente, a hipófise:
  - Na *sela vazia primária,* os defeitos no diafragma selar permitem a herniação da aracnoide e do líquor na sela, provocando compressão da hipófise. Classicamente, os indivíduos acometidos são mulheres obesas multíparas. Além do hipopituitarismo, os pacientes podem apresentar defeitos no campo visual e hiperprolactinemia devido à perda de tratos hipotalâmicos inibidores.
  - Na *sela vazia secundária,* a cirurgia ou radioterapia deixa um espaço vazio; o hipopituitarismo é decorrente do tratamento ou de um infarto espontâneo.
- Os *defeitos genéticos* são raros; os mais bem descritos são as mutações no gene *homeobox* hipófise-específico *PIT1,* que provoca deficiências de GH, PRL e TSH.
- As *lesões hipotalâmicas* interferem com a secreção de fatores de liberação de hormônios da hipófise e podem também reduzir a secreção de ADH, causando diabetes *insipidus* (ver a seguir). Tais lesões hipotalâmicas incluem os *tumores,* que podem ser benignos (p. ex., craniofaringioma) ou malignos; dentre estes últimos, a maioria é composta por metástases de tumores como os carcinomas de mama e pulmão.
- *Doenças inflamatórias e infecções.*

Síndromes da Hipófise Posterior (p. 1107)

- A secreção inadequada de *ocitocina* não é associada a anomalias clínicas.
- A *deficiência de ADH (diabetes insipidus)* provoca *hipernatremia* devido à ineficácia da reabsorção renal de água; clinicamente, os pacientes apresentam poliúria e polidipsia. A deficiência de ADH pode ser decorrente de trauma cefálico, tumores, doenças inflamatórias ou cirurgia com acometimento do hipotálamo ou da hipófise.
- A *síndrome de secreção inadequada de ADH (SIADH ou SIHDA)* provoca *hiponatremia* devido ao excesso de reabsorção renal de água; clinicamente, os pacientes apresentam edema cerebral e resultante disfunção neurológica. As causas mais frequentes incluem a secreção ectópica de ADH por cânceres (especialmente o carcinoma pulmonar de células pequenas), doenças pulmonares não neoplásicas (p. ex., tuberculose, pneumonia) e lesão do hipotálamo e/ou da hipófise posterior.

Tumores Supraselares Hipotalâmicos (p. 1108)

Tais tumores podem induzir a hipofunção ou hiperfunção da hipófise anterior e/ou o desenvolvimento de diabetes *insipidus;* as lesões mais comuns são os gliomas (Cap. 28) e os craniofaringiomas. Os *craniofaringiomas* derivam de resquícios da bolsa de Rathke, crescem de forma lenta e são responsáveis por 1% a 5% dos tumores intracranianos. Sua distribuição etária é bimodal, com um pico entre 5 e 15 anos de idade e o segundo após os 65 anos de idade. As crianças geralmente apresentam deficiências endócrinas (p. ex., retardo de crescimento), enquanto os adultos manifestam distúrbios visuais e cefaleias. Mesmo com a invasão local, estes tumores têm prognóstico excelente; a transformação maligna é rara.

Morfologia (p. 1108)

- *Macroscópica:* os craniofaringiomas têm, em média, 3 a 4 cm de diâmetro e são caracteristicamente císticos ou multiloculados.
- *Microscópica:* as lesões são compostas por uma mistura de elementos epiteliais espinocelulares e estroma; duas variantes são reconhecidas:
  - *Craniofaringioma adamantinomatoso* é mais comum em crianças. Estas lesões comumente calcificam. Há um retículo "esponjoso" com formação periférica de epitélio em paliçada e queratina compacta e lamelar ("queratina úmida"). Os cistos destes

Patologia Sistêmica: Doenças dos Sistemas Orgânicos

tumores contêm um fluido rico em colesterol, de coloração amarela-amarronzada, similar a "óleo de máquina".

- *Craniofaringioma papilar* é mais comum em adultos. Estas lesões raramente calcificam; são compostas por lâminas e papilas de epitélio espinocelular bem-diferenciado, sem queratina ou cistos.

Tireoide (p. 1108)

- A ligação de TSH a receptores no epitélio da tireoide provoca a ativação de uma proteína G_s acoplada e aumento do AMPc intracelular.
- A elevação dos níveis de AMPc promove a proliferação epitelial, a síntese de tireoglobulina e a liberação sistêmica de tiroxina (T_4) (com quantidades menores de triiodotironina [T_3]).
- T_4 e T_3 circulam ligados à globulina ligante de tiroxina (TBG ou GLT).
- A maior parte do T_4 livre sofre deiodinação e se transforma em T_3, que se liga aos receptores nucleares tireoidianos (TRs ou RTs) em células-alvo com afinidade dez vezes maior do que T_4 e, proporcionalmente, tem maior atividade.
- Os complexos de hormônio tireoidiano-TR regulam a transcrição de genes-alvos por meio da interação com elementos de resposta ao hormônio tireoidiano (TREs); o resultado é o aumento global da taxa metabólica basal, com grande elevação da síntese proteica e do catabolismo de carboidratos e lipídios.
- Os *goitrogênicos* diminuem a síntese de T_4/T_3, o que aumenta a liberação de TSH e, por sua vez, causa hiperplasia da tireoide *(bócio)*.
- O propiltiouracil bloqueia a oxidação do iodo (bloqueando a produção de hormônio tireoidiano) e inibe a deiodinação de T_4 em T_3; em alta dose, o iodo inibe a proteólise de tireoglobulina.
- As *células parafoliculares (C)* da tireoide secretam *calcitonina*, o que bloqueia a reabsorção de cálcio por osteoclastos e aumenta a deposição esquelética de cálcio.

Hipertireoidismo (p. 1109)

Tirotoxicose é um estado hipermetabólico causado pela elevação dos níveis circulantes de T_3 e T_4 livre; mais comumente, se deve à hiperatividade primária da tireoide *(hipertireoidismo)*. As causas incluem:

- Hiperplasia da tireoide (doença de Graves; 85% dos casos)
- Bócio multinodular hiperfuncional
- Adenoma tireoidiano hiperfuncional

As causas secundárias incluem os adenomas tirotróficos da hipófise, o excesso exógeno de hormônio tireoidiano (p. ex., como tratamento do hipotireoidismo) e as doenças inflamatórias da tireoide.

Curso Clínico (p. 1109)

Os sintomas e sinais de hipertireoidismo são relacionados ao estado hipermetabólico resultante e à atividade excessiva do sistema nervoso simpático:

- *Cardíacos:* a maior contratilidade cardíaca e os maiores requerimentos periféricos de oxigênio podem causar cardiomegalia, taquicardia, palpitações e arritmias (principalmente fibrilação atrial); pode haver o desenvolvimento de insuficiência congestiva, principalmente em casos de doença cardíaca preexistente.
- *Oculares:* os olhos arregalados e fixos e a limitação à excursão palpebral superior ("*lid lag*") se devem à superestimulação simpática do músculo elevador da pálpebra superior; os pacientes com doença de Graves podem, também, apresentar oftalmopatia por depósito (ver a seguir).

O Sistema Endócrino   669

- *Neuromusculares:* a atividade excessiva do sistema nervoso simpático (com maior tônus β-adrenérgico) causa tremor, hiperatividade, labilidade emocional, ansiedade, incapacidade de concentração e insônia. A fraqueza muscular proximal e redução de massa também são comuns.
- *Cutâneos:* o maior fluxo sanguíneo e a vasodilatação periférica fazem com que a pele fique quente, úmida e avermelhada; os indivíduos com doença de Graves podem, também, desenvolver dermopatia infiltrativa.
- *GI:* a hipermotilidade, a má absorção e a diarreia são causadas pela hiperestimulação simpática.
- *Esqueléticos:* a maior reabsorção óssea provoca osteoporose e maior risco de fraturas.
- A *tempestade tireoidiana* é o aparecimento abrupto de hipertireoidismo grave; geralmente ocorre em pacientes com doença de Graves por causa da elevação aguda dos níveis circulantes de catecolaminas (p. ex., secundária a lesão, cirurgia, infecção ou qualquer estresse exógeno) e é uma emergência médica devido ao risco de arritmia fatal.
- Em idosos, a tirotoxicose pode ser abrandada por diversas comorbidades, levando ao, assim chamado, *hipertireoidismo apático*; o diagnóstico é feito durante a avaliação laboratorial da perda não explicada de peso ou deterioração cardiovascular.

A detecção de níveis séricos de TSH é o teste de triagem mais importante para o diagnóstico de hipertireoidismo; a concentração de TSH é menor até mesmo nos primeiros estágios e geralmente é associada ao maior nível sérico de T_4 livre. Os tratamentos incluem o β-bloqueio para redução de tônus adrenérgico, propiltiouracil ou agentes similares para bloqueio da síntese hormonal e da conversão periférica de T_4 a T_3 e iodo para bloqueio da proteólise de tiroglobulina; o radioiodo pode causar a ablação do epitélio tireoidiano por um período de 6 a 18 semanas.

Hipotireoidismo (p. I I I I)

O hipotireoidismo é causado por qualquer alteração estrutural ou funcional que interfira com a produção adequada de hormônio tireoidiano ou, raramente, com a capacidade de resposta do órgão final ao hormônio tireoidiano (Tabela 24-3); o hipotireoidismo franco

TABELA 24-3   Causas de Hipotireoidismo
Primárias
Defeitos genéticos no desenvolvimento da tireoide (mutações em *PAX8, FOXE1,* receptor de TSH) (raros)
Síndrome de resistência ao hormônio tireoidiano (mutações em *THRB*) (rara)
Pós-ablação
Cirurgia, terapia com radioiodo ou irradiação externa
Hipotireoidismo autoimune
Tireoidite de Hashimoto*
Deficiência de iodo*
Fármacos (lítio, iodetos, ácido *p*-aminosalicílico)*
Defeito biossintético congênito (bócio disormonogenético) (raro)*
Secundárias (Centrais)
Insuficiência hipofisária (rara)
Insuficiência hipotalâmica (rara)

FOXE1, Forkhead box E1; *PAX8, paired box* 8; *THRB,* receptor β de hormônio tireoidiano.
*Associada(o)(s) ao aumento de volume da tireoide ("hipotireoidismo com bócio"). A tireoidite de Hashimoto e o hipotireoidismo pós-ablação são responsáveis pela maioria dos casos de hipotireoidismo nos países desenvolvidos.

670   Patologia Sistêmica: Doenças dos Sistemas Orgânicos

afeta 0,3% da população e a doença subclínica ocorre em mais de 4%. O hipotireoidismo adulto é associado à redução insidiosa da atividade física e mental, associada à fadiga, intolerância ao frio e apatia; a menor atividade simpática reduz a sudorese e provoca constipação. O hipotireoidismo durante o período neonatal pode ter efeitos profundos sobre o desenvolvimento (*cretinismo; veja a seguir*). As crianças mais velhas com hipotireoidismo apresentam sinais e sintomas intermediários entre aqueles do cretinismo e do hipotireoidismo adulto.

- O *hipotireoidismo primário* (vasta maioria dos casos) pode ser acompanhado pelo aumento de volume da tireoide (bócio).
- Em áreas do mundo com quantidades suficientes de iodo, a causa mais comum de hipotireoidismo é a *tireoidite autoimune* (mais frequentemente, a *tireoidite de Hashimoto*); os pacientes geralmente têm autoanticorpos circulantes antimicrossomais, antiperoxidase tireoidiana e antitiroglobulina. O hipotireoidismo primário pode ocorrer de forma isolada ou como parte da *síndrome poliendócrina autoimune* (SPA ou APS; veja a discussão na seção sobre as glândulas adrenais).
- Outras causas de hipotireoidismo primário incluem o bócio endêmico associado à deficiência dietética de iodo e os goitrogênicos.
- As causas genéticas incluem mutações em genes que afetam o desenvolvimento da tireoide (p. ex., *PAX8*) ou as mutações inativadoras do receptor de TSH.
- Após a cirurgia ou radioterapia da tireoide ou devido a doenças infiltrativas.
- O *hipotireoidismo secundário* é causado por deficiência de TSH — ou, mais raramente — pela deficiência de hormônio liberador de tireotropina (TRH ou HLT).

A detecção da elevação do nível de TSH é o exame de triagem mais sensível para o diagnóstico de hipotireoidismo primário, devido à perda de inibição por "*feedback*" da produção de TRH e TSH; os níveis de T_4 são menores em qualquer causa de hipotireoidismo. As manifestações clínicas são *cretinismo*, em caso de desenvolvimento de deficiência tireoidiana *in útero* até o início da infância, e *mixedema*, em crianças mais velhas e adultos.

Cretinismo (p. 1111)

O cretinismo é associado à deficiência dietética de iodo, ao bócio (forma endêmica) e, raramente, aos defeitos na síntese hormonal (forma esporádica). Há prejuízo ao desenvolvimento esquelético e do sistema nervoso central (SNC), com retardo mental, baixa estatura, hérnia umbilical e características faciais grosseiras, olhos bem separados e língua com aumento de volume e protrusão. Os hormônios tireoidianos maternos atravessam a placenta e são essenciais para o desenvolvimento normal do cérebro fetal no período anterior ao desenvolvimento da tireoide do feto. Assim, a gravidade da disfunção mental depende do momento de ocorrência de qualquer deficiência *in útero*; a deficiência materna de hormônio tireoidiano ao final da gestação pode permitir o desenvolvimento normal do cérebro.

Mixedema (p. 1112)

Mixedema é o termo aplicado ao hipotireoidismo que se desenvolve na adolescência ou na vida adulta. Além do retardo da atividade mental e física, os achados incluem edema periorbital, alteração da pele e das características faciais, cardiomegalia com insuficiência congestiva e perfis lipídicos que promovem aterogênese; os pacientes podem também apresentar derrame pericárdico, perda de cabelos e acúmulo de substância básica rica em mucopolissacarídeos na derme (*mixedema*) e em outros tecidos.

Tireoidite (p. 1112)

As manifestações da inflamação da tireoide (*tireoidite*) variam de dor grave (p. ex., tireoidite infecciosa) à disfunção tireoidiana com pouca inflamação (*tireoidite linfocítica subaguda*).

O Sistema Endócrino — 671

Tireoidite de Hashimoto *(p. 1112)*

A tireoidite de Hashimoto é uma doença autoimune, que leva à destruição do parênquima e à insuficiência tireoidiana progressiva. É a causa mais comum de hipotireoidismo em locais onde os níveis de iodo são suficientes e é a principal causa de bócio não endêmico em crianças. É mais prevalente entre os 45 e 65 anos de idade, com predominância feminina de 10 a 20:1. A doença tem taxa de concordância de 40% em gêmeos monozigóticos e metade dos irmãos assintomáticos de pacientes com tireoidite de Hashimoto apresenta anticorpos circulantes antitireoidianos.

Patogênese *(p. 1112)*

A tireoidite de Hashimoto é secundária à perda de autotolerância a antígenos da tireoide; os eventos desencadeantes são desconhecidos, mas a doença é associada a polimorfismos genéticos em proteínas que regulam negativamente as respostas de linfócitos T (antígeno associado a linfócito T citotóxico 4 [CTLA-4] e proteína tirosina fosfatase-22 *[PTPN22]*), podendo levar a anomalias em linfócitos T reguladores. A lesão autoimune é mediada por anticorpos circulantes contra tireoglobulina e peroxidase tireoidiana, linfócitos T CD8+ citotóxicos e/ou ativação de macrófagos por citocinas T_H1. A lesão é acompanhada por depleção progressiva do epitélio tireoidiano, infiltração por células mononucleares e fibrose.

Morfologia *(p. 1113)*

- *Macroscópica:* a tireoide geralmente apresenta aumento de volume difuso, parênquima pálido e cápsula intacta.
- *Microscópica:* as lesões apresentam um infiltrado exuberante de linfócitos, plasmócitos e macrófagos, centros germinativos ocasionais, folículos atróficos e células foliculares residuais com citoplasma granular eosinofílico (*células de Hürthle,* uma resposta metaplásica). A fibrose pode ser abundante.

Curso Clínico *(p. 1113)*

A tireoidite de Hashimoto provoca aumento de volume indolor da tireoide, geralmente associado a algum grau de hipotireoidismo. O hipertireoidismo *(hashitoxicose)* pode ser inicialmente observado, mas é transiente. Os pacientes têm maior risco de desenvolvimento de outras doenças autoimunes (p. ex., diabetes de tipo 1, adrenalite autoimune, lúpus eritematoso sistêmico e síndrome de Sjögren). Há um pequeno risco de desenvolvimento subsequente de linfoma não Hodgkin de células B.

Tireoidite Linfocítica Subaguda (Indolor) *(p. 1114)*

Esta é uma causa incomum de hipertireoidismo, sendo mais frequente em mulheres de meia-idade; um processo similar ocorre em até 5% das mulheres no pós-parto. As duas doenças apresentam anticorpos antitireoidianos e são variantes da tireoidite autoimune.

Morfologia *(p. 1114)*

A tireoide tem aparência macroscópica normal. À histologia, observam-se infiltrados linfocíticos com centros germinativos e alteração folicular, mas ausência de fibrose ou metaplasia de células de Hürthle.

Curso Clínico *(p. 1114)*

Pacientes apresentam bócio indolor e/ou hipertireoidismo; um terço pode progredir ao hipotireoidismo franco.

Patologia Sistêmica: Doenças dos Sistemas Orgânicos

Tireoidite Granulomatosa *(p. 1114)*

Também chamada *tireoidite de Quervain,* é muito menos frequente do que a de Hashimoto. Tende a acometer mulheres (4:1), entre 40 e 50 anos de idade.

Patogênese *(p. 1114)*

A tireoidite subaguda é atribuída à infecção viral ou ao processo inflamatório pós-viral, levando ao dano epitelial folicular mediado por linfócitos T citotóxicos. Uma vez que a resposta imune é desencadeada por vírus, é autolimitada.

Morfologia *(p. 1114)*

- *Macroscópica:* há aumento de volume variável, simétrico ou irregular, do órgão.
- *Microscópica:* as primeiras lesões incluem alteração folicular tireoidiana com um infiltrado neutrofílico. As características tardias incluem infiltrados de linfócitos, macrófagos e plasmócitos ao redor dos folículos tireoidianos danificados, com fibrose e ocasionais células gigantes multinucleadas.

Curso Clínico *(p. 1114)*

A tireoidite granulomatosa é a causa mais comum de dor tireoidiana. Qualquer hipertireoidismo é transiente e desaparece entre 2 a 6 semanas; a recuperação da função tireoidiana normal geralmente ocorre entre 6 a 8 semanas.

A *tireoidite de Riedel* é um processo fibrosante incomum, de etiologia desconhecida, associado à substituição do parênquima da tireoide por tecido fibroso denso, que penetra a cápsula e se estende às estruturas contíguas do pescoço. Pode haver fibrose em outros locais (p. ex., retroperitônio) e é provável que a tireoidite de Riedel seja uma manifestação da doença autoimune sistêmica relacionada à imunoglobulina (Ig) G4 (Cap. 6).

Doença de Graves *(p. 1115)*

Esta é a causa mais comum de hipertireoidismo endógeno; a tríade clínica inclui:

- Hipertireoidismo devido ao aumento de volume hiperfuncional e difuso da tireoide
- Oftalmopatia infiltrativa com exoftalmia resultante
- Dermopatia localizada e infiltrativa, presente em uma minoria de pacientes

As mulheres são acometidas com frequência 10 vezes maior do que os homens; o pico de incidência é entre 20 e 40 anos de idade e a doença afeta até 2% das mulheres dos Estados Unidos. Há uma taxa de concordância de 30% a 40% entre gêmeos idênticos e a suscetibilidade genética é associada a polimorfismos em CTLA-4 e PTPN22; os pacientes são suscetíveis ao desenvolvimento de outras doenças autoimunes.

Patogênese *(p. 1115)*

A doença de Graves é uma doença autoimune causada predominantemente por autoanticorpos direcionados contra o *receptor de TSH* (TSHR). A *Ig tireoidoestimulante* se liga ao TSHR e mimetiza a ação de TSH, levando à liberação de T_3 e T_4; é relativamente específica para a doença de Graves e ocorre em 90% dos casos. Alguns pacientes apresentam *anticorpos bloqueadores* de TSHR, que podem causar hipotireoidismo.

A autoimunidade também contribui para a característica *oftalmopatia infiltrativa* com *exoftalmia* (protrusão ocular); os fibroblastos pré-adipócitos da orbita expressam TSHR e, assim, passam a ser outro alvo para o ataque autoimune. O tecido conjuntivo retro-orbitário e os músculos extraoculares se expandam devido ao seguinte:

- Extensa infiltração por células mononucleares (predominantemente linfócitos T)
- Edema inflamatório e aumento de volume de músculos extraoculares

O Sistema Endócrino 673

- Aumento da matriz extracelular, inclusive de ácido hialurônico e sulfato de condroitina
- Maior número de adipócitos

Morfologia (p. 1115)

- *Macroscópica:* a glândula apresenta aumento de volume simétrico, cápsula intacta e parênquima macio.
- *Microscópica:* as lesões apresentam hiperplasia difusa do epitélio folicular, que se manifesta pelo aglomerado em pregas papilares irregulares. O coloide é substancialmente menor. O parênquima interfolicular contém tecido linfoide hiperplásico e maior número de vasos sanguíneos.

As alterações no tecido extratireoidiano incluem hiperplasia linfoide generalizada. A oftalmopatia e a dermopatia (mais comum no tornozelo e, por isso, chamada *mixedema pré-tibial*) são caracterizadas por infiltração linfocitária e acúmulo de glicosaminoglicanas hidrofílicas.

Curso Clínico (p. 1116)

Os níveis de T_4 e T_3 são elevados e a concentração de TSH é menor. As manifestações clínicas podem ser atribuídas à tirotoxicose, à hiperplasia difusa da tireoide, à oftalmopatia e à dermopatia. A oftalmopatia pode ser autolimitada ou progredir à proptose grave, apesar do controle do hipertireoidismo. Os pacientes são tratados com β-bloqueadores e medidas para diminuição da síntese de hormônio tireoidiano (p. ex., propiltiouracil).

Bócio Difuso e Multinodular (p. 1116)

O aumento de volume da tireoide (*bócio*) é a manifestação mais comum da doença tireoidiana; reflete a disfunção da síntese de hormônio tireoidiano com resultante produção de TSH e hiperplasia folicular para restauro do estado eutireoideo. Caso a hiperplasia compensatória não possa superar a disfunção da síntese hormonal, há o desenvolvimento de *hipotireoidismo com bócio.*

Bócio Difuso Não Tóxico (Simples) (p. 1117)

Nesta forma, há o acometimento difuso de toda a glândula sem produção de nodularidade; os folículos com aumento de volume são preenchidos por coloide, daí o termo alternativo *bócio coloide.*

- Os *bócios endêmicos* ocorrem em áreas geográficas com baixos níveis de iodo (p. ex., Alpes, Andes e Himalaia). Com a suplementação dietética de iodo, a frequência e a gravidade caíram de forma significativa. No entanto, dietas com alto teor goitrogênico (p. ex., vegetais crucíferos, como mandioca e repolho) podem também precipitar o desenvolvimento de bócios simples.
- Os *bócios esporádicos* ocorrem com menor frequência; há grande preponderância de mulheres jovens. As causas incluem a ingestão de goitrogênicos ou defeitos hereditários na síntese de hormônio tireoidiano.

Morfologia (p. 1117)

Dois estágios podem ser identificados na evolução do bócio difuso:

- Estágio hiperplásico
  - *Macroscópica:* a tireoide apresenta aumento de volume difuso e simétrico.
  - *Microscópica:* há hipertrofia e hiperplasia do epitélio folicular; alguns folículos apresentam distensão extensa, enquanto outros permanecem pequenos.
- *Estágio de involução coloide* (com o atendimento da demanda por hormônio tireoidiano)
  - *Macroscópica:* a superfície de corte é brilhante, marrom e translúcida.
  - *Microscópica:* há involução variável do epitélio folicular e a glândula passa a apresentar aumento de volume e altas quantidades de coloide.

Curso Clínico (p. 1117)

A maioria dos pacientes com bócios simples é clinicamente eutireoidea; assim, as manifestações clínicas são primariamente relacionadas aos efeitos de massa. Os níveis de TSH são elevados.

Bócio Multinodular (p. 1117)

Os episódios recorrentes de estimulação e involução dos bócios difusos levam aos *bócios multinodulares*, com aumento de volume irregular e que podem ser extremos. Estes ocorrem devido a variações nas respostas das células foliculares à estimulação hormonal; as mutações adquiridas na via de sinalização do TSH (levando à ativação constitutiva) podem também, por fim, causar a formação de nódulos com crescimento autônomo.

Morfologia (p. 1118)

- *Macroscópica:* os bócios multinodulares são glândulas multilobuladas e com aumento de volume assimétrico, que pode ser muito extenso (>2.000 g). A expansão irregular pode exercer pressão lateral sobre a traqueia e o esôfago ou ser observada como uma única massa dominante. A superfície de corte revela quantidades variáveis de coloide gelatinoso de cor marrom, hemorragia focal, fibrose, calcificação e alteração cística.
- *Microscópica:* há um grau variável de acúmulo de coloide, epitélio achatado inativo entremeado à hiperplasia epitelial folicular e áreas intermediárias focais de escoriação e hemorragia.

Curso Clínico (p. 1118)

- Os efeitos de massa (ocasionalmente complicados pela expansão aguda causada pela hemorragia) dominam o quadro clínico: deformidade cosmética, compressão esofágica com disfagia, compressão traqueal e obstrução da veia cava superior podem ocorrer.
- A maioria dos pacientes é eutireoidea ou apresenta hipertireoidismo subclínico (evidenciado pela redução da concentração de TSH). No entanto, em 10% dos pacientes, os nódulos hiperfuncionais podem se desenvolver e causar hipertireoidismo (bócio tóxico multinodular ou *síndrome de Plummer*); isto não é acompanhado por oftalmopatia infiltrativa e dermopatia da doença de Graves.

Neoplasias da Tireoide (p. 1118)

Os nódulos tireoidianos solitários ocorrem em 1% a 10% da população dos Estados Unidos (com taxas significativamente maiores em regiões onde o bócio é endêmico); a razão de pacientes do sexo feminino e masculino é de 4:1 e a incidência aumenta durante a vida. Embora menos de 1% dos nódulos tireoidianos solitários sejam malignos, isto representa 15.000 novos casos de carcinoma de tireoide nos Estados Unidos a cada ano; a maioria destes casos é indolente, com 90% de sobrevida em 20 anos. O risco de câncer aumenta com o seguinte:

- Nódulos solitários em comparação a nódulos múltiplos
- Nódulos em pacientes jovens (menos de 40 anos de idade)
- Nódulos em homens em comparação a mulheres
- Histórico de radioterapia em cabeça ou pescoço
- Nódulos que não incorporam iodo radioativo em técnicas de diagnóstico por imagem *(nódulos frios)*

Adenomas (p. 1119)

Os adenomas de tireoide são massas discretas e solitárias derivadas do epitélio folicular *(adenomas foliculares)*. A maioria é não funcional e geralmente não são precursoras de câncer.

O Sistema Endócrino   675

Patogênese (p. 1119)

As mutações somáticas com ganho de função de componentes da via de sinalização do receptor de TSH (comumente TSHR ou GNAS) levam à proliferação autônoma e são responsáveis por aproximadamente 50% dos adenomas tóxicos; estas alterações são raras no câncer de tireoide. As mutações em *RAS* ou na subunidade fosfatidilinositol-3 -quinase *(PIK3CA)* ocorrem em 20% dos adenomas não funcionais; estas mutações também são comuns nos carcinomas foliculares.

Morfologia (p. 1119)

- *Macroscópica:* em sua maioria, os adenomas são lesões de coloração branca-acinzentada a marrom-avermelhada (dependendo da celularidade e da quantidade de coloide), bem-demarcadas, solitárias e encapsuladas, ocasionalmente com fibrose, hemorragia ou calcificação.
- *Microscópica:* as células constituintes geralmente se dispõem em folículos de aparência uniforme, contendo coloide; o epitélio apresenta pouca variabilidade nuclear ou atividade mitótica e o padrão de crescimento folicular geralmente é distinto daquele apresentado pela tireoide não neoplásica adjacente. Os *adenomas de células de Hürthle (oxífilas),* que apresentam células granulares e eosinofílicas, têm comportamento similar ao dos adenomas convencionais. Os adenomas foliculares são distinguidos por uma cápsula intacta e bem-formada; os carcinomas foliculares apresentam invasão capsular e/ou vascular.

Aspectos Clínicos (p. 1120)

A maioria das lesões se apresenta como massas indolores dominantes. Os adenomas não funcionais incorporam menos iodo radioativo do que a tireoide normal adjacente ("nódulos frios"), mas menos de 10% dos nódulos frios acabam sendo malignos. Já que a integridade capsular é uma característica essencial de diferenciação, o diagnóstico definitivo é feito apenas após o cuidadoso exame histológico do espécime ressecado.

Carcinomas (p. 1120)

O carcinoma de tireoide é responsável por 1,5% de todos os cânceres nos Estados Unidos. A maioria ocorre em adultos, com discreta predominância feminina; a vasta maioria é composta por lesões bem-diferenciadas e derivadas do epitélio folicular da tireoide.

- Carcinoma papilar (>85%)
- Carcinoma folicular (5% a 15%)
- Carcinomas anaplásicos (não diferenciados) (<5%)
- Carcinoma medular (5%; não derivado do epitélio folicular)

Patogênese (p. 1120)

- *Fatores genéticos:* os cânceres de tireoide derivados do epitélio são associados a mutações com ganho de função nas vias da quinase *proteína ativada por mitógeno* (MAP) e PI3 quinase/AKT; estas mutações levam à ativação constitutiva das células na ausência de interação com o ligante de TSH (Fig. 24-2).
- Os *carcinomas papilares* são associados a mutações na via da MAP quinase:
  - Rearranjos nos receptores de RET ou NTRK1 tirosina quinase colocam seu domínio quinase sob o controle transcricional de genes que são constitutivamente ativos no epitélio da tireoide. RET tem mais de 15 possíveis parceiros de fusão; novas proteínas de fusão RET/câncer papilar de tireoide (RET/PTC) são encontradas em 20% a 40% dos cânceres papilares de tireoide, enquanto proteínas similares de fusão NTRK1 ocorrem em 5% a 10% das neoplasias. A expressão constitutiva destas proteínas provoca a ativação contínua de MAP quinase.

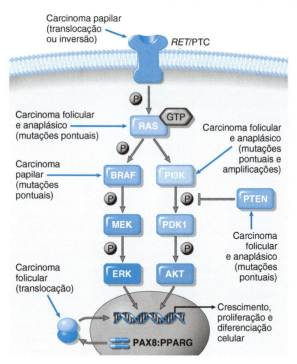

Figura 24-2 Alterações genéticas nos cânceres de tireoide derivados de células foliculares.

- As mutações com ganho de função em *BRAF* ocorrem em 30% a 50% dos cânceres papilares de tireoide e também levam à ativação constitutiva de MAP quinase.
- Os *carcinomas foliculares* são associados ao seguinte:
  - Mutações com ganho de função em *RAS* ou *PIK3CA*, amplificação de *PIK3CA* ou mutações com perda de função no gene *PTEN* de supressão tumoral (PTEN regula a via de forma negativa) levam à ativação constitutiva da via PI3 quinase/AKT e são associadas a até 50% dos carcinomas foliculares.
  - A translocação t(2;3)(q13;p25) funde *PAX8* (um gene *homeobox* da tireoide) com *PPARG* (um gene do receptor ativado por proliferador peroxissomo), codificando um receptor nuclear hormonal implicado na diferenciação celular. Esta translocação é associada a 30% a 50% dos carcinomas foliculares.
- Os *carcinomas anaplásicos (não diferenciados)* apresentam mutações em *RAS* ou *PIK3CA*, assim como em *p53* ou β-catenina, que podem pressagiar o comportamento agressivo.
- Os *carcinomas medulares da tireoide* são originários das células parafoliculares C da tireoide. As versões familiares ocorrem na NEM tipo 2 (ver a seguir), associadas a mutações ativadoras na linhagem germinativa do proto-oncogene *RET*; mutações similares em *RET* ocorrem em metade dos cânceres medulares esporádicos da tireoide.
- *Fatores ambientais:* O principal fator de risco é a *exposição à radiação ionizante*, principalmente nas duas primeiras décadas de vida. A *deficiência de iodo* é associada à maior frequência de carcinomas foliculares.

O Sistema Endócrino 677

Carcinoma Papilar (p. 1121)

O carcinoma papilar ocorre mais comumente entre os 25 e 50 anos de idade; esta doença é responsável pela vasta maioria dos carcinomas de tireoide associados à exposição prévia à radiação.

Morfologia (p. 1122)

- *Macroscópica:* os tumores são lesões solitárias ou multifocais; podem ser circunscritos ou infiltrados no parênquima adjacente. Calcificação, fibrose e alterações císticas são comuns. Os carcinomas papilares convencionais com menos de 1 cm e confinados à tireoide são chamados *microcarcinomas papilares;* estas neoplasias geralmente são achados incidentais em ressecções cirúrgicas.
- *Microscópica:* há mais de uma dúzia de variantes histológicas, geralmente associada a mutações particulares; as lesões variam de papilares (com centros fibrovasculares densos) a foliculares (*variante folicular* do carcinoma papilar) e esclerosantes; podem ter comportamentos clínicos ligeiramente diferentes. Os *corpos de psammoma* (calcificações concêntricas) e os focos de invasão linfática ocorrem de forma variável. O diagnóstico definitivo é baseado nas características nucleares, mesmo na ausência de arquitetura papilar:
- Núcleos vazios e hipocromáticos ("olhos de Órfã Annie") e fendas nucleares
- Inclusões intranucleares eosinofílicas (invaginações citoplasmáticas)

Curso Clínico (p. 1123). Na maioria dos casos, os carcinomas papilares se apresentam como nódulos tireoidianos "frios", isolados e assintomáticos, embora a primeira manifestação possa ser a metástase em linfonodos cervicais. As lesões da tireoide se movem livremente durante a deglutição e são macroscopicamente indistinguíveis dos nódulos benignos; rouquidão, disfagia, tosse ou dispneia sugerem a doença avançada. As sobrevidas em 10 anos são superiores a 95%; fatores desfavoráveis incluem idade acima de 40 anos, extensão extratireoidiana e metástases distantes.

Carcinoma Folicular (p. 1123)

O carcinoma folicular é três vezes mais comum em mulheres, com pico de incidência entre os 40 e 60 anos de idade; há uma maior prevalência em áreas de deficiência dietética de iodo.

Morfologia (p. 1123)

- *Macroscópica:* os tumores são nódulos únicos, que podem ser bem circunscritos ou infiltrativos. A diferenciação entre os carcinomas foliculares minimamente invasivos e os adenomas foliculares requer a amostragem extensa da interface entre a tireoide e o tumor.
- *Microscópica:* as características nucleares observadas em carcinomas papilares estão ausentes. A maioria dos tumores apresenta padrão microfolicular com folículos relativamente uniformes e preenchidos por coloide, similares à tireoide normal. Outros padrões incluem a arquitetura trabecular ou laminar e as variantes histológicas contendo grandes números de células de Hürthle.

Curso Clínico (p. 1124). Na maioria dos casos, os nódulos são "frios", indolores e de crescimento lento. A invasão linfática é rara, mas a metástase hematógena a ossos, pulmões e fígado é comum. O prognóstico depende do estágio e da extensão da invasão: o carcinoma folicular minimamente invasivo é associado a taxa de sobrevida em 10 anos superior a 90%, enquanto no carcinoma invasivo com metástases, a mortalidade em 10 anos é de 50%. A terapia envolve ressecção, iodo radioativo para ablação de lesões metastáticas e administração de hormônio tireoidiano para redução da concentração de TSH, que pode estimular o epitélio maligno.

678 Patologia Sistêmica: Doenças dos Sistemas Orgânicos

Carcinoma Anaplásico (Não Diferenciado) (p. 1124). O carcinoma anaplásico (não diferenciado) é uma variante agressiva (taxas de mortalidade de quase 100%); é mais comum em pacientes com mais de 65 anos de idade e associado ao câncer de tireoide prévio ou concomitante bem diferenciado.

Morfologia (p. 1124)

Microscopicamente, estas neoplasias são compostas por células altamente anaplásicas, inclusive células gigantes pleomórficas e células fusiformes com aparência sarcomatosa.

Curso Clínico (p. 1125)

Os tumores geralmente são massas extensas e de crescimento rápido, que já invadiram estruturas do pescoço ou metastatizaram no pulmão no momento do primeiro diagnóstico. A morte geralmente é secundária ao crescimento local agressivo.

Carcinoma Medular (p. 1125)

O carcinoma medular é uma neoplasia neuroendócrina derivada das células parafoliculares C; estas secretam *calcitonina* (e também podem produzir serotonina, ACTH e *peptídeo intestinal vasoativo* [VIP ou PIV]). A maioria (70%) dos casos é esporádica; os restantes ocorrem em pacientes com síndromes NEM-2 ou carcinoma medular familiar de tireoide (FMTC). As mutações ativadoras no proto-oncogene *RET* estão envolvidas nos casos esporádicos e familiares.

Morfologia (p. 1125)

- *Macroscópica:* os tumores esporádicos geralmente são solitários; a bilateralidade e a multicentricidade são típicas dos casos familiares. Os tumores são firmes, de coloração marrom-acinzentada e infiltrativos, ocasionalmente com hemorragia e necrose focal.
- *Microscópica:* as células têm formato poligonal a fusiforme e estão dispostas em nichos, trabéculas e, ocasionalmente, folículos. Os *depósitos amiloides* (derivados da calcitonina) no estroma geralmente são observados. A hiperplasia de células C no parênquima adjacente é típica em casos familiares, mas geralmente ausente nos casos esporádicos.

Curso Clínico (p. 1125)

- Nos casos esporádicos, geralmente há uma massa tireoidiana, às vezes associada à disfagia ou rouquidão. As primeiras manifestações podem ser paraneoplásicas e relacionadas à secreção de hormônios (p. ex., diarreia devido ao VIP ou síndrome de Cushing devido ao ACTH); a hipocalcemia é incomum, apesar dos níveis elevados de calcitonina. A secreção de antígeno carcinoembrionário é também um biomarcador importante para análise da carga tumoral ou acompanhamento da eficácia terapêutica.
- Os casos familiares podem se apresentar como neoplasias tireoidianas ou extratireoidianas ou ser diagnosticados à triagem de parentes assintomáticos de pacientes acometidos.
- Os carcinomas medulares que surgem no contexto de NEM-2B são mais agressivos e apresentam maior tendência à metástase do que aqueles de aparecimento esporádico ou associados a outras síndromes familiares.

Malformações Congênitas (p. 1126)

Os *cistos do ducto tireoglosso* são resquícios do desenvolvimento da migração da tireoide do forame cego da língua. Podem ser observados em qualquer idade, primariamente como massas na linha média, anteriores à traqueia. Os cistos na porção superior do

O Sistema Endócrino **679**

pescoço são revestidos por epitélio escamoso estratificado; os mais inferiores são revestidos por epitélio acinar tireoidiano. Os infiltrados linfocíticos geralmente são conspícuos. As infecções sobrepostas podem gerar fístulas; raramente, podem dar origem a um carcinoma.

Paratireoides (p. 1126)

A atividade da paratireoide é controlada pelo nível de cálcio livre (ionizado) circulante; as concentrações elevadas de cálcio inibem a síntese e a secreção de *paratormônio* (PTH), enquanto a hipocalcemia estimula a produção de PTH. Este aumenta os níveis de cálcio através de:

- Estímulo à diferenciação de osteoclastos (e, portanto, da reabsorção óssea) por aumento da expressão do receptor ativador de ligante de NF-κB (RANKL) pelos osteoblastos, que se liga a RANK nos precursores de osteoclastos.
- Aumento da reabsorção tubular renal de cálcio.
- Aumento da conversão renal de vitamina D à forma ativa 1,25 diidroxilada.
- Aumento da excreção urinária de fosfato.
- Aumento da absorção GI de cálcio.

O câncer — secundário à produção paraneoplásica de *proteína relacionada ao PTH* (PTHrP) — é a causa mais comum de hipercalcemia clinicamente aparente; o hiperparatireoidismo primário é a causa mais comum de hipercalcemia assintomática. Além do aumento da expressão de RANKL pelos osteoblastos, a PTHrP também inibe a expressão de osteoprotegerina, um "falso receptor" que normalmente se liga a RANKL e bloqueia suas interações com RANK (Tabela 24-4).

Hiperparatireoidismo (p. 1127)

- *Hiperparatireoidismo primário:* produção autônoma excessiva de PTH, geralmente por um adenoma ou devido à hiperplasia da paratireoide
- *Hiperparatireoidismo secundário:* hipersecreção compensatória de PTH secundária à hipocalcemia prolongada (p. ex., devido à insuficiência renal crônica)
- *Hiperparatireoidismo terciário:* hipersecreção persistente de PTH após a correção da hipocalcemia (p. ex., após o transplante renal)

Hiperparatireoidismo Primário (p. 1127)

É uma doença endócrina comum (25 casos a cada 100.000 pessoas nos Estados Unidos) e uma etiologia importante de hipercalcemia; a maioria dos casos é esporádica e ocorre

TABELA 24-4	Causas de Hipercalcemia
[PTH] Elevada	**[PTH] Reduzida**
Hiperparatireoidismo	Hipercalcemia de câncer*
Primária (adenoma > hiperplasia)*	Intoxicação por vitamina D
Secundária[†]	Imobilização
Terciária[†]	Diuréticos da classe das tiazidas
HHF	Doença granulomatosa (sarcoidose)

HHF, Hipercalcemia hipocalciúrica familiar; *PTH*, concentração de paratormônio.
*O hiperparatireoidismo primário é a causa mais comum de hipercalcemia geral. O câncer é a causa mais comum de hipercalcemia *sintomática*. O hiperparatireoidismo primário e câncer são responsáveis por quase 90% dos casos de hipercalcemia.
[†]Os hiperparatireoidismos secundário e terciário são mais comumente associados à insuficiência renal progressiva.

680 Patologia Sistêmica: Doenças dos Sistemas Orgânicos

em pacientes com mais de 50 anos de idade, com predominância feminina de 4:1. As causas incluem o seguinte:

- Adenoma: 85% a 95% (em sua maioria, monoclonal)
- Hiperplasia primária: 5% a 10% (em sua maioria, também monoclonal)
- Carcinoma de paratireoide: 1%

Os *adenomas solitários* são a causa mais comum de hiperparatireoidismo primário; dois defeitos adquiridos participam da patogênese:

- A *superexpressão de ciclina D1* é associada a 40% dos casos esporádicos de adenomas da paratireoide; aproximadamente metade destes casos ocorre por relocação do gene *ciclina D1* adjacente à região flanqueadora 5' do gene *PTH*.
- As mutações em *NEM1* (um gene de supressão tumoral), que levam à inativação homozigótica, ocorrem em 20% a 30% dos adenomas esporádicos.

As *síndromes familiares* são uma causa muito menos comum de hiperparatireoidismo primário:

- *Síndrome NEM-1:* os adenomas e a hiperplasia de paratireoide podem ser associados às mutações de linhagem germinativa em *NEM1*.
- A *síndrome NEM-2* é causada por mutações ativadoras do receptor de tirosina quinase *RET*.
- A *hipercalcemia hipocalciúrica familiar (HHF)* é uma doença autossômica dominante decorrente de mutações com perda de função no *gene do receptor sensor de cálcio (RSCa)* da paratireoide.

Morfologia (p. 1128)

As alterações morfológicas envolvem as paratireoides, assim como todos os outros órgãos afetados pela hipercalcemia.

- Adenomas da paratireoide:
  - *Macroscópica:* os tumores são quase todos nódulos solitários, bem circunscritos, de coloração amarronzada, com, em média, 0,5 a 5 g e cercados por uma cápsula delicada; as demais glândulas geralmente são normais ou apresentam tamanho menor devido à inibição hipercalcêmica por feedback.
  - *Microscópica:* as lesões são compostas predominantemente por *células principais* (fonte de PTH) dispostas em lâminas, trabéculas ou folículos uniformes; focos de *células oxifílicas* (com abundância de mitocôndrias) podem ser observados e a atipia bizarra não é incomum. O tecido adiposo é inconspícuo.
- Hiperplasia primária:
  - *Macroscópica:* de modo geral, todas as glândulas são acometidas, embora não necessariamente de maneira uniforme; os pesos combinados raramente excedem 1 g.
  - *Microscópica:* a hiperplasia de células principais geralmente envolve as glândulas em padrão difuso ou multinodular. O tecido adiposo é inconspícuo.
- A diferenciação macroscópica e microscópica entre o *carcinoma de paratireoide* e o adenoma pode ser difícil.
  - *Macroscópica:* de modo geral, a glândula apresenta aumento de volume devido à presença de uma massa irregular, de coloração branca-acinzentada, às vezes com mais de 10 g.
  - *Microscópica:* as células lesionais geralmente são uniformes e não muito diferentes das células normais da paratireoide; o diagnóstico de câncer é baseado na presença de invasão local e/ou metástases.
- Outros órgãos:
  - As alterações esqueléticas incluem ativação de osteoclastos com reabsorção óssea. Em casos graves, os ossos acometidos apresentam córtex delgados, com maior quantidade de tecido fibroso medular e focos de hemorragia e formação de cistos (*osteíte fibrosa cística*).

O Sistema Endócrino ▸ 681

- A hipercalcemia promove *nefrolitíase*, calcificação intersticial e tubular renal *(nefrocalcinose) e calcificações metastáticas* em outros locais do corpo.

Curso Clínico (p. 1129)

- O *hiperparatireoidismo assintomático* é geralmente descoberto em exames de rotina para mensuração da concentração sérica de cálcio; os níveis séricos de PTH são inadequadamente elevados em relação ao nível sérico de cálcio (por outro lado, as concentrações de PTH são baixas na hipercalcemia decorrente de doenças não paratireoidianas).
- O câncer é a etiologia menos comum de hipercalcemia; pode ocorrer em tumores sólidos e cânceres hematológicos, especialmente o mieloma múltiplo. Em 80% dos casos, os tumores osteolíticos induzem hipercalcemia por meio da secreção de PTHrP (com ação similar à do PTH na indução de reabsorção óssea osteoclástica); nos demais 20%, há indução de hipercalcemia devido às metástases ósseas e à subsequente reabsorção óssea induzida por citocinas.
- O *hiperparatireoidismo primário sintomático* é tradicionalmente associado a uma constelação de sintomas, como dor óssea, cálculos renais, dor abdominal e queixas psiquiátricas:
  - Doença e dor óssea com fraturas secundárias à osteoporose e à osteíte fibrosa cística.
  - A nefrolitíase (cálculos renais) ocorre em 20% dos pacientes; a dor é secundária à uropatia obstrutiva. A insuficiência renal crônica pode causar poliúria e polidipsia.
  - Os distúrbios GI incluem constipação, náusea, úlceras pépticas, pancreatite e cálculos biliares.
  - As alterações do SNC incluem depressão, letargia e, por fim, convulsões.
  - Outros achados incluem fraqueza, fadiga e calcificações de valvas cardíacas.

Hiperparatireoidismo Secundário (p. 1129)

O hiperparatireoidismo secundário é decorrente de qualquer doença que provoque hipocalcemia crônica, levando à atividade excessiva compensatória da paratireoide; a *insuficiência renal é a etiologia mais comum*. Essa desencadeia a retenção de fosfato e a hiperfosfatemia; os níveis elevados de fosfato deprimem, de forma direta, a concentração sérica de cálcio, levando à hipersecreção compensatória de PTH. A doença renal também reduz a 1-hidroxilação da vitamina D, o que prejudica a absorção GI de cálcio; a diminuição da concentração de vitamina D também remove os mecanismos normais de feedback, que inibem a secreção de PTH. As paratireoides e os ossos apresentam as mesmas características morfológicas (embora, de modo geral, menos graves) observadas em outras causas de hiperparatireoidismo. As calcificações metastáticas dos vasos podem causar dano isquêmico significativo à pele e à outros órgãos *(calcifilaxia)*. O hiperparatireoidismo secundário responde à correção da doença renal subjacente ou à suplementação de vitamina D com ligantes de fosfato para redução da hiperfosfatemia.

Ocasionalmente, a atividade autônoma da paratireoide se desenvolve após o hiperparatireoidismo prolongado *(hiperparatireoidismo terciário)*, com necessidade de ressecção cirúrgica terapêutica.

Hipoparatireoidismo (p. 1130)

As causas de hipoparatireoidismo incluem as seguintes:

- Cirúrgicas (p. ex., tiroidectomia ou tratamento de hiperparatireoidismo)
- Hipoparatireoidismo autoimune associado a SPA de tipo I (ver a seguir)
- Hipoparatireoidismo autossômico dominante devido a mutações com ganho de função no gene *RSCA* (aumentando a sensibilidade do receptor de cálcio)

682 Patologia Sistêmica: Doenças dos Sistemas Orgânicos

- Hipoparatireoidismo isolado familiar, devido a mutações primárias (autossômicas dominantes) em PTH, que afetam o processamento de seu precursor, ou mutações (autossômicas recessivas) com perda de função no gene *GCM2*, que é responsável pelo desenvolvimento da paratireoide
- Ausência congênita de todas as glândulas (p. ex., síndrome de DiGeorge)

As manifestações são relacionadas à cronicidade e à gravidade da hipocalcemia:

- A *tetania* (caracterizada por irritabilidade neuromuscular) é o principal marcador da hipocalcemia: os sintomas variam de cãibras musculares e espasmos carpopedais a estridor laríngeo e convulsões.
- *Alterações do estado mental* (p. ex., ansiedade, depressão ou psicose).
- *Manifestações intracranianas,* inclusive calcificações dos gânglios da base, doenças de movimentação similares ao Parkinson e elevação da pressão intracraniana.
- *Alterações oculares,* com calcificação de lente e formação de catarata.
- *Defeitos de condução cardíaca,* que produzem o característico prolongamento do intervalo QT.
- *Defeitos do desenvolvimento dentário* (nos casos de hipoparatireoidismo, no início do desenvolvimento), inclusive hipoplasia e defeitos no esmalte e na formação de raízes.

Pseudo-hipoparatireoidismo (p. 1131)

A patogênese é relacionada a mutações em *GNAS1*, que codifica uma proteína G defeituosa, normalmente responsável por mediar a atividade de PTH. Os tecidos-alvos são relativamente resistentes ao PTH, o que provoca hipocalcemia, hiperfunção compensatória da paratireoide e diversas anomalias esqueléticas e do desenvolvimento. Já que a mesma proteína G medeia a ação de TSH e LH ou FSH, hipotireoidismo e hipogonadismo podem também ocorrer.

O Pâncreas Endócrino (p. 1131)

Há aproximadamente um milhão de *ilhotas de Langerhans* em cada pâncreas, contendo quatro tipos celulares maiores e dois menores.

- Tipos maiores:
  - *As células* β *produzem insulina,* que regula a utilização tecidual de glicose.
  - *As células* α *secretam glucagon,* que estimula a lipólise e a glicogenólise e gliconeogênese hepática, assim como a contrarregulação da libertação de insulina.
  - *As células* δ *secretam somatostatina,* que suprime a liberação de insulina e glucagon.
  - *As células PP secretam polipeptídeo pancreático,* que estimula a secreção gástrica e intestinal de enzimas e inibe a motilidade intestinal.
- Tipos menores:
  - *As células D1 produzem VIP,* que induz glicogenólise e hiperglicemia e estimula a secreção de fluido GI.
  - *As células enterocromafins sintetizam serotonina,* que estimula a motilidade intestinal.

Diabetes *Mellitus* (p. 1131)

O diabetes *mellitus* é um grupo de doenças metabólicas que compartilha a *característica subjacente comum de hiperglicemia.* O efeito geral é a disfunção crônica do metabolismo de carboidratos, gorduras e proteínas, com complicações em longo prazo que afetam os vasos sanguíneos, os rins, os olhos e os nervos; é a principal causa de doença renal em estágio terminal, cegueira de aparecimento adulto e amputação não traumática de membros inferiores. Nos Estados Unidos, mais de 25 milhões de pessoas (8% da população) são diabéticas, com 1,9 milhão de novos casos diagnosticados a cada ano; seu custo anual

O Sistema Endócrino 683

é de aproximadamente 174 bilhões de dólares e é uma das dez principais causas de morte. Em todo o mundo, 346 milhões de pessoas são afetadas, com taxa de mortalidade de 40% a 80%, dependendo dos recursos de saúde.

Diagnóstico (p. 1132)

A glicemia é normalmente mantida entre 70 e 120 mg/dL. O diabetes *mellitus* é diagnosticado através da demonstração de elevações da glicemia por qualquer um de três critérios:

- Glicemia aleatória ≥ 200 mg/dL, com sinais e sintomas clássicos (ver a seguir)
- Glicemia de jejum ≥ 126 mg/dL em mais de uma ocasião
- Resultado anormal em *teste oral de tolerância à glicose* (TOTG) (ou seja, glicemia ≥ 200 mg/dL 2 horas após a administração de uma dose padrão de carboidrato)
- Concentração de hemoglobina glicada (Hb_{A1C}) ≥ 6,5% (Hb_{A1C} é uma modificação glicada da hemoglobina de ocorrência não enzimática na presença de metabólitos de glicose)

Os indivíduos com glicemia de jejum de 100 a 126 mg/dL, valores de TOTG de 140 a 200 mg/dL ou níveis de Hb_{A1C} de 5,7% a 6,4%, apresentam alteração da tolerância à glicose e são considerados "pré-diabéticos". Tais pacientes têm 25% de risco de progressão ao diabetes franco em 5 anos e risco significativo de desenvolvimento de complicações cardiovasculares.

Classificação (p. 1132)

As causas de diabetes *mellitus* são listadas na Tabela 24-5; a vasta maioria dos casos cai em uma de duas etiologias básicas (Tabela 24-6):

- O *diabetes mellitus de tipo 1* é uma doença autoimune caracterizada pela destruição de células β pancreáticas e deficiência absoluta de insulina. É responsável por 5% a 10% de todos os casos e é a causa mais comum em pacientes com menos de 20 anos de idade.
- O *diabetes mellitus de tipo 2* é causado por uma combinação de resistência periférica à insulina e respostas compensatórias inadequadas de células β pancreáticas ("deficiência relativa de insulina"). É responsável por 90% a 95% dos casos; a vasta maioria dos pacientes apresenta sobrepeso.

Homeostase da Glicose (p. 1133)

A homeostase normal da glicose é fortemente regulada por três processos inter-relacionados: a produção hepática de glicose, a incorporação de glicose pelos tecidos periféricos (principalmente pelos músculos esqueléticos) e as ações da insulina e dos hormônios reguladores (p. ex., glucagon). Durante o jejum, a baixa concentração de insulina e o alto nível de glucagon mantêm a glicemia periférica por facilitar a gliconeogênese e a glicogenólise hepática e reduzir a síntese de glicogênio. Após a alimentação, o aumento da concentração de insulina e o menor nível de glucagon levam à incorporação e utilização da glicose (principalmente pela musculatura esquelética) e à síntese hepática de glicogênio.

Regulação da Liberação de Insulina (p. 1134)

Na *fase imediata* da liberação de insulina, o aumento da glicemia eleva a incorporação pelas células β por meio do transportador de glicose independente de insulina GLUT-2 (Fig. 24-3); conforme a glicose é metabolizada, a concentração intracelular de adenosina trifosfato (ATP) aumenta. Isto inibe a atividade de um canal de K^+ sensível a ATP, o que, por sua vez, provoca a despolarização da membrana, o influxo de Ca^{2+} extracelular e a liberação de insulina de depósitos pré-formados. O estímulo persistente também aumenta a síntese de insulina.

TABELA 24-5 Classificação do Diabetes *Mellitus*

1. *Diabetes mellitus de tipo 1* (destruição de células β, que geralmente leva à deficiência absoluta de insulina)
   Imunomediado
   Idiopático
2. *Diabetes mellitus de tipo 2* (combinação de resistência à insulina e disfunção de células β)
3. *Defeitos genéticos da função de células* β
   MODY, causado por mutações em:
   Fator nuclear de hepatócitos 4α *(HNF4A)*, MODY1
   Glucoquinase *(GCK)*, MODY2
   Fator nuclear de hepatócitos 1α *(HNF1A)*, MODY3
   Homeobox pancreático e duodenal 1 *(PDX1)*, MODY4
   Fator nuclear de hepatócitos 1β *(HNF1B)*, MODY5
   Fator de diferenciação neurogênica 1 *(NEUROD1)*, MODY6
   Diabetes neonatal (mutações ativadoras em *KCNJ11* e *ABCC8,* que codificam Kir6.2 e SUR1, respectivamente)
   MIDD devido a mutações no DNA mitocondrial (m.3243A → G)
   Defeitos na conversão da pró-insulina
   Mutações no gene da insulina
4. *Defeitos genéticos na ação da insulina*
   Resistência à insulina do tipo A
   Diabetes lipoatrófico, inclusive mutações em *PPARG*
5. *Defeitos no pâncreas exócrino*
   Pancreatite crônica
   Pancreatectomia ou trauma
   Neoplasia
   Fibrose cística
   Hemocromatose
   Pancreatopatia fibrocalculosa
6. *Endocrinopatias*
   Acromegalia
   Síndrome de Cushing
   Hipertireoidismo
   Feocromocitoma
   Glucagonoma
7. *Infecções*
   Citomegalovírus
   Vírus Coxsackie B
   Rubéola congênita
8. *Fármacos*
   Glicocorticoides
   Hormônio tireoidiano
   Interferon α
   Inibidores de protease
   Agonistas β-adrenérgicos
   Tiazidas
   Ácido nicotínico
   Fenitoína
   Vacor
9. *Síndromes genéticas associadas ao diabetes*
   Síndrome de Down
   Síndrome de Klinefelter
   Síndrome de Turner
   Síndrome de Prader-Willi
10. *Diabetes mellitus gestacional*

MIDD, diabetes com hereditariedade materna e surdez; *MODY,* diabetes da maturidade com início no jovem.
Fonte: American Diabetes Association: Position statement from the American Diabetes Association on the diagnosis and classification of diabetes *mellitus, Diabetes Care* 31(Suppl. 1):S55-S60, 2008.

TABELA 24-6 Comparação entre o Diabetes *Mellitus* de Tipo 1 e 2

Diabetes *Mellitus* de Tipo 1	Diabetes *Mellitus* de Tipo 2
Clínica	
Aparecimento: geralmente na infância e adolescência	Aparecimento: geralmente na vida adulta; aumento da incidência na infância e adolescência
Peso normal ou perda de peso antes do diagnóstico	A vasta maioria dos pacientes é obesa (80%)
Redução progressiva dos níveis de insulina	Aumento do nível sanguíneo de insulina (nas fases iniciais); níveis normais ou moderadamente menores de insulina (em fases tardias)
Autoanticorpos anti-ilhota circulantes (anti-insulina, anti-GAD, anti-ICA512)	Ausência de autoanticorpos anti-ilhota
Cetoacidose diabética na ausência de terapia com insulina	O coma hiperosmolar não cetótico é mais comum
Genética	
Maior associação a genes do CPH de classe II; também associado a polimorfismos em *CTLA4* e *PTPN22* e VNTRs do gene da insulina	Ausência de associação ao HLA; associação a genes candidatos diabetogênicos e relacionados à obesidade (*TCF7L2, PPARG, FTO* etc.)
Patogênese	
Disfunção na seleção e regulação de linfócitos T, prejudicando a autotolerância a autoantígenos da ilhota	Resistência à insulina em tecidos periféricos, ausência de compensação por células β
	Múltiplos fatores associados à obesidade (ácidos graxos não esterificados, mediadores inflamatórios, adipocitocinas circulantes) relacionados à patogênese da resistência à insulina
Patologia	
Insulite (infiltrado inflamatório de linfócitos T e macrófagos)	Ausência de insulite; deposição de amiloide nas ilhotas
Depleção de células β, atrofia de ilhota	Depleção branda de células β

ALH, Antígeno leucocitário humano; *MHC,* complexo principal de histocompatibilidade; *VNTRs,* número variável de repetições em tandem.

A ingestão oral de alimentos também induz a liberação de *incretinas* (*polipeptídeo insulinotrópico dependente de glicose* [GIP] e *peptídeo glucagon-símile* 1 [GLP-1]; veja a seguir), que aumentam a secreção de insulina por células β, reduzem a secreção de glucagon e retardam o esvaziamento gástrico (promovendo a saciedade):

- *GIP,* secretado por "células K" enteroendócrinas na porção proximal do intestino delgado.
- *GLP-1,* secretado por "células L" no íleo distal e no cólon.

GIP e GLP-1 circulantes são degradados por *dipeptidil peptidases* (DPPs), especialmente DPP-4.

O "efeito da incretina" é significativamente menor em pacientes com diabetes *mellitus* de tipo 2, o que levou ao desenvolvimento de duas novas classes de fármacos para tais indivíduos: os *agonistas do receptor de GLP-1* e os inibidores de DPP-4.

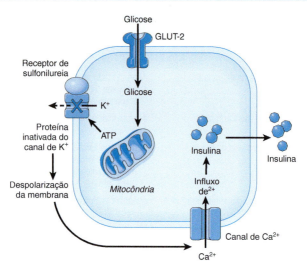

Figura 24-3 Fase imediata de secreção de insulina. A glicose entra na célula β da ilhota através do transportador de glicose independente de insulina GLUT-2. A produção resultante de ATP leva à inibição de um receptor de canal de K^+ (um heterodímero do *receptor de sulfonilureia* [SUR1] e do canal proteico Kir6.2 K^+) e à despolarização da membrana com influxo de Ca^{2+}. A maior concentração intracelular de cálcio leva à liberação da insulina armazenada. A classe de hipoglicemiantes orais da sulfonilureia se liga à proteína receptora SUR1 e medeia a despolarização da membrana e a subsequente liberação de insulina.

Ação da Insulina e Vias de Sinalização da Insulina (p. 1134)

A principal função metabólica da insulina é o aumento do transporte de glicose para as células-alvo — primariamente células dos músculos esqueléticos e adipócitos; a incorporação da glicose pela maioria dos outros tipos celulares é independente de insulina. Após a internalização, a glicose é armazenada como glicogênio (músculo esquelético) ou lipídio (tecido adiposo) ou oxidada para geração de ATP. A insulina inibe o catabolismo lipídico por adipócitos e a degradação de glicogênio e promove a incorporação de aminoácidos e a síntese proteica, enquanto diminui a degradação de proteínas; é também mitogênica para diversos tipos celulares (Fig. 24-4).

A insulina atua por meio do receptor heterodimérico de insulina; a ligação estimula a atividade do receptor quinase e induz a fosforilação de diversas proteínas, que são *substratos do receptor de insulina* (SRI) com ativação de cascatas descendentes, inclusive das vias PI3 e MAP quinase. Isto, por fim, leva à ativação da via AKT, culminando na movimentação da proteína transportadora de glicose GLUT-4 para a membrana plasmática, o que aumenta o transporte de glicose. Diversas fosfatases (p. ex., proteína tirosina fosfatase 1B e PTEN) podem regular esta cascata de ativação de forma negativa.

Patogênese do Diabetes Mellitus de Tipo I (p. 1135)

Esta forma de diabetes é decorrente da destruição autoimune de células β da ilhota. Embora o aparecimento clínico tenda a ser abrupto (ocorrendo após a destruição de mais de 90% das células β), o processo autoimune começa muitos anos antes que a doença seja evidente. A patogênese envolve a combinação de suscetibilidade genética e insultos ambientais.

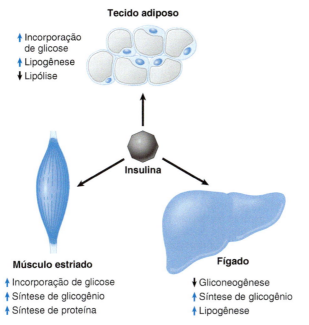

Figura 24-4 Ações metabólicas da insulina no músculo estriado, no tecido adiposo e no fígado.

- *Suscetibilidade genética:* a associação genética mais importante (50%) é, sem dúvidas, com o *locus* do *antígeno leucocitário humano* (ALH), o *complexo de histocompatibilidade principal* (CHP) de classe II. Aproximadamente 90% a 95% dos caucasianos com diabetes *mellitus* de tipo 1 apresentam os haplótipos HLA-DR3 ou DR4 (em comparação a 40% dos indivíduos normais) e a associação ao haplótipo DQ8 aumenta o risco congênito. Os polimorfismos não CHP associados à suscetibilidade à doença incluem o próprio gene da insulina, CTLA-4 e PTPN22; mutações no gene *regulador autoimune (AIRE)*, que codifica um regulador imunológico, causam a *síndrome de poliendocrinopatia autoimune de tipo I* (SPA1).
- *Fatores ambientais:* diversos agentes virais foram implicados como possíveis desencadeantes de um ataque autoimune, inclusive coxsackievírus e os vírus da caxumba, citomegalovírus e rubéola. O mecanismo postulado é o "mimetismo molecular", onde o vírus produz proteínas que estimulam respostas imunes do hospedeiro, que reagem de forma cruzada com autotecidos.
- *Mecanismos de destruição de células β* (p. 1136): a anomalia imune fundamental é a falha da autotolerância mediada por linfócitos T:
  - Os linfócitos T CD4+ T_H1 provocam lesão tecidual por meio da liberação de citocinas (p. ex., IFN-γ e TNF) e ativação de macrófagos.
  - Os linfócitos T CD8+ citotóxicos matam as células β de forma direta.
  - Os autoanticorpos contra a ilhota e a insulina podem também participar do processo; os antígenos das células β incluem a enzima *glutamato descarboxilase* (GAD) e o autoantígeno 512 de células da ilhota. Em crianças suscetíveis sem diabetes, os autoanticorpos contra células da ilhota podem ser fatores preditivos do desenvolvimento da doença.

688 Patologia Sistêmica: Doenças dos Sistemas Orgânicos

Patogênese do Diabetes Mellitus de Tipo 2 (p. 1137)

Esta forma de diabetes é uma doença multifatorial complexa; não há evidências que sugiram uma etiologia autoimune.

- *Fatores genéticos:* estes fatores são importantes, como evidenciado pela concordância superior a 90% da doença em gêmeos monozigóticos; parentes em primeiro grau têm risco 5 a 10 vezes maior de desenvolvimento da doença do que indivíduos sem histórico familiar. Pelo menos 30 *loci* — muitos associados à *secreção de insulina* — aumentam o risco vitalício de desenvolvimento de diabetes *mellitus* do tipo 2.
- *Fatores ambientais:* o fator de risco mais importante é a obesidade, principalmente central ou visceral; mais de 80% dos indivíduos com diabetes *mellitus* de tipo 2 são obesos. O sedentarismo é outro fator independente de risco. A perda de peso e a realização de exercícios melhora a sensibilidade à insulina; estas são as medidas não farmacológicas usuais tentadas em pacientes com formas brandas de diabetes *mellitus* de tipo 2.
- *Defeitos metabólicos no diabetes;* os dois achados cardinais são os seguintes:
  - Resistência à insulina (respostas menores do músculo, da gordura e do fígado à insulina) — é anterior ao desenvolvimento de hiperglicemia e geralmente acompanhada por hiperfunção compensatória das células β e hiperinsulinemia
  - Secreção inadequada de insulina na presença de resistência à insulina e hiperglicemia (disfunção das células β)

Resistência à Insulina (p. 1137)

A resistência à insulina é refletida pela menor incorporação de glicose pelas células dos músculos esqueléticos, menor glicólise e oxidação de ácidos graxos no fígado e incapacidade de supressão da gliconeogênese hepática. Defeitos na via de sinalização da insulina são implicados, incluindo a redução da fosforilação de tirosina do receptor de insulina e proteínas SRI em tecidos periféricos, diminuindo a atividade do transportador de glicose GLUT-4 na superfície celular.

- *Obesidade e resistência à insulina* ((p. 1138): o risco de diabetes aumenta conforme a elevação do índice de massa corpórea; a obesidade central (gordura abdominal) é mais associada à resistência à insulina do que a obesidade periférica (gordura glútea e subcutânea).
- A concentração de *ácidos graxos livres (AGLs)* é bem maior no músculo e no fígado de indivíduos obesos e pode sobrepujar as vias de oxidação de ácidos graxos, levando ao acúmulo de intermediários possivelmente "tóxicos", como ceramida e diacilglicerol, que podem levar à fosforilação aberrante de serina-treonina *(não tirosina)* do receptor de insulina e proteínas SRI, que *atenuam* as respostas da sinalização da insulina. Os AGLs podem também competir com a glicose pela oxidação do substrato, levando a inibição por feedback da glicólise.
- *Adipocinas:* A gordura é fonte de citocinas, inclusive daquelas que são pró-glicêmicas (p. ex., resistina e proteína ligante de retinol 4) e antiglicêmicas (p. ex., leptina e adiponectina). Estas últimas melhoram a sensibilidade tecidual à insulina por aumentar a ação da *proteína quinase ativada por AMP* (AMPK), promovendo, assim, a oxidação de ácidos graxos (principalmente AMPK, o alvo do agente hipoglicemiante oral metformina). Os níveis de adiponectina são menores na obesidade.
- *Inflamação:* O excesso de AGLs no interior de macrófagos e células β pode ativar os inflamassomos — complexos citoplasmáticos multiproteicos que geram interleucina (IL)-1β (Cap. 6). A IL-1β, então, media a produção de outras citocinas pró-inflamatórias, que são liberadas na circulação e promovem a resistência à insulina.

O Sistema Endócrino • 689

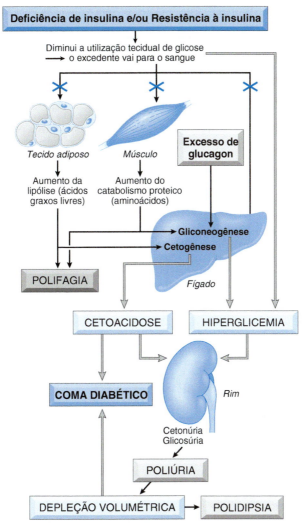

Figura 24-5 Sequência de distúrbios metabólicos responsáveis pelas manifestações clínicas de diabetes. A deficiência absoluta de insulina leva a um estado catabólico, que culmina em cetoacidose e depleção volumétrica grave. Não tratadas, estas alterações podem causar comprometimento suficiente do sistema nervoso central, provocando coma e, por fim, morte.

Disfunção das Células β (p. 1138)

O aumento da função das células β ocorre no início do desenvolvimento do diabetes de tipo 2 como uma medida compensatória à resistência à insulina e para manutenção da euglicemia. No entanto, eventualmente, esta maior capacidade é "exaurida" e o estado hiperinsulinêmico dá lugar a um estado de deficiência relativa de insulina. Os mecanismos incluem excesso de AGLs ("lipotoxicidade") e hiperglicemia crônica ("glicotoxicidade"), que comprometem a função das células β. A menor secreção de GIP e GLP-1

690 — Patologia Sistêmica: Doenças dos Sistemas Orgânicos

também é responsável por um "efeito de incretina", com redução da secreção de insulina. A deposição de amiloide nas ilhotas é observada em mais de 90% das ilhotas diabéticas, embora não se saiba se é causa ou efeito da "exaustão" das células β.

Formas Monogênicas de Diabetes *(p. 1138)*

Estas formas são incomuns e causadas por um defeito primário na função das células β ou na sinalização do receptor de insulina (Tabela 24-5).

- Os *defeitos genéticos na função das células β* (p. 1138) afetam a massa de células β e/ou a produção de insulina (sem perda de células β) e são responsáveis por 1% a 2% dos casos de diabetes. As causas são heterogêneas, mas são tipificadas pelo seguinte:

  - Herança autossômica dominante com alta penetrância
  - Aparecimento precoce, geralmente antes dos 25 anos de idade e até mesmo no período neonatal
  - Ausência de obesidade
  - Ausência de autoanticorpos contra células β

  O diabetes da maturidade com início no jovem *(MODY, do inglês, maturity-onset diabetes of the young)* é o maior subgrupo nesta categoria. Seis defeitos genéticos distintos de perda de função foram identificados (Tabela 24-5), inclusive mutações em glucoquinase, que bloqueiam a entrada da glicose no ciclo glicolítico — e, assim, aumentam o limiar de glicemia necessário para desencadear a liberação de insulina.

  O *diabetes neonatal permanente* é decorrente de mutações com ganho de função das subunidades do canal de K^+ sensível à ATP da célula β (Fig. 24-3); isto leva à ativação constitutiva do canal e à hiperpolarização da membrana, o que impede a liberação de insulina e provoca diabetes hipoinsulinêmico.

  O *diabetes com hereditariedade materna e surdez* (MIDD, do inglês, *maternally inherited diabetes and deafness*) é decorrente de mutações no DNA mitocondrial; a alteração da síntese de ATP nas células β reduz a liberação de insulina. Os pacientes também apresentam surdez neurossensorial bilateral.

- *Defeitos genéticos nas respostas à insulina* (p. 1139). Em raros casos, mutações no receptor de insulina, que afetam a síntese, a interação com o ligante ou a sinalização intracelular, podem levar à grave resistência à insulina e ao diabetes. Tais pacientes podem também apresentar *acantose nigricans* (máculas cutâneas aveludadas e hiperpigmentadas) e — em mulheres — ovários policísticos e concentrações elevadas de andrógenos. O *diabetes lipoatrófico* é a hiperglicemia acompanhada por perda de tecido adiposo subcutâneo.

Diabetes e Gestação *(p. 1139)*

O diabetes na gestação ocorre quando as mulheres com diabetes preexistente ficam grávidas ou quando mulheres anteriormente euglicêmicas desenvolvem menor tolerância à glicose durante a gestação (diabetes "gestacional"); nos Estados Unidos, aproximadamente 5% das gestações são complicadas pela hiperglicemia e as taxas aumentam de forma paralela à incidência geral de obesidade e diabetes. A gestação é um estado "diabetogênico"; o meio hormonal favorece a resistência à insulina, de modo que indivíduos suscetíveis (devido a fatores genéticos e ambientais) podem desenvolver diabetes gestacional *de novo*. Quando já há hiperglicemia no período periconcepção, os fetos têm maior risco de *natimortalidade* e *malformações congênitas*. O diabetes mal controlado durante a gestação pode causar peso excessivo ao nascimento *(macrossomia)*, assim como sequelas em longo prazo, como obesidade e diabetes. Embora o diabetes gestacional geralmente se resolva após o parto, a maioria das mulheres acometidas desenvolve diabetes franco em 10 a 20 anos.

O Sistema Endócrino 691

Aspectos Clínicos do Diabetes *(Tabela 24-6; p. 1139)*

O diabetes *mellitus* de tipo 1 pode ocorrer em qualquer idade; a princípio, os requerimentos exógenos de insulina podem ser mínimos, devido à secreção endógena de insulina *(período de lua-de-mel)*. A seguir, qualquer reserva residual de células β é exaurida e os requerimentos de insulina aumentam de forma dramática. A transição da menor tolerância à glicose ao diabetes franco pode ser abrupta e desencadeada, em alguns casos, pelos maiores requerimentos de insulina (p. ex., uma infecção).

Embora os diabéticos de tipo 2 geralmente tenham mais de 40 anos de idade e tendam a ser obesos, a obesidade e o sedentarismo estão aumentando a frequência do diabetes de tipo 2 em crianças e adolescentes. Os sintomas podem incluir fadiga não explicada, vertigem ou visão borrada, mas o diagnóstico é mais comumente estabelecido por exames de sangue de rotina em pessoas assintomáticas.

- A *tríade clássica do diabetes* (p. 1139) é formada por poliúria, polidipsia e polifagia; a cetoacidose diabética (CAD) pode também ocorrer (Fig. 24-5). Todos estes sintomas se devem ao *estado catabólico* decorrente da insuficiência de insulina (e ausência de oposição aos efeitos do glucagon, do GH e da adrenalina), que afeta o metabolismo de glicose, gordura e proteína:
  - A glicose não pode ser incorporada pela gordura ou pelo músculo e as reservas hepáticas e musculares de glicogênio são depletadas (glicogenólise), enquanto a síntese de glicogênio também é interrompida. A hiperglicemia resultante excede o limiar renal de reabsorção e há glicosúria, que induz diurese osmótica, provocando perda de água e eletrólitos *(poliúria)* e desencadeando, de forma secundária, a sede, através de osmorreceptores do cérebro *(polidipsia);* o catabolismo de proteína e gordura dá início à gliconeogênese, mas causa um balanço energético negativo, que aumenta o apetite *(polifagia)*.
  - Apesar do maior apetite, há prevalência dos efeitos catabólicos, resultando em perda de peso e fraqueza muscular. A combinação de polifagia e perda de peso é paradoxal e deve sempre levar à suspeita de diabetes.
- *Complicações metabólicas agudas do diabetes* (p. 1140): a CAD é uma complicação grave do diabetes *mellitus* de tipo 1 (Fig. 24-5); é menos frequente e menos grave no diabetes de tipo 2 (devido ao nível baixo residual de insulina). O fator precipitante mais comum da CAD é a ausência de insulina, embora outros fatores de estresse possam aumentar a produção de adrenalina, que bloqueia a ação da insulina e estimula a secreção de glucagon. A deficiência de insulina — associada ao excesso de glucagon — resulta em:
  - Menor utilização periférica de glicose, com maior gliconeogênese, provocando hiperglicemia grave, diurese osmótica e desidratação.
  - Ativação de vias cetogênicas, com degradação dos depósitos adiposos por lipoproteína lipase para geração de AGLs e degradação de proteína, aumentando a quantidade de aminoácidos cetogênicos; o subsequente metabolismo hepático produz *corpos cetônicos* (ácido acetoacético e ácido β-hidroxibutírico), o que causa *cetonemia* e *cetonúria*. Caso a excreção urinária de cetonas seja comprometida pela desidratação, o resultado é a *cetoacidose metabólica* sistêmica.
  - As manifestações clínicas incluem fadiga, náusea e vômitos, dor abdominal grave, o característico odor frutado (devido à acetona) e a respiração profunda e difícil (também conhecida como *respiração de Kussmaul)*. A CAD prolongada pode causar alteração da consciência e coma; a reversão requer a administração de insulina, a correção da acidose e o tratamento de qualquer fator precipitante subjacente (p. ex., infecção).

Embora os diabéticos do tipo 2 geralmente não apresentem CAD, podem desenvolver *síndrome hiperosmótica hiperosmolar (SHH)* devido à grave desidratação decorrente da

692 Patologia Sistêmica: Doenças dos Sistemas Orgânicos

diurese osmótica contínua. A ausência de cetoacidose e seus sintomas (náusea, vômitos, respiração de Kussmaul) pode retardar a intervenção médica até a ocorrência de desidratação grave e alteração do estado mental.

Ironicamente, a *hipoglicemia* é a complicação metabólica aguda mais comum em qualquer tipo de diabetes. Isto pode ocorrer devido à ausência de uma refeição, realização excessiva de exercícios físicos, administração excessiva de insulina ou durante o ajuste da dose da medicação. Os sinais e sintomas incluem vertigem, confusão, sudorese, palpitações e taquicardia; em caso de persistência da hipoglicemia, pode haver perda de consciência.

Complicações Crônicas de Diabetes (p. 1141)

A morbidade associada ao diabetes prolongado de qualquer causa é atribuível à *doença macrovascular* (aterosclerose acelerada), que precipita a ocorrência de infarto do miocárdio, derrame ou gangrena de membros e à *doença microvascular* (disfunção capilar), que causa nefropatia, retinopatia e neuropatia. A hiperglicemia é o principal fator, embora a resistência à insulina e a dislipidemia possam contribuir.

- A formação de *produtos finais da glicação avançada* (PGA) (p. 1141) ocorre por meio de interações não enzimáticas entre grupos aminos proteicos e metabólitos derivados da glicose; a taxa basal natural de formação de PGAs é bastante acelerada pela hiperglicemia. Os PGAs se ligam a um receptor específico (RPGA) expresso na parede vascular e por células inflamatórias; isto provoca a liberação de citocinas pró-inflamatórias, geração de espécies reativas de oxigênio, maior atividade pró-coagulante e aumento da proliferação da musculatura lisa vascular e da síntese de matriz. Os PGAs podem, também, reagir de forma cruzada diretamente com as proteínas da matriz, levando à deposição proteica, perda de elasticidade da parede vascular, má adesão endotelial, extravasamento das membranas basais e persistência de adutos de associação cruzada e mal degradados.
- *Ativação de proteína quinase c* (p. 1142): a hiperglicemia intracelular estimula a síntese *de novo* de diacilglicerol, que, por sua vez, ativa a proteína quinase C (PKC); a ativação de PKC provoca o seguinte:
  - Produção de *fator de crescimento endotelial vascular* (FCEV)
  - Aumento da concentração de endotelina 1 e redução do nível de óxido nítrico (maior tônus vascular)
  - Aumento da fibrose devido à produção de fator transformador do crescimento β (TGF-β)
  - Produção de inibidor do ativador de plasminogênio 1, reduzindo a fibrinólise e promovendo trombose
  - Produção de citocinas pró-inflamatórias pelo endotélio
- *Estresse oxidativo e distúrbios em vias poliol* (p. 1142): Em tecidos que não precisam de insulina para o transporte de glicose (p. ex., nervos, lente, rim, vasos sanguíneos), a hiperglicemia aumenta a concentração intracelular de glicose. Esta é metabolizada em sorbitol e, então, frutose (usando equivalentes da redução de *fosfato* de *nicotinamida adenina dinucleotídeo fosfato reduzida* [NADPH]), de modo que o equilíbrio com o soluto extracelular não é atingido. A carga osmótica concomitante provoca influxo de água e lesão celular osmótica. As reduções de NADPH também diminuem a regeneração de glutationa e aumentam a suscetibilidade celular ao estresse oxidativo.
- *Vias de hexosamina e geração de frutose-6-fosfato* (p. 1142): o fluxo induzido pela hiperglicemia pela via da hexosamina aumenta os níveis intracelulares de *frutose-6-fosfato,* que é um substrato para a glicosilação de proteínas, levando à geração de proteoglicanas em excesso e expressão anormal de TGF-β e inibidor do ativador de plasminogênio 1 (PAI-1).

O Sistema Endócrino   693

Morfologia e Características Clínicas das Complicações Crônicas do Diabetes
(p. 1142)

Morfologia (p. 1143)

- *Pâncreas:* os achados são variáveis.
- *Tipo 1:* há redução do número e do tamanho das iIlhotas e um infiltrado linfocítico *(insulite)* pode ser observado.
- *Tipo 2:* a redução sutil na massa de células da ilhota pode ser acompanhada por deposição de amiloide, ocasionalmente com destruição das ilhotas.
- A *doença macrovascular diabética* se manifesta pela aterosclerose acelerada ou exacerbada na aorta e nas artérias de tamanho médio a grande; a arteriolosclerose hialina é mais prevalente e grave.
- A *microangiopatia diabética* é refletida pelo espessamento difuso da membrana basal, mais evidente nos capilares da pele, da musculatura esquelética, da retina e dos glomérulos e da medula dos rins. Tais capilares são mais propensos ao extravasamento de proteínas plasmáticas do que o normal. O espessamento da membrana basal pode também afetar estruturas não vasculares, como os túbulos renais, a cápsula de Bowman, os nervos periféricos e a placenta.
- Nefropatia diabética:
  - Acometimento glomerular inclui espessamento difuso da membrana basal, esclerose mesangial, glomeruloesclerose nodular *(lesão de Kimmelstiel-Wilson)* e/ou lesões exsudativas.
  - Os efeitos vasculares incluem aterosclerose e arteriolosclerose da artéria renal, inclusive nefroesclerose benigna com hipertensão.
  - Há maior incidência de infecções, inclusive pielonefrite e, às vezes, papilite necrotizante.
  - As *complicações oculares diabéticas* são a retinopatia (Cap. 29), a catarata (opacificação do cristalino) e o glaucoma (maior pressão intraocular) com dano do nervo óptico.
  - A *neuropatia diabética* é uma combinação da lesão neural direta, assim como da isquemia microvascular (Cap. 27).

Manifestações Clínicas do Diabetes Crônico (p. 1145)

As *complicações do diabetes prolongado* (p. 1145) incluem as seguintes:

- Os *eventos cardiovasculares* (p. ex., infarto do miocárdio, insuficiência vascular renal e derrame) são as causas de morte mais comuns. Os diabéticos têm um risco quatro vezes maior de morte por causas cardiovasculares em comparação à população não diabética. Na maioria dos casos, estes eventos ocorrem 15 a 20 anos após o aparecimento da hiperglicemia; a hipertensão associada ao diabetes, a dislipidemia e a hipercoagulabilidade são associações frequentes.
- A *nefropatia diabética* é a principal causa de doença renal em estágio terminal nos Estados Unidos; 30% a 40% de todos os diabéticos desenvolvem algum grau de nefropatia, com frequência influenciada pela etnia (o risco é maior em negros e nativos americanos do que em caucasianos). A microalbuminúria é a primeira manifestação (entre 30 e 300 mg/dia); sem intervenção, 80% dos diabéticos de tipo 1 e 20% a 40% dos diabéticos de tipo 2 desenvolvem nefropatia franca com macroalbuminúria (> 300 mg/dia) e 75% e 20%, respectivamente, progridem à doença renal em estágio terminal em 20 anos.
- A *retinopatia diabética* se desenvolve em 60% a 80% dos pacientes em 15 a 20 anos após o diagnóstico. A lesão fundamental é a neovascularização atribuível à superexpressão de FCEV induzida pela hipóxia na retina.
- A *neuropatia diabética* geralmente provoca *polineuropatia simétrica distal* dos membros, afetando a função sensorial e motora. A *neuropatia autônoma* pode causar disfunção vesical, intestinal ou sexual e a *mononeuropatia diabéticos*

694 — Patologia Sistêmica: Doenças dos Sistemas Orgânicos

pode provocar paralisia súbita de nervo craniano ou perda de tônus muscular do pé ou da mão.

- O *aumento da suscetibilidade a infecções* é atribuível ao comprometimento da perfusão tecidual, menor função neutrofílica e menor produção de citocinas por macrófagos.
- *Em pacientes com diabetes prolongado*, o controle glicêmico é monitorado pela medida dos níveis circulantes de hemoglobina A1C (Hb_{A1C}); os níveis normais em não diabéticos são 4% a 6% do teor total de hemoglobina. Diferentemente da glicemia, os níveis de Hb_{A1C} permitem a integração dos níveis de glicose pelos 120 dias de vida das hemácias; em diabéticos com bom controle glicêmico, o nível de Hb_{A1C} deve ser inferior a 7%.

Neoplasias Neuroendócrinas Pancreáticas (p. 1147)

Os *tumores neuroendócrinos pancreáticos* (TNEPs) são também conhecidos como tumores de células da ilhota. Constituem apenas 2% de todas as neoplasias pancreáticas, que podem ser únicas ou múltiplas, benignas ou malignas e secretar hormônios ou ser não funcionais. Os insulinomas são os tumores de células da ilhota mais comuns e 90% são benignos; 60% a 90% das demais neoplasias endócrinas pancreáticas são malignas. Os critérios inequívocos para diagnóstico de câncer incluem as metástases, a invasão vascular e/ou a infiltração local.

Os TNEPs esporádicos apresentam alterações somáticas recorrentes em *NEM1* (também causa a síndrome NEM familiar de tipo 1), mutações com perda de função em genes de supressão tumoral, como *PTEN* e *TSC2* (Cap. 7), e mutações inativadoras na α-talassemia ou *síndrome de retardo mental, associadas ao cromossomo X (ATRX)* ou na *proteína associada ao domínio de morte (DAXX)*.

Hiperinsulinismo (Insulinoma) (p. 1147)

Os tumores de células β podem elaborar insulina suficiente para causar hipoglicemia; os sintomas (confusão, estupor ou perda de consciência) ocorrem quando a glicemia é inferior a 50 mg/dL.

Morfologia (p. 1147)

Em sua maioria, estes tumores são lesões solitárias, com menos de 2 cm e bem encapsuladas, compostas por cordas e nichos de células β bem-diferenciadas; os carcinomas (aproximadamente 10% dos casos) são diagnosticados com base na presença de metástase ou invasão.

Aspectos Clínicos (p. 1147)

Os sintomas hipoglicemiantes são brandos, exceto em 20% dos casos; a ressecção cirúrgica leva à normalização imediata da glicemia. O hiperinsulinismo pode também ser causado pela hiperplasia difusa da ilhota (em neonatos e bebês de mães diabéticas), pela síndrome de Beckwith-Wiedemann e por raras doenças metabólicas.

Síndrome de Zollinger-Ellison (Gastrinomas) (p. 1147)

A hipersecreção de gastrina geralmente se deve a *gastrinomas* que produzem este hormônio; estas neoplasias podem ocorrer no pâncreas, no duodeno ou em partes moles peripancreáticas A clássica síndrome "Z-E" é composta pela tríade de úlcera péptica grave, hipersecreção gástrica e lesões das ilhotas pancreáticas.

Aspectos Clínicos (p. 1148)

A maioria dos pacientes apresenta diarreia e as úlceras duodenais e gástricas geralmente são múltiplas. Embora as úlceras sejam idênticas àquelas encontradas na população geral, tendem a não responder à terapia; podem também ocorrer em locais incomuns, como o jejuno. Mais da metade dos gastrinomas provocaram metástase ou invasão local no momento do diagnóstico; aproximadamente 25% surgem concomitantemente a outros tumores endócrinos, como parte da síndrome NEM-1.

Outras Neoplasias Endócrinas Pancreáticas Raras (p. 1148)

- Os *tumores de células* α *(glucagonomas)* são associados à maior concentração de glucagon e a uma síndrome que inclui diabetes branda, eritema migratório necrolítico (uma erupção cutânea) e anemia.
- Os *tumores de células* δ *(somatostatinomas)* apresentam altos níveis de somatostatina e uma síndrome composta por diabetes *mellitus*, colelitíase, esteatorreia e hipocloridria.
- O *VIPoma* provoca uma *síndrome de diarreia aquosa, hipocalemia e acloridria (síndrome WDHA, do inglês watery diarrhea, hypokalemia, achlorhydria);* os tumores da crista neural (p. ex., neuroblastomas) podem causar a mesma síndrome.
- Os *tumores carcinoides pancreáticos* produzem serotonina.
- Os *tumores endócrinos secretores de polipeptídeo pancreático* são raros e geralmente assintomáticos.

Adrenais (p. 1148)

Córtex Adrenal (p. 1148)

Hiperfunção Adrenocortical (Hiperadrenalismo) (p. 1149)

As síndromes de hiperfunção adrenal são relacionadas à produção excessiva de um ou mais dos três esteroides básicos do córtex da adrenal:

- Síndrome de Cushing (excesso de glicocorticoides)
- Hiperaldosteronismo (excesso de mineralocorticoides)
- Síndromes adrenogenitais (excesso de andrógenos)

Hipercortisolismo (Síndrome de Cushing) (p. 1149)

O hipercortisolismo ocorre com o seguinte:

- Administração de glicocorticoides *exógenos* (causa mais comum)
- Doença hipotalâmica-hipofisária primária associada à hipersecreção de ACTH
- Hipersecreção de cortisol por adenoma, carcinoma ou hiperplasia nodular adrenal
- Produção ectópica de ACTH por uma neoplasia não endócrina

A hipersecreção hipofisária de ACTH (doença de Cushing) geralmente ocorre em mulheres (razão de 4:1) e é responsável por 70% dos casos de hipercortisolismo *endógeno*. A maioria dos casos é associada a um adenoma de hipófise produtor de ACTH. A concentração sérica de ACTH é elevada e não é suprimida pelo desafio com baixa dose de dexametasona, mas é reduzida pelo desafio com alta dose.

A secreção ectópica de ACTH por tumores não hipofisários é responsável por 10% dos casos de *síndrome de Cushing* endógena. É mais comum em homens com 40 a 60 anos de idade e associada ao carcinoma pulmonar de células pequenas, embora tumores carcinoides, carcinomas medulares da tireoide e tumores de células da ilhota também possam ser fontes de ACTH. A concentração sérica de ACTH é elevada e sua secreção é completamente insensível à dexametasona em dose baixa ou alta. Raramente, a síndrome de Cushing pode ser associada à secreção ectópica de *fator liberador de corticotropina* (FLC), com resultante produção excessiva de ACTH e hipercortisolismo.

As neoplasias primárias da adrenal (p. ex., adenoma [10% dos casos] ou carcinoma [5%]) são as causas mais comuns de síndrome de Cushing *independente de ACTH*. Os

696 Patologia Sistêmica: Doenças dos Sistemas Orgânicos

níveis de ACTH são bastante baixos (inibição por feedback) e o desafio com dexametasona não tem efeito sobre a concentração de cortisol.

A hiperplasia cortical primária independente de ACTH é incomum; de modo geral, se reflete na *hiperplasia macronodular* adrenal cortical. Embora a hiperplasia macronodular seja autônoma em relação ao ACTH, a produção de cortisol pode, por sua vez, ser determinada por *hormônios que não o ACTH* (p. ex., LH, ADH ou serotonina) cujos receptores correspondentes são superexpressos pelo epitélio. A hiperplasia macronodular também ocorre na *síndrome de McCune-Albright* (causada por mutações ativadoras em *GNAS)* e na presença de mutações nos genes que controlam a concentração intracelular de AMPc.

Morfologia *(p. 1150)*

- *Hipófise:* independentemente da etiologia, os níveis elevados de glicocorticoides induzem *alterações hialinas de Crooke* — o citoplasma granular e basofílico normal das células produtoras de ACTH fica pálido e homogêneo devido à deposição de filamentos de queratina.
- *Adrenais:* a morfologia depende da causa do hipercortisolismo.
- Os *glicocorticoides exógenos* suprimem a produção endógena de ACTH e provocam atrofia cortical; a zona glomerulosa tem espessura normal, já que sua função é independente de ACTH.
- As *elevações endógenas de ACTH* causam hiperplasia cortical bilateral.
- Na *hiperplasia macronodular,* há substituição quase completa do córtex por nódulos com até 3 cm, que contêm uma mistura de células pobres e ricas em lipídios.
- As *neoplasias primárias* lembram as neoplasias corticais não funcionais (ver a seguir); os adenomas geralmente são pequenos (< 30 g), amarelos e bem-circunscritos, enquanto os carcinomas tendem a ser maiores e não encapsulados. Há atrofia do córtex residual adjacente e da glândula contralateral.

***Curso Clínico** (p. 1151).* O desenvolvimento da síndrome de Cushing é lento e as primeiras manifestações (hipertensão e ganho de peso) não são específicas. No entanto, o complexo total da síndrome apresenta algumas características importantes, inclusive as seguintes:

- Redistribuição do tecido adiposo com obesidade central, face arredondada e acúmulo de gordura na porção posterior do pescoço e nas costas ("corcova de búfalo")
- Atrofia de miofibras de contração rápida de tipo 2, com redução da massa muscular e fraqueza de músculos proximais
- Hiperglicemia, glicosúria e polidipsia *(diabetes secundário)* causadas pela gliconeogênese induzida por cortisol e inibição da incorporação de glicose
- Má cicatrização de feridas e formação de estrias abdominais causadas pelos efeitos catabólicos sobre o colágeno
- Reabsorção óssea e osteoporose com maior risco de fraturas
- Maior risco de infecção devido à imunossupressão
- Hirsutismo e anomalias menstruais
- Distúrbios mentais, inclusive depressão e psicose franca

Hiperaldosteronismo Primário *(p. 1151)*

O hiperaldosteronismo primário é caracterizado pela secreção autônoma de aldosterona; isto provoca retenção de sódio e excreção de potássio, com resultante hipertensão e hipocalemia. O sistema renina-angiotensina é suprimido e, assim, a atividade plasmática da renina é baixa. As causas incluem:

- O *hiperaldosteronismo idiopático primário* é responsável por 60% dos casos; a etiologia é desconhecida.
- *Neoplasia adrenocortical* (35% dos casos); estas lesões geralmente são adenomas solitários secretores de aldosterona *(síndrome de Conn)* em pacientes de meia-idade,

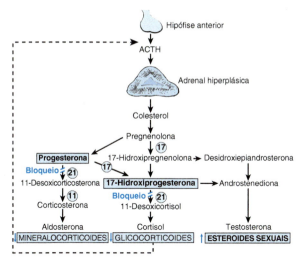

Figura 24-6 Consequências da deficiência de 21-hidroxilase. A ausência da enzima prejudica a síntese de cortisol e aldosterona. A subsequente perda da inibição por feedback *(linha pontilhada)* aumenta a produção de ACTH e provoca hiperplasia cortical e esteroidogênese, com síntese de testosterona. Os locais de ação da 11, 17 e 21-hidroxilase são mostrados pelos números circulados.

com razão entre mulheres e homens de 2:1. O carcinoma adrenocortical é uma causa mais rara, exceto em crianças.

- *Hiperaldosteronismo remediável com glicocorticoides* é uma forma hereditária rara, causada pela fusão de *CYP11B1* (o gene da 11 β-hidroxilase) e *CYP11B2* (o gene da aldosterona sintase); a secreção de aldosterona é regulada por ACTH e, assim, suprimida por glicocorticoides exógenos.

No *hiperaldosteronismo secundário*, a liberação de aldosterona ocorre pela ativação do sistema renina-angiotensina; é observado na insuficiência cardíaca congestiva, na menor perfusão renal e na gestação (devido à maior síntese de angiotensinogênio).

Morfologia *(p. 1152)*

- *Macroscópica:* os *adenomas produtores de aldosterona* geralmente são lesões solitárias, pequenas, amarelas e encapsuladas; são mais comuns do lado esquerdo. O córtex normal adjacente não apresenta atrofia.
- *Microscópica:* as células dos adenomas são ricas em lipídios e geralmente lembram células da zona fasciculada; com frequência, apresentam inclusões citoplasmáticas reativas à coloração com ácido periódico-Schiff (PAS), eosinofílicas e laminadas *(corpos de espironolactona).*
- A *hiperplasia idiopática primária* é caracterizada pela hiperplasia de células que lembram a zona glomerulosa normal.

Curso Clínico *(p. 1152).* *A hipertensão é a principal característica;* a retenção de sódio aumenta o nível corpóreo total deste elemento e expande o volume de fluido extracelular. A aldosterona também contribui para o desenvolvimento de disfunção endotelial, reduzindo a síntese de óxido nítrico e aumentando o estresse oxidativo. A hipocalemia, quando presente, é decorrente da perda renal de potássio e pode causar diversas manifestações neuromusculares, inclusive fraqueza, parestesias, distúrbios visual e, ocasionalmente, tetania. A terapia envolve a ressecção dos adenomas, a administração de antagonistas

Patologia Sistêmica: Doenças dos Sistemas Orgânicos

de aldosterona (p. ex., espironolactona) para tratamento do aldosteronismo idiopático primário e a correção da causa subjacente em casos de hiperaldosteronismo secundário.

Síndromes Adrenogenitais (p. 1153)

As doenças da diferenciação sexual (p. ex., virilização feminina ou puberdade masculina precoce) podem ser causadas por doenças gonadais ou adrenais primárias. Diferentemente dos andrógenos gonadais, o ACTH regula a formação adrenal de andrógeno; assim, a secreção excessiva pode ser primária ou um componente da doença de Cushing (Fig. 24-6).

- As *neoplasias corticais adrenais secretoras de andrógeno* têm maior probabilidade de serem carcinomas ao invés de adenomas.
- A *hiperplasia adrenal congênita (HAC)* é um grupo de doenças metabólicas autossômicas recessivas que afetam as enzimas participantes da síntese adrenal de esteroides; a produção de cortisol é bastante prejudicada, embora determinados defeitos também sejam associados à perda de sal decorrente da menor síntese de aldosterona. A esteroidogênese passa, então, a outras vias (Fig. 24-6), aumentando a produção de andrógenos; em todos os casos, as adrenais apresentam hiperplasia cortical bilateral.

Deficiência de 21-hidroxilase (p. 1154)

A deficiência de 21-hidroxilase é causada por mutações em CYP21A e provoca um defeito na conversão de progesterona a 11-desoxicorticosterona; é responsável por mais de 90% dos casos de HAC e, dependendo da natureza da mutação, pode se manifestar como três diferentes síndromes:

- A *síndrome de perda de sal* é associada à deficiência completa da atividade de 21-hidroxilase e, assim, ausência da produção de aldosterona ou cortisol. É reconhecida logo após nascimento, devido à perda de sal, hiponatremia e hipercalemia — que provocam acidose, hipotensão e colapso cardiovascular; as mulheres apresentam virilização.
- A *síndrome adrenogenital virilizante simples sem perda de sal* é associada à perda incompleta da atividade de hidroxilase (aproximadamente um terço dos pacientes). Os pacientes apresentam nível de aldosterona suficiente à não ocorrência da crise de perda de sal, mas a menor produção de cortisol ainda determina a secreção de ACTH e, por fim, maior síntese de testosterona.
- O *virilismo adrenal não clássico (de aparecimento tardio)* é mais comum do que as outras síndromes; neste caso, a deficiência parcial de 21-hidroxilase não provoca sintomas ou causa apenas características sutis de excesso androgênico em fases posteriores da vida (p. ex., hirsutismo, acne ou irregularidades menstruais).

Curso Clínico (p. 1154). As consequências clínicas são determinadas pela deficiência enzimática específica; os efeitos são relacionados ao excesso de andrógeno e/ou à deficiência de aldosterona e glicocorticoides. A HAC deve ser suspeita em qualquer neonato com genitália ambígua; a grave deficiência enzimática na infância pode ser fatal. Os pacientes com HAC são tratados com glicocorticoides exógenos e/ou suplementação com mineralocorticoides nas variantes com perda de sal.

Insuficiência Adrenocortical (p. 1155)

A insuficiência pode ocorrer por perda primária aguda ou crônica de função adrenal ou ser secundária à menor produção de ACTH.

Insuficiência Adrenocortical Aguda Primária (p. 1155)

A insuficiência adrenocortical aguda primária pode ser causada por:

- Um súbito aumento nos requerimentos de glicocorticoides em pacientes com insuficiência crônica *(crise adrenal)*

O Sistema Endócrino   699

- Interrupção rápida da administração de corticosteroides — ou ausência de aumento das doses de esteroides em períodos de estresse — em pacientes com supressão adrenal secundária à terapia prolongada com glicocorticoides
- Hemorragia adrenal extensa (p. ex., hemorragia adrenal neonatal, coagulação intravascular disseminada pós-cirúrgica, síndrome de Waterhouse-Friderichsen)

Síndrome de Waterhouse-Friderichsen (p. 1155)

A síndrome de Waterhouse-Friderichsen é um evento incomum, mas catastrófico, caracterizada por:

- Infecção septicêmica gravíssima, classicamente causada por meningococos (embora outras infecções bacterianas virulentas também possam ser responsáveis).
- Hipotensão e choque de progressão rápida.
- Coagulação intravascular disseminada com púrpura.
- Extensa hemorragia adrenal com insuficiência adrenal; a progressão clínica pode ser devastadoramente abrupta a não ser que o reconhecimento seja imediato e a antibioticoterapia adequada seja instituída.

Insuficiência Adrenocortical Crônica Primária (Doença de Addison) (p. 1156)

A insuficiência adrenocortical crônica primária é uma doença incomum e associada à destruição de pelo menos 90% do córtex da adrenal. As causas incluem o seguinte:

- *Adrenalite autoimune* (60% a 70% dos casos)
  - A *SPA1* é causada por mutações no gene *AIRE*. Este gene codifica um fator de transcrição tímica que determina a expressão de muitos antígenos de tecidos periféricos; a expressão tímica destes antígenos permite que os linfócitos T autorreativos sofram deleção clonal. Na ausência de função normal de AIRE, a tolerância central é comprometida e há o desenvolvimento de autoimunidade. Os pacientes com SPA1 desenvolvem autoanticorpos contra IL-17 e IL-22, as principais citocinas efetoras na defesa contra infecções fúngicas. A SPA1 é caracterizada por candidíase mucocutânea crônica e anomalias da pele, do esmalte dentário e das unhas (distrofia ectodérmica), que são associadas a diversas doenças autoimunes órgão-específicas (adrenalite autoimune, hipoparatireoidismo autoimune, hipogonadismo idiopático, anemia perniciosa).
  - A *síndrome de poliendocrinopatia de autoimune tipo 2 (SPA2)* geralmente se manifesta no início da vida adulta como uma combinação de insuficiência adrenal e tireoidite autoimune ou diabetes do tipo 1; não há desenvolvimento de candidíase mucocutânea ou displasia ectodérmica.
- *Processos infecciosos,* principalmente tuberculose e doenças causadas por fungos, como *Histoplasma capsulatum* e *Coccidioides immitis.* Os pacientes com AIDS são suscetíveis ao desenvolvimento de insuficiência adrenal por complicações de sua doença (citomegalovírus, *Mycobacterium avium-intracellulare,* sarcoma de Kaposi).
- *Neoplasias metastáticas;* as mais comuns são os carcinomas de pulmão e mama.
- Doenças genéticas raras, inclusive *hipoplasia adrenal congênita* (uma doença associada ao cromossomo X causada por mutações em um fator de transcrição envolvido no desenvolvimento adrenal) e *adrenoleucodistrofia* (Cap. 28).

Curso Clínico (p. 1157). As características da doença de Addison incluem o aparecimento insidioso de fraqueza, fadiga e anorexia; os pacientes também desenvolvem hipercalemia, hiponatremia e hipotensão devido à insuficiência de mineralocorticoide. A hiperpigmentação cutânea pode ser causada pela elevação de pró-opiomelanocortina (POMC) devido à perda do feedback por cortisol na hipófise, que é o peptídeo precursor de ACTH e MSH. Estresses intensos (p. ex., trauma ou infecção) podem precipitar a crise adrenal aguda, com progressão rápida à morte a não ser que a terapia com corticosteroide seja imediatamente instituída.

700 — Patologia Sistêmica: Doenças dos Sistemas Orgânicos

Insuficiência Adrenocortical Secundária (p. 1157)

A insuficiência adrenocortical secundária ocorre com qualquer doença hipotalâmica ou hipofisária que reduza a produção de ACTH (p. ex., tumor, infecção, infarto); pode ser uma deficiência isolada ou associada a níveis menores de outros hormônios da hipófise *(pan-hipopituitarismo)*. É diferenciada do hipoadrenalismo primário pelo seguinte:

- Ausência de hiperpigmentação.
- Níveis de aldosterona quase normais, já que a produção é, em grande parte, independente de ACTH; assim, a hiponatremia e a hipercalemia não são características da insuficiência adrenocortical secundária.

Neoplasias Adrenocorticais (p. 1158)

A maioria das neoplasias corticais adrenais é esporádica, embora a *síndrome de Li-Fraumeni* (associada a mutações de linhagem germinativa em *p53*) e a *síndrome de Beckwith-Wiedemann* (uma doença de "*imprinting*" genômico) sejam associadas à predileção por carcinomas corticais adrenais. Os carcinomas corticais adrenais são neoplasias altamente malignas (a sobrevida média é de 2 anos) e, de modo geral, extensas lesões infiltrativas no momento do diagnóstico primário; estes tumores tendem a invadir a veia adrenal, a veia cava inferior e os vasos linfáticos. Os adenomas funcionais são comumente associados ao hiperaldosteronismo e à síndrome de Cushing; os carcinomas funcionais tendem a ser virilizantes. Os tumores funcionais e não funcionais não podem ser morfologicamente diferenciados; a diferenciação requer a mensuração laboratorial de hormônios ou metabólitos relevantes.

Morfologia (p. 1158)

- Adenomas
  - *Macroscópica:* os tumores geralmente são lesões bem-circunscritas, de cor marrom-amarelada, de até 2,5 cm. Nos adenomas não funcionais, o córtex adjacente tem espessura normal; nas neoplasias funcionais, o córtex adjacente geralmente é atrófico.
  - *Microscópica:* as lesões lembram células corticais normais, embora a atipia nuclear não seja incomum.
- Carcinomas corticais adrenais
  - *Macroscópica:* os tumores geralmente são variados, com áreas de hemorragia, alteração cística e necrose.
  - *Microscópica:* as células variam de bem diferenciadas a bastante anaplásicas.

Outras Lesões Adrenais (p. 1159)

A prevalência de "incidentalomas adrenais" descobertos em tomografias computadorizadas é de aproximadamente 4%, com aumento de prevalência idade-dependente; a vasta maioria é composta por adenomas corticais não secretores. Outras lesões incluem os cistos adrenais e os *mielolipomas adrenais;* estes últimos são lesões benignas compostas por gordura madura e elementos hematopoiéticos.

Medula Adrenal (p. 1159)

A maioria das doenças medulares adrenais é neoplasias; os neuroblastomas e outros tumores neuroblásticos são discutidos no Capítulo 10.

Feocromocitoma (p. 1160)

Os feocromocitomas são tumores relativamente incomuns de células cromafins. Os tumores produzem catecolaminas e geralmente causam hipertensão; são, portanto, significativos como causas de pressão arterial alta passível de correção cirúrgica. São memoráveis por obedecerem à "regra dos 10":

TABELA 24-7	Síndromes de Neoplasias Endócrinas Múltiplas		
	NEM-1	**NEM-2A**	**NEM-2B**
Hipófise	Adenomas		
Paratireoide	Hiperplasia +++ Adenomas +	Hiperplasia +	
Ilhotas pancreáticas	Hiperplasia ++ Adenomas ++ Carcinomas +++		
Adrenal	Hiperplasia cortical	Feocromocitoma ++	Feocromocitoma +++
Tireoide		Hiperplasia de células C +++ Carcinoma medular +++	Hiperplasia de células C +++ Carcinoma medular +++
Alterações extraendócrinas			Ganglioneuromas mucocutâneos Hábito marfanoide
Locus do gene mutante	*NEM1*	*RET*	*RET*

Frequência relativa: *+*, Incomum; *+++* , comum. *NEM ou MEN*, neoplasia endócrina múltipla.

Patologia Sistêmica: Doenças dos Sistemas Orgânicos

- 10% são extra-adrenais (p. ex., órgão de Zuckerkandl ou corpo carotídeo), onde são chamados *paragangliomas*.
- 10% dos feocromocitomas adrenais esporádicos são bilaterais (50% em casos associados a síndromes familiares).
- 10% são biologicamente malignos (ou seja, associados a metástases); o câncer ocorre em 20% a 40% dos pacientes com síndromes familiares ou feocromocitomas extra-adrenais.
- 10% não são associados à hipertensão.
- Até 25% (não 10%, infelizmente) dos feocromocitomas ocorrem em síndromes familiares associadas a mutações de linhagem germinativa em pelo menos um de seis diferentes genes, inclusive as síndromes NEM-2A e 2B (mutações em *RET*, descritas a seguir), neurofibromatose de tipo I (mutações em *NF1*) (Cap. 7), síndrome de von Hippel-Lindau (VHL) (mutações em *VHL*) (Cap. 7) e síndromes familiares de paraganglioma (mutações nas subunidades do complexo succinato desidrogenase).

Morfologia (p. 1160)

- *Macroscópica:* os tumores têm entre 1 g e 4 kg. São altamente vasculares; a superfície de corte geralmente é marrom-amarelada e associada a hemorragia, necrose ou alteração cística. A incubação do tecido fresco com dicromato de potássio faz com que o tumor fique preto, devido à oxidação de catecolamina (daí o termo *cromafim*).
- *Microscópica:* os tumores são compostos por grupos ("zellballen") de células principais poligonais a fusiformes (com marcadores neuroendócrinos) misturadas a células sustentaculares (que expressam S-100), todas delimitadas por uma rica rede vascular. O pleomorfismo celular e nuclear é comum. A metástase é o único critério de câncer.

Consequências Clínicas (p. 1161)

A consequência clínica dominante em pacientes com feocromocitoma é a hipertensão, geralmente paroxística (devido à liberação súbita de catecol) com elevações abruptas da pressão arterial, taquicardia, palpitações, cefaleia, sudorese, tremor e angústia. A hipertensão aguda pode precipitar o desenvolvimento de insuficiência cardíaca congestiva, infartos do miocárdio, arritmia cardíaca e/ou hemorragia cerebral. As complicações cardíacas são também atribuídas ao dano miocárdio isquêmico secundário à vasoconstrição induzida por catecolamina. O diagnóstico laboratorial é baseado na maior concentração urinária de catecolaminas e seus metabólitos (p. ex., ácido vanililmandélico). A excisão cirúrgica requer o bloqueio adrenérgico contínuo para prevenção de crises hipertensivas; o tratamento da doença metastática requer o controle prolongado da pressão arterial.

Síndromes de Neoplasias Endócrinas Múltiplas (p. 1162)

As NEMs ou MENs são um grupo de doenças hereditárias que provocam lesões proliferativas (hiperplasia, adenomas e carcinomas) de múltiplos órgãos endócrinos (Tabela 24-7). Em comparação aos tumores esporádicos, aqueles associados a NEM:

- Ocorrem em idade menor do que seus correspondentes esporádicos
- Surgem em múltiplos órgãos, seja de forma sincronizada (ao mesmo tempo) ou sequencial
- Geralmente são multifocais
- Geralmente são precedidos por hiperplasia endócrina assintomática
- Geralmente são precedidos por um estágio assintomático de hiperplasia endócrina com acometimento da célula de origem (p. ex., hiperplasia de células C adjacentes aos cânceres medulares da tireoide)
- Geralmente são mais agressivos e recidivam em maior parte dos casos

Neoplasia Endócrina Múltipla de Tipo I (p. 1162)

A *NEM-1 (síndrome de Wermer)* é classicamente caracterizada por 3 "Ps":

O Sistema Endócrino 703

- *Paratireoide: hiperparatireoidismo primário* — devido à hiperplasia ou adenomas — ocorre em 80% a 95% dos casos e geralmente é a primeira manifestação.
- *Pâncreas:* os tumores endócrinos geralmente são agressivos (sendo diagnosticados com metástases) e funcionais. O peptídeo pancreático é o hormônio mais comumente produzido, de modo que não há, necessariamente, uma síndrome de hipersecreção concomitante; os insulinomas e os gastrinomas são tumores próximos em termos de frequência.
- *Pituitária (Hipófise):* os adenomas anteriores são mais comumente prolactinomas.

Notavelmente, o duodeno (um *não* "P") é a fonte mais comum de gastrinomas na NEM-1; estes pacientes podem também desenvolver tumores carcinoides, além de adenomas e lipomas tireoidianos e adrenocorticais.

A NEM-1 é causada por mutações de linhagem germinativa no gene de supressão tumoral *NEM1*, que codifica a proteína *menin* — um componente de diversos complexos de fator de transcrição. A produção excessiva de hormônio peptídico domina o quadro clínico e o comportamento maligno de um dos tumores geralmente é a causa de morte.

Neoplasia Endócrina Múltipla de Tipo 2 (p. 1163)

A NEM-2 é dividida em três síndromes distintas:

- A *NEM-2A (síndrome de Sipple)* é caracterizada por carcinoma medular tireoidiano (quase 100%), feocromocitoma (40% a 50%) e hiperplasia da paratireoide com hipercalcemia (10% a 20%). É causada por mutações de linhagem germinativa com ganho de função no proto-oncogene *RET* (Cap. 7).
- A *NEM-2B* é caracterizada por carcinoma medular tireoidiano e feocromocitomas, mas não há desenvolvimento de hiperparatireoidismo; ao invés disso, os pacientes apresentam neuromas ou ganglioneuromas de múltiplos locais e hábito marfanoide, com características esqueléticas axiais longas e hiperextensão articular. A síndrome é causada por uma única substituição de aminoácido em RET, que leva à ativação constitutiva de sua atividade tirosina quinase.
- O *câncer medular tireoidiano familiar* é uma variante de NEM-2A, com forte predisposição ao desenvolvimento de câncer de tireoide, mas sem outras manifestações clínicas.

Embora a triagem genética para detecção de NEM-1 tenha valor questionável ao longo prazo, a triagem de familiares suscetíveis ao desenvolvimento de síndromes NEM-2 pode salvar vidas, já que a tiroidectomia precoce pode mitigar as complicações fatais do carcinoma medular tireoidiano.

Glândula Pineal (p. 1163)

O principal produto da secreção da pineal é a melatonina, envolvida no controle dos ritmos circadianos, inclusive dos ciclos de sono e vigília.

Os tumores da pineal são excepcionalmente raros; a maioria (50% a 70%) é originária de células germinativas embrionárias sequestradas e comumente tomam a forma de *germinomas,* similares aos seminomas testiculares.

Pinealomas (p. 1163)

Os pinealomas são os tumores verdadeiros dos pineócitos (diferentemente dos tumores de células germinativas). Estas neoplasias são classificadas com base em seu grau de diferenciação (pineoblastomas ou pineocitomas); os tumores menos diferenciados (pineoblastomas) geralmente são mais agressivos.

25

A Pele

Pele: Mais do que uma Barreira Mecânica (p. 1167)

- *Células Epiteliais Escamosas (queratinócitos)* constituem a maioria das células epidérmicas, são firmemente aderidas umas às outras por meio dos demossomos e sintetizam a barreira mecânica de queratina; também produzem citocinas, que regulam o ambiente cutâneo, bem como *defensinas* antimicrobianas.
- *Melanócitos* produzem pigmento de melanina para absorver radiação ultravioleta (UV) na luz solar.
- *Células dendríticas (Células de Langerhans)* e *dendrócitos* processam e apresentam antígeno para ativar o sistema imune.
- *Linfócitos T (auxiliares, citotóxico e regulatório)* especificamente se abrigam na pele pela expressão de *antígeno cutâneo associado a linfócito* (ACL) e receptores de quimiocina CCR4 E CCR10; pequenos números de linfócitos B também estão presentes.
- O *microbioma cutâneo* de organismos comensais simbióticos previne colonização e "educa" o sistema imune cutâneo a aumentar respostas a patógenos potenciais.
- *Estruturas neurais:*
  - *Fibras nervosas aferentes* detectam dor, temperatura, vibração e toque.
  - *Fibras autonômicas eferentes* regulam glândulas sudoríparas anexas e músculos piloeretores e também podem influenciar respostas imunes cutâneas.
  - *Células de Merkell* podem ter funções neuroendócrinas e/ou mecanorreceptoras.
- *Glândulas sudoríparas* permitem resfriamento.
- *Folículos pilosos* elaboram feixes de cabelo e são depósitos para células-tronco epiteliais.
- *Nomenclatura geral e microscópica* para lesões de pele (Tabela 25-1).

Distúrbios da Pigmentação e Melanócitos (p. 1169)

Sardas (Efélide) (p. 1170)

Sardas são lesões pigmentadas comuns na infância (máculas de 1-10 mm de cor castanha a marrom), que clareiam ou recorrem dependendo da quantidade de exposição solar. A densidade dos melanócitos é normal; a hiperpigmentação das lesões reflete superprodução focal de melanina e/ou doação aumentada de pigmento para os queratinócitos basais. Máculas cor de café com leite na neurofibromatose (Cap. 27) são histologicamente semelhantes, mas maiores, surgem independentes de exposição solar e contêm melanossomos agregados (macromelanossomos).

Lentigo (p. 1170)

Lentigo é uma mácula benigna, hiperpigmentada (5 a 10 mm), comum na primeira infância e infância; podem envolver tanto a pele quanto membranas mucosas. Lentigos não escurecem com exposição solar; as lesões caracteristicamente exibem hiperplasia

TABELA 25-1	Nomenclatura das Lesões de Pele
	Definição

Lesões Macroscópicas

Escoriação	Lesão traumática perfurando a epiderme e causando uma área linear cruenta (p. ex., arranhão profundo); geralmente autoinduzido.
Liquenificação	Pele áspera, espessada (semelhante a um líquen sobre a pedra); geralmente é o resultado de repetido atrito.
Mácula, Mancha	Lesão circunscrita plana, distinguida da pele adjacente pela cor. Máculas possuem 5mm de diâmetro ou menos; manchas são maiores que 5mm.
Onicólise	Separação entre a placa e o leito ungueal.
Pápula, Nódulo	Lesão elevada, em forma de redoma ou com o topo achatado. Pápulas possuem 5 mm ou menos de diâmetro; nódulos são maiores que 5mm.
Placa	Lesão elevada, com a parte superior achatada, geralmente maior que 5mm (pode ser causada por pápulas coalescentes).
Pústula	Lesão elevada, discreta, preenchida por pus.
Escama	Excrescência córnea, seca, em forma de placa, geralmente como resultado de cornificação imperfeita.
Vesícula, Bolha, "Blister"	Lesão elevada, preenchida por líquido, com 5mm ou menos (vesícula) ou maior que 5mm (bolha). "Blister" é o termo comum para ambas.
Pápula	Lesão elevada, transitória e pruriginosa, com palidez e eritema variável como resultado de edema dérmico.

Lesões Microscópicas

Acantose	Hiperplasia epidérmica difusa.
Disqueratose	Queratinização prematura anormal dentro das células abaixo do estrato granuloso.
Erosão	Descontinuidade da pele, demonstrando perda incompleta da epiderme.
Exocitose	Infiltração da epiderme por células inflamatórias.
Edema hidrópico (balonização)	Edema intracelular dos queratinócitos, geralmente visto em infecções virais.
Hipergranulose	Hiperplasia do estrato granuloso, geralmente devido a atrito intenso.
Hiperqueratose	Espessamento do estrato córneo, geralmente associado a uma anormalidade qualitativa de queratina.
Lentiginosa	Um padrão linear de proliferação de melanócito dentro da camada de células basais epidérmicas.
Papilomatose	Elevação de superfície causada por hiperplasia e aumento das papilas dérmicas contíguas.
Paraqueratose	Queratinização com retenção dos núcleos no estrato córneo. Nas membranas mucosas, paraqueratose é normal.
Espongiose	Edema intercelular da epiderme.
Ulceração	Descontinuidade da pele mostrando perda completa da epiderme, expondo a derme ou subcutis.
Vacuolização	Formação de vacúolos dentro ou adjacente às células; geralmente se refere à área das células basais e membrana basal.

Patologia Sistêmica: Doenças dos Sistemas Orgânicos

hiperpigmentada melanocítica basal não agrupada, geralmente com alongamento e adelgaçamento das cristas epiteliais.

Nevos Melanocíticos (Nevos Pigmentados, Sinal) (p. 1170)

Nevos melanocíticos são congênitos ou neoplasias melanocíticas adquiridas; sinais comuns adquiridos são bem demarcados, pápulas uniformemente castanhas (≤6mm), mas existem diversas variantes (Tabela 25-2).

Patogênese (p. 1170)

Muitos nevos são mutações adquiridas nos genes BRAF ou NRAS, genes envolvidos na sinalização de RAS (ver adiante). Essas mudanças causam um limitado período de proliferação, seguido – na maioria dos casos – por interrupção permanente do crescimento devido à acumulação de p16/1NK4a (um inibidor de quinases ciclina dependentes).

Morfologia (p. 1171)

Sinais surgem dos melanócitos basais – células arredondadas exibindo núcleo uniforme e nucléolos imperceptíveis (Fig. 25-1); nevos se desenvolvem em estágios característicos:

- *Nevos juncionais* – ninhos de células névicas na junção dermoepidérmica – são as lesões mais precoces.
- Nevos *compostos* – desenvolvem-se como ninhos ou cordões de melanócitos, que se estendem na derme subjacente.

TABELA 25-2 Formas Variantes de Nevos Nevocelulares

Variante do Nevo	Características Diagnósticas e Arquitetura	Aspectos Diagnósticos Citológicos	Importância Clínica
Nevo Congênito	Crescimento dérmico profundo e, às vezes, subcutâneo, ao redor de anexos, tratos neurovasculares e paredes de vasos sanguíneos	Idêntico aos nevos comuns adquiridos	Presente no nascimento; variantes grandes possuem risco maior de melanoma
Nevo Azul	Infiltração dérmica sem formação de ninhos, geralmente com fibrose associada	Células névicas altamente dendríticas e muito pigmentadas	Nódulo azul escurecido, geralmente confundido clinicamente com melanoma
Nevo de células fusiformes e epitelioides (Nevo de Spitz)	Crescimento fascicular	Células grandes, abauladas, com citoplasma rosa-azulado; células fusiformes	Comum em crianças; nódulo vermelho-rosado, geralmente confundido com hemangioma clinicamente
Nevo Halo	Infiltração linfocítica circundando as células névicas	Idêntico aos nevos comuns adquiridos	Resposta imune do hospedeiro contra células névicas e envolvendo melanócitos normais
Nevo Displásico	Grandes ninhos intraepidérmicos coalescentes	Atipia citológica	Precursor potencial do melanoma maligno

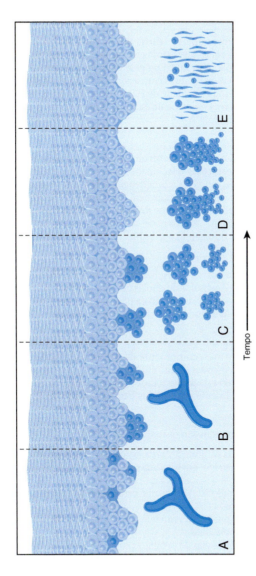

Figura 25-1 Sequência de maturação dos nevos melanocíticos não displásicos. Os nevos tipicamente progridem pela sequência completa, mas podem "parar" em qualquer estágio por variáveis períodos de tempo. **A**, Pele normal demonstra apenas melanócitos basais dispersos. **B**, Nevo juncional. **C**, Nevo composto. **D**, Nevo dérmico. **E**, Nevo dérmico maduro com neurotização.

708   Patologia Sistêmica: Doenças dos Sistemas Orgânicos

- Nos *nevos dérmicos,* o componente epidérmico está perdido.
- Quando as células névicas penetram na derme, sofrem maturação, tornando-se menores e não pigmentadas, semelhante ao tecido neural (*neurotização*).

Em comparação, melanomas exibem pouca ou nenhuma maturação.

Nevos Displásicos (p. 1171)

Nevos displásicos são maiores que a maioria dos nevos adquiridos (mais de 5mm); variam de máculas planas a placas levemente proeminentes, com pigmentação variegada e margens irregulares, ocorrendo tanto na pele exposta quanto na protegida do sol. Podem ser muito comuns em indivíduos com a *síndrome do nevo displásico*–metade dos pacientes desenvolve melanoma na idade de 60 anos, alguns começam com o nevo displásico. Entretanto, a maioria é clinicamente estável e lesões isoladas esporádicas possuem um baixo risco de malignidade.

Patogênese (p. 1172)

Síndrome do nevo displásico é um distúrbio autossômico dominante, geralmente associado a mutações em proteínas relacionadas com o ciclo celular (p. ex., CDKN2A, codificando p16/1NK4a ou quinase ciclina dependente CDK4); mutações adquiridas NRAS e BRAF também são comuns. Porque nem todas as mutações na linha germinativa em CDKN2A ou CDK4 resultam em nevos displásicos e nem todos os nevos displásicos possuem mutações nesses genes, outros genes modificadores são implicados, incluindo superexpressão de TERT (codificando a subunidade catalítica da telomerase).

Morfologia (p. 1173)

Histologicamente, a maioria dos nevos displásicos são compostos de nevos exibindo atipia citológica e arquitetural: aglomerados de células névicas aumentadas e fusionadas, hiperplasia melanocítica lentiginosa, fibrose dérmica papilar linear e incontinência pigmentar (liberação de melanina de melanócitos mortos dentro da derme).

Melanoma (p. 1173)

Esse tumor maligno surge mais comumente da pele, mas também pode ocorrer em superfícies mucosas orais e anogenitais, esôfago, meninges e olhos. A incidência de melanoma maligno cutâneo está aumentando, com aproximadamente 76.000 casos e mais de 9.700 mortes anualmente nos Estados Unidos (a partir de 2014).

Patogênese (p. 1173)

Exposição solar e genes herdados são os mais importantes.

- A maioria dos melanomas surge de áreas de exposição solar, com indivíduos altamente pigmentados em maior perigo; queimaduras solares severas precoces são os fatores de risco mais importantes.
- Dez a 15% dos melanomas são familiares e geralmente ocorrem no contexto da síndrome do nevo displásico.
- Polimorfismos ligados a produção reduzida de melanina aumentam modestamente o risco em indivíduos de pele clara.
- Mutações que aumentam as vias de proliferação de RAS e P13K/AKT são fortemente associadas a melanomas esporádicos; mutações ativadas de BRAF (codificando uma serina treonina quinase ao longo de RAS) ocorrem em 40% a 50% dos melanomas e ativação de mutações de NRAS ocorrem em 15% a 20% de casos adicionais (Fig. 25-2).
- Mutações que reduzem atividade de proteína de retinoblastoma (Rb) ou afetam genes que codificam inibidores de CDK (p. ex., p16/1NK4a) estão fortemente associadas tanto a melanomas congênitos quanto a esporádicos e são provavelmente importantes na perda de senescência em melanomas.

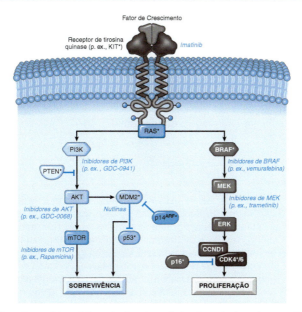

Figura 25-2 Mecanismos intracelulares (e alvos terapêuticos) na via do melanoma. Fatores de crescimento ativam circuitos de sinalização para direcionar o receptor de tirosina quinase (p. ex., KIT), RAS e duas vias importantes: a cinase serina/treonina BRAF e o fosfolipídeo cinase PI3K. Proteínas indicadas por asteriscos são mutadas no melanoma. Componentes dessas vias que foram alvo para fármacos estão indicadas.

- Mutações no promotor para TERT (codificando a subunidade catalítica da telomerase) ocorrem em 70% dos tumores, promovendo pontos de ligação para fatores de transcrição da família Ets (sobrerregulado por sinalização de BRAF) e agindo para prevenir senescência replicativa nesses tumores.

Morfologia (p. 1174)

Melanomas são compostos por células grandes, com núcleos aumentados e irregulares, contendo cromatina perifericamente aglutinada e nucléolos eosinofílicos proeminentes. Melanomas progridem de padrões de crescimento radial para vertical:

- *Crescimento radial* descreve disseminação horizontal dentro da epiderme e derme superficial; células de tumor tipicamente possuem pouca capacidade de metastatizar. As lesões incluem:
  - *Lentigo maligno*: Uma lesão indolente na face que pode não progredir em décadas.
  - Disseminação superficial: A forma mais comum de melanoma, geralmente envolvendo pele exposta ao sol.
  - *Melanoma lentiginoso acral e de mucosa* não relacionada com a exposição da pele.
- *Crescimento vertical* ocorre imprevisivelmente e é caracterizado por invasão dérmica de uma massa clonal de células em expansão, sem maturação celular. Essas células geralmente possuem a capacidade de metastatizar, com a probabilidade de disseminação distal correlacionada com a profundidade da invasão; a distância – denominada de espessura de Breslow – é medida da camada granular epidérmica para as células tumorais intradérmicas mais profundas.

Patologia Sistêmica: Doenças dos Sistemas Orgânicos

Fatores Prognósticos *(p. 1175)*

Fatores prognósticos predizem o risco de disseminação metastática; incluem os seguintes (determinantes mais favoráveis estão entre parênteses):

- Espessura de Breslow (mais fina é melhor)
- Número de mitoses (< 1 por mm^2)
- Evidência de regressão (ausente)
- Ulceração (ausente)
- Presença de linfócitos infiltrando o tumor (muitos)
- Gênero (feminino)
- Localização (extremidade)
- Micrometástase de linfonodo sentinela (ausente)

Aspectos Clínicos *(p. 1176)*

Os sinais de aviso ABCDE do melanoma são *Assimetria*, *Margens* irregulares, *Cor* variegada, aumento de *Diâmetro* e *Evolução* (mudança) ao longo do tempo, especialmente se rápida. Melanoma cutâneo pode se apresentar com dor ou prurido, mas grande parte é assintomática. A maioria tem mais de 10mm no diagnóstico e está geralmente associada a variações de cor (incluindo preto, marrom, azul, vermelho e cinza); os sinais clínicos mais consistentes são mudança recente no tamanho, forma ou cor. As margens são geralmente irregulares e/ou denteadas, com zonas de hipopigmentação devido a regressão focal.

Terapias mais recentes utilizaram RAS e vias de P13K-AKT como alvo (Fig. 25-2). Além disso, o reconhecimento de que o melanoma é inerentemente imunogênico tem gerado interesse em terapias, como bloqueador de anticorpos anti-CTLA4 ou anticorpos bloqueando anti-PD1 (Cap. 6).

Tumores Epiteliais Benignos *(p. 1177)*

Queratoses Seborreicas *(p. 1177)*

Queratoses seborreicas surgem tipicamente em indivíduos de meia-idade e mais velhos, mais comumente no tronco; as lesões faciais pequenas em pessoas não brancas são chamadas de dermatose papulosa nigra. Quando queratoses seborreicas ocorrem em grandes números podem representar uma síndrome paraneoplástica (sinal de Leser-Trélat) devido à elaboração do tumor na transformação de fator de crescimento (FNT)-α. Mutações ativadas no receptor de fator de crescimento-3 (RFCF3), de forma semelhante, também direciona o crescimento para muitas lesões esporádicas.

Morfologia *(p. 1177)*

- *Macroscópica*: As lesões são uniformes, acastanhadas, aveludadas ou granulares, com placas arredondadas com milímetros a centímetros de diâmetro; "*plugs*" preenchidos com queratina podem estar evidentes.
- *Microscópica*: As lesões são bem demarcadas e exofíticas, com hiperplasia de células basalóides variavelmente pigmentadas e hiperqueratose; cistos córneos preenchidos por queratina são aspectos comuns. Quando irritadas e inflamadas, as células basalóides sofrem diferenciação escamosa.

Acantose Nigricans *(p. 1178)*

As lesões são espessadas, placas hiperpigmentadas aveludadas, tipicamente ocorrendo nas áreas de flexão (axila, virilha, pescoço, região anogenital); podem ser um marcador de condições benignas ou malignas:

- O tipo benigno constitui mais de 80% dos casos; desenvolve-se gradualmente, geralmente surgindo da infância até puberdade, e pode ser um traço autossômico dominante com penetrância variável (associado a mutações ativadoras de RFCF3 associado à obesidade ou distúrbios endócrinos (especialmente diabetes) ou um componente com diversas distúrbios congênitos raros.

- O tipo maligno surge em indivíduos de meia-idade ou mais velhos, geralmente em associação a um adenocarcinoma oculto (possivelmente devido à elaboração pelo tumor de fatores de crescimento epidérmicos).

Morfologia *(p. 1178)*

As lesões exibem hiperqueratose, com cristas epiteliais proeminentes e hiperpigmentação basal (sem hiperplasia melanocítica).

Pólipo Fibroepitelial (p. 1178)

Também denominado *acrocórdone, papiloma escamoso* ou *pólipo cutâneo*, pólipos fibroepiteliais são achados no pescoço, tronco, face ou zonas intertriginosas e representam lesões benignas excepcionalmente comuns em indivíduos de meia-idade ou mais velhos. São tumores macios, da cor da pele, ligados por um delgado trato fibrovascular de epitélio folicular. A grande maioria é esporádica, mas podem estar associados a gravidez, diabetes ou polipose intestinal.

Cisto Epitelial (p. 1178)

Cistos epiteliais são lesões comuns e se apresentam como nódulos bem circunscritos, firmes, subcutâneos; desenvolvem-se pela invaginação e expansão cística da epiderme ou epitélio folicular. Ruptura traumática pode espalhar queratina na derme, levando à inflamação granulomatosa geralmente dolorosa.

Tumores Anexiais (Apêndice) (p. 1178)

Consistem tipicamente em nódulos ou pápulas benignas, na cor da pele, não descritos; alguns possuem uma predileção por superfícies específicas do corpo (p. ex., poromas écrinos nas palmas e solas dos pés). Embora a maioria seja localizada e não agressiva, uma pequena quantidade pode ser maligna (p. ex., *carcinoma sebáceo* surgindo nas glândulas meibonianas, nas pálpebras); outras possuem um padrão mendeliano de herança e ocorrem como lesões desfigurantes múltiplas. Algumas servem como marcadores para malignidades viscerais (p. ex., triquelemomas múltiplos na *síndrome de Cowden* [devido a mutações germinais em gene supressor de tumor PTEN] e estão associadas ao aumento do risco de câncer de mama).

- *Cilindromas* geralmente ocorrem no couro cabeludo e fronte; as lesões são compostas de ilhas de células basalóides, com diferenciação apócrina ou écrina que podem coalescer para formar neoplasmas em forma de chapéu (tumor em turbante). As lesões podem ser dominantemente herdadas, associadas a mutações inativadoras de gene supressor de tumor CYLD.
- *Siringomas* geralmente ocorrem como pápulas múltiplas, pequenas, acastanhadas, perto das pálpebras inferiores, compostos por epitélio basalóide com diferenciação écrina.
- *Adenomas sebáceos* exibem proliferações lobulares de sebócitos com citoplasma espumoso, preenchido por lipídeo. Podem estar associados à malignidade interna na síndrome Muir-Torre (uma subdivisão da síndrome do câncer colorretal hereditário não polipoide [CCNPH]) (Cap. 17), ligados a déficits germinativos nas proteínas de reparo de *mismatch* de DNA.
- *Tricoepiteliomas* são proliferações de células basalóides, que formam estruturas capilares semelhantes à folículos.
- *Pilomatrixomas* são proliferações de células basalóides, que demonstram diferenciação semelhante a cabelo; estão associados a mutações ativadoras do gen CTNNB1, que codifica β-catenina.
- *Carcinomas apócrinos* ocorrem na axila e couro cabeludo e exibem diferenciação ductal, demonstrando secreção apócrina proeminente.

712 Patologia Sistêmica: Doenças dos Sistemas Orgânicos

Tumores Epidérmicos Pré-Malignos e Malignos (p. 1180)

As causas moleculares dos cânceres de pele em síndromes do câncer hereditário raro também contribuem na patogênese de lesões adquiridas mais comuns (Tabela 25-3).

Queratose Actínica (p. 1180)

Compreende uma lesão pré-maligna displásica associada à exposição crônica ao sol, especialmente em indivíduos de pele clara; radiação ionizante, hidrocarbonos e arsênicos podem induzir lesões semelhantes. Como muitas sofrem transformação maligna, a erradicação local está indicada. Imiquimode pode ser usado para erradicar as células anormais por ativação da imunidade inata via estimulação de receptor *Toll-like*.

Morfologia (p. 1180)

- *Macroscópica*: As lesões são geralmente menores que 1cm, acastanhadas, vermelhas ou cor de pele, com uma consistência áspera; produção profusa de queratina pode formar "cornos cutâneos".
- *Microscópica*: As lesões exibem atipia citológica na epiderme inferior, frequentemente com hiperplasia de células basais e disqueratose; cristas intercelulares estão presentes. Hiperqueratose e paraqueratose são comuns, embora atrofia epidérmica possa ocorrer. A derme exibe fibras espessas, elásticas e azul-acinzentadas (elastose) devido à síntese aberrante por fibroblastos danificados pelo sol.

Carcinoma de Células Escamosas (p. 1181)

Carcinoma de célula escamosa é o segundo tumor mais comum de pele exposta ao sol em indivíduos mais velhos (carcinoma basocelular (CBC) possui a distinção dúbia de ser o primeiro); ocorre mais frequentemente em homens do que em mulheres, com exceção das lesões de canela, e menos de 5% das lesões metastatizam para nódulos regionais.

Patogênese (p. 1181)

Radiação UV é o principal fator pré-disponente, primariamente induzido por dano no DNA, mas também pelo amortecimento da função imune das células de Langerhans; imunossupressão (p. ex., por quimioterapia) também reduz a vigilância do hospedeiro e aumenta a susceptibilidade do queratinócitos à infecção e transformação por vírus ontogênicos (especialmente papilomavírus humano [HPV] subtipos 5 e 8). Outros riscos incluem carcinógenos industriais (alcatrão), úlceras de pele crônica, cicatrizes antigas de queimadura, osteomielite purulenta, radiação ionizante e (para mucosa oral) tabaco ou mascar noz de betel. Mutações p53 adquiridas ou germinais (p. ex., xeroderma pigmentoso) podem permitir progressão do ciclo celular, apesar da baixa capacidade no reparo do DNA de dano induzido por UV; isso leva ao acúmulo rápido de mutações e eventual carcinogênese. Mutações condutoras que aumentam a sinalização de RAS ou que diminuem a sinalização de Notch também contribuem para o processo de transformação.

Morfologia (p. 1182)

- *Macroscopia*: Carcinomas de células escamosas *in situ* são bem demarcados, vermelhos, placas onduladas; as lesões invasivas são nodulares, variavelmente hiperqueratóticas e tendem à ulceração.
- *Microscopia*: Carcinoma *in situ* possui atipia epidérmica ao logo de toda a espessura; tumores invasivos variam de bem diferenciados (com queratinização proeminente) a altamente anaplásico com necrose.

Carcinoma Basocelular (p. 1182)

O carcinoma basocelular (CBC) é o mais comum câncer humano invasivo (1 milhão de casos nos Estados Unidos anualmente); possui crescimento lento e raramente

Doença	Herança	Localização Cromossômica	Gene ou Proteína	Função e Manifestação
Ataxia-telangectasia	AR	11g22.3	*ATM*/ATM*	Reparo de DNA após injúria por radiação; sinalização p53 e lesões vasculares e neurológicas
SCBCN	AD	9q22.3	*PTCH*/PTCH	Gene de desenvolvimento e CBCs múltiplos; cistos mandibulares etc.
Síndrome de Cowden	AD	10q23	*PTEN, MMAC1*/PTEN, TEP1, MMAC1	Fosfatase lipídica e tumores de anexos benignos foliculares (triquelemomas); adenocarcinoma interno (geralmente mama)
Síndrome do Melanoma Familiar	AD	9p21	*CDKN2*/p16INK4	Inibe CDKs de fosforilar Rb, interrompendo o ciclo celular e melanoma
			CDKN2/p14ARF	Liga-se a MDM2 e, assim, preserva p53 e melanoma
Síndrome Muir-Torre	AD	2p22	*hMSH2*/hMSH2	Envolvido no reparo de *mismatch* de DNA e tumores benignos e malignos sebáceos; adenocarcinoma interno
Neurofibromatose I	AD	17q11.2	*NF1*/neurofibromina	Regula negativamente a família Ras de moléculas sinalizadoras e neurofibromas
Neurofibromatose II	AD	22q12.2	*NF2*/ merlina	Integra sinalização de citoesqueleto e neurofibromas e neuromas acústicos
Esclerose tuberosa	AD	9q34	*TSC1*/ hamartina	Interage com tuberina; função desconhecida
		16p13.3	*TSC2*/tuberina	Interage com hamartina; pode regular proteínas de Ras e angiofibromas; retardo mental
Xeroderma pigmentoso	AR	9q22 e outros	*XPA*/XPA e outros	Reparo de excisão de nucleotídeo e melanoma e cânceres de pele não melanoma

*Por convenção, genes estão em itálico e proteínas não estão em itálico.
AD, autossômico dominante; *AR*, autossômico recessivo; *CDK*, quirase ciclina dependente.

714 — Patologia Sistêmica: Doenças dos Sistemas Orgânicos

metastatizam. Imunossupressão e defeitos no reparo do DNA (p. ex., xeroderma pigmentoso) aumentam a incidência.

Patogênese (p. 1182)

A maioria dos CBCs possui mutações resultando em sinalização *Hedgehog* sem restrições. Isso foi descoberto por investigação da *síndrome do carcinoma basocelular nevoide* (SCBCN ou síndrome de Gorlin), um distúrbio autossômico dominante raro caracterizado por múltiplos CBCs, geralmente se manifestando antes dos 20 anos; pacientes também desenvolvem meduloblastomas, fibromas ovarianos, ceratocistos odontogênicos, marcas nas palmas das mãos e solas e podem ter múltiplas anormalidades de desenvolvimento.

O gene responsável PTCH no cromossomo 9q22.3 é o homólogo humano para o gene "patched" de desenvolvimento da Drosophila; codifica o receptor para o produto genético *"sonic hedgehog"* (SHH). Na ausência de SHH, PTCH se liga à outra proteína transmembrana (SMO) e bloqueia a ativação do sinal de transdução. Quando SHH e PTCH interagem, SMO é liberada e pode desencadear a cascata de sinalização que envolve o fator de transcrição GLI1. Ausência de PTCH (como no SCBCN) ou PTCH adquirido ou mutações SMO (tumores esporádicos) levam à ativação constitutiva de SMO e desenvolvimento de CBC; 30% dos CBCs esporádicos possuem mutações PTCH (Fig. 25-3). Mutações p53 adicionais estão presentes em 40% a 60% dos CBCs.

Morfologia (p. 1184)

- *Macroscópica*: Tumores tipicamente se apresentam como pápulas peroladas, geralmente com vasos telangiectásicos proeminentes; alguns são pigmentados de melanina. As lesões avançadas ulceram e podem mostrar invasão local extensa; por isso, o termo úlcera roedora.
- *Microscópica*: As lesões exibem proliferação de células basais, monótonas, crescimentos multifocais superficiais em grandes áreas (diversos centímetros) da pele ou como nódulos se estendendo profundamente na derme.

Tumores da Derme (p. 1185)

Fibroistiocitoma Benigno (Dermatofibroma) (p. 1185)

Fibroistiocitomas benignos são um grupo heterogêneo de neoplasias indolentes dos fibroblastos dérmicos e histiócitos, geralmente ocorrendo em idade adulta; frequentemente ocorrem nas pernas de mulheres jovens. Trauma antecedente e cicatrização aberrante estão causalmente implicados.

Morfologia (p. 1185)

- *Macroscópica*: As lesões são pápulas firmes, acastanhadas, ocasionalmente macias e algumas podem alcançar vários centímetros de diâmetro; compressão lateral causa depressão.
- *Microscópica*: Dermatofibromas são mais comuns; exibem fibroblastos fusiformes em uma massa não encapsulada bem definida na derme intermediária, ocasionalmente se estendendo para a gordura subcutânea. Muitos casos possuem hiperplasia epidérmica associada.

Dermatofibrossarcoma Protuberante (p. 1185)

Esse fibrossarcoma de crescimento lento bem diferenciado é localmente agressivo, mas raramente metastatiza.

Patogênese (p. 1185)

A principal marca molecular é uma translocação balanceada entre colágeno 1A1 e genes de fator de crescimento β derivados de plaquetas; essa se justapõe ao promotor COLIA1

A Pele • 715

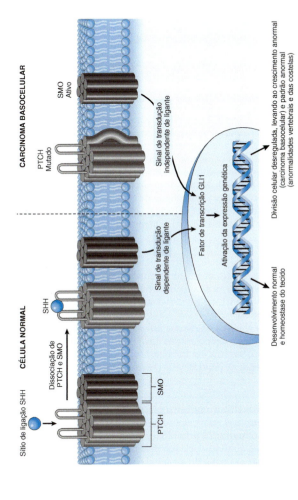

Figura 25-3 Sinalização *hedgehog* normal e oncogênica. *Esquerda,* Normalmente PTCH e SMO formam um receptor complexo, que pode ligar SHH. Na ausência de SHH, PTCH bloqueia a atividade de SMO. Quando SHH se liga a PTCH, SMO é liberado para desencadear um sinal de cascata de transdução, que leva à ativação de GLI1 e outros fatores de transcrição. *Direita,* Mutações em PTCH e, menos frequentemente, em SMO, permitem que SMO sinalize sem ligação com SHH e produz ativação constitutiva de GLI1. Sinalização de GLI é um aspecto característico de CBCs esporádicos e tumores associados ao SCBCN.

716 Patologia Sistêmica: Doenças dos Sistemas Orgânicos

e à região de codificação de PDGFβ, levando à sobre-expressão de PDGFβ e proliferação celular do tumor. O tratamento envolve inibição do receptor PDGFβ de tirosino quinase.

Morfologia (p. 1186)

- *Macroscópica:* Tumores são nódulos firmes que surgem como agregados protuberantes, ocasionalmente ulcerados dentro de uma placa endurecida, tipicamente no tronco.
- *Microscópica:* As lesões são celulares e compostas de fibroblastos orientados radialmente; mitoses são raras. A epiderme sobrejacente é adelgaçada e com frequência existe extensão microscópica na gordura subcutânea.

Tumores de Células que Migram para a Pele (p. 1186)

Constituem distúrbios proliferativos de células que surgem de qualquer lugar, mas que migram para a pele (p. ex., células de Langerhans, linfócitos T e mastócitos).

Micose Fungoide (Linfoma Cutâneo de Células T) (p. 1186)

Linfoma cutâneo de células T (LCCT) representa um espectro de distúrbios linfoproliferativos de célula T da pele; *micose fungoide* é um processo crônico e *micose fungoide d'emblée* é uma variante nodular mais agressiva.

Micose fungoide é um linfoma cutâneo de célula T que pode evoluir para um linfoma generalizado; a maioria dos casos aflige indivíduos com mais de 40 anos e permanece localizada na pele por muitos anos. *Síndrome de Sézary* ocorre com disseminação das células T malignas para o sangue, acompanhada de eritema difuso e descamação (*eritroderma*). As células proliferativas em LCCT são CD4 + , com reorganizações genéticas de receptor de células T; a expressão de ACL é responsável pelo comportamento epidermotrópico.

Morfologia (p. 1187)

- *Macroscópica*: As lesões precoces parecem eczema e tipicamente surgem no tronco; progridem para placas vermelho-acastanhadas descamativas (semelhante à psoríase) ou nódulos fungoides (acima de 10cm) em várias superfícies corporais, correlacionando com disseminação sistêmica.
- *Microscópica*: O achado principal da micose fungoide é a célula *Sézary-Lutzner*, uma célula CD4+ maligna (T- auxiliar) com um núcleo hiperconvoluto ou *ceribriforme*; estes formam infiltrados dérmicos em forma de faixa com invasão de células únicas na epiderme (*microabscessos de Pautrier*).

Mastocitose (p. 1187)

Mastocitose é um espectro de distúrbios raros caracterizado por números aumentados de mastócitos cutâneos. Sintomas refletem as consequências da degranulação dos mastócitos; liberação de histamina causa prurido, rubor, rinorreia ou edema dérmico e eritema. Formação de *pápula* quando a pele lesionada é esfregada é denominado *sinal de Darier*; dermatografismo indica formação de pápula evocada por pele normal esfregada. Em poucos casos, liberação de heparina por mastócitos pode causar epistaxe ou sangramento gastrointestinal; dor óssea pode ocorrer secundária a envolvimento osteoclástico e osteoblástico.

Urticária pigmentosa (50% de todos os casos) é uma forma exclusivamente cutânea de mastocitose, ocorrendo principalmente em crianças. O prognóstico geralmente é favorável. Mastocitose sistêmica ocorre em 10% dos pacientes, geralmente adultos, e possui um prognóstico bem pior. Muitos casos de mastocitose são causados por mutações pontuais adquiridas do receptor de tirosino quinase c-KIT, levando à proliferação de mastócitos e sobrevivência.

A Pele 717

Morfologia (p. 1187)

- *Macroscópica*: As lesões de pele são múltiplas, pápulas redondas a ovais, sem descamação, vermelho-acastanhadas e placas.
- *Microscópica*: As lesões exibem fibrose dérmica variável, edema, eosinófilos e numerosos mastócitos.

Distúrbios da Maturação Epidérmica (p. 1187)

Ictiose (p. 1187)

Ictiose é um espectro de distúrbios da maturação epidérmica, levando a acúmulo crônico excessivo de queratina (hiperqueratose), semelhante a escamas de peixe (por isso, o nome). São formas autossômicas recessivas ligadas ao X e autossômica dominante; variantes adquiridas (p. ex., ictiose vulgar) podem estar associadas a várias malignidades. O defeito primário na maioria das formas é a adesão célula a célula aumentada, resultando em descamação anormal (insuficiente). Por exemplo, doença ligada ao X é causada por deficiência de sulfatase esteroide, levando a quantidades aumentadas de sulfato de colesterol pró-adesivo em espaços intercelulares, e adesão persistente célula-célula no estrato córneo.

Morfologia (p. 1188)

Microscopicamente, as lesões exibem estrato córneo compactado, com inflamação mínima; a espessura da epiderme ou estrato granuloso é usada para subclassificar os distúrbios.

Dermatoses Inflamatórias Agudas (p. 1188)

Constitui uma enorme família de condições, caracterizada por infiltrados inflamatórios mononucleares de curta duração (dias a semanas) associados a edema e dano tecidual variável.

Urticária (p. 1188)

Urticária é caracterizada por degranulação de mastócitos focais, com edema dérmico mediado por histamina e prurido (formação de pápula). Lesões individuais se desenvolvem e regridem em horas, mas lesões sequenciais podem ocorrer em meses. Angioedema é distinguido pela presença de edema tanto dérmico quanto de gordura subcutânea.

Patogênese (p. 1189)

A maioria das lesões é dirigida por imunoglobulina (Ig)E de ligação cruzada antígeno-específica ligada a mastócitos (Cap. 6). Urticária independente de IgE pode ocorrer por meio de degranulação química induzida de mastócitos (p. ex., opioides, alguns antibióticos, curare ou materiais de rádio contraste) ou por supressão de síntese de prostaglandina (como aspirina). Urticária persistente pode refletir uma inabilidade de debelar o antígeno, distúrbios vasculares de colágeno críptico ou linfoma de Hodgkin. Edema angioneuroico hereditário é causado por deficiência de inibidor e esterase CI e ativação subsequente desregulada de componentes precoces do sistema complemento.

Morfologia (p. 1189)

- *Macroscópica*: As lesões variam de pápulas pequenas, pruríticas, a grandes placas edematosas. Áreas expostas à pressão (p. ex., tronco, extremidades distais e orelhas) tendem mais à urticária.
- *Microscópica*: Infiltrados mononucleares esparsos perivasculares estão associados a edema e eosinófilos dérmicos ocasionais.

Patologia Sistêmica: Doenças dos Sistemas Orgânicos

Dermatite Eczematosa Aguda (p. 1189)

Constitui uma família de distúrbios de etiologia diversa, mas curso morfológico imune comum. Dermatite eczematosa é subdividida baseada nos fatores de iniciação:

- Dermatite de contato alérgica (p. ex., veneno de hera)
- Dermatite atópica
- Dermatite eczematosa relacionada a fármacos
- Dermatite fotoeczematosa
- Dermatite irritante primária

Patogênese (p. 1189)

Muitas formas de *eczema* constituem uma resposta de hipersensibilidade cutânea do tipo tardia mediada por apresentação de células de Langerhans dos antígenos adquiridos na superfície epidérmica. A patogênese subsequente é atribuída à liberação de citocina por células de memória recrutadas e acumulação não específica de células inflamatórias adicionais. Exposições UV e neuropeptídeos liberados próximos à epiderme podem afetar a função da célula de Langerhans.

Morfologia (p. 1190)

- *Macroscópica*: As lesões variam de pruríticas, vermelhas e papulovesiculares a bolhas, com secreção e crostosas. Com exposição crônica, podem evoluir para placas descamativas semelhantes à psoríase. Superinfecção bacteriana produz uma crosta amarela (*impetiginização*).
- *Microscópica*: *Espongiose* precoce progride para franco acúmulo de fluido, deslocando os queratinócitos e formando vesículas intraepidérmicas. Infiltrados linfocíticos dérmicos perivasculares estão associados a degranulação de mastócitos e edema dérmico papilar. Lesões de hipersensibilidade a fármacos podem ter eosinófilos. Em lesões crônicas, a fase vesicular é substituída por acantose progressiva e hiperqueratose.

Eritema Multiforme (p. 1190)

Eritema multiforme é uma resposta incomum, de hipersensibilidade autolimitada; os desencadeadores podem ser algumas medicações, infecções, malignidade ou distúrbios vasculares de colágeno. Pacientes se apresentam com um "leque" de lesões multiformes, incluindo a característica lesão em alvo.

- *Síndrome de Stevens-Johnson* é uma forma severa febril, ocorrendo tipicamente em crianças; constitui erosões e crostas hemorrágicas nos lábios, mucosa oral, conjuntiva, uretra e regiões anogenitais. Superinfecção bacteriana pode causar risco de vida.
- *Necrólise epidérmica tóxica* é outra variante, caracterizada por necrose mucocutânea epitelial difusa e descamação; é clinicamente análoga a queimaduras de terceiro grau extensas.

Patogênese (p. 1191)

A etiologia divide similaridades com outros distúrbios cutâneos imunológicos (p. ex., doença enxerto-*versus*-hospedeiro e rejeição de enxertos de pele). Células epiteliais são injuriadas por células T citotóxicas $CD8^+(ACL^+)$ que se alojam na pele (CLTs), respondendo a antígenos ainda não caracterizados; tais células são mais evidentes na porção central das lesões, enquanto células T $CD4^+$ e células de Langerhans se localizam na periferia eritematosa elevada.

Morfologia (p. 1191)

- *Macroscópica*: As lesões multiformes incluem máculas, pápulas, vesículas e bolhas; alvos são lesões vermelhas, maculopapulares, com bolha central. Envolvimento simétrico das extremidades é comum.

A Pele   719

- **Microscópica:** As lesões precoces demonstram infiltrados linfocíticos dermoepidérmicos e perivasculares, com edema dérmico e degeneração focal de queratinócitos basais e necrose. Exocitose está associada a necrose epidérmica, bolhas e erosões superficiais. *As lesões em alvo* demonstram necrose central com inflamação perivascular associada.

Dermatoses Inflamatórias Crônicas (p. 1192)

Representam distúrbios persistentes (meses a anos) caracterizados por escamação excessiva devido à descamação defeituosa.

Psoríase (p. 1192)

Psoríase afeta 1% a 2% da população dos USA e pode estar associada a outros distúrbios (p. ex., artrite, miopatia, enteropatia, doença articular espondilítica ou síndrome da imunodeficiência adquirida [AIDS]). Afeta mais comumente os cotovelos, joelhos, couro cabeludo, região lombossacral, sulco interglúteo e a glande do pênis; ocasionalmente, o corpo inteiro pode ser afetado (*eritroderma*). Mudanças nas unhas (30% dos casos) consistem em descoloração amarelo-acastanhada com onicólise, espessamento e esfacelamento. Raramente, pequenas pústulas formam-se em uma placa eritematosa (psoríase pustular); quando localizada nas mãos e pés, é benigna, mas o envolvimento sistêmico pode causar risco de vida.

Patogênese (p. 1192)

Uma associação com alguns tipos HLA sugere um componente genético; a gênese das novas lesões em locais de trauma (*fenômeno de Koebner*) sugere um papel para estímulos exógenos. Células CD4$^+$T$_H$1 e T$_H$17 sensibilizadas e CTLs ativados se acumulam na epiderme e podem levar à proliferação de queratinócitos por citocinas elaboradas (p. ex., interleucina [IL]-12, interferon-o e IL-17; TNF, em particular, é um mediador patogênico principal).

Morfologia (p. 1192)

- **Macroscópica:** As lesões clássicas são placas bem demarcadas, rosa-salmão, com descamações cor de prata. Variações *anular, linear, girata* ou serpiginosas ocorrem.
- **Microscópica:** As lesões exibem marcada acantose com alongamento das cristas epiteliais e mitoses bem acima da camada basal. O estrato granuloso é afinado ou ausente, com extensa paraqueratose sobrejacente. A epiderme adjacente à crista acantótica é marcadamente afinada; vasos dilatados na papila dérmica subjacente produzem sangramentos puntiformes quando a descamação sobrejacente é removida (*sinal de Auspitz*). Agregados de neutrófilos epidérmicos ocorrem dentro de pequenos focos espongióticos no estrato espinhoso (*pústulas espongiformes*) ou dentro do estrato córneo paraqueratótico (*microabscessos de Munro*). Acumulações maiores, semelhantes a abscessos, também podem ocorrer na psoríase pustular.

Dermatite Seborreica (p. 1193)

Seborreia afeta mais de 5% da população mundial; embora envolva tipicamente a pele com densidades altas de glândulas sebáceas (p. ex., couro cabeludo, testa, dobra nasolabial e presternal), é um distúrbio inflamatório da epiderme, e não de glândulas sebáceas.

Patogênese (p. 1193)

Embora a etiologia precisa seja desconhecida, a produção aumentada de sebo em resposta a andrógenos (ou devido à deficiência de dopamina, no caso de pacientes com Parkinson) é provavelmente contributiva. Mesmo assim, superprodução de sebo pode ser necessária, mas não suficiente, para causar o distúrbio. Assim, colonização da pele

720 Patologia Sistêmica: Doenças dos Sistemas Orgânicos

por algumas espécies de fungos do gene *Malassezia* também está implicada. Uma forma severa de dermatite seborreica também é vista em muitos indivíduos infectados com o vírus da imunodeficiência humana (HIV) com baixa contagem de CD4.

Morfologia (p. 1193)

- *Macroscópica*: As lesões são máculas ou pápulas em uma base amarela eritematosa, gordurosa, geralmente com descamação e formação de crosta. Caspa é a denominação comum das lesões no couro cabeludo.
- *Microscópica*: As lesões precoces se parecem com a dermatite espongiótica e lesões posteriores são mais reminiscentes de psoríase acantótica. Muitas paraqueratoses com células inflamatórias agudas se acumulam ao redor dos folículos capilares; também existe um infiltrado superficial perivascular de neutrófilos e linfócitos.

Líquen Plano (p. 1193)

Líquen plano é geralmente um distúrbio autolimitado que se resolve após 1 a 2 anos, deixando apenas hiperpigmentação pós-inflamatória; lesões orais podem persistir mais e, ocasionalmente, tornam-se malignas.

Patogênese (p. 1193)

A etiologia é desconhecida, mas infiltrados de células T com hiperplasia de células de Langerhans sugerem injúria imunomediada por célula a antígenos alterados nas células basais; notavelmente, o fenômeno Koebner também ocorre no líquen plano.

Morfologia (p. 1193)

- *Macroscópica*: As lesões são *pápulas planares, poligonais, pruríticas, violáceas,* que podem coalescer em placas; geralmente, são marcadas por pontos ou linhas esbranquiçadas, chamadas de estrias de Wickham. São tipicamente múltiplas e distribuídas simetricamente, geralmente nos punhos e cotovelos e na glande do pênis; lesões de mucosa oral são geralmente brancas e reticuladas. Uma forma com envolvimento preferencial no epitélio do folículo piloso é denominada líquen planopilar.
- *Microscópica*: Existe um denso infiltrado linfocítico em forma de banda na junção dermoepidérmica com degeneração das células basais e necrose e contorno irregular em dentes de serra. Células basais necróticas podem ser incorporadas dentro da derme papilar inflamada, formando os *corpos de Civatte ou corpos coloides.* Mudanças crônicas incluem acantose, hiperqueratose e espessamento da camada de células granulares.

Doenças Bolhosas (p. 1194)

Constituem distúrbios *primários* bolhosos quando expostas a vesículas e bolhas que ocorrem como um fenômeno secundário em uma variedade de condições não correlacionadas. O nível na pele em que a bolha ocorre é importante para diagnóstico e é compreensível baseado no conhecimento das ligações intercelulares e célula matriz (Fig. 25-4).

Desordens Inflamatórias Bolhosas (p. 1194)

Pênfigo (p. 1194)

Pênfigo é um distúrbio autoimune incomum e potencialmente ameaçador da vida, afetando tipicamente pacientes de 30 a 60 anos de idade; o tratamento envolve imunossupressão, que reduz os títulos de autoanticorpos patogênicos. Existem variantes múltiplas, dependendo do nível da bolha e das manifestações clínicas.

- *Pênfigo vulgar* é responsável por 80% dos casos; envolve mucosa oral, couro cabeludo, face, zonas intertriginosas, tronco, pontos de pressão. As lesões são superficiais, bolhas

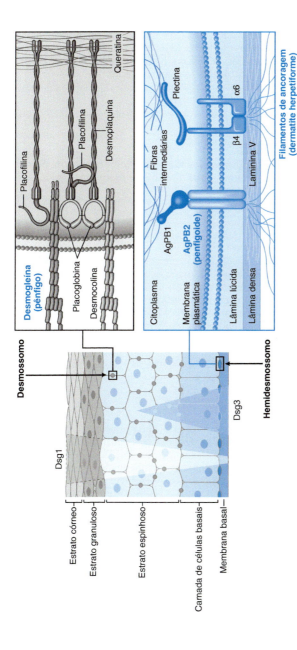

Figura 25-4 Moléculas de adesão de células escamosas. Desmogleínas 1 e 3 (Dsg1 e Dsg3) são componentes do desmossomo com distribuições diferentes dentro da epiderme (painel esquerdo). Assim, no pênfigo vulgar, autoanticorpos para Dsg1 e Dsg3 levam a bolhas acima da camada basal; entretanto, no pênfigo foliáceo, os autoanticorpos são apenas contra a Dsg1 e a bolha ocorre no estrato granuloso. No penfigoide bolhoso, os autoanticorpos se ligam ao AgPB2 no hemidesmossomo, levando a bolhas dentro da lâmina lúcida na membrana basal, na dermatite herpetiforme. Autoanticorpos IgA contra as fibras que ancoram hemidesmossomos também causam bolhas sub-basais. As várias formas de epidermólise bolhosa são causadas por defeitos genéticos nas proteínas que formam desmossomos e hemidesmossomos.

que facilmente se rompem e deixam erosões crostosas superficiais. Se não tratadas, são quase sempre fatais.

- *Pênfigo vegetante* é uma forma rara, apresentando-se como placas úmidas, verrucosas, grandes, intercaladas com pústulas, tipicamente nas zonas flexurais e intertriginosas.
- *Pênfigo foliáceo* é uma forma mais benigna, ocorrendo epidemicamente na América do Sul e esporadicamente em outros locais. As lesões ocorrem principalmente na face, couro cabeludo e tronco superior. As bolhas são extremamente superficiais, deixando apenas discreto eritema e formação de crosta após ruptura.
- *Pênfigo eritematoso* é uma variante mais suave, localizada do pênfigo foliáceo, tipicamente envolvendo apenas uma distribuição malar.
- *Pênfigo paraneoplásico* ocorre em associação a várias malignidades, mais comumente linfoma não Hodgkin.

Patogênese (p. 1196)

Pacientes possuem IgG circulante direcionada contra componentes de desmogleína (Fig. 25-4). A ligação desses autoanticorpos diretamente rompe a adesão intercelular e também ativa proteases intercelulares.

Morfologia (p. 1196)

Microscopicamente, todas as variantes são caracterizadas por acantólise com fenda intercelular e bolhas intraepiteliais, com um variável infiltrado dérmico inflamatório. Para pênfigo vulgar e vegetante, a separação ocorre imediatamente acima da camada basal (bolha suprabasal), deixando uma camada intacta de células basais semelhantes a "pedras tumulares"; na variante vegetante também existe hiperplasia epidérmica sobreposta. Na variante foliácea, apenas o estrato granuloso está envolvido. Com imunofluorescência anti-Ig ou anticomplemento, marcação em forma de rede (reticular) pode ser vista na epiderme, realçando cada queratinócito.

Penfigoide Bolhoso (p. 1196)

Penfigoide bolhoso é uma doença bolhosa autoimune da pele e mucosa, afetando tipicamente indivíduos mais idosos. As bolhas não rompem tão facilmente como no pênfigo e, se não infectadas, curam sem deixar cicatriz.

Patogênese (p. 1197)

Penfigoide bolhoso é causado por autoanticorpos contra proteínas do hemidesmossoma (antígeno do penfigoide bolhoso, AgPB), que liga células epidérmicas à membrana basal; apenas anticorpos contra AgPB2 causam formação de bolhas. Anticorpos ligados causam injúria através da ativação de complemento e recrutamento de granulócito.

Morfologia (p. 1197)

- *Macroscópica:* As lesões são bolhas firmes de 2 a 8 cm, contendo fluido claro; a parte interna da coxa, superfícies flexoras do antebraço, abdômen inferior e zonas intertriginosas são locais comuns e a mucosa oral está envolvida em 10% a 15% dos pacientes.
- *Microscópica*: Bolha subepidérmica não acantolítica com colocação da junção dermoepidérmica linear para Ig e complemento. Existe um infiltrado de células inflamatórias dérmico variável, superficial e perivascular, e eosinófilos degranulados são tipicamente vistos diretamente abaixo das células epiteliais basais.

Dermatite Herpetiforme (p. 1197)

Dermatite herpetiforme é um distúrbio incomum, caracterizado por urticária intensamente prurítica e vesículas grupadas; ocorre normalmente em homens jovens, pode estar associada à doença celíaca (Cap. 17) e responde a um dieta sem glúten.

Patogênese *(p. 1198)*

Dermatite herpetiforme é presumivelmente mediada tanto por deposição do complexo imune na pele como por reação cruzada de anticorpos gliadina (uma proteína do glúten) com componentes juncionais de ancoragem (p. ex., reticulina).

Morfologia *(p. 1198)*

- *Macroscópica*: Placas e vesículas agrupadas são tipicamente bilaterais e simétricas, envolvendo as superfícies extensoras, a parte superior das costas e nádegas.
- *Microscópica*: Neutrófilos e fibrina se acumulam nas pontas das papilas dérmicas (microabscessos) com vacuolização basal sobreposta, coalescendo para bolhas subepidérmicas grandes. A imunofluorescência mostra depósitos granulares de IgA nas extremidades das papilas dérmicas.

Desordens Bolhosas Não Inflamatórias *(p. 1198)*

Epidermólise Bolhosa *(p. 1198)*

Epidermólise bolhosa é um grande grupo (dez ou mais) de distúrbios não inflamatórios que possuem em comum a formação de bolhas em locais de pressão ou trauma devido a defeitos nas proteínas estruturais, formando a junção dermoepidérmica.

- *Tipo simples* resulta de mutações na queratina 5 ou 14, levando a defeitos estruturais na camada de células basais epidérmicas.
- *Tipo juncional* é causado por defeitos tanto em AgPB2 quanto em laminina; a última é uma proteína que liga hemidesmossomos e fibrilas de ancoragem; o resultado é a formação de bolhas na lâmina lúcida em pele histologicamente normal.
- *Tipo distrófico* demonstra formação de bolhas abaixo da lâmina densa devido a mutações no colágeno tipo VII; geralmente, deixam cicatrizes cutâneas.

Porfiria *(p. 1199)*

Porfiria representa um grupo de distúrbios congênitos ou adquiridos de metabolismo de porfirina (existem cinco tipos principais com base nos aspectos clínicos e bioquímicos); porfirinas são estruturas em anel que ligam íons metálicos a hemoglobina, mioglobina e citocromos. As lesões cutâneas consistem em urticária e vesículas, que são exacerbadas por exposição solar e curam sem deixar cicatriz. Histologicamente, existem vesículas subepidérmicas com marcado espessamento das paredes dos vasos dérmicos superficiais. A patogênese é desconhecida.

Desordens dos Anexos Epidérmicos *(p. 1200)*

Acne Vulgar *(p. 1200)*

Acne vulgar é uma lesão crônica comum dos folículos pilosos (particularmente das glândulas sebáceas), tipicamente ocorrendo em adolescentes e homens. Está associada a mudanças hormonais e alterações na maturação do folículo piloso e pode ser induzida por hormônios sexuais, corticosteroides, exposição ocupacional (alcatrões de carvão) ou condições oclusivas (roupas pesadas). Pode existir um componente herdado.

Patogênese *(p. 1200)*

A acne geralmente envolve degeneração bacteriana de lípase (*Propionibacterium acnes*) de óleos sebáceos para formar ácidos graxos altamente irritantes, que incitam resposta inflamatória. Queratinização do folículo e desenvolvimento de um *plug* de queratina que bloqueia o fluxo do sebo também são contributivos. Antibióticos (p. ex., tetraciclina) podem ser eficazes por eliminar a bactéria e/ou inibir a atividade da lípase e derivados de vitamina A (13-*cis*-ácido retinoico) possuem eficácia por sua ação antissebácea.

Patologia Sistêmica: Doenças dos Sistemas Orgânicos

Morfologia (p. 1200)

- *Macroscópica*:

  - *Acne não inflamatória* é caracterizada por comedões abertos – pápulas foliculares com *plugs* de queratina central negra (a cor é devido à melanina oxidada) – e comedões fechados – pápulas foliculares com *plugs* centrais presos por baixo da epiderme. A última pode romper e causar inflamação.
  - *Acne inflamatória* se apresenta com pápulas eritematosas, nódulos e pústulas.

- *Microscópica:* Comedões são compostos por massas de lipídeos e queratina, expandido na camada média dos folículos pilosos, com dilatação folicular e atrofia epitelial e da glândula sebácea. Existe um infiltrado linfoma histiocítico variável, mas com a ruptura existe extensa inflamação aguda e crônica, ocasionalmente com formação de cicatriz.

Rosácea (p. 1200)

Rosácea afeta mais de 3% da população dos EUA, com uma predileção por mulheres de meia-idade.

Patogênese (p. 1201)

Ativação inapropriada do sistema imune inato (caracterizado por produção aumentada de catelicidina) está implicada. Os peptídeos da catelicidina em pacientes com rosácea são qualitativamente distintos daqueles em indivíduos sem a doença, devido a processamento alternativo por proteases, como a calicreína 5 (que é, por sua vez, sobrerregulada pela ativação do receptor 2 *Toll-like*).

Morfologia (p. 1201)

- *Macroscópica:* O distúrbio possui quatro estágios característicos: (1) rubor; (2) eritema persistente e telangectasia; (3) pústulas e pápulas; e (4) rinofima – espessamento permanente da pele nasal por pápulas confluentes e folículos.
- *Microscópica:* As lesões exibem um infiltrado linfocítico perifolicular não específico com edema dérmico e telangectasia. Na fase pustular, infiltrados neutrofílicos e ruptura folicular podem levar a uma resposta granulomatosa dérmica. Rinofima está associado à hiperplasia sebácea e *plugs* foliculares por detritos queratóticos.

Paniculite (p. 1201)

Paniculite é uma inflamação com gordura subcutânea; pode ser aguda ou crônica e comumente envolve as extremidades inferiores.

Eritema Nodoso (p. 1201)

Eritema nodoso é a forma mais comum de paniculite; tipicamente possui um estabelecimento agudo e pode ser idiopático ou ocorrer em associação a fármacos específicos, infecções (especialmente estreptococos β-hemolíticos), sarcoidose, doença inflamatória de intestino ou malignidade visceral. Apresenta-se com nódulos eritematosos primorosamente macios, mal definidos, ocasionalmente com febre e mal-estar. Com o tempo, lesões antigas ficam achatadas e se tornam equimóticas com cicatriz, enquanto novas lesões se desenvolvem. Biópsia profunda em cunha mostra alargamento de septo distinto precoce (edema, deposição de fibrina e infiltração neutrofílica) e infiltração linfo-histiocítica (ocasionalmente com células gigantes e eosinófilos) sem vasculite.

Eritema Indurado (p. 1201)

Eritema indurado é uma forma incomum de paniculite, afetando tipicamente adolescentes e mulheres na menopausa. Pode representar uma vasculite primária da gordura subcutânea com inflamação subsequente e necrose do tecido adiposo. Apresenta-se como um nódulo eritematoso, discretamente macio que, eventualmente, ulcera e forma cicatriz. Lesões precoces mostram vasculite necrotizante em vasos de pequeno a médio calibre na derme profunda e subcutis. Eventualmente, os lóbulos gordurosos desenvolvem inflamação granulomatosa e necrose.

Doença de Weber-Christian (paniculite nodular febril recidivante) é uma forma rara e lobular de paniculite; apresenta-se como grupos de placas eritematosas ou nódulos (principalmente pernas), associados a infiltrados profundos linfo-histiocítico e células gigantes ocasionais.

Paniculite facticial (de substâncias externas autoadministradas), infecções micóticas profundas em hospedeiros imunocomprometidos e, ocasionalmente, distúrbios como o lúpus eritematoso sistêmico (LES) podem simular a aparência clínica e histológica da paniculite primária.

Infecção (p. 1201)

Verrugas (p. 1202)

Verrugas são lesões comuns que regridem espontaneamente (6 meses a 2 anos), tipicamente vistas em crianças e adolescentes. São causadas por papilomavírus, transmitido por contato direto.

São classificadas pela aparência e localização anatômica:

- *Verruga vulgar* é a mais comum, tipicamente encontrada no dorso da mão; as lesões são de cinza-claro a castanhas, achatadas a convexas, pápulas com uma superfície rugosa com menos de 1 cm.
- *Verruga plana (verruca plana)* geralmente se apresenta na face ou dorso da mão como pápulas macias, achatadas e castanhas, menores que a verruga vulgar.
- *Verruga plantar (solas) ou palmar (palmas)* são lesões espessas, escamosas, de 1 a 2 cm; podem coalescer e ser confundidas com calos.
- *Condiloma acuminado (verrugas anogenitais e venéreas)* são massas macias, acastanhadas, semelhantes à couve-flor, medindo até muitos centímetros de diâmetro.

Patogênese (p. 1202)

Mais que 150 HPVs foram identificados, muitos deles capazes de causar lesões; as variantes clínicas de verrugas são causadas predominantemente por HPV 6 e 11, e o tipo 16 está associado à lesão por displasia e carcinoma de células escamosas *in situ*.

Morfologia (p. 1202)

Microscopicamente, todas as variantes possuem hiperplasia epidêmica ondulante (verrucosa) e vacuolização perinuclear de queratinócitos superficiais (coilocitose). Microscopia eletrônica revela numerosas partículas virais intranucleares.

Molusco Contagioso (p. 1203)

Constitui uma infecção por poxvírus, comum e autolimitada, transmitida por contato direto.

Morfologia (p. 1203)

- *Macroscópica*: Pápulas firmes, pruríticas, rosa a cor de pele, umbilicadas (0,2 a 2 cm); são vistas no tronco ou regiões anogenitais; material caseoso contendo corpos de moluscos podem ser expressos das umbilicações centrais.
- *Microscópica*: As lesões exibem hiperplasia epidérmica com corpos de moluscos patognomônicos – inclusões citoplásmicas eosinofílicas no estrato granuloso ou estrato córneo contendo numerosos vírions.

Impetigo (p. 1203)

Impetigo é uma infecção bacteriana superficial comum; *Stphylococcus aureus* é o agente mais comum, embora estreptococos β hemolíticos também possam causar lesões. É altamente contagioso; a infecção tipicamente envolve a pele exposta, particularmente na face e nas mãos. Uma forma bolhosa ocorre principalmente em crianças.

Patogênese (p. 1203)

Infecções bacterianas epidérmicas provocam uma resposta imune inata destrutiva com um exsudato seroso. A formação de bolha é conduzida por produção bacteriana de uma toxina que cliva Dsg1.

Morfologia (p. 1203)

- *Macroscópica*: As lesões começam como máculas eritematosas que progridem para pústulas pequenas e eventualmente para erosões superficiais, com uma crosta cor de mel.
- *Microscópica*: Caracteristicamente, existem pústulas subcórneas preenchidas com neutrófilos e cocos Gram-positivos acompanhados por inflamação dérmica não específica. A crosta é formada por camadas de soro, neutrófilos e detritos celulares.

Infecções Fúngicas Superficiais (p. 1204)

Infecções fúngicas superficiais são confinadas a um estrato córneo não viável; são causados por dermatófitos derivados do solo ou contatos animais.

- *Tínea capitis (do couro cabeludo)* tipicamente ocorre em crianças. Causa máculas assintomáticas sem cabelo no couro cabeludo, associado a eritema leve, crosta e escamas.
- *Tínea barbae (da barba)* afeta a área da barba em homens adultos.
- *Tinea corporis (do corpo)* é uma dermatofitose superficial comum do corpo, especialmente em crianças. Fatores predisponentes são calor excessivo ou umidade, exposição a animais infectados e dermatofitose crônica da unha ou pé. Apresenta-se tipicamente com uma placa eritematosa em expansão, com uma margem em escama elevada.
- *Tinea cruris (crural)* é tipicamente encontrada nas áreas inguinais; obesidade, valo, fricção e maceração são fatores predisponentes. Apresenta-se como placas vermelhas com margens em escama elevadas.
- *Tinea pedis (do pé [pé de atleta])* afeta 30% a 40% da população em algum ponto; é caracterizada por eritema e descamação, começando nos espaços interdigitais. A maioria da inflamação é devida à superinfecção bacteriana secundária.
- *Tinea versicolor (devido à cepa Malassezia furfur)* tipicamente se apresenta no tronco superior como grupos de máculas hiperpigmentadas ou hipopigmentadas de vários tamanhos, com uma escama periférica.
- *Onicomicose* é uma dermatofitose de unha caracterizada por descoloração, espessamento e deformidade na unha.

Morfologia (p. 1204)

Existe variedade histológica dependendo do organismo, resposta do hospedeiro e extensão da superinfecção bacteriana; mesmo assim, lesões exibem caracteristicamente mudanças epidérmicas reativas semelhantes à dermatite eczematosa leve. Organismos fúngicos no estrato córneo são revelados por colorações especiais e podem ser cultivados de raspados das áreas afetadas.

26 Ossos, Articulações e Tumores de Partes Moles

OSSOS (p. 1208)

Matriz (p. 1208)

A matriz óssea é composta por 65% de material inorgânico (hidroxiapatita = $Ca_{10}(PO_4)_6(OH)_2$) e 35% de *osteoide* – principalmente colágeno tipo I, com quantidades menores de *osteonectina* (uma glicoproteína de ligação ao cálcio) e *osteocalcina* (também chamada de osteopotina, envolvida na mineralização óssea). Diversas citocinas e fatores de crescimento também estão envolvidos e são responsáveis pela regulação da proliferação celular, maturação e metabolismo. Além de fornecer força, a hidroxiapatita serve como um repositor para 99% do cálcio corporal e 85% do fósforo. A matriz é sintetizada em duas formas histológicas:

- O *osso não lamelar* é produzido rapidamente (p. ex., no desenvolvimento fetal ou no reparo de fraturas), mas o arranjo irregular das fibras colágenas expressa menos integridade estrutural.
- O *osso lamelar* é mais lentamente produzido e possui fibras colágenas paralelas.

Em um adulto, a presença de osso não lamelar é sempre anormal, mas é inespecífica e pode ser observada em uma série de situações patológicas (discutidas posteriormente).

Células (p. 1208)

- *Osteoblastos* são responsáveis pela síntese da matriz óssea e início da mineralização; derivam das *células osteoprogenitoras* – células-tronco mesenquimais pluripotentes.
- *Osteócitos* são células de vida longa responsáveis por homeostase óssea local de cálcio e fosfato e por transformar forças mecânicas em atividade biológica (*mecanotransdução*); derivam de osteoblastos.
- *Osteoclastos* são células multinucleadas de vida curta (2 semanas), responsáveis por reabsorção óssea; o *fator estimulante de colônias de macrófagos* (FEC-M ou M-CSF), *interleucina*-1(IL-1) e *fator de necrose tumoral* (FNT ou TNF), direcionam sua diferenciação a partir dos mesmos precursores hematopoiéticos dos monócitos e macrófagos (Fig. 26-1).

Desenvolvimento (p. 1209)

- *Ossificação endocondral*: durante a embriogênese, a maioria dos ossos é gerada por conversão de um molde cartilaginoso sintetizado por células precursoras mesenquimais. A porção central deste molde é digerida por *condroclastos*, criando o canal medular; simultaneamente, no terço médio (*diáfise*), os osteoblastos depositam osso cortical sob o periósteo nascente (chamado, assim, de *centro primário de ossificação*), produzindo *crescimento ósseo radial*. Em cada porção longitudinal (*epífise*), a ossificação

727

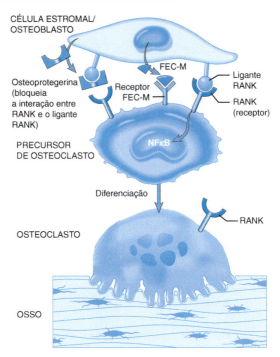

Figura 26-1 Mecanismos moleculares que regulam a formação e a função dos osteoclastos. Osteoclastos são derivados das mesmas células mononucleares que se diferenciam em macrófagos. O RANKL associado à membrana do osteoblasto ou célula estromal liga-se ao RANK na superfície dos precursores do osteoclasto. Esta interação mais o FEC-M induz que as células precursoras se tornem osteoclastos funcionais. As células estromais também secretam OPG, que atua como um receptor "chamariz" para RANKL, prevenindo que se ligue ao receptor RANK nos precursores de osteoclastos. Consequentemente, OPG previne reabsorção óssea pela inibição da diferenciação de osteoclastos. *RANK*, ativador do receptor para NF-κB; *RANKL*, ligante de RANK.

endocondral procede de maneira centrífuga (*centro secundário de ossificação*). Eventualmente, uma placa de cartilagem é cercada por dois centros de expansão de ossificação, formando a *fise* ou *placa de crescimento*. Os condrócitos dentro da placa de crescimento sofrem proliferação sequencial, hipertrofia e apoptose; na zona apoptótica, a matriz sofre mineralização e é invadida por capilares, fornecendo os nutrientes para que os osteoblastos sejam ativados e sintetizem osteoide. Estruturas remanescentes da cartilagem atuam como arcabouço para deposição do osso, formando a primeira trabécula óssea; novo osso progressivamente se deposita no fundo da placa de crescimento, resultando em crescimento ósseo longitudinal.
- *Ossificação intramembranosa*: ossos chatos (p. ex., no crânio) são formados por osteoblastos diretamente aderidos à camada fibrosa do tecido derivado do mesênquima, sem um molde de cartilagem; o alargamento ósseo ocorre por uma deposição adicional na superfície pré-existente. Este mecanismo de crescimento aposicional é fundamental no desenvolvimento e no modelamento ósseo.
- *Desenvolvimento ósseo* é controlado pelo seguinte:
  - Hormônio de crescimento (HC ou GH) atuando nos condrócitos em repouso para induzir e manter a proliferação.
  - Hormônio tireoideano (T3) atuando nos condrócitos em proliferação a fim de induzir hipertrofia.

Ossos, Articulações e Tumores de Partes Moles 729

- *Indian hedgehog* (Ihh) produzida por condrócitos pré-hipertróficos, coordenando a proliferação e diferenciação de condrócitos, além de proliferação de osteoblastos.
- Proteína relacionada com o hormônio da paratireoide (PTHrP) produzida por células estromais pericondrais e condrócitos em proliferação inicial, ativando o receptor PTH e mantendo a proliferação de condrócitos.
- Wnt é uma família de fatores secretados que promovem tanto proliferação como maturação de condrócitos.
- SOX9 é um fator de transcrição expresso por condrócitos em proliferação que direcionam a diferenciação de precursores em condrócitos.
- RUNX2 é um fator de transcrição expresso em condrócitos hipertróficos precoces e células mesenquimais imaturas, controlando a diferenciação terminal de condrócitos e osteoblastos.
- *Fatores de crescimento de fibroblastos* (FCFs ou FGFs, mais notavelmente FCF3) atuando sobre condrócitos hipertróficos, a fim de inibir a proliferação e promover a diferenciação.
- *Proteínas morfogênicas do osso* (PMOs, BMPs) membros da família de fator de transformação de crescimento-β que afetam a proliferação e a hipertrofia de condrócitos.

Homeostase e Remodelamento (p. 1210)

O esqueleto adulto está em constante remodelamento; aproximadamente 10% são substituídos anualmente, permitindo resposta a demandas estruturais e mecânicas. Com início na quarta década, a reabsorção excede a formação, fazendo com que haja um declínio estável na massa esquelética. O remodelamento ocorre por meio de uma sequência ordenada de ligação e reabsorção de osteoclastos, ligação e proliferação de osteoblastos, e, então, síntese da matriz.

O balanço entre formação e reabsorção óssea é modulado pela *osteoprogeterina* (OPG) e RANKL (Fig. 26-1); estes são influenciados por hormônios (PTH, estrógeno, testosterona e glicocorticoides), vitamina D, citocinas inflamatórias (p. ex., IL-1) e fatores de crescimento (p. ex., fatores morfogenéticos ósseos). PTH, IL-1 e glicocorticoides promovem diferenciação de osteoclastos e renovação óssea; PMOs e hormônios sexuais geralmente bloqueiam a diferenciação ou atividade de osteoclastos pelo favorecimento da expressão de OPG.

A quebra da matriz por osteoclastos libera e ativa proteínas de matriz, fatores de crescimento, citocinas e enzimas (p. ex., colagenase), incluindo algumas que estimulam osteoblastos. Assim, conforme o osso é decomposto, substâncias são liberadas para iniciar a renovação (Fig. 26-2).

Distúrbios de Desenvolvimento Ósseos e Cartilaginosos (p. 1211)

Embora distúrbios ósseos adquiridos usualmente ocorram durante a vida adulta, a maioria das anomalias de desenvolvimento é causada por mutações genéticas e tipicamente se manifestam durante os estágios iniciais da formação óssea (Tabela 26-1). Diferentes pontos de mutação no mesmo gene podem resultar em diferentes fenótipos, enquanto mutações em diversos genes podem ter uma apresentação clínica semelhante.

- *Disostoses*: anomalias de desenvolvimento decorrente de migração ou diferenciação anormal de células mesenquimais; podem ocorrer isoladas ou como parte de uma síndrome. Frequentemente resultam de mutações em genes de fatores de transcrição de um *homeobox*, citocinas ou receptores de citocina. Formas comuns de disostoses são as seguintes:

- Ausência completa de um osso ou dígito (*aplasia*).
- Ossos ou dígitos extras (*dígito supranumerário*).
- Fusão óssea anormal (*sindactilia, craniostose etc.*).

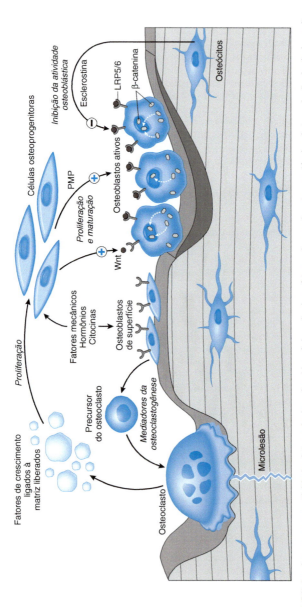

Figura 26-2 **Células ósseas e suas atividades inter-relacionadas.** Hormônios, citocinas, fatores de crescimento e moléculas de transdução de sinal permitem a comunicação entre osteoblastos e osteoclastos. A reabsorção e formação óssea no remodelamento são processos acoplados controlados por fatores sistêmicos e citocinas locais, algumas das quais se depositam na matriz óssea. *PMO*, proteína morfogênica óssea; *LRP5/6*, proteínas 5 e 6 relacionadas com o receptor LDL.

TABELA 26-1 Doenças Esqueléticas Com Defeitos Genéticos Identificados

Distúrbio	Símbolo do Gene	Molécula Afetada	Fenótipo Clínico
Defeitos em Fatores de Transcrição que Causam Anormalidades na Condensação Mesenquimal e Diferenciação Celular Relacionada			
Braquidactilia tipos D e E	HOXD13	Fator de transcrição	Falanges terminais dos primeiros dígitos curtas e largas
Displasia campomélica	SOX9	Fator de transcrição	Desenvolvimento sexual esquelético reverso e anormal
Displasia cleidocranial	RUNX2	Fator de transcrição	Claviculas anormais, ossos vormianos, dentes supranumerários
Síndrome de Holt-Oram	TBX5	Fator de transcrição	Anormalidades congênitas, anomalias de membros torácicos
Síndrome unha-patela	LMX1B	Fator de transcrição	Unhas hipoplásicas, patelas hipoplásicas ou aplásicas, cabeça radial deslocada, neuropatia progressiva
Síndrome de Waardenburg tipos 1 e 3	PAX3	Fator de transcrição	Perda auditiva, pigmentação anormal, anormalidades craniofaciais
Defeitos em Hormônios e Proteínas de Transdução de Sinal Causando Proliferação ou Maturação Anormais de Osteoblastos, Osteoclastos ou Condrócitos			
Acondroplasia	FGF3	Receptor	Baixa estatura, encurtamento rizomélico dos membros, protuberância frontal, deficiência da região média da face
Hipocondroplasia	FGF3	Receptor	Baixa estatura desproporcional, micromelia, macrocefalia relativa
Osteopetrose, autossômico dominante	LRP5	Receptor	Aumento da densidade óssea, perda auditiva, fragilidade esquelética
Osteopetrose, forma infantil	RANKL	Ligante do receptor	Aumento da densidade óssea
Síndrome osteopetrose-pseudoglioma	LRP5	Receptor	Perda visual congênita ou de início infantil, fragilidade esquelética
Displasia tanatofórica	FGF3	Receptor	Encurtamento e arqueamento severo de membros, protuberância frontal, ponte nasal deprimida
Defeitos em Proteínas Estruturais Extracelulares			
Acondrogenesia tipo 2	COL2A1	Colágeno tipo II	Tronco curto
Displasia metafisária, tipo Schmid	COL10A1	Colágeno tipo X	Estatura discretamente baixa
Osteogênese imperfeita tipos 1-4	COL1A1, COL1A2	Colágeno tipo I	Fragilidade óssea
Defeitos em Enzimas e Transportadores Metabólicos			
Osteopetrose com acidose tubular renal	CA2	Anidrase carbônica	Aumento da densidade óssea, fragilidade, acidose tubular renal
Osteopetrose, início tardio tipo 2	CNCL7	Canal de cloreto	Aumento da densidade óssea

Modificado de Mundlos S, Olsen BR: Heritable diseases of the skeleton. Part I: Molecular insights into skeletal development – transcription factors and signaling pathways. *FASEB J* 11:125-132, 1997; Mundlos S, Olsen BR: Heritable diseases of the skeleton. Part II: Molecular insights into skeletal development – matrix components and their homeostasis. *FASEB J* 11:227-233, 1997; Superti-Furga A, Bonafé L, Rimoin DL: Molecular-pathogenetic classification of genetic disorders of the skeleton. *Am J Med Genet* 106:262-293, 2001; Krakow D, Rimoin DL: The skeletal dysplasias. *Genet Med* 12(6): 327-341, 2010.

732 • Patologia Sistêmica: Doenças dos Sistemas Orgânicos

- *Displasias*: Mutações nas moléculas de sinalização ou constituintes da matriz que controlam desenvolvimento ou remodelamento de todo o esqueleto, causando efeitos mais globais.

Defeitos nas Proteínas Nucleares e Fatores de Transcrição (p. 1212; Tabela 26-1)

Defeitos em Hormônios e Proteínas de Transdução de Sinal (p. 1212)

- *Acondroplasia* é a forma mais comum de nanismo; alguns casos são familiares, mas 90% envolvem novas mutações, a maioria com origem no alelo paterno. Todos os casos são causados por mutações de ganho de função autossômicas dominantes no receptor do *fator de crescimento de fibroblastos-3* RFCF3 ou FGFR3, levando à ativação constitutiva de FCF3, que inibe o crescimento endocondral. Anatomicamente, as placas de crescimento são encurtadas e desordenadas, resultando em ossos em extremidades anormalmente curtos; os ossos possuem largura normal e o crânio parece comparativamente maior, pois o crescimento aposicional não é afetado.
- *Displasia tanatofórica* é a forma letal mais comum de nanismo (1 em 20.000 nascidos vivos); também é causada por mutações de ganho de função no FCF3 (diferentes daquelas na acondroplasia). As placas de crescimento revelam redução da proliferação de condrócitos e desorganização; uma cavidade torácica subdesenvolvida leva à insuficiência respiratória e, frequentemente, morte perinatal.
- *Densidade óssea anormal* (*osteoporose*= muito pouco osso; ou *osteopetrose*= muito osso) pode resultar de mutações que afetam a diferenciação ou função dos osteoclastos. Dependendo do defeito genético, mutações no receptor LPR5 nos osteoblastos. O LPR5 pode se manifestar como osteoporose ou osteopetrose. Mutações do RANKL levando à diminuição ou ausência dos osteoclastos podem causar osteopetrose.

Defeitos em Proteínas Estruturais Extracelulares (p. 1213)

Doenças do Colágeno Tipo I (Osteogênese Imperfeita, Doença dos Ossos de Vidro) (p. 1213)

Doenças do colágeno tipo I representam um grupo de distúrbios genéticos relacionados causados pela síntese anormal do colágeno tipo I, qualitativamente ou quantitativamente. Estes ocorrem tipicamente por causa de mutações autossômicas dominantes nas cadeias $\alpha1$ e $\alpha2$ do colágeno tipo I; as glicinas são substituídas por outros aminoácidos, levando à formação defeituosa da hélice tripla, incluindo a montagem adequada das cadeias de colágeno do tipo selvagem (um efeito *dominante negativo*). Morfologicamente, há *osteopenia* (muito pouco osso), com marcante adelgaçamento cortical e rarefação trabecular, levando ao aumento da suscetibilidade a fraturas. A clássica "esclera azul" ocorre em razão da diminuição do conteúdo de colágeno, causando aparência translucente da esclera, que permite a visualização da coroide subjacente; a perda auditiva está relacionada em parte com a condução limitada devida a anormalidades de ossos da orelha média e interna; imperfeições dentárias ocorrem em consequência de deficiência de dentina. Existem quatro subtipos principais com base na anormalidade biossintética específica e manifestações clínicas. As síndromes variam de *tipo II*, que é uniformemente fatal no período perinatal (por fraturas ósseas múltiplas), a outras variantes com maior risco de fraturas, mas compatíveis com sobrevida em longo prazo.

Doenças Associadas a Mutações do Colágeno Tipos II, IX, X e XI (p. 1213)

Doenças associadas a mutações do colágeno dos tipos II, IX, X e XI estão relacionadas com a síntese anormal de cartilagem hialina (Tabela 26-1). A ausência da síntese de colágeno tipo II leva a um fenótipo severo devido à insuficiente formação óssea; a redução da síntese resulta em formas mais discretas da doença.

Ossos, Articulações e Tumores de Partes Moles 733

Defeitos nas Vias Metabólicas (Enzimas, Canais Iônicos e Transportadores) (p. 1214)

Osteopetrose *(p. 1214)*

A osteopetrose (*doença dos ossos de mármore, doença de Albers-Schönberg*) é um grupo de distúrbios genéticos caracterizado por redução da atividade osteoclástica; embora haja um aumento da massa, o osso é anormalmente frágil e sofre fraturas como giz. Esclerose esquelética difusa também acomete a cavidade medular e dificulta a hematopoiese.

Patogênese (p. 1214)

A maioria das mutações interfere com acidificação dos osteoclastos da fossa reabsortiva, um passo necessário para a dissolução da matriz de hidroxiapatita de cálcio antes da reabsorção óssea. Desta forma, mutações na anidrase carbônica II reduzem a formação de prótons a partir do CO_2 e água (também bloqueiam a acidificação tubular da urina). Mutações em CNCL7 interferem com a função da bomba de prótons H^+-ATPase dos osteoclastos.

Aspectos Clínicos (p. 1215)

Fraturas e anemia são comuns; pacientes também podem apresentar hidrocefalia e defeitos em nervos cranianos (atrofia óptica, surdez e paralisia facial) devido ao remodelamento ósseo anormal craniano. Infecções recorrentes (inadequada produção de leucócitos) e hepatoesplenomegalia (decorrente de hematopoiese extramedular) também são características. A doença pode ser tratada por transplante de medula óssea, pois os osteoclastos derivam dos precursores de monócitos.

Doenças Associadas a Defeitos na Degradação de Macromoléculas (p. 1215)

Mucopolissacaridoses *(p. 1215)*

As mucopolissacaridoses são doenças de armazenamento lisossomais causadas por deficiências em enzimas que degradam mucopolissacarídeos (p. ex., dermatan sulfato, heparan sulfato e queratan sulfato). A cartilagem hialina (p. ex., placas de crescimento, cartilagens costais e superfícies articulares) é tipicamente mais afetada, pois os condrócitos são responsáveis pelo metabolismo de mucopolissacarídeos; os pacientes são frequentemente baixos, com ossos malformados e anormalidades torácicas.

Distúrbios Adquiridos Ósseos e Cartilaginosos (p. 1215)

Osteopenia e Osteoporose (p.1215)

Osteopenia simplesmente significa diminuição da massa óssea; *osteoporose* é a osteopenia severa o suficiente para aumentar significativamente o risco de fraturas. Radiograficamente, a osteopenia é definida como uma massa óssea de 1 a 2.5 desvios-padrões abaixo da média do pico de massa óssea em adultos jovens; a osteoporose é uma massa óssea maior ou igual a 2,5 desvios-padrões abaixo da média, por fratura atraumática ou compressão vertebral. A osteoporose pode estar localizada em um local específico (p. ex., osteoporose difusa em um membro) ou pode ser um distúrbio generalizado de causas primárias (senilidade) ou secundárias (isto é, em razão de anormalidades endócrinas, má absorção ou neoplasia). Ocorre mais comumente em indivíduos idosos e é mais pronunciada em mulheres após a menopausa.

Patogênese (p. 1215)

A osteoporose senil e após a menopausa são distúrbios multifatoriais (Fig. 26-3).

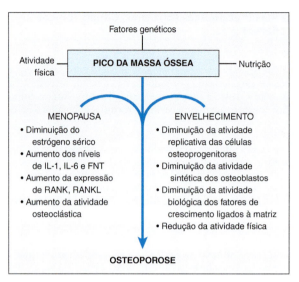

Figura 26-3 Fisiopatologia da osteoporose pós-menopausa e senil. *IL*, interleucina; *RANKL*, ativador de receptor para fator nuclear κB; *RANKL*, ligante RANK; *FNT*, fator de necrose tumoral.

- Fatores genéticos são os principais determinantes do pico de densidade óssea; polimorfismos em RANKL, RANK, OPG, LRP5 e nos receptores de estrógeno e vitamina D já foram todos implicados. Atividade física, força muscular, dieta (p. ex., cálcio e vitamina D) e estado hormonal também influenciam a deposição óssea. Após alcançar o pico da massa óssea no início da vida adulta, cada ciclo de renovação óssea acumula uma queda previsível na formação óssea relativa à absorção, contabilizando, em média, um déficit de 0,7% em cada ano, independentemente do sexo.
- Alterações relacionadas com a idade diminuem a proliferação de osteoblastos e potencial biossintético; fatores de crescimento osteogênicos ligados à matriz extracelular também demonstram diminuição da atividade com o passar dos anos.
- A diminuição da atividade física acelera a perda óssea, pois forças mecânicas estimulam o remodelamento ósseo normal; a magnitude da carga óssea influencia a densidade óssea mais do que o número de cargas.
- Em mulheres após a menopausa, a diminuição dos níveis de estrógeno promove aumento da atividade osteoclástica pelo aumento da produção de IL-1, IL-6 e FNT pelos monócitos; estas citocinas recrutam e ativam osteoclastos pelo aumento da expressão de RANKL, ao mesmo tempo em que há redução da síntese de OPG. Ocorre atividade osteoblástica compensatória, mas não equipara a velocidade de perda óssea. Após a menopausa, o osso cortical pode ser perdido em uma taxa de 2% por ano e o osso esponjoso em 9% por ano.

Morfologia (p. 1217)

Todo o esqueleto está envolvido na osteoporose pós-menopausa e senil, mas o aumento da atividade osteoclástica afeta principalmente o osso com aumento da área de superfície (p. ex., o compartimento esponjoso dos corpos vertebrais). O adelgaçamento progressivo das trabéculas leva a microfraturas progressivas e eventual colapso ósseo. O osso cortical está adelgaçado por reabsorção subperiosteal e endosteal e os sistemas haversianos são mais largos.

Ossos, Articulações e Tumores de Partes Moles   735

Curso Clínico *(p.1217)*

Microfraturas causam dor, perda de altura e estabilidade da coluna vertebral. A osteoporose também predispõe a fraturas de pelve, colo femoral e coluna; complicações – incluindo embolia pulmonar e pneumonia – são responsáveis por 50.000 mortes por ano. A osteoporose não pode ser fidedignamente identificada em radiografias padrão até que 30% a 40% da massa óssea tenham sido perdidos; a detecção precoce requer aferições de densitometria óssea. A terapia envolve exercícios, suplementação de cálcio e vitamina D e inibição de osteoclastos com bifosfonatos.

Doença de Paget (Osteíte Deformante) *(p.1217)*

Essa é uma doença que envolve o excesso de massa óssea desorganizada e com arquitetura frágil.

Patogênese *(p.1190)*

Tanto fatores ambientais quanto genéticos estão implicados; mutações no gene *SQSTM1* (aumentando a sinalização de RANK) aumentam a suscetibilidade e estão presentes em 40% a 50% dos casos familiares e 5% a 10% dos esporádicos. Um papel contribuinte da infecção por paramixovírus permanece incerto.

Morfologia *(p.1218)*

A doença de Paget progride por meio de três estágios:

- A *fase osteolítica* é marcada pela reabsorção por numerosos e grandes osteoclastos (alguns contendo mais de 100 núcleos).
- A *fase mista* exibe osteoclastos e osteoblastos delineando as superfícies ósseas com formação desordenada de osso não lamelar e lamelar; espaços da medula adjacente são substituídos por tecido conjuntivo frouxo. O osso lamelar assume um padrão em *mosaico* patognomônico.
- A *fase osteoblástica* é marcada por esclerose óssea composta por trabéculas e córtex grosseiramente espessados; o osso é macio e poroso e não possui estabilidade estrutural.

Curso Clínico *(p.1218)*

A doença de Paget possui uma idade média de início de 70 anos; a prevalência é alta nos Estados Unidos (1%) e Europa, mas baixa na China, Japão e África. É monostótica em 15% dos casos (poliostótica no restante) e o esqueleto axial ou fêmur proximal estão envolvidos em 80% dos pacientes. A dor é um achado comum, associada a fraturas, compressão de nervos, osteoartrite (OA) e deformidades esqueléticas (p. ex., arqueamento tibial, alargamento craniano). Menos comumente, a vascularidade de lesões poliostóticas pode causar insuficiência cardíaca de alto débito. Em 1% dos pacientes, ocorre sarcoma secundariamente. A maioria dos indivíduos afetados apresenta sintomas discretos, que respondem ao tratamento com calcitonina e bifosfonatos.

Raquitismo (Crianças) e Osteomalacia (Adultos) *(p.1219)*

Esses são distúrbios caracterizados por mineralização defeituosa da matriz; a maioria frequentemente secundária à deficiência de vitamina D ou outro distúrbio metabólico do cálcio (Cap. 9). Em crianças, há deposição óssea defeituosa em placas de crescimento; em adultos, o osso formado durante o remodelamento é submineralizado e, portanto, predisposto a fraturas.

Hiperparatireoidismo *(p.1219)*

O PTH regula os níveis de cálcio por intermédio da ativação de osteoclastos (pelo aumento da expressão de RANKL em osteoblastos), reabsorção tubular renal de cálcio e excreção de fosfato e síntese ativa de vitamina D. O PTH em excesso pode resultar de produção paratireoideana autônoma (*hiperparatireoidismo primário*) ou de doença renal subjacente (*hiperparatireoidismo secundário*) (Cap. 24), levando à atividade osteoclástica inalterada.

Morfologia (p. 1219)

- Todo o esqueleto é afetado, embora alguns locais mais do que outros; o osso cortical é afetado mais do que o esponjoso.
- O aumento da reabsorção óssea também está associado ao aumento da atividade osteoblástica; tecidos fibrovasculares substituem os espaços circundantes da medula.
- Microfraturas e hemorragias associadas ocasionam um influxo de macrófagos e tecido fibroso reparador (assim chamados de *tumores marrons*) e a designação de *osteíte fibrosa cística* (também conhecida como *doença óssea de von Recklinghausen*).

Osteodistrofia Renal (p. 1220)

A insuficiência renal crônica leva a aumento da atividade osteoclástica e redução da mineralização da matriz (*osteomalacia*); os resultados incluem osteoporose e/ou osteopenia e retardo do crescimento. Pacientes exibem alguma combinação de *osteodistrofia de alta renovação* (caracterizada por aumento da reabsorção e formação óssea) e *doença de baixa renovação* (manifestada por osso amplamente quiescente).

Patogênese (p. 1220; Fig. 26-4)

- *Disfunção tubular*: Acidose tubular renal leva à acidemia que lixivia a hidroxiapatita óssea, causando desmineralização da matriz (osteomalacia).
- *Insuficiência renal generalizada* leva à redução da excreção de fosfato, com hiperfosfatemia e hipocalcemia crônica, o que, por sua vez, leva a *hiperparatireoidismo secundário*.
- *Diminuição da produção de fatores secretados*: insuficiência renal crônica leva à diminuição da produção renal dos seguintes:
  - 1,25-OH$_2$-vitamina D$_3$, causando redução da absorção de cálcio e aumento da atividade osteoclástica.
  - PMO-7, causando redução da diferenciação e proliferação de osteoblastos.
  - Klotho, uma proteína ligada à membrana que interage com FCF-23 produzida por osteócitos para regular a homeostase do fosfato e produção de vitamina D.

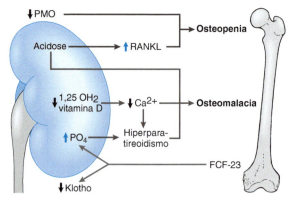

Figura 26-4 Mecanismos de osteodistrofia renal envolvem níveis de eletrólitos e sinalização endócrina entre osso e rins.

Ossos, Articulações e Tumores de Partes Moles **737**

Fraturas (p. 1221)

Fraturas são classificadas conforme o seguinte:

- Completa ou incompleta.
- Fechada (simples) quando o tecido sobrejacente está intacto; exposta quando a fratura se comunica com a pele.
- Cominutiva quando o osso está fragmentado e disperso.
- Deslocada quando as pontas do osso fraturado não estão alinhadas.
- Fraturas patológicas ocorrem em ossos alterados por um processo mórbido (p. ex., tumor).
- Fraturas de estresse são processos de desenvolvimento lento associados à carga física repetitiva.
- "Em galho verde" quando a fratura se estende apenas parcialmente pelo osso; comum em ossos moles durante a infância.

Cicatrização de Fraturas (p. 1221)

A cicatrização de fraturas – regulada por citocinas e fatores de crescimento – envolve a reativação das vias de formação do osso que normalmente ocorrem durante a embriogênese.

- *Formação do calo ósseo mole*: dentro de 1 semana após a lesão, os hematomas do local da fratura são organizados por um influxo de células inflamatórias, fibroblastos e novos vasos; plaquetas e células inflamatórias liberam *fator de crescimento derivado de plaquetas* (FCDP ou PDGF,) FTC - β, FCF e ILs, que acionam células progenitoras ósseas e estimulam atividade osteoclástica e osteoblástica.
- O calo ósseo mole é convertido em um *calo fibrocartilaginoso* composto por células mesenquimais reativas; a nova cartilagem ao longo da linha de fratura sofre ossificação endocondral (análoga à formação do osso na placa de crescimento), eventualmente formando um *calo ósseo*. A mineralização progressiva aumenta a rigidez e força do calo.
- O calo ósseo é eventualmente remodelado ao longo das linhas de carga de peso a fim de concluir o reparo.

Se as fraturas estiverem bem alinhadas e as cadeias originais de carga do peso restauradas, é obtido um reparo virtualmente perfeito. Resultados imperfeitos são observados por mau alinhamento, fragmentação, imobilização inadequada, infecção e anormalidades sistêmicas sobrepostas (p. ex., deficiência dietética, osteoporose). A não união com movimentação excessiva ao longo do espaço da fratura pode causar degeneração cística do calo; a superfície luminal pode, então, se tornar delineada pela sinóvia para criar uma articulação falsa (*pseudoartrose*).

Osteonecrose (Necrose Avascular) (p. 1222)

O infarto ósseo e medular é relativamente comum; a fratura traumática (a qual causa interrupção vascular) é a causa mais comum, enquanto a maioria restante das causas de osteonecrose é idiopática ou está associada à administração de corticosteroides. Outras causas menos frequentes incluem infecção, radioterapia, vasculite, anemia falciforme e de outras causas, doença de Gaucher e embolia gasosa (*doença de descompressão*).

Morfologia (p. 1222)

Infartos medulares são geográficos e envolvem ossos esponjosos e medula. O osso cortical geralmente não é afetado por conta do fluxo sanguíneo colateral, e a cartilagem articular sobre os infartos subcondrais permanece viável em virtude da difusão de nutrientes

738 ● Patologia Sistêmica: Doenças dos Sistemas Orgânicos

a partir do líquido sinovial. O osso necrótico demonstra lacunas vazias; adipócitos rompidos podem ter saponificação da gordura associada. A *substituição crescente* por novo osso ocorre a partir da margem do infarto. Em infartos subcondrais, a cartilagem articular pode sofrer colapso no osso necrótico.

Curso Clínico (p. 1223)

Os pacientes podem estar assintomáticos, mas lesões subcondrais frequentemente causam dor articular e predispõem à OA subsequente. Mais de 10% das 500 mil substituições articulares anuais nos Estados Unidos são realizadas por complicações da osteonecrose.

Osteomielite (p. 1223)

A osteomielite denota inflamação do osso e medula, virtualmente sempre secundária à infecção; bactérias, fungos, vírus e parasitas podem ser as causas. A osteomielite pode ocorrer por qualquer infecção sistêmica, mas é tipicamente um foco solitário primário da doença.

Osteomielite Piogênica (p. 1223)

A osteomielite piogênica é quase sempre bacteriana; a contaminação ocorre pelo seguinte:

- Disseminação hematógena (comum em crianças, tipicamente envolvendo ossos longos).
- Extensão a partir de uma infecção contígua (p. ex., úlcera podal diabética).
- Fratura aberta ou procedimento cirúrgico.

Em metade dos casos, nenhum organismo pode ser identificado. O *Staphylococcus aureus* é responsável por 80% a 90% do restante, amplamente relacionado com receptores que aumentam a aderência à matriz óssea; pacientes com anemia falciforme são predispostos a infecções por *Salmonella*.

A localização da infecção é influenciada pela circulação óssea, que varia com a idade. No neonato, vasos metafisários penetram a placa de crescimento, resultando em infecções da metáfise, epífise ou ambos; localização de infecções na metáfise é típica em crianças. Após o fechamento da placa de crescimento, os vasos metafisários e epifisários se fundem, permitindo a contaminação potencial das epífises e regiões subcondrais.

Morfologia (p. 1223)

As alterações são dependentes da cronicidade e localização da infecção. Uma vez no osso, a bactéria gera uma resposta inflamatória aguda.

- O osso aprisionado sofre necrose dentro das primeiras 48 horas; as bactérias e a inflamação penetram dentro do eixo e ao longo dos sistemas haversianos para envolver o periósteo.
- A elevação do periósteo compromete o suprimento vascular, levando a uma zona de necrose óssea (*sequestro*); a ruptura do periósteo pode levar a um abscesso de tecidos moles e *fístula*.
- Após a primeira semana, os infiltrados da inflamação crônica estimulam a reabsorção óssea osteoclástica, incorporação de tecido conjuntivo fibroso e deposição de osso reativo.
- O novo osso subperiosteal revestindo o foco inflamatório é chamado de *invólucro*. Um pequeno abscesso intracortical isolado é chamado de *abscesso de Brodie*.

Curso Clínico (p. 1224)

A osteomielite piogênica é classicamente uma doença febril aguda associada à dor local; lesões sutis podem ocorrer em crianças, como febre sem origem determinada, ou em adultos, como dor focal sem febre. Antibióticos e drenagem cirúrgica são usualmente curativas, embora 5% a 25% dos casos persistam como infecções crônicas (decorrentes de extensa necrose óssea, terapia inadequada ou imunocomprometimento). Complicações incluem fraturas patológicas, amiloidose, endocardite e desenvolvimento de carcinoma de células escamosas no trato sinusal ou sarcoma no osso infectado.

Osteomielite Micobacteriana (p. 1224)

A osteomielite tuberculosa ocorre em 1% a 3% dos pacientes com tuberculose; organismos são tipicamente oriundos de via hematógena, embora extensão direta ou contaminação linfática possam ocorrer. A coluna está envolvida em 40% dos casos (*doença de Pott*), com frequente invasão de tecidos moles e formação de abscessos. As lesões exibem reação granulomatosa típica com necrose caseosa.

Sífilis Esquelética (p. 1224)

Treponema pallidum (sífilis) e *Treponema pertenue* (bouba) podem ambos envolver o osso. Na sífilis congênita, as lesões ósseas estão completamente desenvolvidas no momento do nascimento, com espiroquetas localizadas em áreas de ossificação endocondral ativa (*osteocondrite*) e no periósteo (*periostite*); *tíbia em sabre* é ocasionada por deposição óssea periosteal reativa massiva na tíbia. Na sífilis adquirida, a doença óssea usualmente ocorre de 2 a 5 anos após infecção inicial (estágio terciário). Infecções ósseas sifilíticas exibem tecido de granulação edematoso contendo numerosos plasmócitos, osso necrótico e espiroquetas demonstráveis por colorações especiais; gomas também podem ocorrer.

Tumores Ósseos e Lesões Semelhantes a Tumores (p. 1224)

Tumores ósseos primários são raros (aproximadamente 2.400 casos por ano nos Estados Unidos); tumores metastáticos e hematopoiéticos são muito mais comuns. A maioria dos tumores ósseos é assintomática e são detectados como achados incidentais; outros ocorrem com dor ou como uma massa de crescimento lento e um pequeno número se apresenta como fraturas patológicas. Ao diagnosticar tumores ósseos, a idade do paciente, a localização da neoplasia e a aparência radiológica são importantes (Tabela 26-2); biopsia e avaliação histológica são necessárias e os tumores são classificados de acordo com a célula ou matriz que produzem. Tumores benignos superam amplamente seus homólogos malignos, embora em idosos é mais provável que um tumor ósseo seja maligno. As causas da maioria das neoplasias óssea são desconhecidas; causas secundárias (p. ex., doença de Paget, osteomielite crônica, radiação) correspondem somente a uma pequena fração.

Tumores que Formam Ossos (p. 1225)

Todos os tumores que formam ossos produzem osteoide não mineralizado ou osso lamelar mineralizado.

Osteoma Osteoide e Osteoblastoma (p. 1225)

Osteoma osteoide e osteoblastoma são tumores benignos produtores de ossos com características histológicas idênticas, mas tamanhos, locais de origem e sintomas diferentes; a transformação maligna é rara.

- Osteomas osteoides são menores que 2 centímetros e usualmente acometem homens jovens (adolescentes ou na faixa dos 20 anos de idade). Tumores podem surgir em qualquer osso, mas possuem predileção pelo esqueleto apendicular; 50% dos casos envolvem o fêmur ou a tíbia. Os pacientes tipicamente apresentam dor noturna severa (provavelmente causada por produção de prostaglandina E_2 pelos osteoblastos), a qual é aliviada por *anti-inflamatórios não esteroidais (AINEs)*. *São frequentemente tratados por ablação por radiofrequência.*

TABELA 26-2	Classificação dos Principais Tumores Primários que Envolvem Ossos				
Categoria e Porcentagem (%)	Comportamento	Tipo Tumoral	Localizações comuns	Idade (anos)	Morfologia
Hematopoiético (20)	Maligno	Mieloma Linfoma	Vértebras, pelve	50-60	Plasmócitos ou linfócitos malignos substituindo espaço medular
Formador de cartilagem (30)	Benigno	Osteocondroma	Metáfise de ossos longos	10-30	Excrescência óssea com cobertura cartilaginosa
		Condroma	Ossos pequenos das mãos e pés	30-50	Nódulo cartilaginoso hialino circunscrito na medula
		Condroblastoma	Epífise de ossos longos	10-20	Calcificação pericelular circunscrita
		Fibroma condromixoide	Tíbia, pelve	20-30	Células estreladas, com matriz colagenosa a mixoide
	Maligno	Condrossarcoma (convencional)	Pelve, ombro	40-60	Estende-se da medula pelo córtex em direção ao tecido mole, condrócitos com aumento da celularidade e atipia
Formador de ossos (26)	Benigno	Osteoma osteoide	Metáfise de ossos longos	10-20	Microtrabéculas corticais entrelaçadas de osso lamelar
		Osteoblastoma	Coluna vertebral	10-20	Elementos posteriores das vértebras, histologia semelhante ao osteoma osteoide
	Maligno	Osteossarcoma	Metáfise do fêmur distal, tíbia proximal	10-20	Estende-se da medula até elevar o periósteo, células malignas que produzem osso lamelar
Origem desconhecida (15)	Benigno	Tumor de células gigantes	Epífise de ossos longos	20-40	Destrói a medula e o córtex, camadas de osteoclastos
		COA	Tíbia proximal, fêmur distal, vértebra	10-20	Corpo vertebral, espaços hemorrágicos separados por septos celulares e fibrosos
		Sarcoma de Ewing	Diáfise de ossos longos	10-20	Folhetos de células redondas pequenas primitivas
	Maligno	Adamantinoma	Tíbia	30-40	Matriz óssea cortical e fibrosa com ilhas epiteliais
Notocordal (4)	Maligno	Cordoma	Clívus, sacro	30-60	Destrói a medula e o córtex, células espumosas na matriz mixoide

Adaptado de Unni KK, Inwards CY: Dahliñs Bone Tumors, 6 ed. Philadelphia, PA, Lippincott Williams & Wilkins, 2010, p 5; permissão concedida por Mayo Fundation.

Ossos, Articulações e Tumores de Partes Moles 741

- Osteoblastomas são maiores que 2 centímetros e frequentemente envolvem a coluna posterior; a dor não responde a AINEs. São usualmente curetados ou excisados em bloco.

Morfologia (p. 1226)

- *Macroscópica*: lesões são massas redondas ou ovaladas com tecido hemorrágico, arenoso e escuro.
- *Microscópica*: tumores são nódulos bem circunscritos de osso lamelar radiologicamente translucente (*nicho*) delimitado por osteoblastos; isso é cercado por tecido conjuntivo frouxo, altamente vascularizado, enclausurado por osso esclerótico reativo radiologicamente denso.

Osteossarcoma (p. 1226)

O osteossarcoma é um tumor mesenquimal maligno com células neoplásicas que produzem matriz osteoide ou osso mineralizado; 75% dos casos ocorrem antes dos 20 anos e a maioria dos casos restantes acomete pacientes geriátricos com fatores de risco conhecidos (p. ex., doença de Paget, radiação).

Patogênese (p. 1226)

Aproximadamente 70% possuem anormalidades genéticas adquiridas, incluindo numerosas aberrações cromossômicas complexas e mutações nos seguintes:

- *Retinoblastoma* (Rb): mutações estão presentes em 70% dos osteossarcomas esporádicos; mutações em linhagens germinativas Rb possuem um risco 1.000 vezes maior de osteossarcoma.
- *TP53*: comum em tumores esporádicos; pacientes com síndrome de Li-Fraumeni (mutações em linhagens germinativas TP53) apresentam risco amplamente elevado.
- *INK4a* está inativado em vários osteossarcomas.
- *MDM2* e *CDK4*, reguladores do ciclo celular que inibem a função do p53 e Rb, respectivamente, são expressados excessivamente em vários osteossarcomas de baixo grau.

Morfologia (p. 1227)

- *Macroscópica*: tumores são massas císticas grandes, destrutivas, de coloração branca, arenosas e algumas vezes hemorrágicas.
- *Microscópica*: osteossarcomas são compostos por células tumorais mitoticamente ativas grandes, hipercromáticas e pleomórficas. Podem exibir diferenciação osteoblástica, condroblástica ou fibroblástica; *todas formam osso neoplásico, que frequentemente possui um padrão grosseiro semelhante à renda*. A invasão vascular é usualmente conspícua e mais da metade de qualquer tumor pode ser necrótica.

Curso Clínico (p. 1227)

A maioria dos osteossarcomas são solitários e surgem na cavidade medular das metáfises (locais de crescimento ósseo) das extremidades de ossos longos; aproximadamente metade ocorre ao redor do joelho. Pacientes tipicamente apresentam dor, massas de crescimento progressivo ou uma fratura patológica. Exames de imagem revelam lesões destrutivas e infiltrativas com características blásticas e líticas mistas. Os osteossarcomas são neoplasias agressivas, sendo que 10% a 20% possuem metástases pulmonares visíveis no momento do diagnóstico inicial; muitas outras possuem, provavelmente, doença metastática oculta. Cirurgia e quimioterapia adjuvante levam a uma sobrevida em 5 anos de 60% a 70% na ausência de metástases detectáveis; com doença distal evidente, a sobrevida em 5 anos cai a 20%.

Tumores que Formam Cartilagem (p. 1228)

Tumores que formam cartilagem constituem a maioria das neoplasias ósseas primárias; a maioria forma cartilagem hialina ou mixoide. Tumores benignos são consideravelmente mais comuns do que os malignos.

742 Patologia Sistêmica: Doenças dos Sistemas Orgânicos

Osteocondroma (p. 1228; Também Chamado Exostose)

O osteocondroma é o tumor ósseo benigno mais comum, afetando homens com uma frequência três vezes maior do que mulheres; 85% são solitários, enquanto o restante dos casos ocorre como parte da *síndrome exostose múltipla hereditária*. Lesões hereditárias estão associadas a mutações de perda de função nos genes *EXT1* ou *EXT2* (que codificam proteínas que participam na síntese do proteoglicano heparina sulfato); lesões esporádicas estão associadas somente à inativação de EXT1. A redução da atividade de EXT leva à diminuição de glicosaminoglicanos, impedindo a difusão normal de Ihh e prejudicando a diferenciação normal de condrócitos.

Osteocondromas comumente ocorrem na região metafisária (próximo à placa de crescimento) de ossos longos, especialmente próximo ao joelho. Ocorrem como lesões de crescimento lento que podem ser dolorosas, caso comprimam nervos ou haja fratura do osso. Na exostose hereditária múltipla, o osso subjacente pode estar arqueado e encurtado, refletindo crescimento epifisário anormal. Lesões solitárias infrequentemente dão origem a condrossarcomas; há um risco entre 5% a 20% de progressão do quadro de osteocondroma hereditário múltiplo.

Morfologia (p. 1228)

- *Macroscópica*: lesões são protrusões superficiais em formato de cogumelo com um a 20 centímetros de tamanho, cobertas por pericôndrio sobrejacente a uma cobertura de cartilagem hialina.
- *Microscópica*: A cobertura cartilaginosa possui a aparência de uma placa de crescimento desorganizada e sofre ossificação endocondral. O córtex externo do osso e as cavidades medulares da cobertura estão em continuidade com o córtex e cavidade medular do osso subjacente.

Condromas (p. 1229)

Condromas são tumores benignos compostos por cartilagem hialina; *encondromas* surgem dentro da cavidade medular, enquanto *condromas justacorticais* surgem na superfície do osso. Geralmente são lesões metafisárias solitárias de ossos tubulares, ocorrendo comumente entre os 20 e 40 anos de idade. Uma síndrome com encondromas múltiplos é chamada de *doença de Ollier*; encondromatose semelhante associada a hemangiomas é designada *síndrome de Maffucci*.

Patogênese (p. 1229)

Mutações nos genes desidrogenase isocitrato IDH1 e IDH2 em condrócitos resultam em uma nova atividade enzimática que sintetiza 2-hidroxiglutarato, um "oncometabólito" que interfere com a metilação do DNA. Tal 2-hidroxiglutarato também pode ser difundido em células vizinhas com genes IDH normais, causando transformação epigênica oncogenética.

Morfologia (p. 1229)

- *Macroscópica*: encondromas usualmente têm menos que 3 centímetros e coloração translúcida azul acinzentada.
- *Microscópica*: lesões são compostas de nódulos bem circunscritos de cartilagem hialina benigna; pode haver ossificação endocondral periférica, além de calcificação central e necrose.

Curso Clínico (p. 1229)

Condromas são usualmente assintomáticos, mas podem causar deformação óssea (especialmente em encondromatose), dor e fraturas. Os exames de imagem revelam manchas ovais circunscritas características com um halo fino de osso radiodenso; a calcificação da matriz é detectada como opacificação irregular. A maioria dos tumores é estável e o tratamento envolve somente curetagem. Lesões solitárias raramente sofrem

Ossos, Articulações e Tumores de Partes Moles — 743

transformação maligna; evolução para sarcomas ocorre mais frequentemente em casos de encondromatose. Pacientes com síndrome de Maffucci possuem maior risco de carcinoma ovariano e gliomas de sistema nervoso central (SNC).

Condrossarcomas (p. 1229)

O condrossarcoma é o segundo tumor ósseo maligno mais comum produtor de matriz; apresenta aproximadamente 50% da incidência do osteossarcoma. A maioria dos pacientes possui mais de 40 anos de idade e a relação entre homens e mulheres é de 2:1. A maioria dos casos (85%) surgem espontaneamente, enquanto o restante ocorre em um encondroma ou osteocondroma pré-existente. São geneticamente heterogêneos, mas mutações IDH são comuns, assim como a inibição do supressor tumoral *CDKN2A* em tumores esporádicos e mutações *EXT* em síndromes de condromatose. A maioria dos condrossarcomas ocorre no esqueleto axial (pelve, ombros, costelas). Os tumores tipicamente ocorrem como massas dolorosas, de crescimento progressivo. Radiologicamente, há uma protuberância endosteal e calcificação da matriz de aparência floculenta; tumores de crescimento lento causam espessamento cortical reativo, enquanto neoplasias de alto grau destroem o córtex e formam uma massa de tecidos moles. O tratamento envolve excisão cirúrgica ampla e, frequentemente, quimioterapia. O pulmão é o principal local de metástase.

Morfologia (p. 1230)

- *Macroscópica*: os tumores são lobulados, cinzas, reluzentes e semi-translúcidos; necrose e calcificação puntiforme estão frequentemente presentes.
- *Microscópica*: as lesões são classificadas pelo tipo histológico e como *intramedulares* ou *justacorticais*; 90% são condrossarcomas *convencionais* (hialinos) intramedulares. O grau histológico (com base na celularidade, atipia citológica e atividade mitótica) está correlacionado com o comportamento biológico; a maioria dos tumores é de baixo grau. Lesões de grau 1 possuem tempo de sobrevida, em 5 anos, de 80% a 90%, enquanto lesões de grau 3 possuem tempo de sobrevida de 43%, em 5 anos.

Tumores de Origem Desconhecida (p. 1231)

Família de Tumores de Sarcoma de Ewing (p. 1231)

O *sarcoma de Ewing* é um tumor ósseo maligno composto por células redondas primitivas indiferenciadas. O *tumor neuroectodérmico primitivo* (TNEP) é um tumor semelhante com alguma diferenciação neuroectodérmica, embora a distinção não seja clinicamente significativa. Ambas as entidades são agora unificadas em uma só, a categoria da *família de tumores do sarcoma de Ewing* (FTSE), que corresponde a 6% a 10% dos tumores ósseos malignos primários; 80% dos pacientes possuem mais de 20 anos, sendo que os garotos são afetados um pouco mais frequentemente do que as garotas, com uma predileção marcante por caucasianos.

Patogênese (p. 1231)

A maioria dos FTSE contém uma translocação t(11;22) que funde o gene *EWS* ao gene *FLI1*, embora translocações variantes fundam o *EWS* a outros membros da família de fatores de transcrição ETS. A célula de origem é desconhecida.

Morfologia (p. 1231)

- *Macroscópica*: tumores usualmente invadem o córtex e penetram o periósteo para produzir uma massa de tecido mole de coloração branca, frequentemente com pontos de hemorragia e necrose.
- *Microscópica*: lesões são compostas por folhetos de células redondas pequenas e uniformes com citoplasma claro escasso, rico em glicogênio. *Pseudorrosetas de Homer Wright* – células tumorais dispostas em um círculo ao redor de um espaço fibrilar central – indicam diferenciação neural.

744 ● Patologia Sistêmica: Doenças dos Sistemas Orgânicos

Curso Clínico (p. 1231)

Os FTSEs tipicamente ocorrem como massas dolorosas, crescentes e quentes na diáfise de ossos longos tubulares; febre, elevação da taxa de sedimentação e leucocitose podem mimetizar uma infecção. As radiografias revelam uma lesão lítica invasiva; uma reação periosteal característica produz folhetos de osso reativo depositados como uma cebola. Após combinação de radioterapia, quimioterapia e cirurgia, há uma taxa de sobrevida de 75% em 5 anos.

Tumor de Células Gigantes (p. 1231)

Este é um tumor benigno, embora agressivo localmente, de epífises e metáfises, que ocorre mais comumente entre os 20 e 50 anos de idade.

Patogênese (p. 1231)

A vasta maioria dos tumores consiste de osteoclastos *não neoplásicos*. As células neoplásicas relativamente infrequentes são precursoras de osteoblastos que expressam altos níveis de RANKL, promovendo proliferação e diferenciação de precursores de osteoclastos. O resultado é uma reabsorção localizada, mas altamente destrutiva do osso por osteoclastos.

Morfologia (p. 1231)

- *Macroscópica*: tumores são grandes e vermelho-escuros com degeneração cística frequente.
- *Microscópica*: células mononucleares uniformes e roliças constituem o componente proliferativo do tumor. Ao fundo estão células gigantes multinucleadas esparsas semelhantes a osteoclastos. Podem, também, ocorrer necrose focal, hemorragia, hemossiderina e reação óssea.

Curso Clínico (p. 1232)

Mais da metade destes tumores surgem próximos aos joelhos, mas virtualmente qualquer osso pode estar envolvido; localizações próximas a articulações frequentemente manifestam sintomas semelhantes à artrite, mas os pacientes também podem apresentar fraturas patológicas. A maioria é solitária; as radiografias demonstram erosão em direção ao osso endocondral com uma massa de tecido mole delineada por um halo fino de osso reativo. A cirurgia conservativa por curetagem possui uma taxa de recidiva de 40% a 60%, com até 4% de casos com metástase pulmonar. O inibidor de RANKL denosumab tem demonstrado bons resultados.

Cisto Ósseo Aneurismático (p. 1232)

Este tumor benigno frequentemente ocorre como uma massa expansiva de rápido crescimento; *cistos ósseos aneurismáticos* (COAs) estão associados a translocações 17p13 que causam aumento da expressão de uma enzima desobiquinante USP6, o que, por sua vez, leva ao aumento da atividade de NF-κB.

Morfologia (p. 1232)

- *Macroscópica*: lesões consistem de espaços císticos múltiplos preenchidos por sangue separados por septos finos de coloração branca.
- *Microscópica*: as paredes são compostas por fibroblastos uniformes e robustos, células gigantes multinucleadas semelhantes a osteoclastos e osso lamelar reativo; um terço dos casos exibem uma matriz pouco usual semelhante à cartilagem, chamada, assim, de osso azul.

Curso Clínico (p. 1232)

Lesões geralmente causam dor e edema, tipicamente nas primeiras duas décadas de vida; as metáfises dos ossos longos ou elementos posteriores dos corpos vertebrais são mais

Ossos, Articulações e Tumores de Partes Moles 745

frequentemente afetadas. Radiografias revelam lesões líticas expansivas com uma fina camada de reação óssea. A curetagem cirúrgica conservativa é usualmente suficiente; a taxa de recidiva é baixa.

Lesões que Simulam Neoplasias Primárias (p. 1232)

Defeito Fibroso Cortical e Fibroma não Ossificante (p. 1232)

O defeito cortical fibroso e o fibroma não ossificante são tumores benignos intimamente relacionados. Radiologicamente, são massas radioluscentes alongadas, claramente demarcadas, cercadas por um halo fino de esclerose.

- *Defeitos corticais fibrosos* são defeitos de desenvolvimentos (e não neoplasias) pequenos (0,5 centímetros) ocorrendo em 30% a 50% das crianças com mais de 2 anos de idade. A maioria surge na metáfise do fêmur distal ou tíbia proximal e é assintomática; a maioria é eventualmente substituída por osso cortical normal.
- Fibromas não ossificantes possuem tamanho de 5 a 6 centímetros e ocorrem a partir do aumento de defeitos corticais fibrosos. Esses podem causar uma fratura patológica; curetagem e avaliação histológica são necessárias para exclusão de outros tumores.

Morfologia (p. 1233)

São lesões celulares amarelo-acinzentadas que contêm fibroblastos e macrófagos citologicamente brandos; estes podem ser espumosos ou multinucleados.

Displasia Fibrosa (p. 1234)

A displasia fibrosa é uma lesão benigna semelhante a uma interrupção localizada do desenvolvimento; todos os elementos do osso normal estão presentes, mas não se diferenciam em estruturas maduras.

Patogênese (p. 1234)

Uma mutação somática de ganho de função em *GNAS1* produz uma proteína G constitucionalmente ativa que promove a proliferação de osteoblastos e impede a proliferação. O fenótipo depende de: (1) qual o momento do desenvolvimento no qual a mutação é adquirida e (2) do destino da célula que abriga a mutação. Desta forma, uma mutação durante a embriogênese causa a síndrome de McCune-Albright, enquanto uma mutação no precursor do osteoblasto durante a formação do esqueleto resulta em displasia fibrosa monostótica.

- Em 70% dos pacientes, somente um osso está envolvido (*doença monostótica*). Lesões tipicamente surgem no início da adolescência e param de crescer no ponto da fusão epifisária; garotos e garotas são igualmente afetados. A maioria das lesões é assintomática, mas podem ocorrer dor, fraturas, discrepâncias no comprimento do membro ou distorção de ossos craniofaciais.
- A *doença poliostótica sem disfunção endócrina* manifesta-se em uma idade um pouco mais precoce do que a doença monostótica. O envolvimento craniofacial, do ombro e da pelve é extremamente comum e pode causar deformidades incapacitantes (p. ex., deformidade em cajado de pastor do fêmur proximal).
- A *síndrome de Mazabraud* é uma doença poliostótica infantil com múltiplas deformidades esqueléticas; mixomas intramusculares ocorrem durante a vida adulta frequentemente nas mesmas regiões anatômicas.
- A *síndrome de McCune-Albright* é uma doença poliostótica, associada a pigmentações cutâneas café com leite e anormalidades endócrinas. Destas últimas, a mais comum é o desenvolvimento sexual precoce, mais frequente em garotas; outras endocrinopatias (p. ex., hipertireoidismo, adenomas pituitários secretores de GH e hiperplasia adrenal primária) também ocorrem.

Morfologia (p. 1234)

- *Macroscópica*: lesões são bem circunscritas, intramedulares, de coloração branca, arenosas e de tamanho variável.
- *Microscópica*: as lesões são compostas de trabéculas curvilíneas de osso lamelar (semelhante a letras chinesas). Degeneração cística, hemorragia, macrófagos espumosos e nódulos de cartilagem hialina (lembrando placas de crescimento desorganizadas) também podem estar presentes.

Curso Clínico (p. 1234)

O histórico natural depende da extensão e localização do envolvimento esquelético. Lesões isoladas podem ser curadas por cirurgia conservativa, enquanto o envolvimento poliostótico é frequentemente progressivo e pode necessitar de procedimentos múltiplos. Bifosfonatos podem reduzir a dor óssea. Raramente há transformação maligna.

Tumores Metastáticos (p. 1235)

Em adultos, mais de 75% das metástases esqueléticas se originam de neoplasias de próstata, mamas, rins e pulmões. Em crianças, a doença metastática deriva mais comumente de neuroblastomas, tumor de Wilms, osteossarcoma, TFSE e rabdomiossarcoma. Lesões osteolíticas ocorrem pela elaboração de prostaglandinas, ILs e proteína relacionada com o PTH por células tumorais, o que estimula a reabsorção óssea osteoclástica. Por sua vez, a lise de tecido ósseo rico em fatores de crescimento (p. ex., FTC - β, fator de crescimento semelhante à insulina-1 [IGF-1], FCF, FCDP e PMOs ajuda a direcionar o crescimento tumoral. Respostas osteoescleróticas (mais frequentemente induzidas pelo câncer de próstata) ocorrem pela elaboração por parte do tumor de proteínas WNT que estimulam a atividade osteoblástica.

ARTICULAÇÕES (p. 1235)

A cartilagem hialina é um absorvente de choque elástico e uma superfície resistente a desgaste situada ao final dos ossos opostos em articulações sinoviais. Os condrócitos sintetizam o colágeno tipo II e elementos de matriz proteoglicana da cartilagem hialina, assim como secretam as enzimas degradativas responsáveis pela renovação da matriz. As enzimas degradativas são secretadas como precursores inativos, e os condrócitos também enriquecem a matriz com inibidores de enzimas. Desta forma, doenças que destroem a cartilagem articular o fazem pela ativação de enzimas catabólicas e pela diminuição da síntese de inibidores. Citocinas, como o FNT e IL-1 – derivadas de condrócitos, sinoviócitos, fibroblastos e células inflamatórias –, podem desencadear o processo degradativo.

Osteoartrite (p. 1236)

A OA (*doença articular degenerativa* [DAD]) é caracterizada pela erosão progressiva da cartilagem articular conforme a degradação excede a síntese:

- A *DAD primária* ocorre de forma insidiosa, amplamente como um fenômeno relacionado com o envelhecimento e somente em algumas articulações; joelhos e mãos são afetados mais em mulheres, e quadris mais em homens.
- A *DAD secundária* ocorre em qualquer idade em uma articulação previamente lesada ou congenitamente anormal ou em pacientes com distúrbios sistêmicos, como diabetes, ocronose ou hemocromatose.

Patogênese (p. 1236)

A OA possui componentes genéticos e ambientais, influenciados pelos níveis de prostaglandinas, citocinas (p. ex., TNF e FTC-β) e síntese de óxido nítrico, assim como por variáveis, como envelhecimento, obesidade, força muscular e arquitetura articular. As fases da OA são as seguintes:

- Lesão ao condrócito devido ao envelhecimento, efeitos bioquímicos e genéticos e trauma.
- Proliferação de condrócitos e secreção e matriz e mediadores inflamatórios, resultando em remodelamento cartilaginoso e alterações secundárias na sinóvia e osso subcondral.
- Remoção de condrócitos e perda cartilaginosa em consequência de lesão repetitiva e inflamação crônica.

Morfologia (p. 1236)

- *Macroscópica*: a superfície articular é macia, com fragmentos deslocados de cartilagem e osso subcondral formando corpos livres (*rato articular*). O osso subcondral exposto é polido pela superfície articular degenerada oposta (*eburnação óssea*), e o osso esponjoso subjacente torna-se esclerótico. Pequenas fraturas permitem que o líquido sinovial seja expresso no osso subcondral, formando espaços císticos. Crescimentos anormais ósseos (*osteófitos*) cobertos por cartilagem também ocorrem nas margens da cartilagem articular; *nódulos de Heberden* são osteófitos das articulações interfalangeanas distais (comuns em mulheres).
- *Microscópica*: no início da OA há proliferação de condrócitos, com aumento da água da matriz e diminuição do conteúdo proteoglicano; isso é seguido pela fibrilação e quebra da matriz, conforme camadas superficiais são degradadas. A sinóvia está discretamente congesta com inflamação crônica esparsa.

Curso Clínico (p. 1236)

A OA é uma doença insidiosa e lentamente progressiva; pacientes caracteristicamente desenvolvem dor articular intensa que piora após movimentação, rigidez matinal, crepitação e amplitude limitada de movimentação. A compressão de osteófitos em forames espinhais pode causar dor radicular, espasmo muscular ou atrofia e déficits neurológicos. Não existem métodos eficazes para deter a progressão da DAD; a terapia inclui manejo da dor, modificação da atividade e substituição articular.

Artrite Reumatoide (p. 1237)

A *artrite reumatoide* (AR) é uma doença inflamatória crônica sistêmica que ataca principalmente articulações, causando uma sinovite proliferativa não supurativa que progride para destruição articular e anquilose; vasos sanguíneos, pele, coração, pulmões e músculos também podem ser afetados. Aproximadamente 1% da população dos Estados Unidos é afetada, sendo que mulheres são três vezes mais acometidas do que homens; o pico de incidência ocorre entre os 20 e 50 anos de idade.

Patogênese (p. 1237)

A AR é desencadeada pela exposição de um hospedeiro geneticamente suscetível a um antígeno artritogênico (microbiano ou próprio), resultando em perda da autotolerância e resposta autoimune crônica (Fig. 26-5). Metade do risco de desenvolvimento da AR está relacionado com a suscetibilidade genética hereditária, com associação dos alelos ALH-DRB1 específicos que influenciam a capacidade de ligação ao(s) artritogênico(s) que inicia(m) a sinovite inflamatória. Mutações *PTPN22* também estão ligadas à AR; estas codificam uma proteína fosfatase tirosina que influencia a ativação das células T.

- Células T_H17 secretam IL-17, que recruta neutrófilos e monócitos.
- Células T_H1 secretam IFN-γ, que ativa macrófagos e células sinoviais residentes.
- Macrófagos ativados secretam TNF e IL-1, os quais estimulam células sinoviais residentes a secretar proteases (especialmente metaloproteinases de matriz), que destroem a cartilagem hialina.
- RANKL expresso em células T ativadas estimula a reabsorção óssea.

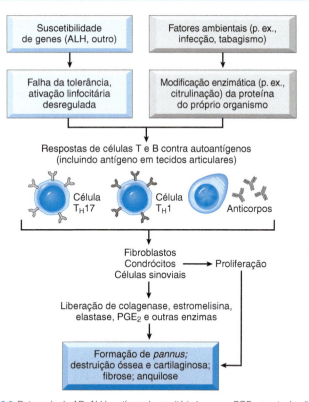

Figura 26-5 Patogenia da AR. ALH, *antígeno leucocitário humano*; PGE_2, prostaglandina E_2.

A sinóvia na AR contém centros germinativos com folículos secundários, plasmócitos abundantes e anticorpos, alguns dos quais são direcionados contra autoantígenos. Vários autoanticorpos são específicos para *peptídeos citrulinados* (CCPs, nos quais os resíduos de arginina são pós-translação convertidos em citrulina); tais CCPs incluem fibrinogênio citrulinado, colágeno tipo II, α-enolase e vimentina. Anticorpos contra estes peptídeos são marcadores diagnósticos para AR e títulos elevados de anticorpos anti-CCP (em combinação com respostas de células T aos CCPs) contribuem para a cronicidade da doença.

Aproximadamente 80% dos pacientes com AR também possuem imunoglobulinas (Ig)M ou autoanticorpos IgA séricos que se ligam a regiões Fc da IgG – assim chamado de *fator reumatoide*; a ligação com a Patogênese é questionável.

Morfologia (p. 1239)

- Articulações

  - *Macroscópica*: nos estágios iniciais, a sinóvia está edemaciada e hiperplásica, exibindo delicadas e bulbosas folhas. Em estágios tardios, um *pannus* de sinóvia proliferativa, células inflamatórias e fibroblastos invadem a cartilagem hialina, levando à sua destruição; o *pannus* pode conectar ossos opostos, formando uma *anquilose fibrosa* que eventualmente sofrerá ossificação.
  - *Microscópica*: lesões demonstram um infiltrado celular inflamatório mononuclear perivascular com agregados linfoides focais; neutrófilos se acumulam na superfície

Ossos, Articulações e Tumores de Partes Moles 749

sinovial e no líquido sinovial. Vasodilatação e aumento da permeabilidade vascular são refletidos por depósitos de hemossiderina e agregados de fibrina em organização. Há ativação de osteoclastos com erosão óssea, osteoporose e cistos subcondrais.

- Pele

  - *Macroscópica*: *Nódulos* reumatoides são firmes e indolores, surgem nos tecidos subcutâneos em um quarto dos pacientes, tipicamente em regiões sujeitas à pressão recorrente (p. ex., cotovelos); também podem ocorrer nos pulmões, baço, valvas cardíacas, aorta e outras vísceras.
  - *Microscópica*: Lesões exibem uma zona central de necrose fibrinoide, cercada por macrófagos ativados em paliçada.

- Vasos sanguíneos

  - Pacientes com doença severa e altos títulos de fator reumatoide possuem maior risco de desenvolvimento de vasculite em vasos de pequeno a médio calibre comparáveis com poliarterite nodosa (Cap. 11).

Curso Clínico (p. 1239)

Embora a evolução clínica seja variável, indisposição inespecífica, fadiga e dor musculoesquelética generalizada progridem de forma insidiosa para envolvimento articular localizado. A AR geralmente envolve inicialmente pequenas articulações (dígitos antes do carpo, tornozelos, cotovelos e joelhos) em um padrão bilateral simétrico; articulações afetadas estão edemaciadas, quentes e doloridas, particularmente após inatividade. Há, tipicamente, envolvimento articular progressivo durante meses a anos, com alguma flutuação com relação ao tempo; o maior dano ocorre nos primeiros 4 a 5 anos. A destruição de tendões, ligamentos e cápsulas articulares leva a lesões clássicas, incluindo desvio radial do carpo, desvio ulnar dos dedos e anormalidades de flexão ou hiperextensão dos dígitos. Finalmente, as articulações deformadas perdem estabilidade e possuem mínima amplitude de movimentação. Radiologicamente, há efusões articulares, com osteopenia justa-articular e estreitamento do espaço articular conforme há perda da cartilagem articular. Terapias incluem corticosteroides, metotrexato e antagonistas do FNT; estes comprovadamente foram especialmente eficazes. Complicações em longo prazo incluem *amiloidose sistêmica* em 5% a 10% dos pacientes ou infecções oportunistas em pacientes submetidos à imunossupressão ou terapias com anti-FNT.

Artrite Idiopática Juvenil (p. 1240)

A *artrite idiopática juvenil* (AIJ) é um grupo heterogêneo de distúrbios caracterizados por artrite com início antes dos 16 anos de idade e que persiste por, pelo menos, 6 semanas; 30.000 a 50.000 crianças são afetadas anualmente nos Estados Unidos. Assim como a AR, a AIJ está associada a fatores ambientais e suscetibilidade genética; a desregulação de CD4+ e sinovite inflamatória também são semelhantes. A AIJ *difere da* AR pelo seguinte:

- A oligoartrite é mais comum.
- A doença sistêmica é mais frequente.
- Articulações maiores são afetadas mais frequentemente do que as menores.
- Nódulos reumatoides e fator reumatoide estão usualmente ausentes.
- É comum a soropositividade para anticorpo antinuclear (ANA).

O prognóstico em longo prazo da AIJ é variável; embora alguns indivíduos terão atividade sustentada da doença, somente 10% desenvolvem sérias incapacidades funcionais. As terapias são semelhantes às utilizadas para AR.

Espondiloartropatias Soronegativas (p. 1240)

Estas representam um grupo de doenças autoimunes, supostamente iniciadas por fatores ambientais (especialmente infecções) em indivíduos predispostos geneticamente; as manifestações são imunomediadas. Todas possuem inflamação sinovial semelhante, mas são distinguíveis pelos diversos padrões coincidentes de envolvimento extra-articular (p. ex., pele, sistema cardiovascular e olhos). Muitas estão associadas ao alelo ALH-B27, mas sem autoanticorpos específicos (consequentemente, "soronegativo").

Espondilite Anquilosante (p. 1241)

Também chamada de *espondilite reumatoide* e *doença de Marie-Strümpell*, esta é uma sinovite anquilosante crônica de vértebras e articulações sacroilíacas. Aproximadamente 90% dos pacientes são ALH-B27 positivos; há, também, associações com o receptor IL-23.

Artrite Reativa (p. 1241)

Esta entidade é definida por uma tríade de *artrite*, *uretrite não gonocócica* (ou cervicite) e *conjuntivite*. O paciente típico é homem, de 20 a 40 anos de idade; mais de 80% serão ALH-B27 positivo. A patogenia envolve uma resposta autoimune desencadeada por infecção prévia do sistema genitourinário (*Chlamydia)* ou do trato gastrointestinal (GI) (*Shigella, Salmonella, Yersinia, Campilobacter*); sintomas artríticos ocorrem dentro de várias semanas da uretrite ou diarreia inicial. Manifestações extra-articulares incluem balanite, conjuntivite, anormalidades de condução cardíaca e regurgitação aórtica. A artrite usualmente sofre recidivas e remissões durante várias semanas a 6 meses; metade dos pacientes desenvolverá artrite recorrente, tendinite e dor lombossacra.

Artrite Associada à Enterite (p. 1241)

Esta entidade é causada por infecção GI por *Yersinia, Salmonella, Shigella* ou *Campylobacter.* A artrite surge abruptamente e tende a envolver joelhos e tornozelos; tipicamente sofre remissão após 1 ano, sem espondilite anquilosante.

Artrite Psoriática (p. 1241)

Esta ocorre em 10% dos pacientes com psoríase. A artrite usualmente afeta pequenas articulações de mãos e pés, mas pode estender-se aos tornozelos, joelhos, quadris e punhos; a doença espinhal ocorre em 20% a 40% dos casos. A artrite psoriática não é tão severa quanto a AR e há menor destruição articular.

Artrite Séptica (p. 1241)

Articulações podem ser contaminadas por via hematógena ou por extensão direta a partir de um abscesso de tecidos moles ou osteomielite; a artrite infecciosa pode destruir rapidamente uma articulação e causar deformidades permanentes.

Artrite Supurativa (p. 1241)

A artrite supurativa é mais comumente causada por gonococos, estafilococos, estreptococos, *Haemophilus influenzae* (especialmente em crianças com menos de 2 anos de idade) e bacilos Gram-negativos; indivíduos com anemia falciforme são predispostos à infecção por *Salmonella.* Na maioria das situações, uma única articulação é afetada, sendo que o joelho é a mais comum. Condições predisponentes incluem imunodeficiência, morbidade debilitante, trauma articular, artrite crônica e utilização de medicações intravenosas.

Artrite Micobacteriana (p. 1242)

Esta é uma artrite crônica insidiosa que envolve a disseminação hematógena ou osteomielite tuberculosa em local próximo; quadris, joelhos e tornozelos são comumente envolvidos. A doença crônica resulta em destruição severa com anquilose fibrosa.

Artrite por Lyme (p. 1242)

Esta é causada pela infecção por *Borrelia burgdorferi*, ocorrendo em 60% a 80% de indivíduos não tratados várias semanas a 2 anos após a infecção cutânea inicial. A artrite é oligoarticular, remitente e migratória e envolve primariamente articulações maiores (joelhos, ombros, cotovelos e tornozelos). O envolvimento articular se assemelha histologicamente à AR; na maioria dos casos, sofre cura espontaneamente ou após antibioticoterapia, mas em aproximadamente 10% dos casos uma artrite presumivelmente autoimune ocorre, resultando em deformidades permanentes.

Artrite Viral (p. 1242)

Esta pode ocorrer após uma ampla variedade de infecções virais, mas ainda é incerto se os sintomas articulares resultam da infecção direta ou secundária à resposta autoimune; as síndromes artríticas associadas ao vírus da imunodeficiência humana (HIV) são presumivelmente autoimunes.

Artrite Induzida por Cristais (p. 1242)

Tanto cristais endógenos (urato, hidroxiapatita) como exógenos (pó de talco, biomateriais de próteses) podem desencadear destruição cartilaginosa mediada por citocinas.

Gota (p. 1242)

A gota é caracterizada por ataques transitórios de *artrite aguda* iniciados por cristalização de uratos ao redor de articulações, levando eventualmente à *artrite gotosa crônica* e *tofos* (grandes agregados de cristais de urato e inflamação associada). A hiperuricemia (maior que 6,8 miligramas/decilitro) é necessária, mas insuficiente para causar a gota; pode resultar de anormalidades na síntese ou excreção do ácido úrico:

- *Síntese*: o ácido úrico é o produto final do catabolismo da purina; o aumento da síntese tipicamente reflete a produção anormal de purina. Há tanto uma nova síntese a partir de precursores da purina, como origem pela via de recuperação utilizando bases de purina oriundas da dieta e catabólitos de nucleotídeos da purina.
- *Excreção*: o ácido úrico é filtrado da circulação pelos glomérulos e quase completamente reabsorvido pelos túbulos proximais renais; uma pequena fração do ácido úrico reabsorvido é, então, secretada pelo néfron distal na urina.

Patogênese (p. 1243)

A *hiperuricemia* pode ocorrer pela produção excessiva do ácido úrico ou redução da excreção renal.

- A *gota primária* é causada pelo aumento da biossíntese do ácido úrico. Uma pequena minoria dos pacientes possui produção excessiva decorrente de deficiência parcial da *hipoxantina-guanina fosforibosil transferase* (HGPRT), bloqueando a via de recuperação; a ausência completa de HGPRT também resulta em hiperuricemia, mas o fenótipo clínico é dominado por manifestações neurológicas significativas (*síndrome de Lesch-Nyhan*).
- A *gota secundária* pode ser causada pelo aumento da produção (p. ex., rápida lise celular durante a quimioterapia para leucemia) ou diminuição da excreção (doença renal

752 Patologia Sistêmica: Doenças dos Sistemas Orgânicos

crônica). Polimorfismos associados à gota envolvem genes que regulam o transporte e homeostase de urato (p. ex., URAT1 e GLUT9).

A inflamação na gota é desencadeada pela precipitação de cristais de urato monossódico (UMS) nas articulações. O UMS é fagocitado por macrófagos, ativando inflamossomos intracelulares (Cap. 6), que, por sua vez, ativam a caspase-1 para gerar IL-1. Esta é pró-inflamatória, promovendo recrutamento e ativação de leucócitos, com a geração cascata abaixo de outras citocinas, radicais livres, proteases e metabólitos do ácido araquidônico. Cristais de urato também podem ativar o sistema complemento. Estas cascatas desencadeiam uma artrite aguda, a qual tipicamente sofre remissão espontaneamente dentro de dias a semanas.

Vários fatores contribuem para a conversão de hiperuricemia assintomática em gota primária, incluindo a idade do paciente e duração da elevação de ácidos úricos. O consumo alcoólico excessivo, obesidade, além de drogas (p. ex., tiazídicos) e toxinas (p. ex., chumbo) que reduzem a excreção de urato também influenciam o desenvolvimento de gota. A solubilidade da UMS em uma articulação é também modulada pela temperatura e composição química do líquido.

Morfologia (p. 1244)

- *Artrite aguda*: lesões exibem um denso infiltrado neutrofílico dentro da sinóvia e líquidos sinoviais; cristais de UMS birrefringentes e delgados estão presentes na sinóvia edemaciada e congesta e dentro de neutrófilos; há inflamação crônica dispersa.
- *Artrite tofácea crônica*: uratos podem estar incrustados na superfície articular e formar depósitos sinoviais grosseiramente visíveis. A sinóvia se torna hiperplásica e fibrótica, com aumento dos infiltrados inflamatórios; um *pannus* sinovial se estende da cartilagem em direção ao osso justa-articular, causando erosões e fibrose e, eventualmente, ocasionando uma anquilosa óssea.
- *Tofos são lesões patognomônicas*: estes são massas de uratos, cristalinos ou amorfos, cercados por intensa inflamação mononuclear com células gigantes do tipo corpo estranho. Os tofos tendem a ocorrer na orelha, no olecrano e na bursa patelar e nos ligamentos periarticulares e tecido conjuntivo.
- *Nefropatia gotosa* está associada à deposição de UMS na medula renal (incluindo tofos) e cálculos de ácido úrico; a obstrução pode causar uma pielonefrite secundária.

Curso Clínico (p. 1244)

Após anos de hiperuricemia assintomática, a artrite gotosa aguda é classicamente anunciada por dor articular excruciante acompanhada por hiperemia e calor localizados; a maioria das primeiras manifestações é monoarticular e metade dos surtos iniciais envolve o polegar do pé (seguido por dorso do pé, tornozelo, calcanhar e joelhos). Tipicamente, o episódio agudo é resolvido, seguido por um *período intercrítico assintomático*. Embora alguns pacientes nunca apresentem outro surto, na maioria, episódios recorrentes tendem a acontecer com maior frequência e se tornam poliarticulares. Eventualmente (12 anos em média), ocorre gota tofácea crônica com ocultação articular. A doença cardiovascular (aterosclerose e hipertensão) é uma patologia concomitante comum e 20% dos pacientes morrerão de insuficiência renal secundária à nefropatia gotosa.

Doença por Depósito de Cristais de Pirofosfato de Cálcio (Pseudogota) (p. 1245)

A *doença por depósito de cristais de pirofosfato de cálcio* (DCPC) tipicamente ocorre após os 50 anos de idade, com uma prevalência de 30% a 60% até os 85 anos; a variante hereditária ocorre, de certa forma, antes e o fenótipo é mais severo. Uma forma autossômica dominante ocorre por causa das mutações no gene *ANKH*, que codifica um canal de transporte do pirofosfato. A forma *secundária* mais comum está associada a uma série de etiologias, incluindo trauma, hiperparatireoidismo, hemocromatose e diabetes; a alteração da síntese da matriz e a degradação de pirofosfatos estão implicadas.

As características clínico-patológicas são semelhantes às da gota. Os iniciais primeiramente se formam na cartilagem; conforme os depósitos crescem, se rompem e invadem a articulação onde macrófagos os envolvem e ativam seus inflamossomas para gerar IL-1β. O recrutamento subsequente de neutrófilos e as recorrentes crises de inflamação resultam em dano articular em mais de 50% dos pacientes. Joelhos, punhos, cotovelos, ombros e tornozelos são afetados (em ordem decrescente).

Morfologia (p. 1245)

- *Macroscópica*: os cristais formam depósitos friáveis brancos e arenosos; raramente se depositam em grandes massas.
- *Microscópica*: os cristais são corados com agregados azul-violeta ovais; são fracamente birrefringentes e possuem formas geométricas. Lesões crônicas exibem infiltrados de células mononucleares com fibrose.

Tumores Articulares e Lesões Semelhantes a Tumores (p. 1246)

Cistos Ganglionares e Sinoviais (p. 1246)

- Os *gânglios* são pequenas lesões císticas (1 a 1,5 centímetro), multiloculados, de tecidos conjuntivos próximos às cápsulas articulares ou bainhas de tendões (o punho é um local comum). Surgem através de degeneração mixoide e atenuação de tecidos conjuntivos; não são delineados por epitélio e não se comunicam com espaços articulares.
- *Cistos sinoviais* são herniações da sinóvia através de cápsulas articulares (p. ex., um *cisto de Baker* surgindo na fossa poplítea). O delineamento sinovial pode estar hiperplásico e conter inflamação dispersa.

Tumor de Células Gigantes Tenossinovial (p. 1246)

Este é o termo para um grupo de neoplasias benignas intimamente relacionadas envolvendo membranas sinoviais, bainhas de tendões e bursas. Todos compartilham uma translocação cromossômica t(1;2), que funde o promotor para a cadeia α3 do gene do colágeno tipo VI à sequência de codificação do gene do *fator estimulante de colônias de monócito* (FEC-M ou M-CSF). Como resultados, as lesões expressam excessivamente FEC-M levando ao acúmulo de aglomerados de macrófagos. Variantes incluem os seguintes:

- *Tipo difuso* (previamente chamado de *tenossinovite vilonodular pigmentada*), tipicamente ocorrendo no joelho (80%) com dor, "travamento" e edema; a amplitude de movimentação é diminuída e lesões agressivas desgastam o osso e o tecido mole adjacente.
- *Tipo localizado* (*tumor de células gigantes da bainha do tendão*), comumente se manifestando como uma massa indolor solitária que envolve as bainhas dos tendões do punho e dos dedos; a erosão óssea cortical afeta 15% dos casos.

Morfologia (p. 1246)

- *Macroscópica*: As lesões são de cor vermelho-amarronzadas a laranja amareladas. Na doença difusa, a sinóvia é um tapete entrelaçado de pregas vermelho-amarronzadas, nódulos e projeções digitiformes que se estendem ao longo da superfície articular e se infiltram no tecido subsinovial. Na forma localizada, os tumores são bem circunscritos e nodulares e podem estar ligados à sinóvia por um pedículo.

754 Patologia Sistêmica: Doenças dos Sistemas Orgânicos

- *Microscópica*: células neoplásicas (somente 2% a 16% do total) são poliédricas e se assemelham a sinoviócitos. Ambos os tipos de lesões são severamente infiltrados por macrófagos, frequentemente contendo hemossiderina e formando células gigantes multinucleadas.

■ TUMORES DE PARTES MOLES (p. 1247)

Tumores de partes moles são proliferações mesenquimais de tecidos não epiteliais extraesqueléticos, excluindo vísceras, meninges e linfáticos. Esses são tipicamente classificados de acordo com o tecido que recapitulam, embora alguns não possuam um tecido normal equivalente aparente. Lesões benignas superam as malignas em uma relação de 100:1; somente 12.000 sarcomas são diagnosticados anualmente nos Estados Unidos, mas estes tendem a ser altamente letais, comumente com metástase hematógena ao osso e aos pulmões.

Patogênese (p. 1247)

A causa na maioria dos casos é desconhecida, embora tumores de tecidos moles individuais possam estar associados a radiação, trauma prévio ou injúria química, algumas exposições químicas e infecção (p. ex., herpesvírus humano tipo 8 e sarcoma de Kaposi). A maioria é esporádica, embora uma minoria esteja associada a síndromes hereditárias (p. ex., neurofibromatose tipo 1 e síndrome de Gardner). Em 15% a 20% dos casos, as translocações específicas dão origem à expressão aberrante de fator de transcrição que leva à transformação neoplásica (Tabela 26-3); estas tendem a surgir em pacientes mais jovens e parecem mais monomórficas. No restante dos casos, os cariótipos são complexos e heterogêneos, refletindo instabilidade genômica; estes tendem a surgir em adultos e possuem morfologia pleomórfica.

Classificação (p. 1247)

A classificação integra a morfologia (diferenciação), a imuno-histoquímica e o diagnóstico molecular (Tabela 26-4). O diagnóstico preciso, a graduação e o estadiamento (tamanho, profundidade e disseminação metastática) influenciam todo o prognóstico.

Tumores de Tecido Adiposo (p. 1248)

Lipoma (p. 1248)

Lipomas são os tumores de tecido mole benignos mais comuns em adultos; são subclassificados de acordo com características morfológicas (p. ex., fibrolipoma, angiolipoma, lipoma de células fusiformes) e alguns possuem reorganizações genéticas características. São usualmente macios, móveis, indolores (com exceção de angiolipomas) e curados por simples excisão.

Morfologia (p. 1248)

Lipomas são tumores bem encapsulados (de tamanhos variáveis) de adipócitos maduros. Infrequentemente podem ser grandes, intramusculares e pobremente circunscritos.

Lipossarcoma (p. 1248)

Os lipossarcomas são um dos sarcomas mais comuns em adultos; tipicamente surgem entre os 50 e 70 anos de idade, ocorrendo como grandes massas em tecidos moles

TABELA 26-3	Anormalidades Cromossômicas em Tumores de Tecidos Moles		
Tumor	**Anormalidade Citogenética**	**Fusão Genética**	**Função Proposta**
TFSEs	t(11;22)(q24;q12) t(21;22)(q22;q12)	*EWS-FLI1* *EWS-ERG*	Proteína desordenada com diversas funções, incluindo transcrição aberrante, regulação do ciclo celular, divisão e telomerase do RNA
Condrossarcoma mixoide extraesquelético	t(9;22)(q22;q12)	*EWS-CHN*	
Tumor desmoplásico de pequenas células redondas	t(11;22)(p13;q12)	*EWS-WT1*	
Sarcoma de células claras	t(12;22)(q13;q12)	*EWS-ATF1*	
Lipossarcoma – tipo mixoide e de células redondas	t(12;16)(q13;q11)	*FUS-DDIT3*	Cessa a diferenciação de adipócitos
Sarcoma sinovial	t(x;18)(p11;q11)	*SS18-SSX1* *SS18-SSX2* *SS18-SSX4*	Fatores de transcrição quiméricos interrompem o controle do ciclo celular
Rabdomiossarcoma – tipo alveolar	t(2;13)(q35;q14) t(1;13)(p36;q14)	*PAX3-FOXO1* *PAX7-FOXO1*	Fatores de transcrição quiméricos interrompem a diferenciação muscular esquelética
Dermatofibromassarcoma *protuberans*	t(17;22)(q22;q15)	*COLA1-FCDP*	Expressão excessiva do promotor de FCDP-β, estimulação autócrina
Sarcoma alveolar de partes moles	t(X;17)(p11.2;q25)	*TFE3-ASPL*	Desconhecida
Fibrossarcoma infantil	t(12;15)(p13;q23)	*ETV6-NTRK3*	Tirosina quinase quimérica leva à via Ras/MAPK constitucionalmente ativa
Fasciíte nodular	t(22,17)	*MYH9-USP6*	Desconhecida

		TABELA 26-4	**Tumores de Tecidos Moles**		
Categoria	**Comportamento**	**Tipo Tumoral**	**Localizações Comuns**	**Idade (anos)**	**Morfologia**
Adiposo	Benigno	Lipoma	Extremidade superficial	40-60	Tecido adiposo maduro
	Maligno	Lipossarcoma bem diferenciado	Extremidade profunda, retroperitônio	50-60	Tecido adiposo com células fusiformes atípicas dispersas
		Lipossarcoma mixoide	Coxa, perna	30	Matriz mixoide, vasos em "asas de frango", células redondas, lipoblastos
Fibroso	Benigno	Fasciíte nodular	Braço, antebraço	20-30	Crescimento de cultura tecidual, eritrócitos extravasados
		Fibromatose profunda	Parede abdominal	30-40	Fascículos unidirecionais longos, de colágeno denso
Músculo esquelético	Benigno	Rabdomioma	Cabeça e pescoço	0-60	Rabdomioblastos poligonais, células "aranha"
	Maligno	Rabdomiossarcoma alveolar	Extremidades, seios	5-15	Células não coesas redondas uniformes entre septos
		Rabdomiossarcoma embrionário	Trato genitourinário	1-5	Células fusiformes primitivas, células "estriadas"
Músculo liso	Benigno	Leiomioma	Extremidades	20	Células eosinofílica fusiformes, uniformes, em fascículos
	Maligno	Leiomiossarcoma	Coxa, retroperitônio	40-60	Células eosinofílicas pleomórficas
Vascular	Benigno	Hemangioma	Cabeça e pescoço	0-10	Massa circunscrita de canais capilares ou venosos
	Maligno	Angiossarcoma	Pele, extremidade inferior profunda	50-80	Canais capilares infiltrados
Bainha nervosa	Benigno	Schwanoma	Cabeça e pescoço	20-50	Encapsulado, estroma fibrilar, núcleo em paliçada
		Neurofibroma	Ampla, cutâneo, subcutâneo	10-20+	Mixoide, colágeno viscoso, fascículos frouxos, mastócitos
	Maligno	Tumor de bainha nervosa periférica maligno	Extremidades, cintura escapular	20-50	Fascículos amontados, atipia, atividade mitótica, esclerose
Histotipo incerto	Benigno	Tumor fibroso solitário	Pelve, pleura	20-70	Ramificação de vasos ectasiados
	Maligno	Sarcoma sinovial	Coxa, perna	15-40	Fascículos amontoados de células fusiformes basófilas uniformes
		SPI	Coxa	40-70	Estruturas pseudoglandulares Células fusiformes ou redondas, poligonais e anaplásicas de alto grau
		Sarcoma alveolar de partes moles	Tronco, extremidades	15-35	Múltiplos nódulos de células redondas eosinofílicas, septos
		Sarcoma de células claras	Tendões, extremidades	20-40	Folhetos de células fusiformes pálidas ou claras, células gigantes semelhantes a véu

profundos de extremidades proximais e retroperitônio. Formas bem diferenciadas são relativamente indolentes, enquanto a variante pleomórfica é altamente agressiva, e os tipos mixoide e de células redondas (com uma translocação t[12;16] característica que afeta a expressão de MDM2) possuem um comportamento intermediário.

Morfologia *(p. 1248)*

Em lipossarcomas bem diferenciados, as células tumorais são prontamente reconhecíveis como lipócitos. Em outras variantes, a diferenciação adipogênica pode não ser óbvia. Entretanto, células demonstrando diferenciação gordurosa estão quase sempre presentes; tais *lipoblastos* mimetizam células gordurosas fetais com gotas lipídicas citoplasmáticas claras, que comprimem o núcleo.

Tumores Fibrosos *(p. 1249)*

Fasciite Nodular *(p. 1249)*

Essas são lesões não neoplásicas que são idiopáticas ou ocorrem em resposta a trauma (25% dos casos); podem crescer rapidamente e ser alarmantes por causa de hipercelularidade, alta atividade mitótica e células mesenquimais reativas. Uma translocação t(17;22) ocasiona uma fusão no gene MYH9-USP6, que causa proliferação clonal, embora limitada. Tipicamente sofre regressão espontânea e, caso excisado, raramente recidiva.

Morfologia *(p. 1249)*

- *Macroscópica*: as neoplasias são tipicamente grandes e nodulares, com margens pouco definidas.
- *Microscópica*: as lesões são celulares e altamente mitóticas, com fibroblastos de aparência imatura, reativos e roliços e miofibroblastos arranjados randomicamente ou em fascículos entrecruzados. Lesões frequentemente exibem estroma mixoide e linfócitos dispersos.

Fibromatoses *(p. 1249)*

Fibromatose Superficial *(p. 1249)*

A fibromatose superficial compreende um grupo de lesões fibroproliferativas benignas com colágeno denso abundante. Homens são afetados mais frequentemente que mulheres.

- *Fibromatose palmar* (*contratura de Dupuytren*) ocorre com o espessamento irregular da fáscia palmar; é bilateral em 50% dos indivíduos afetados. A ligação à pele sobrejacente leva ao enrugamento cutâneo e os pacientes desenvolvem uma contratura por flexão lentamente progressiva do quarto e quinto dedos.
- *Fibromatose plantar* é essencialmente o mesmo processo ocorrendo no pé; entretanto, são incomuns a bilateralidade e as contraturas.
- *Fibromatose peniana* (*doença de Peyronie*) usualmente ocorre no pênis dorsolateral, levando à curvatura anormal e/ou constrição uretral.

Fibromatose Profunda (Tumor Desmoide) *(p. 1250)*

Estas neoplasias não possuem potencial metastático, mas são, entretanto, localmente agressivas, frequentemente dolorosas e constantemente recidivam após excisão incompleta; mulheres, da adolescência até a faixa dos 30 anos, são mais comumente afetadas. Além da cirurgia, tumores podem ser tratados com tamoxifeno, inibidores da ciclo-oxigenase 2 ou inibidores da tirosina quinase. A maioria é esporádica, mas pacientes com mutações *APC* (p. ex., síndrome de Gardner) são predispostos à fibromatose profunda.

Patologia Sistêmica: Doenças dos Sistemas Orgânicos

Morfologia (p. 1250)

- *Macroscópica*: Tumores são massas pobremente demarcadas, elásticas, branco-acinzentadas, de 1 a 15 centímetros.
- *Microscópica*: As lesões são compostas por fibroblastos banais arranjados em fascículos de ampla abrangência, que se infiltram em tecidos vizinhos.

Tumores de Músculos Esqueléticos (p. 1250)

A maioria dos tumores de músculos esqueléticos é maligna. O equivalente benigno, rabdomioma, é raro; rabdomiomas cardíacos ocorrem em associação à esclerose tuberosa (Cap. 28).

Rabdomiossarcoma (p. 1250)

O rabdomiossarcoma é o sarcoma de tecidos moles mais comum em crianças; a maioria ocorre na cabeça e no pescoço ou no trato genitourinário. São neoplasias agressivas, tratadas com cirurgia, radioterapia e quimioterapia. As lesões são histologicamente sub-classificadas em três tipos principais que possuem características clínicas discretamente diferentes:

- *Rabdomiossarcoma embrionário* é o mais comum (60%); tipicamente ocorre em crianças com menos de 10 anos de idade e envolve a cavidade nasal, órbita, orelha média, próstata e região paratesticular. Os tumores frequentemente possuem isodissomia parental do cromossomo 11p15 levando à expressão excessiva do gene *IGFII* impresso. O subtipo *botrioide* se desenvolve nas paredes das estruturas ocas delineadas por mucosa (p. ex., nasofaringe, ducto biliar comum, bexiga e vagina) e, de forma geral, possui o melhor prognóstico.
- *Rabdomiossarcoma alveolar* (20%) tende a surgir durante a fase média da adolescência na musculatura profunda dos membros. Este tipo está associado a translocações que fundem *PAX3* ou *PAX7* a *FOXO1A* (translocações t[2,13] ou t[1,13], respectivamente) (Tabela 26-3).
- *Rabdomiossarcoma pleomórfico* é raro, acometendo tecidos moles profundos em adultos.

Morfologia (p. 1250)

- O rabdomioblasto é a célula diagnóstica; embora possam ser redondas ou alongadas, todas contêm sarcômeros (algumas vezes somente visíveis por microscopia eletrônica) e expressam marcadores miogênicos.
- *Rabdomiossarcomas embrionários* ocorrem como massas macias, cinzas e infiltrativas; a variante *botrioide* se assemelha a um agrupado de uvas. As células tumorais formam folhetos de células redondas e fusiformes em um estroma mixoide.
- *Rabdomiossarcomas alveolares* exibem uma rede de septos fibrosos que dividem as células tumorais em *clusters* ou agregados, que se assemelham a alveolos; as células tumorais possuem tamanho moderado, mas podem ter pouco citoplasma.
- *Rabdomiossarcomas pleomórficos* lembram outros sarcomas pleomórficos.

Tumores de Músculo Liso (p. 1251)

Leiomioma (p. 1251)

Tumores benignos de músculo liso surgem predominantemente no útero, ocorrendo em 77% das mulheres (Cap. 22); podem ocorrer em outros locais do corpo, onde a musculatura lisa é bem representada. As lesões usualmente possuem menos que 1 a 2 centímetros e são compostas por fascículos de células musculares lisas de aparência suave, com poucas mitoses. Uma síndrome de múltiplos leiomiomas cutâneos surgindo dos músculos eretores do pelo em associação a leiomiomas uterinos e carcinomas de célula renal pode ser transmitida como um distúrbio autossômico dominante; está ligada a uma mutação de perda de função no gene fumarato hidratase.

Leiomiossarcoma (p. 1251)

Leiomiossarcomas correspondem a 10% a 20% dos sarcomas de tecidos moles; são mais comuns em mulheres que em homens e tipicamente ocorrem na pele e nos tecidos moles profundos de membros e retroperitônio. Leiomiossarcomas superficiais são usualmente pequenos e possuem um bom prognóstico; tumores do retroperitônio são usualmente grandes e não podem ser excisados, além de causarem morte pela extensão local e metástase.

Morfologia (p. 1251)

- *Macroscópica*: Tumores são usualmente massas indolores e firmes.
- *Microscópica*: Lesões consistem de células fusiformes malignas em fascículos entrelaçados; feixes de filamentos musculares podem ser demonstrados ultraestruturalmente e por imuno-histoquímica.

Tumores de Origem Incerta (p. 1251)

Sarcoma Sinovial (p. 1251)

Apesar do nome, a célula de origem ainda não foi identificada; ademais, menos de 10% são intra-articulares. Correspondem a 10% dos tumores de tecidos moles; a maioria ocorre entre os 20 e 50 anos de idade e surge nos tecidos moles profundos dos membros inferiores (joelho e coxa). Os tumores frequentemente exibem uma translocação característica t(x;18), que produz um fator de transcrição quimérico (Tabela 26-3). As lesões são tratadas cirurgicamente e por quimioterapia; as taxas de sobrevida em 5 anos são de 25% a 62%, dependendo do estadiamento e da idade do paciente.

Morfologia (p. 1252)

As lesões histologicamente podem ser bifásicas (tanto com diferenciação epitelial cuboide ou mesenquimal fusiforme) ou monofásicas (em sua maior parte mesenquimal). Ocasionalmente existem concreções calcificadas que podem ser detectadas radiologicamente.

Sarcoma Pleomórfico Indiferenciado (p. 1252)

Incluem os tumores mesenquimais malignos de células pleomórficas de alto grau que não podem ser classificados em outra categoria; o *sarcoma pleomórfico indiferenciado* (SPI) representa a maior categoria de sarcomas adultos. A maioria surge nos tecidos moles profundos do membro, especialmente na coxa de adultos idosos ou de média idade; são tipicamente aneuploides com diversas anormalidades cromossômicas. Os SPIs são neoplasias agressivas tratadas cirurgicamente ou por quimioterapia adjuvante e/ou radioterapia; o prognóstico é geralmente reservado.

Morfologia (p. 1252)

SPIs são usualmente massas carnudas grandes (10 a 20 centímetros), branco-acinzentadas, comumente com necrose e hemorragia. Consistem em folhetos de células anaplásicas grandes, com núcleos irregulares e ocasionalmente bizarros hipercromáticos, e sem diferenciação de linhagem demonstrável.

27 Nervos Periféricos e Músculos Esqueléticos

As doenças neuromusculares são geralmente caracterizadas por fraqueza, dor muscular ou déficits sensoriais; a anatomia, o tempo de progressão da doença e a patogênese subjacente são os princípios organizacionais. As doenças são agrupadas de acordo com o acometimento preferencial de:

- Nervo periférico;
- Junção neuromuscular;
- Músculos esqueléticos.

Doenças de Nervos Periféricos (p. 1255)

A função motora somática é realizada pela **unidade motora:**

- Um único *neurônio motor inferior* (célula do corno medular anterior ou, no caso do neurônio motor dos nervos cranianos, do tronco cerebral);
- O *axônio* do neurônio;
- A *junção neuromuscular;*
- As *fibras musculares* inervadas pelo neurônio.

A função sensorial somática depende das seguintes estruturas:

- Terminações nervosas distais (geralmente com estruturas especializadas que reconhecem modalidades sensoriais específicas);
- Axônio com conexão aos gânglios da raiz dorsal;
- Sinapse proximal do axônio com neurônios na medula ou no tronco cerebral;

As *fibras nervosas* são compostas por axônios e suas células de Schwann e bainhas de mielina associadas; os *nervos periféricos* são compostos por múltiplas fibras agrupadas em fascículos por bainhas de tecido conjuntivo. A maioria dos nervos periféricos apresenta fibras motoras e sensoriais. Nervos *mielinizados* e *não mielinizados* estão entremeados em cada fascículo.

- As *fibras não mielinizadas* são muito mais numerosas do que as mielinizadas; uma única célula de Schwann envelopa de 5 a 20 fibras.
- As *fibras mielinizadas* são envelopadas por múltiplas células de Schwann (mas cada célula de Schwann mieliniza apenas um neurônio); estas células envolvem cada segmento axonal (interno) e são separadas pelos *nós de Ranvier.*

Tipos Gerais de Lesão de Nervos Periféricos (p. 1256)

Neuropatias Axonais (p. 1256)

A lesão axonal primária (por exemplo, causada por trauma ou isquemia) precipita a dissolução secundária da bainha de mielina (Fig. 27-1). A *degeneração walleriana* é a reação distal ao axônio transeccionado; reflete a destruição do axônio e da mielina, com recrutamento de macrófagos e fagocitose. O nervo proximal intacto pode apresentar

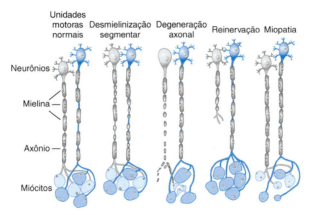

Figura 27-1 Unidades motoras normais e anormais. *Unidades motoras normais:* Duas unidades motoras adjacentes são mostradas (uma *clara* e uma *escura*). *Desmielinização segmentar:* Internós aleatórios de mielina são danificados e remielinizados por múltiplas células de Schwann; os axônios e os miócitos permanecem intactos. *Degeneração axonal:* O axônio e a bainha de mielina sofrem degeneração anterógrada, provocando atrofia por desnervação dos miócitos associados na unidade motora. *Reinervação:* O brotamento de axônios motores adjacentes não danificados provoca o desenvolvimento de fibras de miócitos de *tipo grupamento;* enquanto isso, o axônio lesionado tenta brotar. Note que uma nova lesão do nervo anteriormente não danificado leva à *atrofia agrupada.* *Miopatia:* Os miócitos disseminados de diferentes unidades motoras são pequenos (em degeneração ou regeneração), enquanto os neurônios e as fibras nervosas são normais.

degeneração focal dos dois a três internós mais distais antes da ocorrência da atividade regenerativa. As fibras musculares da unidade motora afetada sofrem *atrofia por desnervação;* os miócitos ficam menores e mais angulosos, mas ainda são viáveis (ver a seguir).

Neuropatias por Desmielinização (p. 1258)

A perda de mielina é causada por disfunção das células de Schwann ou dano primário à bainha de mielina (Fig. 27-1); o axônio subjacente é normal. Os axônios descobertos estimulam a remielinização; células precursoras podem substituir as células de Schwann danificadas, mas o reparo não é perfeito — as distâncias internós são menores e a bainha de mielina é mais delgada.

Neuronopatias (p. 1258)

As neuronopatias refletem a destruição neuronal (p. ex., causada por infecções ou toxinas) com degeneração secundária de processos axonais. A neuronopatia pode influenciar a função de nervos periféricos nas partes proximais e distais do corpo; as axonopatias tendem a afetar os membros distais.

Padrões Anatômicos das Neuropatias Periféricas (p. 1258)

- As *mononeuropatias* afetam nervos únicos, com déficits em uma distribuição restrita; as causas incluem trauma, encarceramento e infecção.
- As *polineuropatias* envolvem múltiplos nervos, são geralmente simétricas e progridem de distal a proximal (distribuição "em meia e luva").
- *Mononeurite múltipla* danifica diversos nervos em padrão aleatório; a vasculite é uma etiologia comum.
- As *polirradiculoneuropatias* afetam raízes nervosas e nervos periféricos, causando déficits simétricos proximais e distais difusos.

Neuropatias Periféricas Específicas (p. 1258)

Neuropatias Inflamatórias (p. 1258)

Síndrome de Guillain-Barré (p. 1258)

A *síndrome de Guillain-Barré* é uma polineuropatia inflamatória de desmielinização aguda que pode causar paralisia ascendente com risco de morte; a incidência é de 1 a cada 100.000 pessoas.

Patogênese (p. 1258)

A síndrome de Guillain-Barré provavelmente é uma doença imunomediada; 60% a 70% dos casos são precedidos pela vacinação ou por uma infecção viral (citomegalovírus, vírus de Epstein-Barr) ou bacteriana *(Campylobacter, Mycoplasma)*; os linfócitos T e/ou anticorpos circulantes podem ser responsáveis pela desmielinização.

Morfologia (p. 1258)

As lesões apresentam desmielinização segmentar com inflamação crônica e acometimento de raízes nervosas e nervos periféricos; o dano axonal também pode ser observado na doença grave.

Aspectos Clínicos (p. 1258)

O quadro clínico é dominado por paralisia ascendente e arreflexia; o acometimento sensorial geralmente é menos dramático. A velocidade de condução nervosa é menor e, embora a concentração de proteína no líquor seja elevada, não há pleocitose. O tratamento é feito com plasmaferese e administração de imunoglobulina intravenosa. A morte ocorre em 2% a 5% dos pacientes devido à paralisia respiratória, instabilidade autonômica ou parada cardíaca; 20% dos pacientes podem apresentar deficiência permanente.

Poli(radículo)neuropatia por Desmielinização Inflamatória Crônica (p. 1259)

A *poli(radículo)neuropatia por desmielinização inflamatória crônica* é uma polineuropatia sensorial e motora simétrica mista, similar à síndrome de Guillain-Barré, mas tem progressão subaguda ou crônica, com recidivas e remissões, e é responsiva a corticosteroides. Respostas inflamatórias associadas a linfócitos T e imunoglobulinas são implicadas. Os nervos periféricos apresentam evidências de desmielinização e remielinização recorrente (alterações em "casca de cebola").

Neuropatia Associada à Vasculite (p. 1259)

Aproximadamente um terço dos pacientes com vasculite apresenta acometimento de nervos periféricos, que geralmente se manifesta como mononeurite múltipla; há degeneração e perda irregular de axônios.

Neuropatias Infecciosas (p. 1260)

Lepra (Hanseníase) (p. 1260)

As bactérias da espécie *Mycobacterium leprae* invadem diretamente as células de Schwann, onde se proliferam e, por fim, infectam outras células (Cap. 8); as lesões incluem desmielinização segmentar e remielinização, com perda axonal e fibrose endoneurial e epineurial.

- A *lepra lepromatosa* tende a ser mais grave e difusa; os pacientes desenvolvem polineuropatia simétrica, principalmente em membros (as temperaturas menores favorecem o crescimento das microbactérias). A predileção por fibras de dor faz com que os pacientes sejam relativamente insensíveis a estímulos danosos e grandes úlceras traumáticas são comuns.

Nervos Periféricos e Músculos Esqueléticos 763

- *Lepra tuberculoide:* A melhor capacidade de resposta do hospedeiro, que se reflete na formação de nódulos de inflamação granulomatosa, faz com que a lesão nervosa seja mais localizada.

Doença de Lyme (p. 1260)

A doença de Lyme pode provocar polirradiculopatia e paralisias unilaterais ou bilaterais do nervo facial.

Vírus da Imunodeficiência Humana/Síndrome de Imunodeficiência Adquirida (p. 1260)

O *vírus da imunodeficiência humana (HIV)* e a *síndrome de imunodeficiência adquirida (AIDS)* podem causar diferentes padrões de neuropatia periférica (p. ex., mononeurite múltipla ou doenças de desmielinização) atribuídos à desregulação imune. A infecção pelo HIV em estágio final é associada à neuropatia sensorial distal dolorosa.

Difteria (p. 1260)

A neuropatia por difteria é causada pelos efeitos da exotoxina diftérica (Cap. 8). As manifestações clínicas são parestesias e fraqueza, com desmielinização segmentar associada.

Vírus da Varicella-Zóster (p. 1260)

Após a infecção pela varicela (catapora), o vírus persiste como infecção latente nos gânglios sensoriais da medula e do tronco cerebral. A reativação subsequente provoca uma erupção cutânea vesicular dolorosa na distribuição dos dermátomos sensoriais *(herpes-zóster)*, principalmente na região torácica ou do trigêmeo. Os gânglios afetados apresentam destruição neuronal com infiltrados de células mononucleares e os nervos periféricos sofrem degeneração axonal.

Neuropatias Metabólicas, Hormonais e Nutricionais (p. 1260)

Diabetes Mellitus (p. 1260)

O diabetes *mellitus* é a causa mais comum de neuropatia periférica e geralmente provoca polineuropatia sensorial e nervosa simétrica distal ascendente. Metade de todos os diabéticos tem algum acometimento e 80% apresentam alguma manifestação após 15 anos. A glicação proteica não enzimática e o dano mediado por poliol são considerados causas, assim como a doença microvascular diabética com lesão isquêmica secundária. Histologicamente, há neuropatia axonal com perda de pequenas fibras.

Aspectos Clínicos (p. 1261)

A perda sensorial é maior do que a disfunção motora; a perda de sensação de dor pode levar ao desenvolvimento de úlceras cutâneas, que cicatrizam mal devido à doença microvascular diabética. A *neuropatia autonômica* afeta aproximadamente 20% a 40% dos diabéticos; as sequelas clínicas incluem hipotensão postural, esvaziamento incompleto da bexiga e disfunção sexual. A doença prolongada pode levar à insuficiência vascular de nervos periféricos e é associada a manifestações assimétricas, inclusive *mononeuropatia, neuropatia craniana e neuropatia "radiculoplexus"* (uma doença dolorosa nos plexos nervosos braquiais ou lombossacros).

Outras Neuropatias Metabólicas, Hormonais e Nutricionais (p. 1261)

- A degeneração axonal pode ser secundária à insuficiência renal e geralmente causa neuropatia sensorial e motora simétrica distal. O *hipotireoidismo* pode causar mononeuropatia por compressão (p. ex., síndrome do túnel do carpo) ou polineuropatia sensorial simétrica distal; o *hipertireoidismo* raramente causa uma neuropatia similar à Guillain-Barré. As neuropatias periféricas podem ser secundárias às deficiências de cobre, zinco, vitaminas B_1, B_6, B_{12} e/ou folato.

Neuropatias Tóxicas (p. 1261)

As neuropatias tóxicas podem ocorrer após a exposição a substâncias químicas industriais ou ambientais, toxinas biológicas, metais pesados (chumbo, arsênico) ou fármacos, especialmente a cisplatina, os alcaloides da vinca e os taxanos; estes últimos são inibidores de microtúbulos e, portanto, interferem com o transporte axonal. O álcool pode causar toxicidade direta nos nervos periféricos ou ter efeitos secundários à deficiência vitamínica.

Neuropatias Associadas ao Câncer (p. 1261)

- A *infiltração direta ou compressão do nervo* por um tumor pode causar mononeuropatia, plexopatia braquial, paralisia de nervo craniano ou polirradiculopatia de membros inferiores (carcinomatose meníngea da cauda equina).
- As *neuropatias paraneoplásicas* são mais comumente sensorimotoras, mas podem assumir praticamente qualquer padrão. O carcinoma de células pequenas é um câncer subjacente comum, em que os pacientes expressam autoanticorpos (anti-Hu) que reconhecem antígenos tumorais e neuronais; o dano é mediado pelo ataque por linfócitos T CD8+ citotóxicos a células do gânglio da raiz dorsal. Menos comumente, uma neuropatia sensorial pura é causada pela perda de gânglios da raiz dorsal; esta lesão é associada a anticorpos circulantes contra uma proteína ligante de RNA compartilhada por neurônios e células tumorais.

Neuropatias Associadas a Gamopatias Monoclonais

- As neuropatias associadas a gamopatias monoclonais são atribuídas à ligação direta de paraproteínas patogênicas à glicoproteína associada à mielina. As cadeias leves, em excesso, também podem se depositar como amiloide, provocando deficiência vascular ou toxicidade direta.

Neuropatias Causadas por Forças Físicas (p. 1262)

- As *lacerações* ocorrem nas lesões cortantes ou fraturas ósseas em que fragmentos pontiagudos seccionam um nervo.
- As *avulsões* ocorrem quando o nervo é colocado sob tensão (p. ex., com força aplicada ao membro).

A *neuropatia por compressão (neuropatia por encarceramento)* ocorre quando o nervo é comprimido, geralmente em um compartimento anatômico; a *síndrome do túnel do carpo* é a mais comum, sendo secundária a doenças que comprimem o nervo mediano ao reduzir o espaço abaixo do ligamento transverso do carpo (p. ex., edema, gestação, doença articular degenerativa, hipotireoidismo, amiloidose e uso excessivo do pulso). Outros nervos suscetíveis às neuropatias por compressão são o nervo ulnar (à altura do cotovelo), o nervo peroneal (à altura do joelho) e o nervo radial (na porção superior do braço). A neuropatia por compressão no pé é mais comum em mulheres; o acometimento do nervo interdigital nos sítios intermetatársicos provoca fibrose perineural e dor *(neuroma de Morton)*.

Neuropatias Periféricas Congênitas (p. 1262)

As neuropatias periféricas congênitas são um grupo heterogêneo, que se manifesta com lesão progressiva do nervo periférico. A base destas doenças geralmente pode ser agrupada de acordo com os genes que codificam:

- Proteínas associadas à mielina;
- Fatores de crescimento e seus receptores;
- Proteínas mitocondriais;

- Vesículas e transporte axonal;
- Proteínas de choque térmico, que participam da prevenção da agregação proteica;
- Estrutura e função da membrana celular.

Neuropatias Autonômicas Hereditárias e Sensoriais e Doença de Charcot-Marie-Tooth

As neuropatias autonômicas hereditárias e sensoriais e a doença de *Charcot-Marie-Tooth* (CMT) são as neuropatias periféricas hereditárias mais comuns, afetando 1 em 2.500 pessoas e são causadas por mutações em mais de 50 diferentes genes. Estas doenças causam atrofia muscular distal, perda sensorial e deformidades podais.

- A CMT1 é o subtipo mais comum; representa uma coleção de doença autossômica dominantes:
  - A CMT1A (55% das CMT geneticamente definidas) é causada por uma duplicação no gene da proteína mielina periférica 22 *(PMP22)* gene.
  - A CMT1B (9%) é causada por mutações no gene da proteína mielina zero.
- A CMTX compreende as formas associadas ao cromossomo X; a CMT1X causa 15% das CMT geneticamente definidas. É associada a mutações em *GJB1*, que codificam a conexina 32, um componente da junção comunicante das células de Schwann.
- A CMT2 inclui as neuropatias autossômicas dominantes associadas à lesão axonal e não de desmielinização. A CMT2A (4% de todas as CMT) é causada por mutações no gene *MFN2*, envolvido na fusão mitocondrial normal.

Neuropatia Hereditária com Paralisia por Pressão (p. 1263)

A neuropatia hereditária com paralisia por pressão é causada por deleção de *PMP22* (o mesmo gene que é duplicado na CMT1A) e provoca mononeuropatia motora e sensorial transiente desencadeada por compressão de nervo (p. ex., túnel do carpo).

Doenças da Junção Neuromuscular (p. 1263)

As doenças da junção neuromuscular geralmente causam fraqueza indolor.

Doenças Mediadas por Anticorpos da Junção Neuromuscular (p. 1264)

Miastenia Grave (p. 1264)

A miastenia grave se deve a autoanticorpos direcionados contra receptores de acetilcolina (RACos); é mais comum em mulheres com menos de 40 anos de idade, mas tem predileção sexual igual em faixas etárias maiores.

Patogênese (p. 1264)

Aproximadamente 85% dos pacientes têm autoanticorpos contra RACo; os demais têm anticorpos direcionados contra a proteína do sarcolema, chamada *receptor de tirosina quinase específico a músculo*. Estes anticorpos podem causar a doença através de:

- Fixação de complemento e dano direto à membrana pós-sináptica;
- Aceleração da internalização e regulação negativa de RACo;
- Bloqueio da ligação de ACo.

Aspectos Clínicos (p. 1264)

Os pacientes classicamente apresentam fadiga fácil, ptose e diplopia; os sintomas pioram com a estimulação repetida. Os tratamentos incluem a administração de agentes anticolinesterase e prednisona e a plasmaferese. A hiperplasia tímica é observada em

65% dos pacientes e timomas ocorrem em 15% dos indivíduos; a ressecção tímica pode melhorar os sintomas.

Síndrome Miastênica de Lambert-Eaton (p. 1264)

A síndrome miastênica de Lambert-Eaton causa fraqueza e disfunção autonômica; diferentemente da miastenia grave, a neurotransmissão melhora com a repetição da estimulação. Aproximadamente metade dos casos é paraneoplásica (classicamente associada ao carcinoma pulmonar de células pequenas); os demais geralmente são associados a outras doenças autoimunes (p. ex., vitiligo ou doença de Graves). Os autoanticorpos causadores são direcionados contra o canal de cálcio pré-sináptico acionado por voltagem; cada potencial de ação pré-sináptica libera menos vesículas sinápticas do que o normal. O tratamento é feito com imunossupressores ou fármacos que aumentam a liberação de ACo por meio da despolarização da membrana pré-sináptica.

Doenças Causadas por Toxinas (p. 1264)

O *botulismo* é causado por uma neurotoxina (produzida por *Clostridium botulinum*) que bloqueia a liberação de ACo de neurônios pré-sinápticos; por outro lado, o *curare* bloqueia RACos, o que provoca paralisia flácida.

Doenças da Musculatura Esquelética (p. 1265)

As fibras musculares esqueléticas são células sinciciais multinucleadas delimitadas por uma membrana plasmática *(sarcolema);* as fibras contêm unidades repetidas idênticas *(sarcômeros)* de elementos contráteis de actina e miosina (e proteínas associadas). O músculo esquelético humano normal contém dois tipos principais de fibras com diferentes características funcionais e padrões de coloração (Tabela 27-1); o mnemônico "*um* (tipo 1) *touro* (do inglês *ox*, oxidativo) *lento* (contração) *gordo* (rico em lipídios) e *vermelho* (aparência macroscópica)" pode ajudar a lembrar as distinções fisiológicas e histoquímicas. Todas as fibras de uma determinada unidade motora são do mesmo tipo, com as características dadas pela natureza da inervação. No entanto, diferentes unidades motoras (e, assim, diferentes tipos de fibra) são entremeadas em um músculo; quando

TABELA 27-1	Tipos de Fibras Musculares	
Característica	**Tipo 1**	**Tipo 2**
Ação	Força constante	Movimentos súbitos
Resistência	Sustentação de peso	Movimentos propositais
Teor enzimático	NADH, coloração escura ATPase em pH 4,2, coloração escura ATPase em pH 9,4, coloração clara	NADH, coloração clara ATPase em pH 4,2, coloração clara ATPase em pH 9,4, coloração escura
Lipídios	Abundantes	Escassos
Glicogênio	Escasso	Abundante
Ultraestrutura	Muitas mitocôndrias Banda Z ampla	Poucas mitocôndrias Banda Z estreita
Fisiologia	Contração lenta	Contração rápida
Cor	Vermelha	Branca
Protótipo	Sóleo (pombo)	Peitoral (pombo)

ATPase, Adenosina trifosfatase; *NADH,* nicotinamida adenina dinucleotídeo, forma reduzida.

Nervos Periféricos e Músculos Esqueléticos 767

visualizadas por colorações especiais, este entremeado forma um "padrão em tabuleiro de damas" (Fig. 27-1).

Atrofia de Músculos Esqueléticos (p. 1265)

A *atrofia de músculos esqueléticos* é uma característica comum de muitas doenças, inclusive lesão neurogênica, caquexia e miopatias primárias, além de desuso e envelhecimento.

Alterações Neurogênicas e Miopáticas em Músculos Esqueléticos (p. 1265)

As miofibras podem sofrer danos diretos (lesões miopáticas) ou mediados pela perda da inervação muscular (lesão neurogênica).

As **lesões neurogênicas** provocam *agrupamento de tipos de fibra e atrofia agrupada* (Fig. 27-1):

- O tipo de fibras musculares é determinado pelo neurônio motor responsável pela inervação e pode mudar caso este neurônio motor passe a ser de outro tipo.
- Após a desnervação, as miofibras sofrem atrofia, ficando achatadas e anguladas.
- A reinervação restaura o tamanho e o formato da fibra, mas pode fazer uma miofibrila sem inervação de uma diferente unidade motora (e, assim, mudar o tipo de fibra).
- Com o dano neuronal recorrente, os axônios motores residuais podem inervar números cada vez maiores de miofibras, provocando o aumento de volume das unidades motoras *(agrupamento de tipo de fibra);* estas grandes unidades motoras são suscetíveis à *atrofia agrupada* em caso de dano subsequente do axônio responsável pela inervação.

Os *processos miopáticos* são associados a um conjunto distinto de alterações morfológicas:

- A *degeneração e regeneração segmentar de miofibrilas* ocorrem em caso de morte de apenas uma parte das miofibrilas; este processo é associado à liberação de enzimas citoplasmáticas (p. ex., creatina quinase), que são importantes marcadores de dano muscular. Após a remoção dos segmentos danificados por macrófagos *(miofagocitose),* a regeneração ocorre por meio da fusão de células-satélites ativadas às miofibras intactas restantes. A regeneração geralmente pode restaurar a normalidade de músculo, mas pode não se conseguir fazê-lo no ritmo exigido pela lesão recorrente ou crônica. Nesta situação, os músculos apresentam fibrose endomisial (deposição de colágeno), perda de miofibrilas, atrofia de miofibras e reposição por gordura.
- A *hipertrofia de miofibrila* ocorre como uma adaptação fisiológica ao exercício ou é associada a determinadas doenças miopáticas crônicas.
- As *inclusões citoplasmáticas* na forma de vacúolos, agregados de proteínas ou agrupamento de organelas são características de diversas formas de miopatia primária.

Miopatias Inflamatórias (p. 1266)

A miosite infecciosa (Cap. 8) e as doenças inflamatórias sistêmicas que acometem músculos (Cap. 6) são discutidas em outras partes deste livro. A seguir, são mostradas as doenças inflamatórias *primárias* dos músculos.

Dermatomiosite (p. 1266)

A dermatomiosite é uma doença autoimune sistêmica, com acometimento principalmente de pele e músculo. Classicamente, a descoloração violácea das pálpebras superiores *(lesão em heliotropo)* e o edema periorbital acompanham ou precedem a fraqueza; lesões descamativas e eritematosas são também observadas nas articulações dos dedos, nos cotovelos e nos joelhos *(pápulas de Gottron).* A fraqueza muscular tem aparecimento lento, é bilateralmente simétrica e começa afetando os músculos proximais; a disfagia ocorre em um terço dos pacientes. A doença pulmonar intersticial, a vasculite e a miocardite

Patologia Sistêmica: Doenças dos Sistemas Orgânicos

também podem ser observadas. Quase 15% a 25% dos pacientes adultos têm câncer; os pacientes juvenis mais caracteristicamente apresentam sintomas gastrointestinais (GI) e um terço tem calcinose. A doença é associada a (embora não necessariamente causada por) autoanticorpos direcionados contra o seguinte:

- Mi2, uma helicase implicada no remodelamento de nucleossomos;
- Jo1, uma histidil transfer RNA (tRNA) sintetase;
- PI55/P140, diversos reguladores de transcrição.

Os capilares parecem ser o alvo primário do ataque imunológico e a terapia imunossupressora é benéfica.

Polimiosite (p. 1267)

A polimiosite é similar à dermatomiosite, mas sem acometimento cutâneo; ocorre primariamente em adultos. A patogênese envolve o dano a miócitos causado por linfócitos T citotóxicos. A terapia imunossupressora é benéfica.

Miosite por Corpos de Inclusão (p. 1268)

A miosite por corpos de inclusão começa com o acometimento de *músculos distais*, em sua maioria grave, no quadríceps e na região distal dos membros superiores; a disfagia não é incomum. A doença tem aparecimento insidioso e geralmente afeta indivíduos com mais de 50 anos de idade. De modo geral, não há anticorpos associados à miosite e a terapia imunossupressora não é benéfica. A existência de depósitos intracelulares sugere que o dobramento anormal de proteínas é uma possível etiologia.

Miopatias Tóxicas (p. 1268)

- A *miopatia induzida por estatina* ocorre em 1% a 2% dos pacientes tratados com este fármaco.
- A *cloroquina* e a *hidroxicloroquina* interferem com função normal dos lisossomos e provocam fraqueza muscular de progressão lenta e associada à vacuolização miopática, afetando, predominantemente, fibras de tipo 1. Os estudos ultraestruturais mostram estruturas membrânicas intracelulares, espiraladas e lamelares.
- A *miopatia da unidade de terapia intensiva (UTI)* (miopatia deficiente em miosina) ocorre em pacientes em estado crítico, especialmente aqueles submetidos à terapia com corticosteroides; há degradação sarcomérica relativamente seletiva de miosina, o que causa fraqueza profunda.
- A *miopatia* tireotóxica causa fraqueza muscular proximal que pode preceder a disfunção tireoidiana clínica; a necrose e a regeneração de miofibrilas, além da linfocitose intersticial, podem ser observadas. No *hipotireoidismo,* as cãibras musculares e a lentificação dos movimentos são associados à atrofia das fibras, aos maiores números de núcleos internos e aos agregados de glicogênio.
- O *álcool* também pode ser miopático. O consumo excessivo e episódico de bebidas alcoólicas pode produzir uma síndrome tóxica aguda de rabdomiólise dolorosa acompanhada por mioglobinúria e insuficiência renal.

Doenças Congênitas da Musculatura Esquelética (p. 1269)

- As *miopatias congênitas* (Tabela 27-2) são caracterizadas pelo aparecimento precoce de fraqueza muscular e hipotonia proximal ou generalizada não progressiva ou de progressão lenta *(bebês hipotônicos)* ou contraturas articulares graves *(artrogripose).*
- As *distrofias musculares* são um grupo heterogêneo de doenças congênitas caracterizadas por dano muscular e fraqueza progressiva, que geralmente surge logo após a primeira infância.

TABELA 27-2	Miopatias Congênitas		
Doença e Herança	**Gene e _Lócus_**	**Achados Clínicos**	**Achados Patológicos**
Doença do núcleo central autossômica dominante	Gene do receptor de rianodina 1 _(RYR1)_; 19q13.1	Hipotonia e fraqueza de aparecimento precoce; "criança hipotônica"; associada a anomalias esqueléticas, como escoliose, deslocamento de quadril ou deformidades nos pés; algumas mutações RYR1 provocam a doença do núcleo central, algumas, hipertermia maligna e algumas, ambas	Os centros citoplasmáticos representam zonas centrais demarcadas, onde a disposição normal dos sarcômeros é alterada e há menor número de mitocôndrias
Miopatia nemalínica (MN)	MN1 AD - gene da α-tropomiosina 3 _(TPM3)_; 1q22-q23 MN2 AR - gene da nebulina _(NEB)_; 2q22 MN3 AR - gene da α-actina 1 _(ACTA)_; 1q42 MN4 AR - gene da tropomiosina 2 _(TPM2)_; 19p13.2–p13.1 MN5 AR – gene da troponina T1 _(TNNT1)_; 19q13.4 MN7 AR - gene da cofilina 2 _(CFL2)_; 14q12	Fraqueza da infância; alguns indivíduos apresentam fraqueza mais grave e hipotonia ao nascimento ("criança hipotônica")	Agregados de partículas fusiformes _(bastonetes de nemalina);_ ocorrem predominantemente em fibras de tipo 1; derivados do material da banda Z (α-actinina) e são mais bem observados à coloração modificada de Gomori ou à microscopia eletrônica
Miopatia centronuclear	XL - gene da miotubularina _(MTM1)_; Xq28 AD - gene da dinamina 2 (e outros) _DNM2_; 19p13.2 AR - gene da anfifisina 2 _(BIN1)_; 2q14	Hipotonia congênita grave, "criança hipotônica" e mau prognóstico na forma associada ao cromossomo X ("miopatia miotubular") Aparecimento na infância ou no início da vida adulta, com outras variantes com fraqueza e hipotonia	Muitas fibras contêm núcleos no centro geométrico da miofibrila; os núcleos centrais são mais comuns em fibras de tipo 1, que apresentam diâmetro pequeno, mas podem ocorrer nos dois tipos de fibra
Desproporção congênita de tipos de fibras	Gene da selenoproteína 1 _(SEPN1)_; 1p36.11 Gene da alfa-actina 1 _(ACTA1)_; 1q42.13 Gene da tropomiosina 3 _(TPM3)_; 1q21.3	Hipotonia, fraqueza, retardo do crescimento, fraqueza facial e respiratória, contraturas Espectro fenotípico amplo As mutações em SEPN1 são também associadas à miopatia de agregado proteico e à distrofia muscular da espinha rígida; as mutações em ACTA1 são também associadas à MN e à miopatia de agregado proteico; as mutações em TPM3 são também associadas à MN	Predominância e atrofia de fibras do tipo I (não específica)

AD, autossômico dominante; AR, autossômico recessivo; XL, associados ao cromossomo X.

- As *distrofias musculares congênitas*, a princípio, se manifestam na infância e são também associadas a anomalias do desenvolvimento do sistema nervoso central (SNC):
  - Defeitos na matriz extracelular ao redor dos miócitos, causados por mutações no colágeno VI (distrofia muscular congênita de Ullrich) e deficiência de merosina;
  - Anomalias nos receptores para a matriz extracelular (p. ex., devido à modificação pós-tradução anormal de distroglicano).

Distrofias Musculares (p. 1270)

Distrofia Muscular Associada ao Cromossomo X com Mutação de Distrofina ou Distrofia Muscular de Duchenne e Becker (p. 1270)

Estas doenças são causadas pela alteração da função da proteína associada ao cromossomo X *distrofina.*

As mutações da distrofina são a causa da *distrofia muscular de Duchenne* (DMD), a forma mais grave e comum de distrofia muscular; a incidência é de 1 a cada 3.500 meninos nascidos vivos. Clinicamente, se manifesta aos 5 anos de idade e os pacientes estão confinados à cadeira de rodas por volta dos 10 a 12 anos; a doença progride de forma implacável até a morte, no começo da segunda década de vida. A *distrofia muscular de Becker* (DMB) envolve o mesmo *locus* genético, mas é menos comum e menos grave, com aparecimento tardio e menor taxa de progressão.

Patogênese (p. 1270)

O gene responsável, *DMD*, em Xp21, codifica a proteína *distrofina*, que tem 427 kD, e é um componente essencial do *complexo de glicoproteína distrofina* (CGD), que faz a transdução das forças contráteis dos sarcômeros intracelulares à matriz extracelular (Fig. 27-2). Os defeitos em CGD podem gerar pequenas lacerações de membrana e influxo de cálcio, que causam degeneração da miofibrila. A distrofina também pode atuar nas vias de sinalização; sua porção carboxiterminal interage com a óxido nítrico sintase. Em sua maioria, as mutações são deleções; as demais são mutações "*frameshift*" e pontuais; dois terços são familiares e as restantes são mutações novas. Os músculos dos pacientes com DMD praticamente não apresentam distrofina detectável; os músculos dos pacientes com DMB possuem quantidades menores de distrofina, geralmente de peso molecular anormal, refletindo a existência de mutações que permitem a síntese parcial da proteína.

Morfologia (p. 1271)

Os músculos de pacientes com DMD e DMB apresentam o seguinte:

- *Variação no diâmetro das miofibrilas,* com fibras pequenas e gigantes, às vezes divididas;
- Maiores números de núcleos internalizados;
- Degeneração, necrose e fagocitose de fibras musculares;
- Regeneração de fibras musculares;
- Proliferação de tecido conjuntivo endomisial;
- Em estágios tardios, os músculos são totalmente substituídos por gordura e tecido conjuntivo;
- Há acometimento de fibras de tipo 1 e tipo 2, sem mudança na distribuição relativa.

Aspectos Clínicos (p. 1271)

A fraqueza começa nos músculos da cintura pélvica e se estende ao ombro; há hipertrofia da porção distal dos membros inferiores, associada à fraqueza *(pseudo-hipertrofia)*. Alterações patológicas são também observadas no coração (insuficiência e arritmia) e o prejuízo cognitivo é um componente da doença. As mulheres portadoras e os homens afetados são suscetíveis ao desenvolvimento de cardiomiopatia dilatada. A morte é decorrente de insuficiência respiratória, infecção pulmonar e descompensação cardíaca.

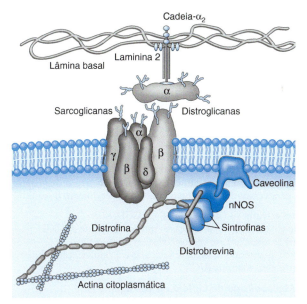

Figura 27-2 Relação entre a membrana celular (sarcolema) e as proteínas associadas ao sarcolema. A *distrofina*, uma proteína intracelular, forma uma interface entre as proteínas do citoesqueleto e um grupo de proteínas transmembrânicas, as distroglicanas e as sarcoglicanas. Estas proteínas transmembrânicas têm interações com a matriz extracelular, inclusive com as proteínas da classe das lamininas. A distrofina também interage com a distrobrevina e as sintrofinas, que se associam à *óxido nítrico sintetase de tipo neuronal* (nNOS) e à caveolina. As mutações na distrofina são relacionadas às distrofias musculares associadas ao cromossomo X; as mutações na caveolina e nas sarcoglicanas são relacionadas às distrofias musculares do tipo cinturas, que podem ser doenças autossômicas dominantes ou recessivas; e as mutações na α_2-laminina (merosina) são associadas à distrofia muscular congênita autossômica recessiva.

Distrofia Miotônica (p. 1272)

A distrofia miotônica é uma doença autossômica dominante, que tende a aumentar em gravidade e surgir em idade menor em gerações sucessivas (o fenômeno chamado *antecipação*). A *miotonia* – uma contração muscular involuntária e contínua – é o principal sintoma neuromuscular; os pacientes também apresentam catarata, endocrinopatia e cardiomiopatia.

Patogênese (p. 1272)

A distrofia miotônica é causada por uma expansão de repetição do nucleotídeo CTG no cromossomo 19q13; esta alteração afeta o mRNA da proteína quinase da distrofia miotônica (PKDM). A doença clínica é causada pela expansão da sequência repetida, o que gera um ganho de função "tóxico"; as repetições CUG expandidas no transcrito do mRNA de *PKDM* sequestram a proteína chamada "*muscleblind-like-1*", que tem função importante no *splicing* de RNA. Por outro lado, a menor função de *muscleblind-like-1* altera o *splicing* de outros transcritos de RNA, inclusive do canal de cloro CNCL1; a insuficiência de CNCL1 (canal necessário ao relaxamento muscular normal) é responsável pela miotonia característica.

Distrofia Muscular de Emery-Dreifuss (p. 1272)

A *distrofia muscular de Emery-Dreifuss* (DME) é marcada por uma tríade de fraqueza umerofibular, cardiomiopatia associada a defeitos de condução e contraturas precoces do tendão calcâneo, da coluna e dos cotovelos. É causada por mutações nas proteínas da lâmina nuclear; a *emerina*, na forma associada ao cromossomo X (DME1), e a *lamina A/C*, na forma autossômica (DME2), são causadas por mutações nos genes que as codificam.

Distrofia Fáscio-escápulo-umeral (p. 1272)

A *distrofia fáscio-escápulo-umera*l é uma doença autossômica dominante, que afeta aproximadamente 1 em 20.000 indivíduos; causa fraqueza proeminente dos músculos da face e dos ombros. Há superexpressão do gene *DUX4*, que codifica um fator de transcrição.

Distrofias Musculares de Cinturas (p. 1272)

As distrofias musculares de cinturas (pélvica e escapular) são um grupo heterogêneo de doenças com incidência geral de 1 em 25.000 a 50.000 pessoas. Todas são caracterizadas por fraqueza muscular, preferencialmente com acometimento de grupos de músculos proximais. Os genes causadores incluem aqueles que codificam o seguinte:

- Componentes estruturais (sacoglicanos) do CGD;
- Enzimas que glicosilam α-distroglicana, um componente do CGD;
- Proteínas que se associam aos discos Z dos sarcômeros;
- Proteínas participantes do tráfego de vesículas e da sinalização celular;
- Calpaína 3 protease e lamina A/C.

Doenças do Metabolismo de Lipídio ou Glicogênio (p. 1273)

Erros inatos do metabolismo de lipídio ou glicogênio podem afetar a musculatura esquelética; os pacientes podem desenvolver sintomas apenas com exercícios ou jejum, por exemplo, cãibras e dor ou, em casos graves, necrose muscular *[rabdomiólise]* ou, ainda, dano muscular de progressão lenta. São exemplos:

- A *deficiência de carnitil-palmitoil transferase II* prejudica o transporte de ácidos graxos livres para as mitocôndrias;
- *Deficiência de miofosforilase (doença de McArdle)*;
- A *deficiência de ácido maltase* prejudica o catabolismo lisossomal de glicogênio, provocando acúmulo lisossomal; a deficiência grave causa a *doença de Pompe* (Cap. 5), enquanto a deficiência mais branda provoca uma miopatia progressiva de aparecimento adulto, com acometimento de músculos respiratórios e do tronco.

Miopatias Mitocondriais (p. 1273)

As miopatias mitocondriais podem acometer muitos sistemas orgânicos, inclusive de tecidos de alta energia, como os músculos esqueléticos, o músculo cardíaco e os nervos; as mutações causadoras geralmente prejudicam a geração mitocondrial de ATP. Os pacientes podem apresentar padrões variáveis de fraqueza muscular, que são associados a concentrações séricas elevadas de creatina quinase e/ou rabdomiólise; o acometimento de músculos extraoculares é comum *(oftalmoplegia externa progressiva crônica)*. Os genomas nuclear e mitocondrial contribuem para os constituintes mitocondriais; as mutações nucleares seguem a herança mendeliana, mas as mutações no DNA mitocondrial (mtDNA) são herdadas da mãe, já que todas as mitocôndrias do embrião são dadas pelo oócito. Cada célula também contém milhares de cópias do mtDNA, distribuídas de forma aleatória para as células-filhas no momento da divisão celular. Assim, a doença pode ocorrer apenas quando um determinado limiar de cópias mutantes de mtDNA é excedido em uma fração substancial de células "suscetíveis".

Morfologia (p. 1273)

Os achados incluem agregados de mitocôndrias anormais, fazendo com que o contorno das fibras musculares seja irregular ("fibras rotas vermelhas", as colorações tricrômicas).

Nervos Periféricos e Músculos Esqueléticos 773

As mitocôndrias, em números maiores, apresentam formato e tamanho anormal e também podem conter inclusões paracristalinas (chamadas *"inclusões em estacionamento"*).

Diagnóstico Diferencial da Hipotonia Infantil (p. 1274)

O diagnóstico diferencial de uma criança hipotônica inclui:

- Doenças primárias dos músculos esqueléticos (p. ex., síndrome miastênica congênita, miotonia congênita, miopatias congênitas e distrofias musculares congênitas);
- Anomalias do cérebro (p. ex., encefalopatia);
- Neuronopatias, dentre as quais a *atrofia muscular espinal (AME)* é a mais característica.

Atrofia Muscular Espinal (p. 1274)

A AME é uma doença autossômica recessiva, que ocorre em 1 a cada 6.000 nascimentos e é causada por mutações com perda de função no gene *SNM1* (gene da sobrevida do neurônio motor 1). A perda de neurônios motores na AME provoca desnervação do músculo esquelético, com fraqueza e atrofia muscular. A histologia mostra grandes zonas de miofibras com atrofia grave; as miofibras normais ou hipertrofiadas disseminadas retêm a inervação dos neurônios motores residuais.

Miopatias de Canais Iônicos (Canalopatias) (p. 1274)

As miopatias de canais iônicos (canalopatias) são um grupo de doenças hereditárias causadas por mutações em canais iônicos. A maioria destas doenças é autossômica dominante com penetrância variável; as manifestações clínicas podem incluir epilepsia, enxaqueca, disfunção cerebelar, doença de nervos periféricos e doença muscular. As mutações nos canais iônicos podem causar menor ou maior excitabilidade e causar hipotonia ou hipertonia. Nas doenças associadas à hipotonia, os níveis séricos de potássio podem ser elevados, reduzidos ou normais (recebendo o nome de *paralisia periódica hipercalêmica, hipocalêmica* ou *normocalêmica,* respectivamente). São exemplos de mutações nas canalopatias:

- *Canal de potássio KCNJ2:* as mutações causam a *síndrome de Andersen-Tawil* – paralisia periódica, arritmias cardíacas e anomalias esqueléticas;
- *Canal de sódio SCN4A:* as mutações causam doenças que vão da miotonia à paralisia periódica;
- *Subunidade CACNA1S do canal muscular de cálcio:* a causa mais comum da *paralisia hipocalêmica;*
- *Canal de cloro CNCL1* mutações causam *miotonia congênita;*
- *Receptor de rianodina RYR1,* que regula a liberação de cálcio do retículo sarcoplasmático. As mutações de *RYR1* podem provocar *hipertermia maligna,* um estado hipermetabólico com taquicardia, taquipneia, espasmos musculares e febre, que é desencadeado por anestésicos; o receptor mutante permite o maior efluxo de cálcio do retículo sarcoplasmático, causando tetania e produção excessiva de calor.

Tumores da Bainha do Nervo Periférico (p. 1275)

Dentre estes tumores, incluem-se as neoplasias benignas e malignas; a vasta maioria é composta por células com diferenciação em células de Schwann e é comumente associada a síndromes tumorais familiares (p. ex., neurofibromatose do tipo 1 [NF1], neurofibromatose do tipo 2 [NF2] e schwannomatose).

Schwannomas (Neurilemomas) (p. 1275)

Os schwannomas (neurilemomas) são tumores benignos que tendem a ser originários diretos dos nervos periféricos. A perda de expressão de *merlina* (produto do gene *NF2*) é um achado consistente; isto aumenta a expressão de receptores de fator de crescimento

774 • Patologia Sistêmica: Doenças dos Sistemas Orgânicos

e, assim, hiperproliferação na presença de fatores de crescimento exógenos. Os schwannomas causam sintomas devido à compressão dos nervos acometidos ou de estruturas adjacentes. No crânio, a maioria dos schwannomas ocorre no ângulo pontocerebelar, junto ao ramo vestibular do oitavo nervo (assim, a neoplasia é chamada *neuroma acústico*); os indivíduos acometidos apresentam tinido e perda de audição. A remoção cirúrgica é curativa.

Morfologia (p. 1275)

Os schwannomas são massas encapsuladas bem-circunscritas, firmes e de coloração cinza. Microscopicamente, apresentam uma mistura de áreas densas e frouxas, chamadas áreas de *Antoni A* e *Antoni B*, respectivamente. As áreas de Antoni A são densas e eosinofílicas, com células fusiformes dispostas em fascículos celulares, intersectados e com núcleos em paliçada, alternadas a "zonas livres de núcleo" *(corpos de Verocay)*.

As áreas de Antoni B são frouxas e hipocelulares; as células fusiformes são separadas por uma matriz extracelular mixoide com formação de microcistos.

Neurofibromas (p. 1275)

Os neurofibromas são tumores benignos da bainha nervosa, que são mais heterogêneos do que os schwannomas devido à mistura de células de Schwann a células similares às perineurais, fibroblastos, mastócitos e células fusiformes CD34 +. Somente as células de Schwann apresentam perda completa de *neurofibromina* (produto do gene *NF1*) (Cap. 7), um tumoral supressor que inibe a atividade de RAS ao estimular a atividade de uma GTPase. A transformação a *tumor maligno da bainha de nervo periférico* (TMBNP) é observada principalmente nas variantes *plexiformes*, mas com incidência total de 5% a 10%.

Morfologia (p. 1276)

- Os *neurofibromas cutâneos localizados* são lesões nodulares não encapsuladas, pequenas e bem-delineadas na derme e no tecido adiposo subcutâneo; sua celularidade é relativamente baixa.
- Os *neurofibromas difusos* se infiltram de forma indefinida na derme e no tecido conjuntivo subcutâneo, aprisionando gordura e estruturas anexas e produzindo uma aparência em placa.
- Os *neurofibromas plexiformes* crescem e se expandem nos fascículos nervosos, encarcerando os axônios associados; o espessamento expandido e em cordão de múltiplos fascículos nervosos provoca uma aparência em "saco de minhocas".

Tumores Malignos da Bainha do Nervo Periférico (p. 1277)

Em sua maioria, os TMBNPs são tumores de alto grau; 50% ocorrem em pacientes com NF1, provavelmente pela transformação maligna de um neurofibroma plexiforme. A maioria é associada aos nervos periféricos maiores do tórax, abdômen, pelve, pescoço ou cintura pélvica. Os TMBNPs apresentam aberrações cromossômicas complexas.

Neurofibromatose de Tipo 1 e Tipo 2 (p. 1277)

Neurofibromatose de Tipo 1 (p. 1277)

A NF1 é uma doença autossômica dominante sistêmica comum (frequência de 1 em 3.000 pessoas) associada a diversos tumores, inclusive neurofibromas, TMBNP, gliomas do nervo óptico, outros tumores da glial e lesões hamartomatosas e feocromocitomas. Outras características incluem retardo mental ou convulsões, defeitos esqueléticos, nódulos pigmentados da íris *(nódulos de Lisch)* e máculas cutâneas hiperpigmentadas *(manchas em café com leite)*. A doença é causada por mutações com perda de função no gene *NF1*, que codifica o tumoral supressor *neurofibromina*. A doença tem alta penetrância, mas expressividade variável.

Neurofibromatose de Tipo 2 (p. 1277)

A NF2 é uma rara doença autossômica dominante (1 em 40.000 a 50.000 pessoas) que provoca diversos tumores, mais comumente schwannomas bilaterais do oitavo nervo e meningiomas; ependimomas da medula também são observados. Muitas pacientes apresentam lesões não neoplásicas, inclusive *schwannose* (crescimento nodular de células de Schwann na medula), *meningioangiomatose* (proliferação no SNC de células e vasos sanguíneos das meninges) e *hamartoma glial* (coleções nodulares microscópicas de células da glia). A doença é causada por mutações com perda de função no gene *NF2,* que codifica a *merlina,* um regulador citoesquelético da atividade da sinalização do receptor.

28 O Sistema Nervoso Central

As características que influenciam as manifestações de doenças do sistema nervoso central (SNC) incluem:

- Funções neurológicas específicas, que tendem a estar localizadas em neurônios distintos (geralmente agrupados no mesmo espaço); os efeitos clínicos da lesão, portanto, tendem a ser específicos ao local acometido e podem não ser corrigidos por outros neurônios.
- Existem populações de células-tronco no SNC, mas com capacidade limitada de restauração, assim, as lesões destrutivas geralmente causam déficits permanentes.
- Determinados neurônios apresentam vulnerabilidade seletiva à lesão.
- Outras células do SNC, como os *astrócitos* e os *oligodendrócitos* (que forma a *glia*), são afetadas em certas doenças neurológicas e podem também responder a agressões comuns (p. ex., isquemia) de maneira diferente de outros tecidos.
- As restrições físicas do crânio e da coluna fazem com que o cérebro e a medula sejam vulneráveis à pressão por expansão.
- O SNC apresenta circulação distinta de líquor, não possui vasos linfáticos e tem uma barreira hematoencefálica seletiva.
- Algumas respostas à lesão são exclusivas ao SNC (veja a seguir).

Patologia Celular do Sistema Nervoso Central (p. 1280)

Reações dos Neurônios à Lesão (p. 1280)

A lesão neuronal pode ser um processo agudo (p. ex., causado por hipóxia ou hipoglicemia) ou um processo degenerativo mais lento, geralmente associado ao acúmulo de agregados proteicos anormais.

Morfologia (p. 1280)

- A *lesão neuronal aguda* é um espectro de alterações decorrentes de hipóxia-isquemia (ou outros insultos), que provoca necrose ou apoptose celular; há eosinofilia citoplasmática intensa e picnose nuclear ("neurônios vermelhos").
- A *lesão neuronal subaguda e crônica ("degeneração")* é a morte neuronal (principalmente apoptose) acompanhada por gliose reativa, que ocorre como consequência de doenças degenerativas progressivas.
- A *reação axonal* reflete a resposta do corpo do neurônio ao desafio de regeneração dos axônios danificados. O corpo celular fica arredondado e os nucléolos aumentam de volume; a dispersão da substância de Nissl e a palidez citoplasmática perinuclear *(cromatólise central)* são associadas à maior síntese proteica e brotamento axonal.
- As *inclusões neuronais* podem ser manifestações do envelhecimento (lipofuscina), de doenças de metabolismo (material de armazenamento), doenças virais (corpos de inclusão) ou de doenças neurodegenerativas associadas a proteínas agregadas.

Reações dos Astrócitos à Lesão (p. 1281)

Os astrócitos são as principais células responsáveis pelo reparo e formação de cicatrizes no cérebro; são também importantes elementos celulares da barreira hematoencefálica.

Em áreas de dano ao SNC, os astrócitos apresentam grandes núcleos vesiculosos e citoplasma eosinofílico conspícuo (*astrócitos gemistocíticos*); tal hipertrofia e hiperplasia de astrócitos culmina em *gliose* tecidual.

Quando sofrem lesão direta, os astrócitos podem também apresentar alterações características:

- As *fibras de Rosenthal* são estruturas eosinofílicas alongadas no interior dos processos astrocíticos; essas estruturas contêm αB-cristalina e hsp27 (proteínas de choque térmico) e são observadas na gliose prolongada ou em astrocitomas pilocíticos.
- Os *corpos amiláceos* são corpos lamelares de poliglucosan (que também contêm proteínas de choque térmico); o número dessas estruturas aumenta conforme a idade, representando uma alteração degenerativa.
- Os *astrócitos de Alzheimer do tipo II* apresentam núcleos com aumento de volume, glicogênio intranuclear e cromatina pálida; essas alterações ocorrem nos casos de hiperamonemia.

Reações da Micróglia à Lesão (p. 1281)

Após a lesão, as células da micróglia (células fagocíticas derivadas do mesoderma) se proliferam, desenvolvem núcleos alongados (*células em bastonetes*), formam agregados ao redor de focos necróticos (*nódulos microgliais*) e/ou se agregam em torno de neurônios que estão morrendo (*neuronofagia*).

Reações de Outras Células da Glia à Lesão (p. 1281)

- A apoptose de *oligodendrócitos* é uma característica das doenças de desmielinização e das leucodistrofias; as inclusões virais podem ser observadas na leucoencefalopatia multifocal progressiva (LEMP) e as inclusões de α-sinucleína podem ser vistas na *atrofia de múltiplos sistemas* (AMS).
- As *células* ependimárias se regeneram; qualquer dano provoca proliferação dos astrócitos subependimários formando *granulações ependimárias*.

Edema Cerebral, Hidrocefalia e Aumento da Pressão Intracraniana e Herniação (p. 1282)

O volume do conteúdo intracraniano é contido pelo crânio. O edema generalizado do SNC, o maior volume de líquor *(hidrocefalia)* e a hemorragia ou as lesões em massa com expansão podem, assim, aumentar a pressão intracraniana; as consequências variam de déficits neurológicos sutis à morte.

Edema Cerebral (p. 1282)

O edema do parênquima cerebral pode ser:

- *Vasogênico:* A maior permeabilidade vascular provoca o acúmulo focal ou generalizado de *fluido intercelular;* a ausência de vasos linfáticos prejudica a reabsorção.
- *Citotóxico:* Maior quantidade de *fluido intracelular* secundário à lesão endotelial, neuronal ou glial (p. ex., após anóxia ou distúrbios tóxicos e metabólicos).
- *Intersticial:* O fluido do sistema ventricular transuda pelo revestimento ependimário devido à maior pressão intraventricular.

Hidrocefalia (p. 1282)

A obstrução do fluxo de liquor provoca aumento do volume ventricular e do volume de liquor. A maioria dos casos se deve à redução do fluxo ou da reabsorção; a produção excessiva é uma causa incomum, exceto nos tumores do plexo coroide.

- Quando a hidrocefalia ocorre antes do fechamento das suturas cranianas, há aumento de volume cefálico; a hidrocefalia após a fusão óssea provoca expansão ventricular e aumento da pressão intracraniana.
- A *hidrocefalia não comunicante* se refere ao aumento de volume de apenas uma porção do sistema ventricular (p. ex., devido ao bloqueio do terceiro ventrículo); na *hidrocefalia comunicante*, todo o sistema é expandido.
- Nas doenças associadas à perda extensa de tecido, a expansão compensatória de todo o compartimento do liquor provoca hidrocefalia "*ex-vacuo*".

Hipertensão Intracraniana e Herniação (p. 1283)

A maior pressão intracraniana provoca compressão do parênquima cerebral. A perfusão vascular também pode ser comprometida, exacerbando ainda mais o edema cerebral. Já que a caixa craniana é dividida por pregas rígidas da dura-máter (*foice* e *tentório*), a expansão localizada pode causar deslocamento relativo às separações, que é associado a *síndromes de herniação* (Fig. 28-1):

- A *hérnia subfalcina (do cíngulo)* pode comprometer os ramos da artéria cerebral anterior.
- A *hérnia transtentorial (uncinada, temporal mesial)* pode distorcer o mesencéfalo e a ponte adjacentes; o comprometimento do terceiro nervo craniano provoca dilatação

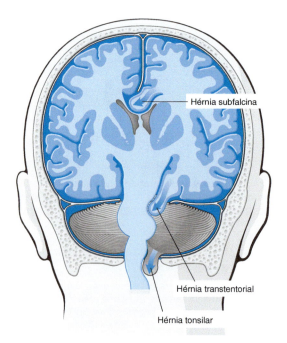

Figura 28-1 Principais síndromes de herniação.

O Sistema Nervoso Central 779

papilar e a compressão da artéria cerebral posterior pode causar isquemia do córtex visual. A hérnia substancial provoca hemiparesia ipsilateral e geralmente é acompanhada pela laceração dos vasos responsáveis pelo suprimento sanguíneo *(hemorragias de Duret)*.

- A *hérnia tonsilar* pelo forâmen magno pode comprimir a medula e comprometer os centros cardíacos e respiratórios.

Malformações e Distúrbios do Desenvolvimento (p. 1284)

A natureza das malformações do desenvolvimento depende principalmente do momento de ocorrência da lesão durante a gestação. Infecções maternas e fetais, fármacos, anóxia, isquemia e doenças genéticas podem estar envolvidas.

Defeitos do Tubo Neural (p. 1284)

Essas malformações refletem erros no fechamento primário ou reabertura secundária do tubo neural após o fechamento correto; são associadas a anomalias do tecido neural, das meninges e do osso e do tecido mole sobrejacentes. A frequência varia entre os grupos étnicos; fatores genéticos e ambientais podem estar envolvidos. A *deficiência de folato*, por exemplo, é um importante fator de risco, com algumas diferenças populacionais secundárias a polimorfismos no metabolismo de folato. O diagnóstico antenatal pode ser estabelecido com técnicas de diagnóstico por imagem e triagem materna para detecção de α-fetoproteína.

- A *espinha bífida* pode ser um defeito ósseo assintomático (*espinha bífida oculta*) ou uma malformação grave, com achatamento e desorganização do segmento medular, recoberta por uma bolsa meníngea.
- A *mielomeningocele* representa a hérnia do SNC por um defeito na coluna vertebral; a maioria das mielomeningoceles ocorre na região lombossacra e é associada a déficits motores e sensoriais dos membros inferiores e menor controle intestinal e vesical.
- A *encefalocele* é um divertículo malformado do SNC que se estende por um defeito no crânio, geralmente no occipício ou na fossa posterior.
- A *anencefalia* é uma malformação do tubo neural anterior decorrente de uma falha no desenvolvimento cerebral.

Anomalias do Prosencéfalo (p. 1284)

- O *tamanho do cérebro* é influenciado pela duração da proliferação de células periventriculares em relação ao início de sua migração para o córtex. Caso muitas células saiam cedo demais da população em proliferação, ocorre *microencefalia* (cérebro pequeno) e redução dos números de giros (*lisencefalia*); em casos extremos, pode até mesmo haver ausência completa de giros (*agiria*). Suas causas podem ser anomalias cromossômicas, a síndrome alcoólica fetal e a infecção *in utero* pelo *vírus da imunodeficiência humana* (HIV). Por outro lado, se um número muito pequeno de células sair do *pool* de proliferação nos estágios iniciais (o que é muito menos comum) há, por fim, produção excessiva de neurônios e, consequentemente, *megalencefalia* (cérebro grande).
- A *formação de giros* e a *organização* geral são influenciadas pelos padrões de movimento neuronal após a divisão celular.
  - Na *polimicrogiria*, há grande abundância de pequenas convoluções cerebrais devido à lesão focal próxima ao fim da migração neuronal; também há causas genéticas.
  - As *heterotopias neuronais* são conjuntos anormais de neurônios em locais inadequados ao longo das vias migratórias normais; são comumente associadas à epilepsia. Mutações em proteínas associadas ao citoesqueleto (p. ex., filamina A) ou aos microtúbulos podem ser sua causa.

780 · Patologia Sistêmica: Doenças dos Sistemas Orgânicos

- A *holoprosencefalia* é caracterizada pela separação incompleta dos hemisférios cerebrais; é também associada a anomalias na linha média da face (inclusive ciclopia). A holoprosencefalia pode ser causada por mutações de *sonic hedgehog* ou outros genes envolvidos no desenvolvimento neural.
- Na *agenesia do corpo caloso*, os feixes normais de substância branca inter-hemisférica não se formam; embora o retardo mental possa ocorrer, os indivíduos geralmente são clinicamente normais.

Anormalidades da Fossa Posterior (p. 1286)

- A *malformação de Arnold-Chiari (malformação de Chiari II)* consiste em fossa posterior pequena, uma malformação do cerebelo medial com extensão do verme pelo forâmen magno, hidrocefalia e mielomeningocele lombar.
- A *malformação de Chiari I* é associada a tonsilas cerebelares baixas que se estendem ao canal vertebral; de modo geral, é clinicamente silente, mas pode causar obstrução ao fluxo de liquor.
- A *malformação de Dandy-Walker* é caracterizada por um aumento de volume da fossa posterior, ausência de verme cerebelar e um grande cisto na linha média, com displasias dos núcleos do tronco cerebral.

Siringomielia e Hidromielia (p. 1286)

Estas lesões são expansões do canal central *(hidromielia)* ou a formação de uma cavidade similar a uma fenda *(siringomielia)* na medula. Histologicamente, há destruição da substância cinzenta e branca, cercada por gliose reativa. Os pacientes apresentam perda da sensibilidade à dor e à temperatura nos membros superiores.

Lesão Encefálica Perinatal (p. 1286)

A *paralisia cerebral* é um termo amplo para os déficits motores não progressivos relacionados a agressões pré-natais e perinatais; a prematuridade é o principal fator de risco. Dependendo de sua localização, as lesões clinicamente se manifestam com distonia, espasticidade, ataxia, atetose e/ou paresia:

- A *hemorragia intraparenquimatosa* na matriz germinativa geralmente ocorre entre o tálamo e núcleo caudado e pode se estender até o sistema ventricular.
- Os infartos *isquêmicos* podem ocorrer na substância branca periventricular (*leucomalácia periventricular*) ou nos hemisférios (*encefalopatia multicística*).
- *Ulegiria* é o termo para os delgados giros glióticos devidos à isquemia cortical perinatal; o "*estado marmóreo*" (*status marmoratus*) reflete a perda neuronal isquêmica e a gliose nos gânglios da base e no tálamo, que são associados à formação aberrante e irregular de mielina.
- A lesão durante a gestação pode destruir o tecido cerebral sem evocar qualquer gliose reativa.

Trauma (p. 1287)

Fraturas de Crânio (p. 1287)

A resistência à fratura varia conforme a espessura dos ossos do crânio; *fratura de crânio com afundamento* é o termo usado quando há deslocamento do osso para a caixa craniana por uma distância maior do que sua espessura. As quedas acidentais tendem a envolver o occipício; podem ter acometimento secundário da base do crânio com sintomas relacionados aos nervos cranianos inferiores ou cervicomedulares e derrame de liquor e/ou meningite. O trauma que ocorre como consequência da síncope tende a envolver a parte frontal do crânio. Embora a energia cinética que causa fraturas tenda a ser dissipada nas suturas, as fraturas podem, ainda assim, atravessar as suturas (*fraturas diastáticas*).

Lesões do Parênquima (p. 1287)

Concussão (p. 1287)

A concussão é uma síndrome clínica transiente, relacionada a traumas e associada à perda de consciência, parada respiratória temporária e perda de reflexos; há amnésia do evento. Síndromes neuropsiquiátricas pós-concussivas — comumente associadas a lesões repetitivas — são bem reconhecidas.

Lesão Parenquimatosa Direta (p. 1287)

A lesão parenquimatosa direta assume a forma de *lacerações* (lesões penetrantes que causam laceração do tecido) e *contusões* (essencialmente hematomas do SNC). As cristas dos giros são mais suscetíveis à contusão (p. ex., no local de impacto [*contusão por golpe*] ou no ponto oposto [*contusão por contragolpe*]). Microscopicamente, há hemorragia e edema cerebral que, por fim, se resolvem como uma cicatriz glial deprimida, de coloração marrom-amarelada, que se estende até a superfície pial (*placa amarela, do francês plaque jaune*).

Lesão Axonal Difusa (p. 1289)

A lesão axonal difusa ocorre quando forças mecânicas — inclusive a aceleração angular, mesmo na ausência de impacto — causam perda da integridade axonal e subsequente fluxo axoplásmico. Microscopicamente, há um aumento de volume axonal disseminado e hemorragia focal, subsequentemente substituída por fibras degeneradas e gliose. Até metade dos pacientes que entram em coma após um trauma apresenta lesão axonal difusa — mesmo na ausência de contusões cerebrais.

Lesão Vascular Traumática (p. 1289)

Dependendo da anatomia dos vasos rompidos, as hemorragias relacionadas ao trauma são *epidurais, subdurais, subaracnoides* e *intraparenquimatosas* (Fig. 28-2). As hemorragias subaracnóideas e intraparenquimatosas geralmente são associadas a contusões e lacerações superficiais.

Hematomas Epidurais (p. 1289)

Os hematomas epidurais são causados pela ruptura de artérias da dura-máter, mais comumente da artéria meníngea média; o sangue se acumula entre a dura-máter e o crânio, comprimindo o cérebro. Dependendo do tempo de acúmulo, os pacientes podem ficar lúcidos por muitas horas após o trauma. As lesões também podem se expandir rapidamente, determinando a drenagem imediata.

Hematomas Subdurais (p. 1290)

Os hematomas subdurais são decorrentes da laceração de veias que se distendem da superfície cortical pelos espaços subaracnóideos e subdurais até as veias drenantes (p. ex., seio sagital superior). Enquanto o cérebro "boia" livremente no liquor, as veias são fixas e, assim, suscetíveis à ruptura com a mudança traumática de posição do cérebro no interior do crânio. Os pacientes geriátricos com atrofia cerebral são bastante suscetíveis, mesmo após traumas menores. Os sintomas de progressão lenta — geralmente cefaleia não localizada e confusão — comumente ocorrem nas primeiras 48 horas após a lesão, embora possa haver descompensação aguda. Os hematomas subdurais podem sangrar de forma recorrente, devido à hemorragia de vasos de paredes delgadas do tecido de granulação (*hematoma subdural crônico*).

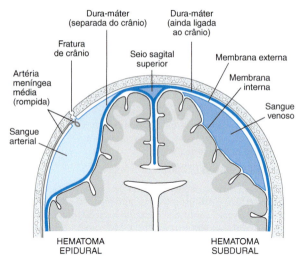

Figura 28-2 Hematoma epidural *(à esquerda):* a ruptura da artéria meníngea (geralmente associada à fratura de crânio) provoca o acúmulo de sangue arterial entre a dura-máter e o crânio. Hematoma subdural *(à direita):* o dano às veias que conectam o cérebro ao seio sagital superior provoca acúmulo de sangue venoso entre a dura-máter e a aracnoide.

Sequelas do Trauma Cerebral (p. 1291)

Dentre estas sequelas incluem-se a epilepsia, os meningiomas, as doenças infecciosas e as doenças psiquiátricas.

- A *hidrocefalia pós-traumática* ocorre quando a hemorragia no espaço subaracnóideo obstrui a reabsorção de liquor.
- A *demência pós-traumática (demência pugilística)* é uma consequência do trauma cefálico repetido; os achados incluem hidrocefalia, adelgaçamento do corpo caloso, lesão axonal difusa, placas amiloides e emaranhado neurofibrilar.

Lesão da Medula Espinal (p. 1291)

As lesões medulares são associadas ao deslocamento da coluna vertebral; o nível da lesão determina o desfecho neurológico:

- Vértebras torácicas ou abaixo: paraplegia.
- Vértebras cervicais: tetraplegia; nas lesões em C4 e acima, há comprometimento respiratório devido à paralisia do diafragma.

Hemorragia, necrose e aumentos de volume da substância branca axonal são achados agudos. Com o tempo, as lesões necróticas se tornam císticas e glióticas; os tratos ascendentes e descendentes da substância branca que são afetados sofrem degeneração secundária.

Doença Cerebrovascular (p. 1291)

A doença cerebrovascular é a terceira maior causa de morte nos Estados Unidos (após as doenças cardíacas e o câncer); é a causa mais comum de morbidade e mortalidade neurológica. *Derrame* é a designação clínica para esses eventos, principalmente aqueles com aparecimento agudo de sintomas; é secundário à *hemorragia* após a ruptura de vasos ou à *isquemia* e ao *infarto* por alterações da perfusão ou oxigenação (a embolia é uma causa mais comum do que a trombose).

O Sistema Nervoso Central **783**

Hipóxia, Isquemia e Infarto (p. 1291)

O cérebro é primariamente dependente do metabolismo oxidativo da glicose derivada da circulação para geração de *adenosina trifosfato* (ATP). A isquemia provoca depleção de ATP por meio de:

- Perda do potencial de membrana necessário para a atividade elétrica neuronal.
- Elevação dos níveis citoplasmáticos de cálcio, ativando uma cascata enzimática que provoca lesão celular.
- Liberação inadequada de neurotransmissores aminoácidos excitatórios (p. ex., glutamato), que causa dano celular através do influxo de cálcio por meio de receptores de glutamato do tipo *N-metil-d-aspartato* (NMDA).

A privação cerebral de oxigênio causas necrose isquêmica global (*encefalopatia isquêmica* ou *hipóxica*) ou focal (*infarto cerebral*). Nos locais de menor perfusão, os resultados dependem da circulação colateral, da duração da isquemia e da magnitude e rapidez da redução de fluxo. Na região entre o tecido necrótico e o cérebro normal, a zona de tecido "suscetível" é chamada de *penumbra*.

Isquemia Cerebral Global (p. 1292)

A hipóxia pode ser secundária ao menor teor de oxigênio no sangue ou à hipotensão. Os neurônios são mais sensíveis do que os astrócitos e oligodendrócitos e alguns neurônios são mais suscetíveis do que outros, devido a diferenças no fluxo sanguíneo regional e/ou na demanda metabólica (p. ex., células cerebelares de Purkinje, células piramidais do córtex cerebral e camada de células piramidais do hipocampo [especialmente a área CA1 ou o *setor de Sommer*]).

A isquemia global grave provoca morte disseminada de células neuronais; os pacientes que sobrevivem podem permanecer em um estado vegetativo persistente ou atender aos critérios de "morte cerebral": ausência de atividade ao eletroencefalograma e ausência de reflexos, estímulo respiratório e perfusão cerebral. Quando esses pacientes são mantidos sob ventilação mecânica, há, por fim, autólise cerebral ("cérebro de respirador").

Em caso de comprometimento apenas parcial da oxigenação, *infartos limítrofes (zona de fronteira)* podem ocorrer na interface entre os principais suprimentos vasculares; o território entre a artéria cerebral anterior e média é o mais vulnerável.

Morfologia (p. 1292)

- *Macroscópica:* As áreas isquêmicas são edematosas, com giros amplos e sulcos estreitos; há pouca demarcação entre a substância cinzenta e branca.
- *Microscópica:* De 12 a 24 horas após a lesão, a isquemia celular é destacada pela presença de *neurônios vermelhos*. A subsequente infiltração de neutrófilos é seguida pelo influxo de macrófagos, neovascularização e gliose reativa. A perda neuronal cortical irregular e a gliose alternada a zonas preservadas gera um padrão chamado *necrose pseudolaminar*.

Isquemia Cerebral Focal (p. 1292)

A isquemia cerebral focal pode ser causada pela oclusão arterial trombótica ou embólica. As manifestações clínicas dependem da localização anatômica da lesão; os déficits evoluem com o tempo e podem ser permanentes ou melhorar de forma lenta.

- A *trombose* (geralmente causada pela aterosclerose subjacente) tende a afetar o sistema extracerebral da carótida e a artéria basilar.
- A *embolia* envolve mais comumente a distribuição das artérias intracerebrais e, em especial, da artéria cerebral média. Os êmbolos são originários de placas cerebrovasculares ateromatosas, trombos murais cardíacos (principalmente em casos de fibrilação atrial), lesões valvulares ou, de forma paradoxal, através de defeitos do septo atrial ou ventricular.

- As lesões *inflamatórias*, inclusive a vasculite infecciosa (p. ex., sífilis ou tuberculose) e as vasculites (p. ex., poliarterite nodosa), também podem causar estreitamento luminal e infarto cerebral.
- Os *infartos venosos* ocorrem após a oclusão do seio sagital superior, outros seios ou veias cerebrais profundas e são caracteristicamente hemorrágicos.

Morfologia (p. 1294)

- Os *infartos não hemorrágicos (brancos ou anêmicos)* são evidentes em 48 horas como regiões pálidas e macias de cérebro edematoso, com infiltração neutrofílica. O tecido, então, sofre liquefação e a cavidade preenchida por fluido e macrófagos é revestida pela glia reativa.
- Os *infartos hemorrágicos,* característicos da oclusão embólica com lesão de reperfusão, apresentam extravasamento de sangue, mas, fora isso, evoluem de maneira comparável aos infartos anêmicos.

Doença Cerebrovascular Hipertensiva (p. 1295)

Infartos Lacunares (p. 1295)

Os infartos lacunares são pequenos (<15 mm) infartos císticos, decorrentes da esclerose e oclusão arteriolar cerebral; a perda de tecido é acompanhada por macrófagos ricos em lipídios e gliose adjacente. O núcleo lenticular, o tálamo, a cápsula interna, a substância branca profunda, o núcleo caudado e a ponte são mais comumente afetados. Clinicamente, esses infartos podem ser silentes ou causar disfunções graves.

Hemorragias por Lacerações (p. 1296)

As hemorragias por laceração ocorrem quando a hipertensão causa a ruptura de pequenos vasos. São, por fim, reabsorvidas, deixando macrófagos residuais contendo hemosiderina e gliose associada.

Encefalopatia Hipertensiva (p. 1296)

- A *encefalopatia hipertensiva aguda* é uma síndrome clinicopatológica causada pela maior pressão intracraniana e que se manifesta como disfunção cerebral difusa (cefaleias, confusão, vômitos, convulsões e, ocasionalmente, coma). A intervenção terapêutica rápida é necessária; o exame *post-mortem* revela o cérebro edematoso (às vezes, com hérnia), com petéquias e necrose fibrinoide arteriolar.
- *Lesão hipertensiva crônica.* Pequenos infartos recorrentes (hipertensivos, ateroscleróticos e/ou embólicos) podem causar *demência vascular (multi-infarto),* uma síndrome caracterizada por demência, anomalias de marcha, sinais pseudobulbares e outros déficits neurológicos focais. *Doença de Binswanger* é o nome dado quando o padrão de lesão isquêmica recorrente envolve, preferencialmente, a substância branca subcortical, com perda de mielina e axônios.

A gravidade das doenças neurodegenerativas é exacerbada pela doença cerebrovascular concomitante.

Hemorragia Intracraniana (p. 1296)

Hemorragia Intraparenquimatosa (p. 1296)

A hemorragia intraparenquimatosa geralmente envolve a ruptura espontânea de um pequeno vaso intraparenquimatoso; o pico de incidência é aos 60 anos de idade.

- A *hipertensão* é o fator predisponente em metade dos casos, sendo responsável por 15% das mortes entre pacientes com hipertensão crônica. Essa provoca enfraquecimento do vaso devido à arteriosclerose hialina, necrose vascular focal e formação de microaneurismas (*aneurismas de Charcot-Bouchard*). As lesões ocorrem no putâmen (50% a 60% dos casos), no tálamo, na ponte e, raramente, nos hemisférios cerebelares.

- A angiopatia amiloide cerebral (AAC) é a segunda etiologia mais comum; peptídeos amiloidogênicos idênticos aos observados *doença de Alzheimer* (DA; veja a seguir) se depositam nas paredes dos vasos, provocando seu enfraquecimento. A deposição de amiloide "rígido" caracteristicamente envolve os vasos leptomeníngeos e do córtex cerebral.
- A *arteriopatia cerebral autossômica dominante com infartos subcorticais e leucoencefalopatia* (CADASIL) é uma forma rara de derrame causada por mutações no receptor Notch3, que provocam o dobramento anormal do domínio extracelular. Os vasos afetados apresentam espessamento concêntrico medial e adventício, com depósitos granulares basofílicos e perda de musculatura lisa.

Hemorragia Subaracnóidea e Ruptura de Aneurismas Saculares (p. 1298)

A causa mais comum de hemorragia subaracnoide clinicamente significativa é a ruptura de *aneurisma sacular (berry)*; as hemorragias subaracnóideas também podem ser causadas por hematomas traumáticos, malformações vasculares, hemorragia intracerebral hipertensiva, tumores e distúrbios hematológicos.

Patogênese (p. 1298)

Os aneurismas saculares ocorrem em 2% da população e 20% a 30% dos pacientes apresentam múltiplos aneurismas; 90% dos aneurismas saculares são observados na circulação anterior, próximos aos pontos de ramificação arterial (Fig. 28-3). Embora a maioria seja esporádica, os aneurismas são também associados à doença renal policística autossômica dominante (Cap. 20), hipertensão, coarctação aórtica, doenças do tecido conjuntivo (síndrome de Ehlers-Danlos do tipo IV, síndrome de Marfan), neurofibromatose do tipo 1 (NF1) e displasia fibromuscular. Os aneurismas geralmente não estão presentes ao nascimento, mas se desenvolvem com o passar do tempo devido à fraqueza da camada média do vaso.

Morfologia (p. 1298)

As lesões têm desde poucos milímetros a 2 ou 3 cm de diâmetro e parede vermelha, brilhante e translúcida. No colo do aneurisma, a parede muscular e a lâmina elástica

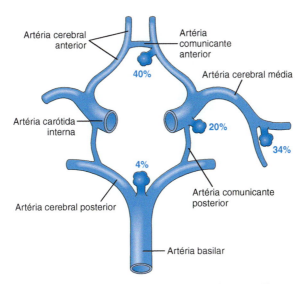

Figura 28-3 Sítios de aneurismas saculares no círculo de Willis.

Patologia Sistêmica: Doenças dos Sistemas Orgânicos

íntima são ausentes ou fragmentadas; a parede do saco é composta apenas por uma íntima espessa hialinizada.

Aspectos Clínicos (p. 1298)

O risco de ruptura aumenta com o tamanho da lesão; aneurismas com mais de 10 mm apresentam risco anual de sangramento de 50%. A ruptura é mais frequente na quinta década de vida e é ligeiramente mais comum em mulheres. De modo geral, é decorrente da elevação da pressão intracraniana (p. ex., esforço à defecação ou orgasmo sexual). Os sintomas incluem cefaleia excruciante e rápida perda de consciência. Entre 25% e 50% dos pacientes vão a óbito na primeira ruptura; nos sobreviventes, a ocorrência de um novo sangramento é comum, com piora progressiva do prognóstico a cada episódio. O sangue no espaço subaracnóideo pode causar vasoespasmo arterial e a reabsorção do sangue pode provocar fibrose meníngea e hidrocefalia.

Malformações Vasculares (p. 1299)

- As *malformações arteriovenosas (MAV)* são emaranhados de vasos de tortuosidade e formato anormal, desviando o fluxo de sangue arterial diretamente para a circulação venosa; o território da artéria cerebral média é mais comumente envolvido. A razão entre homens e mulheres é de 2:1; a maioria dos casos se manifesta entre os 10 e 30 anos de idade como doença convulsiva, hemorragia intracerebral ou hemorragia subaracnóidea.
- As *malformações cavernosas* são canais vasculares distendidos, pouco organizados, com paredes delgadas e ricas em colágeno; em sua maioria, ocorrem no cerebelo, na ponte e nas regiões subcorticais e têm baixo fluxo, sem *shunt* arteriovenoso.
- As *telangiectasias capilares* são focos microscópicos de canais vasculares dilatados, de paredes delgadas, separados por parênquima cerebral relativamente normal; são mais frequentes na ponte.
- Os *angiomas venosos (varizes)* são compostos por agregados de veias ectáticas. A *doença de Foix-Alajouanine* é uma malformação angiomatosa venosa, geralmente observada na região lombossacra, associada à isquemia de progressão lenta e sintomas neurológicos.

Infecções (p. 1300)

A lesão infecciosa do SNC pode ser causada por dano microbiano direto, pela elaboração de toxinas microbianas ou efeitos da resposta imunológica do hospedeiro (Tabela 28-1). Os micróbios podem acessar o SNC através de:

- *Disseminação hematógena* — mais comum, geralmente arterial
- *Implantação direta* — geralmente traumática
- *Extensão local* — de uma infecção estabelecida em um seio da face
- *Transporte axonal* — ao longo de nervos periféricos (p. ex., raiva e herpes-zóster)

Meningite Aguda (p. 1300)

A inflamação das meninges (meningite) ou das meninges e do parênquima cerebral (meningoencefalite) é mais comumente causada por uma infecção. No entanto, reações similares podem ocorrer devido à presença de irritantes não microbianos no espaço subaracnóideo *(meningite química)*.

Meningite Piogênica (Bacteriana) Aguda (p. 1300)

Os patógenos diferem conforme a faixa etária:

- Neonatos: *Escherichia coli* e estreptococos do grupo B
- Bebês e crianças: *Streptococcus pneumoniae* (*Haemophilus influenzae*, as infecções foram reduzidas com a imunização)

O Sistema Nervoso Central 787

TABELA 28-1	Infecções Comuns do Sistema Nervoso Central	
Tipo de Infecção	**Síndrome Clínica**	**Agentes Etiológicos Comuns**
Infecções Bacterianas		
Meningite	Meningite piogênica aguda	*E. coli* ou estreptococos do grupo B (bebês)
		N. meningitidis (adultos jovens)
		S. pneumoniae ou *L. monocytogenes* (idosos)
	Meningite crônica	*Mycobacterium tuberculosis*
Infecções localizadas	Abscesso	Estreptococos e estafilococos
	Empiema	Polimicrobiano (estafilococos, anaeróbicos, gram-negativo)
Infecções Virais		
Meningite		Meningite asséptica aguda
		Enterovírus
		Sarampo (PEES)
		Espécies de Influenza
		Vírus da coriomeningite linfocítica
Encefalite	Síndromes encefalíticas	HSV-1, HSV-2
		CMV
		HIV
		Poliomavírus JC (LEMP)
	Encefalite transmitida por artrópodes	Vírus do oeste do Nilo
		Vírus da encefalite equina oriental
		Vírus da encefalite equina ocidental
		Vírus da encefalite de St. Louis
		Vírus da encefalite de La Crosse
		Vírus da encefalite equina da Venezuela
		Vírus da encefalite japonesa
		Vírus da encefalite transmitida por carrapatos
Síndromes do tronco cerebral e do cordão medular	Romboencefalite	Raiva
	Poliomielite medular	Pólio
		Vírus do oeste do Nilo
Riquétsias, Espiroquetas e Fungos		
Síndromes meningíticas	Febre maculosa	*Rickettsia rickettsii*
	Neurossífilis	*Treponema pallidum*
	Doença de Lyme (neuroborreliose)	*Borrelia burgdorferi*
	Meningite fúngica	*C. neoformans*
		C. albicans
Protozoários e Metazoários		
Síndromes meningíticas	Malária cerebral	*P. falciparum*
	Encefalite amebiana	Espécies de *Naegleria*
Infecções localizadas	Toxoplasmose	*T. gondii*
	Cisticercose	*Taenia solium*

- Adolescentes e adultos jovens: *Neisseria meningitidis*
- Idosos: *S. pneumoniae* e *Listeria monocytogenes*

Os indivíduos acometidos apresentam febre, cefaleia, fotofobia, irritabilidade, alteração sensorial e rigidez cervical. O liquor é purulento e contém neutrófilos e microrganismos, alta concentração de proteína e baixo nível de glicose.

788 Patologia Sistêmica: Doenças dos Sistemas Orgânicos

Morfologia (p. 1301)

- *Macroscópica:* Os vasos meníngeos são ingurgitados e há um exsudato purulento.
- *Microscópica:* Os neutrófilos enchem o espaço subaracnóideo; em casos fulminantes, a inflamação pode se estender focalmente ao SNC (cerebrite). A flebite pode causar trombose venosa e infarto hemorrágico. A resolução pode causar fibrose leptomeníngea e hidrocefalia.

Meningite Asséptica (Viral) Aguda (p. 1301)

A meningite asséptica (viral) aguda é caracterizada por irritação meníngea e, no liquor, por pleocitose linfocítica, elevação moderada da concentração de proteínas e nível normal de glicose; a progressão geralmente é menos fulminante do que a da meningite piogênica e é autolimitante. O espectro de patógenos varia de forma sazonal e geográfica e os agentes responsáveis tendem a não ser identificados de forma precisa; quando um patógeno é caracterizado, é um enterovírus em 80% dos casos.

Infecções Supurativas Focais Agudas (p. 1301)

Abscesso Cerebral (p. 1301)

O abscesso cerebral é uma lesão destrutiva que surge em casos de endocardite bacteriana, doença cardíaca congênita (com *shunt* da direita para a esquerda), sepse pulmonar crônica ou imunossupressão. Estreptococos e estafilococos são os principais microrganismos. Os pacientes apresentam déficits neurológicos progressivos focais e sinais de maior pressão intracraniana. Caso o espaço subdural seja infectado, pode haver desenvolvimento de tromboflebite, que causa oclusão venosa e infarto cerebral.

Morfologia (p. 1302)

Há uma região central de necrose liquefativa e uma cápsula fibrosa cercada por gliose reativa e extenso edema vasogênico.

Empiema Subdural (p. 1302)

O empiema subdural ocorre quando infecções bacterianas ou fúngicas do crânio ou dos seios da face se disseminam para o espaço subdural. Grandes coleções podem causar um efeito de massa ou tromboflebite das veias da ponte. A maioria dos pacientes apresenta febre e rigidez cerebral, com achados no liquor similares aos observados no abscesso cerebral.

Abscessos Extradurais ((p. 1302)

Os abscessos extradurais são comumente associados à osteomielite, surgindo em pacientes com sinusite ou submetidos a cirurgias. No espaço epidural medular, pode causar compressão da medula.

Meningoencefalite Bacteriana Crônica (p. 1302)

Tuberculose (p. 1302)

A meningite tuberculosa causa cefaleia, mal-estar, confusão mental e vômitos. No liquor há pleocitose moderada de células mononucleares (ocasionalmente com neutrófilos), concentração elevada de proteína e nível moderadamente reduzido ou normal de glicose. A meningite tuberculosa pode causar fibrose aracnóidea, hidrocefalia e endarterite obliterativa. Os tuberculomas são típicas lesões que ocupam espaço. As infecções por *Mycobacterium avium-intracellulare* também podem ocorrer em pacientes com *síndrome de imunodeficiência adquirida* (AIDS), mas geralmente provocam pouca resposta granulomatosa.

Morfologia (p. 1302)

A meningoencefalite difusa é o padrão mais comum da doença. O espaço subaracnóideo contém um exsudato gelatinoso ou fibrinoso de células inflamatórias crônicas e,

O Sistema Nervoso Central 789

raramente, granulomas bem-formados, geralmente na base do cérebro, obliterando a cisterna e encarcerando os nervos cranianos. As artérias que correm pelo espaço subaracnóideo podem apresentar *endarterite obliterativa*.

Neurossífilis (p. 1303)

A neurossífilis é a manifestação do estágio terciário da doença; ocorre em 10% dos pacientes com infecções não tratadas. Os pacientes infectados pelo HIV são mais suscetíveis à neurossífilis devido à menor imunidade mediada por células; a gravidade e a progressão da doença também são aceleradas.

- A *neurossífilis meningovascular* é uma meningite crônica, às vezes associada à endarterite obliterativa.
- A *neurossífilis parética* é decorrente da invasão cerebral por espiroquetas, com perda neuronal e proliferação microglial. Os pacientes apresentam perda insidiosa da capacidade mental e física, com alterações de humor (inclusive delírios de grandeza), que culminam em demência grave.
- A *tabes dorsalis* é decorrente do dano causado pela espiroqueta aos neurônios sensoriais da raiz dorsal, o que altera a propriocepção articular e provoca ataxia locomotora, perda da sensibilidade à dor com lesão cutânea e articular secundária (articulações de Charcot) e ausência de reflexos tendíneos profundos.

Neuroborreliose (Doença de Lyme) (p. 1303)

As manifestações neurológicas da doença de Lyme são altamente variáveis, mas podem incluir meningite asséptica, paralisias do nervo facial (e outras polineuropatias) e encefalopatia. Microscopicamente, há proliferação microglial e microrganismos disseminados.

Meningoencefalite Viral (p. 1303)

As infecções virais do parênquima do SNC *(encefalite)* são quase sempre associadas à inflamação meníngea e, ocasionalmente, à inflamação medular *(encefalomielite)*. Os vírus podem apresentar tropismos celulares específicos ou predileção a determinadas regiões do cérebro. A latência é uma característica comum de diversas infecções virais do SNC; infecções sistêmicas não relacionadas ao SNC podem também precipitar o desenvolvimento de lesão neurológica imunomediada. A infecção viral intrauterina (p. ex., rubéola) pode causar malformações congênitas e síndromes degenerativas progressivas podem ocorrer anos após uma doença viral (p. ex., doença pós-encefalítica de Parkinson após a pandemia de influenza de 1918).

Encefalite Viral Transmitida por Artrópodes (p. 1303)

A encefalite viral transmitida por artrópodes é a etiologia da maioria das encefalites virais epidêmicas (p. ex., vírus da encefalite equina oriental e ocidental, vírus da encefalite venezuelana, de St. Louis, de La Crosse e do oeste do Nilo). Todas essas doenças têm hospedeiros animais e os vetores são mosquitos ou carrapatos. As manifestações clínicas típicas são convulsões, confusão, delírio e estupor ou coma.

Vírus Herpes Simples Tipo 1 (p. 1304)

O vírus herpes simples tipo 1 (HSV-1) é mais comum em crianças e adultos jovens; apenas 10% apresentam infecções prévias por herpes. Os pacientes classicamente apresentam alterações afetivas, do humor, memória e comportamento; alguns casos têm progressão mais lenta, com fraqueza, letargia, ataxia e convulsões.

Morfologia (p. 1304)

Nos casos graves, há encefalite hemorrágica e necrótica dos lobos temporais inferomediais e dos giros orbitais dos lobos frontais. Há infiltrados perivasculares, com corpos de inclusão viral intranuclear de Cowdry A nos neurônios e nas células da glia.

790 Patologia Sistêmica: Doenças dos Sistemas Orgânicos

Vírus Herpes Simples Tipo 2 (p. 1304)

O vírus herpes simples tipo 2 (HSV-2) causa encefalite grave e generalizada em 50% dos neonatos nascidos por parto vaginal de mulheres com infecção primária por HSV-2. Pode causar meningite em adultos e uma grave encefalite hemorrágica e necrótica em indivíduos infectados pelo HIV.

Vírus da Varicella-Zóster (Herpes-Zóster) (p. 1304)

As infecções latentes pelo vírus da catapora nos gânglios da raiz dorsal podem ser reativadas, provocando erupções cutâneas vesiculares dolorosas na distribuição dos dermátomos *(herpes-zóster)*. De modo geral, a doença é autolimitante, mas os pacientes podem desenvolver uma síndrome persistente e dolorosa de neuralgia pós-herpética. O herpes-zóster também pode causar arterite granulomatosa ou encefalite necrótica em pacientes imunossuprimidos.

Citomegalovírus (p. 1305)

A infecção *in utero* provoca necrose periventricular, microcefalia e calcificação periventricular. Em pacientes com AIDS, o citomegalovírus (CMV) é um patógeno viral oportunista comum; provoca encefalite subaguda com nódulos microgliais ou encefalite hemorrágica necrótica periventricular e plexite coroide. As clássicas inclusões de CMV são facilmente identificadas.

Poliomielite (p. 1305)

A poliomielite causa irritação meníngea e, no liquor, os achados são de meningite asséptica; o acometimento dos neurônios motores inferiores pode causar paralisia flácida com hiporreflexia e degeneração muscular secundária. Os pacientes podem também desenvolver miocardite e a morte pode ser decorrente da paralisia dos músculos respiratórios. A inflamação é geralmente confinada aos cornos anteriores, mas pode se estender aos posteriores. A *síndrome pós-pólio* geralmente se desenvolve de 25 a 35 anos após a doença inicial e é caracterizada por fraqueza progressiva associada à dor e menor massa muscular.

Raiva (p. 1306)

A raiva é uma encefalite grave transmitida pela mordedura de um animal com a doença ou pela exposição a determinadas espécies de morcego, mesmo na ausência de mordedura. Por um período de 1 a 3 meses, o vírus ascende do local da ferida até o SNC por meio dos nervos periféricos. O vírus causa excitabilidade extraordinária do SNC, hidrofobia e paralisia flácida; a morte ocorre por falência do centro respiratório. A necrose e a inflamação neuronal disseminada, mais grave nos gânglios da base, no mesencéfalo e na medula, são observadas. Os *corpúsculos de Negri* (inclusões eosinofílicas intracitoplasmáticas) são patognomônicos e encontrados nas células piramidais do hipocampo e nas células de Purkinje, geralmente sem inflamação associada.

Vírus da Imunodeficiência Humana (p. 1306)

A *meningite asséptica* ocorre em 10% dos pacientes em 1 a 2 semanas da infecção primária pelo HIV; durante a fase crônica da infecção, a *encefalite por HIV* é comumente observada em indivíduos sintomáticos. Notavelmente, apenas a micróglia expressa os receptores CD4 e de quimiocinas adequados necessários à infecção eficiente pelo HIV. Na ausência de terapia antirretroviral, 80% a 90% dos pacientes com AIDS desenvolvem lesões no SNC, inclusive efeitos patogênicos virais diretos, infecções oportunistas e/ou linfomas no SNC; a terapia intensiva com múltiplos fármacos reduziu esta incidência de forma substancial.

- A *síndrome inflamatória de reconstituição imune (SIRI)* pode ocorrer em pacientes com AIDS após o tratamento eficaz; no SNC, a SIRI causa a exacerbação paradoxal dos sintomas de infecções oportunistas, com influxo intenso de linfócitos CD8 +.

O Sistema Nervoso Central 791

- A *demência associada ao HIV* é relacionada à extensão da ativação da micróglia no SNC; citocinas e outros mediadores inflamatórios participam do processo.

Morfologia (p. 1306)

A encefalite por HIV causa uma reação inflamatória crônica com nódulos microgliais amplamente distribuídos — e células gigantes multinucleadas — às vezes com necrose e gliose associada. A substância branca subcortical, o diencéfalo e o tronco cerebral tendem a ser mais afetados.

Leucoencefalopatia Multifocal Progressiva (p. 1307)

A LEMP é causada pela infecção de oligodendrócitos pelo poliomavírus JC, geralmente em pacientes imunossuprimidos. A maioria dos adultos tem evidências sorológicas de exposição prévia ao JC; assim, é provável que a LEMP represente a reativação viral. Os pacientes desenvolvem manifestações neurológicas progressivas e multifocais causadas pela destruição focal de mielina.

Morfologia (p. 1307)

As lesões são compostas por placas desmielinizadas, grande aumento de volume dos núcleos dos oligodendrócitos com inclusões virais e astrócitos com núcleos atípicos e muito extensos.

Panencefalite Esclerosante Subaguda (p. 1307)

A panencefalite esclerosante subaguda (PEES) é uma síndrome progressiva de declínio cognitivo, espasticidade de membros e convulsões. Ocorre meses a anos após a infecção por sarampo em tenra idade e representa uma infecção persistente, mas não produtiva, do SNC por um vírus alterado do sarampo. A gliose disseminada e a degeneração da mielina são associadas às inclusões nucleares virais em oligodendrócitos e neurônios; há também inflamação variável e emaranhado neurofibrilar.

Meningoencefalite Fúngica (p. 1307)

As infecções fúngicas do SNC comumente são observadas em pacientes imunocomprometidos, geralmente em casos de ampla disseminação hematógena (p. ex., nas infecções por *Candida albicans, Mucor, Aspergillus fumigatus* e *Cryptococcus neoformans*). Em áreas endêmicas, *Histoplasma, Coccidioides e Blastomyces* podem acometer o SNC após infecções pulmonares ou cutâneas primárias.

- A *meningite* é causada principalmente por *Cryptococcus;* pode ser fulminante e fatal em duas semanas ou progredir de forma crônica e indolente por meses a anos.
- A *vasculite* ocorre principalmente nas infecções por *Mucor* e *Aspergillus;* há invasão vascular associada à trombose e infarto hemorrágico.
- O *acometimento do parênquima* pode causar granulomas ou abscessos e é mais comumente observado nas infecções por *Candida* e *Cryptococcus.*

Outras Doenças Infecciosas do Sistema Nervoso (p. 1308)

Protozoários (malária, toxoplasmose, amebíase e tripanossomíase), riquétsias (tifo, febre maculosa) e metazoários (cisticercose e equinococose) podem infectar o SNC (Cap. 8); alguns destes microrganismos são oportunistas, enquanto outros podem acometer hospedeiros imunocompetentes.

- O *Toxoplasma gondii* é um dos microrganismos mais comuns no SNC de pacientes infectados pelo HIV. Os sintomas clínicos duram de uma a duas semanas e geralmente são focais; estudos de imagem mostram múltiplas lesões anelares contrastadas. Os abscessos contêm taquizoítos livres e bradizoítos encistados. A infecção materna primária pode ser seguida por cerebrite fetal, com lesões necróticas multifocais que sofrem calcificação.

792 • Patologia Sistêmica: Doenças dos Sistemas Orgânicos

- *Naegleria* é uma ameba que causa encefalite necrótica rapidamente fatal; a *Acantha-moeba* é associada à meningoencefalite granulomatosa crônica.
- A *malária cerebral* é uma encefalite de progressão rápida, que é a principal causa de mortalidade pelas infecções por *Plasmodium falciparum*. É decorrente da disfunção vascular. Agudamente, há redução do fluxo sanguíneo cerebral, ataxia, convulsões e coma; déficits cognitivos prolongados ocorrem em até 20% das crianças afetadas.

Doenças por Príons (p. 1310)

Os príons são formas anormais da *proteína príon* (PPr) celular; essas estruturas causam doenças neurodegenerativas demenciais de progressão rápida, caracterizadas por *alterações espongiformes* — vacúolos intracelulares neuronais e gliais. As doenças causadas por príons são transmissíveis e podem ser infecciosas, esporádicas ou familiares; dentre essas incluem-se a doença de Creutzfeldt-Jakob (DCJ), a síndrome de Gerstmann-Sträussler-Scheinker, a insônia familiar fatal (IFF) e o *kuru* em humanos, o *"scrapie"* em caprinos e ovinos, a encefalopatia transmissível dos visons, a doença debilitante crônica em alces e cervídeos e a encefalopatia espongiforme bovina (*doença da vaca louca*).

Patogênese e Genética Molecular (p. 1310)

A PPr é uma proteína neuronal normal de 30 kD; a doença ocorre quando a PPr sofre uma alteração conformacional, passando de sua isoforma nativa em α-hélice (PPr^c) a uma configuração de dobramento anormal (e resistente a proteases) em lâminas β-pregueadas, chamada PPr^{sc} (de *scrapie*). A alteração conformacional de PPr^{sc} ocorre de forma espontânea em taxa muito baixa (doença esporádica); é mais rápida na presença de determinadas mutações (doença familiar). A natureza transmissível ou infecciosa de PPr^{sc} deriva de sua capacidade de indução de alteração conformacional de PPr^c, corrompendo a integridade da PPr celular normal. O gene *PRNP* que codifica a PPr é altamente conservado entre as espécies e é por isso que a PPr de outras fontes é capaz de causar a doença humana. Polimorfismos no códon 129 (que codifica metionina ou valina) também influenciam a suscetibilidade à doença ou o período de incubação; a heterozigosidade no códon 129 é protetora.

Doença de Creutzfeldt-Jakob (p. 1311)

A DCJ é esporádica em 90% dos casos, com incidência mundial de um em um milhão e pico de ocorrência na sétima década de vida; os casos também podem ser familiares ou iatrogênicos (p. ex., após transplante de córnea ou implante de eletrodo). Os pacientes apresentam alterações sutis da memória e do comportamento, seguidas por demência de progressão rápida, geralmente com contrações musculares involuntárias. A doença é sempre fatal, com duração média de apenas sete meses após o aparecimento de sintomas.

Variante DCJ (p. 1311)

A variante DCJ (vDCJ) chamou a atenção médica no Reino Unido, em 1995; ocorre em adultos jovens, com manifestações comportamentais precoces e progressão neurológica mais lenta do que a DCJ clássica. Não há mutações em *PRNP* e a vDCJ é associada à encefalopatia espongiforme bovina. Extensas placas corticais são observadas, com um halo adjacente de alteração espongiforme.

Morfologia (p. 1311)

As alterações espongiformes no córtex cerebral e nas estruturas profundas de substância cinzenta (como o núcleo caudado e o putâmen) são características. Nos casos avançados, há grave perda neuronal, gliose reativa e, às vezes, expansão de áreas vacuoladas em

O Sistema Nervoso Central   793

espaços císticos *(status spongiosus)*. Não há infiltrado inflamatório. As *placas de kuru* são agregados extracelulares de proteínas PPr^{sc} anormais, positivas nas colorações de vermelho Congo e ácido periódico-Schiff (PAS).

Insônia Familiar Fatal (p. 1312)

A IFF recebe esse nome, em parte, devido aos distúrbios do sono que caracterizam seus primeiros estágios; é causada por mutações em *PRNP*, com substituição de aspartato por asparagina no resíduo 178 de PPr^c. Quando as mutações estão presentes em alelos com metionina na posição 129, há o desenvolvimento de IFF; em caso de presença de valina na posição 129, DCJ ocorre.

Morfologia (p. 1312)

Diferentemente de outras doenças causadas por príon, a IFF não apresenta alterações espongiformes; ao invés disso, há perda neuronal e gliose reativa nos núcleos olivares inferiores e nos núcleos anterior ventral e dorsomedial do tálamo.

Doenças Desmielinizantes (p. 1312)

Estas doenças congênitas ou adquiridas são caracterizadas por dano à mielina com relativa preservação de axônios; os déficits neurológicos são secundários à perda da transmissão de impulso elétrico.

Esclerose Múltipla (p. 1312)

A esclerose múltipla (EM) é uma doença autoimune de desmielinização caracterizada por *episódios distintos de déficit neurológico, separados no tempo e atribuíveis a lesões na substância branca que são separadas no espaço*. As mulheres são duas vezes mais afetadas do que os homens; o pico de aparecimento é entre a infância e os 50 anos de idade. A progressão natural é variável, mas, caracteristicamente, há recidivas e remissões, com aparecimento agudo (dias a semanas) de déficit e remissão parcial lenta e gradual. A frequência de recidivas tende a diminuir com o passar do tempo, mas a maioria dos pacientes apresenta deterioração neurológica contínua.

Patogênese (p. 1312)

A EM é atribuída a respostas imunes celulares contra a mielina. Há participação de fatores genéticos e ambientais, embora o estímulo desencadeante (p. ex., infecção pelo *vírus de Epstein-Barr* [EBV]) seja incerto; a suscetibilidade à EM é associada ao lócus DR2 do complexo de histocompatibilidade principal e polimorfismos nos genes dos receptores de *interleucina* (IL)-2 e IL-7. Com base em modelos animais, a doença é provavelmente iniciada por linfócitos CD4+ T$_H$1 e T$_H$17, que respondem a componentes da mielina. A secreção de interferon-γ por linfócitos T$_H$1 ativa macrófagos e os linfócitos T$_H$17 ajudam a recrutar outros leucócitos; o infiltrado inflamatório resultante provoca destruição da mielina. O liquor de pacientes acometidos apresenta resposta anticórpica oligoclonal, sugerindo a contribuição da imunidade mediada por linfócitos B.

Morfologia (p. 1313)

- *Macroscópica:* As lesões *(placas)* são áreas bem definidas de descoloração cinzenta da substância branca, que ocorre especialmente ao redor dos ventrículos, mas podem estar localizadas em qualquer lugar do SNC.
- *Microscópica:* As *placas ativas* apresentam degradação de mielina, macrófagos ricos em lipídios e preservação relativa de axônios. Linfócitos e células mononucleares são proeminentes nas bordas da placa e ao redor das vênulas. As *placas inativas* não têm infiltrado de células inflamatórias e apresentam gliose; a maioria dos axônios presentes na lesão persiste, mas continua não mielinizada.

Aspectos Clínicos (p. 1313)

Embora as manifestações neurológicas possam ser diversas (dependendo do local de desmielinização), determinadas características são mais comuns:

- A disfunção visual unilateral devido à neurite óptica é uma manifestação inicial frequente, embora apenas 10% a 50% dos pacientes com acometimento do nervo óptico progridam à EM franca.
- O acometimento do tronco cerebral produz sinais associados aos nervos cranianos, ataxia, nistagmo e oftalmoplegia internuclear.
- As lesões medulares causam disfunção motora em membros e tronco, disfunção sensorial, espasticidade e disfunção vesical.

Neuromielite Óptica (p. 1314)

Esta doença é caracterizada por neurite óptica bilateral e lesões de desmielinização medular de forma quase sincronizada. As lesões na substância branca apresentam necrose com inflamação aguda e deposição vascular de imunoglobulinas e componentes do sistema complemento; muitos pacientes têm anticorpos contra aquaporinas, que são importantes na manutenção dos processos podais dos astrócitos e, assim, a integridade da barreira hematoencefálica.

Encefalomielite Aguda Disseminada e Encefalomielite Hemorrágica Necrotizante Aguda (p. 1314)

- A encefalomielite disseminada aguda (EMDA) é uma doença de desmielinização difusa que ocorre após uma infecção viral (ou, raramente, imunização viral); os pacientes apresentam cefaleia, letargia e coma, mas não déficits focais. A progressão clínica é rápida; até 20% dos pacientes vão a óbito. Todas as lesões parecem similares, condizente com um único insulto inicial, e apresentam desmielinização perivenular com preservação axonal; os infiltrados neutrofílicos iniciais são seguidos pela inflamação mediada por células mononucleares e macrófagos ricos em lipídio.
- A encefalomielite necrotizante hemorrágica aguda (ENHA) é uma síndrome de desmielinização mais fulminante, frequentemente fatal e que tende a afetar crianças e adultos jovens após uma infecção do trato respiratório superior. As lesões são similares às da EMDA, mas mais graves e geralmente confluentes, com destruição de pequenos vasos e necrose disseminada do SNC.

Mielinólise Pontina Central (p. 1315)

Esta doença é caracterizada pelo dano à mielina (com preservação axonal) sem inflamação na ponte e nas porções do tegumento pontino e geralmente provoca quadriplegia de progressão rápida. É mais comumente associada à correção rápida de um estado hiponatrêmico (com dano aos oligodendrócitos), embora possa ocorrer em outras anomalias eletrolíticas.

Doenças Neurodegenerativas (p. 1315)

Estas são doenças da substância cinzenta, caracterizadas por perda progressiva de regiões específicas de neurônios com alterações secundárias de tratos de substância branca. *Um tema comum é a presença de agregados proteicos* (reconhecíveis como inclusões intracelulares) *que são resistentes à degradação proteolítica;* esses agregados estimulam o desenvolvimento de uma resposta neuronal de estresse e podem ser diretamente neurotóxicos. Em alguns casos, esses agregados proteicos também podem se propagar de maneira similar aos príons. As doenças degenerativas do SNC são agrupadas de acordo com o sítio anatômico de perda neuronal (e/ou manifestações clínicas relacionadas), assim como pela natureza das inclusões associadas ou estruturas anormais (Tabela 28-2).

O Sistema Nervoso Central · 795

TABELA 28-2 Características das Principais Doenças Neurodegenerativas

Doença	Padrão Clínico	Inclusões	Causas Genéticas
Doença de Alzheimer	Demência	Aβ (placas) Tau (emaranhados)	PPA, PS1, PS2
Degeneração lobar frontotemporal	Alterações comportamentais, distúrbios de fala	Tau TDP-43 FUS	Tau TDP-43, progranulina, C9orf72 FUS
Doença de Parkinson	Doença do movimento hipocinético	α-Sinucleína Tau	α-Sinucleína LRRK2
Paralisia supranuclear progressiva	Doença de Parkinson com movimentação ocular anormal	Tau	Tau
Degeneração corticobasal	Doença de Parkinson com doença de movimentação assimétrica	Tau	Tau
Atrofia de múltiplos sistemas	Doença de Parkinson, ataxia cerebelar, insuficiência autônoma	α-Sinucleína	α-Sinucleína
Doença de Huntington	Doença do movimento hipercinético	Huntington (poliglutamina)	Htt
Ataxias espinocerebelares (AEC 1, 2, 3, 6, 7, 17 e DRPLA)	Ataxia cerebelar	Diversas proteínas (contendo poliglutamina)	Múltiplos *loci*
Esclerose lateral amiotrófica	Fraqueza com sinais de neurônios motores superiores e inferiores	SOD1 TDP-43 FUS	SOD1 TDP-43, C9orf72 FUS
Atrofia muscular do bulbo medular (SBMA)	Fraqueza do neurônio motor inferior, redução de andrógeno	Receptor de andrógeno (contendo poliglutamina)	Receptor de andrógeno

Doença de Alzheimer (p. 1316)

A DA é doença demencial mais comum em idosos, com prevalência superior a 40% na coorte entre 85 a 89 anos de idade. De modo geral, começa após os 50 anos de idade, com prejuízo progressivo e insidioso da função intelectual superior pelos cinco a dez anos subsequentes. A maioria dos casos é esporádica, embora pelo menos 5% a 10% dos casos sejam familiares. Uma doença intercorrente — geralmente a pneumonia — é a causa de morte da maioria dos pacientes com DA.

Genética Molecular e Patogênese (p. 1316)

Os acúmulos de Aβ e tau constituem a anomalia bioquímica fundamental da DA; *placas* e *emaranhados* são as principais características patológicas. As placas são depósitos de peptídeos Aβ agregados no neurópilo, enquanto os emaranhados são agregados da proteína ligante de microtúbulos *tau;* estes últimos se desenvolvem no interior das células e, então, persistem no ambiente extracelular após a morte neuronal. A geração de Aβ é o evento iniciante essencial na DA, mas as placas e os emaranhados contribuem para a disfunção neuronal.

- *Papel de Aβ.* Aβ deriva do processamento da *proteína precursora de amiloide* (PPA), uma proteína transmembrânica normal (Fig. 28-4). Aβ é altamente propensa à agregação — primeiro em pequenos oligômeros (que podem ser a forma tóxica responsável pela disfunção neuronal) e, por fim, em agregados extensos e fibrilas. A clivagem inicial no domínio extracelular de PPA determina o desfecho:
  - Via não amiloidogênica: clivagem por α-secretase na superfície celular
  - Via amiloidogênica: A PPA de superfície sofre endocitose e clivagem por β-secretase

  Após a clivagem inicial da PPA, o complexo γ-secretase (inclusive as proteínas presenilinas) faz a clivagem na membrana. Com a clivagem inicial por α-secretase, há formação de um fragmento solúvel; caso a primeira clivagem seja feita por β-secretase, há geração de Aβ.

  O gene que codifica PPA fica no cromossomo 21; os efeitos de dose do gene (p. ex., trissomia do cromossomo 21 na síndrome de Down ou duplicações localizadas em algumas formas familiares de DA) levam ao aparecimento da DA precoce. Mutações pontuais na PPA que afetam a clivagem proteolítica ou a propensão à formação de agregados são outras causas da DA familiar. A maioria dos casos de DA familiar de aparecimento precoce é associada a mutações com ganho de função na presenilina, que geram maiores quantidades de Aβ amiloidogênico.

- *Papel de tau:* A formação de emaranhados na DA é associada à hiperfosforilação de tau e à incapacidade de ligação e estabilização de microtúbulos; os agregados de tau hiperfosforilado também estimulam uma resposta de estresse.
- *Outros fatores genéticos de risco:* Os alelos de *apolipoproteína E* (ApoE) (ε2, ε3 e ε4) influenciam o risco de desenvolvimento de DA; ε4 aumenta o risco de DA e reduz a idade de aparecimento ao promover a geração e deposição de Aβ.

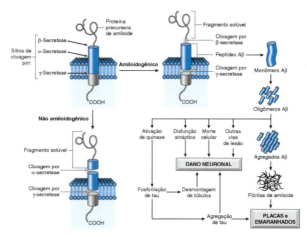

Figura 28-4 Agregação proteica na doença de Alzheimer. A clivagem de PPA por α-secretase e γ-secretase produz um peptídeo solúvel inofensivo, enquanto a clivagem de PPA pela *enzima conversora de β-amiloide* (BACE) e β-secretase libera peptídeos Aβ, que formam agregados patogênicos e participam do desenvolvimento das placas e emaranhados característicos da DA.

O Sistema Nervoso Central 797

- *Papel da inflamação:* Aβ induz uma resposta inflamatória da micróglia e dos astrócitos que pode auxiliar a remoção de agregados, mas pode também estimular a secreção de mediadores possivelmente danosos.
- *Base para a disfunção cognitiva:* A grande quantidade de placas e emaranhados é altamente associada à disfunção cognitiva grave. O grau de demência também é correlacionado à perda de colina acetiltransferase, imunorreatividade de sinaptofisina e à formação de amiloide.
- *Biomarcadores:* A deposição de Aβ pode ser vista com o uso de compostos ligantes de amiloide marcados com 18 F e a degeneração neuronal é correlacionada à maior concentração de tau fosforilado e menor nível de Aβ no liquor.

Morfologia (p. 1318)

- *Macroscópica:* há atrofia cortical com estreitamento de giros e alargamento de sulcos, especialmente nos lobos frontal, temporal e parietal; a hidrocefalia *ex vacuo* também é observada. As estruturas mediais do lobo temporal (hipocampo, córtex entorrinal e amídala) são logo acometidas e apresentam atrofia grave em estágios posteriores.
- *Microscópica:* não há achados patognomônicos exclusivos à DA; as *placas neuríticas* e os *emaranhados neurofibrilares* são característicos, mas já que estes (e outros achados histológicos) podem ocorrer em indivíduos sem demência, o diagnóstico formal de DA é baseado nas características clínicas e patológicas.
- As *placas neuríticas* são coleções esféricas de processos neuríticos dilatados e tortuosos (neurite distrófica) ao redor de um centro amiloide; a micróglia e os astrócitos reativos ficam na periferia. O centro amiloide contém, predominantemente, Aβ, que também pode ser depositado na ausência de reação neurítica *(placas difusas).*
- Os *emaranhados neurofibrilares* são feixes de filamentos helicoidais pareados no citoplasma neuronal e contêm, principalmente, tau hiperfosforilado, assim como ubiquitina e outras moléculas associadas a microtúbulos.
- A *AAC* quase sempre acompanha a DA; há deposição de Aβ na parede vascular.

Degenerações do Lobo Frontotemporal (p. 1319)

Este é um grupo de doenças associadas à degeneração do lobo temporal e/ou frontal. Alterações de personalidade, comportamento e linguagem *(afasias)* caracteristicamente precedem a perda de memória; a demência global ocorre na doença progressiva e alguns pacientes apresentam perda motora extrapiramidal. As *degenerações do lobo frontotemporal* (DLFTs) podem ser hereditárias ou esporádicas e são associadas a inclusões celulares de proteínas específicas; as duas mais comuns são as inclusões que contêm tau e as que possuem TDP43.

Degeneração do Lobo Frontotemporal Associada a Tau (p. 1321)

A degeneração do lobo frontotemporal associada a tau (DLFT-Tau) é associada a agregados de tau de tipo selvagem (*wild-type*) ou mutante, uma fosfoproteína que normalmente interage com os microtúbulos; quando hiperfosforilada, tem propensão à agregação. Algumas mutações *missense* afetam a fosforilação de tau, enquanto outras influenciam o *splicing*. A lesão neuronal é uma combinação de toxicidade por agregados e depleção de tau pela agregação. A atrofia lobar seletiva grave com inclusões é característica da *doença de Pick*.

Morfologia (p. 1321)

- *Macroscópica:* A atrofia do lobo frontal e temporal é observada em diversas combinações e vários graus.
- *Microscópica:* As regiões atróficas apresentam perda neuronal e gliose, assim como emaranhados neurofibrilares que contêm tau. A degeneração da substância negra também pode ocorrer. Inclusões em célula da glia são observadas em algumas formas.

Na doença de Pick, há atrofia do lobo frontal e temporal, que poupa os dois terços posteriores do giro temporal superior; núcleo caudado e o putâmen também podem sofrer atrofia. As lesões apresentam grandes neurônios balonizados (células de Pick) e inclusões argirofílicas regulares, compostas por filamentos helicoidais retos e pareados (corpos de Pick).

Degeneração do Lobo Frontotemporal Associada a TDP (p. 1321)

Algumas DLFTs apresentam inclusões que contêm TDP-43, uma proteína ligante de RNA; há três mutações associadas:

- Uma expansão de uma repetição de hexanucleotídeo em 5' UTR de C9orf72 (o gene que codifica uma proteína de função desconhecida) é mais comum. O espectro da doença também inclui a *esclerose lateral amiotrófica* (ELA).
- As mutações no gene que codifica a proteína TDP-43 são menos comuns; essas mutações também podem ser observadas em alguns casos de ELA.
- As mutações no gene que codifica a *progranulina*, uma proteína glial e neuronal secretada que é clivada em múltiplos pequenos peptídeos implicados na regulação da inflamação do SNC; essas mutações não são associadas à ELA.

Morfologia (p. 1322)

A aparência macroscópica é similar a outras formas de DLFTs, acompanhada por vários graus de perda neuronal e gliose. A TDP-43 fosforilada e ubiquitinada é encontrada em inclusões no corpo celular, neuríticas ou nucleares.

Doença de Parkinson (p. 1322)

A síndrome clínica da *doença de Parkinson* inclui menor expressão facial (*face mascarada*), postura inclinada, movimentos voluntários lentos, marcha apressada (passos progressivamente mais curtos e rápidos), rigidez e tremor em repouso. Esse tipo de distúrbio motor é observado em diversas doenças em que há perda de neurônios dopaminérgicos na substância negra. A depleção de neurônios dopaminérgicos da substância provoca deficiência estriatal de dopamina, que é correlacionada à gravidade da síndrome motora.

A *doença de Parkinson* (PD) é a principal doença neurodegenerativa dessa categoria e é diagnosticada em indivíduos portadores da tríade de tremor, rigidez e bradicinesia na ausência de etiologia tóxica ou outra conhecida; há uma resposta sintomática a *l-diidroxifenilalanina* (l-DOPA). O tratamento não diminui a progressão da doença e, com o tempo, a farmacoterapia tende a ser menos eficaz. A estimulação cerebral profunda emergiu como terapia. Além da doença de Parkinson, pode haver disfunção autonômica e cognitiva.

Os pesticidas e a *1-metil-4-prenil-1,2,3,6 tetraidroperidina* (MPTP), um contaminante na síntese ilícita de meperidina, podem causar doença de Parkinson devido à toxicidade na substância negra; a cafeína e a nicotina podem ser protetoras.

Genética Molecular e Patogênese (p. 1323)

As formas autossômicas dominantes da doença incluem mutações que provocam superexpressão de α-sinucleína (uma proteína ligante de lipídios associada às sinapses) ou ao ganho de função no gene *LRRK2* (que codifica a quinase). A forma recessiva juvenil de DP é causada por mutações com perda de função no gene *parkin* (que codifica uma E3 ubiquitina ligase). Outras formas recessivas envolvem mutações em DJ-1 (uma proteína que regula as respostas redox ao estresse) e PINK1 quinase (que regula a função mitocondrial). PINK1 e parkin normalmente eliminam mitocôndrias disfuncionais por meio de mitofagia; é interessante notar que os níveis de complexo mitocondrial I (parte da cascata de fosforilação oxidativa) são menores na DP esporádica.

Morfologia (p. 1323)

Há palidez da substância negra e do cerúleo, com perda de neurônios pigmentados e catecolaminérgicos e gliose; os *corpos de Lewy* (inclusões eosinofílicas intracitoplasmáticas que contêm α-sinucleína) são observados nos demais neurônios.

Demência com Corpos de Lewy (p. 1324)

A demência se desenvolve em 10% a 15% dos pacientes com DP, geralmente com progressão flutuante, associada a alucinações e sinais frontais. Alguns pacientes apresentam DA concomitante, mas a maioria tem corpos Lewy contendo α-sinucleína como principal correlato histológico.

Síndromes Atípicas de Doença de Parkinson (p. 1324)

Diversas doenças causam sintomas da doença de Parkinson, mas também outros sinais e sintomas. De modo geral, essas doenças são minimamente responsivas a l-DOPA.

Paralisia Supranuclear Progressiva (p. 1324)

A *paralisia supranuclear progressiva* (PSP) é uma tauopatia (associada a agregados de tau) caracterizada por perda do olhar vertical, rigidez do tronco, desequilíbrio, perda de expressão facial e demência progressiva branda. O risco é associado a *polimorfismos de nucleotídeo único (PNUs)* próximos ao lócus do gene tau.

Morfologia

Há perda neuronal disseminada e emaranhados neurofibriares no globo pálido, núcleo subtalâmico, substância negra, colículos, substância cinzenta periaqueductal e núcleo dentado do cerebelo. A patologia por tau também pode ser encontrada em células da glia.

Degeneração Corticobasal (p. 1325)

A *degeneração corticobasal* (DCB) é uma tauopatia do idoso caracterizada por rigidez extrapiramidal, distúrbios motores assimétricos e disfunção cortical sensorial; essa doença é associada aos mesmos PNU encontrados na PSP.

Morfologia

Os córtices parietal motor, pré-motor e anterior apresentam perda neuronal, gliose e neurônios balonizados. A substância negra e o cerúleo apresentam perda de neurônios pigmentados e inclusões argirofílicas. A imunorreatividade de tau é presente nos astrócitos ("astrócitos em tufo") e nos oligodendrócitos ("corpos espiralados").

Atrofia de Múltiplos Sistemas (p. 1325)

A AMS é um grupo de doenças caracterizadas por atrofia em regiões específicas do SNC associadas a inclusões citoplasmáticas tubulares gliais (predominantemente em oligodendrócitos), que contêm α-sinucleína e ubiquitina.

- A *degeneração estriatonigral* é dominada pela doença de Parkinson; há atrofia proeminente da substância negra e do estriado.
- A *atrofia olivopontocerebelar* causa ataxia cerebelar, anomalias do movimento ocular e somático, disartria e rigidez; a atrofia envolve os pedúnculos cerebelares, a ponte e as olivas inferiores.
- A *síndrome de Shy-Drager* é marcada por disfunção autonômica, com perda de neurônios simpáticos da coluna intermediolateral da medula.

Patogênese (p. 1325)

É provável que as inclusões gliais sejam patogênicas, mas nenhuma mutação de α-sinucleína foi identificada na AMS e o mecanismo da lesão é obscuro.

800 Patologia Sistêmica: Doenças dos Sistemas Orgânicos

Doença de Huntington *(p. 1325)*

A *doença de Huntington* (DH) é uma doença autossômica dominante do movimento que se manifesta clinicamente entre 20 e 50 anos de idade. Os pacientes desenvolvem coreia (movimentos bruscos, hipercinéticos e distônicos), que pode evoluir até a doença de Parkinson; os sintomas motores precedem a disfunção cognitiva e a doença é progressiva, levando à morte em 15 anos.

Genética Molecular e Patogênese *(p. 1326)*

A DH é associada à expansão de uma repetição do trinucleotídeo CAG que codifica o trato poliglutâminco na *huntingtina*. O gene *DH* normal tem de seis a 35 cópias da repetição; o aumento além desse número é associado à doença. Já que distensões maiores geralmente levam ao aparecimento mais precoce da doença e as repetições se expandem durante a espermatogênese, a transmissão paterna é associada à expressão mais cedo na próxima geração *(antecipação)*. A expansão de poliglutamina parece dar um ganho de função tóxica na huntingtina, com agregação proteica, sequestro de diversos reguladores de transcrição e possível desregulação de vias de transcrição que participam da biogênese mitocondrial ou da proteção contra a lesão oxidativa.

Morfologia *(p. 1326)*

Há extensa atrofia do núcleo caudado e do putâmen, com perda de neurônios espinhosos médios do núcleo estriado que usam o ácido γ-aminobutírico como seu neurotransmissor; a gliose é proeminente e os agregados intraneuronais de huntingtina são observados no núcleo estriado e no córtex cerebral. Os neurônios que contêm óxido nítrico sintase e colinesterase são poupados.

Degenerações Espinocerebelares *(p. 1327)*

Estas caracterizam uma coleção heterogênea de doenças geneticamente distintas caracterizadas por perda neuronal no cerebelo e em outras regiões específicas, com degeneração secundária do trato de substância branca.

Ataxias Espinocerebelares *(p. 1327)*

As *ataxias espinocerebelares* (AECs) são um grupo de mais de 30 diferentes doenças autossômicas dominantes com acometimento do cerebelo, do tronco cerebral, da medula e dos nervos periféricos. Algumas formas são causadas por expansões instáveis de repetições de CAG, que codificam tratos poliglutâmicos em diferentes proteínas (de maneira análoga à observada na DH); outras são causadas por expansões de repetição em regiões não codificadoras ou mutações pontuais em proteínas do citoesqueleto, de canais iônicos, quinases ou fatores de crescimento.

Ataxia de Friedreich *(p. 1327)*

A ataxia de Friedreich é autossômica recessiva; os pacientes apresentam ataxia da marcha, perda de controle motor fino das mãos, disartria, depressão dos reflexos tendíneos e perda sensorial, fazendo com que muitos fiquem confinados a cadeiras de rodas em cinco anos. A morte é secundária às arritmias cardíacas ou infecções pulmonares associadas. A doença é causada pela expansão de uma repetição intrônica de GAA no gene que codifica a *frataxina,* uma proteína da membrana mitocondrial interna envolvida na regulação de ferro; a depressão de frataxina é associada à disfunção mitocondrial generalizada.

Morfologia *(p. 1328)*

Há perda e gliose axonal nas colunas posteriores da medula e dos tratos corticoespinais e espinocerebelares distais. A degeneração neuronal é também observada nos núcleos dos

O Sistema Nervoso Central 801

nervos cranianos VIII, X e XII, núcleos dentados, células de Purkinje do verme superior e gânglios da raiz dorsal.

Ataxia-Telangiectasia (p. 1328)

A ataxia-telangiectasia é autossômica recessiva; os pacientes apresentam, na infância, disfunção cerebelar, lesões telangiectáticas na pele e na conjunctiva (e no SNC) e imunodeficiência (hipoplasia de linfonodos e timo). O gene relevante *ATM* codifica a quinase envolvida no reparo de quebras no DNA dupla fita (Cap. 7); além de aumentar o risco de câncer, o reparo ineficaz do DNA pode deixar os neurônios mais suscetíveis à degeneração. A doença é implacavelmente progressiva, com morte na segunda década.

Morfologia (p. 1328)

Há perda de células cerebelares de Purkinje e células granulares, com degeneração das células das colunas dorsais, dos tratos espinocerebelares e do corno anterior; os núcleos das células de Schwann nos gânglios da raiz dorsal e os nervos periféricos podem apresentar aumento de volume de duas a cinco vezes.

Esclerose Lateral Amiotrófica (p. 1328)

A ELA é caracterizada por perda progressiva de neurônios motores inferiores e neurônios motores superiores, o que causa fraqueza profunda.

Genética Molecular e Patogênese (p. 1328)

Uma pequena parte dos casos (5% a 10%) é familiar, principalmente de herança autossômica dominante; 25% destes casos são devidos a mutações adversas com ganho de função no gene de cobre-zinco *superóxido dismutase (SOD1)* e acredita-se que isso gere proteínas mal dobradas que provocam respostas danosas. Outras mutações podem simultaneamente dar origem à ELA e à DLFT (p. ex., expansão de uma repetição de hexanucleotídeo na região 5' não traduzida de *C9orf72* [o que provoca depósitos neuronais das proteínas derivadas]) e proteínas mutantes ligantes de RNA, como TDP-43.

Morfologia (p. 1329)

A degeneração dos neurônios motores superiores provoca perda de fibras mielinizadas nos tratos corticoespinais e gliose reativa; ocasionalmente, há atrofia do giro pré-central. Os demais neurônios podem conter inclusões citoplasmáticas PAS-positivas *(corpos de Bunina)*. O músculo esquelético acometido apresenta atrofia neurogênica.

Aspectos Clínicos (p. 1329)

A ELA é um pouco mais comum em homens e, geralmente, aparece após os 40 anos de idade. A falta de controle motor fino, inicialmente observada, dá lugar à fraqueza e fasciculações musculares e, por fim, há acometimento dos músculos respiratórios e surtos recorrentes de pneumonia. Alguns pacientes apresentam manifestações predominantemente bulbares (acometimento de nervos cranianos motores) e complicações relacionadas à deglutição e à fala. A ELA geralmente tem progressão implacável e a morte é decorrente de complicações respiratórias.

Outras Doenças de Neurônios Motores (p. 1330)

Atrofia Muscular Bulbo-Espinhal (Doença de Kennedy) (p. 1330)

A doença de Kennedy é associada ao cromossomo X; a perda de neurônios motores inferiores é também associada à insensibilidade a andrógenos (ginecomastia, atrofia testicular e oligoespermia). O defeito genético é a expansão de uma repetição de trinucleotídeo poliglutâmico CAG no gene do receptor de andrógeno, associado à agregação intranuclear do receptor.

Patologia Sistêmica: Doenças dos Sistemas Orgânicos

Atrofia Muscular Espinhal (p. 1330)

A *atrofia muscular espinhal* (AME) é um grupo de doenças genéticas da infância com perda de neurônios motores inferiores, o que leva à fraqueza progressiva. A forma mais grave *(AEC do tipo I, doença de Werdnig-Hoffmann)* aparece no primeiro ano de vida e causa morte em dois anos; a *AEC de tipo III (doença de Kugelberg-Welander)* geralmente surge mais tarde. A gravidade da doença é correlacionada ao nível de SMN, uma proteína envolvida na montagem do espliceossomo.

Doenças Metabólicas Genéticas (p. 1330)

Doenças Neuronais de Armazenamento (p. 1331)

As doenças neuronais de armazenamento são primariamente autossômicas recessivas causadas por mutações que afetam a síntese ou a degradação de esfingolipídios, mucolipídios ou mucopolissacarídeos. Essas doenças formam um grupo heterogêneo, com uma via comum final de acúmulo intraneuronal de substratos enzimáticos, com morte neuronal; os pacientes geralmente apresentam convulsões e perda generalizada de função neurológica. As doenças de Tay-Sachs, Niemann-Pick e algumas das mucopolissacaridoses são descritas no Capítulo 5. As lipofuscinoses ceroides neuronais são raras doenças congênitas do armazenamento lisossomal caracterizadas pelo acúmulo neuronal de lipofuscina e associadas a defeitos na degradação proteica e disfunção neuronal, inclusive cegueira, deterioração mental e motora e convulsões.

Leucodistrofias (p. 1331)

As *leucodistrofias* são causadas por defeitos na síntese ou no metabolismo de mielina, levando à hipomielinização. As leucodistrofias diferem das doenças de desmielinização por provocarem perda insidiosa e progressiva da função cerebral (geralmente em idades menores), associada a alterações difusas e simétricas em técnicas de diagnóstico por imagem.

Doença de Krabbe (p. 1331)

A doença de Krabbe é uma deficiência autossômica recessiva do galactocerebrosídeo β-galactosidase (que catalisa a degradação de galactocerebrosídeo à ceramida e galactose). Uma via catabólica alternativa age no excesso de substrato acumulado para geração de galactosilesfinosina, que é tóxica para os oligodendrócitos. Os pacientes apresentam fraqueza e rigidez entre os três a seis meses de idade; a sobrevida além dos dois anos de idade é incomum. Há perda difusa de mielina e oligodendrócitos; agregados de macrófagos ingurgitados ao redor de vasos sanguíneos *(células globoides)* são característicos.

Leucodistrofia Metacromática (p. 1331)

A leucodistrofia metacromática é uma doença autossômica recessiva causada por deficiência de arilsulfatase. Os sulfatos (especialmente o sulfato de cerebrosídeo) se acumulam e podem bloquear a diferenciação de oligodendrócitos. Os achados incluem perda de mielina e gliose, com macrófagos contendo material metacromático.

Adrenoleucodistrofia (p. 1332)

A adrenoleucodistrofia tem diversas formas clínica e geneticamente distintas; é uma doença progressiva causada por perda de mielina e insuficiência adrenal, atribuíveis à incapacidade de catabolismo de ácidos graxos de cadeias muito longas.

Encefalomiopatias Mitocondriais (p. 1332)

As doenças congênitas da fosforilação oxidativa mitocondrial causam uma combinação de alterações em músculos (Cap. 27) e no SNC. A redução da geração de energia pode ser causada pelos níveis teciduais elevados de lactato e demonstrada por métodos espectroscópicos de imagem; a histologia geralmente mostra perda da atividade enzimática de citocromo *c* oxidase. As encefalomiopatias mitocondriais podem ser causadas por mutações nos genomas mitocondriais ou nucleares; assim, algumas têm transmissão materna, já que os genes afetados estão no genoma mitocondrial, enquanto outras, não. As doenças mitocondriais também apresentam *heteroplasmia* — as células têm uma mistura de mitocôndrias normais e anormais (geralmente nos casos de mutação no genoma mitocondrial). Consequentemente, a expressão da doença pode variar de célula a célula, dependendo da proporção relativa de mitocôndrias normais e mutantes.

Encefalomiopatia Mitocondrial, Acidose Láctica e Episódios Similares a Derrames (p. 1332)

A *encefalomiopatia mitocondrial, a acidose láctica e os episódios similares a derrames* (MELAS) compõem a síndrome neurológica mais comum associada às anomalias mitocondriais. Além dos achados musculares e metabólicos, os pacientes apresentam disfunção neurológica e alterações cognitivas recorrentes; embora áreas de infarto realmente ocorram, os episódios similares a derrames são, de modo geral, associados a déficits reversíveis que não correspondem a territórios vasculares específicos. A maioria das mutações observadas na MELAS ocorre no tRNA mitocondrial.

Epilepsia Mioclônica com Fibras Rotas Vermelhas (p. 1332)

A *epilepsia mioclônica com fibras rotas vermelhas* (MERRF) é uma doença de transmissão materna; na maioria dos casos, é associada a mutações no tRNA. Os pacientes apresentam mioclonia, doença convulsiva, ataxia e miopatia caracterizada por fibras rotas vermelhas à biópsia muscular (Cap. 27).

Síndrome de Leigh (p. 1332)

A síndrome de Leigh geralmente surge em crianças entre um e dois anos de idade e causa parada do desenvolvimento, problemas alimentares, convulsões, paralisias extraoculares, hipotonia e academia láctica; há mutações em diversos componentes da via de fosforilação oxidativa. O cérebro apresenta alterações espongiformes e proliferação vascular, geralmente simétricas, com acometimento da substância cinzenta periventricular do mesencéfalo, do tegumento pontino, do tálamo e do hipotálamo.

Doenças Tóxicas e Metabólicas e Adquiridas (p. 1333)

Deficiências Vitamínicas (p. 1333)

Deficiência de Tiamina (Vitamina B_1) (p. 1333)

O beribéri foi discutido no Capítulo 9; a deficiência de tiamina pode também se manifestar como o aparecimento súbito de psicose e/ou oftalmoplegia (*encefalopatia de Wernicke*), com transtorno de memória em grande parte irreversível e associada à confabulação (*síndrome de Korsakoff*). O alcoolismo crônico é um substrato comum, mas a deficiência de tiamina pode também ser causada por doença gástrica (carcinoma, gastrite crônica ou vômitos persistentes). A ocorrência de hemorragia e necrose no corpo mamilar (e no terceiro e quarto ventrículo) é comum; as lesões no núcleo dorsomedial do tálamo são bem correlacionadas aos distúrbios de memória.

804 Patologia Sistêmica: Doenças dos Sistemas Orgânicos

Deficiência de Vitamina B$_{12}$ (p. 1333)

A deficiência de vitamina B$_{12}$ causa anemia e lesão no sistema nervoso; essa última começa com ataxia branda e parestesias de membros inferiores, mas pode progredir rapidamente à fraqueza espástica dos membros inferiores e à paraplegia (que pode ser permanente). O aumento de volume vacuolar da mielina *afeta os tratos ascendente e descendente* e começa na porção torácica medial da medula, com degeneração final de ambos.

Sequelas Neurológicas de Distúrbios Metabólicos (p. 1333)

Hipoglicemia (p. 1333)

Os neurônios que são relativamente sensíveis à hipoglicemia são as grandes células piramidais cerebrais, as células piramidais do hipocampo na área CA1 e as células de Purkinje. Nos casos de hipoglicemia prolongada e grave, pode haver lesão neuronal global.

Hiperglicemia (p. 1333)

A hiperglicemia é mais comum em casos de controle inadequado do diabetes *mellitus*; a cetoacidose pode também ser observada. No estado hiperosmolar, a desidratação provoca confusão, estupor e, por fim, coma; a depleção de fluido deve ser gradualmente corrigida para minimizar o risco de desenvolvimento de edema cerebral.

Encefalopatia Hepática (p. 1334)

A encefalopatia hepática ocorre na presença de disfunção do fígado; há uma resposta glial do SNC no córtex cerebral e nos gânglios da base, com aumento de volume dos núcleos dos astrócitos e citoplasma reativo mínimo (células de Alzheimer do tipo II). Os níveis elevados de amônia e as citocinas pró-inflamatórias são implicados.

Distúrbios Tóxicos (p. 1334)

Monóxido de Carbono (p. 1334)

A lesão causada pelo monóxido de carbono é relacionada à: (1) hipóxia secundária à redução da capacidade de carreamento de oxigênio da hemoglobina; e à (2) ligação do CO ao heme do citocromo *c*, o que bloqueia o transporte mitocondrial de elétrons. Há acometimento relativamente seletivo de neurônios das camadas III e V do córtex cerebral, do setor Sommer do hipocampo e das células de Purkinje, geralmente com necrose bilateral do globo pálido.

Metanol (p. 1334)

A intoxicação por metanol afeta principalmente a retina; a degeneração de células do gânglio causa cegueira. A lesão é provocada pelo metabólito do metanol chamado ácido fórmico.

Etanol (p. 1334)

Além dos efeitos nutricionais do alcoolismo crônico (discutido anteriormente), a disfunção cerebelar (que se manifesta com ataxia do tronco, marcha instável e nistagmo) ocorre em até 1% dos indivíduos afetados. A atrofia e a perda de células granulares no verme cerebelar anterior são seguidas por destruição de células de Purkinje e proliferação de astrócitos (*gliose de Bergmann*).

Radiação (p. 1334)

A radiação pode causar descompensação aguda do SNC (Cap. 9), assim como dano que pode se desenvolver meses a anos depois. A radionecrose tardia é associada a grandes zonas de necrose coagulativa e edema na substância branca; os vasos sanguíneos apresentam necrose fibrinoide e, por fim, esclerose. A radiação e a administração de metotrexato podem causar dano de forma sinérgica.

O Sistema Nervoso Central **805**

Tumores (p. 1335)

A incidência anual de tumores intracranianos no SNC é de 10 a 17 a cada 100.000 pessoas; a incidência de tumor intraespinal é de um a dois a cada 100.000 indivíduos. Os tumores primários do SNC são responsáveis por 20% de todos os cânceres da infância; 70% destas neoplasias surgem na fossa posterior. Em adultos, 70% dos tumores do SNC ocorrem acima do tentório.

- *Consequências da localização:* A capacidade de ressecção dos tumores do SNC é determinada por considerações anatômicas funcionais; assim, até mesmo lesões benignas podem ter consequências letais devido à localização.
- *Padrões de crescimento:* A maioria dos tumores gliais, inclusive muitos com características histológicas de uma neoplasia benigna, se infiltra de forma extensa, com comportamento clinicamente maligno.
- *Padrões de disseminação:* Os tumores podem se disseminar pelo liquor; no entanto, até mesmo a maioria dos gliomas malignos raramente metastatiza fora do SNC.

Gliomas (p. 1335)

Os gliomas compõem o grupo mais comum de tumores cerebrais primários; dentre esses incluem-se os *astrocitomas,* os *oligodendrogliomas* e os *ependimomas.* Todas essas neoplasias têm características histológicas únicas, mas derivam de uma célula progenitora que se diferencia em uma linhagem celular particular ao invés de seus respectivos tipos celulares maduros. Os tumores têm localizações anatômicas típicas, distribuições etárias e progressões clínicas.

Astrocitoma (p. 1335)

Astrocitomas infiltrativos (p. 1335)

Os astrocitomas infiltrativos são responsáveis por 80% dos tumores cerebrais primários de adultos; geralmente surgem entre os 30 e 60 anos de idade e a maioria ocorre nos hemisférios cerebrais. Os pacientes geralmente apresentam convulsões, cefaleias e déficits neurológicos focais relacionados ao sítio anatômico de acometimento. Os tumores variam de *astrocitomas difusos* (de grau II/IV) a *astrocitomas anaplásicos* (de grau III/IV) e *glioblastomas* (de grau IV/IV); segundo a Organização Mundial da Saúde (OMS), não há astrocitomas infiltrativos de grau I. O glioblastoma tende a ser uma doença de aparecimento novo em indivíduos mais velhos *(glioblastoma primário)* ou como progressão de um astrocitoma de grau inferior em pacientes jovens *(glioblastoma secundário).*

Genética Molecular. Um tema comum nestes tumores é a sinalização proliferativa contínua e a evasão dos supressores do crescimento. Há quatro subtipos moleculares:

- No *subtipo clássico* (maioria dos glioblastomas primários), há mutações do gene de supressão tumoral *PTEN*, deleções do cromossomo 10 e amplificação do oncogene *EGFR*; deleções hemizigóticas no gene de supressão tumoral *CDKN2A* também são comuns e afetam a atividade de RB e p53.
- O *tipo pró-neural,* o mais comum associado ao glioblastoma secundário, é caracterizado por mutações de *TP53* e mutações pontuais nos genes da isocitrato desidrogenase, *IDH1* e *IDH2,* geralmente com superexpressão do *Receptor alfa do fator de crescimento derivado de plaquetas* (PDGFRA). As mutações em *IDH1* criam uma nova atividade enzimática que gera 2-hidroxiglutarato, que, por sua vez, estimula a oncôgenese por meio da inibição de enzimas que regulam a metilação do DNA.
- O *tipo neural* é caracterizado por maiores níveis de expressão de marcadores neuronais, inclusive NEFL, GABRA1, SYT1 e SLC12A5.
- O *tipo mesenquimatoso* é caracterizado por deleções do gene *NF1* no cromossomo 17 e menor expressão da proteína NF1; os genes participantes das vias do FNT e de NF-κB são também altamente expressos.

Patologia Sistêmica: Doenças dos Sistemas Orgânicos

Entre os astrocitomas de grau III e IV segundo a OMS, a *IDH1* mutante é associada ao desfecho significativamente melhor do que o tipo selvagem.

***Morfologia** (p. 1336).* A diferenciação histológica (graus OMS II a IV) é bem correlacionada à progressão clínica:

- Os *astrocitomas difusos (de grau II)* são tumores infiltrativos mal definidos, de coloração branca-acinzentada, que se expandem e distorcem a região do cérebro; essas neoplasias apresentam hipercelularidade e algum pleomorfismo nuclear e a transição de normal a neoplásico é indistinta.
- Os *astrocitomas anaplásicos (de grau III)* apresentam maior anaplasia nuclear, com mitoses numerosas.
- Os *glioblastomas (de grau IV; anteriormente chamados glioblastomas multiformes [GBM])* são compostos por uma mistura de áreas brancas firmes, focos mais macios e amarelados de necrose, alteração cística e hemorragia; há, também, maior vascularidade. A maior densidade de células tumorais pelas bordas necróticas é chamada *pseudopaliçada*.

Aspectos Clínicos *(p. 1337).* Os pacientes geralmente apresentam déficits neurológicos focais, cefaleias ou convulsões, atribuíveis a efeitos de massa e/ou edema cerebral; as lesões de alto grau apresentam vasos com extravasamento, que são contrastados em técnicas de diagnóstico por imagem. O prognóstico do glioblastoma é mau; apesar da ressecção e da quimioterapia, a sobrevida média é de apenas 15 meses e apenas 25% dos pacientes estão vivos em dois anos.

Astrocitoma Pilocítico (p. 1338)

O astrocitoma pilocítico ocorre em crianças e adultos jovens, geralmente no cerebelo, mas também no assoalho e nas paredes do terceiro ventrículo, nos nervos ópticos e, ocasionalmente, nos hemisférios cerebrais; tem grau OMS I/IV. Esses tumores têm comportamento relativamente benigno; seu crescimento é lento e raramente são infiltrativos. Essas neoplasias raramente apresentam mutações em *p53* ou outras alterações genéticas associadas a astrocitomas mais agressivos, mas tendem a possuir alterações na via de sinalização BRAF.

Morfologia (p. 1338)

- *Macroscópica:* As lesões geralmente são císticas, com nódulos murais nas paredes do cisto.
- *Microscópica:* Os tumores são compostos por células bipolares com processos longos, delgados e de aparência pilosa; fibras de Rosenthal e microcistos geralmente são observados. Há uma borda infiltrativa estreita com o cérebro adjacente.

Xantoastrocitomas Pleomórficos (p. 1338)

Os xantoastrocitomas pleomórficos geralmente ocorrem nos lobos temporais de pacientes jovens e são associados a um histórico de convulsões. O tumor (geralmente de grau OMS II/IV) apresenta astrócitos neoplásicos, ocasionalmente bizarros, depósitos abundantes de reticulina e lipídicos e infiltrados de células inflamatórias crônicas; a sobrevida em cinco anos é próxima a 80%.

Glioma do Tronco Cerebral (p. 1338)

O glioma do tronco cerebral ocorre principalmente nas duas primeiras décadas de vida. Sua progressão depende da localização: com gliomas pontinos (mais comuns) são agressivos, os gliomas tectais são relativamente benignos e os tumores da junção corticomedular progridem de forma intermediária. Esses tumores geralmente têm uma mutação específica em histonas, que afeta os eventos de acetilação e metilação que influenciam a estrutura da cromatina e a expressão gênica.

Oligodendrogliomas (p. 1339)

Os oligodendrogliomas constituem de 5% a 15% dos gliomas e são mais comuns na meia-idade. As alterações genéticas mais comuns envolvem mutações de *IDH1* e *IDH2*;

a perda de heterozigosidade (LOH) nos cromossomos 1p e 19q ocorre em 80% dos casos e outras mutações (p. ex., CDKN2A) são observadas em lesões mais anaplásicas.

Morfologia (p. 1339)

- *Macroscópica:* Os tumores têm predileção pela substância branca; são massas bem circunscritas, gelatinosas, de cor cinza, geralmente com cistos, hemorragia focal e calcificação.
- *Microscópica:* Os tumores são compostos por lâminas de células regulares, com núcleos redondos e cromatina finamente granular, geralmente cercados por um halo claro de citoplasma, que repousam em uma rede capilar delicada. A calcificação é observada em 90% dos casos e varia de microscópica a extensa.

Aspectos Clínicos (p. 1339)

O prognóstico é geralmente melhor do que o dos astrocitomas e, com os tratamentos atuais, a sobrevida média é de cinco a dez anos. A progressão de lesões de baixo a alto grau pode ocorrer em aproximadamente seis anos.

Ependimomas e Lesões Expansivas Paraventriculares Relacionadas (p. 1339)

Os ependimomas e outras lesões paraventrículares similares são tumores originários do revestimento ependimal. Nas duas primeiras décadas de vida, o quarto ventrículo é o sítio mais comum; o canal medular central é uma localização comum na meia-idade e na NF2, em que há mutação do gene *NF2*.

Morfologia (p. 1339)

- *Macroscópica:* Os tumores são lesões sólidas ou papilares moderadamente bem demarcadas.
- *Microscópica:* As lesões apresentam núcleos regulares, de formato redondo a oval, com cromatina granular abundante; podem formar canais ependimais alongados ou pseudo-rosetas perivasculares. A maioria desses tumores tem grau OMS II/IV; as lesões anaplásicas (de grau III/IV) apresentam maior densidade celular, mitoses e necrose, com diferenciação ependimal menos evidente.

Os *ependimomas mixopapilares* são lesões distintas, mas similares, originárias do filo terminal da medula. Células cuboides, às vezes com citoplasma claro, são dispostas ao redor de centros papilares; as áreas mixoides contêm mucopolissacarídeos neutros e ácidos.

Aspectos Clínicos (p. 1340)

Os ependimomas da fossa posterior geralmente causam hidrocefalia; a disseminação para o liquor é comum e a sobrevida em cinco anos é de apenas 50%. As lesões medulares geralmente têm prognóstico melhor.

Lesões Paraventriculares Similares (p. 1340)

- Os *subependimomas* (p. 1340) são nódulos sólidos, às vezes calcificados, de crescimento lento, ligados ao revestimento ventricular e com protrusão para o ventrículo; esses tumores geralmente são assintomáticos, mas podem causar hidrocefalia. As lesões apresentam grumos de núcleos de aparência ependimal disseminados em fundo denso e finamente fibrilar.
- Os *papilomas do plexo coroide* (p. 1340) são similares ao plexo coroide normal; apresentam papilas de tecido conjuntivo revestidas por um epitélio cuboide-colunar ciliado. A hidrocefalia é comum, devido à obstrução ou produção excessiva de liquor. Os *carcinomas do plexo coroide* são raros; geralmente são adenocarcinomas que surgem em crianças.
- Os *cistos coloides do terceiro ventrículo* (p. 1340) são lesões não neoplásicas de adultos jovens; estão localizados no forame de Monro e podem provocar hidrocefalia não comunicante, às vezes rapidamente fatal. Os cistos contêm material proteináceo gelatinoso no interior de uma cápsula fibrosa delgada e revestida por epitélio cuboide.

Tumores Neuronais (p. 1341)

- O *ganglioglioma* é o tumor mais comum do SNC de neurônios de aparência madura (células ganglionares); seu crescimento é lento, embora o componente glial possa apresentar anaplasia franca e o tumor seja mais agressivo. As lesões geralmente causam convulsões que desaparecem após a ressecção. Um quinto desses tumores têm mutações ativadoras em *BRAF*; a maioria ocorre no lobo temporal e apresenta um componente cístico.
- O *tumor disembrioplástico neuroepitelial* (p. 1341) é uma neoplasia rara e de baixo grau da infância que geralmente provoca doença convulsiva; o prognóstico após a ressecção é bom. Suas características incluem localização intracortical, alterações císticas, crescimento nodular, "neurônios flutuantes" em fluido rico em mucopolissacarídeo e glia neoplásica adjacente sem características anaplásicas.
- O *neurocitoma central* (p. 1341) é uma neoplasia neuronal de baixo grau nos ventrículos, composta por núcleos uniformes, redondos e distribuídos em intervalos regulares e ilhas de neurópilos.

Neoplasias Pouco Diferenciadas (p. 1341)

Alguns tumores neuroectodérmicos expressam poucos marcadores fenotípicos maduros e são descritos como mal diferenciados ou embrionários.

Meduloblastomas (p. 1341)

Os meduloblastomas são responsáveis por 20% dos tumores cerebrais da infância; ocorrem exclusivamente no cerebelo. O meduloblastoma pode ser dividido em quatro grupos genéticos:

- O *tipo WNT* (mutações na via de sinalização WNT) ocorre em crianças mais velhas, apresenta a histologia clássica do meduloblastoma e é associado à monossomia do cromossomo 6 e à expressão nuclear de β-catenina. Tem o melhor prognóstico, com 90% de sobrevida de cinco anos.
- O *tipo SHH* (mutações na via de sinalização *sonic hedgehog*; pode ter amplificação de *MYCN*) ocorre em bebês ou adultos jovens. O prognóstico é intermediário.
- O *grupo 3* (amplificação de *MYC* e isocromossomo 17) ocorre em bebês e crianças e tem o pior prognóstico.
- *Grupo 4* (isocromossomo 17 sem amplificação de *MYC*, mas, às vezes, com amplificação de *MYCN*). O prognóstico é intermediário.

Morfologia (p. 1341)

- *Macroscópica:* Os tumores são bem circunscritos, de coloração cinza e friáveis.
- *Microscópica:* As lesões geralmente são bastante celulares, com lâminas de células anaplásicas com núcleos hipercromáticos e mitoses abundantes; as células apresentam pouco citoplasma e geralmente não expressam marcadores específicos de diferenciação, embora características gliais e neuronais (p. ex., rosetas de Homer-Wright) possam ser observadas. A extensão ao espaço subaracnóideo pode induzir desmoplasia proeminente.

Aspectos Clínicos (p. 1342)

Os tumores tendem a ocorrer na linha média em crianças e em localizações laterais em adultos. O crescimento rápido pode ocluir o fluxo de liquor, o que provoca hidrocefalia; a disseminação ao liquor é comum. O tumor é altamente maligno e, se não tratado, o prognóstico é muito ruim. No entanto, é extremamente sensível à radioterapia e, com a excisão e esta modalidade terapêutica, a taxa de sobrevida de cinco anos é de 75%.

O Sistema Nervoso Central 809

Tumores Teratoide-Rabdoides Atípicos (p. 1342)

O tumor teratoide-rabdoide atípico é altamente maligno e ocorre na fossa posterior e no supratentório de crianças pequenas; a sobrevida geralmente é inferior a um ano. As deleções do cromossomo 22 ocorrem em mais de 90% dos casos; o gene relevante é o *hSNF5/INI1*, que codifica uma proteína envolvida no remodelamento da cromatina. Esses tumores são grandes e macios e se disseminam pela superfície cerebral; são lesões altamente mitóticas e, à histologia, caracterizada por células rabdoides, similares àquelas observadas no rabdomiossarcoma.

Outros Tumores Parenquimatosos (p. 1343)

Linfoma Primário do Sistema Nervoso Central (p. 1343)

O linfoma primário do SNC é responsável por 2% dos linfomas extranodais e 1% dos tumores intracranianos; é a neoplasia do SNC mais comum em hospedeiros imunocomprometidos. O linfoma cerebral primário é geralmente multifocal no SNC; o acometimento fora do SNC é uma complicação rara e tardia. A maioria dos linfomas primários do cérebro é originária de linfócitos B e quase todos apresentam infecção latente pelo EBV; o grupo histológico mais comum é composto pelos linfomas difusos de grandes linfócitos B. Esses são tumores agressivos e respondem mal à quimioterapia, em comparação a seus correspondentes periféricos.

Tumores de Células Germinativas (p. 1343)

Os tumores de células germinativas ocorrem na linha média em adolescentes e adultos jovens; constituem de 0,2% a 1% dos tumores do SNC em populações europeias, mas até 10% das japonesas. Os tumores tendem a ocorrer nas regiões pineais (com predominância masculina) e suprasselares. A classificação histológica e a resposta terapêutica dos tumores de células germinativas do SNC são similares às de seus correspondentes nos demais sistemas orgânicos (Cap. 21).

Tumores do Parênquima Pineal (p. 1343)

Os tumores do parênquima pineal derivam dos pineócitos; variam de lesões bem diferenciadas com diferenciação neuronal *(pineocitomas)* a tumores de alto grau *(pineoblastomas)* que se disseminam pelo liquor. Os tumores pineais de alto grau tendem a afetar crianças, enquanto as lesões de grau menor são mais observadas em adultos.

Meningiomas (p. 1344)

Os meningiomas são tumores predominantemente benignos de adultos que são originários de células meningoteliais aracnóideas e são presos à dura-máter; a radioterapia prévia da cabeça e do pescoço pode ser um fator de risco. Esses tumores são geralmente associados à perda do cromossomo 22 (em especial do braço longo, 22q), o que leva a deleções no gene *NF2*, que codifica a proteína merlina e é associada à maior instabilidade cromossômica. Nos meningiomas com *NF2* de tipo selvagem, as mutações no Fator 7, associado ao receptor de FNT (TRAF7), ocorrem com tendência a grau histológico menor e maior estabilidade cromossômica.

Morfologia (p. 1344)

- *Macroscópica:* Os tumores geralmente são massas redondas com bases durais bem definidas e que comprimem o cérebro, mas que se separam com facilidade; as lesões tendem a ser firmes, sem necrose ou hemorragia extensa e podem ser arenosas devido à calcificação dos corpos psamomatosos.
- *Microscópica:* Existem diversos padrões histológicos (p. ex., sincicial, fibroblástico, transicional, psamomatoso, secretor e microcístico) e todos têm prognósticos aproximadamente comparáveis e favoráveis (grau OMS I/IV); dentre esses padrões, o índice de proliferação é o melhor fator preditivo do comportamento biológico.

810 Patologia Sistêmica: Doenças dos Sistemas Orgânicos

- Os *meningiomas anaplásicos (malignos)* (grau OMS III/IV) são tumores agressivos similares aos sarcomas; as taxas mitóticas são altas (acima de 20 por campo em aumento 10x). Os *meningiomas papilares* (células pleomórficas dispostas ao redor de centros fibrovasculares) e os *meningiomas rabdoides* (lâminas de células com citoplasma eosinofílico hialino composto por filamentos intermediários) também têm alta taxa de recidiva (tumores de grau OMS III/IV).

Aspectos Clínicos *(p. 1344)*

Esses tumores geralmente são lesões solitárias e de crescimento lento que se manifestam devido à compressão do SNC ou com sintomas vagos e não localizados; a presença de múltiplas lesões sugere mutações em *NF2*. São incomuns em crianças e têm discreta predominância feminina (3:2); geralmente expressam receptores de progesterona e podem crescer com maior rapidez durante a gestação.

Tumores Metastáticos *(p. 1345)*

As lesões metastáticas (principalmente os carcinomas) são responsáveis por aproximadamente metade dos tumores intracranianos. Os sítios primários comuns de acometimento são o pulmão, a mama, a pele (melanoma), o rim e o trato gastrointestinal; as meninges também são afetadas com frequência. As metástases geralmente são bem demarcadas, ocorrem na junção entre a substância branca e a cinzenta e são cercadas por edema. A carcinomatose meníngea (nódulos tumorais esparramados na superfície cerebral, na medula e nas raízes nervosas) é principalmente associada ao carcinoma de pulmão e mama.

Síndromes Paraneoplásicas *(p. 1345)*

As síndromes paraneoplásicas são causadas pelo câncer em qualquer lugar do corpo; a maioria se deve a respostas imunes antitumorais, que reagem de forma cruzada a antígenos do sistema nervoso central ou periférico. A terapia direcionada à ressecção tumoral e/ou à imunossupressão e remoção de anticorpos circulantes pode levar à melhora clínica.

- A *degeneração cerebelar subaguda* é mais comum quando há perda de células de Purkinje, gliose e infiltrado inflamatórios. Em alguns casos (principalmente em mulheres com cânceres de ovário, mama ou útero), os pacientes apresentam anticorpos anti-Yo, que reconhecem as células de Purkinje.
- A *encefalite límbica* é uma demência subaguda associada à inflamação perivascular, nódulos microgliais, perda neuronal e gliose, mais evidentes no lobo temporal anterior e medial. Alguns pacientes (p. ex., aqueles com carcinoma de pulmão de células pequenas) têm anticorpos anti-Hu, que reconhecem os núcleos neuronais; outros apresentam anticorpos que reagem com o receptor NMDA ou o canal de potássio acionado por voltagem. Em muitos casos de encefalite límbica, a síndrome aparece antes da suspeita de câncer.
- As *doenças do movimento* ocular (p. ex., opsoclonia) geralmente são associadas a neuroblastomas da infância.
- A *neuropatia sensorial subaguda* associada ou não à encefalite límbica é caracterizada por inflamação dos gânglios da raiz dorsal e perda neuronal.
- A *síndrome miastênica* de *Lambert-Eaton* (Cap. 27) é causada por anticorpos contra o canal pré-sináptico de cálcio acionado por voltagem.

Síndromes Tumorais Familiares *(p. 1346)*

Estas são doenças primariamente autossômicas dominantes causadas pela perda de genes de supressão tumoral; as principais manifestações da doença são fora do SNC:

- *Síndrome de Cowden:* Gangliocitomas cerebelares displásicos causados por uma mutação em *PTEN* (Cap. 7)

O Sistema Nervoso Central   811

- *Síndrome de Li-Fraumeni:* Meduloblastomas causados por uma mutação em *p53* (Cap. 7)
- *Síndrome de Turcot:* Meduloblastomas ou glioblastomas causados pela mutação em *APC* ou em genes de reparo de pareamento errado (*mismatch*) (Cap. 17)
- *Síndrome de Gorlin:* Meduloblastomas devidos à mutação em *PTCH* (Cap. 25)

Complexo da Esclerose Tuberosa *(p. 1346)*

O complexo da esclerose tuberosa é uma doença autossômica dominante, que ocorre em um a cada 6.000 nascimentos; é caracterizada por autismo, convulsões e retardo mental. O complexo provoca hamartomas no SNC, inclusive *lesões tuberosas corticais* (neurônios em disposições aleatórias e células que expressam fenótipos intermediários entre a glia e os neurônios) e hamartomas subependimais (grandes grupos de astrócitos e neurônios que foram astrocitomas subependimais de células gigantes). Além disso, angiomiolipomas renais, hamartomas da glia retiniana, rabdomiomas cardíacos e linfangioleiomiomatose pulmonar podem ocorrer; as lesões cutâneas incluem angiofibromas, espessamentos endurecidos *(marcas de Shagreen),* fibromas subungueais e áreas hipopigmentadas *(marcas acinzentadas).* Um lócus de esclerose tuberosa *(TSC1)* codifica a *hamartina;* o lócus *TSC2,* mais comumente mutante, codifica a *tuberina.* As duas proteínas formam um complexo que inibe a mTOR (alvo mecânico de rapamicina) quinase; as mutações aumentam a atividade de mTOR, o que eleva a síntese proteica e causa grande aumento do tamanho celular.

Doença de von Hippel-Lindau *(p. 1346)*

A doença de von Hippel-Lindau é autossômica dominante; os indivíduos acometidos desenvolvem hemangioblastomas no cerebelo, na retina ou no tronco cerebral e na medula, assim como cistos no pâncreas, no fígado e no rim. Há, também, propensão ao desenvolvimento de carcinoma de células renais e feocromocitomas. O gene causador é o *VHL,* um gene de supressão tumoral que codifica um componente de um complexo ubiquitina-ligase que regula de forma negativa a expressão do fator induzido por hipóxia 1 (HIF-1); o VHL mutante leva ao aumento de HIF-1, que, então, aumenta a expressão de fator de crescimento endotelial vascular, eritropoetina e outros fatores de crescimento.

Neurofibromatose *(p. 1347; Capítulo 27)*

- A NF1 (p. 1317) é uma doença autossômica dominante que afeta um a cada 3.000 indivíduos; é caracterizada por neurofibromas (plexiformes e cutâneos), gliomas do nervo óptico, meningiomas, nódulos pigmentados na íris *(nódulos de Lisch)* e máculas hiperpigmentadas cutâneas *(manchas em café com leite).* Mesmo sem transformação maligna, as lesões podem ser disfigurantes e criar deformidades medulares.
- A NF2 (p. 1317) é uma doença autossômica dominante que afeta um a cada 50.000 pessoas; tende a formar schwannomas bilaterais no oitavo nervo craniano e múltiplos meningiomas.

29 O Olho

Órbita (p. 1350)

Anatomia Funcional e Proptose (p. 1350)

Embora algumas condições sejam exclusivas dos olhos (p. ex., *catarata* e *glaucoma*), várias condições oculares compartilham semelhanças com processos mórbidos de outras localizações do corpo, mas são modificadas pela estrutura e função singulares do olho (figura 29-1).

Qualquer processo que aumente os conteúdos orbitais causa deslocamento anterior do olho, ou *proptose*, pois a órbita é limitada por ossos medial, lateral e posterior.

Oftalmopatia Tireoidiana (doença de Graves) (p. 1350)

A proptose na *doença de Graves* é causada pelo acúmulo de matriz extracelular (MEC) e fibrose do músculo reto; a severidade é independente do estado tireoidiano.

Outras Condições Inflamatórias Orbitais (p. 1350)

O assoalho e aspectos mediais da órbita são limitados pelos seios maxilares e etmoidais, respectivamente; assim, a órbita pode ser envolvida por infecções dos seios que evoluem para *celulite* ou como parte de uma infecção fúngica (p. ex., *mucormicose*). O

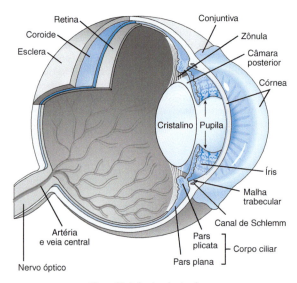

Figura 29-1 Anatomia do olho.

envolvimento orbital por *angiite granulomatosa* pode ser primário ou uma extensão secundária a partir dos seios. A inflamação orbital idiopática (*pseudotumor orbitário inflamatório*) é caracterizada por inflamação crônica e fibrose variável; a doença relacionada à imunoglobulina (Ig) G4 também pode afetar os olhos (Cap. 6).

Neoplasias (p. 1351)

Os tumores orbitais primários mais comuns possuem origem vascular (p. ex., linfangiomas e hemangiomas capilares e cavernosos); a maioria dos tumores orbitais é benigna. Tumores malignos da órbita podem derivar de qualquer um dos tecidos orbitais (p. ex., glândula lacrimal); linfomas e metástases também afetam esta localização.

Pálpebras (p. 1352)

Anatomia Funcional (p. 1352)

As pálpebras são compostas externamente de pele e mucosa (*conjuntiva*) adjacente ao olho (Fig. 29-2). Além de cobrir e proteger os olhos, as pálpebras geram lipídeos que retardam a evaporação das lágrimas. Se a drenagem sebácea for bloqueada por inflamação (*blefarite*) ou neoplasia, o extravasamento de lipídeos provoca uma resposta lipogranulomatosa (*calázio*).

Neoplasias (p. 1352)

As neoplasias palpebrais podem deformar as pálpebras e impedir o fechamento; a subsequente exposição corneana é dolorosa e predispõe à ulceração corneana. O tratamento imediato é imperativo para preservação da visão.

- *Carcinoma* basocelular é a neoplasia palpebral mais comum; possui uma predileção por pálpebra inferior e canto medial.

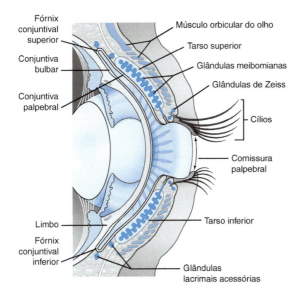

Figura 29-2 Anatomia da conjuntiva e pálpebras.

814 Patologia Sistêmica: Doenças dos Sistemas Orgânicos

- *Carcinoma sebáceo* é a segunda neoplasia palpebral mais comum; sofre metástase inicialmente para os linfonodos parotídeos e submandibulares e podem exibir disseminação pagetoide intraepitelial em direção à nasofaringe e glândulas lacrimais; a taxa de mortalidade geral pode ser maior que 20%.
- Em pacientes acometidos pela síndrome da imunodeficiência adquirida (AIDS), o *sarcoma de Kaposi* pode ocorrer na pálpebra ou conjuntiva.

Conjuntiva (p. 1352)

Anatomia Funcional (p. 1352)

A conjuntiva possui zonas topológicas (Fig. 29-2) com histologia e respostas a doenças distintas:

- *Conjuntiva palpebral* é um epitélio escamoso estratificado não queratinizado; responde à inflamação pela formação de pregas papilares diminutas;
- *Fórnix conjuntival* é um epitélio colunar pseudoestratificado rico em células caliciformes; seus tecidos lacrimais e linfoides associados podem ser expandidos na *conjuntivite viral* ou neoplasia linfoide;
- *Conjuntiva bulbar* é um epitélio escamoso estratificado não queratinizado, que cobre a superfície do olho.

O componente aquoso das lágrimas é gerado por glândulas lacrimais acessórias embebidas nas pálpebras e fórnix; a produção de mucina das células caliciformes conjuntivais é essencial para a adesão de lágrimas ao epitélio corneano. *Olhos secos* ocorrem quando a produção da glândula lacrimal (mais comumente) ou das células caliciformes é insuficiente; a condição é dolorosa e predispõe à ulceração corneana e opacificação.

Cicatrização Conjuntival (p. 1353)

A cicatrização conjuntival causa perda das células caliciformes; olhos secos ocorrem mesmo com produção adequada do filme de lágrimas aquoso. *Conjuntivites* bacterianas ou virais tipicamente causam somente vermelhidão e prurido e são curadas sem sequelas. Entretanto, a cicatrização conjuntival pode ocorrer pelo seguinte:

- Infecções por *Chlamydia trachomatis*;
- Condições imunomediadas, como o penfigoide cicatricial ocular;
- Agentes químicos, especialmente álcalis;
- Ressecção cirúrgica excessiva do tecido conjuntival.

Pinguécula e Pterígio (p. 1353)

Pinguécula e pterígio são elevações conjuntivais submucosas; são consequências de lesão actínica e, desta forma, ocorrem em regiões de exposição ao Sol (p. ex., fissura interpalpebral).

- *Pterígio*: Crescimento da mucosa conjuntival e tecido conjuntivo fibrovascular que se origina no limbo e invade a córnea; a visão geralmente não é afetada. As ressecções são realizadas por conta da irritação ou por razões estéticas; raramente melanomas ou carcinomas de células escamosas podem estar presentes.
- *Pinguécula* não invade a córnea, mas pode afetar a distribuição do filme lacrimal e resultar em desidratação focal com depressão corneana (formando uma cova).

Neoplasias (p. 1353)

Neoplasias tendem a ocorrer no limbo, provavelmente relacionadas à exposição ao Sol; exibem um espectro de alterações, desde uma displasia discreta a um carcinoma *in situ* (*neoplasia intraepitelial conjuntival*), até uma franca malignidade.

O Olho

- *Carcinomas de células escamosas* tendem a seguir um curso indolente; podem estar associados aos tipos 16 e 18 do *papilomavírus humano* (HPV). O *carcinoma mucoepidermoide* é muito mais agressivo.
- *Nevos conjuntivais* são comuns e tipicamente benignos, raramente envolvendo a córnea, fórnix ou conjuntiva palpebral (lesões pigmentadas nestas localizações mais provavelmente são melanomas). A inflamação crônica pode ocorrer durante a adolescência (*nevus juvenis inflamados*).
- *Melanomas conjuntivais* são unilaterais, tipicamente afetando indivíduos de pele morena de média idade; há uma taxa de mortalidade de 25%. A maioria possui uma fase intraepitelial, chamada de *melanose adquirida primária com atipia* (análogo ao *melanoma in situ*); melanomas ocorrem em 50% a 90% destas lesões. Linfonodos parotídeos ou submandibulares são os principais locais metastáticos iniciais.

Esclera (p. 1354)

Feridas e incisões cirúrgicas cicatrizam mal na esclera, pois esta possui um número relativamente escasso de vasos sanguíneos e fibroblastos. A esclera "azulada" pode ocorrer devido ao adelgaçamento causado pela inflamação (*esclerite*), aumento da pressão intraocular ou síntese defeituosa do colágeno (p. ex., na *osteogênese imperfeita*), ou pode resultar de um nevo pigmentado na úvea subjacente (*melanose congênita ocular*).

Córnea (p. 1354)

Anatomia Funcional (p. 1354)

A córnea e seu filme lacrimal sobrejacente (e *não* o cristalino) compõem a principal superfície refratária do olho (Fig. 29-1). A *miopia* ocorre quando o olho é muito comprido para o poder refratário corneano e a hipermetropia ocorre quando o globo ocular é muito curto; a correção a laser da córnea (p. ex., LASIK) pode acomodar estas desproporções.

A córnea é transparente, pois seu estroma extravasa os vasos sanguíneos e linfáticos; isso também atenua de forma marcante a rejeição em transplantes corneanos. O alinhamento preciso do colágeno também é necessário para manter a transparência da córnea; o estroma é normalmente mantido em um estado relativamente desidratado pela ação do bombeamento de fluido do endotélio corneano em direção à câmara anterior. Assim, a cicatrização corneana ou edema afetam de forma marcante a visão.

Anteriormente, a córnea é revestida por epitélio sobrejacente à membrana basal e uma *camada de Bowman* acelular. Posteriormente, a córnea é limitada pelo *endotélio corneano* derivado da crista neural (e não relacionada ao endotélio vascular); esse repousa em uma lâmina basal, a *membrana de Descemet*.

Ceratite e Úlcera (p. 1355)

Bactérias, fungos, vírus (especialmente herpes simples e zóster) e protozoários (*Acanthamoeba*) podem causar ulceração corneana; a dissolução do estroma é acelerada pela ativação da colagenase. Algumas formas de ceratite possuem características distintas (herpes simples está associado a respostas granulomatosas envolvendo a membrana de Descemet).

Degenerações e Distrofias Corneanas (p. 1355)

Degenerações podem ser unilaterais ou bilaterais e são tipicamente não familiares; *distrofias* são tipicamente bilaterais e hereditárias.

Ceratopatias em Faixa (p. 1355)

Ceratopatia em faixa calcificada, uma complicação comum da uveíte crônica, é caracterizada por depósito de cálcio na camada de Bowman. *A ceratopatia em faixa actínica* envolve a degeneração do colágeno corneano, induzida por raios ultravioletas (UV).

Ceratocone (p. 1356)

O adelgaçamento corneano e ectasia fazem com que a córnea se torne cônica (em vez de esférica) e desvirtuam a visão. Fraturas da camada de Bowman são características histológicas; a ativação de metaloproteinases pode ser causal, mas a inflamação está usualmente ausente.

Distrofia Endotelial de Fuchs (p. 1356)

Uma perda primária de células endoteliais corneanas causa *edema estromal* e *ceratopatia bolhosa* (descolamento epitelial da camada de Bowman formando bolhas). Há perda da visão e de nitidez.

Distrofias Estromais (p. 1356)

Depósitos de várias proteínas estromais (resultantes de mutações que afetam o preguea-mento) formam opacidades discretas na córnea, comprometendo a visão; depósitos adjacentes ao epitélio ou camada de Bowman também podem causar erosões dolorosas e cicatrizes.

Segmento Anterior (p. 1357)

Anatomia Funcional (p. 1357)

O olho é dividido em dois compartimentos (Fig. 29-3):

- *Segmento anterior*, compreendendo córnea, câmara anterior, câmara posterior, íris e cristalino;
  - A membrana basal do epitélio do cristalino (*cápsula do cristalino*) envolve totalmente o cristalino. Desta forma, o epitélio do cristalino e proteínas associadas progressivamente acumulam dentro dos limites da cápsula do cristalino (enfolhamento") e o tamanho do cristalino aumenta com a idade.
  - O corpo ciliar forma o humor aquoso que adentra a câmara posterior, banha o cristalino e circula através da pupila em direção à câmara anterior.
- *Polo posterior* (restante do olho) (Fig. 29-1).

Catarata (p. 1357)

Cataratas são opacidades do cristalino congênitas ou adquiridas. Doenças sistêmicas (p. ex., diabetes *mellitus*, dermatite atópica), medicamentos (especialmente corticosteroides), radiação, trauma e vários distúrbios intraoculares (p. ex., uveíte) causam catarata. Quando relacionadas à idade, tipicamente resultam de opacificação do núcleo do cristalino; acúmulo de pigmentos urocromos faz com que o núcleo se torne marrom e distorça a percepção das cores azuis. A migração do epitélio do cristalino e hiperplasia posterior à lente podem causar *catarata subcapsular posterior*. A opacificação também pode ocorrer através da liquefação do córtex do cristalino; o extravasamento de líquido através da cápsula do cristalino (*facólise*) pode obstruir a malha trabecular e ser a causa do glaucoma de ângulo aberto (ver adiante).

Segmento Anterior e Glaucoma (p. 1357)

O *glaucoma* possui alterações distintas do campo visual e alterações do cálice do nervo óptico. A maioria dos glaucomas está associada à elevação da pressão intraocular (ver

Fig. 29-3 para padrões de fluxo normal), embora alguns pacientes possuam pressão intraocular normal (*glaucoma normal* ou de *baixa pressão*). Existem duas principais categorias de glaucoma:

- *Glaucoma de ângulo aberto* é a mais comum; pressões intraoculares estão elevadas apesar de um ângulo aberto e estruturas de aparência normal; presumivelmente, há algum incremento *funcional* na resistência ao efluxo do humor aquoso. Algumas formas hereditárias (*primárias*) de glaucoma estão associadas a mutações MYOC, que codificam a proteína miocilina; entretanto, a patogenia é obscura.
- Pela obstrução física da malha trabecular, partículas em suspensão (p. ex., eritrócitos senescentes após trauma ou grânulos epiteliais de pigmentos da íris) podem ser uma

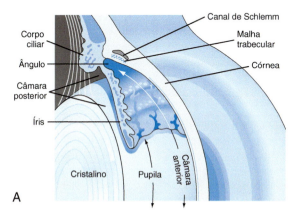

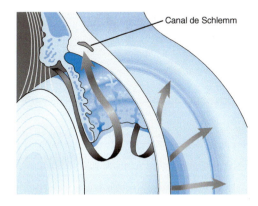

Figura 29-3 A, *Olho normal.* Note a superfície da íris altamente texturizada com criptas e pregas. **B,** *Fluxo normal do humor aquoso.* O humor aquoso flui da câmara posterior (local de produção), através da pupila, em direção à câmara anterior e, através da malha trabecular, em direção ao canal de Schlemm; vias de efluxo menos importantes através da uveoesclera e íris não estão demonstradas.

(Continua)

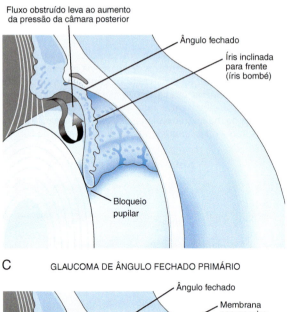

C   GLAUCOMA DE ÂNGULO FECHADO PRIMÁRIO

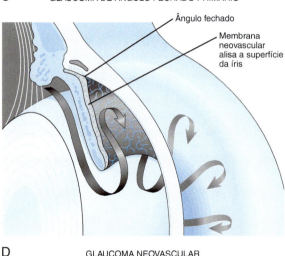

D   GLAUCOMA NEOVASCULAR

Figura 29-3 *(Cont.)* **C,** *Glaucoma de ângulo fechado primário* ocorre em olhos anatomicamente predispostos por aposição transitória da íris até o cristalino, bloqueando a passagem do humor aquoso da câmara posterior à anterior. A pressão cresce na câmara posterior, inclinando a íris para frente (*íris bombé*) e ocluindo a malha trabecular. **D,** O *glaucoma neovascular* ocorre quando uma membrana angiogênica cresce sobre a íris, alisando as pregas e criptas; a contratura desta membrana causa aposição tecidual sobre a malha trabecular, bloqueando o efluxo do humor aquoso e aumentando a pressão intraocular.

causa de *glaucoma de ângulo aberto secundário*. O *glaucoma pseudoesfoliativo* é o motivo mais comum, causado pela deposição do material fibrilar de composições variadas em todo o segmento anterior (e, de fato, ao redor de vasos sanguíneos em vários órgãos viscerais); está associado a polimorfismos de nucleotídeos singulares no gene *lisil oxidase 1* (LOX1);

O *glaucoma de ângulo fechado* ocorre quando a zona periférica da íris (ou tecido associado) adere à malha trabecular e fisicamente impede o efluxo aquoso a partir do olho. Pode ocorre como *glaucoma de ângulo fechado primário* em olhos com câmaras anteriores superficiais (pacientes são frequentemente hipermetropes) ou pode ocorrer subsequente à formação de membrana neovascular (p. ex., após trauma) ou tumores de corpos ciliares (Fig. 29-3).

Endoftalmite e Panoftalmite (p. 1359)

A inflamação da câmara anterior resulta em aumento da permeabilidade dos vasos no corpo ciliar e íris, com acúmulo de células e exsudato. Estes podem induzir adesões entre a íris e a malha corneana (causando glaucoma) ou cristalino (causando catarata fibrosa).

- *Endoftalmite* é a inflamação envolvendo o humor vítreo. A retina não tolera endoftalmite; somente algumas horas de inflamação aguda podem causar danos irreversíveis. A endoftalmite pode ser *exógena* (p. ex., após uma ferida) ou *endógena* (por via hematógena).
- *Panoftalmite* é a inflamação do olho envolvendo a retina, coroide e esclera, que se estende em direção à órbita.

Úvea (p. 1360)

A íris, coroide e o corpo ciliar constituem a *úvea* (Fig. 29-1). Embora altamente vascularizada, a úvea não possui vasos linfáticos.

Uveíte (p. 1360)

A uveíte pode ser infecciosa, idiopática (p. ex., *sarcoidose*) ou autoimune (p. ex., *oftalmia simpática*); pode ser parte de um processo sistêmico ou envolver somente um olho. Embora a inflamação em um compartimento tipicamente se estenda para outros, a uveíte pode envolver somente o segmento anterior (p. ex., na *artrite reumatoide juvenil*).

A *oftalmia simpática* é uma uveíte não infecciosa limitada ao olho. É uma consequência de lesão penetrante ocular, ocorrendo no período de duas semanas a vários anos após o insulto. Presumivelmente, antígenos retinianos previamente sequestrados liberados do olho lesado estabelecem uma resposta de hipersensibilidade tardia que afeta não somente o olho lesado, como também o olho contralateral íntegro. Histologicamente, há inflamação granulomatosa bilateral afetando todos os componentes uveais.

Neoplasias (p. 1361)

A neoplasia intraocular mais comum em adultos é a metástase de algum outro tumor primário (a úvea é o local favorito, tipicamente na coroide).

Nevos e Melanoma Uveais (p. 1361)

Nevos uveais são comuns (10% da população caucasiana); estes estão associados a mutações GNAQ e GNA11 – ambas codificando receptores acoplados à proteína G, que levam à maior proliferação através de efeitos, por exemplo, na via MAP quinase (Cap. 7). Embora 85% dos melanomas uveais também abriguem mutações de ganho de função em GNAQ e GNA11, nevos uveais raramente transformam-se em melanomas, indicando que outras alterações genéticas são contribuintes. Um destes eventos é a perda do cromossomo 3, levando à deleção da BAP1, um gene supressor tumoral que codifica um componente de uma proteína complexa que posiciona marcas repressivas na cromatina e induz o silenciamento do gene.

O melanoma uveal é a neoplasia adulta intraocular *primária* mais comum. O olho não possui vasos linfáticos; assim, os melanomas uveais tipicamente se disseminam por via hematógena e, em grande parte, têm predileção pelo fígado. Variáveis prognósticas incluem extensão extraocular, grande diâmetro lateral, localização dentro do olho (tumor na íris tende a ser indolente, enquanto tumor na coroide ou corpo ciliar tende a ser agressivo), tipo celular, monossomia 3 e índice proliferativo. A radioterapia limitada ao olho possui as mesmas características de sobrevida que a enucleação e é, portanto, o tratamento de escolha. Taxas de sobrevida de cinco anos chegam a 80%, mas a mortalidade é de 40% aos 10 anos, aumentando 1% ao ano depois disso.

Retina e Vítreo (p. 1362)

Anatomia Funcional (p. 1362)

A retina neurossensorial é derivada embriologicamente do diencéfalo e a lesão causa gliose. A arquitetura da retina explica a aparência oftalmoscópica dos distúrbios oculares (Fig. 29-4). Não existem vasos linfáticos retinianos. O vítreo adulto é avascular, mas pode ser opacificado por hemorragia a partir de trauma ou neovascularização retiniana. A liquefação relacionada à idade e colapso do vítreo dão origem a "moscas" no campo visual.

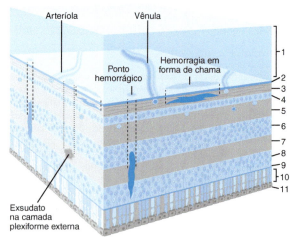

1. Vítreo
2. Membrana limitante interna
3. Camada da fibra nervosa
4. Camada das células ganglionares
5. Camada plexiforme interna
6. Camada nuclear interna
7. Camada plexiforme externa
8. Camada nuclear externa
9. Membrana limitante externa
10. Bastões e cones
11. Epitélio pigmentar retiniano

Figura 29-4 Correlações clínico-patológicas de hemorragias e exsudatos retinianos; a localização dentro da retina determina a aparência oftalmoscópica. Hemorragias da camada da fibra nervosa retiniana (orientada paralelamente à membrana limitante interna) aparecem em forma de chama. Hemorragias das camadas retinianas mais profundas (orientadas perpendicularmente à membrana limitante interna) surgem como "pontos". Exsudatos oriundos dos vasos retinais em extravasamento acumulam na camada plexiforme externa.

O Olho   821

Descolamento de retina (p. 1363)

A separação (*descolamento* retiniano) da retina neurossensorial a partir do *epitélio pigmentado retiniano* (EPR) é classificada com base na presença ou ausência de solução de continuidade na retina.

- *Descolamento retiniano regmatogênico* está associado a um defeito retiniano em sua espessura completa, que ocorre quando o colapso estrutural do vítreo exerce tração na membrana limitante interna retiniana; o humor vítreo liquefeito, então, se infiltra pela laceração e separa a retina neurossensorial do EPR.
- *Descolamento retiniano não regmatogênico* (sem solução de continuidade retiniana) ocorre quando o exsudato se acumula ou o fluido extravasa a partir da circulação coroidal sob a retina (p. ex., por tumores coroidais ou hipertensão maligna).

Doença Vascular Retiniana (p. 1363)

A vasculopatia retiniana (*neovascularização*) é o estágio final comum a várias agressões (ver tópicos seguintes); pode ocorrer secundariamente à oclusão de vasos, hipóxia ou produção primária de fator angiogênico. A hipóxia retiniana causa produção de fator de crescimento (p. ex., *fator de crescimento endotelial vascular* [FCEV ou VEGF,]), levando à angiogênese; hemorragia, aumento da permeabilidade vascular ou contração subsequente da membrana neovascular pode causar descolamento retiniano.

Hipertensão (p. 1363)

A hipertensão resulta em arteriosclerose retiniana com espessamento da parede. Na hipertensão maligna, os vasos coroidais lesados podem causar infartos coroidais (*manchas de Elschnig*) ou acúmulo de exsudato entre a retina neurossensorial e EPR (causando deslocamento). A oclusão das artérias retinianas causa infarto da camada da fibra nervosa retiniana e exsudatos oriundos dos vasos retinais lesados se acumulam na camada plexiforme externa (Fig. 29-4).

Diabetes Mellitus (p. 1364)

O diabetes *mellitus* causa lesões microvasculares com colapso fisiológico da barreira sangue-retina, levando à edema e hemorragia. A vasculopatia retiniana diabética é classificada em formas *não proliferativas* e *proliferativas*:

- A *retinopatia diabética não proliferativa* está associada ao espessamento da membrana basal dos vasos retinais e o número reduzido de pericitos causa formação de *microaneurismas*. A microcirculação retiniana está extravasando, levando à edema macular e exsudatos na camada plexiforme externa. Essa também demonstra micro-oclusões, associadas ao aumento da produção de FCEV e angiogênese intrarretiniana (localizada sob a membrana limitante retiniana da retina);
- A *retinopatia diabética proliferativa* é definida pelo surgimento de novos vasos na superfície da cabeça do nervo óptico ("neovascularização do disco") ou na superfície da retina; o termo "neovascularização retiniana" é aplicado quando os vasos rompem a membrana limitante interna da retina. Se o humor vítreo for separado da membrana limitante interna da retina (descolamento vítreo posterior), pode haver hemorragia importante a partir da membrana neovascular lesada. A cicatrização associada à membrana neovascular retiniana pode deformar a retina e causar distorção visual ou, até mesmo, descolamento retiniano.

Retinopatia da Prematuridade (Fibroplasia Retrolental) (p. 1366)

Vasos retinais imaturos respondem ao aumento da tensão de oxigênio (administrado a neonatos prematuros) com constrição, resultando em isquemia local.

Patologia Sistêmica: Doenças dos Sistemas Orgânicos

Retinopatia Falciforme, Vasculite Retiniana, Retinopatia por Radiação (p. 1366)

A redução da tensão de oxigênio leva ao afoiçamento de eritrócitos e oclusões microvasculares. Tanto a vasculite como a radiação ocular lesam vasos, ocasionando zonas de isquemia retiniana. As patologias retinianas associadas a estes insultos estão alinhadas àquelas observadas na retinopatia diabética (ver discussão anterior), com alterações proliferativas e não proliferativas.

Oclusões da Artéria e Veia Retinianas (p. 1367)

Oclusões arteriais devido à aterosclerose ou ateroembolia causam infartos retinianos; como o início é tipicamente súbito, não há isquemia prolongada e, assim, não há neovascularização significativa. A oclusão da veia retiniana (p. ex., devido ao espessamento arteriolar na hipertensão, que compromete o lúmen venoso onde os vasos cruzam) tipicamente leva à isquemia e subsequente neovascularização.

Degeneração Macular Relacionada à Idade (p. 1368)

A *degeneração macular relacionada à idade* (DMRI) é a causa mais comum de perda visual irreversível nos Estados Unidos. Mais de 70% dos casos são hereditários, vários ligados ao fator de complemento H e outros genes regulatórios de complemento; o início é também influenciado pelas exposições ambientais (p. ex., tabagismo). Qualquer falha do EPR, de sua membrana basal (*membrana de Bruch*) ou da vasculatura coroidal associada afeta os fotorreceptores sobrejacentes e causa perda visual.

- A *DMRI atrófica (seca)* é mais comum (80% a 90% dos casos); está associada à atrofia geográfica do EPR e depósitos (*drusas*) na membrana de Bruch.
- A *DMRI neovascular (úmida)* (10% a 20% dos casos) está associada à maior perda visual geral; é causada pelo extravasamento das membranas neovasculares coroidais. A terapia utiliza antagonistas de FCEV para bloquear a formação de vasos.

Outras Degenerações Retinianas (p. 1369)

Retinite Pigmentosa (p. 1369)

A retinite pigmentosa é uma coleção de distúrbios hereditários relativamente comuns (1 em 3.600 indivíduos), que afetam vários aspectos da visão, incluindo cascata e ciclos visuais, genes estruturais, fatores de transcrição, vias catabólicas e metabolismo mitocondrial. Apesar do nome, estes distúrbios *não* são primariamente inflamatórios; tanto bastões como cones são perdidos por apoptose e há atrofia retiniana, com acúmulo de pigmento retiniano perivascular. A retinite pigmentosa pode ocorrer isolada ou como parte de uma síndrome (p. ex., *síndrome de Bardet-Biedl, síndrome de Usher* ou *doença de Refsum*).

Neoplasias Retinianas (p. 1369)

Retinoblastoma (p. 1369)

O retinoblastoma é a neoplasia intraocular primária mais comum em crianças. O prognóstico é pior com extensão extraocular ou invasão do nervo óptico ou coroidal. Em 40% dos casos, o retinoblastoma está associado à mutação da linha germinativa *Rb* (Cap. 7); tais casos são frequentemente bilaterais e estão associados a pinealoblastoma (retinoblastoma "trilateral"), com desfecho deplorável. O retinoblastoma tende a sofrer disseminação para o cérebro e medula, com rara disseminação para o pulmão.

Morfologia (p. 1369)

Os tumores contêm elementos indiferenciados (pequenas células redondas) e diferenciados circundando os vasos sanguíneos, com zonas de necrose e calcificação distrófica. Tumores bem diferenciados exibem *rosetas de Flexner-Wintersteiner*, refletindo desenvolvimento de fotorreceptores abortivos. O grau de diferenciação não influencia o prognóstico.

Nervo Óptico (p. 1370)

A patologia do nervo óptico é semelhante à cerebral; o fluido cerebroespinal circula ao redor do nervo e é cercado pelas meninges. As neoplasias primárias mais comuns são gliomas (tipicamente, *astrocitomas pilocíticos*) e meningiomas.

Neuropatia Óptica Isquêmica Anterior (p. 1370)

O suprimento sanguíneo do nervo óptico pode ser interrompido por inflamação vascular (p. ex., arterite temporal) ou por embolia ou trombose.

Papiledema (p. 1370)

O edema do nervo óptico pode ser causado por compressão (p. ex., por neoplasia) ou por elevação da pressão do fluido cerebroespinal; este é tipicamente bilateral (*papiledema*). O papiledema associado ao aumento da pressão intracraniana não está, geralmente, associado à perda visual.

Dano Glaucomatoso ao Nervo Óptico (p. 1371)

O dano glaucomatoso ao nervo óptico é caracterizado por atrofia (devido ao aumento das pressões intraoculares; ver discussão anterior) acompanhada por escavação da cabeça do nervo óptico. No *glaucoma com pressão normal*, as mesmas alterações são observadas sem aumento das pressões intraoculares.

Outras Neuropatias Ópticas (p. 1371)

Outras neuropatias ópticas podem ser hereditárias (p. ex., *neuropatia óptica hereditária de Leber* devido a mutações de genes mitocondriais) ou resultados de toxinas (p. ex., metanol) ou deficiência nutricional.

Neurite Óptica (p. 1371)

Isso representa diversas entidades não relacionadas, não sendo todas inflamatórias; a característica comum é, contraditoriamente, perda visual secundária à desmielinização do nervo óptico. A esclerose múltipla (Cap. 28) é a causa mais importante de neurite óptica.

O Estágio Final Ocular: *Phthisis Bulbi* (p. 1372)

Trauma, inflamação intraocular, descolamento retiniano crônico e várias outras condições dão origem a um olho pequeno (atrofiado) e internamente desorganizado: *phthisis bulbi*.

Índice

Nota: Os números de páginas seguidos de *f* indicam figuras; *q* indicam quadros e *t* indicam tabelas.

A

AAA. *veja* Aneurisma da aorta abdominal (AAA)
AAAs inflamatórios, 328
AAC. *veja* Angiopatia amiloide cerebral (AAC)
ABCA3. *veja* Membro 3 da Proteína cassete ligante de ATP A3 (ABCA3)
Abetalipoproteinemia, 505
Aborto espontâneo, 639
Abscessos, 83
   causados por anaeróbios, 248-249
   extradurais, 788
Absorção de cálcio intestinal, 285
Absorção de ferro, 546f
Acalasia, 485
Acalasia primária, 485
Acalasia secundária, 485
Acantólise, 473
Acantose, definição de, 705t
Acantose nigricans, 689, 710
   benigna, 710
   maligna, 711
   morfologia, 711
Acetaldeído, 268
Acetaldeído desidrogenase hepática, 268
Acetaminofeno, 272
   toxicidade, 542
Acetilação, histona de, 5
Acidente vascular encefálico, 782
Ácido acetilsalicílico, 272
Ácido homogentísico, 57
Ácido pantotênico, 281t
Ácido retinoico *all-trans* (ATRA), 403
Ácido valproico, 295
Ácidos biliares, 548
Ácinos, estruturas (diagrama), 445f
Acloridria, 492-493
Acne inflamatória, 724
   desordens inflamatórios bolhosas, 720-722
Acne não inflamatória, 724
Acne vulgar, 723-724
   morfologia, 724
   patogênese, 723-724

Ações de adipócitos, 288
   números, regulação de, 288
Acondroplasia, 732
Acrocórdon, 711
ACTH. *veja* Hormônio adrenocorticotrófico (ACTH)
Actina F, 13
Actina G. *veja* Actina globular (actina G)
Actina globular (actina G), 13
Acúmulo de proteína intracelular, 56
Acúmulos intracelulares, 56-58
ADAM-33, 448
ADAMs, 94
Adaptação, 37
Adenocarcinoma, 187, 467
Adenocarcinoma colônica, 517
Adenocarcinoma colorretal, 521-526
   aspectos clínicos de, 526
   epidemiologia de, 523
   morfologia de, 523-526
   patogênese de, 523, 524f-525f
Adenocarcinoma esofágico, 488
   aspectos clínicos de, 488
   morfologia de, 488
   patogênese de, 488
Adenocarcinoma gástrico, 495-496
   aspectos clínicos de, 496
   epidemiologia de, 495-496
   morfologia de, 496
   patogênese de, 496
Adenocarcinoma invasivo, 521
Adenocarcinoma pancreático, alterações moleculares, 568t
Adenocarcinoma pancreático invasivo, alterações moleculares, 568t
Adenoma gástrico, 495
Adenoma hepático, contraceptivos orais e, 270
Adenoma lactacional, 648
Adenoma lactotrófico, 665
Adenoma nefrogênico, 604
Adenoma papilar renal, 599
Adenoma pleomórfico, 481-482

826 Índice

Adenoma tireóideo hiperfuncional, 668
Adenomas, 185
Adenomas corticotróficos, 666
Adenomas foliculares, 674
Adenomas gonadotróficos, 666
Adenomas hepatocelulares, 555
Adenomas paratireóideos, 680
Adenomas pituitários, 663-666
  classificação de, 663t
  morfologia de, 665
  patogênese de, 663-665, 664t
Adenomas pituitários anteriores, 666
Adenomas pituitários não funcionantes, 666
Adenomas produtores de aldosterona, 696
Adenomas sebáceos, 711
Adenomas serrilhados sésseis, 521
Adenomas somatotróficos, 665-666
Adenomas tireotróficos, 666
Adenomiose, 627-628
Adenose, 647
Adenose vaginal, 623
Adenossarcoma, 631
Adenovírus, 513
Adesão bacteriana, na célula hospedeira, 230
Adesão plaqueta-MEC, 99
Adesão plaquetária defeituosa, 432
Adesões bacterianas, 511
Adipocinas, 688
Adiponectina, 286
ADP. *veja* Difosfato de adenosina (ADP)
Adrenalite autoimune, 699
Adrenoleucodistrofia, 699, 802
AECs. *veja* Ataxias espinocerebelares (AECs)
AFP. *veja* α-Fetoproteína (AFP)
Aftas, 472
Agamaglobulinemia de Bruton, 170-171
Agamaglobulinemia ligada ao X, 170-171
Agenesia
  definição de, 292
  pâncreas, 561
  do rim, 594
Agentes carcinogênicos, interações celulares e,
    215-219
Agentes de ação direta, como iniciador de
    carcinogênese química, 215
Agentes de ação indireta, como iniciador da
    carcinogênese química, 215
Agentes físicos, 39
  lesão, 274-279
  toxicidade de, 262-263
Agentes infecciosos, 39
  como fatores de risco ambiental para câncer, 192
  diagnóstico, técnicas especiais para, 233-234
Agentes não terapêuticos, lesão, 272-274, 272t

Agentes químicos, 39t
  toxicidade de, 262-263
Agiria, 779
Agranulocitose, 378
  aspectos clínicos de, 378
  morfologia de, 378
  patogênese de, 378
  toxicidade de drogas, impacto, 378
Agregação defeituosa de plaquetas, 432
Agressões tóxicas
  respostas celulares a, 37-61
  visão geral, 37-39
AIDS. *veja* Síndrome da imunodeficiência adquirida
    (AIDS)
AIJ. *veja* Artrite idiopática juvenil (AIJ)
AIRE. *veja* Regulador autoimune (AIRE)
AL. *veja* Cadeia leve de amiloide (AL)
Álcool
  como fator de risco ambiental para câncer, 192
  efeitos de, 267-270
  miopatias e, 768
  oxidação do ADH de, 268
  oxidação por CYPE21 de, 268
  toxicidade, 370
Alcoolismo crônico, 268-270
Alergia, 146
Alfa-fetoproteína (AFP), 224
Alfa1-antitripsina, deficiência de, 547
  aspectos clínicos de, 547
  morfologia de, 547
  patogênese de, 547
Alinhamento, em bioinformática, 143
Aloenxertos
  definição de, 165
  mecanismos de, 165-167, 166f
  reconhecimento e rejeição
ALPS. *veja* Síndrome linfoproliferativa autoimune
    (ALPS)
Alteração adiposa, 56
Alteração aguda da placa aterosclerótica, 324-326,
    326f
Alteração do poro de permeabilidade transitória,
    depleção de ATP, 45
Alteração hialina, 57
Alteração hialina de Crooke, 695
Alteração hialina extracelular, 57
Alteração hialina intracelular, 57
Alteração morfológica, 37
Alterações da sequência DNA, detecção de, 141
Alterações de proteínas não enzimáticas, estrutura,
    função ou quantidade, 119
Alterações epigenéticas, 143, 194-214, 195f
Alterações epigenéticas, em desregulação do gene
    associada ao câncer, 214

Alterações epiteliais benignas, significado
clínico, 648
Alterações espongiformes, 792
Alterações fibrocísticas, 647-648
Alterações genéticas adquiridas
análise (indicações), 140-141
Alterações genéticas hereditárias, análise
(indicações), 140
Alterações genéticas, papel de, 194-214, 195f
Alterações metabólicas, promotoras de crescimento,
204-206, 205f
Alterações não proliferativas nas mamas, 647-648
"Alveolite alérgica", 456
Alvéolo, aparência de, 442f
AME. *veja* Atrofia muscular espinal (AME)
Ameloblastoma, 476
Amiloide do envelhecimento, 183
β-amiloide (Aβ), 182, 796, 796f
Amiloidose, 56, 181-184, 373
aspectos clínicos de, 184
classificação de, 182t, 181-183
morfologia de, 183
ocorrência de, 592
patogênese de, 181-183
propriedades de, 181
Amiloidose associada à hemodiálise, 183
Amiloidose associada a imunócitos, 392
Amiloidose cardíaca senil, 373
Amiloidose heredofamiliar, 182-183
Amiloidose localizada, 183
Amiloidose perivascular, 430
Amiloidose primária, 182
Amiloidose secundária reativa, 182
Aminas biogênicas, como mediador de
hipersensibilidade imediata, 148
Aminas vasoativas, 74-75
Amplificação de sondas dependentes de ligações
múltiplas (MLPA), 142
Anaeróbios, abscessos causados por, 248-249
Anafilaxia sistêmica, 149
Análise de comprimento do amplicon, 141
Análise do comprimento de fragmentos de restrição,
141
Anaplasia, 187-188
ANAs. *veja* Anticorpos antinucleares (ANAs)
ANCA citoplasmático, 330
ANCA perinuclear (p-ANCA), 330
ANCAs. *veja* Anticorpos anticitoplasma de
neutrófilos (ANCAs)
Ancylostoma duodenale (ancilóstomo), 513
Anéis de Kayser-Fleischer, 547
Anemia, 301, 413-429, 414t-415t
aplásica, 428-429
de doença crônica, 428

Anemia *(Cont.)*
de eritropoiese diminuída, 422-429
de perda sanguínea, 413-415
deficiência de ferro, 426-428
deficiência de folato, 426
hemolítica, 415-422
imuno-hemolítica, 421-422
megaloblástica, 422-426
mielotísica, 429
perniciosa, 424-426
Anemia aplástica, 428-429
morfologia de, 429
patogênese de, 428-429
Anemia do tipo aglutinina fria, 422
Anemia do tipo hemolisina fria, 422
Anemia fetal, não relacionada com hemólise imune,
301
Anemia hemolítica, 415-422
resultante de trauma às células vermelhas, 422
Anemia imuno-hemolítica, 421-422
tipo anticorpo quente, 421
Anemia megaloblástica, 422-426, 423t
morfologia de, 423
Anemia mielotísica, 429
Anemia perniciosa, 424-426. *veja também* Anemia
por deficiência de vitaminas
aspectos clínicos de, 426
morfologia de, 424
Anemia por deficiência de ferro, 426-428
aspectos clínicos de, 428
etiologia de, 428
morfologia de, 428
patogênese de, 428
Anemia por deficiência de vitamina B$_{12}$, 424-426.
veja também Aspectos clínicos da anemia
perniciosa, 426
morfologia de, 424
Anencefalia, 779
Anergia, 157
Anergia cutânea, 455
Aneurisma da aorta abdominal (AAA), 327-328
Aneurisma da aorta torácica, 328
Aneurisma falso (pseudoaneurisma), 326
Aneurisma sacular, 315
roto, 785, 785f
Aneurisma ventricular, 358
Aneurisma verdadeiro, 326
Aneurismas, 326-328
patogênese de, 327
Aneurismas aórticos, causas de, 327
Aneurismas de Charcot-Bouchard, 784
Aneurismas micóticos, 327
Aneurismas saculares, 315
rotos, 785, 785f

Aneurismas saculares rotos, hemorragia
  subaracnóidea e, 785-786
Anexos epidérmicos, desordens de, 723-724
Anfetaminas, 274
Anfibólios, 454
Angeíte, 333
Angiite granulomatosa alérgica, 332
Angina de Prinzmetal, 353
Angina em crescendo (angina instável), 353
Angina estável, 353
Angina instável (crescendo), 353
Angina *pectoris*, 353
Angiodisplasia, 502
Angioedema, 717
Angiofibroma nasofaríngeo, 478
Angiogênese, 92, 93f, 208
  sinalização em, 92
Angiomas venosos, 786
Angiomatose bacilar, 338
Angiomiolipoma, 599
Angiopatia amiloide cerebral (CAA), 785
Angiopoietina 1
  interações, 92
Angiopoietina 2, 92
Angiossarcomas, 338, 375
Angiossarcomas hepáticos, 339
Angiossarcomas malignos, 336
Anomalia cardíaca congênita, 349
Anomalia cromossômica, 301
Anomalia em badalo de sino, 610
Anomalia vascular umbilical-placentária, 296
Anomalias congênitas, 290-295, 410-411, 678
  causas de, 292-293, 293t
  causas genéticas de, 292
  herança multifatorial, 293
  influências ambientais de, 292-293
  patogênese de, 293-295, 294f
Anomalias da fossa posterior, 780
Anomalias do cérebro anterior (prosencéfalo),
  779-780
Anomalias vasculares, 315
Anorexia nervosa, 280
Anormalidades cromossômicas, 292, 296
Anormalidades fetais, 296
Anormalidades glomerulares isoladas, 584
Anormalidades maternas, 296
Anormalidades metabólicas, 112
Anormalidades placentárias, 296
Anotação e interpretação de variante, em
  bioinformática, 144
Antecipação, 771
  síndrome do X frágil, 137
Anticoagulantes, 270
Anticorpo anticentrômero, 164

Anticorpo heterófilo, 238
Anticorpos anticélulas endoteliais, 330
Anticorpos anticitoplasma de neutrófilos (ANCAs),
  330
  vasculite sistêmica, associação, 580
Anticorpos antinucleares (ANAs), LES e, 159
Antígeno carcinoembrionário (CEA), 224
Antígeno delta (HDAg), 539
Antígeno específico da próstata (PSA), 224, 619
Antígeno leucocitário humano (HLA)
  alelos, 448
  HLA-B27, 750
Antígenos de diferenciação específicos do tipo
  celular, 211
Antígenos implantados, anticorpos, 573
Antígenos oncofetais, 211
Antimieloperoxidase (MPO-ANCA), 330
Antioxidantes, 44
Antiproteinase 3 (PR3-ANCA), 330
Antitopoisomerase I (anti-ScI-70), 164
Antracose, 453
Antraz, 241
Ânus imperfurado, 483
Aorta, coarctação da, 351-352, 351f
APC genes. *veja* Genes da polipose adenomatosa
  colônica (APC)
Apêndice, tumores de, 527
Apendicite aguda, 526-527
  aspectos clínicos de, 526-527
  morfologia de, 526
  patogênese de, 526
Apendicite aguda avançada, 526
Apendicite aguda precoce, 526
Apendicite gangrenosa aguda, 526
Apendicite supurativa aguda, 526
Aplasia, 292
Aplasia de células vermelhas puras, 398, 429
Apoio mecânico, de matriz extracelular, 28
Apoplexia hipofisária, 663, 666
Apoptose, 21, 47-53, 206
  alterações bioquímicas, 48
  alterações morfológicas em, 48
  aumentada, doenças, 53
  características morfológicas de, 39t, 48
  causas de, 47-48
    fisiológica, 47
    patológica, 47-48
  célula hospedeira, evasão de, 228
  deleção por, 157-158
  desregulada, doenças associadas à, 53
  fator de privação de crescimento, 51
  linfócitos T citotóxicos, impacto, 48
  mecanismos de, 48-51, 49f
    fase de execução, 51

Índice · 829

Apoptose *(Cont.)*
  fase de início, 48
  via extrínseca, 50
  via intrínseca (mitocondrial), 48, 50f
  na saúde e na doença, 51-53
  ocorrência, 39
  processo, divisão, 48
Apoptose de oligodendrócitos, 777
Apoptose defeituosa, doenças com, 53
Array CGH. *veja* Hibridização genômica
  comparativa baseada em microarranjos
  (*array* CGH)
Arritmias, 359, 360t
Arsênico, 265
Artéria retiniana, 821-822
Artérias pulmonares, impacto dos êmbolos grandes
  em, 458
Arteriolosclerose hialina, 319
Arteriolosclerose hiperplásica, 319
Arteriopatia cerebral autossômica dominante com
  infartos subcorticais e leucoencefalopatia
  (CADASIL), 785
Arteriosclerose, 320
Arteriosclerose do enxerto, 375
Arterite de células gigantes (arterite temporal), 330
  aspectos clínicos de, 330
  morfologia de, 330
Arterite de Takayasu, 331
  aspectos clínicos de, 331
  morfologia de, 331
Arterite temporal (arterite de células gigantes), 330
Articulações, 746
  lesões semelhantes a tumor, 753-754
  tumores de, 753-754
Artrite aguda, 751-752
Artrite associada à enterite, 750
Artrite de Lyme, 751
Artrite gotosa crônica, 751
Artrite idiopática juvenil (AIJ), 749
Artrite induzida cristal, 751-753
Artrite infecciosa, 750-751
Artrite micobacteriana, 751
Artrite psoriásica, 750
Artrite reativa, 750
Artrite reumatoide, 162-165, 747-749
  curso clínico de, 749
  morfologia de, 748-749
  patogênese de, 747-748, 748f
Artrite supurativa, 750
Artrite tofácea crônica, 752
Artrite viral, 751
Árvores biliares, anomalias, 552
Asbestose, 455
Ascaris lumbricoides, 513

Ascites, 533-534
Asma, 447-450
  curso clínico de, 449-450
  fatores ambientais de, 448
  morfologia de, 448
  patogênese de, 448
   ilustração de, 449f
  suscetibilidade genética de, 448
Asma atópica (alérgica), 447
Asma não atópica, 447
Aspergillus, 252
Aspergilose, 252
Aspiração por agulha fina, para câncer, 222
Aspirina, 271-272
Astrocitoma, 805-806
Astrocitoma pilocítico, 806, 822
  morfologia de, 806
Astrocitomas infiltrativos, 805-806
  aspectos clínicos de, 806
  genética molecular de, 805-806
  morfologia de, 806
Astrócitos
  Alzheimer tipo II, 777
  reação de, a lesão, 777
Astrócitos gemistocíticos, 777
Ataxia de Friedreich, 800-801
  morfologia de, 800-801
Ataxia-telangiectasia, 174, 801
  morfologia de, 801
Ataxias espinocerebelares (AECs), 800
Atelectasia (colapso), 439
Atelectasia compressiva, 439
Atelectasia por contração, 439
Atelectasia por reabsorção, 439
Ateroma, 323
Aterosclerose, 56, 108, 320-326
  dieta e, 289
  distúrbio hemodinâmico, 322
  epidemiologia de, 321-322
  fatores de risco adicionais, 321-322
  fatores de risco constitucionais, 321
  infecção, 322-323
  inflamação, 322
  interações celulares em, 323f
  lesão endotelial, 322
  lipídios, defeitos, 322
  patogênese de, 322-323
  principais fatores de risco modificáveis, 321
Aterosclerose acelerada, 691
Ativação celular, 21-22
  sinalização celular, 21-22
Ativação de complemento, 47
ATP. *veja* Trifosfato de adenosina (ATP)
ATPase, atividade sódio-potássio da membrana, 11

830 Índice

ATRA. *veja* Ácido retinoico *all-trans* (ATRA)
Atresia, 292, 347
  esofágica, 483
  estenose aórtica e, 352
  estenose pulmonar e, 352
Atresia biliar, 550
  aspectos clínicos de, 550
  morfologia de, 550
  patogênese de, 550
Atrofia, 37
Atrofia da mucosa, 494
Atrofia de múltiplos sistemas, 799-800
  patogênese de, 800
Atrofia degenerativa, 760-761
Atrofia marrom, 57
Atrofia muscular bulbo-espinal, 801
Atrofia muscular espinal (AME), 773, 802
Atrofia olivopontocerebelar, 799
Autofagia, 16, 53, 55f, 206
Autofagossomo, 16
Autoimunidade, mecanismos de, 159
Autólise, 41
Autorregulação regional, 319
Autorrenovação
  capacidade, 376
  células-tronco do câncer e, 208
  de células-tronco, 35
Avulsões, 764
Axônio, 760
Azotemia, 570
Azotemia pós-renal, 570
Azotemia pré-renal, 570
Aβ. *veja* β-Amiloide (Aβ)

B

B-RAF, 199f, 200
Babesiose, 255
Bacillus anthracis, 241
Baço, 409-411696-697
  amiloidose e, 183
  neoplasias, 411
  sarcoidose e, 456
Baços acessórios, 411
Bactérias anaeróbicas, 248-249
Bactérias intracelulares, virulência de, 230
Bactérias intracelulares obrigatórias, 249-250
Balanopostite, 607
Balsas lipídicas, 9
Bandas de colágeno, 400
Basofilia, 407
BCL-2, 206
Bebê hipotônico, diagnóstico diferencial de, 772-773
Bebês hipotônicos (*floppy babies*), 768
  diagnóstico diferencial de, 773

Bexiga
  adenocarcinomas, 606
  câncer, curso clínico, 606
  dilatações saculares, 603
  extrofia, 603
  obstrução, 606
Bexiga urinária, 603-606
  anomalias congênitas, 603
  divertículos, 603
  inflamação, 603-604
  neoplasias, 604-606
bFGF. *veja* Fator de crescimento de fibroblastos
  básicos (bFGF)
Bifenil policlorado (PCB), 265
Bilirrubina, 548
Bilirrubina conjugada, 548
Bilirrubina não conjugada, 548
Bioaerossóis, 264
Biologia de sistemas, 25
Bioterrorismo, agentes de, 260
Biotina, 281t
Bisfenol, 266
Blastomicose, 465
Blastomyces dermatitidis, 465
BMP-7, 736
BMPR2. *veja* Receptor da proteína morfogenética
  óssea tipo 2 (BMPR2)
BMPs. *veja* Proteínas morfogenéticas ósseas (BMPs)
Bócio, 673
Bócio coloide, 673
Bócio multinodular hiperfuncional, 668
Bócio não tóxico (simples) difuso, 673-674
  curso clínico de, 674
  morfologia de, 673
Bociogênicos, 668
Bócios endêmicos, 673
Bócios esporádicos, 673
Bócios multinodulares, 673-674
  curso clínico de, 674
  morfologia de, 673-674
Bolhas, 446
  definição de, 705t
BOPO. *veja* Bronquiolite obliterante e pneumonia
  em organização (BOPO)
Borrelia burgdorferi, 248, 372, 751
Botulismo, 766
Broncopneumonia, 462
Bronquiectasia, 450, 477
  curso clínico de, 450
  morfologia de, 450
  patogênese de, 450
Bronquiolite obliterante, 466
Bronquiolite obliterante com pneumonia em
  organização (BOPO), 452

Bronquite crônica, 447
  aspectos clínicos de, 447
  morfologia de, 447
  patogênese de, 447
Bulimia, 280

C

Cabeça de medusa (*caput medusae*), 335, 534
Cabeça e pescoço, 472-482
  infecções, 473
CAD. *veja* Cetoacidose diabética (CAD)
CADASIL. *veja* Arteriopatia cerebral autossômica
  dominante com infartos subcorticais e
  leucoencefalopatia (CADASIL)
Cadeia leve de amiloide (AL), 181
Caderinas, 15, 208-209
Cádmio, 265
Calcificação distrófica, 58
  formação de cristais, propagação, 58
  iniciação (nucleação), 58
Calcificação do anel mitral, 362
Calcificação metastática, 58
Calcificação patológica, 58
Cálcio
  homeostasia, perda, 43
  influxo, 43
  renal tubular epitelial, reabsorção de, 285
  vitamina D, efeitos no, 285
Cálcio citosólico aumentado, 45
  manutenção, 43
Calcitonina, secreção de, 668
Cálculos biliares (colelitíase), 288, 558-559
Cálculos pigmentares, 558
Calibre, alterações no, 65
Calo fibrocartilaginoso, 737
Calo ósseo, 737
Calor
  acidente vascular encefálico, 275
  cãibra, 275
  exaustão, 275
Camada de Bowman, 815
cAMP. *veja* Monofosfato de adenosina cíclico
  (cAMP)
cAMP intracelular, aumentado, 668
Campylobacter enterocolite, 508
  aspectos clínicos de, 508
  patogênese de, 508
Campylobacter jejuni, 508
Canal endocervical, 623-624
Canalopatias, 359
  miopatias, canal iônicos, 773
Câncer cervical, triagem e prevenção de, 626
Câncer colorretal não polipoide hereditário, 521
Câncer de mama esporádico, 652

Câncer de mama familiar, 650, 651t
Câncer gástrico difuso, 496
Câncer invasivo, 479
Câncer pancreático, precursores, 566-568
Câncer tireóideo medular familiar, 703
Cânceres, 185
  aspiração por agulha fina para, 222
  base molecular de, 194-214, 195f
  caquexia, 220
  características celulares e moleculares de, 196
  caracterização de, 197
  células de, propriedades tipo células-tronco de,
    206-208
  células displásicas, progressão, 188
  citometria de fluxo para, 222
  condições predisponentes adquiridas,
    192-193
  contraceptivos orais e, 270
  diagnóstico laboratorial de, 222-223
  dieta e, 289
  disseminação, ocorrência, 190
  disseminação, vias, 190
  epidemiologia de, 190-194
  etanol e, 270
  exame histológico para, 222
  fatores ambientais em, 192, 193t
  futuro do diagnósticos, 223
  idade e, 192
  impacto global de, 190-192, 191f
  imuno-histoquímica para, 222
  incidência de, 191f
  inflamação crônica e, 192, 194t
  interpretação citológica de, 222
  invasão e metástase, 190, 208-210, 209f
  malignidade
    diagnóstico de, 222-223
    prognóstico, 223
  miRNA e, 214
  mutação de p53, 53
  não codificação RNAs de e, 214
  obesidade e, 288
  ocupacional, 193t
  predisposição genética, 194
  predisposição hereditária, 223
  sinais de crescimento, autossuficiência,
    196-201
Cânceres gástricos do tipo intestinal, 496
Cânceres ocupacionais, 193t
Cânceres uroteliais papilares de alto grau, 605
Cancroide, 243
Candidíase, 251
Candidíase oral ("sapinho"), 473
Cannabis sativa, 274
Caquexia, 280

832 Índice

Carcinogênese
  multietapas
    base molecular de, 214-215, 216f
    processo, 196
    promoção de, 217
    radiação e, 217, 277-279
  Carcinogênese do cólon, via de reparo de
    pareamento errôneo de, 525f
  Carcinogênese microbiana, 217-219
  Carcinogênese química
    agentes de ação direta, 215
    agentes de ação indireta, 215
    etapas em, 215
    início, 215
    promoção, 215
  Carcinógenos
    alvos moleculares de, 215
    como fatores de risco ambiental de câncer, 192, 193t
  Carcinógenos exógenos, 289
  Carcinoide gastrointestinal, fator prognóstico para, 497
  Carcinoides apendiculares, 499
  Carcinoides colônicas, 499
  Carcinoides de intestino médio, 497
  Carcinoides retais, 499
  Carcinoma adenoide cístico, 482
  Carcinoma anaplásico (indiferenciado), 678
    curso clínico de, 678
    morfologia de, 678
  Carcinoma basocelular (CBC), 712-714, 813
    morfologia de, 714
    patogênese de, 714, 715f
  Carcinoma CD (ducto de Bellini), 601
  Carcinoma cervical, 625-626
    aspectos clínicos de, 626
    morfologia de, 625-626
  Carcinoma cromófobo, 601
  Carcinoma de células acinares, 569
  Carcinoma de células claras, 635
    não papilar, 600
  Carcinoma de células escamosas, 187, 467, 474-476,
    488-489, 606, 623, 712, 814
    aspectos clínicos de, 489
    biologia molecular de, 474
    morfologia de, 476, 489, 712
    patogênese de, 474, 488-489, 712
    tumores pré-malignos e epidérmicos malignos,
      712-714, 713t
  Carcinoma de células renais, 599-601
    aspectos clínicos de, 601
    classificação de, 600
    morfologia de, 600
  Carcinoma de grandes células, 468

Carcinoma de pequenas células, 467
Carcinoma de translocação de Xp11, 600
Carcinoma ductal in situ, 654
  morfologia de, 654
Carcinoma embrionário, 612
  morfologia, 612
Carcinoma fibrolamelar, 557
Carcinoma folicular, 677
  curso clínico de, 677
  morfologia de, 677
Carcinoma hepatocelular (CHC), 556-557
  aspectos clínicos de, 556-557
  morfologia de, 556-557
  patogênese de, 556
Carcinoma in situ (CIS), 188, 474, 479
  carcinoma invasivo versus, 659
  lesão, 604
  mama, 652, 654
Carcinoma inflamatório, 657, 659
Carcinoma intramucoso, 521
Carcinoma invasivo
  carcinoma in situ (CIS) versus, 659
  peniano, 608
Carcinoma lobular in situ, 654
  morfologia de, 654
Carcinoma lobular invasivo, 657
Carcinoma medular familiar de tireoide (FMTC),
  678
Carcinoma mucoepidermoide, 482, 814
Carcinoma nasofaríngeo, 219, 478
Carcinoma NUT de linha média, 478
Carcinoma pancreático, 566-569
  aspectos clínicos de, 569
  epidemiologia de, 568-569
  herança, 568-569
  morfologia de, 568-569
  patogênese de, 566-569
Carcinoma papilar, 600, 677
  curso clínico de, 677
  morfologia de, 677
  variante folicular de, 677
Carcinoma papilar hereditário, 600
Carcinoma sebáceos, 711, 813-814
Carcinoma tímico, 411
Carcinoma vulvar, 622
Carcinomas, 185
  classificação de, 467
  curso clínico de, 468
  etiologia de, 466-467
  exposições ambientais, 466
  lesões precursoras, 467
  mama, 649-652
    etiologia de, 650-652
    fatores de risco, 649-650

Carcinomas *(Cont.)*
 incidência e epidemiologia, 649-650, 649f
 patogênese de, 650-652
 tipos, 652-660
 mama masculina, 657
 morfologia de, 467-468
 patogênese de, 466-467
 pulmões, 466-468
Carcinomas apócrinos, 711
Carcinomas basaloides, 622
Carcinomas de células escamosas queratinizantes, 622
Carcinomas invasivos (infiltrantes), 654-659, 655t
 morfologia de, 656-657
 tipos histológicos, 657
Carcinomas medulares, 655t, 657, 678
 morfologia de, 678
Carcinomas pituitários, 666
Carcinomas tireóideos medulares, 676
Carcinomas uroteliais mistos, 606
Carcinomas uroteliais papilares de baixo grau, 605
Carcinomas verrucosos, 622
Cardiomiopatia de Takotsubo, 355
Cardiopatia carcinoide, 366
 morfologia de, 366
Cardiopatia congênita (DCC), 346-352
 aspectos clínicos de, 347-348
 etiologia de, 346-348, 347t
 patogênese de, 346-348, 347t
Cardiopatia hipertensiva, 360-361
Cardiopatia isquêmica (CI), 352-359
 crônica, 358-359
Cardite, 363
Cárie, 472
Cariorrexe, 41
Cariotipagem espectral, no diagnóstico do câncer, 222-223
Carnitil-palmitoil transferase II, deficiência de, 772
Cartilagem hialina, 746
Casca de laranja, 335
Caspases, 48
Caspases executoras, 51
Caspases iniciadoras, 51
Catabolismo do ânion superóxido, 44
Catabolismo intracelular, 17f-18f
Catarata, 816
Cataratas subcapsulares posteriores, 816
β-catenina, 25
Cavéolas, 11
Cavidade oral, 472
 lesões cancerosas, 474-476
 lesões pré-cancerosas, 474-476
Cavidade peritoneal, 527
 doença inflamatória, 527
 tumores, 528

Cavidade recoberta por clatrina, 13
Caxumba, 235, 481
CBC. *veja* Carcinoma basocelular (CBC)
CBP. *veja* Cirrose biliar primária (CBP)
CCA. *veja* Colangiocarcinoma (CCA)
CCDA. *veja* Citotoxicidade mediada por células
 dependente de anticorpos (CCDA)
CDKN1B, codificador de, 665
CDKN2A, 203, 568
CDKs. *veja* Quinases dependentes de ciclina (CDKs)
CE. *veja* Corpo elementar (CE)
CEA. *veja* Antígeno carcinoembrionário (CEA)
Célula germinativa não seminomatosa
 radiorresistência, 614
 tumores (TCGNSs), 613-614
Célula hospedeira
 adesão bacteriana em, 230
 metabolismo, manipulação de, 228
Célula(s), 1-36
 alterações estruturais (alteração morfológica), 37
 constituintes subcelulares básicos de, 8f
 crescimento, regulação de, defeitos da proteína, 128
 danificadas, reconhecimento de, 63
 edema, 40
 aparência, 40
 degeneração gordurosa, manifestação, 40
 lesão reversível, 40
 morte, 38-39
 necrose, características de, 41
 população, manutenção, 32-35
 regeneração, 89-91
 sinalização, 21-22, 23f-24f
Células acinares pancreáticas, álcool (impacto), 563
Células de Anitschkow, 363
Células de Hurthle, 671
Células de Langerhans, 704
 histiocitose, 408-409
Células de Merkel, 704
Células de Reed-Sternberg (RS), 399, 399f
Células de Sézary-Lutzner, 716
Células de Warthin-Finkeldey, 235
Células dendríticas, 704
Células endoteliais, 316
 ativação e lesão, 112
Células epiteliais
 desligamento, 208-209
 lesão, renal, 576
Células epiteliais escamosas (queratinócitos), 704
Células ES. *veja* Células-tronco embrionárias (células ES)
Células estreladas, proliferação/ativação, 530, 531f
Células estreladas hepáticas, proliferação/ativação, 530

834 Índice

Células gliais, reações à lesão das, 777
  proteína ácida fibrilar glial, 13
Células glomerulares residentes, produção, 575
Células infectadas por vírus, morte de, 53
Células inflamatórias circulantes, lesão isquêmica (impacto), 47
Células iPS. *veja* Células-tronco pluripotentes induzidas (células iPS)
Células lacunares, 399
Células musculares lisas dos vasos, 317
Células NK, 145
Células parafoliculares tireóideas, 668
Células quiescentes, 89
Células RS, variante lacunar, 400
Células T auxiliares CD4+, 146
  evasão de reconhecimento por, 228
Células tumorais circulantes, 222
  disseminação vascular de, 210
  homing de, 210
  metástase, 208
  migração de, 210
Células-tronco, 35
  características de, 35
Células-tronco adultas, 35
Células-tronco cardíacas, 342
Células-tronco embrionárias (células ES), 35, 36f
Células-tronco hematopoiéticas (HSCs), 35
  origem, 376
  transplante de, 168
Células-tronco mesenquimais, 35
Células-tronco pluripotentes induzidas (células iPS), 35
Centro de organização dos microtúbulos (MTOC), 14
Centro primário de ossificação, 727-728
Centroblastos, 380
Centrócitos, 380
Centros germinativos, transformação, 379-380
Centrossomo, 14
CEP. *veja* Colangite esclerosante primária (CEP)
Ceratite herpética epitelial, 237
Ceratite herpética estromal, 237
Ceratocisto odontogênico, 476
Ceratocone, 816
Ceratoconjuntivite seca, 162
Ceratopatia em faixa actínica, 816
Ceratopatia em faixa calcificada, 816
Ceratopatias em faixa, 816
Cérebro
  abscesso, 788
  edema, 98
  morfologia de, 788
  morte, critérios de, 783
  tamanho, 779
  trauma, sequelas de, 782

Cérebro de respirador, 783
Cérvice, 623-626
  inflamação, 624
  neoplasias pré-malignas e malignas, 624-626
  patogênese, 624-625
Cestodas (tenídeos), 257
Cestódeos intestinais, 513
Cetoacidose diabética (CAD), 690-691
Cetonemia, 691
Cetonúria, 691
CFTR. *veja* Regulador da condutância transmembrana da fibrose cística (CFTR)
Chamada de variante, em bioinformática, 143
CHC. *veja* Carcinoma hepatocelular (CHC)
CHCM. *veja* Concentração de hemoglobina corpuscular média (CHCM)
Chlamydia trachomatis, 234, 621
Choque, 96-114
  anormalidades metabólicas, 112
  ativação e lesão de células endoteliais, 112
  consequências clínicas de, 114
  disfunção de órgão, 112-114
  estágios de, 114
  fase irreversível, 114
  fase não progressiva, 114
  fase progressiva, 114
  morfologia de, 114
Choque anafilático, 112
Choque cardiogênico, 111
Choque hipovolêmico, 112
Choque neurogênico, 112
Choque séptico, 112
  patogênese de, 112-114
  principais vias patogênicas em, 113f
Chumbo, 264
  "cólica", 264
  "linhas", 264
  neurotoxicidade, 264
CI. *veja* Cardiopatia isquêmica (CI)
Cicatrização, 233
Cicatrização conjuntival, 814
Cicatrização de ferida, da pele, 94-95
  primeira intenção, 94-95
  segunda intenção, 95
Ciclina D1, 474, 680
  superexpressão de transcrição de, 202-203
Ciclinas, 32
Ciclo celular, 33f
  regulação de, por ativadores e inibidores, 32, 34f
Ciclo menstrual, histologia endometrial em, 626
Ciclo vital do *Plasmodium*, 254f
CID. *veja* Coagulação intravascular disseminada (CID)

Cilindromas, ocorrência de, 711
Cinesinas, 14
Circulação êntero-hepática, 548
Cirrose, 532-533, 553
  aspectos clínicos de, 533
Cirrose alcoólica, irreversibilidade, 543
Cirrose biliar primária (CBP), 550-551
  aspectos clínicos de, 551
  morfologia de, 551
  principas características de, 551t
Cirrose criptogênica, 532
Cirurgia/radiação pituitária, 666
CIS. *veja* Carcinoma *in situ* (CIS)
Cistadenoma papilar
  linfomatoso, 482
Cistadenomas, 185
Cistadenomas serosos, 566
Cisticercose, 257
Cistite, 571
  formas de, 604
Cistite aguda, 603-604
Cistite cística, 604
Cistite crônica, 603-604
Cistite glandular, 604
Cistite intersticial (síndrome crônica da dor
  pélvica), 604
Cistite polipoide, 604
Cisto branquial (cisto linfoepitelial cervical), 480
Cisto de Bartholin, 621
Cisto do ducto tireoglosso, 480
Cisto epitelial, 711
Cisto epitelial (cisto sebáceo), 711
Cisto linfoepitelial cervical (cisto branquial),
  480
Cisto ósseo aneurismático, 744
  curso clínico de, 744
  morfologia de, 744
Cisto uracal, 603
Cistoadenocarcinoma mucinoso, 527
Cistos coloides do terceiro ventrículo, 807
Cistos congênitos, 565
Cistos córneos, 710
Cistos da fenda de Rathke, 667
Cistos de colédoco, 552
Cistos de duplicação congênita, 483
Cistos do ducto longitudinal do epoóforo (de
  Gartner), 623
Cistos ganglionares, 753
Cistos lúteos e folículos, 632
Cistos não neoplásicos, pâncreas, 565
Cistos no intestino anterior, formação de, 439
Cistos odontogênicos, 476
Cistos periapicais, 476
Cistos revestidos por epitélio, 476

Cistos simples, 597-598
Cistos sinoviais, 753
Cistos tímicos, 411
Citocinas, 21, 77-80, 78t, 79f, 146
  em inflamação aguda, 80
    mediadores, 149
Citocinas pró-inflamatórias, produção de, 692
Citocromo c, liberação, 48
  depleção de ATP, 45
Citoesqueleto, 13-15, 14f
Citomegalovírus, 237, 790
Citometria de fluxo, para câncer, 222
Citoplasma granular eosinofílico, 671
Citoqueratinas, 13
Citotoxicidade mediada por células, 156
Citotoxicidade mediada por células dependente
  de anticorpos (ADCC), 149
Cloreto de vinila, 266
Cloreto luminal, 508
Cloroquina, miopatias e, 768
Clostridium botulinum, 249
Clostridium difficile, 249
Clostridium tetani, 249
CO. *veja* Monóxido de carbono (CO)
Coagulação
  anormalidade, 641
  cascata, 101, 102f
  fatores que limitam, 101
  produtos de, 82
  sistema de cinina, 82
Coagulação intravascular disseminada (CIVD), 108,
  435-437
  aspectos clínicos de, 435-437
  etiologia de, 435-437
  morfologia de, 435p
  patogênese de, 435-437, 436f
Coarctação pós-ductal, 351-352
Cobre, 282t
Cocaína, 273
  efeitos cardiovasculares de, 273
  efeitos no SNC da, 273
Coccidioides immitis, 699
Coccidioidomicose, 465
Colagenases intersticiais, 93-94
Colágeno, 30
  deposição de, 93
  tipos II, IX, X e XI, doenças associadas a
    mutações de, 731t, 732
Colágenos fibrilares, 30
Colágenos não fibrilares, 30
Colangiocarcinoma (CCA), 557
  morfologia de, 557
Colangiopatia autoimune, 550-552
Colangite ascendente, 541, 549

836 • Índice

Colangite esclerosante primária (CEP), 552
aspectos clínicos de, 552
morfologia de, 552
principais características de, 551t
Colecistite, 559-560
aspectos clínicos de, 559
morfologia de, 559
patogênese de, 559
Colecistite acalculosa (alitiásica) aguda, 559
Colecistite aguda, 559
Colecistite calculosa aguda, 559
Colecistite crônica, 559-560
aspectos clínicos de, 560
morfologia de, 560
Colecistite xantogranulomatosa, 560
Colelitíase (cálculos biliares), 288, 558-559
aspectos clínicos de, 558-559
morfologia de, 558
patogênese de, 558
Cólera, 505-508
aspectos clínicos de, 508
patogênese de, 508, 509f
Colestase, 547-549
morfologia de, 549
Colestase canalicular, 549
Colestase ductular, 549
Colestase intra-hepática da gravidez (ICP), 555
Colestase neonatal, 550
Colesteatomas, 480
Colesterol, 56
cálculos biliares, 558
transporte e metabolismo de, 123f
Colesterolose, 56
Colite colagenosa, 518
Colite crônica, causas de, 517-518
Colite linfocítica, 518
Colite microscópica, 518
Colite por desvio, 517
Colite pseudomembranosa (CPM), 512
aspectos clínicos de, 512
morfologia de, 512
Colite ulcerativa, 514, 517
aspectos clínicos de, 517
doença de Crohn versus, 515t
morfologia de, 517
Colocação de stent endovascular, 339
Cólon, 499
COM. veja Colite pseudomembranosa (COM)
Comedocarcinoma, 654
Completa feminização testicular, 135
Complexo apoptossomo, formação de, 48
Complexo de esclerose tuberosa, 811
Complexo de Ghon, 246
Complexo de Golgi, 16

Complexo fator Vlll-fator von Willebrand, 433-434, 433f
Complexo *Mycobacterium avium*, 246
Complexos de adesão focal, 15
Complexos de von Meyenberg (hamartomas de ducto biliar), 552
Complicações oculares por diabetes, 693
Complicações tromboembólicas, 366
Componente M, 392
Comprometimento da artéria hepática, 553
Comprometimento hemodinâmico, 458
Comprometimento visual, 395
Comunicação interventricular (CIV), 348f, 349
Concentração de álcool no sangue, 267
Concussão, 781
Condições inflamatórias orbitais, 812-813
Condições similares a tumores, 336-337
Condiloma acuminado, 608, 622, 725
Condroclastos, 727-728
Condromas, 742-743
curso clínico de, 742-743
morfologia de, 742
patogênese de, 742
Condrossarcoma, 743
morfologia de, 743
Condução cardíaca anormal, 343
Conexinas, 15
Conexons, 15
Congestão, 98
morfologia de, 98
processo passivo, 98
Congestão aguda, 98
Congestão crônica, 98
Congestão passiva, 554
Congestão pulmonar, 344
Conjuntiva, 814-815
anatomia funcional de, 813f, 814
Conjuntiva bulbar, 814
Conjuntiva palpebral, 814
Conteúdos gástricos, refluxo de, 486
Contraceptivos orais, 270
Contratura de Dupuytren (fibromatose palmar), 757
Controle glicêmico, monitoramento de, 693
Contusões, 781
Contusões por golpes, 781
Coqueluches, 242
Cor pulmonale, 360-361
Cor pulmonale agudo, 361, 458
Cor pulmonale crônica, 361
Coração, 341-375
amiloidose e, 183
condução cardíaca anormal, 343
doença, associação de distúrbios reumatológicos, 374

Índice 837

Coração *(Cont.)*
envelhecimento, efeitos de, 342
estrutura cardíaca e especializações, 341-342
fluxo regurgitante, 343
hipertrofia de, 360
insuficiência, 343-345
células, 439-440
insuficiência da bomba, 343
miocárdio, 341
ruptura de, 343
sistema de condução, 342
suprimento sanguíneo, 342
tumores de, 374-375
valva, 341
"Corcova de búfalo", 696
Cordão espermático, 610
Cordão espermático proximal, envolvimento, 610
Coreia de Sydenham, 363
Coriocarcinoma, 612-613, 637, 643
aspectos clínicos de, 643
morfologia de, 613, 643
Coristomas, lesões não neoplásicas e, 187
Córnea, 815-816
anatomia funcional de, 815
degenerações, 815-816
Corpo caloso, agenesia de, 780
Corpo elementar (CE), 249
Corpos amiláceos, 777
Corpos asteroides, 455
Corpos de Civatte, 720
Corpos de Dohle, 379
Corpos de espironolactonas
Corpos de Lewy, demência com, 799
Corpos de Michaelis-Gutmann, 604
Corpos de Russell, 57
Corpos de Schaumann, 455
Corpos de Schiller-Duval, 612
Corpos de Verocay, 774
Corpos ferruginosos, 455
Corpos psamomatosos, 677
Corpúsculos de Aschoff, 363
Corpúsculos de Negri, 790
Correlação genótipo-fenótipo, gene da fibrose
cística e, 304
Córtex adrenal, 695-700
Corticotróficos, 661
Corynebacterium diphtheriae, 240, 372
CPN. *veja* Pielonefrite crônica (CPN)
Craniofaringioma adamantinomatoso, 667
Craniofaringioma papilar, 668
Craniofaringiomas, 667
Crescimentos superficiais multifocais, 714
Cretinismo, 670
Crioglobulinemia, 395

Criptococcose, 251-252
Criptorquidismo, 608-609, 611
morfologia de, 609
Crise adrenal, 698
Crise aplástica, 416
Crise hemolítica, 416
Crise mitótica, evasão de, 206-207
Crises de sequestro, 418
Cristas girais, 781
Critérios de Jones, 363
Cromafim, 702
Cromatina, 5
Cromossomo em anel, 131
Cromotripsia, 214
Crupe, 478-479
Cryptococcus neoformans, 251
Cryptosporidium, 514
Curie (Ci), 276

D
DAD. *veja* Doença articular degenerativa (DAD)
Dano alveolar difuso, 110, 440-443
Dano ao DNA, 44-45
apoptose e, 47, 51
da radiação, 277-279
Dano ao hospedeiro, 229-231
Dano epitelial visceral, 583
Dano glaucomatoso ao nervo óptico, 823
Dano mitocondrial, 43
Dano vascular
em esclerose sistêmica, 164
radiação ionizante e, 277
DCC. *veja* Doença cardíaca congênita (DCC)
Débito cardíaco, 317
Defeito anatômico bilateral, 610
Defeito cortical fibroso, 745
morfologia de, 745
Defeitos de condução cardíaca, 682
Defeitos de desenvolvimento dental, 682
Defeitos do tubo neural, 779
Defeitos epiteliais, 516
Defeitos septais atriais, 349
Defeitos tubulares renais, 571
Defesa, do hospedeiro mediada por complemento,
resistência de, 228
Defesa do hospedeiro mediada por citocina,
resistência de, 228
Defesa do hospedeiro mediada por quimiopcinas,
resistência de, 228
Defesas do hospedeiro
contra infecção, 226-227
evasão de, 210-212
Deficiência da dissacaridase (deficiência de lactase),
505

838 Índice

Deficiência de 21-hidroxilase, 698
  consequências de, 697f
  curso clínico de, 698
Deficiência de ácido maltase, 772
Deficiência de adesão leucocitária
  tipo 1, 169
  tipo 2, 169
Deficiência de anticorpo, 228
Deficiência de células T, 228
Deficiência de fator IX, 434
Deficiência de fator VIII, 434
Deficiência de folato, anemia de, 426
Deficiência de glicose-6-fosfato desidrogenase, 416
Deficiência de hepcidina, impacto, 545
Deficiência de lactase (deficiência de dissacaridase), 505
Deficiência de miofosforilase, 772
Deficiência isolada de imunoglobulina A, 173
Deficiência α-glicosidase (ácido maltase), 128
Deficiências adquiridas, anormalidades de coagulação, 433
Deficiências de vitamina, 280-286, 281t-282t, 803-804
Deficiências hereditárias, 433
Deformações, 290
Degeneração do lobo frontotemporal associado ao Tau, 797-798
  morfologia de, 797-798
Degeneração gordurosa, 40
Degeneração macular relacionada com a idade (DMRI), 822
Degeneração valvular calcificada, 361-362
Degenerações axonal, 763-764
Degenerações balonizante, 540
Degenerações cerebelares subagudas, 810
Degenerações císticas mediais, 327
Degenerações corticobasais, 799
  morfologia de, 799
Degenerações do lobo frontotemporal (DLFTs), 797-798
Degenerações espinocerebelares, 800-801
Degenerações estriatonigrais, 799
Degenerações maculares, relacionadas com a idade, 822
Degenerações retinianas, 822
Degenerações wallerianas, 760-761
Deleções
  cromossômica, 130
  em desregulação do gene associada ao câncer, 214
Demanda miocárdica, aumentada, 352
Demência, com corpos de Lewy, 799
Demência multi-infarto, 784
Demência pós-traumática, 782
Demência pugilística, 782
Demência vascular, 784

Dendrócitos, 704
Densidade óssea anormal, 732
Dentes, doenças de, e estruturas de suporte, 472
Deposição óssea anormal, 480
Depósitos amiloides no estroma, 678
Dermatite de contato, 156
Dermatite eczematosa aguda, 718
  morfologia de, 718
  patogênese de, 718
Dermatite herpetiforme, 504, 722-723
  morfologia de, 723
  patogênese de, 723
Dermatite seborreica, 719-720
  morfologia de, 720
  patogênese de, 719-720
Dermatofibroma (fibro-histiocitoma benigno), 714
Dermatofibrossarcoma protuberante, 714-716
  morfologia de, 716
  patogênese de, 714
Dermatografismo, 716
Dermatomiosite, 767-768
Dermatose papulosa *nigra*, 710
Dermatoses inflamatórias agudas, 717-719
Dermatoses inflamatórias crônicas, 719-720
Derme, tumores da, 714-716
Desarranjo dos miócitos, 371
Desarranjos genéticos, 40
Descarte residual, 16-19, 17f-18f
Descolamento de retina não regmatogênico, 821
Descolamento retiniano, 821
Descolamento retiniano regmatogênico, 821
Desequilíbrios nutricionais, 40
Designação de contraturas, 95
  formação de, 95
Desmina, 13
Desmoplasia, 185
Desmossomos, 14
Desmossomos, mácula de adesão, 15
Desmossomos em cinto, 15
Desnutrição de proteína-energia, 279-280
Desregulação de genes associados ao câncer, 213-214
Desregulação imune, poliendocrinopatia, enteropatia e ligada ao X (IPEX), 505
Destruição óssea, 58
DEVH. *veja* Doença do enxerto *versus* hospedeiro (DEVH)
DFGNA. *veja* Doença do fígado gorduroso não alcoólico (DFGNA)
DHA. *veja* Doença hepática alcoólica (DHA)
Diabetes
  aspectos clínicos de, 685t, 690-693, 689f
  complicações crônicas, 692
    aspectos clínicos, 692-693
    morfologia, 693

Índice   839

Diabetes *(Cont.)*
  crônico, manifestações clínicas de, 693
  eventos cardiovasculares de, 693
  formas monogênicas de, 688-689
  gravidez e, 689
  metabólico agudo, complicações de, 691
Diabetes com hereditariedade materna e surdez
  (MIDD), 689
Diabetes do jovem com início na maturidade
  (MODY), 689
Diabetes insípido, 667
Diabetes lipoatrófico, 689
Diabetes materno, 292
Diabetes *melittus*, 57, 321, 682-693, 821
  aspectos clínicos de, 763
  classificação de, 683, 684t-685t
  diagnóstico de, 683
  homeostasia de glicose de, 683-687
  neuropatia periférica e, 763
  tipo 2, 288
Diabetes *melittus* do tipo 1, 683
  ocorrência de, 689
  patogênese de, 687
  suscetibilidade genética de, 687
Diabetes *melittus do* tipo 2, 683
  patogênese de, 686-688
Diabetes neonatal permanente, 686f, 689
Diabetes secundário, 696
Diâmetro das miofibras, variação em, 771
Diapedese (transmigração), 69
Diarreia, 502-505
"Diarreia do viajante", 508
Diastólica, disfunção, 343
Diáteses hemorrágicas, 430-438
  causa, 403
  relacionadas com anormalidades em fatores de
    coagulação, 433-434
Diáteses trombóticas, 220
Dieta
  aterosclerose e, 289
  câncer e, 288
  como fator de risco ambiental para câncer, 192
Diferenciação, 187-188
Difosfato de adenosina (ADP), fatores de
  ribosilação, 508
Difteria, 240, 763
Difusão passiva de membrana, 9-11
  portadores e canais, 11, 12f
Digestão intraluminal, 502
Digestão terminal, 502
Dilatações saculares pseudodiverticulares colônicas
  adquiridas (diverticulose), 518
Dineínas, 14
Dióxido de enxofre, 263

Dioxinas, 265
Disfunção celular, em
  hipersensibilidade, mediada por anticorpo
    (tipo II), 149
Disfunção contrátil, 358
Disfunção de célula β, 689
Disfunção de órgão, 112-114
Disfunção endotelial, 316, 316f
  desequilíbrio de angiogênese ou antiangiogênese
    e, 640-641
Disfunção mitocondrial, reversão (incapacidade), 44
Disfunção plaquetária, 407
Disfunção sistólica, 343
Disfunção tubular, 736
Disgerminoma, 637
Disostoses, 729
Displasia, 188, 292, 494, 732
Displasia fibromuscular, 315
Displasia fibrosa, 745-746
  curso clínico de, 746
  morfologia de, 746
  patogênese de, 745
Displasia pré-invasiva, detecção de, 487
Displasia renal multicística, 597
Displasia tanatofórica, 732
Disqueratose, definição de, 705t
Disrupção, 290
Dissecção, 326-329
Dissecção aórtica, 327-329
  aspectos clínicos de, 328
  morfologia de, 328
  patogênese de, 328
Disseminação de epitopos, 159
Disseminação hematogênica, 190, 786
Disseminação linfática, 190
Dissociação eletromecânica, 458
Distrofia endotelial de Fuchs, 816
Distrofia facioscapuloumeral, 772
Distrofia miotônica, 771
  patogênese de, 771
Distrofia muscular de Becker, 770-771
Distrofia muscular de Duchenne, 770-771
Distrofia muscular de Emery-Dreifuss (DME),
  771
Distrofia muscular ligada ao X, com mutação da
  distrofina, 770-771
  aspectos clínicos de, 770
  morfologia de, 770
  patogênese de, 770-771, 771f
Distrofias, 815-816
Distrofias estromais, 816
Distrofias musculares, 768, 770-773
Distrofias musculares congênitas, 768
Distrofias musculares de cintura de membros, 772

840 Índice

Distúrbio hemorrágico trombastenia de
  Glanzmann, 99
Distúrbios adquiridos da cartilagem de, 733-736
  distúrbios do desenvolvimento de, 729-733, 731t
  tumores que formam cartilagem, 741-743
Distúrbios autoimunes, 53
Distúrbios autossômicos dominantes, 117, 117t
Distúrbios autossômicos recessivos, 118, 118t
Distúrbios bolhosos não inflamatórios, 723
Distúrbios circulatórios, 553-554
Distúrbios citogenéticos (distúrbios
  cromossômicos), 115, 129-135
  envolvimento dos autossomos, 131-132
  envolvimento dos cromossomos sexuais, 132-135
Distúrbios cromossômicos (distúrbios
  citogenéticos), 115, 129-135
  envolvimento dos autossomos, 131-132
  síndrome da deleção do cromossomo, 22q11.2,
    131-132
  trissomia do 13 (síndrome de Patau), 131,
    132f-134f
  trissomia do 18 (síndrome de Edwards), 131,
    132f-134f
  trissomia do 21 (síndrome de Down), 131,
    132f-134f
  distúrbios numéricos em, 129
  envolvimento dos cromossomos sexuais, 132-135
  hermafroditismo e pseudo-hermafroditismo,
    135
  síndrome de Klinefelter, 133-134
  síndrome de Turner, 134-135
  anormalidades estruturais em, 130, 130f
  cromossomo em anel, 131
  deleção, 130
  fusão robertsoniana (cêntrica), 131
  inversão, 131
  isocromossomo, 131
  recíproca equilibrada, 131
  translocação, 131
Distúrbios de disfunção do surfactante, 458
Distúrbios de gene único (distúrbios mendelianos)
  com herança não clássica, 135-137
  fases bioquímica e molecular de, 118-119, 120t
  padrões de transmissão de, 116-118
Distúrbios do desenvolvimento tímico, 411
Distúrbios endometriais funcionais, 626-627, 627t
  ciclo anovulatório, 627
  fase lútea inadequada, 627
Distúrbios epiteliais não neoplásicos, 621-622
Distúrbios genéticos, 115-144
  causas de, 115
  diagnóstico molecular, 140-144
  generalidade, 115
Distúrbios gestacionais e placentários, 639-643

Distúrbios hemodinâmicos, 96-114
Distúrbios hemorrágicos, 413-438
  causados por anormalidades na parede do vaso,
    430
  funções plaquetárias defeituosas e, 432-433
Distúrbios hemorrágicos, 98-108
Distúrbios infecciosos, fígado, 535-541
Distúrbios ligados ao X, 118, 118t
Distúrbios mendelianos, 116-129
  defeitos enzimáticos e consequências, 119
  distúrbios monogênicos, bioquímicos e
    moleculares, base de, 118-119, 120t
  reações adversas a fármacos geneticamente
    determinadas, 119
  receptores e defeitos nos sistemas de transporte,
    119
Distúrbios metabólicos, sequelas neurológicas de,
  804
Distúrbios mieloproliferativos (DMPs), 405
Distúrbios mieloproliferativos crônicos, 381
Distúrbios multigênicos, 115
Distúrbios multigênicos complexos, 129
Distúrbios reumatológicos, 398
  doença cardíaca associada a, 374
Distúrbios sistêmicos, 586
Distúrbios tóxicos, 804
Distúrbios vasculares, rim, 594
Divertículo de tração, 485
Divertículo de Zenker, 485
Divertículo epifrênico, 485
Divertículo faringeoesofágico, 485
Divertículo ileal (de Meckel), 484
Divertículo verdadeiro, 484
Divertículos, 485, 518
  dilatações saculares da bexiga, 603
Divisão assimétrica, de células-tronco, 35
DLFTs. veja Degenerações lobares frontotemporais
  (DLFTs)
DLM. veja Doença de lesão mínima (DLM)
DMPs. veja Distúrbios mieloproliferativos (DMPs)
DMRI. veja Degenerações maculares relacionadas
  com a idade (DMRI)
DNA não codificante, 3-5, 4f
Doença
  global, efeitos ambientais sobre o ônus, 261
  causa (etiologia), 37
  de origem vascular, 458-460
  desenvolvimento, mecanismo (patogênese), 37
  microrganismos e, 225-226
  patogênese de, 3
  processo, aspectos, 37
Doença (restritiva) intersticial difusa crônica,
  450-458
Doença artéria coronariana, risco, 288

Doença articular degenerativa (DAD), 746
Doença aterosclerótica
consequências de, 324-326, 325f
enfraquecimento da parede do vaso, 326
trombose, 324
vasoconstrição, 324
Doença cardíaca hipertensiva esquerda (sistêmica), 360
Doença cardíaca hipertensiva sistêmica (esquerda), 360
Doença cardíaca reumática, 362-363
aspectos clínicos de, 363
morfologia de, 363
Doença cardíaca valvar adquirida
causas de, 361
Doença cardíaca valvular, 361-366
Doença cardiovascular, contraceptivos orais e, 271
Doença cariosa (cárie), 472
Doença celíaca, 503-504
aspectos clínicos de, 504
evasão de reconhecimento por, 228
morfologia de, 504
patogênese de, 503-504, 504f
Doença cerebrovascular hipertensiva, 784
Doença cística adquirida (associada à diálise), 597
Doença cística medular de aparecimento
no adulto, 597
Doença coronariana, impacto global, 261
Doença crônica, anemia de, 428
Doença da cadeia H, 392
Doença da descompressão, 110
forma crônica, 110
"receptor Decoy", 679
Doença da imunodeficiência combinada grave
(SCID), 170
Doença da mama, apresentação clínica de,
645-646
Doença da mucosa relacionada ao estresse, 491
aspectos clínicos de, 491
morfologia de, 491
patogênese de, 491
Doença de Addison (insuficiência adrenocortical
crônica primária), 699
Doença de Alzheimer, 795-797
genética molecular de, 795-797
morfologia de, 797
patogênese de, 795-797
Doença de Behçet, 333
Doença de Berger (nefropatia por IgA), 584
aspectos clínicos de, 584
morfologia de, 584
patogênese de, 584
Doença de Binswanger, 784
Doença de Bowen, genitália, envolvimento, 608

Doença de Buerger (tromboangeíte obliterante),
333
Doença de Caroli, 552
Doença de Chagas, 256, 372
Doença de Charcot-Marie-Tooth (CMT), 765
Doença de Christmas, 434
Doença de Creutzfeldt-Jakob, 792-793
morfologia de, 792-793
variante, 792-793
Doença de Crohn, 516-517
aparência em paralelepípedo, 516
aspectos clínicos de, 516-517
colite ulcerativa versus, 515t
morfologia de, 516
Doença de Cushing (hipersecreção de ACTH pela
pituitária), 666, 695
Doença de deposição de cadeia leve,
ocorrência, 592
Doença de descompressão (do caixão), 110, 737
Doença de Foix-Alajouanine, 786
Doença de Gaucher, 126
Doença de Graves, 672-673, 812
curso clínico de, 673
morfologia de, 673
patogênese de, 672
Doença de Hansen (lepra), 246-247, 762-763
Doença de Hirschsprung, 484
aspectos clínicos de, 484
patogênese de, 484
Doença de Huntington, 800
genética molecular de, 800
morfologia de, 800
patogênese de, 800
Doença de inclusão citomegálica (CID), 237
Doença de Kawasaki, 332
aspectos clínicos de, 332
morfologia de, 332
Doença de Kennedy, 801
Doença de Krabbe, 802
Doença de Kugelberg-Welander, 802
Doença de lesão mínima (DLM), 582
aspectos clínicos de, 582
etiologia de, 582
morfologia de, 582
patogênese de, 582
Doença de Libman-Sacks, 365
Doença de Lyme, 248, 763, 789
causas de, 248
Doença de Marie-Strümpell, 750
Doença de McArdle, 772
Doença de Ménétrier, 494-495
Doença de Milroy, 335
Doença de Ollier, 742
Doença de Ormond, 527, 602

Doença de Osler-Weber-Rendu, 336
Doença de Paget, 58, 735
  curso clínico de, 735
  do mamilo, 654
  morfologia de, 735
  osteíte deformante, 735
  patogênese de, 735
Doença de Paget extramamária, 622-623
Doença de Parkinson, 798-799
  demência com corpos de Lewy e, 799
  genética molecular de, 798-799
  morfologia de, 799
  patogênese de, 798-799
Doença de Peyronie, 757
Doença de Pick, 797
Doença de Pott, 739
Doença de Tay-Sachs, 124
Doença de von Hippel-Lindau (VHL), 811
Doença de von Willebrand, 434
  tipo 1, 434
  tipo 2, 434
Doença de Weber-Christian, 725
Doença de Werdnig-Hoffmann, 802
Doença de Whipple, 512
  morfologia de, 512
Doença de Wilson, 546-547
  aspectos clínicos, 547
  morfologia, 546-547
Doença diarreica, defeitos em, 503t
Doença diverticular sigmoide, 518
  aspectos clínicos de, 518
  morfologia de, 518
  patogênese de, 518
Doença do armazenamento do glicogênio
  (glicogenose), 128, 128f
  forma hepática de, 128, 128f
  forma miopática de, 128
Doença do enxerto *versus* hospedeiro (DEVH), 168,
  518, 554
Doença do fígado gorduroso não alcoólico
  (DFGNA), 288, 544-545
  aspectos clínicos de, 545
  história natural de, 544f
  morfologia de, 544
  patogênese de, 544
Doença do refluxo gastroesofágico (DRGE), 486
Doença dos ossos de vidro, 732
Doença falciforme, 416-418
  aspectos clínicos de, 418
  morfologia de, 418
  patogênese de, 416-418
Doença fibropolicística, 552
Doença glomerular secundária, 571
Doença granulomatosa crônica, 169

Doença HbH. *veja* Doença da hemoglobina H (HbH)
Doença hepática alcoólica (ALD), 542-544
  aspectos clínicos de, 543-544
  morfologia de, 542-543
  patogênese de, 543
Doença hepática metabólica, 544-550
Doença hepatocelular, 429
Doença hidática, 257
Doença infecciosa, 225-260
Doença inflamatória, 527
Doença inflamatória pélvica, 621
Doença intestinal inflamatória, 514-517
  epidemiologia de, 514
  patogênese de, 514-516, 515f
Doença intestinal isquêmica, 501-502
  aspectos clínicos de, 502
  morfologia de, 501
  patogênese de, 501
Doença macrovascular, 691
Doença macrovascular diabética, 692
Doença mamária proliferativa com atipia, 648
  morfologia de, 648
  sem atipia, 647t, 648
Doença microvascular, 691
Doença miocárdica, causas de, 373
Doença mista do tecido conectivo, 160t, 165
Doença monostótica, 745
Doença pericárdica, 373-374
Doença pituitária, clínica
  manifestações de, 661-663
Doença poliostótica, sem disfunção
  endócrina, 745
Doença pulmonar, na infecção pelo vírus da
  imunodeficiência humana, 465-466
Doença pulmonar induzida por radiação,
  ocorrência de, 455
Doença pulmonar intersticial associada à
  bronquiolite respiratória, 457
Doença pulmonar intersticial crônica, principais
  categorias de, 451t
Doença pulmonar obstrutiva crônica
  (DPOC), 443
Doença relacionada a IgG4, 165
Doença renal ateroembólica, 594
Doença renal policística autossômica dominante
  (DRPAD), 595
  aspectos clínicos de, 595
  genética de, 595
  morfologia de, 595
  patogênese de, 595
Doença residual, detecção de, 223
Doença sistêmica de imunocomplexos, 150
Doença trofoblástica gestacional, 641-643
Doença tromboembólica, 96-114

Doença ulcerosa péptica, 493-494
  aspectos clínicos de, 494
  epidemiologia de, 493
  patogênese de, 494
Doença valvular reumática, 108
Doença vascular hipertensiva, 317-319
Doença vascular retiniana, 821
Doença veno-oclusiva (DVO), 553-554
Doenças ambientais, 261
Doenças arritmogênicas, genes causadores de, 360t
Doenças autoimunes, 146, 156-159, 157t
  características de, 159
  envolvimento pulmonar em, 452
  princípios de, 158
Doenças bolhosas, 720-723, 721f
Doenças causadas por priôns, 792-793
  genética molecular de, 792
  patogênese de, 792
Doenças cerebrovasculares, 782-786
  impacto global, 261
  infecções, 786-792, 787t
Doenças císticas renais, sumário, 596t
Doenças colestáticas, 547-549
Doenças da hipersensibilidade
  classificação de, 146-156, 147t
  imediata (tipo I), 146
  mediada por anticorpo (tipo II), 149, 150f, 151
  mediada por células T (tipo IV), 152-156,
    153f-154f, 155t
  mediada por imunocomplexos (tipo III), 149-
    152, 152t
Doenças de Niemann-Pick
  tipo A, 126
  tipo B, 126
  tipo C, 56, 126
Doenças desmielinizantes, 793-794
Doenças do armazenamento lisossomal, 124-129,
  125t
Doenças do armazenamento neuronal, 802
Doenças do colágeno tipo 1, 732
Doenças do neurônio motor, 801-802
Doenças fibrosantes, 451-455
Doenças glomerulares, 571-586, 572t
  progressão, mecanismos, 576
Doenças granulomatosas, 455-456
Doenças infecciosas emergentes, 259-260, 259t
Doenças intersticiais, 586-592
  curso clínico de, 588
  morfologia de, 587
  patogênese de, 586-587
Doenças intersticiais relacionadas com o tabagismo,
  457
Doenças metabólicas adquiridas, 803-804
Doenças metabólicas genéticas, 802-803

Doenças metabólicas tóxicas, 803-804
Doenças neurodegenerativas, 53, 794-802
  características de, 795t
Doenças neuromusculares, 760
Doenças nutricionais, 279-289
Doenças pulmonares obstrutivas, 443-450
Doenças pulmonares restritivas, 443, 450-451
Doenças relacionadas à vitamina D, 58
Doenças relacionadas com a asbestose, 454
  complicações das terapias de, 455
  curso clínico de, 455
  morfologia de, 454-455
  patogênese de, 454
Doenças renais, manifestações clínicas de, 570-571
Doenças sexualmente transmissíveis (DSTs), 231,
  232t
  transmissão, 231
Doenças sistêmicas
  imunodeficiências associadas a, 174
  manifestações orais de, 474, 475t
Doenças tubulares, 586-592
  curso clínico, 588
  morfologia, 587
  patogênese, 586-587
Doenças tubulointersticiais, 591-592
Doenças vasculares, rim, 592-594
Domínio de morte citoplasmático, 50
Dor óssea, 388
DPOC. *veja* Doença pulmonar obstrutiva crônica
  (DPOC)
DRGE. *veja* Doença do refluxo gastroesofágico
  (DRGE)
Drogas
  abuso, 270-274, 271t
  reações adversas, 270-272, 271t
  toxicidade, 378
Drogas terapêuticas, lesão, 270-274, 271t
DRPAD. *veja* Doença renal policística autossômica
  dominante (DRPAD)
DRPAR. *veja* Doença renal policística autossômica
  recessiva (infância) (DRPAR)
DSTs. *veja* Doenças sexualmente transmissíveis
DSV. *veja* Defeito septal ventricular (DSV)
Ducto arterioso patente, 348f, 349
Ductos biliares, 529-535
Ductos lactíferos, metaplasia escamosa dos, 646
DVO. *veja* Doença veno-oclusiva (DVO)

E

E. coli êntero-hemorrágica (EHEC), 511
E. coli enteroagregativa (EAEC), 511
E. coli enteroinvasivo (EIEC), 511
E. coli enterotoxigênica (ETEC), 511
E. coli. veja Escherichia coli (*E. coli*)

844 Índice

EBV. *veja* Vírus Epstein-Barr (EBV)
Eclâmpsia, 554-555, 640
   morfologia de, 555
Ectasia ductal, 646
Ectasias vasculares, 336
Ectocérvice, 623-624
Ectopia, 483-484
Ectopia da mucosa gástrica, 483-484
Eczema, 718
Edema, 96-98
   aspectos clínicos de, 98
   categorias fisiopatológicas de, 97t
   definição de, 65
   morfologia de, 97-98
Edema angioneurótico hereditário, 717
Edema cerebral, 777-779
Edema dependente, 97
Edema intercelular, 473
Edema intracelular, 473
Edema parenquimatoso do cérebro, 777
Edema pulmonar, 97, 439-440
   classificação/causas de, 440t
Edema subcutâneo, 97
Edição de receptor, 156
Efeito de Warburg, 21, 204-206, 205f
Efeitos de massa local, 663
Efeitos do oxigênio, hipóxia e, 277
Efeitos pleiotrópicos, 27
Efélides (sardas), 704
Efusão pericárdica, 373
Efusão pleural, 470
Efusões, 96-98
Efusões pleurais inflamatórias, 470
Efusões pleurais não inflamatórias, 470
Ehrliquiose, 250
Eicosanoides, 576
ELA. *veja* Esclerose lateral amiotrófica (ELA)
Elastina, 30
Elementos estromais, em metástase, 210
Emaranhados neurofibrilares, 57, 797
Embolia, 108-110, 783
Embolia gasosa, 110
Embolia gordurosa, 109-110
   síndrome, 109-110
Embolia medular, 109-110
   insuficiência, 429
Embolia pulmonar (EP), 109, 458
   curso clínico de, 458
Embôlos paradoxais, 109, 347
EMD. *veja* Distrofia muscular de Emery-Dreifuss (EMD)
EMDA. *veja* Encefalomielite disseminada aguda (EMDA)
Empiemas subdurais, 788

Encarceramento, 500
Encefalite límbica, 810
Encefalite viral transmitida por artrópode, 789
Encefalocele, 779
Encefalomielite disseminada aguda (EMDA), 794
Encefalomielite hemorrágica necrotizante aguda (ANHE), 794
Encefalomiopatia mitocondrial, acidose láctica e episódios similares a derrames (MELAS), 803
Encefalomiopatias mitocondriais, 803
Encefalopatia de Wernicke, 803
Encefalopatia hepática, 53, 804
Encefalopatia hipertensiva, 784
Encefalopatia hipertensiva aguda, 784
Encefalopatia hipóxica, 344, 783
Encefalopatia isquêmica, 783
Encefalopatia multicística, 780
Encondromas, 742
Endarterite obliterativa, 788-789
Endocardite infecciosa, 107, 364
   aspectos clínicos de, 364
   critérios diagnósticos para, 365t
   morfologia de, 364
   patogênese de, 364
Endocardite infecciosa aguda, 364
Endocardite infecciosa subaguda, 364
Endocardite marântica, 364-365
Endocardite trombótica não bacteriana, 107, 365
Endocardite vegetativa, principais formas de, 363f
Endocardite verrucosa (Libman-Sacks; vegetações estéreis), 107
Endocitose, 11
   mediada pelo receptor, 13
Endocitose mediada pelo receptor, 13, 16
Endocitose mediada por cavéolas, 11
Endocrinopatias, em síndromes paraneoplásicas, 220
Endoftalmite, 819
Endométrio
   carcinoma, 629-631, 629t, 630f
      aspectos clínicos, 631
      morfologia, 630, 631
      tipo I (endometrial), 629
      tipo II (seroso), 629-631
   corpo, 626-632
      distúrbios inflamatórios, 627
      tumores malignos, 629-631
Endometriose, 527, 627-628
   aspectos clínicos de, 628
   morfologia de, 628
Endometrite aguda, 627
Endometrite crônica, 627
Endomiocardite de Loeffler, 371-372
Endossomos precoces, 11-13

Endotélio, 104
adesão de leucócitos, 67
atividades anticoagulantes de, 104f
migração de leucócitos, 68f, 69
moléculas de adesão, indução, 67, 69t
Endotélio corneano, 815
Endotélio venular, contração, 65
Endotoxina, 231
Enfisema, 443-446
curso clínico de, 446
formas de, 446
morfologia de, 446
patogênese de, 445-446
Enfisema (centrolobular) centroacinar, 443
Enfisema acinar distal (parasseptal), 445
Enfisema intersticial, 446
Enfisema panacinar (panlobular), 445
ENHA. *veja* Encefalomielite hemorrágica
necrotizante aguda (ENHA)
Entamoeba histolytica, 513
Enterite regional, 514
Enterobius vermicularis (lombrigas), 513
Enterocolite infeciosa, 505-514
Enterocolite necrosante, 298
Enterocolite parasitária, 513-514
Enterocolites bacterianas, características de, 506t-507t
Enteropatia ambiental, 504
Enteropatia autoimune, 505
Enteropatia sensível ao glúten, 503
Envelhecimento celular, 58-61, 60f
Enzimas
como mediadoras de hipersensibilidade imediata, 149
defeitos em, distúrbios associados a, 124-129
Enzimas lisossomais, 72
regurgitação, 73
Eosinofilia, 88-89
Eosinofilia pulmonar, 457
Eosinofilia secundária, 457
Eosinófilos, 86
EP. *veja* Embolia pulmonar (EP)
Ependimomas, 807
aspectos clínicos de, 807
morfologia de, 807
Ependimomas mixopapilares, 807
Epidermólise bolhosa, 723
Epididimite da infância, 609
Epididimite inespecífica, 609
Epidídimo, 608-614
alterações regressivas, 609
anomalias congênitas de, 608-609
atrofia de, 609
distúrbios vasculares de, 610
fertilidade diminuída, 609

Epidídimo *(Cont.)*
inflamação, 609-610
torção, 610
Epigenética, 5
Epigenoma, 223
Epilepsia mioclônica, 803
Epispádia, 607
Eritema endurado, 724-725
Eritema malar, em LES, 161
Eritema marginado, 363
Eritema multiforme, 718-719
morfologia de, 718-719
patogênese de, 718
Eritema nodoso, 724
Eritrócitos
diferenciação de, 377f
variações de referência para o adulto, 377t
Eritrócitos, variações de referência do adulto para, 413t
Eritrocitose, 407
Eritroplaquia, 474
Eritropoiese diminuída, anemia de, 422-429
Eritropoietina, aumentada, policitemia secundária
devido a, 430
EROs. *veja* Espécies reativas de oxigênio (ERO)
Erosão, definição de, 705t
Erupção cutânea em formato de borboleta,
no LES, 161
Erupção cutânea por heliotrópio, 767-768
Escala, definição de, 705t
Escherichia coli (E. coli), 511
Esclera, 815
"Esclera azul", 732
Esclerodermia, 163-165
Esclerodermia difusa, 163
Esclerodermia limitada, 163
Esclerose, 571
Esclerose lateral amiotrófica (ELA), 801
aspectos clínicos de, 801
genética molecular de, 801
morfologia de, 801
patogênese de, 801
Esclerose medial de Monckeberg, 320
Esclerose múltipla, 793-794
aspectos clínicos de, 794
morfologia de, 793
patogênese de, 793
Esclerose nodular, 400
Esclerose sistêmica, 160t, 163-165
Escore histológico de Nottingham, 656
Escoriação, definição de, 705t
Esferocitose hereditária, 415-416
aspectos clínicos de, 416
morfologia de, 416
patogênese de, 415-416

Esfingomielina, 9
Esfingomielinase, 126
Esfregaço citológico (Pap), para câncer, 222
Esofagite, 485-487
Esofagite de refluxo, 486-487
  aspectos clínicos de, 487
  morfologia de, 486
  patogênese de, 486
Esofagite eosinofílica, 487
Esofagite infecciosa, 486
  morfologia de, 486
Esofagite química, 486
Esôfago, 485
Esôfago de Barrett, 487-488
  aspectos clínicos de, 488
  morfologia de, 487-488
Espaço extracelular, depósito de proteínas, 56
Espaço intermembrana, de mitocôndria, 19
Espasmo, 485
Espasmo esofágico difuso, 485
Espécies de *Candida*, 251
Espécies reativas de oxigênio (EROs), 43, 70-72
Espectro mutacional, gene da fibrose
  cística e, 304
Espermatocele, 614
Espessamento intimal, 317
Espinha bífida, 779
Espiroquetas, 247-248
Esplenite aguda inespecífica, 409
Esplenomegalia, 388, 396, 409, 534
  distúrbios, 410t
  em LES, 162
Esplenomegalia congestiva, 409-410
Espondilite anquilosante, 750
Espondilite reumatoide, 750
Espondiloartropatias soronegativas, 750
Espongiose, definição de, 705t
Espongiose medular do rim, 597
Esponjosa, 362
Espru celíaco, 503
Espru tropical, 504
Esquistossomose, 258, 513
Estado asmático, 449-450
Estado de portador silencioso, 421
Estado marmóreo, 780
Estado mental, alterações em, 682
Estados de imunodeficiência, câncer e, 193
Estágio de involução coloide, 673
Estágio final ocular (*phthisis bulbi*), 823
Esteatofibrose alcoólica, 543
Esteatorreia, 502
Esteatose (alteração adiposa), 56
  causas hepáticas, 56
  resultados, 543

Esteatose hepática, 542
  hepatomegalia, associação, 543
Estenose, 483
Estenose aórtica, atresia e, 352
Estenose aórtica calcificada, 361-362
  aspectos clínicos de, 361-362
  morfologia de, 361
Estenose aterosclerótica, 324
Estenose da artéria renal, 320, 593
Estenose pilórica, 484
Estenose pilórica adquirida, 484
Estenose pilórica hipertrófica congênita,
  484
Estenose pulmonar, e atresia, 352
Estenose subaórtica, 352
Ésteres de colesterol, 56
Esteroides anabólicos, 270-272
Estesioneuroblastoma (neuroblastoma
  olfatório), 478
Estimulação imune crônica, 383
Estimulação vagal, limiar de, 447
Estímulos sociais, 39
Estômago, 489-491
Estrangulamento, 500
Estresse celular, respostas a, 37-61, 38f
  visão geral, 37-39
Estresse oxidativo, 43-44
Estresse suprafisiológico, 370
Estrias de Wickham, 720
Estrias gordurosas, 323
Estroma do cordão sexual-gonadal,
  tumores, 614
Estroma endometrial, tumores de, 631
Estromelisinas, 93-94
Estrongiloidíase, 257
Etanol, 268, 804
  câncer e, 270
  metabolismo de, 269f
Etiologia, 37
ETNB. *veja* Endocardite trombótica não
  bacteriana (ETNB)
Exame histológico, para câncer, 222
Exocitose, 13
  definição de, 705t
Exotoxinas, 231
Exposição ao estrógeno, como fator de risco
  ambiental para câncer, 192
Expressão de merlina, perda de, 773
Expressão do oncogene *c-MYC*, 382
Expressividade variável, 116
Exsudato, definição de, 65
Extensão iniciadora de base única, 141
Extermínio de fagócitos, resistência a, 228
Extrofia, bexiga, 603

Índice   847

F

Fagocitose, 70-73, 71f
  de microrganismos, 16-19
  em hipersensibilidade mediada por anticorpo
    (tipo II), 149
Faringite, 478
Fármacos antigênicos, 422
Fármacos que quebram a tolerância, 422
Fasciite nodular, 757
  morfologia de, 757
Fator de ativação plaquetária (PAF), 82, 149
Fator de crescimento de fibroblasto (FGF), 26t,
  27, 729
Fator de crescimento de fibroblastos básico (bFGF),
  208
Fator de crescimento de queratinócitos (KGF), 26t
Fator de crescimento derivado de plaquetas
  (PDGF), 26t, 27, 576
Fator de crescimento do hepatócitos (HGF), 26-27, 26t
Fator de crescimento endotelial vascular (VEGF),
  26t, 27, 208, 576
  produção de, 692
Fator de crescimento epidérmico (EGF), 26, 26t
Fator de crescimento semelhante à insulina 1 (IGF-1)
  insulinoma (hiperinsulinismo), 694
  via de sinalização, 61
Fator de crescimento transformador ß (TGF-ß), 26t,
  27, 92-93
  via, 203
Fator de crescimento transformador α (TGF-α), 26, 26t
Fator de necrose tumoral (TNF), 77-78
  receptores da família, 51
Fator estimulador de colônias de
  granulócitos-macrófagos (GM-CSF), 376, 457
Fator letal, 241
Fatores de crescimento, 197t-198t, 198
  e receptores, 23f-24f, 25-27, 26t
  interação com a MEC, 28f
  privação, apoptose e, 51
Fatores de transcrição, 25, 200
  defeitos em, 732
Fatores genéticos herdados, 382
Fatores iatrogênicos, tabagismo, 383
Fatores imunossupressivos, secreção de, 212
"Febre do feno", 477
Febre hemorrágica viral, 236
Febre maculosa das Montanhas Rochosas, 250
Febre reumática (FR), 362-363
  aspectos clínicos de, 363
  morfologia de, 363
Febre tifoide, 510-511
  aspectos clínicos de, 511
  morfologia de, 510
  patogênese de, 510

Fenilalanina hidroxilase (PAH), 301-302
Fenilcetonúria, 301-302, 302f
  consequências clinicas de, 702
  feocromocitoma, 700-702
  morfologia de, 702
Fenômeno de Koebner, 719
Fenômeno de Raynaud, 164, 334
Fenômeno de Raynaud primário, 334
Fenômeno de Raynaud secundário, 334
Ferro, 282t
FGF. *veja* Fator de crescimento de fibroblasto (FGF)
Fibras de asbestos, iniciadores e promotores de
  tumor, 454
Fibras de Rosenthal, 777
Fibras eferentes autonômicas, 704
Fibras mielinizadas, 760
Fibras musculares, 760
  tipos de, 766t
Fibras não mielinizadas, 760
Fibras nervosas, 760
Fibras nervosas aferentes, 704
Fibras serpentinas, 454
Fibras vermelhas rotas, 803
Fibrilina, 119
Fibro-histiocitoma benigno (dermatofibroma), 714
  morfologia, 714
Fibroadenomas, 660
Fibroelastomas papilares, 375
Fibroelastose endocárdica, 372
Fibroma não ossificante, 744-745
Fibromas, 638
Fibromas ossificantes periféricos, 473
Fibromas por irritação, 473
Fibromatose palmar (contratura de Dupuytren),
  757
Fibromatose peniana, 757
Fibromatose plantar, 757
Fibromatose profunda (tumor desmoide), 757-758
  morfologia de, 758
Fibromatose superficial, 757
Fibromatoses, 757-758
Fibronectina, 30-32, 31f
Fibroplasia retrolental, 821-822
Fibrose, 89, 94-95, 277, 647
  em esclerose sistêmica, 164
  em órgãos parenquimatosos, 95
Fibrose cística (mucoviscidose), 302-306, 502-503
  aspectos clínicos de, 306
  gene
    espectro mutacional e correlação genótipo-
      fenótipo, 304
    estrutura e função de, 304, 305f
  modificadores genéticos e ambientais, 304-306
  morfologia de, 306

848 Índice

Fibrose em ponte, 532
Fibrose endomiocárdica, 371
Fibrose hepática congênita, 552
Fibrose intersticial difusa, 455
Fibrose intersticial pulmonar progressiva, 451
Fibrose maciça progressiva (FMP), 453
Fibrose pulmonar idiopática, 451-452
  curso clínico de, 452
  morfologia de, 451-452
  patogênese de, 451
Fibrose retroperitoneal esclerosante, 602
Fibrose tubulointersticial, 576
Fibrotecomas, 638
Fígado, 529-535
  alcoolismo e, 268
  amiloidose e, 183
  congestão aguda, 98
  doença
    avaliação laboratorial, 529t
    características gerais de, 529-535
  fibrose, 531f
  fluxo sanguíneo comprometido em, 553
  imunidade, 530
  inflamação, 530
  insuficiência, 532-533
  lesão, mecanismos e reparo, 530
  neoplasias benignas, 555
  rejeição do enxerto, 554
Fígado gorduroso, 542
Filamentos intermediários, 13
Filariose linfática, 258-259
Fimose, 607
Fise, 727-728
Fisiopatologia cardíaca, visão geral de, 343
Fistula, esôfago, 483
Fístulas arteriovenosa, 315
Fístulas uracais, 603
Flebotrombose, 335
  trombos venosos, 107-108
FLIP, proteína bloqueadora, 50
Fluido intercelular, acúmulo de, 777
Fluido intersticial, remoção, obstrução
  linfática, 97
Fluido intracelular, aumentado, 777
Fluoreto, 282t
Fluxo sanguíneo, restauração, 47
Fluxo sanguíneo coronariano, reduzido, 352
Fluxo sanguíneo laminar, 105-106
  ruptura, 105
Fluxo vascular, alterações no, 65
FMP. *veja* Fibrose maciça progressiva (FMP)
FMTC. *veja* Carcinoma tireóideo medular familiar
  (FMTC)
Focos fibroblásticos celulares, 451

Folato, 281t
Folículos pilosos, 704
Forame oval patente, 349
Formação cicatricial hepática, 530
  passos na, 91-92, 91f
Formação da bile, 548
Formação de corpos de Mallory-Denk, 543
Formação de pró-calo, 737
Formação em *rouleaux*, 393
Formação giral, 779-780
Formaldeído, 264
Fórnix conjuntival, 814
Fosfatases, 22
Fosfatidilinositol, 9
Fosfatidilserina, 9
Fosforilação oxidativa, 19
FR. *veja* Febre reumática (FR)
Fractalina, 80
Fraqueza focal da parede intestinal, 518
Fratura deslocada, 780-781
Fraturas, 737
  cicatrização de, 737
Fraturas cranianas, 780-781
FSH. *veja* Hormônio foliculoestimulante (FSH)
Fumaça de madeira, 264
Fumaça no ambiente, 267
Fumo
  câncer de pulmão e, 267
  fatores iatrogênicos, relação, 383
  materno, 267, 292
Fumo passivo, 267
  impacto, 466
Função do leucócito, defeitos em, 169
Função medular deprimida, sintomas, 388
Fungos, 250-251
Fungos dimórficos, 250-251, 253
Fusão robertsoniana (cêntrica), 131

G

GAGs. *veja* Glicosaminoglicanos (GAGs)
Galactosemia, 302, 303f
Gamopatia monoclonal, 392
  de significado incerto (MGUS), 394
  neuropatias associada a, 764
Ganglioglioma, 808
Ganglioneuroblastomas, 310
Ganglioneuromas, 310
Gangrena úmida, 41
Gap junctions, 15
Gardnerella vaginalis, 621
Gastrectomia parcial, 495-496
Gastrinomas (síndrome de Zollinger-Ellison), 495, 694
Gastrite, formas incomuns de, 493

Gastrite aguda, 489-491
  morfologia de, 491
  patogênese de, 489-491, 490f
Gastrite autoimune, 492-493
  aspectos clínicos de, 493
  morfologia de, 493
  patogênese de, 492-493
Gastrite cística, 494
Gastrite crônica, 491-493
  complicações de, 493-494
Gastrite eosinofílica, 493
Gastrite erosiva hemorrágica aguda, 491
Gastrite granulomatosa, 493
Gastrite linfocítica, 493
Gastroenterite viral, 512-513
Gastrointestinal (GI)
  anormalidades congênitas, 483
  atresia, 483
  como rotas de entrada de micróbios, 225
  duplicações, 483
  efeitos do álcool em, 268
  fístulas, 483
  trato, 483-528
Gastropatias hipertróficas, 494-495
Gastrosquise, 483
Géis hidratados, 30
Gelatinases, 94
Gene da leucemia pró-mielocítica (LPM), 402
Gene de von Hippel-Lindau (VHL), mutações de
  linhagem germinativa com perda de função
  de, 204
Gene do receptor sensor de cálcio paratireóideo, 680
Gene *FOXP3*, 505
Gene *NF1*, 203
Gene *NF2*, 203, 811
Gene *Rb*, 202
Gene *Sonic hedgehog (SHH)*, 714, 780
Gene supressor tumoral PTEN, 676
Genes
  amplificação, 214
  doenças humanas e, 115-116
  mutações, 115-116
Genes da linhagem germinativa, 618
Genes da polipose adenomatosa colônica (APC),
  202-203, 521
Genes mitocondriais, mutações, 139
Genes supressores de tumor, 201-204, 201t
Genética molecular, de desenvolvimento de
  metástase, 210
Gengivite, 472
Gengivoestomatite herpética aguda, 473
Genoma, 3-8
  DNA não codificante, 3-5, 4f
  microRNA, 5-8, 7f

Genoma *(Cont.)*
  organização das histonas e, 5, 6f
  RNA não codificante longo, 5-8
Germinomas, 703
GESF. *veja* Glomerulosclerose segmentar
  focal (GESF)
Gestação múltipla, 295
GH. *veja* Hormônio do crescimento (GH)
GI trato. *veja* Trato gastrointestinal (GI)
Giardia lamblia, 514
Ginecomastia, 648
GIST. *veja* Tumor estromal
  gastrointestinal (GIST)
Glândula pineal, 703
Glândula pituitária, 661-668, 662f
Glândula tireoide, 668-678
  adenomas, 674-675
  aspectos clínicos de, 675
  morfologia de, 675
  patogênese de, 675
  carcinoma anaplásico, 678
  curso clínico de, 678
  morfologia de, 678
  carcinoma folicular, 677
  curso clínico de, 677
  morfologia de, 677
  carcinoma medular, 678
  curso clínico de, 678
  morfologia de, 678
  carcinoma papilar, 677
  curso clínico de, 677
  morfologia de, 677
  carcinomas, 675-678
  patogênese de, 675-676, 676f
  neoplasias de, 674-678
Glândulas adrenais, 695-703
  lesões de, 700
Glândulas paratireoides, 679-682
Glândulas salivares, 480-481
  inflamação (sialadenite), 481
  neoplasias, 481-482
  sarcoidose, 456
  tumores, 482
  tumores benignos/malignos, classificação
  histológica/incidência, 481t
Glândulas sudoríparas, 704
Glaucoma, segmento anterior, 816-819
Glaucoma com tensão normal, 823
Glaucoma de ângulo aberto, 817
Glaucoma de ângulo aberto secundário, 818
Glaucoma de ângulo fechado, 819
Glaucoma pseudoexfoliativo, 818
Glicocálice, funções de, 9
Glicocorticoides exógenos, 695

Glicogênio, 57
metabolismo de, 772
reservas/depleção, 45
Glicogenose, 57, 128
forma hepática de, 128, 128f
forma miopática de, 128
Glicolipídios, 9
Glicólise aeróbica, 21, 204
Glicoproteína urinária de Tamm-Horsfall, 592
Glicoproteínas adesivas, 30, 31f
Glicosaminoglicanos (GAGs), 30
Glioma do tronco encefálico, 806
Gliomas, 805-807
Gliose de Bergmann, 804
Glomangioma (tumor glômico), 337
Glomeruloesclerose segmentar focal idiopática, 582-583
Glomerulonefrite, imunidade mediada por células em, 575
Glomerulonefrite (GN) primária, 571
Glomerulonefrite aguda não estreptocócica (glomerulonefrite pós-infecciosa), 579
Glomerulonefrite associada à endocardite bacteriana, 586
Glomerulonefrite crônica (GN crônica), 585
curso clínico de, 585
morfologia de, 585
Glomerulonefrite decorrente do depósito de imunocomplexos circulantes, 573
Glomerulonefrite fibrilar, 586
Glomerulonefrite induzida por anticorpo anti-MBG, 573
Glomerulonefrite membranoproliferativa (GNMP), 583-584
aspectos clínicos de, 584
morfologia de, 584
patogênese de, 583
tipo I, 583
tipo II, 583
Glomerulonefrite proliferativa aguda (pós-estreptocócica/pós-infecciosa), 579
curso clínico de, 579
morfologia de, 579
Glomerulonefrite rapidamente progressiva (crescente), 570, 579-580, 580t
classificação de, 579
curso clínico de, 580
morfologia de, 580
patogênese de, 579
tipo I, 579
tipo II, 579
tipo III (tipo pauci-imune), 579
Glomerulonefrites primárias, sumário, 577t-578t

Glomerulosclerose segmentar focal (GESF), 576, 582
curso clínico de, 583
morfologia de, 583
patogênese de, 582-583
variante de glomerulopatia colapsante, 583
Glucagonomas (tumores de célula α), 694
GM-CSF. *veja* Fator estimulador de colônias de granulócitos-macrófagos (GM-CSF)
GN. *veja* Glomerulonefrite (GN) primária
GNM. *veja* Nefropatia membranosa (GNM)
GNMP. *veja* Glomerulonefrite membranoproliferativa (GNMP)
GNPE. *veja* Glomerulonefrite proliferativa aguda (pós-estreptocócica/pós-infeciosa) (GNPE)
GNRP. *veja* Glomerulonefrite rapidamente progressiva (crescente) (GNRP)
Gonadoblastoma, 638
Gonadotrofos, 661
Gonorreia, 609
Gordura mesentérica, 516
Gota, 751-752
curso clínico de, 752
morfologia de, 752
patogênese de, 751-752
período intercrítico assintomático, 752
Gotas macrovesiculares, presença, 542
Granulações ependimárias, 777
Granulações tóxicas, desenvolvimento, 379
Granuloma gravídico, 337
Granuloma inguinal, 243
Granuloma letal de linha média, 477-478
Granulomas caseosos, 246
Granulomas de corpo estranho, 88
Granulomas imunológicos, formação, 88
Granulomas piogênicos, 337
crescimento de, 473
Granulomatose com angiite, 812-813
Granulomatose de Wegener, 333, 460
aspectos clínicos de, 333
morfologia de, 333
Grânulos azurófilos, 72, 398
Grânulos de Birbeck, 408
Grânulos específicos, 72
Gravidez
colestase intra-hepática da, 555
doença hepática associada a, 554-555
fígado gorduroso agudo da, 555
Gravidez ectópica, 639
aspectos clínicos de, 639
Gravidez precoce, distúrbio de, 639
Gravidez tardia, distúrbio de, 639-641
Gray (Gy), 276

H

HAC. *veja* Hiperplasia adrenal congênita (HAC)
HAD. *veja* Hormônio antidiurético (HAD)
Haemophilus influenzae, 461, 750
   laringoepiglotite, 478-479
HAI. *veja* Hepatite autoimune (HAI)
Hamartoma glial, 774-775
Hamartomas, 187, 308, 469
Hamartomas de ducto biliar (complexos de Von
   Meyenberg), 552
Hanseníase (lepra, doença de Hansen), 246-247,
   762-763
Hanseníase anérgica (lepromatosa), 247, 762
Hanseníase lepromatosa (anérgica), 247, 762
Hanseníase tuberculoide, 246-247
HAV. *veja* Vírus da hepatite A (HAV)
HBV. *veja* Vírus da hepatite B (HBV)
HCV. *veja* Vírus da hepatite C (HCV)
HDV. *veja* Vírus da hepatite D (HDV)
Hedgehog Indiana (Ihh), 729
Helicobacter pylori, 219
   gastrite, 492
   aspectos clínicos de, 492
   epidemiologia de, 492
   morfologia de, 492
   patogênese de, 492
Hemangioendoteliomas, 338
Hemangioma em morango (hemangioma juvenil),
   336
Hemangioma juvenil, 336
   hemangioma juvenil (hemangioma em
   morango), 336
Hemangiomas, 308, 336
Hemangiomas benignos, 336
Hemangiomas capilares, 336
Hemangiomas cavernosos, 336, 555
Hemangiopericitomas, 339
Hemangiossarcoma, 338
Hematocele, 614
Hematoma subdural crônica, 781
Hematomas epidurais, 781
   ilustração de, 782f
Hematomas subdurais, 781
Hematopoiese extramedular, 376
Hematúria indolor, 606
Hematúria/proteinúria assintomática, definição, 570
Hemianopsia bitemporal, 663
Hemidesmossomos, 15
Hemocromatose, 545, 546f
   aspectos clínicos de, 545
   morfologia de, 545
   patogênese de, 545
Hemocromatose hereditária (hemocromatose
   primária), 545

Hemocromatose primária (hemocromatose
   hereditária), 545
Hemocromatose secundária (hemossiderose), 545
Hemofilia A, 434
Hemofilia B, 434
Hemoglobina corpuscular média
   concentração (CHCM), 417
Hemoglobina H (HbH)
   doença, 421
Hemoglobinúria paroxística noturna, 421
Hemólise aguda, 422
Hemólise crônica, 422
Hemólise extravascular, 415
Hemólise intravascular, 415
Hemopericárdio, e efusão pericárdica, 373
Hemorragia, 105
Hemorragia intracraniana, 784-786
Hemorragias de Duret, 779
Hemorragias em fenda, 784
Hemorragias epidurais, 781
Hemorragias intraparenquimais, 780-781
Hemorragias relacionadas com trauma, 781
Hemorragias subaracnóideas, 666, 781, 785-786
   aneurismas saculares rotos e, 785-786
   aspectos clínicos de, 786
   morfologia de, 785-786
   patogênese de, 785
Hemorragias subdurais, 781
Hemorroidas, 526
Hemorroidas externas, 526
Hemorroidas internas, 526
Hemossiderina, 58
Hemossiderose (hemocromatose secundária), 545
Hemossiderose pulmonar idiopática, 460
Hemostasia, 98-108
   representação diagramática de, 100f
Hepatite aguda, 540
   morfologia, 540
Hepatite alcoólica, 543
   lesão, resultado, 543
   manifestação de, 543
Hepatite autoimune (AIH), 541
   tipo 1, 541
   tipo 2, 541
Hepatite crônica, 540
   morfologia, 540
Hepatite de interface, 540
Hepatite neonatal, 550
Hepatite peliose, 553
Hepatite viral, 535-540
   estado de portador, 540
   infecção assintomática na, 539
   síndromes clinicopatológicas de, 539-540
Hepatite viral crônica, 540

Hepatização vermelha, 462
Hepatoblastoma, 556
Hepatócito, 530
  apoptose, 530
Hepatolitíase primária, 550
Hepatomegalia, 388, 396
Her2/neu, 659
Hermafroditas verdadeiros, 135
Hérnia de hiato, 486
Hérnia diafragmática, 483
Herniação, 777-779
  ilustração de, 778f
  síndromes, 778
Herniação cingulada, 778
Herniação externa, 500
Herniação interna, 500
Herniação subfalcina, 778
Herniação temporal mesial, 778-779
Herniação tonsilar, 779
Herniação transtentorial, 778-779
Herniação uncinada, 778-779
Hérnias, 500
Hérnias inguinais, 609
Heroína, 273
"Herpes simples", 473
Herpesvírus humano-8 (HHV-8), 382
Heterogeneidade genética, 116
Heteroplasmina, 139
Heterotopia, 308
HEV. *veja* Vírus da hepatite E (HEV)
HGF. *veja* Fator de crescimento de hepatócitos (HGF)
HHF. *veja* Hipercalcemia hipocalciúrica familiar (HHF)
HHV-8. *veja* Herpesvírus humano 8 (HHV-8)
Hialina alcoólica, 57
Hialinose, 571
Hialuronano, 30
Hibridização genômica comparativa baseada em arranjos (arranjo de CGH), 142
Hibridização *in situ* por fluorescência (FISH), 142
Hidátides de Morgagni, 632
Hidradenoma papilar, 622
Hidrocarbonetos policíclicos, 265
Hidrocefalia, 777-779
Hidrocefalia comunicante, 778
Hidrocefalia *ex vacuo*, 778
Hidrocefalia não comunicante, 778
Hidrocefalia pós-traumática, ocorrência de, 782
Hidrocele, 614
Hidromielia, 780
Hidronefrose, 598
Hidropericárdio, 96
Hidroperitônio, 96

Hidropisia fetal, 299-301, 299t, 421
Hidropisia imune, 300-301
  etiologia de, 300-301
  patogênese de, 300-301, 300f
Hidropisia não imune, 301
  anomalias cromossômicas, 301
  defeitos cardiovasculares, 301
  morfologia de, 301
Hidrotórax, 96
Hidroxicloroquina, miopatias e, 768
Higromas císticos, 337
Hiper-homocisteinemia, 321
Hiper-reatividade de vasos sanguíneos, distúrbios de, 334
Hiperadrenalismo (hiperfunção adrenocortical), 695-698
Hiperaldosteronismo corrigido por glicocorticoides, 696
Hiperaldosteronismo idiopático primário, 696
Hiperaldosteronismo primário, 696-697
  curso clínico de, 697
  morfologia de, 696-697
Hiperaldosteronismo secundário, 696
Hiperbilirrubinemia conjugada, 548
Hiperbilirrubinemia hereditária, 548-549
Hiperbilirrubinemia não conjugada, 548
Hipercalcemia, 220, 591-592
  causas de, 679t
Hipercalcemia hipocalciúrica familiar (FHH), 680
Hipercelularidade, ocorrência, 378
Hipercoagulabilidade, 106-107, 106t
Hipercolesterolemia, 321
Hipercolesterolemia familiar, 122-124
Hipercortisolismo (síndrome de Cushing), 695-696
  curso clínico de, 696
  morfologia de, 695-696
Hipercortisolismo endógeno, 695
Hiperdiploidia, 384
Hiperemia, 98
  processo ativo, 98
Hiperfenilalaninemia benigna, 301-302
Hiperfunção adrenocortical (hiperadrenalismo), 695-698
Hipergamaglobulinemia policlonal, 455
Hiperglicemia, 804
  característica de, 682-683
Hipergranulose, definição de, 705t
Hiperinflação compensatória, 446
Hiperinflação obstrutiva, 446
Hiperinsulinismo (insulinoma), 694
  aspectos clínicos de, 694
  morfologia de, 694
Hipernatremia, 667
Hiperopia, 815

Hiperparatireoidismo, 679-681, 735-736
  curso clínico de, 680-681
  morfologia de, 680, 736
Hiperparatireoidismo assintomático, 681
Hiperparatireoidismo primário, 679-681
  curso clínico de, 680-681
  morfologia de, 680
  sintomático, 681
Hiperparatireoidismo secundário, 681, 736
Hiperpituitarismo, 661
  morfologia, 665
  patogênese de, 663-665, 664t
Hiperplasia, 37, 292
Hiperplasia adrenal congênita (HAC), 697
Hiperplasia atípica, 479, 628
Hiperplasia de células da musculatura lisa (SMCs), 459
Hiperplasia de células escamosas, 621-622
Hiperplasia ductal atípica, 648
Hiperplasia endometrial, 628-629
  morfologia de, 628-629
Hiperplasia epitelial, 648
Hiperplasia folicular, 380
Hiperplasia idiopática primária, 697
Hiperplasia macronodular, 695-696
Hiperplasia nodular, 555, 616-617
  aspectos clínicos de, 617
  etiologia de, 616-617
  morfologia de, 617
  patogênese de, 616-617
Hiperplasia nodular focal, ocorrência, 555
Hiperplasia paracortical, 380
Hiperplasia primária, 680
Hiperplasia prostática benigna (HPB), 616-617
  aspectos clínicos de, 617
  etiologia de, 616-617
  morfologia de, 617
  patogênese de, 616-617, 616f
Hiperplasia regenerativa nodular, 555
Hiperplasia reticular (histiocitose sinusal), 380-381
Hiperplasia tímica, 411
  folículos linfoides de células B reativas, aparência, 411
Hiperplasia tireóidea, 668
Hiperprolactinemia, 665
Hiperqueratose, 710, 712
  definição de, 705t
Hipersecreção de ACTH pituitário (doença de Cushing), 666, 695
Hipersensibilidade imediata (tipo I), 146, 147t
  mediadores de, 148-149, 148f
  resposta rápida inicial, 148-149
  segunda (retardada) fase, 149

Hipersensibilidade mediada por células T (tipo IV), 147t, 152-156, 153f-154f, 155t
  liberação, 575
  linfócitos T, 704
Hipersensibilidade mediada por imunocomplexo (tipo III), 147t, 149-152, 152t
Hipersplenismo, 409
Hipertecoses estromais, 633
Hipertensão, 317, 821
  patogênese de, 319
  patologia vascular em, 320
  tipos e causas de, 320t
Hipertensão essencial, mecanismos de, 319
Hipertensão glomerular, 576
Hipertensão maligna, 317
Hipertensão portal, 533-535
  causas intra-hepáticas de, 533
  causas pós-hepáticas de, 533
  causas pré-hepáticas de, 533
  localização e causas de, 533t
  principais consequências clínicas de, 534f
Hipertensão portopulmonar, 535
Hipertensão pulmonar (HP), 458-459
  curso clínico de, 459
  morfologia de, 459
  patogênese de, 459
Hipertensão renovascular, 320
Hipertensão secundária, patogênese de, 319
Hipertermia, 275
Hipertermia maligna, 275, 773
Hipertireoidismo, 668-669, 763-764
  curso clínico de, 668-669
  sintomas e sinais de, 668
Hipertonicidade, 11
Hipertrofia, 37, 292
Hipertrofia cardíaca, 344, 345f
Hipertrofia compensatória, 576
Hipertrofia das miofibras, 767
Hipertrofia do miocárdio, 343
Hipertrofia dos miócitos, 344
Hipertrofia fisiológica, 344
Hiperuricemia
  característica do mieloma, 592
  ocorrência de, 751
Hipocelularidade, ocorrência, 378
Hipoglicemia, 804
Hipoparatireoidismo, 681-682
Hipoperfusão sistêmica, 554
Hipopituitarismo, 661, 666-667
Hipoplasia, 292
Hipoplasia adrenal congênita, 699
Hipoplasia pulmonar, desenvolvimento defeituoso, 439

854 Índice

Hipoplasia tímica (síndrome de DiGeorge), 172-173, 411
Hipospádia, 607
Hipotensão, 317
Hipotermia, 275-276
Hipótese de higiene, 514
Hipótese de Lyon, X
  inativação cromossômica, 132
Hipotireoidismo, 669-670, 763-764
  causas de, 669t
Hipotireoidismo com bócio, 673
Hipotireoidismo primário, 670
Hipotireoidismo secundário, 670
Hipotonicidade, 11
Hipotrofia, 292
Hipoxemia, 111, 296
Hipóxia, 45, 783-784
  devido a transporte diminuído de oxigênio, 352
  efeitos do oxigênio, 277
  vulnerabilidade, 111
Histamina, 74-75
Histiocitose de células de Langerhans multissistêmica multifocal, 408-409
Histiocitose de células de Langerhans pulmonar, 409, 457
Histiocitose de células de Langerhans unifocal e unissistêmica multifocal, 409
Histiocitose sinusal (hiperplasia reticular), 380-381
Histiocitoses, 381
Histonas, modificação pós-translacional de, 214
Histoplasma capsulatum, 465, 699
Histoplasmose, 465
HIV. *veja* Vírus da imunodeficiência humana (HIV)
HLA. *veja* Antígeno leucocitário humano (HLA)
Holoprosencefalia, 780
Homeostasia, 37
Homeostasia fosforosa, vitamina D, efeitos sobre, 285
Homologia de Src 3 (SH3), 22-24
Homólogo de fosfatase e tensina (PTEN), 203
  gene supressor tumoral, 676
Homólogo de PTEN, 203
Hormônio adrenocorticotrófico (ACTH),
  hiperplasia cortical primária independente de ACTH e, 695
Hormônio antidiurético (HAD) deficiência de, 667
Hormônio do crescimento (GH), 661
  no desenvolvimento ósseo, 728
Hormônio estimulador da tireoide (TSH), 661
Hormônio estimulador de melanócitos (MSH), 661
Hormônio foliculoestimulante (FSH), 661
Hormônio tireóideo (T3), no desenvolvimento ósseo, 728

Hormônios, defeitos em, 732
Hormônios do intestino, 286
Hospedeiro imunocomprometido, pneumonia no, 465
HP. *veja* Hipertensão pulmonar (HP)
HPB. *veja* Hiperplasia prostática benigna (HPB)
HPV. *veja* Papilomavírus humano (HPV)
HSCs. *veja* Células-tronco hematopoiéticas (HSCs)
HSV. *veja* Vírus do herpes simples (HSV)
HTLV-I. *veja* Vírus linfotrópico de células T humanas tipo 1 (HTLV-I)
Hubs e nós, proteínas de sinalização modular, 25

I

ICP. *veja* Colestase intra-hepática da gravidez (ICP)
Icterícia, 301, 547-548
  fisiopatologia de, 548-549
Icterícia neonatal, 548
Icterus, 547-548
Ictiose, 717
  morfologia, 717
Idade
  câncer e, 192
  morte (relação), 291t
Ihh. *veja* *Hedgehog* Indiana (Ihh)
IL-1. *veja* Interleucina-1 (IL-1)
Ileíte de retrolavagem, 517
ILV. *veja* Invasão linfovascular (ILV)
IM. *veja* Infarto do miocárdio (IM)
Impetigo, 726
  morfologia de, 726
  patogênese de, 726
Implante placentário, anormalidades de, 640
Impressão (*imprinting*) materna, 139
Impressão (*imprinting*) paterna, 139
Impressão genômica, 139
Imunidade celular, 146
Imunidade do hospedeiro, efeitos lesivos de, 228
Imunidade humoral, 146
Imunidade inata, 145
  defeitos em, 169-170, 169t
Imuno-histoquímica, para câncer, 222
Imunocomplexos
  deposição de, 151
  doenças causadas por formação *in situ* de, 572, 574f
  formação, 151
  lesão, 152
Imunodeficiência, 168
  infecções em pessoas com, 228-229
  síndromes, 168-181
Imunodeficiência genética, 228
Imunodeficiências primárias, 168
Imunodeficiências secundárias, 16, 174

Imunoglobulina A (IgA)
aspectos clínicos de, 584
morfologia de, 584
nefropatia por (doença de Berger), 584
patogênese de, 584
Imunoglobulina E (IgE), urticária independente,
ocorrência de, 717
Imunossupressão, 229
Inalação de poeira mineral, 265
Inativação de *p16*, 474
Inchaço hidrópico, definição de, 705t
Inclusões citoplasmáticas, 767
Inclusões intranucleares eosinofílicas, 677
Inclusões neuronais, 776
Inclusões tubulorreticulares endoteliais, 583
Induração marrom, 439-440
Indurações musculares, 335
Infância
tumor e lesões semelhantes a tumor da, 308-311
tumores benignos e lesões semelhantes
a tumores da, 308-309
Infância
tumor e lesões semelhantes a tumores de,
308-311
tumores benignos e lesões semelhantes a tumor
de, 308-309
Infarto, 110-111, 458, 783-784
curso clínico de, 458
morfologia de, 111
padrões de, 355, 356f
Infarto cerebral, 783
Infarto do miocárdio (IM), 108, 353-358
alterações macroscópicas, 355-357
alterações microscópicas, 357
aspectos clínicos de, 357
consequências e complicações de, 358
morfologia de, 355-357
patogênese de, 353-355
Infarto mucoso, 501
Infarto mural, 501
Infarto transmural, 501
Infartos, fatores que influenciam o desenvolvimento
de, 111
Infartos anêmicos, 784
Infartos brancos, ocorrência, 111
Infartos brandos, 784
Infartos esplênicos, 409
Infartos hemorrágicos, 784
Infartos isquêmicos, ocorrência de, 780
Infartos lacunares, 784
Infartos não hemorrágicos, 784
Infartos renais, 594
Infartos venosos, 784
Infecção intrauterina, 295

Infecção peritoneal, 527
morfologia de, 527
Infecção por *Chlamydia*, 249-250
Infecção por clostrídios, 249
Infecção por poliovírus, 235
Infecção por *Pseudomonas*, 242
Infecção por *Rickettsia*, 250
Infecção TORCH, 299
Infecções, 620-621
defesas do hospedeiro, 226-227
extensão retrógrada, 609
impacto global, 261
respostas inflamatórias, espectro, 231-233, 233t
Infecções agudas (transitórias), 235-236
Infecções bacterianas, 238-250, 239t
fígado, 541
transfusão de sangue e, 438
Infecções bacterianas Gram-negativas, 241-243
Infecções bacterianas Gram-positivas, 238-241
Infecções bacterianas recorrentes, resultado, 393
Infecções do trato urinário (ITUs), 571, 589-590
Infecções enterocócicas, 239-240
Infecções estafilocócicas, 238-239
Infecções estreptocócicas, 239-240
Infecções fúngicas, 250-253
trato genital inferior, 620
Infecções fúngicas profundas, 473
Infecções fúngicas superficiais, 726
morfologia de, 726
Infecções gonocócicas, 621
Infecções helmínticas, fígado, 541
Infecções hospitalares, 460
Infecções oportunistas, 179
Infecções parasitárias, 253-260, 541
Infecções perinatais, 298-299
Infecções placentárias, 640
Infecções por *Bordetella pertussis*, 379
Infecções por herpesvírus, 236-237
Infecções por *Influenza*, 463
Infecções por *Neisseria*, 241-242
Infecções produtivas crônicas, 237
Infecções pulmonares, 460-466
Infecções supurativas focais agudas, 788
Infecções transcervicais (ascendentes), 298
Infecções transplacentárias (hematológicas),
298-299
Infecções virais, 234-238, 234t
hemotransfusão e, 438
morte celular, 48
transformadoras, 238
Infiltração direta, 764
Inflamação, 47
causas de, 62-63
causas sexualmente transmissíveis de, 607

Inflamação *(Cont.)*
 destaques históricos, 62
 efeitos sistêmicos de, 88-89
 em hipersensibilidade mediada por anticorpo
  (tipo II), 149
 mediadores de, 73-82, 74t
 recrutamentos de leucócitos para locais de,
  67-70
 visão geral de, 62-63
Inflamação aguda, 63-73
 características de, 62, 63t
 padrões morfológicos de, 82-83
 reações em vasos sanguíneos, 65-66
 resultados de, 83
 sumário de, 83
Inflamação crônica, 84-88, 383
 câncer e, 192, 194t
 características de, 62, 63t
 causas de, 84
 células e mediadores em, 84-86
 cicatrização e, 233
 interações macrófago-linfócito em, 87f
 outras células em, 86
 recursos morfológicos de, 84
Inflamação fibrinosa, 83
Inflamação granulomatosa, 86-88, 156, 232
Inflamação intersticial difusa, 610
Inflamação mediada por linfócitos T CD4+, 156
Inflamação mononuclear, 232
Inflamação promotora de câncer, 213
Inflamação purulenta, 83
Inflamação serosa, 83
Inflamação supurativa (purulenta), 83, 231-232
Inflamassomo, 63
Influências genéticas, 367-370
Inibidor do ativador de plasminogênio 1, produção
 de, 692
Insônia familiar fatal, 793
 morfologia de, 793
Instabilidade de microssatélite, 521
Instabilidade genômica, 59, 212-213
Insuficiência adrenocortical, 698-699
Insuficiência adrenocortical primária aguda, 698
Insuficiência adrenocortical primária crônica
  (doença de Addison), 699
 curso clínico de, 699
Insuficiência adrenocortical secundária, 700
Insuficiência cardíaca direita, 344-345
Insuficiência cardíaca esquerda, 344
Insuficiência dietética, 279
Insuficiência hepática aguda, 532, 539-540
 curso clínico de, 532
Insuficiência hepática crônica, 532-533
 aguda em, 535

Insuficiência hepática fulminante, 532
Insuficiência renal, 58
 etiologia de, 681
Insuficiência renal crônica, 429
Insuficiência renal generalizada, 736
Insuficiência vascular crônica, 501
Insulina
 ação, 686, 686f
 defeitos genéticos em, 689
 e vias de sinalização, 686
 função metabólica principal de, 686
 liberação de, regulação de, 683-685, 687f
 resistência, 688
  obesidade e, 688
Integrinas, 15, 31f, 32, 67
Interações célula-célula, 13-15, 14f
Interações hospedeiro-patógeno, 226-229
Interleucina-1 (IL-1), 77-78
 polimorfismos em, 492
Interpretação citológica, para câncer, 222
Interpretação de variante, em bioinformática,
 144
Intervenção vascular, patologia de, 339-340
Intestino delgado, 499
Introdução angiogênica, 208
Intussuscepção, 501
Invaginações citoplasmáticas, 677
Invasão linfovascular (ILV), 659
Inversão, 131
Inversão do mamilo congênita, 645
Invólucro, 738
Iodo, 282t
 deficiência de, 676
Íon peroxinitrato, 43
Íons hidroxila, 43
IRIS. *veja* Síndrome inflamatória da reconstituição
 imune (IRIS)
Irradiação corporal total, 277, 278t
Isocromossomo, 131
Isquemia, 39, 45, 783-784
Isquemia cerebral focal, 783-784
 morfologia de, 784
Isquemia cerebral global, 783
 morfologia de, 783
Isquemia miocárdica grave, 354f

J

Junção escamocolunar, 623-624
Junção neuromuscular, 760
 doenças de, 765-766
  mediadas por anticorpo, 765-766
Junções comunicantes, 15
Junções de ancoragem, 14
Junções oclusivas, 14

K

KGF. *veja* Fator de crescimento de queratinócitos (KGF)
Klebsiella granulomatis, 243
Klebsiella pneumoniae, 462
Klotho, 736
KRAS (oncogene alterado), 566, 567f
Kwashiorkor, 279-280

L

Labirintite, 479
Lacerações, 764
  esofagite, 485-486
  forma de, 781
Lacerações de Mallory-Weiss, 485-486
Lactotróficos, 661
Laminina, 31f, 32
Laringe, 478-479
  carcinoma de, 479
  inflamações, 478-479
  morfologia de, 479
Laringite, 478-479
Larvas de *Strongyloides stercoralis*, 257
Latência, definição de, 236
LB. *veja* Linfoma de Burkitt (LB)
LCBs. *veja* Linfomas de células B (LCBs)
LDGCB. *veja* Linfoma difuso de grandes células B (LDGCB)
LDL. *veja* Lipoproteína de baixa densidade (LDL)
Legionella pneumophila, 462
Leiomiomas, 631-632, 758-759
Leiomiomatose hereditária, 600
Leiomiossarcomas, 606, 632, 759
  morfologia de, 759
Leishmaniose, 255-256
Lentiginoso, definição de, 705t
Lentigo, 704
Lentigo maligno, 709
Leptina, 286-288, 287f
LES. *veja* Lúpus eritematoso sistêmico (LES)
Lesão
  reações da micróglia a, 777
  reações das células gliais a, 777
  reações dos astrócitos a, 777
  reações dos neurônios a, 776
  resposta da parede vascular a, 316-317
Lesão alcoólica aguda, 268
Lesão axonal difusa, 781
Lesão bacteriana, mecanismo de, 229-231
Lesão celular
  alterações bioquímicas e morfológicas na, 40f
  alterações morfológicas na, 40-41, 40f
  causas de, 39-40
  exemplos de, 45-47

Lesão celular *(Cont.)*
  mecanismos de, 41-45, 42f
  mecanismos intracelulares, 41
  respostas celulares a, 38t
  vias bioquímicas em, 41, 42f
Lesão cerebral perinatal, 780
Lesão cerebral traumática, 666
Lesão de isquemia-reperfusão, 45-47
Lesão de Kimmelstiel-Wilson, 693
Lesão elétrica, 275-276
Lesão endotelial, 105, 322, 435
Lesão endotelial direta, 65
Lesão gástrica e proteção, mecanismos de, 490f
Lesão glomerular
  mecanismos de, após a formação de imunocomplexos, 574-575
  mecanismos imunológicos de, 573t
  mediadores de, 575-576, 575f
  mediadores solúveis, 575-576
  patogênese de, 571-576
  respostas patológicas de, 571
Lesão hepática induzida por fármacos, 541-544
  padrões, 542t
Lesão hepática induzida por toxina, 541-544
  padrões, 542t
Lesão hipertensiva crônica, 784
Lesão hipóxica, 45
Lesão irreversível, 38, 44, 46f
Lesão isquêmica, 45
Lesão medular, 782
Lesão neuronal aguda, 776
Lesão neuronal crônica, 776
Lesão neuronal subaguda, 776
Lesão parenquimatosa direta, 781
Lesão por reperfusão, 45-46
Lesão primária de células acinares, 563
Lesão pulmonar aguda (LPA), 440-443
  curso clínico de, 442
  morfologia de, 442
  patogênese de, 441-442, 442f
  relacionada à transfusão, 437
Lesão pulmonar aguda relacionada com a transfusão, 437
Lesão química, 47
Lesão reversível, 38, 40, 46f
Lesão tecidual imunomediada, 146-165, 147t
Lesão tecidual mediada por leucócitos, 72-73
Lesão térmica, 274-275
Lesão tóxica, 47
Lesão tubular aguda (LTA), 570, 586-588
  padrões de dano tubular em, 588f
  sequência postulada em, 587f
Lesão vascular, resposta estereotipada a, 317
Lesão vascular traumática, 781

Lesão viral, mecanismos de, 229, 230f
Lesões cicatrizadas, 331
Lesões da pituitária posterior, 663
Lesões distais, 328
Lesões do estroma interlobular, 660
   tumores malignos, 660
Lesões epiteliais benignas, 647-648, 647t
Lesões esclerosantes complexas, 648
Lesões exofíticas benignas, 622
Lesões glomerulares associadas a doenças
   sistêmicas, 585
Lesões hipotalâmicas, 667
Lesões Inflamatórias, 472-473, 479-480, 784
Lesões linfoepiteliais, 497
Lesões metaplásicas, 604
Lesões neoplásicas escamosas, 622
Lesões neoplásicas glandulares, 622-623
Lesões nodulares, 339
Lesões obstrutivas, 351-352
Lesões paraventriculares similares, 807
Lesões parenquimais, 781
Lesões precursoras, 192-193
Lesões precursoras (pré-invasivas), 467
Lesões proliferativas fibrosas, 473
Lesões proximais, 328
Lesões que simulam neoplasias primárias, 745-746
Lesões reativas, 472-473
Lesões salteadas, 517
Leucemia, 187
   definição de, 383
Leucemia de células pilosas, 396
   aspectos clínicos de, 396
   imunofenótipo de, 396
   morfologia de, 396
   patogênese de, 396
Leucemia linfocítica crônica (LLC), 388-390
   transformação, 389
Leucemia mieloide crônica (LMC), 405-406
   aspectos clínicos de, 406
   morfologia de, 406
   patogênese de, 405
Leucemia/linfoma de linfócitos T do adulto, 397
Leucemia/linfoma linfoblástico agudo (LLA), 384-388
   neoplasias, 384
Leucemias linfoides, principais tipos de, 386t-387t
Leucemias mieloides agudas (LMAs), 381
   aspectos clínicos de, 403-404
   citogenética de, 403
   classificação de, 402
   imunofenótipo L, 403
   morfologia de, 403
   patogênese de, 402-403
   prognóstico de, 404
   subtipos de, classificação OMS, 402t

Leucócitos
   adesão ao endotélio, 67, 69t
      quimioatraentes/citocinas, 67
   ativação, 64f, 73
   distúrbios de, 376
   migração de, 69
      processo, 68f
   neoplasia
      fatores etiológicos e patogenéticos em, 381-383
      fatores genéticos herdados, 382
   patogênese de, 382f
   produção de, 43
   proliferações neoplásicas de, 381-409
   proliferações reativas de, 378-381
   quimiotaxia de, 69-70
   recrutamento para locais de inflamação, 67-70
   vírus, 382
Leucocitose, 88-89, 378-379
   causas de, 379t
   proliferação, 376
Leucocitose basofílica, 379
Leucocitose eosinofílica, 379
Leucocitose polimorfonuclear, 379
Leucodistrofia metacromática, 802
Leucodistrofias, 802
Leucoencefalopatia multifocal progressiva, 791
   morfologia de, 791
Leucomalacia periventricular, 780
Leucopenia, 88-89, 377-378
   deficiência, 377
Leucoplasia, 474
Leucoplasia pilosa, 474
Leucotrienos, 77
   B_4, 149
   C_4, 149
   D_4, 149
   E_4, 149
Leveduras, 251-252
LH. *veja* Linfoma de Hodgkin (LH)
Ligação cruzada do receptor, 22
Ligante do ativador do receptor de NF-κB
   (RANKL), 679
Ligantes da proteína *Wnt*, 25
Linfadenite, 379-381
Linfadenite inespecífica aguda, 380
Linfadenite inespecífica crônica, 380
   morfologia de, 380-381
Linfadenopatia generalizada, 388
Linfangiomas, 337
Linfangiomas capilares, 337
Linfangiomas cavernosos, 337
Linfangiomas simples (capilares), 337
Linfangiossarcoma, 339
Linfangite, 336

Linfáticos, 334-336
Linfedema, 336
Linfedema prolongado, 336
Linfo-histiocitose hemofagocítica, 381
  aspectos clínicos de, 381
  patogênese de, 381
Linfócitos
  defeitos de ativação e função, 173-174
  defeitos de maturação, 170-173, 171f-172f
  inflamação crônica, 87f
  interações de macrófagos em
  papel de, 86
Linfócitos (B) derivados da medula óssea, 145
Linfócitos citotóxicos T, 51-53
Linfócitos T CD8+ citotóxicos, 238
  evasão de reconhecimento por, 228
Linfócitos T parafoliculares ativados
  imunoblastos, 380
Linfocitose, 88-89
  monocitose, acompanhamento, 379
Linfogranuloma venéreo, 250
Linfoma anaplásico de células grandes, 397
Linfoma cutâneo de células T (micose fungoide),
  716
Linfoma de Burkitt (BL), 219, 391-392
  aspectos clínicos de, 392
  imunofenótipo de, 392
  morfologia de, 392
  patogênese de, 391-392
Linfoma de células B grandes associado à
  imunodeficiência, ocorrência, 391
Linfoma de células do manto, 395
  aspectos clínicos de, 395
  imunofenótipo de, 395
  morfologia de, 395
  patogênese de, 395
Linfoma de células T associado à enteropatia, 504
Linfoma de Hodgkin (LH), 219, 383, 398-401
  aspectos clínicos de, 401
  classificação de, 398-401
  morfologia de, 399-401
  patogênese de, 398-399
  subtipos de, 400t
Linfoma de tecido linfoide associado à mucosa
  (MALToma), 395
Linfoma difuso de grandes células B (LDGCB),
  390-391
  aspectos clínicos de, 391
  imunofenótipo de, 391
  morfologia de, 391
  patogênese de, 390-391
  transformação, 390
Linfoma extranodal de células T ou NK, 398
Linfoma folicular, 390

aspectos clínicos de, 390
imunofenótipo de, 390
morfologia de, 390
patogênese de, 390
Linfoma linfocítico de pequenas células (LLPC),
  388-390
  transformação, 389
Linfoma linfoplasmocítico, 394-395
  aspectos clínicos de, 394-395
  imunofenótipo de, 394
  morfologia de, 394
  patogênese de, 394
Linfoma não Hodgkin (NHL), 383
  principais tipos de, 386t-387t
Linfoma primário do sistema nervoso central, 809
Linfoma testicular, 614
Linfomas, 187, 496-497
  definição de, 383
  morfologia de, 497
  patogênese de, 496-497
  tumores e, 180
Linfomas da zona marginal, 395-396
Linfomas de células B (LCBs)
  em pacientes imunossuprimidos, 219
  lócus BCL6, 390
Linfomas de células B da zona marginal, 496
Linfomas gastrointestinais, 496
Linfomas periféricos de células T, 396-397
Linfomas periféricos inespecíficos de células T,
  396-397
Linfomas primários de efusão, 391
Linfonodos
  envolvimento em sarcoidose, 456
  metástases, 659
  proliferações reativas de, 378-381
  respostas de, 66
Linfopenia, 377
Lipídios, 56
  defeitos em, 322
  doenças de, 772
  mediadores, 149
Lipofosfoglicano, 255-256
Lipofuscina (pigmento de desgaste), 57
Lipomas, 375, 754
  cordão espermático proximal, envolvimento, 610
  morfologia de, 754
Lipoproteína, 322
Lipoproteína de baixa densidade (LDL), 13
  metabolismo de, 123f, 123
  receptor, mutações, 122
  transporte de, 123
  transporte de colesterol, 122
Lipossarcoma, 754-757
  morfologia de, 757

860 Índice

Lipoxinas, 77
Líquen escleroso, 621
Líquen plano, 720
   morfologia de, 720
   patogênese de, 720
Líquen planopilar, 720
Líquenificação, definição de, 705t
Líquido amniótico, embolia do, 110
Lisencefalia, 779
Lisossomos, 16-19, 17f-18f
Listeriose, 240
LLA. *veja* Leucemia/linfoma linfoblástico agudo (LLA)
LLC. *veja* Leucemia linfocítica crônica (LLC)
LLPC. *veja* Linfoma linfocítico de pequenas células (LLPC)
LMAs. *veja* Leucemias mieloides agudas (LMAs)
LMC. *veja* Leucemia mieloide crônica (LMC)
lncRNA. *veja* RNA não codificante longo (lncRNA)
LNH. *veja* Linfoma não Hodgkin (LNH)
Lobo posterior (neuro-hipófise), 661
Lobulite linfocítica esclerosante, 646
Lombrigas, 513
LPA. *veja* Lesão pulmonar aguda (LPA)
LTA. *veja* Lesão tubular aguda (LTA)
Lúpus eritematoso discoide crônico, 162
Lúpus eritematoso induzido por medicamentos, 162
Lúpus eritematoso sistêmico (LES), 159-162
   aspectos clínicos de, 162
   autoanticorpos em, 159, 160t
   endocardite de, 365
   etiologia de, 159-161
   fatores ambientais, 161
   fatores genéticos de, 159
   fatores imunológicos de, 160
   patogênese de, 159-161
Luteoma da gravidez, 638

M

Má absorção, 502
   defeitos em, 503t
Maconha, 273-274
Macrófagos
   inflamação crônica, 87f
   interações com linfócitos em
   liberação, 575
   papel de, 84-86
Macrófagos alternativos, 84, 85f
Macrófagos alveolares, 454
Macrófagos clássicos, 84, 85f
Macrófagos de corpos tingíveis, 380
Macrófagos do fumante, 457
Macrófagos intra-alveolares de cor amarronzada, 457

Macroglobulinemia de Waldenstrom, 392
Macromoléculas, degradação de, doenças associadas a defeitos em, 733
Mácula, definição de, 705t
Mácula de aderência, 15
Máculas de carvão, 453
Malacoplaquia, 604
Malária, 253-255
Malária cerebral, 792
Malformação, 290
Malformação cardíaca congênita, frequências de, 346t
Malformação de Arnold-Chiari (malformação de Chiari II), 780
Malformação de Chiari II, 780
Malformação de Dandy-Walker, 780
Malformações arteriovenosas (MAVs), 786
Malformações cavernosas, 786
Malformações vasculares, 786
Malignidade testicular, incidência (aumento), 609
MALToma. *veja* Linfoma de tecido linfoide associado à mucosa (MALToma)
   mandíbula, cistos revestidos por epitélio em, 476
Mama, 644-660
   câncer
      em homens, 657
      fatores prognósticos e preditivos, 657-659, 658f, 658t
      suscetibilidade hereditária, mutações em único gene, 651t
   carcinogênese, 652, 653f
   carcinoma, 649-652
      etiologia de, 650-652
      fatores de risco, 649-650
      in situ, 654
      incidência e epidemiologia, 649-650, 649f
      patogênese de, 650-652
      tipos, 652-660
   cistos, 647
   desenvolvimento, distúrbios do, 645
   inflamação, 646
   lesões, origens anatômicas, 644f
   patologia, 644
   tumor
      progressão, 652, 653f
      tamanho, 659
   tumores malignos, 660
Manchas café com leite, 774
Manchas de Koplik, 235
Manchas em vinho do porto, 336
Manganês, 282t
Manutenção celular, 8-19
Marasmo, 279-280
Marcadores polimórficos, diagnóstico molecular, 142

Marcadores tumorais, 223, 224t
Mastalgia, 645
Mastite aguda, 646
Mastite granulomatosa, 646
Mastócitos, 74, 86
sensibilização e ativação de, 146-148
Mastocitose, 716-717
morfologia, 717
Mastodinia, 645
Mastopatia linfocítica, 646
Materiaa particulado, 263
Matriz extracelular (MEC)
célula, interação com, 28-32, 28f
degradação, 209-210
inserção, 210
invasão, 208-210
principais componentes de, 29f
Matriz intersticial, 28-30, 29f
Maturação epidérmica, distúrbios de, 717
MAV. *veja* Malformações arteriovenosas (MAVs)
Maxila, cistos revestidos por epitélio, 476
MCS. *veja* Morte cardíaca súbita (MCS)
MEC. *veja* Matriz extracelular (MEC)
Mecanismo de Frank-Starling, 343
Mecanismos efetores antitumorais, 211
Mecanismos imunorreguladores, regulação
descendente da resposta de células T, 228
Mediada por anticorpo (tipo II)
hipersensibilidade, 147t, 149, 150f, 151t
Mediastinopericardite, 373-374
Mediastinopericardite adesiva, 374
Medula adrenal, 700-702
Medula óssea, envolvimento na sarcoidose, 456
Medula renal, doenças císticas, 597
Meduloblastomas, 808
aspectos clínicos de, 808
morfologia de, 808
Megacólon adquirido, 484
Megacólon aganglionar congênito, 484
Melanina, 57, 704
Melanócitos, 704
distúrbios de, 704-710
Melanoma, 708-710, 819
acral lentiginoso, 709
aspectos clínicos de, 710
crescimento radial, 709
crescimento vertical, 709
cutâneo, 710
disseminação superficial, 709
fatores prognósticos de, 710
lentiginoso mucoso, 709
lentigo maligno, 709
morfologia, 709
patogênese de, 708, 709f

Melanoma lentiginoso acral, 709
Melanoma lentiginoso da mucosa, 709
Melanomas conjuntivais, 815
MELAS. *veja* Encefalomiopatia mitocondrial,
acidose láctica e episódios semelhantes ao
acidente vascular encefálico (MELAS)
Membrana basal, 29f, 30
Membrana basal glomerular (MBG), 573
Membrana de Descemet, 815
Membrana externa, de mitocôndria, 19
Membrana interna, da mitocôndria, 19
Membrana organelar, 9
Membrana plasmática
face extracelular de, 9
organização e assimetria, 10f
proteção e aquisição de nutriente, 9-13
Membranas hialinas, reflexão DAD, 463
MEN. *veja* Neoplasias endócrinas múltiplas (MEN)
Meningioangiomatose, 774-775
Meningiomas, 809-810
aspectos clínicos de, 810
morfologia de, 809
Meningiomas anaplásicos (malignos), 810
Meningiomas malignos, 809
Meningite, 791
Meningite aguda, 786-788
Meningite asséptica, ocorrência de, 790
Meningite asséptica aguda, 788
Meningite bacteriana, 786-788
Meningite piogênica aguda, 786-788
morfologia de, 788
Meningite viral, 788
Meningoencefalite bacteriana crônica,
788-789
Meningoencefalite fúngica, 791
envolvimento parenquimal, 791
Meningoencefalite viral, 789-791
Mercúrio, 264-265
Merozoítos, 254
Mesotelioma, 528
Mesotelioma maligno, 471
curso clínico de, 471
morfologia de, 471
raridade, 614
Metabolismo, erros inatos do, 301-306
Metabolismo celular, 19-21
Metabolismo de energia celular, alteração de, 45
Metabolismo do ferro, 426-428, 427f
Metabólitos do ácido araquidônico, 75-82
principais ações inflamatórias de, 77t
produção de, 76f
Metaboloma, 223
Metais, como poluentes ambientais, 264-265
Metais-traço, síndromes da deficiência e, 282t

Metal de transição, 44
Metanol, 804
Metaplasia, 37, 188
Metaplasia escamosa, 604, 623-624
  de ductos lactíferos, 646
Metaplasia intestinal, 494
  dentro da mucosa escamosa esofágica, 487
Metapneumovírus humano, 463
Metástase, 185, 190, 208-210, 209f
  desenvolvimento, genética molecular, 210
  elementos estromais em, papel dos, 210
Metástases à distância, 659
Metazoários, 257-259
Metilação do DNA, 5, 214
3,4 Metilenodioximetanfetamina, 273
MGUS. *veja* Gamopatia monoclonal, de significado
  incerto (MGUS)
Miastenia grave, 765-766
  aspectos clínicos de, 765-766
  patogênese de, 765
Micélios, 252-253
Micobactérias, 243-247
Micose fungoide, 397-398
  linfoma de células T cutâneas, 716
  morfologia, 716
  progressão, 397
Micoses cutâneas, 251
Micoses endêmicas, 251
Micoses oportunistas, 251
Micoses subcutâneas, 251
Micoses superficiais, 251
Microadenomas, 663
Microangiopatia diabética, 692
Microangiopatias trombóticas, 432, 593-594
  morfologia de, 594
Microbioma cutâneo, 704
Microbioma intestinal, papel de, 288
Micróbios
  destruição intracelular de, 70-72, 71f
  disseminação, 226
  escape imune por, 227-228, 227f
  liberação do corpo, 226
  reconhecimento de, 63
  rota de entrada de, 225-226
  transmissão, 226
Microbiota, 516
Microcarcinomas papilares, 677
Microencefalia, 779
Microfilamentos de actina, 13
Micróglia, reações à lesão de, 777
β-microglobulina, 182
Microinfarto multifocal, 355
MicroRNA, 5-8, 7f
Microtúbulos, 14

MIDD. *veja* Diabetes com hereditariedade materna
  e surdez (MIDD)
Mielinólise pontina central, 794
Mieloblastos, cromatina nuclear delicada, 403
Mielofibrose primária, 407-408
  aspectos clínicos de, 408
  morfologia de, 408
Mieloma latente, 394
Mieloma múltiplo, 392-394
  aspectos clínicos de, 393-394
  imunofenótipo de, 393
  morfologia de, 393
  patogênese, 393
Mieloma renal, 393
Mielomas solitários (plasmocitomas), 394
Mielomeningocele, 779
Migração, 210
Miocárdio, 341
Miocardiopatia arritmogênica do ventrículo direito,
  370
Miocardiopatia dilatada, 367-370
  causas e consequências de, 369f
  morfologia de, 370
Miocardiopatia hipertrófica, 370-371
  aspectos clínicos de, 371
  morfologia de, 371
  patogênese de, 371
Miocardiopatia obstrutiva hipertrófica, 371
Miocardiopatia periparto, 370
Miocardiopatia restritiva, 371-372
Miocardiopatias, 366-373, 367f, 368t
Miocardite, 363, 370, 372-373
  morfologia de, 372-373
Miocardite da hipersensibilidade, 372
Miocardite de células gigantes, 373
Miócitos cardíacos isquêmicos
  tempo aproximado de início em, 355t
Miofagocitose, 767
Miofibra segmentar, degenerações e regeneração
  de, 767
Miométrio, tumores de, 631-632
  morfologia de, 632
Miopatia da unidade de terapia intensiva (miopatia
  deficiente em miosina), 768
Miopatia deficiente em miosina (miopatia da
  unidade de terapia intensiva), 768
Miopatia induzida por estatina, 768
Miopatia induzida por estatinas, 768
Miopatia tireotóxica, 768
Miopatias congênitas, 768, 769t
Miopatias de canais iônicos (canalopatias), 773
Miopatias inflamatórias, 165, 767-768
Miopatias mitocondriais, 772
  morfologia de, 772

Índice 863

Miopatias tóxicas, 768
Miopia, 815
Miosite por corpos de inclusão, 768
Miotomia, 484
Miotonia, 771
Miotonia congênita, 773
Mitocôndrias
  função de, 19-21
  geração de energia de, 19
  metabolismo intermediário de, 19
  morte celular de, 21
  papéis de, 20f
Mixedema, 670 M
Mixomas, 374
MLPA. *veja* Amplificação multíplex de
MODY. *veja* Diabetes do jovem com início na
  maturidade (MODY)
Mola, 706
Mola completa, 641
Mola hidatidiforme, 641-643, 642f, 642t
  aspectos clínicos de, 643
  morfologia de, 642
Mola invasiva, 643
Mola parcial, 643
Moléculas chaperonas, 15
Molusco contagioso, 620, 725-726
  morfologia de, 725-726
Monoblastos, núcleos dobrados/lobulados, 403
Monocitose, ocorrência, 379
Monofosfato de adenosina cíclico (cAMP),
  sinalização mediada por cAMP, a montante
  de, 665
Mononeurite multíplex, 761
Mononeuropatia diabética, 693
Mononeuropatias, 761
Mononucleose infecciosa, 238
Monossomia, 129
Monóxido de carbono (CO), 804
Moraxella catarrhalis, 461
Morte, idade (relação), 291t
Morte cardíaca súbita (SCD), 359
Morte celular programada, evasão de, 206, 207f
Mosaicismo, 129
  gonadal, 140
MPS. *veja* Mucopolissacaridoses (MPS)
MSH. *veja* Hormônio estimulador de melanócitos
  (MSH)
MSU. *veja* Urato monossódico (MSU)
MTOC. *veja* Centro de organização de microtúbulos
  (MTOC)
Mucocele, 527
Mucopolissacaridoses (MPS), 127-128, 733
Mucormicose (zigomicose), 252-253
Mucosa, 484

Mucosa escamosa esofágica, metaplasia intestinal
  dentro, 487
Mucoviscidose (fibrose cística), 302-306,
  502-503
Mudanças climáticas, efeitos sobre a saúde, 262
Muscleblind-like, 1, 771
Muscular própria, 484
Músculos esqueléticos, 760-775
  alterações neurogênicas e miopáticas
    em, 767
  atrofia, 767
  doenças de, 761f, 766-773, 766t
    herdadas, 768
  tumores, 758
Mutação conservadora, 115
Mutação da distrofina, distrofia muscular
  ligada ao X, 770-771
  aspectos clínicos de, 770
  morfologia de, 770
  patogênese de, 770-771, 771f
Mutação em sentido errado (*missense*), 115
Mutação não conservadora, 115
Mutação sem sentido, 115-116
Mutações, 115-116
Mutações com ganho de função, autossômicas
  dominantes e, 117
Mutações com perda de função, 196
Mutações condutoras, malignidade e, 196
Mutações da matriz de leitura, 116
Mutações de repetição trinucleotídica, 116
  doenças causadas por, 135-137, 136t, 138f
Mutações de um único gene, 115, 292
Mutações em GNAS1, 682
Mutações em *p53*, 474
Mutações passageiras, 196
Mutações *PKD1*, 595
Mutações *PKD2*, 595
Mycobacterium avium-intracelulare, 788
Mycobacterium leprae, 246, 762

N

Naegleria, 792
Nariz, 476-478
  inflamações, 476-477
  lesões necrosantes de, 478
  tumores de, 478
Nasofaringe, 478
  inflamações, 478
  tumores de, 478
NCGIT. *veja* Neoplasia de célula germinativa
  intratubular (NCGIT)
Necator duodenale (ancilóstomo), 513
Necrólise epidérmica tóxica, 718
Necroptose, 39, 53, 54f

Necrose, 21, 39-41
  características de, 39t
  exemplos de, 45-47
  padrões teciduais, 41
Necrose avascular (osteonecrose), 737-738
Necrose caseosa, 41
Necrose centrolobular, congestão passiva, relação, 554
Necrose coagulativa, 41
Necrose cortical difusa, 594
Necrose dos hepatócitos, 530
Necrose fibrinoide, 41, 152
  permeabilidade vascular, impacto, 593
Necrose gangrenosa, 41
Necrose gordurosa, 41, 646
Necrose isquêmica, 188
Necrose liquefativa, 41
Necrose miocárdica, distribuição de, 355, 356f
Necrose papilar, 590
Necrose pseudolaminar, 783
Nefrite de Heymann, 572
Nefrite hereditária, 584-585
  morfologia de, 585
  patogênese de, 585
Nefrite intersticial aguda induzida por fármacos, 591
Nefrite tubulointersticial, 588-591
  aspectos clínicos de, 591
  causas de, 589t
  drogas/toxinas, impacto, 591
  morfologia de, 591
Nefrocalcinose, 591-592
Nefroesclerose, 592
Nefrolitíase (cálculos renais), 571, 591
  ocorrência de, 681
Nefronoftíase, 597
  genética, 597
  patogênese de, 597
Nefropatia cilíndrica, 592
Nefropatia cilíndrica de cadeia leve, 592
Nefropatia cilíndrica de cadeia leve (rim do mieloma), 592
Nefropatia da membrana basal fina (hematúria familiar benigna), 585
Nefropatia de refluxo, 590
  aspectos clínicos de, 590
  morfologia de, 590
Nefropatia diabética, 586, 693
Nefropatia falciforme, 594
Nefropatia gotosa, 752
Nefropatia membranosa (GNM), 581-582
  aspectos clínicos de, 582
  morfologia de, 581
  patogênese de, 581
Nefropatia por analgésico, 591

Nefropatia por cilindros biliares, 592
Nefropatia por uratos, 591-592
  aguda, 591
  crônica, 591
Nefrosclerose benigna, 593
Nefrosclerose maligna, 592-593
  aspectos clínicos de, 593
  morfologia de, 593
  patogênese de, 593
Neisseria gonorrhoeae, 241
Neisseria meningitidis, 241
Nematoides, 513
Neoíntima, 317
Neoplasia, 185-224
  aspectos clínicos de, 219-223
  caquexia do câncer, 220
  efeitos locais e hormonais, 219-220
  nomenclatura, 185-187, 186t
  síndromes paraneoplásicas, 220
Neoplasia associada à colite, 517
Neoplasia cística mucinosa, 566
Neoplasia colorretal esporádica/familiar, padrões de, 522t
Neoplasia colorretal familiar, padrões de, 522t
Neoplasia de célula germinativa intratubular (NCGIT), 611
Neoplasia intraepitelial cervical (lesões intraepiteliais escamosas), 625
  morfologia de, 625
Neoplasia intraepitelial conjuntival, 814
Neoplasia intraepitelial prostática (NIP), 618
Neoplasia intraepitelial vaginal, 623
Neoplasia intraepitelial vulvar, 622
Neoplasia mucinosa papilar intraductal (NMPI), 566
Neoplasias, 813-815, 819
  alterações histológicas em, 188
  características de, 187-190
  diferenciação, 187-188
  tipo de, 185
  tumores, intercambialidade, 185
Neoplasias adrenais primárias, 695
Neoplasias adrenocorticais, 696, 700
  morfologia, 700
Neoplasias císticas, pancreáticas, 566
Neoplasias císticas serosas, 566
Neoplasias corticais adrenais secretoras de androgênio, 697
Neoplasias de células B precursoras, 383-388
  aspectos clínicos de, 388
  imunofenótipo de, 388
  morfologia de, 388
  patogênese de, 384
  prognóstico de, 388

Neoplasias de células *natural killer* (NK), 396-398
Neoplasias de células T periféricas, 383, 396-398
Neoplasias de células T precursoras, 383-388
   aspectos clínicos de, 388
   imunofenótipo de, 388
   morfologia de, 388
   patogênese de, 384
   prognóstico de, 388
Neoplasias de plasmócitos
   definição, 383
   distúrbios, 392
Neoplasias endócrinas múltiplas (NEM)
   câncer tireóideo medular familiar, 703
   síndromes, 702-703, 701t
   tipo 1 (MEN-1), 702-703
   tipo 2 (MEN-2), 703
Neoplasias endócrinas pancreáticas, 694
Neoplasias intraepiteliais pancreáticas (NIPan), 566
Neoplasias linfoides, 213, 381, 383-408
   esquema de classificação da Organização Mundial
     da Saúde, 383
   origem de, 385f
Neoplasias metastáticas, 699
Neoplasias mieloides, 381, 401-408
Neoplasias não cardíacas, efeitos cardíacos de, 375
Neoplasias neuroendócrinas pancreáticas, 693-694
Neoplasias periféricas de células B, 383, 388-396
   aspectos clínicos de, 389-390
   granulomas de células gigantes periféricos, 473
   imunofenótipo de, 389
   morfologia de, 389
   patogênese de, 388-389
Neoplasias pouco diferenciadas, 808-809
Neoplasias primárias, 696
Neoplasias retinianas, 822
Neoplasias ureterais benignas, 602
Neoplasias ureterais malignas, 602
Neoplasias uroteliais papilares de potencial maligno
   baixo, 605
Nervo óptico, 822-823
Nervos periféricos, 760-775
   doenças de, 760-761
   lesão de, tipos gerais de, 760-761
Neurite óptica, 823
Neuro-hipófise, 661
Neuroblastoma, 310
Neuroblastoma olfatório (estesioneuroblastoma),
   478
Neuroborreliose (doença de Lyme), 789
Neurocitoma central, 808
Neurofibromas, 774
   morfologia de, 774
Neurofibromas cutâneos localizados, 774
Neurofibromas difusos, 774

Neurofibromas plexiformes, 774
Neurofibromatose (NF), 811
   tipo 1, 774
   tipo 2, 775
Neurofibromina, 774
Neurofilamentos, 13
Neuroma acústico, 774
Neuroma de Morton, 764
Neuromielite óptica, 794
Neurônio motor inferior, 760
Neurônios CART. *veja* Neurônios transcritos
   regulados por cocaína e anfetamina (CART)
Neurônios POMC. *veja* Neurônios
   pró-opiomelanocortina (POMC)
Neurônios pró-opiomelanocortina (POMC), 286
Neurônios vermelhos
   lesão neuronal aguda, 776
   presença de, 783
Neuronofagia, 777
Neuronopatias, 761
Neuropatia autonômica, 763
Neuropatia compressiva, 764
Neuropatia diabética, 693
Neuropatia hereditária, com paralisia por pressão, 765
Neuropatia óptica hereditária de Leber, 139
Neuropatia óptica isquêmica anterior, 823
Neuropatia por compressão, 764
Neuropatia sensitiva subaguda, 810
Neuropatias
   associadas a gamopatias monoclonais, 764
   associadas a malignidade, 764
   associadas a vasculite, 762
   causadas por forças físicas, 764
Neuropatias autonômicas hereditárias e sensoriais,
   765
Neuropatias axonais, 760-761, 761f
Neuropatias desmielinizantes, 761, 761f
Neuropatias infecciosas, 762-763
Neuropatias inflamatórias, 762
Neuropatias ópticas, 823
Neuropatias paraneoplásicas, 764
Neuropatias periféricas herdadas, 764-765
Neuropatias periféricas hormonais, 763-764
Neuropatias periféricas metabólicas, 763-764
Neuropatias periféricas nutricionais, 763-764
Neuropatias tóxicas, 764
Neuropeptídeos, 82
Neurossífilis, 247, 789
Neurossífilis parética, 789
Neutrofilia, 88-89
Neutrófilos
   armadilhas extracelulares, 72
   função de, 228
   tipos de grânulos, 72

866 Índice

Neutropenia, 378
  aspectos clínicos de, 378
  interrupção da maturação, 398
  morfologia de, 378
  neutrófilos, envolvimento, 377
  patogênese de, 378
Nevo melanocítico, 706
  morfologia de, 706, 707f
  patogênese de, 706
Nevo pigmentado, 706
Nevos compostos, 706
Nevos conjuntivais, 815
Nevos dérmicos, 708
Nevos displásicos, 708
  morfologia, 708
  patogênese de, 708
Nevos juncionais, 706
Nevos nevocelulares, formas variantes de, 706t
Nevos uveais, 819
NF. *veja* Neurofibromatose (NF)
NGS. *veja* Sequenciamento de nova geração (NGS)
Niacina, 281t
Ninhos de Brunn (ninhos no epitélio transicional), 604
Ninhos de epitélio transicional (ninhos de Brunn), 604
NIPans. *veja* Neoplasias intraepiteliais pancreáticas (NIPans)
NMPI. *veja* Neoplasia mucinosa papilar intraductal (NMPI)
NO. *veja* Óxido nítrico (NO)
Nocardia, 241
Nodos de Ranvier, 760
Nódulos, 555-557
Nódulos de Heberden, 747
Nódulos de Lisch, 774, 811
Nódulos dos cantores, 479
Nódulos estromais benignos, 631
Nódulos frios, 674
Nódulos microgliais, 777
Nódulos parenquimais, 532
  atrofia patológica, 48
  fibrose de órgãos parenquimatosos em, 95
Nódulos reativos (nódulos e pólipos de corda vocal), 479
Nódulos subcutâneos, 363
Nódulos tifoides, 510
Nódulos tireóideos frios, 677
Nódulos/pólipos da corda vocal (nódulos reativos), 479
Norovírus, 512
NSGCTs. *veja* Tumores de células germinativas não seminomatosos (NSGCTs)
Núcleos vazios hipocromáticos, 677
Nucleossomos, 5

O

Obesidade, 286-289
  câncer e, 192, 288
  consequências de, 288
  resistência à insulina e, 688
Obstrução da junção ureteropélvica, 602
Obstrução da veia porta, 553
Obstrução do ducto biliar maior, 549
  morfologia, 549
Obstrução do ducto pancreático, 562
Obstrução do fluxo de ar, distúrbios associados a, 444t
Obstrução do fluxo venoso hepático, 553-554
Obstrução do trato urinário (uropatia obstrutiva), 598
  aspectos clínicos de, 598
  morfologia de, 598
Obstrução esofágica, 485
Obstrução intestinal, 500-501, 500f
  adesões, 500
  hérnias, 500
  intussuscepção, 501
  vólvulo, 501
Obstrução linfática, 97
Obstrução ureteral, causas de, 603t
Ocitocina, secreção de, 667
Oclusão, desenvolvimento, taxa, 111
Oclusão arterial coronariana, 353
Oclusão coronariana, 353
Oclusão microvascular, com resultante hipóxia tecidual, 417-418
Oclusões de veia, 821-822
Odontoma, 476
Oftalmia simpática, 819
Oftalmopatia infiltrativa, 672
Oftalmopatia tireóidea (doença de Graves), 812
Oftalmoplegia externa progressiva crônica, 772
Olhos, 812-824
  casos de, sarcoidose, 456
  distúrbios do movimento, 810
  "Olhos de órfã Annie", 677
Olhos secos, 814
Oligo-hidrâmnio, sequência, 291f
Oligodendrogliomas, 806-807
  aspectos clínicos de, 807
  morfologia de, 807
Oligomerizar, 15
Oligossacarídeos ligados a N, 15
Oligossacarídeos ligados a O, 16
Onchocerca volvulus, 259
Oncocercose, 259
Oncocitoma, 600

Oncogene *MYC*, 200
Oncogenes, 196-201, 197t-198t
   descrição de, 197
Oncoproteínas, 197-201, 197t-198t
Onfalocele, 483
Onicólise, definição de, 705t
Onicomicose, 726
Opiáceos, 273
Opisthorchis sinensis, 557
Opsoninas, 70
Opsonização, em hipersensibilidade mediada
   por anticorpo (tipo II), 149
Órbita, 812-813
   anatomia funcional e proptose, 812-813, 812f
Orelhas, 479
Organização das histonas, 5, 6f
Organoclorados, 265
Órgãos linfoides geradores, 146
Órgãos linfoides periféricos, 146
Órgãos terminais neurais, 704
Orquiopexia, 609
Orquite, 609, 610
Orquite autoimune (orquite granulomatosa), 609
Orquite granulomatosa (orquite autoimune), 609
Ossificação encondral, 727-728
Ossificação intramembranosa, 728
Osso lamelar, 727
Ossos, 727
   células, 727
   desenvolvimento, 727-729
    distúrbios de, 729-733, 731t
   distúrbios adquiridos de, 733-736
   homeostasia, 728f, 729, 730f
   lesões tipo tumoral, 739-746, 740t
   matriz, 727
   remodelagem, 729
   tumores de, 739-746, 740t
   tumores que formam ossos, 739-741
Osteoartrite (doença articular degenerativa), 288,
   746-747
   curso clínico de, 747
   morfologia de, 747
   patogênese de, 746
Osteoartropatia hipertrófica, 347
Osteoblastoma, 739-741
   morfologia de, 741
Osteoblastos, 727
Osteócitos, 727
Osteoclastos, 727
   maturação e atividade, 285
Osteocondrite, 739
Osteocondroma, 742
   morfologia de, 742
Osteodistrofia de alta rotatividade, 736

Osteodistrofia renal, 736
   patogênese de, 736, 736f
Osteogênese imperfeita, 732
Osteoma osteoide, 739-741
   morfologia de, 741
Osteomalacia, 735
Osteomielite, 738-739
Osteomielite micobacteriana, 739
Osteomielite piogênica, 738-739
   curso clínico de, 738-739
   morfologia de, 738
Osteonecrose (necrose avascular), 737-738
   curso clínico de, 738
   morfologia de, 737-738
Osteonectina, 727
Osteopenia, 732-735
Osteopetrose, 733
   aspectos clínicos de, 733
   patogênese de, 733
Osteoporose, 733-735
   curso clínico de, 735
   morfologia de, 734
   patogênese de, 733-734, 734f
Osteossarcoma, 741
   curso clínico de, 741
   morfologia de, 741
   patogênese de, 741
Otite média aguda, ocorrência de, 479-480
Otosclerose, 480
Ovários, 632-639
   cistos não neoplásicos e funcionais, 632-633
Ovários policísticos, 633
Oxicodona, 273
Óxido nítrico (NO), 44, 72
Oxigenação, restauração, 45
Oxyuriasis vermicularis, 526
Ozônio, 263

P

p-ANCA. *veja* Perinuclear ANCA (p-ANCA)
p16/INK4a, 203
Padrões anatômicos das neuropatias periféricas
   de, 761
   específicos, 762-765
PAF. *veja* Fator ativador de plaquetas (PAF)
PAF. *veja* Polipose adenomatosa familiar (PAF)
PAH. *veja* Fenilalanina hidroxilase (PAH)
Pálpebra, 813-814
   anatomia funcional de, 813, 813f
PAN. *veja* Poliarterite nodosa (PAN)
Pâncreas, 561-569
   alcoolismo e, 268
   anomalias congênitas, 561
   anular, 561

868 Índice

Pâncreas *(Cont.)*
cistos não neoplásicos, 565
divisum, 561
ectópico, 561
neoplasias, 565-569
Pâncreas endócrino, 682-694
Pancreatite, 561-565
Pancreatite aguda, 562-564
aspectos clínicos de, 563-564
fatores etiológicos de, 562t
mediadores em, 565f
morfologia de, 563
patogênese de, 562-563
Pancreatite autoimune, 564
Pancreatite crônica, 564-565
aspectos clínicos de, 564-565
mediadores em, 565f
morfologia de, 564
patogênese de, 564
Pancreatite hemorrágica aguda, 527
Pancreatite hereditária, 563
Pancreatoblastoma, 569
Panencefalite esclerosante subaguda (PEES), 791
Paniculite, 724-725
Paniculite factícia, 725
Panoftalmite, 819
PAP secundária, 457
Papiledema, 823
Papiloma escamoso, 479, 711
Papilomas, 185
Papilomas do plexo coroide, 807
Papilomas exofíticos, 605
Papilomas invertidos, 605
Papilomas schneiderianos (papilomas sinonasais), 478
Papilomas sinonasal (schneiderianos), 478
Papilomatose, definição de, 705t
Papilomatose escamosa, 479
Papilomatose laríngea juvenil, 479
Papilomavírus humano (HPV), 218
tipos, 608
Pápula, definição de, 705t
Pápulas de Gottron, 767-768
Papulose bowenoide, 608
Paracelular, 14
Paragangliomas, 479
tumor do corpo carótico, 480
Paralisia periódica hipercalêmica, 773
Paralisia periódica hipocalêmica, 773
Paralisia periódica normocalêmica, 773
Paralisia por pressão, neuropatia hereditária com, 765
Paralisia supranuclear progressiva, 799
morfologia de, 799

Paraqueratose, 712
definição de, 705t
Paratormônio (PTH) elevado, 58
síntese e secreção, 679
Parede vascular, enfraquecimento, 326
Parede vascular, resposta à lesão, 316-317
Parênquima, perda de, 446
Parkinsonismo atípico
PATCHED, 204
Patogênese, 37
Patogênese microbiana, princípio geral de, 225-234
Patologia, 37
PCB. *veja* Bifenil policlorado (PCB)
PCO. *veja* Pneumonia criptogênica em organização (PCO)
PCR. *veja* Reação em cadeia da polimerase (PCR)
PCR em tempo real, 141
PCV. *veja* Policitemia vera (PCV)
PDGF. *veja* Fator de crescimento derivado de plaquetas (PDGF)
Pé de atleta, 726
PEES. *veja* Panencefalite esclerosante subaguda (PEES)
Pele, 704-726
cicatrização de feridas da, 94-95
como rota de entrada de micróbios, 225
infecções, 725-726
lesões, nomenclaturas macro e microscópica para, 704, 705t
marcas, 711
migrantes celulares a, tumores de, 716-717
Pelve renal, carcinoma urotelial, 601
Penetrância, 116
Pênfigo, 720-722
morfologia de, 722
patogênese de, 722
Pênfigo eritematoso, 722
Pênfigo foliáceo, 722
Pênfigo paraneoplásico, 722
Pênfigo vegetante, 722
Pênfigo vulgar, 722
Penfigoide bolhoso, 722
morfologia, 722
patogênese de, 722
Penfigoide cicatricial ocular, 814
Pênis, 607-608
anomalias congênitas, 607
aspectos clínicos, 608
inflamação, 607
morfologia, 608
tumores, 608
benignos, 608
malignos, 608
Peptídeo intestinal vasoativo (VIP), 678
Peptídeos antimicrobianos, resistência em, 227-228

Índice 869

Peptídeos citrulinados, 748
Pequenos RNAs de interferência sintéticos (siRNAs), 5
Perda de sangue
  aguda, 413-415
  anemia, 413-415
  crônica, 415
Pericardite, 373-374
  em LES, 161
Pericardite aguda, 373-374
Pericardite caseosa, 374
Pericardite cicatrizada, 374
Pericardite constritiva, 374
Pericardite crônica, 373-374
Pericardite fibrinosa, 358
Pericardite hemorrágica, 374
Pericardite purulenta, 373-374
Pericardite serofibrinosa, 373
Pericardite serosa, 373
Pericardite supurativa, 373-374
Período embrionário, lesão, 292
Período fetal, 295
Periodontite, 472
Periostite, 739
Peritonite, 527
Peritonite bacteriana espontânea, 527
Permeabilidade capilar, aumentada, 439-440
Permeabilidade da membrana, defeitos na, 44
Permeabilidade vascular, aumento, 65-66, 66f, 440-441
Peróxido de hidrogênio, catabolismo, 44
Pescoço, 480
Peste, 242-243
PGAs. *veja* Produtos finais de glicação avançada (PGAs)
pH intracelular, 417
Phthisis bulbi, 823
PI3K
  mutações, 200
PI3K-AKT
  via, 204-206
PIA. *veja* Pneumonia intersticial aguda (PIA)
Picnose, 41
Pielonefrite, 571
  etiologia, 590
  infecção, 589-590
  patogênese, 590
Pielonefrite aguda, 590
  aspectos clínicos de, 590
  morfologia de, 590
Pielonefrite crônica (CPN), 590-591
  aspectos clínicos de, 590
  morfologia de, 590
Pielonefrite obstrutiva crônica, 590
Pigmentação, distúrbios de, 704-710

Pigmentos, 57-58
Pigmentos endógenos, 57-58
PIK3CA, mutações com ganho de função em, 676
Pileflebite, 409
Pilomatrixomas, 711
PIN. *veja* Neoplasia intraepitelial prostática (PIN)
PINE. *veja* Pneumonia intersticial não específica (PINE)
Pinealomas, 703
Pinguécula, 814
Pinocitose, 11-13
  na fase fluida, 16
Pirofosfato de cálcio
  características clinicopatológicas de, 753
  doença de deposição de cristal (pseudogota), 752-753
  morfologia de, 753
Pirossequenciamento, 141
PKC. *veja* Proteína quinase C (PKC)
Placa, definição de, 705t
Placa amarela, 781
Placa ateromatosa
  característica de, 324
  origem da artéria renal, 593
Placa de crescimento, 727-728
"Placa do soldado", 374
Placa fibrogordurosa, 323
Placas, áreas definidas, 793
Placas ativas, 793
Placas de MacCallum, 363
Placas difusas, 797
Placas elevadas, 338
Placas estáveis, 324
Placas inativas, 793
Placas pleurais, 454
Placenta acreta, 640
Placenta prévia, 640
Placentas gêmeas, 639-640, 640f
Plaquetas, 99-101
  agregação, 99, 575
Plasmocitomas (mielomas solitários), 394
Pleiotropismo, 116
Pleura, 469-471
Pleurite, em LES, 162
Pleurite hemorrágica, 470
Pleurite serofibrinosa, 470
Pleurite supurativa, 470
Pluripotência, 376
PMC. *veja* Pneumoconiose dos mineradores de carvão (PMC)
Pneumoconiose dos mineradores de carvão (PMC), 453
  curso clínico de, 454
  morfologia de, 453-454

Pneumoconiose simples dos mineradores de carvão, 453

Pneumoconioses, 452-455, 453t

desenvolvimento de, 452

patogênese de, 452-453

Pneumonia adquirida em hospital, 464

Pneumonia associada a serviço de saúde, 464

Pneumonia criptogênica em organização (PCO), 452

Pneumonia crônica, 465

Pneumonia eosinofílica aguda, 457

Pneumonia eosinofílica idiopática crônica, 457

Pneumonia intersticial aguda (AIP), 440-441, 443

Pneumonia intersticial descamativa, 457

Pneumonia intersticial não específica (PINE), 452

Pneumonia intersticial usual (UIP), 451

Pneumonia lobar, 462

Pneumonia por aspiração, 464

Pneumonia por *Pseudomonas*, 242

Pneumonia viral adquirida na comunidade, 462-464

Pneumonias bacterianas adquiridas na comunidade, 460-462

curso clínico de, 462

morfologia de, 462

Pneumonias bacterianas adquiridas na comunidade, ativação e funções de, 81f

defeitos que afetam, 170

Pneumonite aguda por radiação, 455

Pneumonite da hipersensibilidade, 456

aspectos clínicos de, 456

morfologia de, 456

Pneumonite por radiação crônica, 455

Pneumotórax, 439, 470

Pneumotórax de tensão, 470

Poliangiite microscópica, 329, 332

aspectos clínicos de, 332

morfologia de, 332

Poliarterite nodosa (PAN), 165, 331

aspectos clínicos de, 331

morfologia de, 331

Poliartrite migratória de grandes articulações, 363

Policitemia, 429-430

Policitemia do estresse, 429

Policitemia *vera* (PCV), 406-407, 429

aspectos clínicos de, 407

morfologia de, 406

patogênese de, 406

Polimicrogiria, 779

Polimiosite, 768

Polimorfismos, 129

análises de associação genômicaa ampla, 143

Polimorfismos com comprimento de repetição, 142

Polimorfismos de nucleotídeo único (SNPs), 3

arranjos de genotipagem, 142

Polineuropatia amiloide familiar, 182

Polineuropatia simétrica distal, 693

Polineuropatias, 761

Poliomavírus, 590

Poliomielite, 790

Polipeptídeo α-gliadina, 503

Pólipos, 185, 479, 518-521

Pólipos endocervicais, 624

Pólipos endometriais, 628

Pólipos fibroepiteliais, 602, 711

Pólipos glandulares fúndicos, 495

Pólipos hamartomatosos, 519

Pólipos hiperplásicos, 495, 519

Pólipos inflamatórios, 519

Pólipos juvenis, 519

Pólipos nasais, 477

Pólipos neoplásicos, 519-521

morfologia de, 521

Pólipos/tumores gástricos, 495-499

Polipose adenomatosa familiar (PAF), 495

Polir(radículo)neuropatia por desmielinização inflamatória crônica, 762

Polirradiculoneuropatias, 761

Polissacarídeo capsular, 251

Poluentes ambientais, metais como, 264-265

Poluição ambiental, 263-265

Poluição do ar, 263-264

em ambiente externo, 263

em ambientes internos, 264

Porfiria, 723

Poromas écrinos, 711

Poros de transição de permeabilidade mitocondrial, 21, 43

Posição baixa, 228

Potencial replicativo, ilimitado, 206-208

Potocitose, 11

Pré-eclâmpsia, 554-555

morfologia de, 555

Pré-mutações, 135

Prematuridade, 295-298

Pressão hidrostática, aumentada, 439-440

Pressão intracraniana elevada, 777-779

Pressão sanguínea, regulação de, 317-319, 318f

Principais glomerulonefrites primárias, sumário, 577t-578t

Principais síndromes de herniação, 778f

Privação de oxigênio (hipóxia), 39

PRKAR1A. *veja* Subunidade reguladora 1α da proteína quinase A (PRKAR1A)

Pró-opiomelanocortina, 661

Produtos finais de glicação avançada (PGAs), formação de, 692

Proenzimas, transporte intracelular defeituoso, 563

Prolactina, 661

Prolactinomas, 665
Prolapso da valva mitral, 362
    aspectos clínicos de, 362
    morfologia de, 362
Proliferação celular, 32-35, 89-90
    controle de, 28
    radiação ionizante, 277
Proliferação de músculo liso, 323
    morfologia da, 324
Proliferações/tumores neuroendócrinos, 468-469
    aspectos clínicos de, 469
    morfologia de, 469
Prostaglandina, 75-77
    inibidores farmacológicos de, 77
Prostaglandina D4, 149
Próstata, 615-619, 615f
    adenocarcinoma, 617-619
    aumento benigno, 616-617
    curso clínico, 619
    etiologia e patogênese, 617-618
    inflamação, 615-616
    morfologia, 618-619
    tumores, 617-619
Prostatite bacteriana aguda, 615
Prostatite bacteriana crônica, 615
Prostatite granulomatosa, 616
Prostatite não bacteriana crônica, 615
Proteases Intracelulares, ativação, 45
Proteassomos, 16-19, 17f-18f
Proteína amiloide associada a amiloide (AA), 182
Proteína B do surfactante, 458
Proteína C do surfactante, 458
Proteína cassete ligante de ATP A3 (ABCA3), 458
Proteína de transferência microssômica (MTP) de
    triglicérides, 505
Proteína quinase, 22
Proteína quinase C (PKC), ativação de, 692
Proteína relacionada ao paratormônio (PTHrP),
    729
Proteína WTI, 204
Proteínas, 56-57
    dano, 44-45
    defeitos em proteínas reguladoras do crescimento
        celular, 129
    enovelamento errôneo, 51, 52f
Proteínas adaptadoras, 25
Proteínas anormais, agregados de, 57
Proteínas antiapoptóticas, 48
Proteínas carreadoras, 11
Proteínas citoesqueléticas, acúmulo de, 57
Proteínas de Bence Jones, 392
Proteínas de fase aguda, proteínas plasmáticas
    (ADAMs), 88
Proteínas de sinalização modular, 25

Proteínas do canal, 11
Proteínas do complemento, 228
Proteínas estruturais, defeitos em, distúrbios
    associados a, 119-122
Proteínas estruturais extracelulares, defeitos
    em, 732
Proteínas estruturais fibrosas, 30
Proteínas mal dobradas, acúmulo de, 48
Proteínas morfogenéticas ósseas (BMPs), 729
Proteínas nucleares, defeitos em, 732
Proteínas receptoras, defeitos em, distúrbios
    associados a, 122-124
Proteínas transmembrana, 9
Proteinose alveolar pulmonar (PAP), 457-458
Proteinúria de Bence Jones, 393, 592
Proteoglicanos, 30
    como mediador imediato de hipersensibilidade,
        149
Proteoma, 223
Proto-oncogenes, 25, 197-201, 197t-198t, 382
Protozoários, 253-256, 253t
PRs. *veja* Receptores da progesterona (PRs)
PSA. *veja* Antígeno prostático específico (PSA)
Pseudo-hermafrodita feminino, 135
Pseudo-hermafrodita masculino, 135
Pseudo-hipertrofia, 771
Pseudo-hipoparatireoidismo, 682
Pseudoaneurisma (aneurisma falso), 326
Pseudocistos, 565
Pseudogota (doença por deposição de cristais de
    pirofosfato de cálcio), 752-753
    características clinicopatológicas de, 753
    morfologia de, 753
Pseudomonas aeruginosa, 462
Pseudomyxoma peritonei, 190, 527
Pseudorrosetas de Homer-Wright, 743
Pseudotumor inflamatório orbital, 812-813
Psoríase, 719
    morfologia de, 719
    patogênese de, 719
PTCH1, 204
Pterígio, 814
PTH. *veja* Paratormônio (PTH)
PTHrP. *veja* Proteína relacionada ao paratormônio
    (PTHrP)
PTI. *veja* Púrpura trombocitopênica imune (PTI)
PTT. *veja* Púrpura trombocitopênica trombótica
    (PTT)
Pulmão
    abscesso, 464-465
    curso clínico de, 465
    etiologia de, 464
    morfologia de, 464
    patogênese de, 464

872 Índice

Pulmão *(Cont.)*
anomalias congênitas, 439
atelectasia (colapso), 439
câncer, fumo e, 267
carcinomas, 466-468
síndromes paraneoplásicas associadas a, 468
granulomas, 456
hiperinflação compensatória, 446
ingurgitamento capilar, 98
parênquima, consolidação exsudativa, 462
transplante, 466
tumores, 466-469
Pulmão do ar-condicionado, 456
Pulmão do criador de pombos, 456
Pulmão do fazendeiro, 456
Pulmão do umidificador, 456
Púrpura de Henoch-Schönlein, 430, 585-586
Púrpura trombocitopênica imune (ITP)
aguda, 431
crônica, 431
aspectos clínicos de, 431
morfologia de, 431
patogênese de, 431
Púrpura trombocitopênica trombótica (PTT), 432
ativação de plaquetas, 593-594
Pus, definição de, 65
Pústula, definição de, 705t

Q

Queimadura, profundidade de, 274
espessura total, 274
superficial, 274
Queratose actínica, 712
morfologia, 712
Queratose seborreica, 710
morfologia, 710
Quilocele, 614
Quimioatraentes (quimiocinas), 67
Quimiocinas, 77-80
Quimiocinas C, 80
Quimiocinas CC, 80
Quimiocinas CXC, 78
Quimiocinas CX₃C, 80
Quimiotaxia, 69-70
Quinase lipídica, 22
Quinase serino-treonina 11 (STK11), 204
Quinases dependentes de ciclina (CDKs), 32

R

Rabdomiomas, 375
Rabdomiossarcoma, 375, 758
morfologia de, 758
Rabdomiossarcoma alveolar, 755t, 758
Rabdomiossarcoma embrionário, 606, 623, 758

Rabdomiossarcoma pleomórfico, 758
Radiação, 804
carcinogênese, 217
doses, medição de, 276
retinopatia por, 822
riscos de câncer decorrentes de exposição a, 277
unidades, 276
Radiação ionizante, 217, 276
dano vascular em, 277
efeitos biológicos de, 276-277
efeitos do oxigênio e hipóxia, 277
exposição a, 676
lesão produzida por, 276-279
proliferação celular, 277
tamanho do campo de, 277
Radiação não ionizante, 276
Radiação ultravioleta, carcinoma de células
escamosas e, 712
Radicais livres, 44
Radicais livres derivados de oxigênio, acúmulo,
43-44
Radônio, 264
Raios ultravioleta, 217
Raiva, 790
RANKL. *veja* Ligante do ativador do receptor de
NF-κB (RANKL)
Rânula, 481
Raquitismo, 285, 735
RAS
mutações com ganho de função em, 676
mutações de, 200
RBCs. *veja* Eritrócitos
RE. *veja* Retículo endoplasmático (RE)
Reação axonal, 776
Reação citopática-citoproliferativa, 233
Reação em cadeia da polimerase (PCR), 141
em diagnóstico do câncer, 222-223
Reação leucemoide, 88-89, 379
Reação tuberculínica de células T CD4⁺
mediada por reações inflamatórias, 156
Reações alérgicas, transfusão, 437
Reações alérgicas de urticária, 437
Reações de hipersensibilidade, 146
Reações de hipersensibilidade imediatas locais, 149
Reações de linfócitos T CD8⁺, 156
Reações hemolíticas agudas, 437
Reações hemolíticas tardias, 437
Reações imunológicas, 40
Receptor da proteína morfogenética óssea tipo 2
(BMPR2), 459
Receptor de fator crescimento derivado de plaqueta
α (PDGFRA)
mutações, 499
Receptores, deglutição, 70

Receptores da células T (TCRs), 145
Receptores de adesão, 30
Receptores de estrógeno (REs), 659
Receptores de manose, 70
Receptores de progesterona (RPs), 659
Receptores de sete domínios transmembrana, 24-25
Receptores depuradores, 70
Receptores do fator de crescimento, 197t-198t, 198-199
Receptores fagocitários, 70
Receptores intracelulares, 22
Receptores superficiais da célula, 22
Receptores tipo *toll* (TLRs), 63
Receptores tireóideos nucleares, ligação de, 668
Receptores tirosina quinase NTRK1, rearranjos de, 675
Receptores tirosina quinases (RTKs), 22
Reconstituição imune
Reflexo da tosse, diminuído, 460
Refluxo vesicoureteral, 603
Regiões não codificadoras, mutações, 116
Regulador autoimune (AIRE), 156
    mutações em, 687
Regulador da condutância transmembrana da fibrose cística (CFTR)
    canais de íon e processos celulares, 304
    canal de sódio epitelial, 304
    funções, específicas de tecido, 304, 305f
    proteína, 304
Regurgitação mitral isquêmica, 361
Rejeição celular aguda, 167
Rejeição crônica, 167
Rejeição hiperaguda, 167
Rejeição humoral aguda, 167
Remanescentes da linha de leite, 645
Remodelamento da via aérea, 449-450
Remodelamento ventricular, 358
Reoxigenização, dano, 46
Reperfusão, modificação de infarto por, 357
RER. *veja* Retículo endoplasmático rugoso (RER)
"Resfriado comum", 476
Resistência da ferida, 95
Respiração aeróbica, 41
Resposta à proteína mal dobrada, 15, 51
Resposta de células T, regulação descendente, mecanismos imunorreguladores, 228
Resposta desmoplásica, 526
Resposta imune da mucosa, 516
Resposta inflamatória aguda
    término de, 73
Respostas granulomatosas, 228
Respostas inflamatórias à infecção, espectro de, 231-233, 233t
Respostas parenquimais, 530

Restrição calórica, 59-61
Restrições de crescimento fetal, 295-296
Retenção de água, 96-97
Retículo endoplasmático (RE), 15-16
    liso (REL), 16
    rugoso (RER), 15
Retículo sarcoplasmático, 16
Retina, 820-822
    anatomia funcional de, 820, 820f
Retinite pigmentosa, 822
Retinoblastoma, 822
    morfologia de, 822
Retinopatia da prematuridade, 821-822
Retinopatia diabética, 693
Retinopatia diabética não proliferativa, 821
Retinopatia diabética proliferativa, 821
Retinopatia falciforme, 822
Retroperitonite esclerosante, 527
Rickettsia prowazekii, 250
Rickettsia rickettsii, 250
Rim, 570-601
    adenocarcinoma, 600-601
    agenesia do, 594
    amiloidose e, 183
    anomalias congênitas, 594
    anomalias do desenvolvimento, 594
    doenças císticas, 595-598
    ectópico, 594
    ferradura, 594
    hipoplasia, 594
    LES e, 161
    neoplasias de, 599-601
        neoplasias benignas, 599
        neoplasias malignas, 599-600
Rinite alérgica, 477
Rinite crônica, 477
Rinofima, 724
Rins ectópicos, 594
Rins em ferradura, 594
Riscos ocupacionais à saúde, exposições agrícolas e industriais, 265-266, 266t
RNA
    análise, 143
    interferente pequeno, 5
    micro, 5-8, 7f
    não codificante longo, 8
RNA não codificante longo (lncRNA), 8
Rosácea, 724
    morfologia de, 724
    patogênese de, 724
Rosetas de Flexner-Wintersteiner, 822
Rotavírus, 512-513
RPMPT. *veja* Ruptura prematura das membranas pré-termo (RPMPT)

RTKs. *veja* Receptores de tirosina quinases (RTKs)
RUNX2, 729
Ruptura esplênica, 411
Ruptura prematura das membranas pré-termo (RPMPT), 295
Ruptura ventricular, 358

S

Sais de banho, 274
Salmonella, 510
  aspectos clínicos de, 510
  patogênese de, 510
Salpingite supurativa, 632
Sangramento, 395
Sangramento uterino disfuncional, 626-627, 627t
  ciclo anovulatório, 626-627
  fase lútea inadequada, 627
Sapinho (candidíase oral), 473
Saponificação gordurosa, 41
SARA. *veja* Síndrome da angústia respiratória aguda (SARA)
Sarampo, 235
Sarcoidose, 455-456
  curso clínico de, 456
  morfologia de, 455-456
  patogênese de, 455
Sarcolema, 766
Sarcoma de Ewing, 743-744
  curso clínico de, 744
  morfologia de, 743
  patogênese de, 743
Sarcoma de Kaposi (SK), 180, 337-338, 814
  africano, 337
  aspectos clínicos de, 339
  associado à síndrome da imunodeficiência adquirida (AIDS), 338
  associado a transplante, 338
  clássico, 337
  crônico, 337
  endêmico, 337
  europeu, 337
  linfadenopático, 337
  morfologia de, 338
  patogênese de, 338
Sarcoma pleomórfico não diferenciado, 759
  morfologia de, 759
Sarcoma sinovial, 755t, 759
  morfologia de, 759
Sarcomas, 185
Sarcomas estromais endometriais, 631
Sarcômeros, 766
Sardas (efélides), 704
SARS. *veja* Síndrome respiratória aguda severa (SARS)

Schistosoma mansoni, 258
Schwannomas, 773-774
  morfologia de, 774
Schwannose, 774-775
SCID. *veja* Doença da imunodeficiência combinada grave (SCID)
SDT. *veja* Síndrome da disgenesia testicular (SDT)
Secreção de grânulos plaquetários (reação de liberação), ocorrência, 99
Secreção ectópica de ACTH, 695
Secreção mamilar, 645
Segmento anterior, olho, 816-819
  anatomia funcional de, 816, 817f-818f
  glaucoma e, 816-819
Seio de drenagem, 738
Seios, tumores de, 478
Seios de Rokitansky-Aschoff, 560
Sela vazia primária, 667
Sela vazia secundária, 667
Selênio, 282t
Seminoma, 611-612
  morfologia, 611-612
Seminoma espermatocítico, 612
  morfologia, 612
Senescência, 34
  evasão de, 206
Senescência celular, 59
Sensibilidade óssea, 388
Sepse, 89, 299
  colestase de, 549
Septo sigmoide, 342
Sequência, 290
Sequenciamento completo de exoma, 144
Sequenciamento completo do genoma (WGS), 144
Sequenciamento de nova geração (NGS), 143
  aplicações clínicas de, 144
  bioinformática em, 143
Sequenciamento de Sanger, 141
Sequenciamento direcionado, 144
Sequências codificadoras, mutações pontuais em, 115-116
Sequestro de antígeno, 158
Sequestro pulmonar, 439
Sequestros extralobares, 439
Sequestros intralobares, 439
Serina-treonina quinase, 22
Serosite, em LES, 161
Serotonina, 74-75
SGC. *veja* Sequenciamento de genoma completo (SGC)
Shigellose, 508-510
  aspectos clínicos de, 510
  morfologia de, 510
  patogênese de, 508-510

Índice   875

Shunts, 347-348

Shunts congênitos da esquerda para direita, 348, 348f

Shunts da direita para esquerda, 350-351

Shunts da esquerda para direita, 348-349

Shunts portossistêmicos, 534

SIADH. *veja* Síndrome da secreção inapropriada de ADH (SIADH)

Sialadenite (inflamação das glândulas salivares), 481

Sialadenite inespecífica, 481

Sialolitíase, 481

Sievert (Sv), 276

Sífilis, 247-248

ocorrência, 610

Sífilis cardiovascular, 247

Sífilis congênita, 247

Sífilis esquelética, 739

Sífilis primária, 247

Sífilis secundária, 247

Sífilis terciária, 247

Sífilis terciária benigna, 247

SII. *veja* Síndrome do intestino irritável (SII)

Silicose, 454

curso clínico de, 454

morfologia de, 454

patogênese de, 454

Simulação molecular, 159

Sinais de crescimento, autossuficiência em, 196-201

Sinal de Auspitz, 719

Sinal de Darier, 716

Sinal de Léser -Trelat, 710

Sinalização autócrina, 21-22

Sinalização endócrina, 22

ocorrência de, 661

Sinalização parácrina, 21

Sinalização sináptica, 22

Síndrome, 292

Síndrome (cistite intersticial) da dor pélvica crônica, 604

Síndrome adrenogenital virilizante simples, sem perda de sal, 698

Síndrome alcoólica fetal, 268-270

Síndrome carcinoide, 366, 497

Síndrome da angústia respiratória aguda (SARA), 440-443

condições associadas ao desenvolvimento de, 441t

curso clínico de, 442

morfologia de, 442

patogênese de, 441-442, 442f

Síndrome da angústia respiratória neonatal, 296-298

aspectos clínicos de, 297-298

morfologia de, 297

patogênese de, 296-298, 297f

Síndrome da ativação de macrófagos, 381

Síndrome da disgenesia testicular (SDT), 611

Síndrome da hiperviscosidade, 393

Síndrome da hipoplasia do coração esquerdo, 352

Síndrome da imunodeficiência adquirida (AIDS), 174-181, 229, 763

aspectos clínicos de, 179-181

epidemiologia de, 175-176

etiologia de, 176

patogênese de, 176-179

Síndrome da morte súbita infantil, 306-307, 307t-308t

morfologia de, 307

patogênese de, 307

Síndrome da obstrução sinusoidal (doença veno-oclusiva), 553-554

morfologia de, 553-554

Síndrome da polipose juvenil, 519

Síndrome da secreção inapropriada de ADH (SIADH), 667

Síndrome da sela vazia, 667

Síndrome da veia cava inferior, 335

Síndrome da veia cava superior, 335

Síndrome de Alport, 585

Síndrome de Andersen-Tawil, 773

Síndrome de Angelman, 139

Síndrome de Beckwith-Wiedemann, 311, 700

Síndrome de Birt-Hogg-Dube, 600

Síndrome de Budd-Chiari, ocorrência, 553

Síndrome de Carney, 374, 665

Síndrome de Chediak-Higashi, 169

Síndrome de Churg-Strauss, 332

Síndrome de Conn, 696

Síndrome de Cowden, 711, 810

Síndrome de Crigler-Najjar

tipo I, 548

tipo II, 548

Síndrome de Cushing (hipercortisolismo), 695-696

Síndrome de Denys-Drash, 310

Síndrome de DiGeorge, 172-173

Síndrome de Down, 131, 132f-134f

Síndrome de Dressler, 358

Síndrome de Dubin-Johnson, 549

Síndrome de Edwards, 131, 132f-134f

Síndrome de Ehlers-Danlos, 121-122, 122t, 327

Síndrome de Eisenmenger, 348

Síndrome de Gaisböck, 429

Síndrome de Gardner, 521

Síndrome de Gilbert, 548

Síndrome de Goodpasture, 459

hemorragias pulmonares, produção, 580

Síndrome de Gorlin, 476, 714, 811

Síndrome de Guillain-Barré, 762

aspectos clínicos de, 762

morfologia de, 762

patogênese de, 762

Síndrome de hiper-IgM, 173
Síndrome de hipoventilação, 288
Síndrome de Hunter (MPS II), 127
Síndrome de Hurler (MPS 1-H), 127
Síndrome de Kartagener, 477
Síndrome de Klinefelter, 133-135
Síndrome de Korsakoff, 803
Síndrome de Leigh, 803
Síndrome de Lesch-Nyhan, 751
Síndrome de Li-Fraumeni, 700, 811
Síndrome de Liddle, 319
Síndrome de Loeys-Dietz, 327
Síndrome de Lynch, 521
Síndrome de Maffucci, 742
Síndrome de Marfan, 119-121, 326
Síndrome de Mazabraud, 745
Síndrome de McCune-Albright, 745
Síndrome de Mikulicz, 163, 456
Síndrome de Osler-Weber-Rendu, 430
Síndrome de Patau, 131, 132f-134f
Síndrome de Paterson-Brown Kelly, 485
Síndrome de Peutz-Jeghers, 204, 519
Síndrome de Plummer-Vinson, 485
Síndrome de Prader-Willi, 139
Síndrome de Rotor, 549
Síndrome de Sézary, 397-398, 716
Síndrome de Sheehan, 666-667
Síndrome de Shy-Drager, 799
Síndrome de Sipple (MEN-2A), 703
Síndrome de Sjögren, 155t, 163
Síndrome de Stevens-Johnson, 718
Síndrome de Sturge-Weber, 336
Síndrome de Trousseau (tromboflebite migratória),
    108, 335
Síndrome de Turcot, 521, 811
Síndrome de Turner, 135, 484
Síndrome de von Hippel-Lindau (VHL), 600
Síndrome de Waterhouse-Friderichsen, 699
Síndrome de Williams-Beuren, 352
Síndrome de Zollinger-Ellison (gastrinomas), 495,
    694
    aspectos clínicos de, 694
Síndrome do anticorpo antifosfolipídico, 107
Síndrome do câncer colorretal não poliposa
    hereditária, 212
Síndrome do carcinoma basocelular nevoide
    (SCBCN), 714
    nevo flâmeo, 336
Síndrome do intestino irritável (SII), 514
Síndrome do nevo displásico, 708
Síndrome do X frágil, 137
Síndrome exostose hereditária múltipla, 742
Síndrome hepatopulmonar, 535
Síndrome hepatorrenal, 532, 592

Síndrome inflamatória de reonstituição imune
    (SIRI), 181, 790
Síndrome linfoproliferativa autoimune (ALPS), 158
Síndrome linfoproliferativa ligada ao X, 174
Síndrome metabólica, 288, 322
Síndrome miastênica de Lambert-Eaton, 766, 810
Síndrome nefrítica, 570, 579-580
Síndrome nefrótica, 57, 580-584
    causa de, 581t
Síndrome perdedora de sal, 698
Síndrome poliendocrinopatia autoimune tipo 2
    (SPA2), 699
Síndrome polipoide gastrointestinal, 520t
Síndrome pós-pólio, 790
Síndrome respiratória aguda severa (SARS),
    463-464
Síndrome semelhante à mononucleose, 237
Síndrome túnel do carpo, 764
Síndrome urêmico-hemolítica (SUH), 432, 593-594
    atípica, 432
    típica, 432
Síndrome Wiskott-Aldrich, 174
Síndromes adrenogenitais, 698
Síndromes atípicas de doença de Parkinson,
    799-800
Síndromes glomerulares, 572t
Síndromes hemorrágicas pulmonares difusas,
    459-460
Síndromes mielodisplásicas, 404-405
    aspectos clínicos de, 405
    morfologia de, 404-405
    patogênese de, 404
Síndromes paraneoplásicas, 220, 221t, 810
    carcinoma pulmonar, associação, 468
Síndromes paraneoplásicas neuropáticas, 220
Síndromes pituitárias posteriores, 667
Síndromes pneumônicas, 461t
Síndromes talassêmicas, 418-421, 419t
    patogênese molecular de, 420
    síndromes clínicas, 420
Síndromes tumorais familiares, 810-811
Síntese de ATP/depleção, 43
    exemplos, 45
Síntese/degradação da matriz, desequilíbrio de, 326
Síntese/depleção de ATP, 43
Sinusite, 477
Siringomas, ocorrência de, 711
Siringomielia, 780
Sirtuínas, 61
Sistema biliar, perfuração de, 527
Sistema cardiovascular
    alcoolismo e, 268
    efeitos benéficos do álcool sobre, 270
    LES e, 161

Índice 877

Sistema complemento, 80-82
Sistema de cinina, coagulação, 82
Sistema endócrino, 661-703
Sistema fibrinolítico, 103f
Sistema hematopoiético, irradiação corporal total,
efeitos agudos sobre, 277
Sistema imune adaptativo, 145
Sistema linfoide, irradiação corporal total, efeitos
agudos sobre, 277
Sistema nervoso
alcoolismo e, 268
doenças infeciosas de, 791-792
Sistema nervoso central (SNC), 776-811
alterações de, 681
distúrbios de desenvolvimento de, 779-780
distúrbios, manifestação de, 776
doença em, 180
LES e, 161
malformações de, 779-780
manifestações, 388
patologia celular de, 776-777
Sistemas neuro-humorais, ativação de, 343
Situs inversus, 477
SK. *veja* Sarcoma de Kaposi (SK)
SMAD4, 568
SMC medial, perda de, 327
SMCs. *veja* Células da musculatura lisa (SMCs)
SMD. *veja* Síndromes mielodisplásicas (SMD)
SNC. *veja* Sistema nervoso central (SNC)
SNPs. *veja* Polimorfismos de nucleotídeo
único (SNPs)
Sobrecarga de ferro, 370
Sobrecarga de volume pulmonar, causa de *shunts*
esquerda-direita, 348
Sobrevivência celular, aumentada, 53
Sódio, 96-97
Solventes orgânicos, 265
Somatostatinomas, 694
Sopradores rosados, 446
Southern blotting, 142
SOX9, 729
SPA2. *veja* Síndrome de poliendocrinopatias
autoimunes tipo 2 (SPA2)
SRI. *veja* Substrato do receptor de insulina (SRI)
Staphylococcus aureus, 481
em complicação da pneumonia, 462
Staphylococcus viridans, 481
Stents vasculares, 339
STK11. *veja* Serina-treonina quinase 11 (STK11)
Streptococcus mutans, 240
Streptococcus pneumoniae, na pneumonia adquirida
na comunidade, 460
Streptococcus viridans, 364
Strongyloides, 513

Subependimomas, 807
Submucosa, 484
Substância endógena, acúmulo, 56
Substância exógena, anormal, acúmulo, 56
Substância inibidora mülleriana, controle,
608-609
Substâncias químicas exógenas, metabolismo
enzimático, 44
Substâncias tromboplásticas, 435
Substituição rastejante, 737-738
Substituição vascular, 339-340
Substrato do receptor de insulina (SRI), 687
Subunidade da toxina A, 508
Subunidade reguladora 1α da proteína quinase A
(PRKAR1A), 665
SUH. *veja* Síndrome urêmico-hemolítica (SUH)
Supressão por linfócitos T reguladores, 157
Suprimento vascular, padrão anatômico de, 111
variantes de, 315

T

Tabaco
efeitos do, 266-267
tabagismo, impacto do, 466
Tabes dorsalis, resultados, 789
α-talassemia, 420-421
β-talassemia menor, 420
Talassemia intermédia, 420
Tamponamento, 373
Tau, papel de, 796
TCRs. *veja* Receptores de células T (TCRs)
TE. *veja* Trombocitose essencial (TE)
Tecido
células-tronco, 35
exemplos clínicos, 94-95
lesão, mecanismos de, 161
mecanismos de, 90
microambientes, estabelecimento de, 28
necrose, 233
regeneração, 89-91
renovação, estrutura para, 28
reparo, 89-95
anormalidades no, 95
fatores que influenciam, 94
transplante, rejeição, 165-169
visão geral de, 89
Tecido adiposo, tumores de, 754-757
Tecido conjuntivo, 92-93
deposição de
reparo por, 91-94
remodelagem, 92-94
Tecido de granulação, formação, 92
Tecido mamário axilar acessório, 645
Tecido ósseo, 727

878 Índice

Tecidos células estáveis, 89
Tecidos hematopoiéticos, desenvolvimento e manutenção de, 376
Tecidos isquêmicos, fluxo sanguíneo, 45-46
Tecidos lábeis, 89
Tecidos linfoides, 376
Tecidos mieloides, 376
Tecidos permanentes, 89
Tecomas, 638
Teias mucosas, 485
Telangiectasia hemorrágica hereditária, 336, 430
Telangiectasias aracneiformes, 336
Telangiectasias capilares, 786
Telomerase, 59
Telômero, atrito do, 59
Tempestade tireóidea, 669
Tempo de protrombina (TP), 101
Tempo de trânsito microvascular, 417
Tempo de tromboplastina parcial (TTP), 101
Tênias, 513
Tênias (cestódeos), 257, 513
Tenossinovite vilonodular pigmentada, 753
Terapia hormonal na menopausa, 270
Teratoma, 187, 309, 613, 637
  morfologia de, 613
  transformação maligna de, 613
Teratoma maduro, 637
Teratomas imaturos, 637
Teratomas monodérmicos ou especializados, 637
Terceiro ventrículo, cistos coloides de, 807
Termogenina, 19
Teste de Tzanck, 473
Teste oral de tolerância à glicose (TOTG), 683
Testículos, 608-614
  alterações regressivas, 609
  anomalias congênitas, 608-609
  atrofia, 609
  aumento, 388
  descida, insuficiência, 608-609
  diminuição da fertilidade, 609
  distúrbios vasculares, 610
  inflamação, 609-610
  torção, 610
Testículos não descidos, 607
Tétano, 682
Tetralogia de Fallot, 350, 350f
TGF-α. *veja* Fator de crescimento transformador α (TGF-α)
TGF-β. *veja* Fator de crescimento transformador β (TGF-β)
Tiamina (vitamina B$_1$), deficiência, 803
Tíbia em sabre, 739
Tifo epidêmico, 250
Timo, 411-412

Timomas, 411-412
  aspectos clínicos de, 412
  morfologia de, 411-412
Timomas invasivos, 411-412
Timomas não invasivos, 411
Tinea barbae (da barba), 726
Tinea capitis (do couro cabeludo), 726
Tinea corporis (do corpo), 726
Tinea cruris (crural), 726
Tinea pedis (do pé), 726
Tinea versicolor, 726
Tipo celularidade mista, 400-401
Tipo de célula fusiforme, 499
Tipo de depleção de linfócitos, 401
Tipo de linfócito predominante, 401
Tipo rico em linfócitos, 400
Tireoidite, 670-672
Tireoidite autoimune, 670
Tireoidite de De Quervain, 671
Tireoidite de Hashimoto, 670-671
  curso clínico de, 671
  morfologia de, 671
  patogênese de, 671
Tireoidite de Riedel, 672
Tireoidite granulomatosa, 672
  curso clínico de, 672
  morfologia de, 672
  patogênese de, 672
Tireoidite linfocítica subaguda (indolor), 671
  curso clínico de, 671
  morfologia de, 671
Tireotoxicose, 668
Tireótrofos, 661
Tirosina quinase, 22
Tirosina quinase c-KIT, gene codificador de, 499
Tirosina quinases não receptoras, 22-24
  alterações em, 200
TLRs. *veja* Receptores tipo *toll* (TLRs)
TNEP. *veja* Tumor neuroectodérmico primitivo (TNEP)
TNF. *veja* Fator de necrose tumoral (TNF)
Tofos, 751-752
Tolerância central, 156
Tolerância imunológica, 156-157
Tolerância periférica, 157
Tonsilite, 478
Torção, ocorrência, 610
Torção de testículo no adulto, 610
Torção neonatal, 610
TOTG. *veja* Teste oral de tolerância à glicose (TOTG)
Toxinas, distúrbios causados por, 766
Toxinas bacterianas, 231
Toxinas de *Yersinia*, 243

Index 879

Toxoplasma gondii, 791
TP. *veja* Tempo de protrombina (TP)
TP53, 202
Traço α-talassêmico, 421
Transcitose, 13
  aumento, 66
Transcriptoma, 223
Transcrito regulado por cocaína e anfetamina
  (CART)
  neurônios, 286
Transferrina, 13
Transformação pró-linfocítica, 389
Transfusão, complicações de, 437-438
  infeciosa, 438
Translocação, cromossômica, 131
Translocação de fusão cêntrica (fusão
  robertsoniana), 131
Translocação recíproca equilibrada, 131
Translocações cromossômicas, 381
Transmigração (diapedese), 69
Transmissão vertical, entrada de micróbio, 226
Transplante cardíaco, 375
Transplante de órgão, complicações hepáticas, 554
Transporte axonal, 786
Transporte e metabolismo de LDL, 122-124
  metástase, 557
  nódulos e tumores, 555-557
  regeneração, 90-91, 90f
  sarcoidose e, 456
  tumores malignos, 556-557
Transporte e secreção intracelular, defeituoso, 57
Transporte linfático, 502
Transporte transepitelial, 502
Transposição de grandes artérias, 350f, 351
Transtirretina (TTR), 182
Transudato, definição, 65
Trato genital feminino, 620-643
Trato genital inferior, infecções de, 620-621
Trato genital masculino, 607-608
Trato genital superior, infecções, 621
Trato respiratório, como via de entrada de
  micróbios, 226
Trato urinário inferior, 602
Trato urogenital, como via de entrada de micróbios,
  226
Trauma, 780-782
Trauma mecânico, 274
Tremor/ataxia do X frágil, 137
Treponema pallidum, 247, 739
Treponema pertenue, 739
Tríade de Carney, 499
Tríade de Plummer-Vinson, 428
Trichinella spiralis, 257
Trichomonas vaginalis, 621

Trichuris trichiura, 513
Tricoepiteliomas, 711
Trifosfato de adenosina (ATP), 13
  depleção de, 43
  geração de, perda de, hipóxia, 45
  produção de, 41
  síntese, diminuída, 43
Tripanossomíase africana, 256
Triquinoses, 257-258
Trissomia, 129
Trissomia do 13 (síndrome de Patau), 131,
  132f-134f. *veja também* síndrome de Patau
Trissomia do 18 (síndrome de Edwards), 131,
  132f-134f, 484. *veja também* síndrome de
  Edwards
Trissomia do 21 (síndrome de Down), 131,
  132f-134f. *veja também* síndrome de Down
Trofozoítos, 254
Trombo, aspectos clínicos, 108
Tromboangiite obliterante (doença de Buerger), 333
  aspectos clínicos de, 334
  morfologia de, 334
Trombocitopenia, 430-432
  associada ao vírus da imunodeficiência humana,
  432
  induzida por fármacos, 431
Trombocitopenia (TIH induzida por heparina), 431
  síndrome, 107
Trombocitopenia associada ao vírus da
  imunodeficiência humana, 432
Trombocitopenia induzida por fármacos, 431
Trombocitose essencial (ET), 407
Tromboembolismo, 108-109
  contraceptivos orais e, 270
Tromboembolismo sistêmico, 109
Tromboflebite, 335
Tromboflebite migratória (síndrome de Trousseau),
  108, 335
Trombos murais arteriais, 107
Trombos murais cardíacos, 107
Trombos profundos, resultado, 108
Trombos venosos, 107
  morfologia de, 107
Trombose, 98-108, 553
  impacto de, 783
Trombose arterial, 108
Trombose cardíaca, 108
Trombose da veia hepática, 553
Trombose mural, 358
Trombose valvar, 107
Trombose venosa (flebotrombose), 107-108
Trombose venosa profunda (TVP), 335
Tropismos, 229
Trypanosoma brucei rhodesiense, 256

880 • Índice

Trypanosoma cruzi, 256, 372, 485
TSH. *veja* Hormônio estimulador da tireoide (TSH)
TTP. *veja* Tempo de tromboplastina parcial (TTP)
Tuba uterina, 632
  inflamação, 632
  tumores e cistos, 632
Tuberculomas, 788
Tuberculose, 243-246, 244f-245f, 610, 788-789
  morfologia de, 788-789
Tuberosidades corticais, 811
Tumor carcinoide, 468-469, 497-499, 527
  aspectos clínicos de, 497-499, 498t
  morfologia de, 497
Tumor de células gigantes, 744
  curso clínico de, 744
  de bainha tendínea, 753
  morfologia de, 744
  patogênese de, 744
Tumor de células gigantes tenossinovial, 753-754
  morfologia de, 753-754
Tumor de células redondas pequenas desmoplásicas, 528
Tumor de corpo carotídeo (paraganglioma), 480
Tumor de Warthin, 482
Tumor de Wilms, 310-311
  aspectos clínicos de, 311
  morfologia de, 311
  patogênese e genética de, 310-311
Tumor desmoide (fibromatose profunda), 757-758
  morfologia de, 758
Tumor disembrioplásico neuroepitelial, 808
Tumor do saco vitelino (tumor do seio endodérmico), 612, 637
  morfologia de, 612
Tumor do seio endodérmico (tumor da vesícula vitelina), 612, 637
  morfologia, 612
Tumor estromal gastrointestinal (GIST), 499
  aspectos clínicos de, 499
  epidemiologia de, 499
  morfologia de, 499
  patogênese de, 499
Tumor fibroso solitário, 470
Tumor glômico (glomangioma), 337
Tumor maligno da bainha de nervo periférico, 774
Tumor neuroectodérmico primitivo (TNEP), t43
Tumor pseudopapilar sólido, 566
Tumor trofoblástico do sítio placentário, 643
Tumores, 180, 185, 805-811
  antígenos, 211
  cavidade peritoneal, 528
  de origem desconhecida, 743-744
  de origem incerta, 759
  gradação e estadiamento de, 220-222

Tumores *(Cont.)*
  hepático, 555-557
  mistos, 187
  nomenclatura de, 186t
  perfis moleculares de, 223
  progressão de, 196
  pulmões, 466-469
Tumores adenomatoides, 610
Tumores anexiais (apêndice), 711
Tumores benignos, 185, 336-338
  características de, 187-190, 188t, 189f
  glândulas salivares, 481t
  invasão local de, 190
  pênis, 608
Tumores cardíacos primários, 374-375
Tumores da bainha de nervos periféricos, 773-775
Tumores da musculatura lisa, 758-759
Tumores de Brenner, 636
Tumores de célula transicionais, 636
Tumores de células acinares, 482
Tumores de células da granulosa, 638
Tumores de células da ilhota, 693-694
Tumores de células de Leydig, 614
Tumores de células de Sertoli, 614
Tumores de células de Sertoli-Leydig, 638
Tumores de células germinativas, 610-613, 636, 636f, 809
  aspectos clínicos, 613-614
  biomarcadores, 614
  patogênese, 611
Tumores de células hilares, 638
Tumores de células α, 694
Tumores de células (somatostatinomas), 694
Tumores de grau intermediário (limítrofe), 338-339
Tumores de tecido mole, 727-759
  classificação de, 754, 756t
  patogênese de, 754, 755t
Tumores do apêndice, 711
Tumores do intestino anterior, 497
Tumores do intestino posterior, 499
Tumores do mediastino, 469
  massas, 469t
Tumores endócrinos secretores de polipeptídeo pancreático, 694
Tumores epidérmicos malignos, 711-714, 713t
Tumores epidérmicos pré-malignos, 711-714, 713t
Tumores epiteliais benignos, 607, 710-711
Tumores epiteliais da bexiga, 606
Tumores esofágicos, 488-489
Tumores estromais, 631, 660
Tumores estromais e do cordão sexual, 610, 637-638
  morfologia, 638

Índice 881

Tumores fibrosos, 757-758
variação, 309
Tumores filodes, 660
Tumores hipotalâmicos suprasselares, 667-668
morfologia de, 667
Tumores limítrofes, 338-339
Tumores linfáticos, 309
Tumores malignos, 185, 309-311, 339
características de, 187-190, 188t, 189f
endométrio, 629-631
fígado, 556-557
glândulas salivares, 481t
incidência e tipos de, 309
invasão local de, 190
mama, 660
morfologia de, 310, 339
pênis, 608
Tumores malignos hepáticos primários, 557
Tumores mesenquimais, 606
Tumores metastáticos, 746, 810
pulmão, 469
ovário, 639
Tumores mistos, 187
Tumores mucinosos, 635
morfologia, 635
Tumores müllerianos mistos malignos, 631
morfologia, 631
Tumores neuronais, 808
Tumores odontogênicos, 476, 477t
Tumores ovarianos, 633-639
Tumores ovarianos endometrioides, 635
curso clínico, detecção e prevenção de, 636
morfologia de, 635
Tumores papilares não invasivos, 604
Tumores paratesticulares, 610
Tumores parenquimais, 809
Tumores parenquimais pineais, 809
Tumores pleurais, 470-471
Tumores primários, 528
Tumores secretores de GH, 665
Tumores secundários, 528
Tumores semelhantes a carcinoma, 497
Tumores seminomatosos, 610
Tumores serosos, 634-635
morfologia de, 635
patogênese de, 634
Tumores teratoide-rabdoides atípicos, 809
Tumores testiculares, 610-614
classificação patológica de, 611t
Tumores uroteliais, 604-605
epidemiologia de, 605
morfologia de, 605
patogênese de, 605
Tumores vasculares, 336-339

Tumorículos, 468
Túnica vaginal, lesões, 614
TVP. *veja* Trombose venosa profunda (TVP)

U
Ubiquitina, 19
UIP. *veja* Pneumonia intersticial usual (UIP)
Ulceração, definição de, 705t
Úlceras, 83
Úlceras aftosas, 472, 516
Úlceras de Curling, 491
Úlceras de Cushing, 491
Úlceras de estresse, 491
Úlceras varicosas, 334
Ulegiria, 780
Unidade motora, 760
Unidade respiratória, destruição/aumento de
tamanho, 443
Unidades formadoras de colônias, 376
UPR. *veja* Resposta à proteína mal enovelada (UPR)
Urato monossódico (MSU), 752
Uremia, definição de, 570
Ureteres, 602
anomalias congênitas, 602
lesões obstrutivas, 602
lesões tipo tumor, 602
tumores, 602
Uretra, 607
inflamação, 607
lesões tipo tumor, 607
tumores, 607
Urolitíase (cálculos renais), 598-599
aspectos clínicos de, 599
etiologia de, 598
patogênese de, 598
Uropatia obstrutiva (obstrução trato urinário), 598
aspectos clínicos de, 598
morfologia de, 598
Urticária, 717
morfologia de, 717
patogênese de, 717
Urticária pigmentosa, 716
Útero, corpo, 626-632
distúrbios inflamatórios, 627
Úvea, 819
Uveíte, 819

V
Vacuolização, definição de, 705t
Vagina, 623
anomalia do desenvolvimento, 62
neoplasias pré-malignas e malignas de, 623
Vagina septada, 623
Valvas protéticas, complicações de, 366

882 Índice

Vapores orgânicos, inalação de, 274
Variação antigênica, 227, 227t
Variações de números de cópias (CNVs), 5
Variantes linfo-histiocítica (células L&H), 399
Variantes mononucleares, 399
Variável comum
imunodeficiência, 173
Varicocele, 614
Varizes (angiomas venosos), 786
Varizes esofágicas, 335, 487
aspectos clínicos de, 487
morfologia de, 487
patogênese de, 487
Varizes esofagogástricas, 534
Vasculatura placentária anormal, 640
Vasculite, 328-334, 329f, 791
distúrbios não infecciosos, associação, 333
neuropatia, associação, 762
Vasculite aguda, em imunocomplexos sistêmicos, 152
Vasculite associada a complexo imune, 330
Vasculite infecciosa, 334
Vasculite leucocitoclástica, 332
Vasculite não infecciosa, 330
Vasculite retiniana, 822
Vasoconstrição, 324
Vasos linfáticos, respostas de, 66
Vasos sanguíneos, 313-340
anomalias vasculares, 315
estrutura/função vascular de, 315
Vegetações não infectadas, 365-366
VEGF. *veja* Fator de crescimento endotelial
vascular (VEGF)
Veias varicosas, 334-335
Verruga palmar, 725
Verruga plana, 725
Verruga plantar, 725
Verruga vulgar, 725
Verrugas, 725
morfologia, 725
patogênese de, 725
Vesícula, definição de, 705t
Vesícula biliar, 557-560
anomalias congênitas, 557-560
carcinoma, 560
aspectos clínicos, 560
morfologia, 560
Vesícula recoberta por clatrina, 11-13
Via alternativa do complemento, ativação da, 575
Via de sinalização de insulina, 61
Via de sinalização do receptor tirosina quinase,
componentes posteriores de, 199, 199f
Via extrínseca (morte iniciada por receptor), 50
Via iniciada por receptor da morte, 50
Via intrínseca (mitocondrial), 48, 50f

Via mitocondrial, 48
Vias aéreas superiores, 476
lesões necrosantes de, 478
Vias de transdução de sinal, 22-25
proteínas, defeitos em, 732
Vias imunorreguladoras, ativação de, 212
Vias metabólicas, defeitos em, 733
Vias poliol, distúrbios nas, 692
Vibrio cholerae, 505
Vigilância imunológica, 210
escape, 211-212
Vimentina, 13
VIP. *veja* Peptídeo intestinal vasoativo (VIP)
VIPoma, 694
Virchow, tríade de, 105
Virilismo adrenal não clássico (início tardio), 698
Virulência bacteriana, 229-230
Vírus da hepatite, 536t
Vírus da hepatite A (HAV), 535
Vírus da hepatite B (HBV), 219, 535-538
infecção, resultados, 537f
Vírus da hepatite C (HCV), 219, 538-539
Vírus da hepatite D (HDV), 539
coinfecção aguda, 539
Vírus da hepatite E (HEV), 539
Vírus da imunodeficiência humana (HIV), 763,
790-791
ciclo vital de, 176-177
demência associada, 791
envolvimento do sistema nervoso central em, 179
infecção
de células não T, 177-179
depleção de células T em, 177
doença pulmonar em, 465-466
efeitos da terapia antirretroviral em, 181
histórico de, 179, 178f
morfologia de, 791
nefropatia associada ao HIV, 583
patogênese de, 176-179
propriedades de, 176
transmissão de, 175
Vírus da varicela-zóster, 237, 763, 790
Vírus de DNA oncogênicos, 218-219
Vírus do herpes simples (HSV), 236-237
infecções, 473, 620
tipo 1 (HSV-1), 789-790
morfologia de, 789-790
tipo 2 (HSV-2), 790
Vírus do herpes-zóster, 790
Vírus do oeste do Nilo, 236
Vírus do tipo Norwalk, 512
Vírus Epstein-Barr (EBV), 218-219
implicação, 382
infecções de, 238

Vírus linfotrópico de células T humanas tipo 1 (HTLV-I), 382
Vírus oncogênicos de RNA, 218
Vitamina A, 281t, 281-283, 295
  deficiência de, 282-283
  função de, 282
  toxicidade de, 283
Vitamina B_1, 281t
  deficiência, 803
Vitamina B_{12}, 281t
  deficiência, 804
  metabolismo, normal, 424, 425f
Vitamina B_2, 281t
Vitamina B_6, 281t
Vitamina C, 281t, 285-286
  deficiência de (escorbuto), 327
  estado, 285
  excesso de, 285
  função de, 285
Vitamina D, 281t, 283-285
  efeitos de, em cálcio e fosforosa, 285
  efeitos não esqueléticos de, 285
  estados de deficiência, 284f, 285
  função de, 283
  metabolismo de, 283, 284f
  toxicidade de, 285
Vitamina E, 281t
Vitamina K, 281t
Vítreo, 820-822
VNCs. *veja* Variações no número de cópias
Vólvulo, 501
Vulva, 621-623

W
Wnt, 729
Wolbachia, tipo rickéttsia, 259

X
Xantoastrocitoma pleomórfico, 806
Xantomas, 56
Xenoenxerto, 165
Xeroderma pigmentoso, 212
Xerostomia, 162, 480-481

Y
Yersinia, 511
  aspectos clínicos de, 511
  morfologia de, 511
  patogênese de, 511
Yersinia enterocolitica, 243, 511
Yersinia pestis, 242
Yersinia pseudotuberculosis, 243, 511
Yops (toxina), 243

Z
Zellballen, 480, 702
Zigomicose (mucormicose), 252-253
Zinco, 282t
Zona de fronteira, 783
Zona do manto, 380
Zonas divisórias, 501, 783
Zonas livres de núcleo, 774